U0334848

津沽中医名家学术要略

（第四辑）

主编　张伯礼

中国中医药出版社
·北　京·

图书在版编目（CIP）数据

津沽中医名家学术要略. 第四辑/张伯礼主编. —北京：中国中医药出版社，2018.8
ISBN 978 - 7 - 5132 - 5075 - 7

Ⅰ.①津… Ⅱ.①张… Ⅲ.①中医临床 – 经验 – 天津 – 现代 ②中医师 –
介绍 – 天津 – 现代 Ⅳ.①R249.1 ②K826.2

中国版本图书馆 CIP 数据核字（2018）第 137880 号

中国中医药出版社出版

北京市朝阳区北三环东路 28 号易亨大厦 16 层
邮政编码 100013
传真 010 - 64405750
北京市松源印刷有限公司印刷
各地新华书店经销

开本 787×1092 1/16 印张 54.25 彩插 1 字数 1286 千字
2018 年 8 月第 1 版 2018 年 8 月第 1 次印刷
书号 ISBN 978 - 7 - 5132 - 5075 - 7

定价 268.00 元
网址 www.cptcm.com

社 长 热 线 010 - 64405720
购 书 热 线 010 - 89535836
维 权 打 假 010 - 64405753

微信服务号 zgzyycbs
微商城网址 https://kdt.im/LIdUGr
官 方 微 博 http://e.weibo.com/cptcm
天猫旗舰店网址 https://zgzyycbs.tmall.com

如有印装质量问题请与本社出版部联系(010 - 64405510)

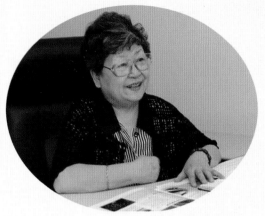

● 崔乃杰

● 章臣桂

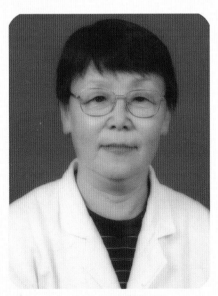

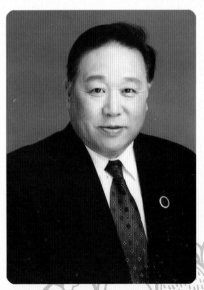

● 丁素先

● 金鸿宾

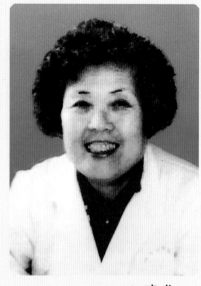

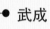

—————● 武成

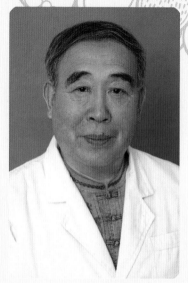

—————● 吴复苍

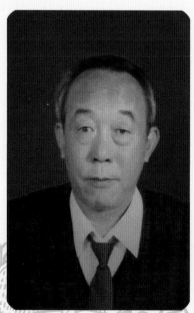

—————● 苏玉崙

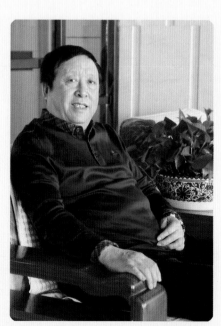

—————● 于志强

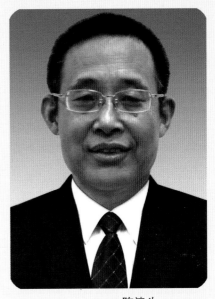

—● 曹式丽

—● 陈津生

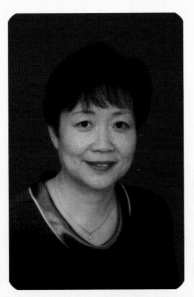

—● 杨文华

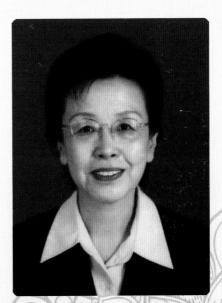

—● 王秀莲

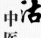

津沽中医名家学术要略

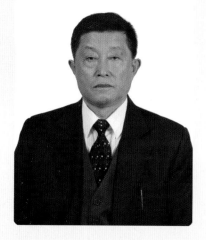

● 范英昌

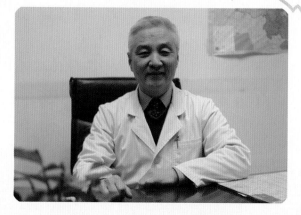

● 赵建国

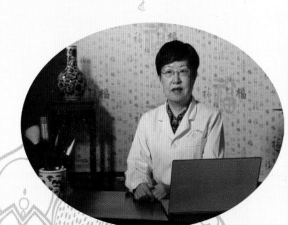

● 颜红

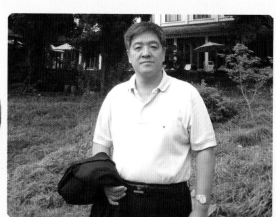

● 马融

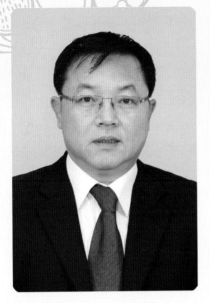

——● 张宗礼

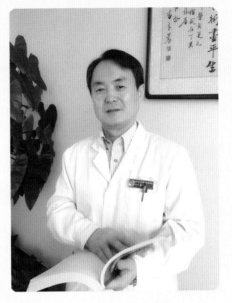

——● 吴深涛

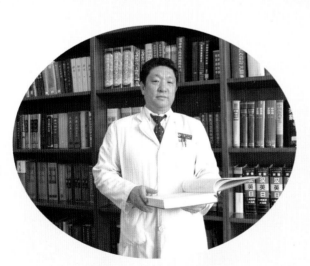

——● 贾英杰

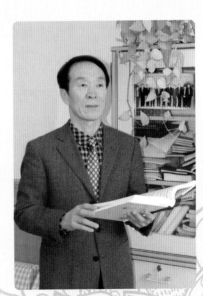

——● 李庆和

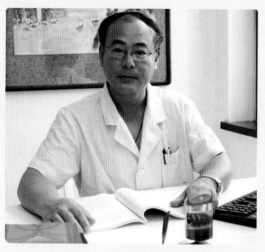

●张智龙

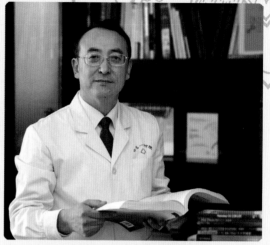

●毛静远

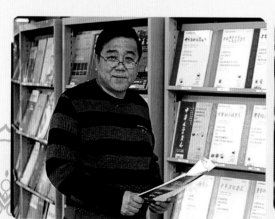

●贾建伟

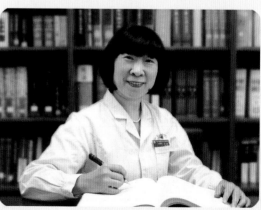

●刘维

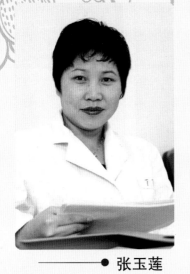

——● 张玉莲

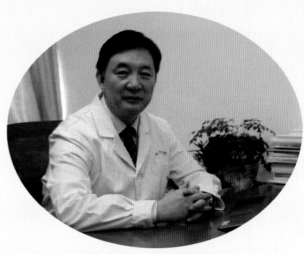

——● 杨洪涛

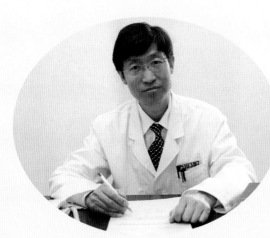

——● 刘华一

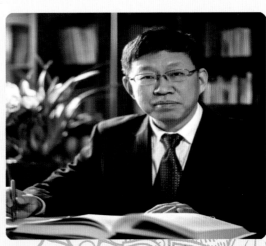

——● 孙增涛

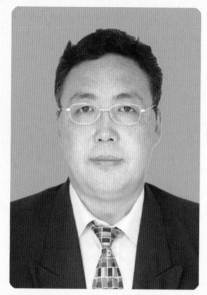

● 徐宗佩

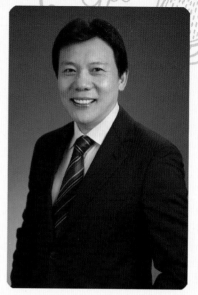

● 王金贵

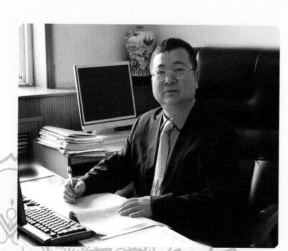

● 郭利平

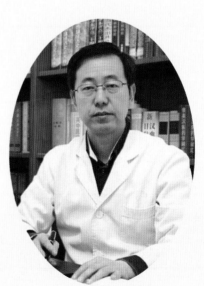

● 张军平

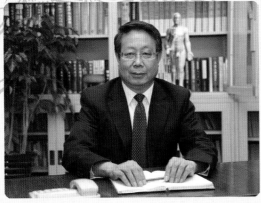
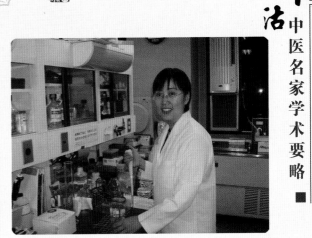

—————● 郭义

—————● 高秀梅

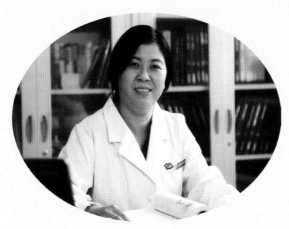

—————● 宋殿荣

天津中医药大学新校区掠影

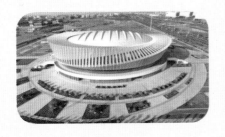

体育馆

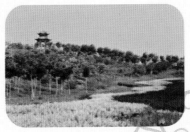

药山

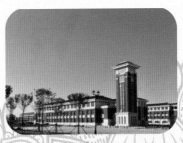

钟楼

《津沽中医名家学术要略·第四辑》
专家委员会

《津沽中医名家学术要略·第四辑》编写委员会

主　编　张伯礼

编　委　（按姓氏笔画排序）

丁沙沙	丁娅杰	马运涛	王红梅
王秀莲	王贤良	王晓景	王晓群
王海荣	尹志燕	毕颖斐	吕仕超
刘岩	刘震	刘长玉	刘亚燊
刘阳阳	刘斯文	孙权	苏文君
杜武勋	李萌	李小江	李云辉
李华南	李经纬	李柠岑	李维云
李鹏慧	何志学	沈莉	张玄
张玮	张博	张瑶	张聪
张兴坤	张俊岭	张喜莲	陈宏
陈津生	林燕	林立森	林翠茹
尚家驹	易丹	金铭	周丹
周欢	周祺	赵亮	赵娜
赵颖	赵志强	赵冠华	郝征
姜希娟	骆雄飞	袁卫玲	袁晨翼
耿晓丽	徐存	高雅	高利东
郭洁	梅妍	崔华雷	崔远武
蒋东	韩阳	傅强	路理杰
窦一田	蔡春茜	戴永娜	魏丽娟

序 一

  中医药作为我国独具特色的卫生资源,与西医药共同担负着维护和增进人民健康的重要使命,是中国特色医药卫生事业不可或缺的重要组成部分;中医药作为我国原创的医药科学,是我国具有自主创新潜力的重要领域;中医药作为我国优秀文化的瑰宝,蕴含着丰富的人文科学和哲学思想,是我国文化软实力的重要体现;中医药作为有效防治疾病的手段,其对疾病的认知方法和治疗理念顺应当今健康观念的深刻变化和医学模式的深刻变革,顺应21世纪医学发展的新趋势和医界医药市场的新需求,展示出了强大的生命力和广阔的发展前景。

  任何学术进步和学科发展都离不开继承和创新,都是在继承前人理论和实践经验的基础上发现新问题、总结新经验、创造新理论,使之不断完善和发展。中医药也不例外。实践证明,如果没有扎实的继承,中医药理论和实践发展将成为无源之水,无本之木,更谈不上进步和创新。因此,必须把继承作为一项十分重要的基础性工作,抓实抓好,抓出成效。

  天津是我国重要城市,历史上中医名医辈出。清末民初以来,天津中医界在秉承中医传统理论与实践基础上吸纳现代医学思想和技术,在中医药现代化和中西医结合领域取得了丰硕成果,形成了津沽中医的一大特色,涌现出一批名医。20世纪50年代天津中医学院成立以来,一贯重视教学、科研与临床工作,培养了大批优秀中医药人才,为天津以至全国中医药事业的发展作出了积极贡献。

  在建校50周年之际,天津中医药大学系统整理津沽中医名家学术思想和经验,尤其是对老一辈津沽中医名家学术思想和经验进行了抢救性整理。这是天津中医药大学开展中医药学术继承工作的重要内容,是繁荣中医药学术的重要举措,可资为全国老中医药专家学术经验继承工作参考借鉴。

  衷心希望天津中医药大学以建校50周年为契机,认真总结经验,不断加大教育教学改革力度,不断完善人才培养的体制、机制,大力实施"三名三

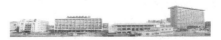

培"工程，培养名教师、创建名学科、建设名院校，培养能够运用中医药理论整体思维、辨证论治的合格人才，培育能够坚持以人为本、大医精诚、医德医风好的合格人才，培训能够深入基层、心系百姓、运用中医药服务群众的合格人才，为促进中医药事业发展作出新的更大的贡献。

中华人民共和国卫生部副部长

国家中医药管理局局长

2008 年 9 月 26 日

序 二

天津中医药大学重视中医学术传承与创新，拟将津沽中医名家学术思想和主要临床经验汇集整理，编纂成册，辑为丛书，此举难能可贵，其深远影响功在千秋，令吾辈学人赞赏，值得兄弟院校效仿。

古往今来贤哲名医均是熟谙经典，勤于临证，发皇古义，创立新说者。津沽名医中医大家其治学溯本求源，古为今用，兼通文史。所谓勤求古训，融汇新知，以唯物主义史观学习易经易道，提高悟性指导临床诊疗工作。真可谓"善于用意，即为良医"。第一辑录载的学院式精英，诸位学长力主传承创新，基本功坚实，遵循厚积薄发、厚今薄古治学常理，重视临床思维与方法学的创新，在取得若干鲜活的诊疗经验的基础上，凝聚提炼学术的闪光点，以锲而不舍的精神弘扬中医药学的原创优势，堪称国医楷模。还有中西医结合的开拓者与从事中医教育管理的专家。各位先晋在西学东渐还原论盛行的年代，毅然学习中医药学，禀承继承是基础，创新是归宿的原则，以国家民族的需求和促进我国医学科学发展为己任，坚持立足中医药学理论实践为本体，融汇与链接西医学的现代技术，津沽名医大师铸就了中西医结合的卓越成就，在国内外产生了重大的影响。

我幼年成长在天津市，时值20世纪三四十年代，北京、上海名医不定期莅临津门应诊，同时天津又是中药材与饮片的集散地和对外出口的商埠，地缘因素形成了津沽医家中西医沟通与津内外、国内外交流的渠道，这种开放的意识，潜移默化地促进了医学的发展。中医药行业于明清两代时地域性学派各具特色优势，诸如江苏的孟河学派，安徽的新安学派，代有传人，形成了自身鲜明的风格，可资借鉴。晚近承蒙天津中医界各位师长的厚爱，市政府邀聘我为科技顾问，本不敢当，然应尽其责。建议在编纂《津沽中医名家学术要略》的基础上，进一步研讨津沽学派的形成过程，创新成果与发展愿景，为系统传承中医名家的学术思想，推动学科学术与健康产业的繁荣进步，造福民众做出新奉献。

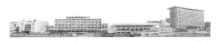

　　上世纪初叶西学东渐，仁人志士高举科学民主旗帜，破除封建的三纲五常，无疑推动了社会进步。21世纪已是东学西渐，刻下全球兴办孔子学院，面向东方寻求科学与社会发展的思想与方法。当今科学与人文的融合已成为时代的主题。医学的目标是以现代科技的成就体现人文的关怀。医学科学需要融入系统复杂性科学，以系统论为指导的还原分析，同时要与人文科学结合。值得提出：中医的形象思维与普适的逻辑思维相结合，进而完善成为具有创造功能的新思维将引导着中医学科发展的方向。目前，中医药事业迎来了良好发展的机遇期，吾辈学人深感责任重大，理当鞠躬尽瘁。感怀惴惴之仁心，愿与津沽师长学人互相勉励和合共进。谨致数语，爱为之序。

王永炎

中国工程院院士

中国中医科学院名誉院长

2008年6月

前　言

　　斗转星移，春华秋实，天津中医药大学走过了一个甲子，值此校庆之年，《津沽中医名家学术要略》（以下简称《要略》）第四辑就要和读者见面了，并将和已出版的三辑汇装成套，谨以此书向六十年校庆献礼。

　　《津沽中医名家学术要略》第四辑收录了35位名家，其中大部分是中年俊彦，颇有青胜蓝意，令人十分欣慰。

　　中医药学是中华民族的瑰宝，博大精深，源远流长，名家辈出，代不乏人。津沽中医药界的名家们积累了丰富的理论和经验，影响深远。对于他们的学术思想和实践经验，若疏于挖掘整理，可能会随着历史的烟尘悄然流逝隐而不彰，我们将追悔莫及。为利于保存文献，弘扬国粹，繁荣学术，传承创新，我们自2006年始，迄今共编辑、出版了四辑《要略》，400余万字，收录名家凡127位，其中包括工程院院士、国医大师、已故国家名老中医、全国老中医药专家学术经验继承工作指导老师、授衔专家、天津市名中医、享受国务院政府特殊津贴专家、全国教学名师、博士生导师、中西医结合领军人才，以及中医教学、科研、临床、管理方面的佼佼者。他们皆是声名远播、社会公认的专家、名家。他们精勤不倦，探究抉微，发皇古义，阐释新说，仁心仁术，救死扶伤，更有业绩卓越超过前人者。名家们的医（药）事活动，显示了厚重的文化积淀和高深的学术造诣，书写了津沽中医药史上浓墨重彩的华章。

　　近代以来，"西学东渐"，东西方文化交融碰撞。天津为北方最大最早的开放城市，是近代思想与文化传播、交汇的中心之一，故有"近代中国看天津"之说。独特的地理位置和人文环境，使得津沽中医名家们对于西医学的传播持开放、包容的态度，以固有的中医学体系为主，学习、引进西医之长为中医学之补充，成为津沽中医显著的学术特点，反映了天津文化海纳百川的特质。如丁国瑞（1869—1935）在《创议中医研究会章程》中写道："中西医学，互有短长。凡西是而中非者，我取而效法之；中是而西非者，我发明

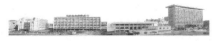

1

推阐之；表面之名称不同而理想意旨确相合者，我引证解明之；理想治法与习惯万难符合者，姑且阙疑以存之。总以讲明医术，有益病人为归宿，不存门户之见。"（《竹园丛话》）他还在《天津医药研究会呈请督宪袁宫保立案保护禀稿》中呼吁："或邀请精通西医之会友，将中西医学互为汇通，或延请精通化学之专家，研究制药，以求进步。"（光绪三十二年十一月二十一日第三百六十三号《天津商报》）著名医家张锡纯（1860—1933）于1926年迁居天津，设立中西汇通医社，创办国医函授学校，课徒授业。津沽成为张氏践行"衷中参西"的沃土，其"衷中参西"的思想广为传布发扬。此外，本书收录的杨达夫、董晓初、叶希贤、邢锡波、顾小痴、陈谨、哈荔田、何世英、田乃庚、谷济生、王士福、刘宝奇、赵恩俭诸位先贤，皆以学养高深、医术精湛名噪津门。他们对于西医学学习、吸纳的思想和实践，体现了昌明国故、融会新知的精神。津沽中医践行"古为今用""洋为中用"，为中华人民共和国成立后天津中西医结合取得显著成绩，以及20世纪90年代以来在中医现代化研究中开拓进取所取得的累累硕果，奠定了深厚的文化底蕴和学术基础。

中华人民共和国成立后，党和政府十分重视中医药工作，特别是党的十八大以来，中医药学发展迎来了黄金机遇期。2017年7月1日开始实施的《中医药法》为中医药事业发展提供了法律保障和广阔空间。习近平总书记在致中国中医科学院成立六十周年的贺信中指出："中医药学是中国古代科学的瑰宝，也是打开中华文明宝库的钥匙。当前，中医药振兴发展迎来天时、地利、人和的大好时机，希望广大中医药工作者增强民族自信，勇攀医学高峰，深入发掘中医药宝库中的精华，充分发挥中医药的独特优势，推进中医药现代化，推动中医药走向世界，切实把中医药这一祖先留给我们的宝贵财富继承好、发展好、利用好，在建设健康中国、实现中国梦的伟大征程中谱写新的篇章。"党的十九大报告提出："坚持中西医并重，传承发展中医药事业。"广大中医药界同仁要明确肩负的重任，遵照习总书记的指示，以开拓、开放的精神，继承传统，把握当今，放眼未来，着力培养人才，努力在传承中创新发展，造福人类。《老子》曰："合抱之木，生于毫末；九层之台，起于累土；千里之行，始于足下。"我们既要志存高远，又要脚踏实地，营造积极向上的学术生态，为振兴中医药事业，戮力同心，砥砺奋进。

在此需要说明的是：①《要略》辑数序列不代表诸位名家的学术地位。②本辑名家排列以出生日期先后为序。③根据出版要求，论文收载目录以50

篇为限，署名截至第三作者，特向有关名家致歉。④将时任卫生部副部长、国家中医药管理局局长王国强，中国工程院院士、中国中医科学院名誉院长王永炎教授为《要略》第一辑撰写的序文录于本辑卷首，以便读者了解编辑、出版《要略》的缘起。⑤本辑增设了"补遗"一栏，载录了部分名家近几年来最新的学术见解、经验，以及取得的成绩，以飨读者。

《要略》编辑过程中得到了诸位整理者的鼎力相助，他们利用业余时间收集资料，精心构思，绝不率尔操觚，而是吮墨含毫，力求论述剀切。抚卷沉思，因文献不足，对部分先贤的学术思想和实践经验未能总结整理收录在编，暂付阙如，实为憾事。即便收录于本书的名家，特别是已故老中医，其学术成就也绝不仅限于本书所述，难免遗珠，望海内同道补苴罅漏。

我们不敢奢望本书润泽医林，然品味琢磨编中验方名论，将其用于实践，或有裨益。若能启迪后学，循迹追研，奋志学习，锐意创新，则是我们所企盼的。学有渊源，业有传习。本书倘能为研究探讨津沽中医流派学术传承、发展、演变，以及名家医德、医术、特色专长有所一助，吾之志也。

由于整理者和编辑人员水平所限，做不到笔精墨妙，书中不足之处在所难免，敬祈同仁与读者提出宝贵意见，以期今后修订完善。

本辑编写期间，我校中医学专业七年制张惠珏、丁娅杰、胡文仲诸位同学协助校对、打印文稿，特此致谢。

编　者

二〇一八年四月

于天津中医药大学团泊湖新校区

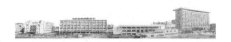

目 录

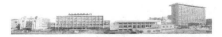

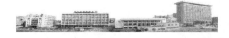

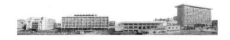

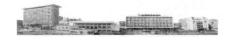

崔　乃　杰

名家传略

一、名家简介

崔乃杰，男，1932 年 4 月 11 日出生，天津市人。1956 年毕业于天津医学院（现天津医科大学）首届本科医疗系。2006 年 6 月退休。退休前为天津医科大学教授、硕士研究生导师，天津医科大学附属天津市第一中心医院主任医师，天津市急救医学研究所所长。学术专长为内科肾脏疾病及中西医结合重症医学。

曾任：天津职工医学院教授；天津市第二医学院病生理学客座教授、危重病教研组副组长；天津医科大学内科学教授、硕士研究生导师；南开大学活性材料高等院校开放研究实验室学术委员会委员；中国中西医结合研究会微循环专业委员会副主任委员、急救医学专业委员会委员、ICU 学组副主任委员；中国中西医结合学会虚证与老年学会委员；中华人民共和国劳动和社会保障部《城镇职工医疗保险用药》遴选委员会专家；中华医学会天津分会肾脏病学会副主任委员；天津市科学基金专家评审委员会委员；天津市继续医学教育委员会学组成员；天津市科学委员会科技进步奖评审专家；天津市药品不良反应监察专家委员会委员；天津市医疗事故鉴定委员会委员；天津市预防医学会养生保健分会主任委员；《危重病急救医学》副主编；《中国危重病急救医学》编委；《中华急诊医学杂志》编委；《中西医结合外科杂志》特邀编委；《天津医科大学学报》编委；《中国临床医生》特邀编委；世界危重病学会联合会（World Federation of Societies of Intensive and Critical Care Medicine，WFSICCM）中国会员国代表；《中国危重病急救医学》顾问；中华医学会急诊医学会危重病医学专业组顾问；天津市预防医学会养生保健分会名誉主任委员；中华医学会天津分会肾脏病学会名誉副主任委员；《求医问药》总顾问。

现任：《中国中西医结合急救杂志》副主编；《中国危重病急救医学》顾问；中华医学会急诊医学会危重病医学专业组顾问；天津市预防医学会养生保健分会名誉主任委员；中华医学会天津市分会肾脏病学会副主任委员；天津市中西医结合研究院学术委员会委员；美国重症医学会（Society of Critical Care Medicine，SCCM）会员（ID：015225）；国际人工器官学会（International Federation for Artificial Organs，IFAO）会员（ID：184）。

享受国务院政府特殊津贴专家（1992 年），1995 年 1 月获天津市总工会"八五"立功奖章，1996 年 4 月被国家中医药管理局评为全国中医急症工作先进个人。

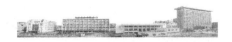

二、业医简史

崔乃杰教授1951年8月～1956年8月就读于天津医学院（现天津医科大学）医疗系本科（第一年在南开大学生物系医预科学习）。1956年8月～1978年8月，在天津市河东医院（现天津市第三中心医院）内科工作。1978年8月～2006年8月，供职于天津市第一中心医院急救医学研究所。1982年获日本政府协力团资助赴日本研修。

崔乃杰教授从医50余年。1956年大学毕业后，被分配到天津市河东医院（现天津市第三中心医院）内科工作。工作不久即遇到一位急性肾衰竭不幸死亡的青年患者，此事对他触动极大。当时的张英福主任见他心情沉重不能自拔，耐心安慰并劝导："要学习世界先进的医学科学，要学习中医，把他们结合起来，各取所长，才能提高疗效。"在老主任的鼓励下，他开始自学中医。后师从本市张德起老中医，学习中医经典著作，并重点学习了金代张子和《儒门事亲》一书，这为他以后从事中西医结合急危重症临床及科研打下了良好的基础。

20世纪60年代初，世界各国人工肾透析膜材料都使用赛璐芬纸即玻璃纸。崔乃杰教授找到了当时天津市主要生产玻璃纸的天津市第三造纸厂，与厂里的工程技术人员和工人师傅们共同努力，研制出了细管型血液透析管，其耗血量明显低于当时世界上广泛应用的宽管型血液透析器。但他并没满足现状，更没有停下进一步研究的脚步，与同事共同努力又研制成功我国第一台用于临床的人工肾机（相关文章发表于《天津医药》，1961年第3期，后被收入《中华内科杂志》"建国15周年内科成就"中），受到医学界的高度重视，北京协和医院刘士豪教授和陈敏章医师（后任卫生部部长）为此专程前来参观。

20世纪60年代，张英福主任在援助阿尔及利亚卫生工作中，应用中草药成功抢救了一名被沙漠巨蝎蜇伤的病危患者，在当地传为美谈。这一生动事迹更坚定了崔乃杰教授走中西医结合救治急、重、危患者的信心和决心。"文化大革命"发生后，医院收治了多名因大面积严重肌肉受伤而导致急性肾衰的青年患者，崔乃杰教授根据张子和"病因邪生、证由邪定、邪去正安"和"治病先论攻邪"的治则，在西医治疗的同时，及时、适时地按证运用"下法"，结果全部患者均在未接受血液净化治疗的情况下治愈，康复出院。

20世纪80年代，对于多例肾综合征出血热患者，崔乃杰教授通过辨证，应用以"下法"为主的方剂，如清瘟败毒饮合调胃承气汤加减、增液承气汤加减等进行治疗，均收到满意疗效。

1978年，崔乃杰教授调入天津市第一中心医院急性三衰研究所，即后来的天津市急救医学研究所，从事急性脏器功能衰竭的临床及实验研究。

1982年，崔乃杰教授赴日本研修急肾衰的临床和实验研究（日本协力团资助），并引进了中空纤维丝型血滤器。他回国后研制成XJ-1型危重病急救用血液净化机，获天津市科学进步二等奖（95C-2-10）。此后他多次携该机到多地抢救患者，获得令人满意的效果。1990年，崔乃杰教授在国内首先提出"床旁序贯血液净化治疗危重病"，并多次在国内外召开的危重病和血液净化会议上宣读和报告有关研究成果。1992年，他首先利用血液透析装置改制成"微型膜肺"，用于人工机械通气效果不满意的ARDS患者，取得良好疗效，并以"低流速充氧透析"治疗呼吸衰竭，在全国会议上作大会发言。2001年，他研究了应用高频振荡结合部分液体通气治疗实验性急性肺损伤的效果，证实合并部分液体

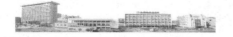

通气可提高机械通气的作用效果（文章发表于《中华医学杂志》，2001年81卷第2期）。崔乃杰教授于1995年赴美国研修危重病，提高了对脓毒症和多脏衰的认识，此后通过临床实践认识到细菌内毒素在脓毒症性多脏器衰竭发病中起"扳机"作用，是全身炎症反应综合征的起动因素，但却不是器官、细胞损害的直接原因。研究提示，由内毒素刺激机体产生的内源性毒邪——炎症、凝血、免疫等细胞因子、介质等才是器官细胞受损的主要因素，此与细胞膜、细胞线粒体、内质网等受损有关。他据此提出病细胞综合征的概念，认为这是脓毒症导致多脏器衰竭的重要一环，是防止脓毒症发展的关键。此观点在第六届世界危重病年会（西班牙，马德里，1993年）受到与会各国代表的重视。他通过临床及实验研究观察到脓毒症性多脏衰的患者脏腑辨证多有"脾胃"受损的表现，此与内源性毒邪（次生毒邪）有关，及时合并应用"健脾""除湿"及核黄素，明显提高治疗效果。核黄素是涉及线粒体氧化还原功能酶的辅酶。他将MODS晚期患者呈现的免疫麻痹和阴阳俱虚象，称之为"急性虚证"。有关研究获首届中华医学科技二等奖一项，天津市科委科技进步二等奖、三等奖各一项。

崔乃杰教授和他的团队重视器官支持治疗器械的研究，20世纪60年代研制成我国第一台细管状人工肾机，1990年研制成XJ-1型多功能急救用血液净化机，并进行异种动物肝脏除氨作用研究等。其后又进行了微型膜肺、液体通气等的研究；2001年研制成可供临床应用的胸腹联合反向按压心肺复苏机（《中国危重病急救医学杂志》，2001年13卷第10期）。

三、主要贡献

崔乃杰教授从事中西医结合危重病急救研究及临床工作30多年，在危重病急救方面完成了大量工作。获天津市科委及局级科技进步奖10余项、首届中华医学科技二等奖1项。编辑出版医学专著（主编）8部，在国内外期刊发表专业论文120余篇。

科研成果及获奖：以下科研课题，除第2项外，崔乃杰教授均为项目负责人。

1. 中华人民共和国国家科学技术委员会. 血滤器用血滤膜研究. 科学技术研究成果公报，1989，95期，74，881485.

2. 菌毒并治——防治感染性多系统脏器损害的研究，获1991年天津市科技进步一等奖，第2完成人。

3. XJ-1型危重病急救用血液净化机研制、基础及临床研究，获1995年天津市科学技术进步二等奖。

4.《实用危重病学》，天津科技翻译出版社，1993年出版，获1997年天津市卫生局科技进步一等奖。

5.《国家基本药物及新特药临床指南》，天津科学技术出版社，1996年出版，1997年12月通过天津市卫生局鉴定。

6. 序贯血液净化防治S-MODS实验及临床研究，获1997年天津市卫生局科技进步三等奖。

7. 脑复苏后缺血-再灌注致细胞凋亡机制及β-七叶皂苷防治实验研究，获1997年天津市卫生局科技进步三等奖。

8. 灯盏花防治肢体缺血再灌注导致远隔器官损害（MODS）的研究，获1998年天津

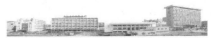

市卫生局科技进步二等奖。

9. 感染性多脏器功能失常综合征发病机制及中西医结合防治研究，获 2001 年（首届）中华医学科技二等奖（200102229P0701）。

10. 多器官功能障碍综合征中西医结合治疗研究，获 2005 年天津市科技进步三等奖（2005JB - 3 - 121 - R2）。

11. 多器官功能障碍综合征中西医结合治疗研究，获 2006 年中华医学科技三等奖（200603085P0803）。

12. 感染性多脏器功能障碍综合征发病机制及中西医结合防治的基础及临床研究，获 2008 年中华医学科技三等奖（200803078P0801）。

13. 感染性多脏器功能障碍综合征发病机制及中西医结合防治的基础及临床研究，获 2007 年天津市科委科技进步二等奖（2007JB - 2 - 005 - R1）。

14. 多脏器功能障碍综合征中急性虚症的表现及治疗对策，获中国中西医结合学会科学技术奖三等奖。

学术思想

一、对中西医结合的认识

崔乃杰教授擅长中西医结合危重病急救和疑难病中西医结合治疗，认为中西医结合必须是在两个领域均精通基础上的有机结合。西医要求熟悉疾病的发病机制及病生理学、相关生物化学变化及其他微观变化，尚应熟悉各种现代化诊断治疗手段；中医应坚持中医辨证论治的理论和方法，并熟悉中药药理学及配方法则，尚应掌握中医药现代研究的成果及方向。在此基础上找到拟研究病种的切入点，应优先从中医临床疗效确切而西医尚无有效手段的疾病入手，辅以基础实验研究，以期达到先提高疗效，然后搞清机理，再上升到理论的目标。

二、关于中西医结合防治多器官功能障碍综合征的研究

中西医结合防治脓毒症性多器官功能障碍综合征作为危重病急救医学的重点、难点课题已经引起国际社会的普遍重视，但西医的治疗效果并不令人满意，是中西医结合研究很好的切入点。崔乃杰教授对脓毒症性多器官功能障碍综合征中西医结合研究的学术思想重点分为两个阶段。

（一）第一阶段（"菌毒并治"学说及抗内毒素中药筛选阶段）

1978 年，崔乃杰教授调入天津市第一中心医院三衰研究室（现急救医学研究所）工作，在科主任王今达的领导下做了大量基础科研和临床工作。在此基础上，他们提出了"菌毒并治"学说，并制成了"神农 33 号方"静脉注射用针剂（现以"血必净"商品名面市）。此后，崔乃杰教授在临床工作中观察到，某些革兰阴性菌感染高热患者在服用以连翘为君药的复方中药（益气活血解毒汤加减）后，体温有所下降，脓毒症症状有所减轻，提示该方可能对细菌内毒素和（或）炎症细胞因子有一定的拮抗抑制作用。肿瘤坏死因子 - α（TNF - α）和白细胞介素 - 1（IL - 1）是两种重要的炎症细胞因子，可启动和激活机体炎症细胞网络，并且是全身炎症反应综合征（SIRS）的实验室标志物。崔乃

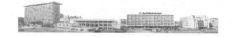

杰教授和他的团队通过观察连翘在体外对内毒素的拮抗作用（体外鲎试剂测定法）及其对内毒素诱导的腹膜炎大鼠模型血中 TNF－α 和 IL－1 的浓度及其在肝组织内原位杂交染色的影响，证实连翘既可灭活内毒素，又可显著抑制细菌内毒素诱发的炎性因子的过度表达，从而减轻了 SIRS 的程度。此后的研究又进一步找出了该药的有效部位，为进一步开发抗内毒素药物打下坚实基础（该项研究获国家专利）。

（二）第二阶段

自 1990 年起，崔乃杰教授和他的团队在前期工作的基础上，又进一步完成了若干创新性研究。

1."内生邪毒"学说及益气活血解毒汤防治研究

20 世纪 90 年代初期，随着对中医"毒邪"研究的深入，崔乃杰教授发现，脓毒症导致机体组织细胞损害的"毒邪"不仅限于细菌内毒素，许多由内毒素激发的内源性过度炎症反应介质比内毒素更重要，是"邪毒"的关键物质，这些物质包括炎症介质、细胞因子、免疫反应复合物、氧自由基等。因它们均产自机体，故称之为"内生邪毒"。中医学认为，邪是有形之物。《丹台玉案》在陈仁玉《菌普》一书启示下提出"既言邪，必有形"，有形必有象，有象才有用。故邪指有形质生命的致病因素，包括病毒、细菌及化学物质等。邪与机体气血津液等结合变化而成的毒为内生邪毒，包括痰、饮、水湿、瘀等。大量实验已证实，大黄、连翘、白芍等均有控制和消减促炎细胞因子等的作用。崔乃杰教授和他的团队拟定的益气活血解毒汤不但可以清除内毒素，而且可以控制内生邪毒的产生。

内生邪毒中最突出的一组物质是氧自由基，有杀灭致病微生物的作用，但过多的氧自由基反而会损伤细胞，导致细胞损害或死亡，故在一定条件下清除氧自由基具有重要意义。为此，崔乃杰教授和他的团队对多种具有清除氧自由基及其"毒"性作用的药物进行了筛查。

（1）维生素 C 清除氧自由基及维生素 C 自由基的研究　维生素 C 是电子供体，为还原剂，是临床常用药物，一段时间以来在重症患者中曾被超大剂量使用。为确认其正、反作用和临床合理使用，崔乃杰教授和他的团队利用电子自旋共振（ESR）技术进行了以下研究。

①有效期内的注射用维生素 C 已有部分被氧化为去氢抗坏血酸负离子自由基（A），在此过程中氧得到一个电子成为超氧负离子自由基。这提示目前市售维生素 C 针剂在有效保存期内已有部分产品发生氧化，故临床切忌大剂量应用，应用的产品出厂日期越短越好，制剂方法有待改进（崔乃杰和他的团队已找到几种解决方案）。

②研究还发现，注射用维生素 C 似分两步放出两个电子，当其放出一个电子时，其本身即已成为自由基，故临床不宜一次给予大剂量维生素 C。在临床应用时，有时会将维生素 C 加入输液治疗的液体中，这种做法可加速维生素 C 的自氧化过程，故应尽量避免。

（2）对几种中药汤剂、注射剂等药物抗氧自由基作用的研究　本实验以大鼠肝脏微粒体为实验底物，以硫酸亚铁、半胱氨酸反应的 Fenton 反应为自由基来源，测试了多种常用急救药物的抗过氧化反应能力。结果如下。

①测试了国家基本药物中的七种急救中药静脉针剂抗脂质过氧化反应的作用，其中黄

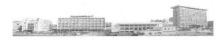

芪、丹参、柴胡和灯盏花素四种静脉针剂均有作用。灯盏花素的总抗氧化能力（TAOC）最大，为基础值的53倍（2.031∶0.0121）；丹参降低丙二醇（MDA）的能力与基础值相比最强（4.814∶12.778）；黄芪和柴胡注射液亦有一定作用。

②用四种治疗脓毒症中药方剂进行的实验表明，黄连解毒汤提高TAOC作用和降低MDA的作用最强。其他如大黄黄连解毒汤、活血解毒汤和急救回阳汤均有一定作用。

③牛磺酸和茶多酚两个单体抗脂质过氧化作用的实验证实，茶多酚具有显著提高TAOC和降低MDA的作用。

④用抗脂质过氧化作用半数抑制浓度（IC_{50}）测定及效果排序分析几种药物的研究表明，灯盏花素降低总活性氧和MDA的IC_{50}最低，其次为急救回阳汤、黄连解毒汤等。

以上实验研究提示，多种中药方剂、针剂和单体均有不同程度的抗脂质过氧化作用，在危重病细胞及亚细胞器膜的保护及线粒体等的保护上具有肯定作用。临床可依据具体情况结合各药固有作用，辨证选用适宜药物。［有关应用茶多酚进行的两项实验研究曾于 XIth World Congress of the International Society for Artificial Organs 会议上宣读，并摘要发表于 Artificial Organs，1997（21）：554－555.］

此外，崔乃杰教授和他的团队认为，湿毒和痰毒在脓毒症性多脏器功能障碍综合征发病中占重要地位，应进一步加强研究。

2. "脾"在重症医学中的重要地位

多年临床工作使崔乃杰教授认识到，许多重要的发病机制都与中医学的"脾"相关。"脾"有许多功能，其中比较重要的是"脾主运化"和"卫者，水谷之悍气也"。经"脾"化而成的精微物质，既包括营养物质，也包括能量物质；卫气则与免疫功能有关，是抗病的基础。对此，他们进行了以下几组研究。

（1）脓毒症时细胞线粒体能量代谢变化研究 崔乃杰教授和他的团队对此进行了两组实验。其一，在严重脓毒症犬中进行的实验证明，严重脓毒症时，犬的氧输送量（DO_2）、氧耗量（VO_2）及氧摄取率（ERO_2）均急剧下降。DO_2降低提示心输出量和（或）动脉血中氧含量下降，机体整体获得的氧减少；VO_2下降提示机体细胞利用氧进行新陈代谢的能力降低，即有氧但不能很好地利用；ERO_2降低意义与前者相同。三者降低均提示细胞受到严重伤害，尤以细胞线粒体为重，是器官损伤的重要因素之一。缺氧造成机体所有细胞均遭受缺氧性损害。值得注意的是，由于细胞摄取氧或利用氧的能力均降低，故静脉血中的氧含量下降程度亦低，从而使缺氧时的紫绀程度亦有所降低，临床应重视。其二，脓毒症动物肝脏线粒体呼吸功能研究表明，轻中度脓毒症时线粒体呼吸态3、4（RS3、RS4）均升高，呼吸控制率降低，表明此时氧化磷酸化产能（ATP）功能活跃；而严重脓毒症时RS3显著降低，表明严重脓毒症时细胞线粒体氧化磷酸化产能（ATP）功能受损，机体组织细胞缺少能量，导致细胞功能障碍。此外，严重脓毒症时肝、肾、肺、胃及脑细胞的电镜检查均显示不同程度的线粒体损害，可以认为，急性细胞呼吸功能障碍一方面造成细胞缺氧，另一方面产能降低，细胞缺少ATP，严重影响细胞功能，是导致MODS发生发展的关键。他称这一阶段的机体状态为急性细胞呼吸功能障碍（acute cell respiration dysfunction，ACRD），是脓毒症因邪致虚的阶段。实验同时证明，益气活血解毒汤可以显著改善脓毒症动物的能量代谢障碍，还具有保护细胞完整和线粒体功能的作

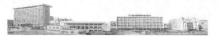

用，为临床防治严重脓毒症和 MODS 提供了新方向和新方法（此项研究在第六届世界危重病年会上宣读，1993 年，西班牙，马德里）。

（2）脓毒症时免疫麻痹的实验研究　《医方考·气门》云："气化即物生，气变则物易，气盛则物壮，气弱即物衰，气正即物和，气乱即物病，气绝即物死。"张景岳提出："生化之道，以气为本，天地万物莫不由之，人之有生全赖此气。"《素问·玉机真脏论》云："脾为孤脏，中央土以灌四旁。"《素问·痹论》云："卫者，水谷之悍气也。"《灵枢·邪客》云："五谷入于胃也，其糟粕、津液、宗气分为三隧。故宗气积于胸中，出于喉咙，以贯心脉，而行呼吸焉。营气者，泌其津液，注之于脉，化以为血，以荣四末，内注五脏六腑，以应刻数焉。卫气者，出其悍气之慓疾，而先行于四末分肉皮肤之间而不休者也。"《类经·疾病类》云："气之在人，和则为正气，不和则为邪气。凡表里、虚实、逆顺、缓急，无不因气而致。"《景岳全书·诸气》云："正以气之为用，无所不至，一有不调则无所不病，故其外有六气之候，在内则为六气之乱。而凡病之为虚为实，为寒为热，至其病变，莫可名状，欲求其本，则止一气足以尽之矣。盖气有不调之处，即病本所在之处也。"《脾胃论·脾胃虚传变论》云："人之所受气者谷也。"《难经·八难》云："气者，人之根本也。"《灵枢·小针解》说："神者，正气也。"人体气血阴阳及其功能总谓正气，与病邪相对来说，则指人的抗病能力。故曰"正气存内，邪不可干"（《素问·刺法论》），"邪之所凑，其气必虚"（《素问·评热病论》）。《医旨绪余·宗气营气卫气》云："卫气者，为言护卫周身……不使外邪侵犯也。"可见"脾"与免疫功能有关。脓毒症患者每死于难控性耐药菌和霉菌感染，提示其多处于免疫麻痹状态，此与机体"气"（包括元气和卫气、营气等）功能受损有关。临床观察亦证实，单纯抗菌、抗毒等治疗效果并不十分理想。

据此，崔乃杰教授和他的团队用不同程度脓毒症大鼠脾脏巨噬细胞（SM）进行了分泌细胞因子的不同及药物干预的研究。实验分为正常对照组（C 组）、轻 - 中度脓毒症组（MS 组）、严重脓毒症组（SS 组）和益气活血解毒汤防治组（YHJ 组）4 组，观察促炎和抗炎细胞因子分泌（TNF - α 和 IL - 10）的差异和规律。结果显示：MS 组与正常组相比，TNF - α 于造模 6 小时显著升高，12 小时则明显降低，但 24 小时仍高于正常对照组（C 组）；相反，SS 组其 TNF - α 水平于造模后各时间点虽均高于正常组，但却显著低于MS 组，提示严重脓毒症时巨噬细胞分泌促炎细胞因子的功能受到一定程度的抑制。另外，SS 组与正常组相比，抗炎因子 IL - 10 于造模后 6 小时起即持续升高，12 小时和 24 小时的 IL - 10 水平高达 6 小时和 12 小时的近 2 倍。相反，MS 组的 IL - 10 水平于造模后 6 小时达高峰，此后即明显降低，12 小时和 24 小时的水平不足 6 小时的 1/2。实验结果提示，严重脓毒症时机体处于免疫抑制状态，是机体易于发生继发感染和感染难以控制的原因。

此外，他们又观察了严重脓毒症患者入住 ICU 4 小时内患者血 Th1 和 Th1/Th2 的变化。结果患者血 Th1 和 Th1/Th2 水平明显低于健康对照组，而 Th2 显著高于健康对照组，提示严重脓毒症时辅助 T 淋巴细胞有向 Th2 漂移的现象。患者 Th2 细胞反应占优势则可转变为代偿性抗炎反应综合征（CARS），呈免疫低下或免疫功能麻痹状态，是这类患者感染难以控制和易于发生多重感染的重要因素。益气活血解毒汤可部分缓解免疫抑制状态。

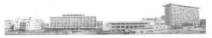

3. 急性虚证的研究

急性虚证指机体在多种严重应激（重症感染、大创伤、烧伤、急性胰腺炎、大失血、严重急性缺氧等）下出现的全身失代偿现象。其主要变化是细胞结构（线粒体、溶酶体等）损害（"本"伤）和细胞功能不全（"正"虚），其次为免疫功能麻痹。前者是发生细胞、器官功能不全及衰竭的主要因素，后者与MODS患者易于感染和难以控制感染有关，即"正虚邪实"和"精气夺则正虚"，故急性危重症的防治原则为"扶正固本"和"扶正祛邪"，邪去正安。《素问·刺法论》云："邪之所凑，其气必虚。"表明受邪时，人体的正气必将受到损害，整个发病过程中均存在不同程度的正虚。感邪之初，邪气偏盛，正气初伤，临床虽未见明显虚象，但正气已有所耗伤；疾病发展期，邪正相争剧烈，正气严重耗伤；至疾病极期，正气虚惫；气阴两虚，临床常显濒死衰竭危象。因急性虚证是患者预后普遍存在的大问题，如何认识和防治急性虚证，崔乃杰教授和他的团队进行了以下研究。

（1）线粒体功能受损的研究　①研究证实，脓毒症动物氧摄取和氧耗量均降低，提示细胞线粒体功能（内呼吸功能）受损，机体缺氧。②脓毒症动物肝脏线粒体呼吸研究显示，轻中度脓毒症时细胞线粒体氧化磷酸化产能（ATP）功能活跃，而严重脓毒症时RS3显著降低，表明此期线粒体功能严重受损，导致细胞受损。

（2）促炎因子（TNF-α）和抗炎因子（IL-10）变化的研究　不同程度脓毒症大鼠脾脏巨噬细胞分泌细胞因子的不同及干预研究结果表明，轻中度脓毒症大鼠脾脏巨噬细胞（SM）和重度脓毒症大鼠脾脏巨噬细胞（SS）分泌TNF-α和IL-10显著不同。SS组其TNF-α各时间点水平虽高于正常组，却显著低于MS组，提示SS组的巨噬细胞分泌促炎细胞因子的功能受到一定抑制；另一方面，SS组的IL-10水平持续升高，24小时IL-10水平几达6小时水平的两倍，提示严重脓毒症时机体处于免疫抑制状态，是易于发生条件致病菌感染和感染难以控制的原因。

（3）单核细胞递呈抗原受损研究　对60例入住ICU4小时内的不同原因SIRS/MODS患者采集外周血观察其单核细胞HLA-DR水平，发现所有患者均已<50%，表明患者单核细胞递呈功能已受损，同时外周血CD4 T细胞中的Th1/Th2比值也已显著下降，表现Th2优势，提示这些患者均已处于免疫麻痹或免疫麻痹前期，为急性虚证状态。

（4）糖皮质激素与免疫麻痹研究　早在2001年，崔乃杰教授和他的团队已在临床观察中证实，机体遭受不十分强烈的邪毒打击时，免疫功能活跃，以炎症反应为主，临床转归大多良好，即邪不强、正不虚阶段。若邪毒打击强烈，或多次反复打击，则机体发生持续的抗炎反应，此时临床仍表现为炎症反应，实则抗炎反应已占优势，此即正虚邪实阶段，亦即免疫麻痹。他们同时观察到严重应激时，下丘脑-垂体-肾上腺轴兴奋，释放出大量糖皮质激素，该类激素水平升高可使Th0向Th2转化，Th2释出IL-4增加，同时Th1释出核转录因子（IKB）增多，后者与NF-κB结合成复合物，从而使NF-κB失去活性，阻断炎症细胞因子转录，削弱炎症反应，实际上削弱了机体免疫功能，加重了免疫麻痹的程度。临床上患者依然表现为炎症反应，实则是一种假象，此时不宜再进行抗感染治疗。重症医学早期的激素有利抑或有害的争论，或与此有关。

（5）急性虚证与血清前白蛋白（PA）水平关系研究　PA是肝脏细胞合成的一种血

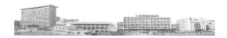

浆蛋白质，由 4 个相同的亚基组成，参与血浆中甲状腺素的转运及运输血循环中的维生素A，分子量 54980 kD，半衰期仅 1.9 天，是机体蛋白质更新转换的敏感指标。严重应激时，血清 PA 含量下降，临床观察显示，脓毒症患者血清 PA 明显低于正常者。研究表明，PA 是负急性时相蛋白，急性重症细菌感染时，PA 迅速下降，若持续降低，提示预后不良，可以作为临床急性虚证的可靠指标。

（6）脓毒症与血清总胆固醇（TC）的关系研究　胆固醇是人体重要组成成分之一，除具有合成激素和胆汁酸等作用外，尤为重要的是，它是构成细胞膜的重要成分，是机体维持细胞新生、器官完整及应激反应不可或缺的成分，主要在肝内合成。重症感染及炎症反应时，血 TC 水平降低。一组临床研究显示：死亡组 TC 持续低水平；存活组 TC 水平恢复正常或接近正常水平。故血 TC 水平可以考虑作为正虚的一项标志物，亦可作为评估预后的指标。

（7）急性虚证的几项中医学临床表现　中医学对虚证的研究极为深透，无需赘述。今仅就几项简单易行且极为准确的观察项目作一简述：急性重症患者大都表现为无力、懒言、声微、食欲不振等气虚症状，表示代谢产能功能受损；舌苔黄、黑腻或出现白黏厚苔，常表示发生免疫功能低下，导致菌群紊乱；球结合膜水肿常提示血管渗透性增加；肠鸣音减弱或消失，提示即将发生肠麻痹，有发生内源性内毒素血症的危险等。崔乃杰教授不断叮嘱学生们不要忘记常规查体，更不要忘记中医辨证的基础——望、闻、问、切，以达到动态辨证、及时调整治疗的目的。

4. 建议在 SIRS－MODS 之间增加病细胞综合征（sick cell syndrome，SCS）阶段

众所周知，在脏器功能损伤之前，脏器细胞在超微结构上已可查到病理损害。虽然这一阶段临床上脏器损害的表现不十分明显，但实际上这个阶段是防治的重要时点：此时细胞线粒体、内质网等重要细胞器的轻微损伤是可修复的，而细胞实际上处于病态，故发现这个时段极为重要。崔乃杰教授称这一时段为病细胞阶段，并建议将 SCS 阶段置于 SIRS 与 MODS 之间。

崔乃杰教授认为，临床上已达共识的急性肺损伤、微循环障碍及急性肾功能衰竭时的几个实验室改变（如血尿渗透压比、尿钠分数等）都属于脏衰前期，应属于病细胞阶段。他提出了以下临床可以完成并有诊断价值的几个实验项目。

（1）混合静脉血氧饱和度（SvO_2）测定　它反映了机体整体氧摄取、氧耗量等的状态。若机体细胞线粒体受损则机体耗氧减少，混合静脉血中氧含量即升高。若放置中心静脉导管，则可实时监测 SvO_2 变化，有助于早发现、早治疗。

（2）循环血中血管内皮细胞计数　血管内皮细胞遭受细菌毒素、氧自由基等损伤后，细胞趋于变圆，黏附力降低到一定程度时，即可脱落到循环血液中，故是一项细胞受损的可靠指标，动态观察更有助于做出早期诊断。

（3）循环中血小板分布范围　这是一项临床血常规检验项目。正常情况下血小板体积与"新""老"有关：新生血小板体积大，而"老"血小板体积小，在脓毒症发生临床弥漫性血管内凝血以前，事实上已有临床不显性血管内凝血，"老"血小板已有消耗，"新"血小板的释出使血小板计数维持正常，但"新""老"血小板比值已发生了变化，可明显由血小板分布直方图中看出，是脓毒症时早期细胞变化之一。

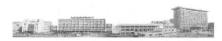

（4）尿 β₂ 微球蛋白（β_2 – MG）测定　这是一项肾小管受损的临床常用检验项目。β_2 – MG 是一种小分子质量蛋白，能由肾小球滤出，再由肾小管回吸收。若尿中 β_2 微球蛋白测定增多，则提示肾小管受损，有助于肾小管损伤的早期诊断。

（5）中性粒细胞明胶酶相关载脂蛋白（NGAL）测定　NGAL 是分子质量约为25000bp 的蛋白质，共价键结合于中性粒细胞明胶酶。急性肾损伤（AKI）实验证明，在缺血与中毒损伤后，肾脏可大量诱导 NGAL。血和尿中 NGAL 可作为 AKI 早期生物标志物，在 AKI 中其出现早于血肌酐，故是一种临床早期诊断 AKI 的有用标志物，有助于早期发现 AKI。近年研究提示，尿 N – 乙酰 β – D 氨基葡萄糖苷酶（NAG）和视黄醇结合蛋白（RBP）有助于早期诊断。

（6）血前白蛋白及胆固醇测定　见前文。

预计以上项目持续深入研究必将完善 SCS 的诊断，从而做到早诊断、早治疗，改善MODS 患者的预后。

论　著

一、论文

崔乃杰教授在国内外发表专业论文 120 余篇，现择其要者列目如下。

[1] 崔乃杰，夏威轩，钱绍诚. 离体肝脏除氨及连接于异种动物体循环之除氨作用. 天津医药，1961（3）：341 – 345.（《中华内科》摘发）

[2] 钱绍诚，崔乃杰. 自制细管型人工肾机实验与临床应用. 天津医药，1961（3）：225.（收录入《中华内科》"建国 15 周年内科成就"）

[3] 崔乃杰. 急性肾功能衰竭. 天津医药，1963（5）：511.

[4] 崔乃杰，车文玺，夏威轩. 急性肾小管坏死. 天津医药，1965，7（11）：906 – 908；1966（8）：138；1966（8）：226.（共三篇连载）

[5] 崔乃杰，血液透析的若干问题：实验及临床研究. 天津医药，1980（15）：647.

[6] 王今达，崔乃杰，高天元. 急性危重患者 26 例血液动力学监测. 中国急救医学，1981（1）：1.

[7] 王今达，崔乃杰，高天元. 肺动脉嵌压测定的意义. 中国急救医学，1981（1）：6.

[8] 王今达，崔乃杰，徐刚. 重新评价中心静脉压的意义. 中国急救医学，1982（2）：1.

[9] 王今达，崔乃杰，高天元. 清热解毒中药的抗内毒素作用及防治内毒素过敏反应的实验研究. 中国急救医学，1982（2）：30.

[10] 王今达，崔乃杰，高天元. 中医学"肺与大肠相表里"学说的临床意义及本质探讨. 中西医结合杂志，1982（2）：37.

[11] 王今达，崔乃杰，高天元. ARDS 患者血液动力学变化. 中国急救医学，1982，2（4）：4.

[12] 崔乃杰，高元元，任新生. 简易呼吸器的改进及物理性能的测定. 中国急救医

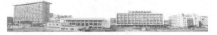

学，1982，2（4）：13.

［13］王今达，崔乃杰．急性危重患者的凝血功能变化．中国急救医学，1983，3（6）：26.

［14］崔乃杰．多黏菌素对内毒素的清除作用．中国急救医学，1983，3：38.

［15］崔乃杰．心肺脑复苏的新进度．医学情报资料，1986，（1）：14.

［16］王今达，崔乃杰，高天元．菌毒并治新理论临床应用价值的验证．危重病急救医学，1989（1）：1.

［17］王今达，崔乃杰，宗育彬．内毒素性多系统脏器衰竭发病机理的新概念及防治措施的新理论实验研究．危重病急救医学，1989（1）：17.

［18］崔乃杰，任新生，王仲敏，等．血栓弹力图在 DIC 诊断中的价值（80 例 DIC 诊断方法对比分析）．危重病急救医学，1990，2（4）：195－200.

［19］崔乃杰，王今达，王家泰，等．床边 CAVH－CAVHD－CAVHP 序贯治疗感染性多脏衰．危重病急救医学，1990，2（1）：5－9.

［20］崔乃杰．CAVHD 治疗合并急性肾功能衰竭的感染性 MSOF．危重病急救医学，1990（2）：23.

［21］崔乃杰．治疗性血浆置换．危重病急救医学，1990（2）：36－43.

［22］崔乃杰，王今达，杨盛林．持续动静脉血液滤过透析（CAVHD）治疗急性肾功能衰竭．中华危重病急救医学，1990（1）：23－25.

［23］王今达，崔乃杰，宗育彬．肝网状内皮细胞系统功能损害与肺损害的关系．危重病急救医学，1990（2）：95.

［24］罗海明，崔乃杰．急性危重病严重度计分临床应用价值探讨．重病急救医学，1991（3）：3.

［25］崔乃杰，葛素珍．脓毒症及相关问题新进展．实用诊断与治疗，1994.

［26］傅强，张奕，崔乃杰．脑缺血再灌注诱导神经细胞凋亡机制的探讨．急诊医学，1997，6（6）：324－327.（此文 1999 年被评为天津市卫生行业首届青年优秀科技论文）

［27］白令君，王建英，崔乃杰．抗坏血酸与铁离子反应的 ESR 及 UV－VIS 研究．生物化学与生物物理学报，1997，29（6）：527.

［28］崔乃杰．液体通气．急诊医学，1998，7（3）：206－208.

［29］张奕，傅强，崔乃杰．七叶皂苷对家兔脑缺血再灌注损害的保护作用．急诊医学，1998，7（1）：23－26.

［30］王勇强，傅强，崔乃杰．碳酸氢盐、乳酸盐透析液在床旁持续动－静脉血液滤过透析中的应用．天津医药，1998，26（7）：428－430.

［31］傅强，崔华雷，崔乃杰．脓毒症诱导脑神经细胞凋亡的实验研究．天津医药，1999，27（6）：343－345.

［32］张奕，傅强，崔乃杰．醒脑静注射液清除自由基及对大鼠局灶性脑缺血的神经保护作用研究．中国中西医结合急救杂志，1999，6（增）：1－3.

［33］崔华雷，傅强，崔乃杰．脑缺血再灌注诱导白细胞介素－1β 和肿瘤坏死因子－

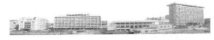

α 的表达及醒脑静注射液的调节作用．中国中西医结合急救杂志，1999，6（增）：4-6.

[34] 崔乃杰．急性呼吸窘迫综合征诊断及治疗进展．急诊医学，1999，8（2）：139.

[35] 傅强，崔华雷，崔乃杰．醒脑静注射液脑缺血-再灌注诱导的脑神经细胞凋亡防治作用的实验研究．中国中西医结合急救杂志，2000，7（3）：144-146.

[36] 崔乃杰．急性呼吸窘迫综合征的新进展．中华急诊医学杂志，2001，10（5）：356-358.

[37] 崔乃杰，傅强．SIRS-MDDS-MOSF 与 IRD 及 IP 关系．天津市中西医结合年会．2001 年天津急救医学年会汇编.

[38] 陈贤楠，崔乃杰，傅强．高频振荡结合部分液体通气对兔急性肺操作的治疗作用．中华医学杂志，2001，81（2）：97-101.

[39] 傅强，崔华雷，崔乃杰．气动胸腹反向按压心肺复苏装置应用的动物实验研究．中国危重病急救医学，2001，13（10）：610-614.

[40] 崔乃杰．血液净化技术在儿科的应用进展．小儿急救医学，2002，9（2）：72.

[41] 傅强，崔乃杰．醒脑静注射液对脑梗死急性期 NO/NOS 同工酶影响的实验研究．天津医药，2002，30（增）：61-63.

[42] 傅强，崔华雷，崔乃杰．连翘提取物抵制内毒素诱导的炎症反应的实验研究．天津医药，2003，31（3）：161-163.

[43] 崔乃杰，傅强，冯津萍．脓毒症时机体氧代谢障碍的变化及益气活血方治疗作用的实验研究．第六届全国危重病医学学术会议论文汇编，昆明：2004.

[44] 傅强，崔乃杰，冯津萍．不同程度脓毒症大鼠脾巨噬细胞（SM）分泌细胞因子变化及药物干预的影响．第六届会议危重病医学学术会议论文汇编，昆明：2004.

[45] 傅强，崔乃杰．重度脓毒症时机体氧代谢障碍变化的防治研究．天津医药，2006，34（1）：39-41.

[46] 傅强，崔乃杰．失血性休克时细胞线粒体呼吸功能变化及中药防治研究．天津医药，2007，35（2）：115-117.

[47] 张畔，崔乃杰，王兵．多脑器功能障碍综合征中急性虚证的表现及治疗对策．中医杂志，2007，48（2）：163.

[48] 傅强，崔乃强，崔乃杰．严重腹腔感染所致多脏器功能障碍综合征中医辨证规律研究．中西医结合外科杂志，2009，15（1）：3-7.

[49] 崔华雷，傅强，崔乃杰．氧合氟碳腹腔通气对兔急性肺损伤的治疗作用．天津医药，2009，27（8）：673.

二、著作

[1] 崔乃杰，刘兵．实用危重病急救医学．天津：天津科技翻译出版公司，1993.

[2] 崔乃杰．医生英语手册．天津：天津科技翻译出版公司，1995.

[3] 胡文铎，崔乃杰，高仲阳．国家基本药物及新特药临床应用指南．天津：天津科技翻译出版公司，1996.

[4] 崔乃杰，袁桂玉，张伯礼．中西医结合病毒学．天津：天津科技翻译出版公

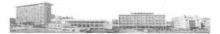

司，1996.

［5］崔乃杰，石学敏．中西医临床急症学．北京：中国中医药出版社，1998.

［6］崔乃杰．危重急症抢救技术手册．天津：天津科学技术出版社，1998.

［7］崔乃杰．内科危重急症抢救手册．天津：天津科学技术出版社，1998.

［8］汤新之，崔乃杰．临床生物化学．天津：天津科学技术出版社，1999.

［9］崔乃杰，秦英智，傅强．中西医结合重症医学．武汉：华中科技大学出版社，2009.

［10］蒋谷人，崔乃杰．日英汉生物化学词汇．北京：科学出版社，1987.

［11］林求诚．中西医结合诊疗手册．福州：福建科学技术出版社，1989.（崔乃杰参编）

［12］蒋谷人．临床生化检验．郑州：河南科学技术出版社，1991.（崔乃杰参编）

［13］郭大任．儿科危重病监护治疗技术．台湾：众文图书股份有限公司，1997.（崔乃杰参编）

［14］黄象谦．内科临床与新进展．天津：天津科技翻译出版公司，1993.（崔乃杰参编）

［15］中国大百科全书总编辑委员会主编．中国大百科全书·现代医学Ⅰ册和Ⅱ册．北京：中国大百科全书出版社，1993.（其中有崔乃杰教授6篇文章："床边血液净化""多系统功能衰竭""心肺脑复苏""休克""再灌注性损伤""重症监护"。）

【整理者】

傅强　男，1969年出生，毕业于天津医科大学，博士研究生，主任医师，重症医学教授。现任天津市第四中心医院副院长。

崔华雷　男，1967年出生，毕业于天津医科大学，硕士研究生，主任医师，小儿外科学教授，享受国务院政府特殊津贴专家。现任天津市儿童医院副院长。

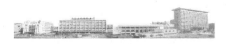

章 臣 桂

名家传略

一、名家简介

章臣桂，女，汉族，1934年8月25日出生于江苏省江阴市，中国共产党党员，正高级工程师。她是"速效救心丸"的发明者，被业内誉为中药制剂行业的一面旗帜，是领军人物之一。现任"天津中新药业集团股份有限公司研究中心"名誉主任，中新药业首席技术专家、终身高级顾问。58年来献身中药现代化事业，始终坚持在生产科研第一线，致力于中成药剂型和新药研究开发，使中药制剂向现代化方向迈进，在全国同行业影响很大。由于章臣桂在推进中药现代化和为人民健康造福方面做出的巨大贡献，先后被国务院授予有突出贡献、享受政府特殊津贴专家，被人事部、卫生部、国家中医药管理局遴选为全国老中医药专家学术经验继承工作指导老师，天津市授予"科技状元""中药制剂专家""荣誉授衔专家"等称号，并成为国家药典委员会六、七、八届常务委员，国家新药评审委员会入库专家，当选"60位感动天津人物——海河骄子"，获"天津市十个行业百名杰出女性"荣誉称号，以其中药人生为背景的《中药制剂研究是我一生的追求》一文，被收录为天津文史资料。

二、业药简史

1954年，章臣桂考入南京药学院（原华东药学院，1956年更名为南京药学院，即现在的中国药科大学）。大学的学习生活是紧张而有序的，章臣桂努力学习，刻苦钻研，在药物化学上下了很大工夫，对制剂学也很感兴趣。当时讲授制剂学的教授叫刘国杰，因为章臣桂这门功课学得好，他还让章臣桂当了制剂学的课代表。章臣桂几乎每天都是上午上课，下午早早到图书馆去抢占座位，然后查阅资料，细读专著，背诵要点，这对一个二十几岁的小姑娘来说是辛苦的，却也是快乐的。

1958年7月，章臣桂以优异的成绩取得药学学士学位。同年，被分配到天津市药材公司（1992年更名为中药集团股份有限公司，1997年更名为天津中新药业集团股份有限公司）中药研究室工作。

当时的中药研究室有两个简陋的实验室和一个标本室。人员包括三部分：一部分是有化学药基础的老技术人员；一部分是有专长的老药工，如"羚羊张""人参王"等；还有一部分是初中毕业生，负责记录老药工的经验。章臣桂是走进这里的第一位新中国培养的大学生，一下子成了大家眼中的宝贝。

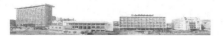

研究室的装备很简单，只有玻璃仪器和一些简单的瓶瓶罐罐。章臣桂的工作只是熬药膏，她有些失望，曾提出申请调回南方做西药研究的报告。当时天津药材公司的领导都是革命老干部，非常重视知识，重视中药研究工作，也十分看重章臣桂这个年轻的大学生。章臣桂提出添置仪器设备等建议，他们都积极支持办理，并向章臣桂承诺：不论是工作上还是生活上，只要有困难就提出来，组织上会认真考虑并尽力帮助解决。

章臣桂重新燃起了对工作的热情，从此她决心脚踏实地地学习中医中药知识，开始跟随老技术人员和老药工到企业考察学习，熟悉情况，并且在这一过程中有所发现，受到启发。同时，她还有幸结识了冉小峰先生（我国著名中医冉雪峰之子），并拜师求教。

有两件事情对章臣桂启发很大。一件是她当年到达仁堂药厂了解茵陈药酒生产工艺，药工师傅使用的是传统方法铜罐煮酒，说只有这样煮出的茵陈药酒才能长期放置不变色。当时章臣桂想：为什么一定要用铜罐煮，用别的器皿不行吗？章臣桂在实验室试着用玻璃烧瓶煮，发现也能得到绿色的药酒。但是师傅说，放不了三天就会褪色变黄。果然，不到三天就褪色了。她对这一现象产生了兴趣，下决心要弄清其中奥妙。后来通过查阅文献和用植物化学的知识来加以分析，她终于发现了其中的"秘密"：玻璃烧瓶里的药酒褪色是因为其中的叶绿素变成叶黄素；而铜罐蒸煮之所以能保持绿色，是因为其中的二价铜离子与叶绿素结构内两个空键发生结合，使叶绿素保持稳定不变色。章臣桂就把铜丝放入玻璃烧瓶中与药酒同煮，又经过多次试验调整铜丝的放入量。最后，她成功地用玻璃瓶加铜丝煮出了不褪色的茵陈药酒，弄清了老药工经验的科学依据。

另一件是在达仁堂了解熬制膏药的工艺过程。当时，膏药是否熬到可以下丹，完全是靠老药工的经验来判断。往药液里添加樟丹是熬制膏药的一个重要步骤。传统做法是老药工用竹签取一滴药液，滴在毛头纸上，看是否能"滴水成珠"，以此来确认是否可下樟丹。其中的道理，药工师傅们也说不清楚。章臣桂心想能不能有一个比较准确的数据，形成一个工艺标准？她购买了一个热电偶进行温度测试，再用温度计矫正误差，在老药工用经验做判断的时候，章臣桂暗暗记下数据，经过反复的测量和验证，确定了一个稳定的数值（315℃），最后用热电偶来控制确定下樟丹的温度，形成了工艺标准，并收入当时的教科书中。药工师傅们夸章臣桂爱动脑钻研，她则从中领悟到中药的传统生产工艺和老药工的经验是可贵的，用现代科学知识来整理和发展更是大有作为。

1959年末，章臣桂和田绍麟、张克让两位专家被派到中药制药厂（现在为隆顺榕制药厂）工作。她在公司研究室工作时，就经常跟随两位老师到制药厂生产第一线。田绍麟，1912年出生于云南昆明的一个中医世家，毕业于法国里昂大学生化专业，1953年在天津隆顺榕中药店及中药提炼厂任药师，致力于将中药传统的丸、散、膏、丹改进为片剂、液剂，首创中成药酊水剂——藿香正气水。张克让，1919年生于辽宁锦县，早年毕业于奉天药剂师养成所，1952年乐仁堂大药铺聘其入号任药师，专门研制改剂型的中成药，1953年主持首创中成药片剂——银翘解毒片。章臣桂于20世纪50年代中后期，完成了200多种中药的普查，完成了67种中药的制剂方法研究工作。他们在20世纪五六十年代为推动中药科学化向前发展做出了很大的贡献，在中国中药发展史上留下了不可磨灭的功绩。

中药制药厂是由隆顺榕制药厂提炼部和乐仁堂制药厂提炼部合并而成，是国内最早从

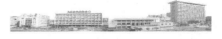

事中药提取的企业。由于张克让等先贤创造性的劳动，厂里已有几十个品种。这家企业的重要任务是使中成药从药材粉末入药进入全浸膏提取。例如治疗风热感冒的银翘解毒丸，是将 10 味中药磨粉和蜜制丸而成。而银翘解毒片是将药材煮制，提取药液浓缩成膏，其中薄荷还是单独提取出薄荷油，再进一步制成片剂。这个过程在今天看来并不复杂，可在当时却是中药制药史上的一次革命。

领导化验室工作的是一位老药工，他虽然文化程度不高，却对科技人员十分尊重。章臣桂在这里主要负责生产工艺的管理。虽然这个厂的药品生产工艺是新颖的，但是还没有建立起一套规范。章臣桂跟班到车间，把理论同生产实践结合起来，逐个工序订立工艺标准，使新的制药工艺在工业化大生产中显示出优越性，保证了药品质量。1961 年，章臣桂为卫生药检部门编写了《提炼药制剂规范》，1963～1964 年写出了中药片剂、糖浆剂研究的论文，并在有关会议上作了宣读。

随着对中药的不断学习和实践，章臣桂越来越认识到岐黄之道的渊博深奥，也认识到不能简单地套用化学药的理论、方法去改造传统中药。1961 年 5 月～1962 年 5 月，章臣桂到北京中医研究院进修，此间跟随冉小峰先生重点学习中医方剂学，并研读了大量的古医籍，做了很多的实验和研究工作。历代名医名方及其原理和临床效果，构成了中医方剂学这门学问。章臣桂转益多师，北京医科大学药学院教授林启寿就是其中一位。林教授是我国著名植物化学家，毕生致力于药学教育和药学研究，著有《汉木鳖子的研究》《植物化学》《植物生理化学》等书。林老师对章臣桂的求学精神很赞赏，每每向他求教，林老师总是不厌其烦，有求必应。

在众多名师指导下，章臣桂的中医药基础知识更加扎实。接触的中医药名家多了，学到的知识更多更深，她对中药的认识也有了质的转变。章臣桂深深地领悟到，每位老中医为患者医病的方子都不一样，路子也不一样，中医与西医相比，虽然有时疗效较慢，但是从调理入手，对症下药，药到病除，这是西医所无法相比的。但是，章臣桂也从西药学的角度看到了中药生产中的弊端：传统中药剂型是"丸、散、膏、丹"，质量不稳定，患者服药量较大，但其中是什么成分发挥作用却解释不清楚，而且中药的生产还是依赖经验，随意性很大。在西药占主导地位的情况下，中药要想重新崛起，焕发生命力，就必须走中西药学相融合的道路。这种基本的认识廓清了章臣桂今后中药研究的思路。

三、主要贡献

（一）尊古不泥古，开启中药材标准化之路

章臣桂认为，中药饮片加工必须走向机械化，但饮片炮制必须要在尊古的基础上加以改进，以明晰的标准、便于操作的工艺去适应机械化的要求。为此，章臣桂做了一段中药炮制的研究工作，并在如何增效去毒上投入了大量精力。

巴豆是南方一种树的种仁，巴豆霜入药后用于治疗消化系统疾病，有抑制细菌感染的作用。但巴豆有大毒，其中的油脂可致腹泻。传统制法是去油制霜，取巴豆仁碾成细泥状，用棉纸多层包裹，放在铁板上，底下加热，使油受热扩散，渗于纸上，反复换纸数次至油脂大部分消失，所余之渣碾细过箩即得。后有人研究可将其压榨去油，至含油率 15% 左右，再碾细过箩的方法。章臣桂在尊古的基础上进行了改进，先测定巴豆仁及传统制法巴豆霜的含油量，制订合理的含油量标准，然后加入淀粉同轧，用淀粉吸附其油，使含油量符合霜的标准，这样的新工艺可使由原工艺制霜 1kg 增至 6kg，明显提高了制霜率，而且这种方法使操作者摆脱了恶劣的生产环境，避免了毒性伤害。章臣桂提出的巴豆霜制备方法已被收入《药典》，沿用至今。

章臣桂在对苦杏仁的研究中发现，其发挥功效者主要是苦杏仁苷经口服后至体内缓缓分解而产生微量的氢氰酸，有镇静呼吸中枢的作用，所以中医用苦杏仁化痰止咳，苦杏仁中的油脂没有功效，由此将油榨出，用杏仁饼入药，减少了药量，还增加了一个副产品。同时她对杏仁饼中氢氰酸含量测定与服用方法也进行了研究。

章臣桂还对乌头的炮制进行了研究。乌头是散寒止痛的中药，药性是大热大毒。她经过研究提出了用水漂和高热处理来减毒和去毒的炮制方法。

在"七五"期间，章臣桂进一步对中药炮制的工艺进行研究，提出将传统工艺数据化的思路，期望将老药工的经验通过先进的技术用数据来表示。她主持了"中药饮片浸润、干燥工艺基础数据研究"项目，从浸润和干燥两个环节入手，选择不同药用部位（根、茎、花、果等）的 28 味典型中药材，根据其药理、药效作用，确定其指标成分，进行不同工艺及工艺不同阶段的含量测定，并绘制出含量变化曲线，以成分变化作为质量考核的重要指标，找到工艺关键点。通过研究，不仅证实了老药工"少泡多润、药透水尽"等经验的合理性，并用数据将其标识化，而且为了最大限度地保留有效成分，根据实验结果，在全国范围推广真空减压浸泡工艺，以保证药效。

在中药材领域，章臣桂与上海中医学院（现上海中医药大学）合作，进行了"羚羊角塞的研究及考证"项目。中药所用的羚羊角采自我国新疆西北部及俄国、蒙古国的赛加羚羊，过去只取其角鞘入药，而将占整个羚羊角 40% 的羚羊角塞（即角鞘内里的角质与角髓）废弃。经过药理、生化分析、临床验证和大量的文献考证研究，证明羚羊角塞与羚羊角鞘具有同等疗效。这样将羚羊角塞充分利用起来，扩大了药用资源，并收入《药典》。章臣桂也获得了"国家科技成果完成者"证书。

（二）确立剂型要为疗效服务思想，毕生投入中药制剂的研究实践

在章臣桂看来，中药剂型没有先进与落后之分，要以疗效为目的做剂型研究。她直率地指出，很多企业现在研究的剂型都没有完全以疗效为中心，而是以市场为指挥棒，这就走入了误区。以滴丸为例，很多不适合制成滴丸的药物都被制成滴丸了，这也不利于患者的康复。

1. 采用鸡胚筛选法研制成疗效确切备受儿童欢迎的中药——板蓝根干糖浆

流行性腮腺炎是由病毒引起的急性呼吸道传染病，章臣桂在中药四厂（现天津同仁堂药厂）领导支持下和天津市防疫站张老师的指导下，用对病毒敏感的鸡胚胎筛选中药，结果发现板蓝根抗腮腺炎病毒效果好。根据这个结果，章臣桂制出了板蓝根糖浆，并成批生产。但是由于灭菌不彻底，药品装瓶后在存放期间发酵，有的长绿毛，有的还在仓库发生爆炸，只好停产。于是她运用造粒工艺，将板蓝根提取后制成颗粒剂（即板蓝根干糖浆），不仅口感好、保存期长，而且不易变质，受到了广大群众的欢迎。

中药四厂当时被分工为重点生产膏药，而当时的膏药是又黑又黏的黑膏药。早些时候公司研究室的一位同志研究出了伤湿止痛膏，是橡皮膏剂，主要用于跌打损伤。章臣桂考虑再研制几个橡皮膏剂，使产品系列化。当时提倡到群众中去收集科研课题，章臣桂在塘

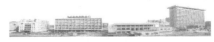

沽盐场看到盐工患风寒湿病疼痛难忍的情形，决心做出一种治疗风寒湿病的膏药来。她选用川乌、防己、延胡索、蟾酥等中药，又加上活血止痛的辣椒膏，用有机溶媒提取后显现出微黄色，制成橡皮膏剂，以精制狗皮膏命名，用于祛风散寒、活血止痛，疗效好，销路也好。章臣桂又参考了医院一位医师的处方，经过工艺研究，生产出咳喘膏，贴在患者后背的 6 个穴位上，预防和治疗咳喘病。她亲自到患者家中收集病例，疗效明显，贴膏药治咳喘的方法由此传播开来。她还研制出解毒消炎膏。中药四厂也因此效益大增，有人计算，当时该厂一年做橡皮膏的盈利可以再建四个厂。在此期间，章臣桂还研制出了枣素片等一批片剂，丰富了该厂的剂型和品种。

2. 成功研制出一个国家机密品种——速效救心丸

20 世纪 60 年代后期，章臣桂参与筹建天津市中药研究所。该所采用了现代中药药物研究的构架，成立了中药室、药理室、微生物室、分析室、实验动物房等。研究所的人员构成既有曾在法国留学的专家，也有老药工。1973 年研究所正式成立后，章臣桂担任中药研究室主任。

当时国家提出对传统中药剂型的继承和对新剂型的研制必须并重的方针，国家指出中药新剂型的研究要朝"疗效显著、服用量少、毒副作用小、速效、高效、长效"的方向发展，这和章臣桂当时推崇的制剂科研工作思路不谋而合，同时大家脑子里对周恩来总理提出的中医药要解决心、脑血管和气管疾病的指示记忆犹新。当时日本人以六神丸为基础研制出救心丹，大量返销中国。章臣桂作为一个中药科研工作者心里憋着一口气，就想搞一个治疗心肌缺血性冠心病的中药，这个项目的研究成果就是速效救心丸。

冠心病，属于中医学"胸痹""心痛"的范畴，临床多用活血化瘀的药物治疗。章臣桂在查阅了大量文献、研究了上百个处方后，初步定出了几味药，组成了一个方剂。她拿这个处方去请教许多中医名家，都认为可行。1977 年速效救心丸研制正式立项。章臣桂带领团队进行药效和剂型研究，在保证药效的前提下，她开展了滴丸剂的研制，经在白兔身上实验，其效果可以和硝酸甘油媲美。1980 年，章臣桂的团队将做出的速效救心丸申请临床试验，经天津市卫生局批准，在天津医院、中国人民解放军 254 医院等做了临床观察，经 400 多病例验证，总有效率为 97.2%，显效率为 88.7%，与同类产品比较，这种滴丸剂型具有剂量小、疗效高、作用快、常服无副作用的特点。一个现代中成药——速效救心丸诞生了。1982 年 10 月 7 日，天津市卫生局批准速效救心丸在第六中药厂试产试销。

后来，速效救心丸被学界称为新中药或现代中药的代表。它不同于一般的新组方药，也不同于一个新剂型药。首先，它打破了 20 世纪 50 年代后形成的全浸膏提取或浸膏加生药粉的制药方法。传统中药以植物川芎入药，而章臣桂选用从川芎中提取的有效成分入药。其次是处方经过筛选，从实验最初的 5 味药减至最终处方，该组方小巧，避免了资源获取困难和浪费。第三是采用的滴丸剂型在制药工艺学上被称为固体分散技术，在舌下含服由舌黏膜吸收，迅速进入血液，因而起效快，适应冠心病患者的救治要求。

速效救心丸获得批准文号后，就到第六中药厂去放大生产。章臣桂带领几名助手住到厂里，住的房子底下是砖垒的，上面是茅草铺顶，有时候晚上老鼠还钻到被子里来，工作条件十分艰苦，但是，那几年章臣桂带着一群女孩子坚持从早上 7 点干到深夜 12 点。

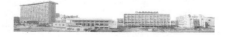

后来，为了进一步阐明速效救心丸的药理、药效和作用机理，中新药业公司与大学及医药研究机构联合开展了数项临床观察项目。通过对速效救心丸原辅料、工艺的进一步研究，使速效救心丸的质量更加可控、稳定。通过数据验证速效救心丸的安全性，证明速效救心丸不仅是急救用药，更是适合长期服用的预防、治疗药物。

如今中新药业第六中药厂生产的速效救心丸已经享誉海内外，不仅在患者中建立了良好的口碑，还被列为国家机密品种、首批全国中医院十二种必备的急救药之一。30余年经久不衰，产品覆盖全国，并远销世界十几个国家和地区，成为天津中药行业的代表性支柱产品，累计实现销售收入上百亿元，创效数亿元，取得了巨大经济效益的同时，挽救了无数心脏病患者的生命，为人类健康做出杰出贡献。

3. 通过体外抑菌筛选药物，研究成功第二个中药速效制剂——清咽滴丸

1983年4月，章臣桂被任命为天津药材公司副总工程师，继而任总工程师。有一天，中国药科大学的刘国杰教授来津做学术报告见到章臣桂，对她说："你当了总工程师，还不能离开实验室，不能离开中药研究啊！"刘先生是章臣桂年轻求学时的恩师，他的指教也说出了章臣桂的心里话。在总工程师的岗位上，章臣桂在做好技术管理工作的同时，坚持带课题做实验，并且不断有新的成果。

1987年12月~1988年12月，章臣桂赴比利时安特卫普大学做访问学者，在这里学到了细胞筛选法，是她研修的一大收获。此时一些外国研究机构和药企邀请章臣桂去他们那里工作，都被她婉言谢绝。因为，她出国的目的是回来更好地工作。

1988年章臣桂从比利时回国后，继续进行清咽滴丸的研究。在药物筛选上，她采用在比利时学到的细胞筛选法，在细胞液中种植金黄色葡萄球菌等5种造成咽部感染的细菌，加入中药提取物进行抑菌观察，筛选出药物，结合中医理论组成新方。经过药理、毒性和临床实验，她成功研究出第二个中药速效制剂——清咽滴丸，1994年投放市场，与同类产品相比，显示出明确的消炎效果。

4. 将传统复方制剂藿香正气水改制成藿香正气软胶囊，解决了妇幼不易服用的问题

从1990年开始，章臣桂主持藿香正气软胶囊的研究。20世纪50年代，由田绍麟先生将藿香正气丸改进为藿香正气水，成为那个时代的标志性药物。但是酊水剂酒精度高、气味浓，饮用时对咽喉刺激大，妇女、儿童难以接受。章臣桂分析了藿香正气水的组方，其所用药材多以芳香油产生效力，于是考虑用不溶于油脂的骨胶包裹药材中的芳香油，制成软胶囊。章臣桂的团队采用了先进的分离提取手段和乳化技术，研制成藿香正气软胶囊，成为我国最常用的暑湿感冒、胃肠道疾病用药。1991年获得天津市科技成果二等奖。

5. 通过工艺改进将古代名方"乌鸡白凤丸"改为疗效更加确切只需服用2片的"乌鸡白凤片"，为广大患者带来福音

20世纪90年代初，章臣桂的团队向国家中医药管理局申报了"乌鸡白凤片的开发及改进"项目，获准立项。乌鸡白凤丸是一个在国内和国际市场销量都很大的品种，是以补气养血、调经止带为功效的妇科用药，由20味药组成。一个偶然的机会，章臣桂听一位美籍华人讲，出口的乌鸡白凤丸一个蜡壳中含50个小蜜丸，用牛奶送服后连早饭也吃不下去了。他们希望能改进剂型，减少药的体积和重量。章臣桂的团队研制乌鸡白凤片时认为，原组方科学严谨不宜抽减，要减少服用量只能在提取精制上下工夫。她套用了一个概念，叫"取其精华，去其糟粕"，意思是只用有用之处，弃掉没有用的物料。例如乌鸡，原方是全鸡隔水蒸煮后入药，章臣桂研制片剂时就首先去其头、颈、爪，然后酶解提取，拿出认为有用的成分。针对组方中不同的药物采用不同的提取方法，而且采用南开大学的大孔树脂吸附分离提取药材中的有效成分。制成乌鸡白凤片后，原来9g重的蜜丸改制成0.5g的片剂，每次只需服用2片，从而在确保药效的基础上大大减小了剂量，并通过临床实验和疗效鉴定，发现了具有抗衰老、提高免疫功能的作用，不仅可以为广大妇女造福，而且男性也可以服用。2000年，他们又对中成药牛黄降压丸进行剂型改造，制成剂量小服用方便的牛黄降压片。

（三）做好学术传承，光大中药事业

1990年，国家强调老中医药专家的学术经验与技术专长是中医药学科的宝贵财富，而且这些专家大多数年事已高，必须采取有效措施予以继承和发扬。同年10月，人事部、卫生部、中医药管理局做出了《关于采取紧急措施做好老中医药专家学术经验继承工作的决定》，在全国遴选出500名从事中医药工作30年以上的名老中医作为全国第一批指导老师，章臣桂即是其中之一。此后，她继续担任第二、三、四批全国老中医药专家学术经验继承工作指导老师。

章臣桂觉得自己多年受党和国家的培养教育，有了一些工作经验，做好传承工作义不容辞，只要有人愿意学，她都会毫无保留地把经验传授出去，让更多的人受益。为此，章臣桂精心选徒，亲自带领他们下基层，访药源地，留课题，悉心指导，尽一个导师的义务。直至2011年，共带了5位徒弟，他们除了研读指定书籍、听章臣桂讲述专题知识外，还参与了紫龙金片、金芪降糖片、牛黄降压片、乌鸡白凤片等一批重大课题的研究。在传授专业知识的同时，章臣桂对年轻同志提出几点要求：一是做事要有原则，不能随波逐流，尤其是在领导岗位上，不能被坏风气腐蚀；二是要脚踏实地，不能脱离实践，不能懒散浮夸；三是要言出必行，不能放空话，不能言行不一。章臣桂相信，只要做到这三点，再加上聪明才智，每一个有志在中药行业做出成绩的人都可以实现自己的远大理想，在中医药发展和进步的历史上留下自己的名字。经过严格考核，5位徒弟均学有所成，顺利出师，成为中药事业的中坚力量。

1991年7月，国务院授予章臣桂有突出贡献享受政府津贴专家称号。章臣桂从1993～2011年先后被黑龙江商学院、天津中医药大学等高等院校聘为博士、硕士研究生导师和客座教授。章臣桂反复对学生强调：产品的研发一定要理论与实践相结合，一定要到产品生产的一线去，否则，好多产品只能停留在理论阶段，根本不可能成功问世，所得到的收获不过就是发表几篇论文而已。

1991～2007年期间，章臣桂担任国家药典委员会第六、七届常委，第八届制剂常委；1992～2010年，担任国家新药评审委员会入库专家，成为当时国家新药审评委员会中唯一一个来自企业一线的专家委员。在担任国家药典委员会和新药评审委员会委员期间，章臣桂最大的收获就是将她的实践经验与来自全国的中医药领域的顶尖级专家分享。这些专家多在高校和科研院所工作，科技研究是专长，而章臣桂则在制剂领域有专长，从药品的小试、中试到最后生产她都是一直跟到底，这个过程是要通过设备、仪器来配合的，是要研究工艺条件的。章臣桂就是这样用生产实践中积累的经验表述意见，与其他专家共同实现了理论与实践的优势互补。2009 年，章臣桂所撰写的《从速效救心丸的研究谈中药制剂的创新》被收录于肖培根院士的专著之中。

现在，章臣桂还担任着天津中新药业公司及公司所属中药企业的技术顾问，每周都要安排专门时间到企业中去做一些指导工作。她愿意将毕生所学、所知无偿地奉献给大家，为弘扬中医药文化和加快我国的中药现代化进程多尽一些力量，让中医药造福人类。

2009 年 7 月 17 日，中国中药协会和中新药业公司为章臣桂在北京钓鱼台国宾馆举行了"速效救心丸发明人章臣桂从业五十周年暨中药制剂技术创新研讨会"。卫生部副部长王国强、中国中药协会会长房书亭在发言中肯定了章臣桂为中医药事业发展做出的贡献，陈可冀、李连达、肖培根等专家更称赞章臣桂为中药制剂行业的一面旗帜和领军人物之一。时任中新药业公司董事长郝非非授予章臣桂终身成就奖。作为一名年逾古稀的中药科技工作者，章臣桂经历了我国中药事业在党和政府的领导下走向现代化的路程。同时，她也经历了从天津药材公司到中新药业公司的演变，经历了这里中药生产从作坊式加工到形成现代产业的路程。之后，天津市举办"感动天津人物——海河骄子"评选活动，评选出 60 位中华人民共和国成立以来，在天津建设和发展中做出突出贡献的先进典型人物，章臣桂荣膺了这一荣誉称号。

在中华人民共和国成立 60 周年国庆之际，作为中药制剂方面的代表，章臣桂又走进中央电视台"科技人生"栏目，面对全国的亿万电视观众讲述她的一生。章臣桂在感受莫大荣誉的同时，更感到自己肩上责任的重大。她始终提醒自己，这是各级领导和社会各界对自己的关照与厚爱，同时也是对自己的鞭策和鼓励，她要把这些荣誉当作不断进取的动力。章臣桂毕生的追求就是要让中医药这个中华文明的瑰宝更加璀璨，更好地造福社会。

论　著

一、论文

[1] 刘道矩，程志忠，章臣桂．"解毒消炎膏"研究与临床使用（附 87 例报告）．天津医药，1979（1）：227.

[2] 章臣桂．中药橡皮膏的基质配方及经皮吸收情况．中成药研究，1981（8）：17－18.

[3] 金智珠，章臣桂．中药速效救心丸中冰片含量的气相色谱测定．药物分析杂志，1984（1）：42－43.

[4] 章臣桂．黑膏药黏度与所用油的品种及质量关系的研究．中成药研究，1985（2）：12－13.

[5] 章臣桂．赴比利时医药考察报告．天津药学，1989（6）：3－6.

[6] 章臣桂．关于中药剂型的研究及发展．中药新药与临床药理，1998，9（1）：10－13.

[7] 孔令明，章臣桂，金兆祥，等．苦参总碱提取条件的优化研究．新疆农业大学学报，2004，27（3）：37－39.

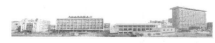

［8］章臣桂，金兆祥，高军，等．超微粉碎与普通粉碎制备的参附强心丸的溶出度的研究．中草药，2005，36（8）：1170.

［9］章臣桂．中药滴丸制剂研究及辅料应用．第二届全国药用新辅料与中药制剂新技术应用研讨会会议论文汇编，2005.

［10］孔令明，李芳，章臣桂，等．苦参总碱对小鼠体内抗肿瘤作用的研究．现代食品科技，2008，24（3）：220-222.

二、著作

章臣桂．中药典故与药理．天津：天津科学技术出版社，2001.

【整理者】

张聪 男，1988年出生，毕业于天津师范大学，本科。现任天津中新药业集团股份有限公司共青团团委副书记。

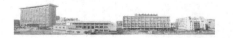

丁素先

名家传略

一、名家简介

丁素先，女，1938年出生，汉族，山东省黄县人，中国共产党党员。天津市中西医结合治疗皮肤性病学科创始人之一，著名皮肤病学专家。天津市长征医院皮肤科主任医师，中西医结合皮肤病学科师带徒导师，中西医结合治疗皮肤病学科带头人，天津市中医药研究院附属医院终身专家。学术专长为中西医结合诊治皮肤性病临床及科研。曾任天津市长征医院副院长，天津市中西医结合皮肤病研究所副所长。曾任主要学术职务：中国中西医结合理事会理事，中国中西医结合皮肤性病学会委员，中国中西医结合皮肤性病学会结缔组织病专业组委员，中国中西医结合皮肤性病学会红斑狼疮专业组委员，中国中西医结合学会天津分会副会长（1992~2014年），天津市中西医结合学会皮肤病性病专业委员会名誉主任委员，中华医学会皮肤性病学会天津分会委员，国际医学会诊中心皮肤科专家，天津市医疗事故鉴定委员会委员。《中国中西医结合皮肤病性病学杂志》编委，《中国中西医结合急救杂志》编委。享受国务院政府特殊津贴专家。全国老中医药专家学术经验继承工作指导老师。1994年担任临床硕士研究生课题设计及临床指导教师。1996年担任天津中医药大学外籍研究生王宝芳的临床指导老师。1960年被评为天津市市级劳动模范。

二、业医简史

丁素先主任1955~1958年就读于天津市卫生学校，正值卫校改为天津医学院，她被留校任教，在生化教研组担任实验员。1960~1962年就读于天津医科大学基础医学进修班，1963年到天津市南开医院皮肤性病科工作，1974年任结缔组织病专科门诊组长，1976~1978年在天津市第五期西医学习中医班结业，并获得"优秀学生"证书，1980年9月~1981年2月于北京医科大学第一附属医院全日制高等院校皮肤科进修班学习，1982年3月~1983年3月就读于天津外国语学院日语专业培训班。从1963年1月开始跟随边天羽老师学习中西医结合治疗皮肤病直至2000年，至今仍工作在临床第一线，并参与学生的科研活动。1984年随边天羽老师及同道到天津市长征医院共同创业，成立了天津市中西医结合皮肤病专科医院，1986年创立了天津市中西医结合皮肤性病研究所任副所长。1989年任天津市长征医院副院长。

1963年，丁素先主任跟随边天羽老师从事中西医结合皮肤科临床与科研工作，至今

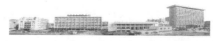

已40余年。1978年又师从北京中医医院张志礼老师，丰富了中医治疗皮肤病的理论知识。1976～1978年经过天津市第五期西学中脱产班学习深造后，中医基础理论日臻成熟，成为边天羽老师中西医结合治疗皮肤病事业的继承人。

三、主要贡献

（一）科研成果及获奖

1. 主要科研成果及获奖

作为中西医结合治疗皮肤病学科带头人，丁素先主任在临床实践的基础上主持、参加了多项科研课题。获科技奖7项，其中天津市市级科技奖4项、天津市卫生局局级科技奖3项。1993年获中青年科技优秀奖，1998年获天津市中西医结合突出贡献奖，2001年获中国中西医结合学会颁发的"中西医结合突出贡献奖"，2007年获中国中西医结合学会颁发的"中西医结合个人贡献奖"。出版著作9部（主编4部，副主编2部），其中主编专著有《临床皮肤病性病彩色图谱》《儿童皮肤病诊疗》《边天羽论文集》，任《中西医结合皮肤病学》副主编。1996年，在著名皮肤病专家边天羽老师的指导下，编写了我国第一部中西医结合治疗皮肤病专著《中西医结合皮肤病学》，在第2版中丁素先主任位列副主编，又为之增添了丰富的内容，对红斑狼疮做了系统的辨证分型，1997年获天津市科技著作二等奖。《临床皮肤病性病彩色图谱》获得了北方十省市1995年优秀科技图书二等奖，1996年获天津市卫生局局级科技进步二等奖。撰写并发表论文50多篇。

2. 其他科研成果及获奖

（1）"白斑一号"糖浆治疗白癜风的临床及实验室研究，获天津市卫生局局级1994年度科技进步三等奖，第3完成人。

（2）多虑平透皮止痒膜的研制及离体观察，获国家科委1995年完成者成果证书，第4完成人。

（3）清热祛风冲剂治疗荨麻疹湿疹临床及药理研究，1994年获市级科技进步二等奖，1996年12月选入《中国医药卫生学术文库》，第1完成人。

（4）D-PM造皮止痒膜的研制，获天津市卫生局局级三等奖，第4完成人。

（5）疏肝活血颗粒剂治疗肝郁血瘀型面部皮肤病的临床研究，获市科委科技成果奖，2002年获天津市卫生局局级科技进步三等奖，第4完成人。

（6）SLE患者相关转录因子及相关分子免疫学研究，2009年市科委成果登记，第4完成人。

（7）SLE雌性激素受体亚型及相关细胞因子表达与临床相关性狼疮2号干预调控机制的研究，2011年获中国中西医结合二等奖，第4完成人。

（8）HLA-DM基因与SLE发生发展相关性研究及狼疮3号治疗作用，2007年获市级科技进步三等奖，第4完成人。

（二）学术研讨

1993年在东京召开第十二届日本瘀血学术研讨会，丁素先主任应邀参加并做"中药化瘀祛斑胶囊的药理作用"大会发言，引起与会专家的高度重视和激烈讨论，日本学者对本方有双向调节雌雄性激素的作用提出了相关问题，进行了充分的交流和讨论。会后论文被日本权威杂志《瘀血研究》全文刊载，从而促进了中日之间学术的交流。

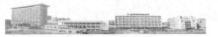

（三）学术传承

丁素先主任致力于中西医结合事业和边天羽老师学术思想的发展与传授工作，重视中西医结合人才培养。从20世纪70年代开始至1992年，她曾担任职工医学院皮肤科大专班、天津医科大学口腔系皮肤病临床教学工作，连续6期担任全国中西医结合皮肤病学习班的班主任和主要教学人员，为全国各地培养学生百余名，可谓桃李满天下。

学术思想

丁素先主任是边天羽老师的第一代学生，她是边天羽老师中西医结合诊治皮肤病学术思想忠实的实施者、临床实践的经验论者、优秀的传承者。

一、皮肤病是内科疾病的窗口和镜子，诊治必从整体出发

丁素先主任常说："皮肤病是内科疾病的一面镜子，治疗皮肤病必须从整体出发，辨证论治方可取效。"例如皮肌炎的恶性红斑持久不消，应想到内脏有癌瘤；皮肤干燥瘙痒、颜色变暗、变黑，要想到肾衰及肝功受损；诊断为恶性萎缩性丘疹病，要想到以防血管炎损害，穿孔造成急腹症；掌趾及口唇口腔黏膜色素痣，要想到肠息肉。对于这些疾病，医生必须有深厚的内科基础及丰富的临床经验，方可诊断和鉴别诊断。

二、临床几类结缔组织病的辨证分型

丁素先主任自1974年担任结缔组织病专科门诊组长，每周一次门诊，直至2008年退休，因疗效佳而深受患者爱戴。她对结缔组织病患者治疗有独到之处，尤其是治疗红斑狼疮。丁素先主任认为，结缔组织病病因病机复杂，症状多变，病情凶险，内脏受累危及生命，属于难治性皮肤病。对于结缔组织病急性发作期一定要以西药治疗为主，应按国际诊断标准，选择西药规范治疗，辅佐中药辨证施治；慢性期、缓解期以应用中医药为主，佐以西药治疗。在《中西医结合治疗皮肤病》中的结缔组织病章节，完全是丁素先主任结合自己的临床经验和体会撰写而成。她将各种疾病分别归纳为不同的辨证分型，以便临床应用和实验研究。

1. 红斑狼疮辨证分型

①气血两燔型；②气阴两虚型；③阴血亏虚型；④毒热攻心型；⑤阴阳两虚型；⑥脾肾阳虚型；⑦肝郁气滞血瘀型。

2. 皮肌炎辨证分型

①急性活动期：热毒炽盛型，湿热郁蒸型；②亚急性活动期：肺热津伤型，脾虚湿热型；③慢性期：气阴两虚型，肝肾阴虚血瘀型，脾肾阳虚型。

3. 硬皮病辨证分型

①毒热型；②血瘀毒热型；③肝郁气滞血瘀型；④脾肾阳虚型。

4. 干燥综合征辨证分型

①阴虚内热型；②湿热型；③风热型；④肝肾阴虚型。

5. 白塞病辨证分型

①脾肾虚寒血瘀型；②阴虚毒热型；③肝郁气滞血瘀型。

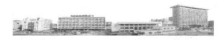

三、活血化瘀法在皮肤病中的应用

中医学认为，机体的各种功能都与气血有关。正常情况下，气血通过经络系统运行全身，内与五脏六腑相通，外与皮肤肌肉、筋骨相通，完成脏腑的生化功能。各种原因（外伤、寒邪、热邪、气郁、湿痰、气虚、脾肾阳虚等）造成气血停滞壅塞，郁结不散，致使脏腑功能失常，从而发生各种疾病。皮肤是机体的重要器官，其生理功能与气血密切相关。若气血运行失常，或脏腑功能失常，或皮肤本身的气血运行失常，均可形成各种皮肤病，所以很多皮肤病的发生和发展与瘀血有关。因而丁素先主任特别重视活血化瘀法在皮肤病中的应用。

四、扶正清热解毒法在皮肤病中的应用

对于一些化脓性皮肤病，西医经常用抗生素治疗加切开排脓，中医用清热解毒药治疗，但均不能根治，解决不了复发问题。丁素先主任认为，应根据患者气虚、血虚、阴虚的具体情况，在补气补阴补血基础上加清热解毒药，不用抗生素，将机体正气调动起来，清热解毒药方可发挥作用，才有疗效。该法是中医外科经典治法，应用于虚证的血管炎、虚证的结节性红斑、虚证疖病的囊肿性痤疮等均有良好疗效，且不易复发。

五、红斑皮炎类皮肤病的中医辨证论治

红斑皮炎类皮肤病大部分是急性发作性红斑类、皮炎类、风团类、水泡糜烂性等皮肤病，临床常见药物性皮炎及各种红皮病、接触性皮炎、多形红斑、荨麻疹、急性湿疹等。该类疾病属中医学温病类范畴。叶天士《温热论》曰："大凡看法，卫之后方言气，营之后方言血。在卫汗之可也，到气方可清气，入营犹可透热转气，如犀角、玄参、羚羊角等物，入血就恐耗血动血，直须凉血散血，如生地、丹皮、阿胶、赤芍等物。否则前后不循缓急之法，虑其动手便错，反致慌张矣。"论述了卫气营血病机的浅深层次及其不同治法。丁素先主任根据以上理论，在临床上以气血两燔方加减及凉血消风汤治疗该类疾病，取得了良好疗效。

六、肝肾阴虚血瘀兼风证皮肤病的治疗

肝肾阴虚血瘀兼风症多见一些难治性皮肤病、老年性皮肤病，如干燥综合征、老年瘙痒症、扁平苔藓样变、皮肤淀粉样变、狼疮性脂膜炎等，用肝肾阴虚方加活血化瘀、养血活血药或活血破血散结药加祛风止痒药，效果显著。

临证经验

一、红斑狼疮诊治经验

丁素先主任深入研究皮肤疑难病和危重病，尤其对红斑狼疮的诊治及研究颇有心得，总结出行之有效的方法。根据辨证论治，将红斑狼疮分为 7 型。

（一）气血两燔型

主症：高热，汗出，发斑，心烦不安，口渴喜饮，面红，尿赤。脉洪滑、洪数或弦滑有力，舌质绛红，苔黄，或白干。该型见于 SLE 高热或病情复发。

治法：凉血清热，消斑解毒。

方药：气血两燔方。

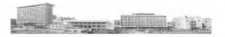

生地黄、生石膏、白茅根各 30g，白芍 12g，知母、玄参、粳米各 9g，甘草 6g，升麻 3g。重症加广角或水牛角 1g，冲服。

(二) 气阴两虚型

主症：长期发热或潮热，气短乏力，咽干，自汗盗汗，面有红斑，食少，心烦不安。脉沉细或浮滑无力，舌质红，黄苔或少苔。该型是 SLE 中最常见的证型，特别是在应用皮质激素治疗的患者中常见。

治法：补气养阴，清热解毒。

方药：狼疮方 1 号（简称狼 1 号）。

党参、黄芪、生地黄、玄参、沙参各 30g，牡丹皮、赤芍、桃仁、红花各 9g，黄连、莲子心、甘草各 6g。气虚甚者加红参 9g，单煎。关节痛加秦艽、全蝎。

(三) 阴血亏虚型

主症：长期发热或潮热，头昏，目糊咽干，盗汗，五心烦热，面有红斑，食少。脉沉细或浮滑无力，舌质红或尖红，黄苔或少苔。

治法：滋血养阴。

方药：肝肾阴虚方。

熟地黄 30g，山萸肉、山药、泽泻、茯苓、牡丹皮、麦冬、杭芍、菟丝子、女贞子、当归、菊花、枸杞子各 10g。

(四) 毒热攻心型

主症：红斑明显、肿胀，咽干，心烦不安，神昏谵语，怕热不怕冷，热则病重。脉弦滑，舌质红绛，薄黄苔。

治法：凉血清热，解毒调营。

方药：凉血解毒汤。

广角 1g（冲服），生地黄 30g，玄参 15g，麦冬 9g，牡丹皮 9g，白芍 13g，金银花 30g，黄芩 15g，栀子 9g，白鲜皮 30g，土茯苓 30g。

(五) 阴阳两虚型

主症：长期发热或潮热，头昏，咽干，自汗盗汗，五心烦热或怕冷，懒言少语，面色㿠白，食少。脉沉细或浮滑无力，舌质红或尖红，白苔或少苔。见于慢性肾炎、肾病综合征、神经系统严重损害者。

治法：滋阴益肾，阴阳同补。

方药：地黄饮子。

附子、肉桂、山萸肉、巴戟天、肉苁蓉、石斛、茯苓、石菖蒲、远志、麦冬各 9g，五味子、薄荷各 6g，生姜 3 片，大枣 5 枚。

(六) 脾肾阳虚型

主症：面色苍白，全身浮肿，气短乏力食少，尿清长，恶寒肢冷，腰膝疼痛。脉沉细或沉滑，舌体偏小或胖淡。多发生于严重脏器损害，如慢性肾炎、脑神经损害等。

治法：温补脾肾，活血化瘀。

方药：脾肾阳虚方。

附子、肉桂、白术、山药、熟地黄、山萸肉、归尾、赤芍、红花、紫河车、泽泻各

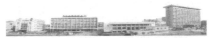

9g，黄芪、党参各15g，黄连6g，荠菜花30g。气虚重者加红参9g，单煎，连渣服每周1次。

（七）肝郁气滞血瘀型

主症：面有盘状红斑，口苦，胸满，月经提前、经血色黑有块，易生气，遇日光则加重。脉弦滑，舌质边红，薄黄苔。

治则：疏肝清热，活血化瘀。

方药：疏肝活血汤。

柴胡、薄荷、黄芩、栀子、归尾、赤芍、红花、莪术、陈皮各9g，甘草6g。脾虚加半夏、苍术、白术、茯苓，毒热重加金银花、黄连、羚羊角粉。

丁素先主任对29例严重狼疮脑病患者研究发现，采用地黄饮子作为善后治疗，有助于患者神经系统功能的恢复。

狼疮方2号（简称狼2号）以活血破瘀、清热解毒、疏肝益气养阴为主要功效。方中重用活血化瘀之品以祛邪，特别选用三棱、莪术等破血药，以打破气血瘀滞的恶性循环，促使肾功能恢复。现代研究认为，狼2号可能通过以下几个方面起作用：抑制多种自身抗体的形成，从而减少免疫复合物的形成；通过增加毛细血管通透性、扩张血管，增加肾血流量，使免疫球蛋白及补体无法大量沉积于肾小球基底膜及毛细血管壁，减轻肾小球滤过膜性的损伤，再通过增加纤维蛋白溶解活性的作用，达到降低尿蛋白的目的，减轻了由尿蛋白本身的内源性毒性作用给肾脏组织带来的损害。狼2号可以调整异常雌激素代谢，减少血中雌激素受体消耗量和组织内雌激素受体入血，推测可能使血循环中内雌激素受体含量、结构和抗原性恢复正常。

狼疮方3号（简称狼3号）主要功效为温补脾肾、活血利湿。方中既有附子、肉桂、紫河车、党参、白术等温阳补肾、健脾益气药，又有熟地黄、山药、山茱萸、茯苓、泽泻等加减六味地黄丸以滋补肾阴；既有当归、赤芍、红花补血活血，又有黄连、黄芩清热解毒，同时重用对尿蛋白有良效的荠菜花。方中各组配合相得益彰，收到良效。研究表明：狼3号能抑制ANA的含量，降低肾脏IgG、补体C3的含量及分布。该方通过改善肾功能、增加毛细血管通透性、扩张血管、增加肾血流量，使免疫球蛋白及补体无法大量沉积于肾小球基底膜及毛细血管壁，增加纤维蛋白溶解活性，达到治疗狼疮肾炎的目的。

丁素先主任运用中西医结合疗法治疗红斑狼疮，二者具有协同作用，既增强皮质类固醇的治疗作用，又可减少副作用，效果优于单用中药或单用西药，使患者的死亡率降低，得到国内外学者的认可。

二、灵活运用院内协定处方

丁素先主任将院内协定处方（冲剂）与经方自如结合，疗效良好。在临床实践中除应用医院协定处方治疗外，还根据不同体质及不同病期对患者辨证论治，取得较好的疗效。其在临床经常应用的方剂总结如下。

1. 当SLE患者急性发作高热后期出现气津两伤、气阴俱虚时，在狼1号冲剂的基础上给予生脉散煎服，使患者气短、自汗、心悸得到缓解。

2. 当SLE患者（或SELE）出现胸疼、胸闷，甚至背痛而心电图无明显异常时，给瓜蒌薤白半夏汤（或瓜蒌薤白白酒汤），效果很好。

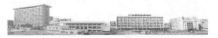

3. SLE 患者久病出现津液不足，大便秘结，在冲剂的基础上给予增液汤。

4. 当患者出现虚烦不寐、胸闷口苦、呕涎、苔黄腻时，加温胆汤治之，上症可缓解。

5. 当 SLE 出现脾虚症状，泄泻水样便，每日数次，甚至脱水，参苓白术散做煎剂内服有特效。

6. 当患者出现表虚自汗，或体虚易感冒者，加用玉屏风散，有立竿见影的效果。

7. 当患者有高热、烦躁、神昏，或热迫血妄行之衄血，口舌黏膜糜烂，给予泻心汤（或院内制剂消炎 2 号冲剂）或导赤散。此多见于红皮病、手足口病等。

8. SLE 的缓解期或 SCLE 及泛发性 DLE 患者易出现胃火上攻，牙痛口臭，口干舌燥，喜冷饮，给予清胃散。

9. 当 SLE 肺损害伴有感染，出现外感风热证，发热口渴，咳嗽，呃逆，气喘，鼻翼扇动，苔黄，脉滑数，予麻杏石甘汤加减治之。

10. 狼疮肾炎，尿毒症，全身浮肿，严重者加用真武汤。

11. 有的 SLE 患者有时出现一侧面部潮红，有灼热感，另一侧面部正常，或一侧出汗一侧不出汗的营卫不和表现，加用桂枝汤加减或麻桂各半冲剂，症状可及时恢复。

12. 有 SLE 高热患者出现热入心包证，加用安宫牛黄丸或清营汤，效果很好。

13. 变应性血管炎，破溃成溃疡，经久不愈合，疼痛难忍，加用阳和汤，效果很好。

14. SLE 患者经常有血细胞减少、贫血、血小板减少等表现，激素疗效不佳，在加用当归补血汤治疗后，取得满意效果。

15. 有的 SLE 患者在稳定期易出现气血不足，惊悸，怔忡，失眠，苔少，体倦，或月经淋沥不断，加用归脾汤。

16. 出现气阴两虚，有脉结代的患者，加用炙甘草汤。

17. 慢性剥脱性皮炎、肾阳不足型红斑狼疮患者，表现腰酸腿软、腰以下发凉等症，加用金匮肾气丸。

18. 狼疮脑病，癫痫发作后，出现肾元虚衰的患者，予地黄饮子，对帮助脑病后的体力恢复是很有意义的。

19. 红斑狼疮出现瘀血内阻，内热烦闷，失眠心悸，急躁喜怒，谵语，面唇色暗，舌质暗红或有瘀斑，脉弦或涩者，加用血府逐瘀汤，诸症可以缓解。

20. 结缔组织病患者长期服用激素易出现心率加快，患者不适，用独参汤治疗，效果很好。不出现或少出现心衰，使用该方前后对比有明显差异。

另外，丁素先主任在临床实践中体会到，原有的 40 多个冲剂不能满足患者治疗的需要，于是用冲剂加减（2～3 种冲剂的各 1/2 包或 1/3 包加减）取得了很好的临床效果。在对一些难治病、危及生命的疾病，如结缔组织病、大疱类疾病、红皮病等，要用汤剂加冲剂同时治疗。灵活运用辨证论治治疗皮肤病，例如肝郁气滞、血瘀证的结节性痒疹、囊肿性痤疮等，用狼 2 号冲剂治疗而痊愈。用狼 3 号冲剂治疗脾肾阳虚型的老年慢性剥脱性皮炎，用牛 3 号冲剂治疗血燥型老年女性瘙痒症等。用神应 4 号冲剂治疗血虚肾亏型的慢性顽固性瘙痒症等。

丁素先主任不仅灵活应用 40 多个冲剂治疗皮肤病，更是对临床疗效较好的方剂进行了科学验证，如加减胃苓冲剂治疗异位性皮炎的实验研究、狼 2 号冲剂治疗红斑狼疮机制的动物实验研究、舒肝冲剂治疗面部疾病的实验室研究及白斑冲剂治疗白癜风的实验研究等。

<h1 style="text-align:center">医案选介</h1>

一、湿疹

病案1

李某，女，48岁，2011年3月初诊。

主诉及病史：患者双手干燥、瘙痒8年。皮损时轻时重，平素喜用清洁剂。

查体：双手掌皮肤粗糙、干燥，可见境界不清的暗红斑对称分布，皮肤角化明显，伴有皲裂，指背及拇指侧缘至大鱼际部可见境界不清红斑及丘疹、丘疱疹，部分融合成片。舌淡红，苔薄，脉平。

西医诊断：慢性湿疹。

中医诊断：手部湿疮。血燥风热。

治法：清热润燥祛风。

处方：侧柏叶30g，苏叶20g，白蒺藜30g，当归15g，透骨草15g。14剂，水煎外洗。外用尿素霜或润肤霜。

2周后随诊，诉皮肤红斑大部分消退，皲裂愈合，继用上方外洗。嘱禁用不合理洗涤剂，用洗涤剂时戴加绒手套，并且洗手后外用润肤霜。

【按】慢性手部湿疹又称为主妇手，与过度应用清洁用品有关。外洗方中侧柏叶润肤抗炎，苏叶和血止痒、收敛除湿，白蒺藜祛风止痒，透骨草镇痛抗炎，当归活血养血润肤止痛。诸药协同，祛风散热，养血润肤，恢复皮肤的屏障功能，使疾病得愈。

病案2

张某，女，52岁，2012年11月初诊。

主诉及病史：患者掌跖干燥脱皮、皲裂10余年，时轻时重。近半个月来，足跟皲裂加重，疼痛影响走路，左食指皲裂、红肿、疼痛。

查体：双手对称性皮肤表面粗糙，角化过度，棕红色伴有色素沉着，附有糠秕状鳞屑且脱屑明显，有抓痕及结痂，左食指甲沟处皲裂，周围皮肤片状红肿，境界不清，有点状糜烂及出血点，触痛明显；双足底皮肤肥厚，附有大量鳞屑，足跟有3条纵沟裂口，有出血。舌暗，苔黄，脉弦滑有力。

西医诊断：湿疹。

中医诊断：湿疮。湿热血瘀毒热。

治法：清热利湿，化瘀解毒。

处方：痒疹方合五味消毒饮加减。

金银花15g，连翘15g，土茯苓30g，茵陈15g，红花10g，赤芍10g，三棱10g，莪术10g，刺蒺藜30g，败酱草10g。7剂，日1剂，水煎服。

5%水杨酸软膏外用，百多邦皲裂处外用。

二诊：感染已愈，皮肤肥厚减轻，皲裂未见明显疗效。舌紫暗，苔黄厚。

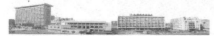

处方：上方去败酱草加当归 12g，首乌藤 30g。服 7 剂，外用 20% 尿素霜。

三诊：皮肤肥厚明显缓解，大部分皲裂愈合，自觉乏力。舌紫暗，苔白。中医辨证属血燥证。治宜养血活血祛风。

处方：当归 10g，川芎 10g，红花 10g，丹参 15g，首乌藤 30g，珍珠母 30g，白术 10g，茯苓 10g，白鲜皮 15g，薏苡仁 30g，生黄芪 20g。7 剂，日 1 剂，水煎服。

外洗方：侧柏叶 30g，苏叶 20g，白蒺藜 30g，当归 10g，鱼腥草 10g，白鲜皮 15g。7 剂，水煎外洗。

四诊：治疗效果明显，皮疹基本痊愈，停服煎剂，嘱患者多吃含维生素的食物，继用外洗药及尿素霜。

2015 年随访，告之未复发。

【按】湿热蕴阻肌肤，则皮损红斑水肿明显；热盛伤阴，失于濡润，故皮肤干燥、脱屑；湿热阻碍气血运行，日久成瘀，故皮肤粗糙有抓痕、结痂及皲裂；毒邪内生，湿热瘀毒互结，故出现皮损肿胀、糜烂且有感染症状。一诊中金银花、连翘清热解毒、疏散风热；败酱草清热解毒排脓；土茯苓解毒除湿；茵陈清利湿热；红花、赤芍活血化瘀；三棱、莪术破血行气、消积止痛；刺蒺藜祛风止痒。诸药合用，清热解毒，活血化瘀，减轻感染症状，使气血通畅。三诊时，湿热减轻但出现自觉乏力、舌暗苔白等体征，为血燥症状，故方中用当归、川芎、红花、丹参养血补血活血，白术、生黄芪益气健脾，茯苓、薏苡仁健脾利湿，首乌藤养血祛风通络而使一身之气血通调，珍珠母平肝祛风，白鲜皮燥湿止痒。诸药合用，起到养血活血祛风的作用。

二、瘙痒症

病案 1

张某，女，76 岁，2015 年 11 月初诊。

主诉及病史：患者全身瘙痒 10 余年，秋冬季加重，夏季减轻。瘙痒为阵发性，夜间严重，影响睡眠。高血压病史，平素头晕，腰酸腿软，口干，便秘。

查体：皮肤干燥，可见糠状脱屑，全身有散在不规则抓痕、血痂，沿抓痕可见线状色素沉着及皮肤增厚。舌光红，无苔，脉弦细少力。

西医诊断：老年瘙痒症。

中医诊断：风瘙痒。肝肾阴虚，血燥生风。

治法：滋补肝肾，养血祛风。

处方：生地黄 15g，熟地黄 15g，山萸肉 15g，牡丹皮 10g，女贞 10g，墨旱莲 15g，天花粉 15g，石斛 15g，玄参 10，南沙参 15g，北沙参 15g，川芎 10g，当归 15g，荆芥 10g，防风 10g，牛膝 10g。7 剂，日 1 剂，水煎服。

外用护肤保湿乳膏。嘱洗澡不宜过勤，水温不宜过高，不宜用刺激性洗涤用品。

服药后皮肤瘙痒明显缓解，因在养老院居住，来门诊不便，其女儿又拿上方 7 剂继服，诉皮肤抓痕大部消退，停服中药，外用保湿乳膏。

2016 年 3 月随访，未复发。

【按】患者年近八旬，肝肾已虚，血不足以濡养肌肤，故皮肤瘙痒、干燥、脱屑；老年人阳气虚，冬季阳气内敛，阳气不能荣于肌表，故病情冬重夏轻；人卧时阳入于阴，阳

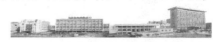

气虚不能外荣，故病情夜间加重；患者时有头晕，腰膝酸软，口干，舌光红，无苔，脉弦细少力，为肝肾阴虚的表现。方中熟地黄、山萸肉、牛膝补益肝肾，生地黄、天花粉、石斛、玄参、南沙参、北沙参生津滋阴，女贞子、墨旱莲养阴清热；牡丹皮、当归、川芎养血活血润肤，荆芥、防风祛风止痒。方中诸药合用，滋补肝肾，气血得运，肌肤得到濡养。

病案 2

刘某，男，56 岁，2015 年 10 月初诊。

主诉及病史：患者全身瘙痒 10 余年，冬重夏轻，夜间瘙痒明显，遇风加重。平素有洗热水澡及搓澡的习惯，每到冬季尤喜烫热水澡，嗜烟酒。平素胸闷、气短、口干。血脂高，有轻度脂肪肝。

查体：全身皮肤干燥，有细小糠秕状脱屑，大量抓痕、血痂，背部手能触及的部位如两肩部、腰骶部呈苔藓样变。舌暗，苔厚，脉沉细。

西医诊断：瘙痒症。

中医诊断：风瘙痒。血瘀兼风。

治法：养血活血，祛风解表。

处方：永安止痒汤加减。

麻黄 6g，白术 10g，僵蚕 6g，荆芥 6g，防风 6g，薄荷 6g，桃仁 10g，当归 10g，白芍 10g，红花 10g，丹参 10g，熟地黄 15g。7 剂，日 1 剂，水煎服。

外用开瑞坦 10mg，每晚 1 次；皮炎露、润肤霜涂抹瘙痒处。嘱患者不宜洗热水澡及搓澡，每周洗浴 1 次，浴后外擦润肤霜。

患者 7 天后复诊，瘙痒症状明显缓解，效不更方，继续服 7 剂。自诉晚上能自主入睡，停服中西药，嘱经常用润肤霜以保湿润肤。

2016 年春节后回访，未复发。

【按】患者年近六旬，气血亏虚，血虚不足以濡养肌肤，故皮肤干燥、脱屑；血虚生风，故平素痒甚，遇风加重，冬季严重；气血亏虚则血液运行乏力，久之则成血瘀，出现血痂、苔藓样变，且舌暗厚苔；加之平素过度洗烫，皮肤屏障功能受损，故疾病经久不愈；气机运行不畅，则胸闷、气短。此辨证为血瘀兼风证。本方麻黄辛温，宣肺祛风；荆芥、防风辛温解表祛风，薄荷辛凉解表；僵蚕平肝祛风止痒；丹参、当归补血、活血；桃仁、红花活血化瘀；白术健脾燥湿；白芍养血敛阴；熟地黄滋阴养血。祛瘀与养血同用，则活血无耗血之弊，诸药协同使疾病得愈。

三、结节性痒疹

武某，女，70 岁，2015 年 12 月 16 日初诊。

主诉及病史：患者躯干、四肢散在丘疹、结节 50 年，曾于外院诊断为"结节性痒疹"。平时痒甚，夜间尤甚，因影响外貌美观，心理压力很大，患抑郁症 17 年。否认慢性病史及药物过敏史。

查体：四肢皮肤伸侧面有 30 ~ 40 个大小不等的孤立半球形结节，小者如绿豆大，大者可如橄榄大，皮损粗糙，触之有坚实感，其顶端均有皮肤剥脱，可见抓痕、出血、结痂。局部皮肤增厚，伴有色素沉着。腹股沟淋巴结肿大，如黄豆大，无压痛。面色晦暗，

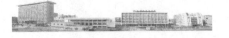

双眼无神。舌暗伴齿痕，苔白，脉弦细有力。

西医诊断：结节性痒疹。

中医诊断：顽湿聚结。血瘀血热。

治则：清热化瘀，养血安神。

处方：痒疹方合甘麦大枣汤合方。

生地黄10g，金银花10g，土茯苓10g，荆芥10g，防风10g，红花10g，白芍10g，三棱10g，莪术10g，浮小麦10g，大枣10g，炙甘草10g。7剂，日1剂，水煎服。

口服富马酸酮替芬片，外用乐肤液、肤疾宁。

二诊：患者7日后复诊，病情缓解明显，皮损较前变平，瘙痒明显减轻，可自主入睡。效不更方，继服7剂。

三诊：2015年12月30日。皮损明显变平，舌脉同前。上方加生黄芪20g，7剂，继服。

四诊：2016年1月7日。皮疹绝大多数变平，已不痒。效不更方，继服上方14剂。

2016年1月20日随访，基本痊愈，余下色素沉着。

【按】患者素体湿热蕴结，故躯干、四肢散在丘疹，淋巴结肿大；湿热阻碍气血运行，久之则成血瘀，故皮损粗糙，触之有坚实感，皮肤增厚，伴色素沉着，面色晦暗，舌暗；患者平素心理压力过大，肝气不畅，则成肝郁，故患抑郁症；疾病日久，缠绵不愈，损伤阳气，夜间阳入于阴，不能充养于外，则痒甚。治宜清热凉血、化瘀透疹，加甘麦大枣汤以解郁。方中金银花清热解毒，疏散风热；土茯苓解毒除湿；生地黄、白芍凉血养阴；红花活血化瘀；三棱、莪术破血行气；荆芥、防风祛风止痒。甘麦大枣汤有养心安神、补气健脾的作用，可缓解患者抑郁症状。方中浮小麦养心液；大枣健脾和胃，利其上壅之燥；炙甘草泻心火而和中。诸药合用，清热而不伤正，活血而不留瘀，且滋养心神，使疾病得愈。三诊时皮损明显减轻，加生黄芪20g，因为长期应用活血药易伤气，患者久服会出现全身乏力的症状，尤其是老年气血亏虚的患者，所以加生黄芪煎服，气行则血行，增其活血散结之功。

四、干燥综合征

刘某，女，80岁，2005年冬季初诊。

主诉及病史：患者6年前因口干、眼干于本市某院确诊为"干燥综合征"，经人工泪液点眼治疗，症状无明显缓解。近日症状加重，自觉口干、口渴，味觉异常，咀嚼困难，讲话时需频频饮水，进固体食物时必须伴水或流食送下。眼干，异物感、灼热感明显，眼红、眼痒、眼痛。皮肤干燥。自觉乏力，大便干结。平素有高血压病史。

查体：眼红，内眦有丝状黏液性分泌物，泪液少，角膜有散在糜烂点。腮腺稍肿大，有龋齿。下肢散在紫癜样丘疹，压之褪色。皮肤干燥，上附有少量糠秕状鳞屑，毛发干燥、稀疏、易脆。Schirmer试验（＋）。舌红光，干燥，无苔，脉细少力。

西医诊断：干燥综合征。

中医诊断：燥毒证。阴虚火旺，毒热内蕴。

治法：滋阴救液，清燥生津。

处方：生地黄15g，熟地黄15g，玄参15g，石斛15g，南沙参15g，北沙参15g，天花

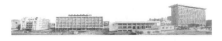

33

粉 12g，玉竹 10g，麦冬 10g，女贞 15g，墨旱莲 15g，生黄芪 10g，白术 10g，茯苓 10g，金银花 15g，草河车 15g，白花蛇舌草 30g。7 剂，日 1 剂，水煎服。

二诊：患者服药后口眼干燥症状明显好转，嘱继续服上方 14 剂。

三诊：口干、眼干症状明显缓解，进食固体食物顺畅，但出现畏寒、怕冷症状，遂上方去白花蛇舌草，加附子 3g。7 剂，水煎服。

四诊：患者服药后症状缓解，停人工泪液治疗。继续服上方 7 剂，症状明显缓解后停药。

2008 年电话随访，症状平稳，未复发。

【按】患者年近八旬，肾精已亏，阴液虚乏，不足以濡养五脏。阴液不能濡养眼，则出现眼干、有异物感等症状；阴液不能上达口唇，则出现口干、口渴、味觉异常、咀嚼困难、进食困难等症状；肌肤毛发皆失于阴液滋养，则出现皮肤干燥鳞屑、毛发干枯易折的症状；阴虚燥热自内而生，热邪上延头面，毒热内蕴，则眼部灼热感明显，角膜出现散在糜烂点，眼红、眼痒、眼痛，且有腮腺肿大等症状；虚热之邪迫血妄行，则下肢出现紫癜。方中南沙参、北沙参、石斛、玉竹、麦冬、女贞、墨旱莲、熟地黄养阴清热；生地黄、玄参凉血养阴；天花粉清热泻火，生津止渴；黄芪、白术、茯苓健脾益气，使阴液生化有源；金银花、草河车、白花蛇舌草清热解毒。诸药合用，改善体内阴阳失衡，增加津液来源，以此改善口眼鼻腺体的分泌。三诊时出现怕冷症状则是阴损及阳，肾阳亏虚的表现，加附子以补火助阳，起到阴阳双补的作用，从而缓解症状。

五、皮肌炎

史某，女，33 岁，2014 年 12 月 15 日初诊。

主诉及病史：患者 1 年前因发热、乏力于某医院住院治疗，行病理确诊皮肌炎，予甲泼尼龙及羟氯喹、复方甘草酸苷等治疗，病情缓解出院，出院时服用激素 2 片/日，为求进一步诊治于我院就诊。现主症：面部皮疹大部分消退，留下色素沉着，四肢倦怠无力，下肢抬起仍有困难。平时易疲劳，食欲减退，便溏。

查体：满月脸，水牛背，双上睑及鼻翼两侧皮肤轻度弥漫性水肿潮红，尤以眼睑浮肿为明显，眼缝缩小，以右侧为重，Gottron 征（-），甲周红斑（±），雷诺现象（-），其他皮肤（-）。四肢肌力差，双上肢可以抬起但无耐力，无叩击痛，双下肢股部肌肉有叩击痛，下蹲尚可，起立困难，需扶物方能起立。舌红苔白，脉沉无力。

辅助检查：谷丙转氨酶 60U/L；肌酸激酶 1241U/L；肌酸激酶同工酶 119U/L；ANA（+）；血常规（-）；尿常规（-）。组织病理报告：横纹肌横纹模糊、部分消失，肌纤维着色不良，部分纤维断裂、萎缩，肌纤维间较多中性粒细胞及淋巴细胞浸润。

西医诊断：皮肌炎。

中医诊断：肌痹。脾虚血瘀。

治法：补气健脾，活血化瘀。

处方：党参 10g，白术 10g，茯苓 10g，生薏苡仁 12g，炒山药 15g，女贞子 10g，墨旱莲 10g，菊花 10g，川芎 10g，当归 10g，红花 10g，野菊花 10g。12 剂，日 1 剂，水煎服，早晚分服。

患者服上方后症状缓解，四肢肌力明显改善，面部红斑变浅。

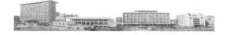

继服中药两月余，对症处理，症状逐步改善，皮疹缩小、色暗。激素维持在 2 片/日左右，纷乐 2 片/日。

2015 年 2 月 2 日复诊：自诉四肢有力量，皮疹色暗变浅，尤其左侧上睑及颊部红斑几乎消退。肌酶化验：肌酸激酶 216 U/L；肌酸激酶同工酶 33 U/L；ANA（＋）；血、尿常规（－）。舌红，苔薄黄。上方继服 1 个月，激素 2.5 片/日，羟氯喹 2 片/日。

2015 年 3 月 9 日复诊：诉劳累后病情反复，近日乏力，下肢叩击痛明显加重，面部红斑肿胀，自觉口干舌燥，二便可。舌淡红，苔薄黄。

查体：甲周红斑（＋）。

中医辨证：热毒炽盛证。

治法：解热透邪。

处方：皮肌炎方。

浮小麦 30g，大枣 10g，炙甘草 10g，柴胡 10g，薄荷 6g，黄芩 10g，党参 10g，半夏 10g，陈皮 10g，红花 10g，黄连 3g，野菊花 10g，玫瑰花 10g，生地黄 10g。14 剂，日 1 剂，水煎服。

口服激素 6 片/日，纷乐 2 片/日。

患者服药后症状明显缓解，乏力减轻，面部左侧红斑全消退。效不更方，中药制水丸继续服用，激素逐渐减量至 4 片/日，纷乐 2 片/日，病情平稳。

2015 年 10 月 26 日复诊：激素减为 3 片/日后，患者全身皮肤出现肿胀，尤以头面部为甚，眼睑与鼻周围弥漫性潮红明显，肌肉酸痛，有叩击痛，四肢无力明显，纳差，便干，潮热汗出，眼干涩。舌暗少苔，脉细。

辨证：湿热瘀结，脾肾阴虚证。

治法：清热利湿，补脾益肾。

处方：党参 10g，白术 10g，茯苓 10g，生薏苡仁 12g，炒山药 15g，女贞子 10g，墨旱莲 10g，菊花 10g，川芎 10g，当归 10g，红花 10g，野菊花 10g，沙参 10g，天冬 10g，麦冬 10g，生地黄 10g，玫瑰花 10g。14 剂，日 1 剂，水煎服。

激素改为 4 片/日，纷乐 2 片/日。

患者病情平稳，右颊皮疹变淡，四肢肌肉无不适，双手肌力恢复正常，蹲起自如。随症施治，继服前方 2 个月，激素逐渐减至 3 片/日。

2016 年 1 月 4 日随访，患者病情平稳，激素 2 片/日，纷乐 2 片/日，肌酶全部转阴，ANA（＋）。生活自理，心情愉快。

【按】中医学认为，皮肌炎多因禀赋不耐，气血亏虚于内，风湿热邪侵于外，湿热交阻，气血凝滞，经络痹阻而发病。初起多为外感风湿热毒，可见壮热、肌痹、水肿红斑；后期则多出现气阴两虚，致肌肤萎缩，内脏受损。

皮肌炎急性期以热毒炽盛为主，出现肌肤瘀热、皮肤红肿疼痛、肌肉疼痛、发热、舌绛苔黄、脉数等表现。方用长征医院皮肌炎方，由小柴胡汤与甘麦大枣汤加减而成。由于皮肌炎既有皮炎又有肌炎的症状，皮肤表层和肌层同时发病，从中医辨证的角度来讲属半表半里证，本病多由邪在少阳，经气不利，郁而化热所致，故用小柴胡汤和解少阳。方中柴胡苦平，入肝胆经，透解邪热，疏达经气；黄芩清泄邪热；半夏和胃降逆；人参、炙甘

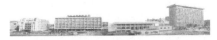

草扶助正气，抵抗病邪；生姜、大枣和胃生津。加甘麦大枣汤取其性甘温，有甘温除大热之意。其中取浮小麦味甘性平，归心经，主养心、养胃；大枣味甘性平，归脾、胃经，健脾；炙甘草味甘性平，和中缓急。诸药合用，起解热透邪之功。其湿热盛者，可加黄连、茵陈、野菊花；肝郁气滞者，可加玫瑰花；瘀血重者，可加桃仁、红花等。

皮肌炎慢性期多以脾虚为主，脾主肌肉、四肢，湿热困脾，使脾不能运化水湿，湿性黏滞，留而不去，则成水肿；聚湿成痰，客于筋脉，阻滞气血，不通则痛，则肌肉酸痛无力。所以治宜补气健脾。方中党参、白术、茯苓、山药、薏苡仁补气健脾；女贞子、墨旱莲为二至丸养阴清热；川芎、当归、红花养血活血；菊花、野菊花疏散风热、清热解毒，且能消头面红斑。脾能够转运水谷精微到筋骨肌肉，筋骨肌肉得到濡养，从而恢复其生理功能。若脾肾两虚者，可加党参、淫羊藿、菟丝子等；肝肾阴虚者，可加虎潜丸加减。

六、系统性红斑狼疮

病案1

顾某，女，28岁，2006年10月初诊。

主诉及病史：患者5年前无明显诱因出现高热。尿常规：尿蛋白（＋）；免疫全项：ANA 1∶160，抗dsDNA（＋），抗Sm抗体（＋），抗SS-Ass-B抗体（＋），于某院诊断为系统性红斑狼疮（SLE）、狼疮肾炎，予激素、环磷酰胺、羟氯喹治疗。出院后在另一医院结缔组织病专科继续治疗，口服狼1号冲剂，激素4片/日，羟氯喹4片/日。患者病情稳定，平素易感冒，近来出现自汗出，精神差，伴乏力，少气懒言，纳呆，便溏，腰膝酸软，四肢畏寒，小便清长，月经量少。

查体：面部、四肢浸润性红斑伴少量鳞屑。舌淡苔白，脉沉细。

西医诊断：系统性红斑狼疮。

中医诊断：系统性红蝴蝶疮。脾肾阳虚，卫阳不固。

治法：温补脾肾，益气固表。

处方：附子6g，肉桂3g，茯苓10g，白术10g，党参12g，山药10g，当归10g，白芍10g，红花10g，泽泻10g，紫河车10g，黄连3g，荠菜花60g，生黄芪20g，防风10g，桂枝10g。7剂，日1剂，水煎服，早晚分服。

激素3片/日。

复诊：服药1周后，自汗出已愈。继续服上方，加益母草15g。

2008年回访，患者持续口服中药，激素维持3片/日，病情平稳。

【按】脾阳虚衰，运化无力，则见纳呆、便溏；肾阳亏虚，不能温煦四肢经脉则四肢畏冷，腰府失其濡养温煦则腰膝酸软，胞宫不得温润故月经量少，气化不足则小便清长，舌淡苔白，脉沉细。方中附子、肉桂温肾壮阳，补命门之火；紫河车补肾益精，养血益气；党参、茯苓、白术、山药益气健脾；荠菜花凉血止血，有降尿蛋白的功效；当归、红花活血化瘀；桂枝温阳通络；黄连清热解毒，清湿热；泽泻利水渗湿；合用玉屏风散，益气固表止汗。

病案2

宋某，男，40余岁，2006年冬季初诊。

主诉及病史：患者面部红斑，高热伴蛋白尿于某医院诊断为SLE、狼疮肾炎，予口服

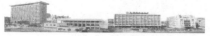

激素 4~6 片/日，羟氯喹 4 片/日，以及环磷酰胺，病情平稳。近半个月来，患者出现头疼，心烦失眠，躁动不安，胡言乱语，查体不合作，抽打头部，精神科会诊诊断为精神分裂症，口服镇静剂，效果差。平素纳差，大便 2~3 日一行，小便可。

查体：面部盘状暗红斑，余皮疹已消退伴色沉。舌质紫暗，苔厚腻，脉弦迟。

辅助检查：抗 ANA 抗体（+），抗 dsDNA（+），抗 Sm 抗体（+），IgG↑，尿蛋白（++）。

西医诊断：①SLE。②狼疮肾炎。③狼疮脑病。④精神分裂症。

中医诊断：系统性红蝴蝶疮。血瘀胸部，气滞不畅。

治法：疏肝清热，活血化瘀。

处方：血府逐瘀汤加减。

生地黄 15g，桃仁 10g，红花 10g，甘草 6g，枳壳 10g，赤芍 10g，柴胡 10g，川牛膝 6g，川芎 12g，桔梗 10g，当归 10g，茯神 12g，远志 10g，酸枣仁 30g。10 剂，日 1 剂，水煎服，早晚分服。

继续服用激素 4~6 片/日，羟氯喹 4 片/日，环磷酰胺。

继服上方 3 剂，家属电话告知患者躁动减轻，嘱其再服 7 剂。服上方 10 剂后，精神症状缓解，皮疹减退，遗留色沉。

【按】气滞胸中，清阳郁遏不升，面部盘状暗红斑，舌、脉所见皆为血瘀之象；日久瘀而化热，瘀热扰心，出现神志病变。方中桃仁破血行滞而润燥，红花活血祛瘀以止痛，共为君药。赤芍、川芎助君药活血祛瘀；牛膝活血通经，引血下行，共为臣药。生地黄、当归养血益阴，清热活血；桔梗、枳壳，一升一降，宽胸行气；柴胡疏肝解郁，升达清阳，与桔梗、枳壳同用，尤善理气行滞，使气行则血行，以上均为佐药。桔梗并能载药上行，甘草调和诸药，茯神、远志、酸枣仁等安神益智药物合而用之，以改善患者心烦失眠、躁动不安、胡言乱语等精神状态，使血活瘀化、气行神安则诸症可愈。活血祛瘀行气，气血兼顾；活血配养血，活血不伤血；升降同用，祛瘀下行。

病案 3

佟某，女，24 岁，1997 年 8 月 5 日初诊。

主诉及病史：面部红斑半年，加重 1 个月。患者半年前面部出现红斑，1 个月前因流产后面部皮疹加重，发展至双耳及双手掌均可见红斑，微痒，时有关节疼，近日低热。纳差，口干，平素身体无不适，二便正常。未见其他异常，无红斑狼疮家族史。

查体：体温 37.6℃，面部双颊可见浸润性红斑，双耳部边缘可见紫红斑点，掌部红斑，微痒，关节未见异常，无红肿、胀痛。舌紫红苔白，脉弦。

辅助检查：血常规未见异常，尿常规示尿蛋白（++），其他均为（-），ESR 82mm/h。全免疫报告提示 IgG↑，16.95g/L，CIC 100μg/mL，其他（-）。组织病理示 LE 损害。

西医诊断：SLE 合并肾炎。

中医诊断：红蝴蝶疮。肝经郁热，气血瘀滞。

治法：疏肝清热，活血化瘀。

处方：狼 2 号冲剂，1 包/次，日 2 次。氯喹 2 片/日，分两次服。

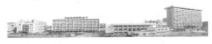

1997年8月16日二诊：服前方10日后复诊，皮疹色变淡，未见新发皮疹，纳差，发热，舌紫红苔白，脉弦。查血常规未见异常，尿常规示尿蛋白（＋＋），ESR 86mm/h，其他均未见明显异常。

辨证：脾失健运，气滞血瘀。

治法：健脾益气，活血破瘀。

处方：茯苓10g，白术10g，泽泻10g，山药10g，甘草6g，黄芪15g。7剂，水煎服。同时送服狼2号冲剂。

1997年8月24日三诊：诉服药后胃口不适消失，食欲增加，体温正常，面部皮疹颜色变淡，无新起皮疹。查尿常规示尿蛋白（－），舌红苔薄白。

处方：狼2号冲剂、胃苓冲剂各1剂，日2次，服28日。氯喹1片/次，日2次。

服药1个月后皮疹大部分消退，只余耳边红斑未消，查ESR 50mm/h，继服前方。

直至2002年，5年期间患者皮疹消退，病情平稳，未出现反复。

2002年4月26日复诊：患者自述1997年于我院诊断红斑狼疮肾病，2002年2月18日~4月18日在肾科住院系统治疗，期间肾穿检查确诊为Ⅲ型局灶增生型肾小球肾炎（病理诊断：肾穿刺组织可见19个肾小球，其中有两个有＋型细胞新月体，11个肾小球系膜细胞及基质轻度弥漫性增生，其余肾小球系膜细胞及基质内皮细胞中度弥漫性增生，局灶，节段性加重。内皮下系膜区有嗜复红蛋白沉积。白金耳样结构形成，肾小管小灶性萎缩。肾间质小灶状纤维化，肾血管未见明显病变。免疫荧光：IgA（＋＋＋）、IgG（＋＋＋）、IgM（＋＋＋＋）、C3（＋＋＋＋）、Clg（＋＋＋＋）、FRA（＋＋＋）。沿肾小球基底膜系膜区粗颗粒样沉着。符合局灶增生型狼疮肾炎（Ⅲ型）。现乏力少言，食欲亢进，大便量多。

查体：颊部皮疹消退，体温正常，满月脸，面色㿠白，舌红，苔薄黄，脉沉细。

辨证：脾肾阳虚血瘀证。

治法：温补脾肾，活血化瘀。

处方：狼3号冲剂，1包/次，日2次；狼2号冲剂，半包/次，日2次。

强的松5片/日，补达秀每次0.5g，日2次。

2002年5月10日复诊：服药半个月，乏力症状明显缓解，舌红苔黄腻，脉滑有力，查尿蛋白（＋），RBC（5~8）×10^{12}/L。

狼1号、皮3号各1包/次，日2次；强的松4片/日，补达秀每次0.5g，日2次。

服药4个月，情况稳定，无新发皮疹，查血、尿常规未见异常，患者坚持服用强的松2片/日。

【按】SLE患者多由于先天禀赋不足导致阴阳失调。气滞血瘀是LSE的特征之一，瘀血停滞是本病的主要病机。患者面部浸润性红斑、紫斑，以及舌脉表现均提示瘀血证。脾为后天之本，肝木克脾土，长期肝经瘀滞导致脾虚证，表现为纳差、口干、低热。狼2号是治疗红斑狼疮的经典方剂，以桃仁、红花、三棱、莪术、赤芍活血破瘀，柴胡、陈皮疏肝行气，当归养血活血，生地黄凉血滋阴，黄芩清热解毒。诸药合用，共奏疏肝清热、活血破瘀之功。然而如果一味活血，难以缓解脾虚之证，故以四君子汤为基础，加山药健脾，黄芪益气固表，泽泻利水。灵活运用中药经方配合院内制剂，是丁素先主任之所长，

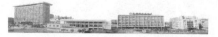

既发挥经方与院内制剂的优势，又便于患者服用，值得学习。红斑狼疮肾炎是系统性红斑狼疮最严重的损害，治疗困难，是 SLE 死亡的主要原因之一。2002 年复诊时为患者 5 年后病情发展阶段，乏力少言，食欲亢进，大便量多提示脾虚。狼 3 号是治疗狼疮肾炎的经典方剂，方中以附子、肉桂温肾壮阳、补命门之火，黄芪补气，党参、白术补中益气，茯苓、泽泻利水消肿，荠菜花益气养阴、补脾肾，熟地黄养阴、填精益髓，山萸肉补益肝肾，紫河车补肾益精、养血益气，归尾、红花活血化瘀，黄连清热。全方共奏温补脾肾、活血化瘀之效。

病案 4

邵某，女，49 岁，2001 年 3 月 22 日初诊。

主诉及病史：面部起红斑 15 年余，加重 1 个月。患者 15 年前面部鼻根两侧出现红色小斑块，未经系统治疗。12 年前于我院就诊，见面部蝶形红斑，色鲜红，境界清楚，上附黏着性鳞屑，伴气短乏力，两胁不适。实验室检查 ANA 1：640，其他未见异常。组织病理提示 DLE，辨证为肝热气滞血瘀证，予狼 1 号、狼 2 号、皮炎 2 号颗粒冲服。自述服后病情稳定，斑块未明显扩大。1 个月前无明显诱因面部皮损加重，为进一步诊治，遂来治疗。

查体：鼻根及面颊部可见暗红色斑块，颊部有 12cm×（5~7）cm 大小红色斑块，左右各一，皮肤明显下凹，边缘清，皮表未见黏着性鳞屑，皮凹处触之质硬实。舌暗，苔薄，脉沉细。

辅助检查：组织病理示 DLE（病理号：20462）。

西医诊断：盘状红斑狼疮合并深在性红斑狼疮。

中医诊断：红蝴蝶疮。气阴两虚，血瘀毒蕴。

治法：益气养阴，活血化瘀，清热解毒。

处方：狼 2 号冲剂，1 包/次，日 2 次，水冲服。强的松 6 片/日，硫唑嘌呤 100mg/日。

患者服前方 3 个月后，红斑消退，硬结亦消退，皮面呈凹陷状。继服狼 1 号冲剂治疗，激素逐渐减量。

【按】狼疮性脂膜炎又称深部狼疮，是一种结节性皮肤损害，为系统性红斑狼疮罕见的临床表现。由于狼疮患者阴虚体质，加之久病易耗伤气阴，导致气阴两虚，症见气短乏力、两胁不适、舌暗、苔薄、脉沉细。方中党参、黄芪补气健脾，生地黄、玄参养阴，赤芍、当归、牡丹皮、桃仁、红花、郁金活血化瘀，黄连、莲子心清热、交通心肾，血竭散瘀，甘草调和诸药。全方共奏补气养阴、活血化瘀功效。

2003 年 7 月 23 日复诊：患者因面部皮疹扩大前来就诊，见面部皮疹斑块扩大、色红，双下肢轻度指凹性水肿，伴两胁时痛，舌暗苔薄，脉弦。

辨证：湿热下注，肝郁气滞血瘀。

治法：活血破瘀，清热利湿。

处方：狼 2 号冲剂，1 包/次，日 2 次。四妙散 1 包/次，日 2 次。羟氯喹 1 片/次，日 2 次。雷公藤 2 片/次，日 2 次。

患者服药后病情稳定，未见新发皮疹，原面部皮疹减少、色浅，双下肢水肿消退。继

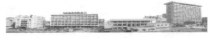

服狼 2 号冲剂治疗，雷公藤逐渐停服。

【按】双腿肿胀为湿热下注证，故用四妙散清热利湿。

2003 年 12 月 24 日复诊：患者因闭经 3 个月、双足冷前来就诊。伴小腹下坠感，四肢发凉。查体见面部皮疹稳定，色暗红，无扩大加重。舌淡红苔薄，脉沉。

辨证：寒滞瘀积，脾肾阳虚。

治法：活血祛瘀，温经止痛，兼补脾肾。

处方：少腹逐瘀汤加减。

当归 10g，赤芍 10g，生蒲黄 10g，炒五灵脂 10g，柴胡 10g，川芎 10g，炒小茴香 4g，肉桂 3g，玫瑰花 10g，野菊花 10g。日 1 剂，水煎服，早晚分服。

狼 3 号冲剂，1 包/次，日 2 次。（狼 3 号冲剂：附子、肉桂、党参、紫河车、荠菜花、泽泻、茯苓、熟地黄、当归、赤芍、红花、黄连、黄芩、白术、山药、山萸肉）。羟氯喹 1 片/次，日 2 次。

服药半个月后复诊：面部皮疹稳定，疼痛症状缓解，自觉怕冷，舌淡红苔薄，脉沉。于前方加当归 10g，红花 10g，干姜 10g，附子 3g。

服药 1 个月后复诊：小腹冷已愈，食欲大增，面部皮疹加重。舌淡红苔薄，脉沉少力。停服狼 3 号冲剂。中药汤剂于上处方去附子、干姜，加丹参 10g，红花 10g，以加强活血祛瘀之力，继续服用 14 剂。

患者服药后病情稳定，小腹下坠感缓解，手足渐温，予狼 1 号、狼 2 号冲剂巩固治疗。

2004 年 9 月 15 日因原皮疹加重伴气短乏力前来就诊，予狼 1 号冲剂 1 包/次，日 2 次，强的松 6 片/日。服药后病情逐渐稳定，强的松逐渐减量。

【按】四肢发凉、闭经、皮疹暗红、舌淡红苔薄、脉沉，为脾肾阳虚之象。阳虚寒凝，致双足疼痛。故用狼 3 号冲剂温补脾肾，少腹逐瘀汤加减温经止痛、活血化瘀。

2005 年 4 月 27 日复诊：患者因面部新发皮疹，胃口不适前来就诊。症见右颊出现新皮疹，上有黏着性鳞屑，无皮表凹陷，未见皮下结节或斑块等 LEP 损害。纳差，有时胸闷憋气，两胁胀，舌淡苔白。

辨证：气滞血瘀。

治法：益气养阴，疏肝活血。

处方：狼 1 号冲剂，1 包/次，日 2 次。狼 2 号冲剂，1 包/次，日 2 次。强的松 2 片，日 2 次。雷尼替丁每次 0.15g，日 2 次。艾洛松外用。

因患者食欲差，嘱其以草果 1~2 个、生姜 1 片代茶饮用，以助和胃消食。

服药 1 个月患者皮疹减少，两胁胀缓解，舌暗苔薄，脉沉细。强的松减至 1.5 片/日，继服狼 1 号、狼 2 号冲剂。

2005 年 7 月 6 日复诊：患者因出现荨麻疹前来就诊，自述近日出现风团样皮疹，遇温则消，现皮疹已消退，伴上腹胀满感，食后加重，大便不调。舌红苔白，脉沉。

辨证：风寒束表，气滞食郁。

治法：祛风散寒，疏肝解郁，开胃消食。

处方：麻桂各半汤 1 包，日 2 次。越鞠保和丸 1 包，日 2 次。西替利嗪 1 片，日 1

次。强的松 1 片/日。

服药两个月，病情稳定，未再出现风团样皮疹，上腹胀满感减轻，未见其他异常体征。继服狼 1 号、狼 2 号冲剂治疗。

【按】狼疮患者免疫力低下，易患荨麻疹，用麻桂各半汤祛风散寒。同时患者伴有上腹胀满感，食后加重，是体内食积的表现，以越鞠保和丸疏肝解郁、和胃消食。

患者服药后面部皮疹全部消退，皮下脂肪缺如，凹陷边缘余下色素沉着，面目呈毁容状。

2007 年 10 月 10 日复诊：患者因半年来双上臂出现新发皮疹伴疼痛前来就诊。症见双上臂钱币大小红斑、色红，无发热，舌紫苔薄，脉弦细。实验室检查：血沉 18mm/h，全免疫提示 ANA 1∶160，ENA 120。

辨证：气滞血瘀。

治法：活血化瘀，疏肝清热。

处方：狼 2 号冲剂 1 包，日 2 次。曲尼斯特每次 0.1g，日 2 次。强的松 2 片/日。

服药 1 个月后复诊，皮损缓解，未见新发皮疹，伴胃胀，大便正常，小腹下坠，下肢凉。舌紫薄苔，脉弦数。

辨证：脾胃虚弱，下焦虚寒。

治法：健脾益气，温阳化瘀。

处方：党参 10g，白术 10g，云苓 10g，泽泻 10g，陈皮 10g，木香 10g，红花 10g，当归 10g，桂枝 10g，小茴香 10g，甘草 6g。

强的松 2 片/日，曲尼斯特每次 0.1g，日 2 次。

服药 1 个月皮疹及全身不适均缓解，小腿仍发凉，舌暗苔薄。遂于原方加制附子 6g，肉桂 6g（单包）；强的松 2 片/日，曲尼斯特每次 0.1g，日 2 次。

服药 1 个月后全身不适已愈，未见新发结节，原皮损变软缩小。继服狼 3 号冲剂和强的松，于 2008 年 2 月自行停服狼 3 号冲剂和强的松两个月。

【按】本方以四君子汤健脾胃，加陈皮、木香行脾胃之气，以除腹胀；小茴香配桂枝温肾暖肝，散下焦之寒；当归、红花活血化瘀。

2015 年 6 月 8 日复诊：患者因近半年左颊部出现新发皮损前来就诊。症见双颊及颞部皮肤下陷呈坑状，皮下脂肪缺如，凹陷边缘清楚呈暗色斑，面目呈毁容状，左面颊有两片 3cm×2cm 及 1.5cm×2cm 大小红斑块，皮表微肿，皮下如象皮样硬斑块，边界齐、清楚，气短乏力，无发热，纳差，大便正常，舌暗淡，脉沉少力。查血尿常规未见异常。

辨证：脾虚毒热血瘀。

治法：健脾益气，活血化瘀，清热解毒。

处方：党参 10g，白术 10g，茯苓 10g，莪术 10g，黄芩 10g，金银花 12g，连翘 10g，败酱草 12g，当归 10g，黄芪 15g，野菊花 10g，玫瑰花 10g，川芎 10g，甘草 6g。

羟氢喹 2 片/日，得宝松 1 次注射。

服药 1 个月后，症状见好，未见新发皮疹，原皮疹色浅变软。

2015 年 11 月 23 日复诊：患者因胸闷气短半天前来就诊。皮表色暗，原有硬结变硬，有时失眠，舌紫暗苔薄，脉细促。查心电图未见异常。

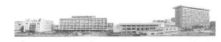

治法：益气养阴，行气活血。

处方：瓜蒌 15g，薤白 12g，川芎 10g，陈皮 10g，半夏 10g，砂仁 10g，海螵蛸 10g，党参 10g，麦冬 10g，五味子 10g。日 1 剂，水煎服，早晚分服，同时服用血府逐瘀胶囊。

服药半个月，胸闷见好，皮损继续缩小，皮表凹陷明显，继服前方。

两个月后，表皮色沉基本消退，皮下硬结变软缩小呈黄豆大小，舌紫苔薄，脉沉细。停服血府逐瘀胶囊，继服煎剂。目前患者仍在治疗中。

【按】深部狼疮的病位在皮下、真皮中部和深部，所以患者后期遗留皮肤凹陷，如果病变发生在面部则毁容，给患者身心造成极大的伤害。本例患者疾病发展 14 年，久病气阴两虚，加之长期服用激素之品，损伤气阴，出现气短乏力、纳差、舌暗淡、脉沉少力。方中四君子和黄芪补脾益气，莪术、当归、川芎、玫瑰花活血，黄芩、连翘、败酱草、野菊花清热解毒。5 个月后复诊，皮疹明显缓解。久病伤气阴，虽然皮肤症状缓解，然而对整体的影响依然存在，故胸闷气短、失眠、舌紫暗苔薄、脉细促。以瓜蒌薤白半夏方通阳散结、祛痰宽胸，生脉散补气养阴，加川芎活血行气，陈皮、半夏祛痰，党参补气健脾以助后天之本。配合血府逐瘀胶囊，加强活血行气之功。

病案 5

张某，女，55 岁，2013 年 12 月 13 日初诊。

主诉及病史：患者低热、面部红斑、蛋白尿反复发作 35 年。1978 年 7 月因近 1 个月低烧 37℃，面部红斑发痒，身体无力，心悸，食不下，尿蛋白（＋＋＋＋），肝功能不正常，使用激素（强的松口服量不详）、环磷酰胺、潘生丁等药治疗，住院 2 个月后出院。出院后，病情不断反复，仍以激素维持治疗。于 1983 年结婚，1984 年 8 月 12 日分娩一男孩。近日因劳累病情加重，下肢肿胀，不能坐起，神疲乏力，少气懒言。

查体：下肢浮肿（＋＋＋），球结膜水肿。舌淡胖有齿痕，舌色紫苔厚。

西医诊断：SLE。

中医诊断：水肿。脾肾阳虚。

治法：温阳利水。

处方：真武汤加减。

炮附子 10g，生姜 10g，白术 10g，茯苓 10g，荠菜花 50g，麦冬 10g，五味子 10g，炙甘草 6g，白芍 10g。10 剂，日 1 剂，水煎服，早晚分服。

2014 年 1 月 10 日二诊：诉下肢水肿及乏力减轻，能下地活动，仍心悸。查体：神清合作，库辛面容，眼球结膜水肿，下肢水肿（＋），舌淡胖有齿痕，舌根黑苔，脉沉。

处方：党参 10g，白术 10g，茯苓 10g，炒薏苡仁 15g，炒山药 15g，泽泻 10g，制附子 10g，大腹皮 15g，当归 10g，红花 10g，生黄芪 30g，防风 10g，冬瓜皮 15g，陈皮 10g，荠菜花 50g，五味子 10g，炙甘草 10g，麦冬 10g，冬瓜皮 15g。10 剂，日 1 剂，水煎服，早晚分服。

2014 年 1 月 13 日三诊：出院 8 天，结膜水肿好转，乏力，纳呆，大便次数多、成形。

处方：党参 10g，白术 10g，茯苓 10g，炒薏苡仁 15g，炒山药 15g，泽泻 10g，红花 10g，生黄芪 30g，防风 10g，制附子 10g，大腹皮 15g，冬瓜皮 15g，陈皮 10g，麦冬 10g，

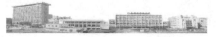

五味子10g，焦三仙30g，鸡内金10g，山萸肉12g，炙甘草10g。10剂，日1剂，水煎服，早晚分服。红参15g蒸服，2~3天服毕。

2014年1月27日四诊：倦怠乏力，五心烦热，长期反复低热，颜面部红色斑片，自汗盗汗，食少纳呆，轻度水肿，睡眠、二便可。苔薄黄，脉滑数。

处方：党参10g，白术10g，茯苓10g，炒薏苡仁15g，炒山药15g，泽泻10g，当归10g，红花10g，生黄芪30g，防风10g，制附子10g，大腹皮15g，冬瓜皮15g，陈皮10g，荠菜花50g，麦冬10g，五味子10g，炙甘草10g，生姜3片。10剂，日1剂，水煎服，早晚分服。

激素4片/日。

2014年2月10日五诊：倦怠乏力，五心烦热，长期反复低热，颜面部红色斑片，自汗盗汗，食少纳呆，水肿已消，睡眠、二便可。苔薄白，脉滑数。

激素3片/日，氟康唑6片/日漱口，方药同上。

【按】服上方后，虽然水肿已消，仍见乏力、发热的症状，考虑湿热蕴结，加用土茯苓15g、茵陈10g、藿香10g、佩兰10g以清热祛湿。乏力倦怠、食少纳呆是脾气虚的表现；低热、自汗盗汗则是因为脾胃之气下陷，阴火上乘，导致内伤发热；脾肾阳虚，水液运化失职，导致水肿。方选党参、白术、茯苓、薏苡仁、陈皮、黄芪、炙甘草健脾益气，附子温肾阳，泽泻、大腹皮、荠菜花、冬瓜皮利水消肿。

2014年6月9日六诊：患者倦怠乏力，五心烦热，因"真菌性肺炎"于2014年2月20日~4月4日住院，予"伏立康唑"等抗真菌治疗。近日病情缓解，无发热，不咳，不喘，无胸部憋闷疼痛，颜面部红色斑片，自汗盗汗，食少纳呆，睡眠、二便可。舌暗苔白，脉沉。

辨证：气阴两虚血瘀证。

治法：养阴补气，活血化瘀。

处方：党参10g，茯苓10g，炒薏苡仁15g，炒山药15g，泽泻10g，当归10g，红花10g，生黄芪30g，防风10g，制附子10g，大腹皮15g，冬瓜皮15g，陈皮10g，荠菜花50g，生姜3片，炙甘草10g，麦冬10g，五味子10g，土茯苓15g，茵陈10g，藿香10g，佩兰10g，川芎10g。10剂，日1剂，水煎服，早晚分服。

激素4片/日。

1个月后电话随访，患者皮疹减退，病情稳定，无新发皮疹。

2014年8月4日七诊：患者因近期劳累，出现胸部憋气，自汗盗汗，食少纳呆，下肢浮肿，睡眠、二便可，颜面部红色斑片。舌质淡胖边有齿痕，舌苔干裂。

辨证：气阴两虚，水湿蕴结。

治法：养阴补气，行气利水。

处方：上方去川芎，加焦三仙30g，山萸肉12g，苍术10g。15剂，日1剂，水煎服，早晚分服。

患者半个月后八诊，皮疹减退，上方继服15剂。

【按】面部红斑、食少纳呆、舌苔干裂为红斑狼疮气阴两虚证，加入焦三仙以健脾益气，促进水谷运化。近期出现水肿、舌淡胖有齿痕，为脾气虚弱不能运化水湿，水湿蕴结

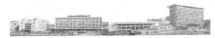

肌肤，所以本方加大利湿药物剂量。

2015年3月9日九诊：患者因"呼吸道感染"自2015年2月12～27日住院治疗，痊愈出院，已不咳。症见倦怠乏力，五心烦热，颜面部红色斑片，自汗盗汗，食少纳呆，下肢微浮肿，睡眠可，二便调。

西医诊断：SLE。

辨证：气阴两虚，水湿蕴结。

治法：养阴补气，行气利水。

处方：党参10g，白术10g，茯苓10g，炒薏苡仁30g，炒山药12g，泽泻10g，冬瓜皮30g，焦三仙30g，制附子10g，红花10g，川芎10g，五味子10g，生黄芪30g，防风10g，陈皮10g，炙甘草10g，鸡内金10g，山萸肉12g，土茯苓15g，茵陈10g，藿香10g，佩兰10g，桔梗10g，杏仁10g。

【按】气阴两虚兼湿邪内蕴，方选健脾补肾利湿之品。SLE患者多因先天禀赋不足导致阴阳失调，肾阴亏耗。肾阴不足，阴阳失调，疾病由之而生。阴虚津涸，必然产生气血运行失常，阻于经络，造成气滞血瘀，所以气滞血瘀是本病病机总的枢纽。由于患者素体阴虚，瘀久化热，易为热毒等外邪所扰，如日晒、各种感染均易引起本病的发作。因正气不足，热邪内陷，热邪可直中血分，导致面部及其他部位皮肤发斑。在热毒累及营血之后，必然会导致气阴两虚，可出现长期低热、疲劳无力、唇干舌红、语声低微等症状。如热毒凝滞，阻隔经络，则出现的症状为肌肉酸楚、关节疼痛。SLE本因先天禀赋不足，又因后天失调，七情郁结，病久不愈，致使五脏俱虚，出现各种错综复杂的证候。病邪入心，见惊悸怔忡；病邪入肝，见胁肋间疼、口苦咽干；病邪入脾，则可见四肢无力、胸脘满闷，并可出现肢体水肿；邪入心包，则见神昏、谵语等。病久又可出现阴阳俱虚或肝肾俱虚等证。

随症加减用药：蛋白尿者，加白茅根、荠菜花、薏苡仁、金樱子。尿素氮高者，加六月雪、大黄、芒硝、土茯苓。胸水者，加葶苈子、白芥子、炙苏子。腹水者，加大腹皮、防己。关节痛者，加秦艽、威灵仙、虎杖。夜眠不安者，加夜交藤、酸枣仁。胁痛、腹胀、泛恶者，加姜半夏、炒竹茹、陈皮。口干唇燥者，加沙参、石斛、白茅根。头痛者，加菊花、藁本、白芷。苔黄腻者，加栀子、黄柏、公英。

七、扁平苔藓

病案1

邓某，女，50岁，2011年5月10日初诊。

主诉及病史：患者由于口腔黏膜破溃疼痛8年于外院诊断"口腔溃疡"，治疗未见缓解（具体用药不详）。溃疡反复发作，严重时影响进食、饮水。于某医院口腔科行病理检查，诊断为"口腔扁平苔藓"。先后服用氨苯砜、强的松等治疗无缓解。近来口唇、颊、舌多处损害，糜烂疼痛，吞咽时加重。伴全身乏力，头晕，口干，腰酸，五心烦热。

查体：颊黏膜后侧、舌腹侧、软腭部及右侧牙龈均可见灰白色条索状斑块，边缘潮红，并可见点状糜烂面。口唇紫暗，舌质红，无苔，舌尖破溃，脉弦细数。

西医诊断：扁平苔藓。

中医诊断：紫癜风。肝肾阴虚，虚火上炎。

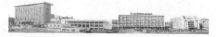

治法：补益肝肾，滋阴降火。

处方：生地黄15g，熟地黄15g，山萸肉15g，牡丹皮10g，女贞子15g，墨旱莲15g，天花粉15g，石斛15g，玄参10g，南沙参15g，北沙参15g，川芎12g，竹叶10g，灯心草10g，黄连9g，甘草梢10g。14剂，日1剂，水煎服，早晚分服。

外用锡类散涂患处。

14天后来电诉大部分皮疹消退，进食基本不疼，又连续服上方10天，痊愈。

2014年春节又复发一次，继续服上方7剂，痊愈。

2016年随访未再复发。

【按】本例患者为中老年女性，天癸已绝，肝肾已亏，加之久病耗伤真阴，腰膝酸软为肾阴亏虚之症。患者乏力、头晕是肝阴虚生风的表现。肝肾阴虚而生内热，故患者口干，五心烦热。虚火上炎于口腔，可见黏膜充血糜烂，口唇紫暗。肾水不济心火，致心火旺盛，可见舌尖破溃，舌质红，脉弦细数。故方中以南沙参、北沙参、熟地黄、石斛、山萸肉滋阴补肾；二至丸滋补肝肾；以生地黄、玄参、天花粉养阴清热；川芎理气活血；黄连清泻心火；灯心草、生地黄、竹叶、甘草梢清心养阴利水，为导赤散化裁，是治疗口舌生疮要方。全方补泻兼施，标本兼治，共奏滋阴降火之效。

病案2

王某，女，52岁，2016年1月8日初诊。

主诉及病史：患者双上肢及双足背出现紫红色丘疹伴瘙痒半年余，经多方治疗未见好转。近日皮疹增多，瘙痒加重。患者平素身体尚可，口干苦，常有腰膝酸软，二便调。

查体：双上肢、手背及双足踝足背散在褐紫色多角形扁平丘疹，边界清楚，2~4mm，表面干燥发亮，覆有蜡样薄膜。同形反应（－），指趾（－），口腔（－）。舌暗少苔，脉弦细。

辅助检查：组织病理学报告示扁平苔藓。

西医诊断：扁平苔藓。

中医诊断：紫癜风。肝肾阴虚。

治法：补益肝肾，滋阴降火。

处方：南沙参15g，北沙参15g，玄参15g，石斛15g，花粉15g，生地黄15g，熟地黄15g，山茱萸15，牡丹皮15g，女贞子15g，旱莲草15g，黄连6g。14剂，日1剂，水煎服，早晚分服。

2016年1月25日二诊：症状缓解，手足部皮疹消退，已不痒，无新发皮疹。继服14剂。

2016年4月随访，患者皮疹大部分消退，余下色沉。

【按】本例患者皮疹迁延，久病伤阴，阴虚而生内热，热迫营分，窜扰血络，则皮肤可发紫红色皮疹；阴血虚而生风，风燥肌肤失痒，可见皮疹瘙痒剧烈；肾阴虚可见腰膝酸软；郁热上攻则口干苦；舌暗少苔，脉弦细，更为肝肾阴虚之佐证。故方中以南北沙参、熟地黄、石斛、山萸肉滋阴；女贞子、墨旱莲为二至丸以滋补肝肾；以玄参、生地黄、天花粉养阴清热；牡丹皮既能清虚热，又能制约山萸肉，使之温不助热；黄连清热，使滋补之剂不致化热。本方在大量滋补之药中佐以清泻之品，使补而不滞。

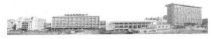

八、副银屑病

高某，女，58岁，2013年10月初诊。

主诉及病史：患者躯干及双下肢起红色丘疹斑块伴瘙痒3年余。在当地各医院就诊，诊断为"湿疹""痒疹"等，治疗效果不佳（具体用药不详），近日皮疹加重，瘙痒剧烈。口干喜饮，大便干，小便正常。平素身体尚可，既往有高血压病史。

查体：患者形体瘦削，全身皮肤粗糙干燥，躯干及双下肢可见大片红斑及紫斑，表面覆盖少量细小鳞屑，皮肤轻度萎缩，有色沉斑，可见抓痕、结痂，以躯干及双下肢为重，掌跖未见异常，腹股沟淋巴结如蚕豆大，活动无压痛。舌红苔黄，脉弦滑有力。

辅助检查：组织病理学检查示表皮角化过度，棘层内水肿，真皮浅层周围较多淋巴细胞及蛋白。免疫组化检查：CD45RO（+），CD4（++），CD8（+），CD20（++），CD30（-），Ki-67（-），CD79a（++），CD68（++）。

西医诊断：大斑块型副银屑病（血管萎缩性皮肤异色症）。

中医诊断：逸风疮。气血风热。

治法：清热凉血，解毒祛风。

处方：生地黄30g，玄参9g，白芍12g，生石膏30g，知母9g，白茅根30g，牛蒡子9g，荆芥9g，防风9g，金银花15g，升麻3g，当归10g，甘草6g。14剂，日1剂，水煎服，早晚分服。

PUVA（补骨脂素和紫外线辐射合并治疗）每周1次，氯雷他定片每晚1片。润肤乳膏外擦。

服上方1个月，躯干及四肢皮疹大部分变浅，痒减轻。

2个月后复诊：皮疹大面积消退，紫斑片变平消退、变暗，全身皮肤干燥脱屑，腹股沟淋巴结肿大消退。舌淡红苔白，脉沉细。

辨证：气血亏虚。

治法：补气养血。

处方：当归益气汤加减。

当归10g，川芎5g，白芍10g，生地黄10g，熟地黄10g，防风10g，白芥子6g，荆芥6g，玉竹10g，黄芪15g，山萸肉15g，制首乌12g。7剂，日1剂，水煎服，早晚分服。

2015年春节，随访自述上方服3~4个月，皮肤光滑无皮疹。

2016年4月，随访病痊愈未复发。

【按】气血风热证是卫分、气分、血分郁热同时发病，在皮肤多表现为丘疹、鳞屑瘙痒性疾病。舌苔黄，口干喜饮，皮肤粗糙干燥，为气分郁热症。皮疹色红或紫红，舌鲜红，脉弦滑有力，为血分热证。风胜则痒，患者全身皮疹瘙痒严重，为风盛之证。故方中重用生地黄、玄参、白茅根清血分热；生石膏、知母、金银花清气分热；当归补血养阴；牛蒡子、荆芥、防风解表祛风；升麻解毒透表，甘草和中。此方为《外科正宗》消风散方加减，功效为清热凉血、疏风滋阴，服后效果显著。1个月后患者皮疹大面积消退，紫斑片变平消退、变暗，全身皮肤干燥，为气血亏虚。因久病耗伤气血，血虚而皮疹色淡，皮肤失养而干燥，故用当归益气汤补气养血。以当归、熟地黄补血滋阴；生地黄清热凉血；川芎、黄芪补气行血；荆芥、防风祛风止痒；白芍、玉竹、山萸肉养阴；制首乌补益精血。皮肤病多日久迁延，虚实夹杂，后期以虚为主，故在治疗用药时，要顾护脾胃、气血，毋攻伐太过。

九、银屑病

病案 1

于某，男，22 岁，1981 年夏季初诊。

主诉及病史：患者 20 天前因劳累，全身泛发红色丘疹、脱屑伴瘙痒。自觉怕热，遇热痒甚，喜冷饮。平素体健，发病前无感冒上感史，两个月前家生变故，情绪焦虑烦躁。无家族病史。

查体：面部、四肢、躯干泛发红色丘疹，针尖至绿豆大小，部分已融合成斑片，上覆银白色鳞屑，刮除鳞屑有筛状出血点，同形反应（＋）。咽红，舌红苔白，脉弦滑有力。

西医诊断：寻常型银屑病（点滴状进行期）。

中医诊断：白疕。气血两燔兼风。

治法：清热凉血，解毒祛风。

处方：凉血消风汤加减。

生地黄 30g，玄参 9g，白芍 12g，生石膏 30g，知母 10g，白茅根 30g，牛蒡 10g，荆芥 10g，防风 10g，金银花 15g，佛手 10g，郁金 10g，甘草 6g，水牛角粉 2g（冲服）。7 剂，日 1 剂，水煎服。

二诊：服 7 剂后，患者皮疹变薄，颜色变淡，无新发皮疹，继续服 14 剂。

三诊：皮疹颜色变淡，皮疹变薄，无新发皮疹。上方改生地黄 15g，生石膏 15g，去水牛角粉。服 14 剂基本痊愈。

3 年后复员，回津告之未复发。

【按】本例患者辨证为气血风热证。起病急，口干喜冷饮，怕热，皮疹遇热加重，为气分热盛的表现，热盛津伤则口渴喜冷饮。咽红，皮疹色鲜红，舌红脉弦，为血分郁热。风胜则痒，为卫分证表现。故治疗当清热凉血、祛风止痒。方中用水牛角粉清热凉血，解毒消斑；生地黄、玄参清热凉血；生石膏、知母清气分热；牛蒡子、金银花清热利咽；荆芥、防风祛风解表。情志不舒是银屑病的诱发因素之一，加用白芍、郁金、佛手柔肝解郁，缓解焦虑；以甘草和中。

病案 2

王某，女，30 岁，2014 年 6 月初诊。

主诉及病史：患者手足心反复起红斑脓疱伴瘙痒 3 年余，在某院行组织病理学检查，诊断为"掌跖脓疱病"，曾在各医院内服和外用药治疗（具体不详），未见明显好转，病情时轻时重，其他部位皮肤未见异常，口干、口渴、大便干、小便调。平素身体健康，无家族病史。

查体：双手大鱼际、小鱼际处红斑微肿，成簇小脓肿大小为 2～5mm，有新发黄色脓疱，也可见黄褐色陈旧性脓疱。双足足弓、足跟底及足侧缘可见同样损害。舌暗红少苔，脉弦细。

西医诊断：掌跖脓疱病。

中医诊断：掌跖脓疱。热毒炽盛。

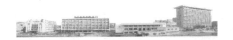

处方：黄连10g，黄柏20g，黄芩10g，白鲜皮15g，鱼腥草12g，紫荆皮15g。水煎外洗，日1次。

1%醋酸曲安奈德乳膏1支，阿奇霉素（红霉素）注射粉剂1支，用1~2滴注射用水，将上药粉调成糊状后，与上述乳膏调匀，外擦后用保鲜膜封包10~12个小时，揭封后外用上述药膏。

二诊：用上药物7天后，脓疱全消失，肿胀部分消退。嘱患者继续上方洗1周。

三诊：手足心红肿消退，可见大量脱屑。

辨证：血虚风燥证。

治法：养血活血，祛风止痒。

处方：侧柏叶15g，艾叶15g，当归10g，白蒺藜30g。水煎外洗，日1剂。

激素乳膏加20%尿素霜混合外用。

2014年11月随访，未复发。

【按】掌跖脓疱病是银屑病的一种类型，临床上治疗棘手，迁延难愈。本例患者掌跖部脓疱反复发作，皮疹红肿，脓液黄稠，乃热毒炽盛熏蒸于手足，热盛肉腐，而成脓疱。口干，口渴，舌暗红少苔，脉弦细，大便干，为热甚津伤之症。方以黄连、黄柏、黄芩清热燥湿，泻火解毒；白鲜皮清热燥湿，祛风解毒；紫荆皮消肿解毒；鱼腥草清热解毒，消痈排脓。煎煮泡洗手足。三诊时，症见手部大量脱屑，因病程后期，气血亏虚，加之热毒风燥耗伤气血，故后期诊为血虚风燥证。以当归养血活血，血行风自灭；侧柏叶苦、涩、寒以凉血，消散肿毒，同时侧柏叶含油脂，有润燥养肤之功；以白蒺藜祛风止痒，艾叶温通气血以消痈疗疮。中药外洗方需根据自觉症状及皮疹综合辨证给药，才能取得明显效果。

十、疖

张某，女，25岁，1982年7月初诊。

主诉及病史：患者3个月前臀部出现疖肿，逐渐增多，影响坐位，予抗生素静点，外用"鱼石脂软膏"，疖肿逐渐消退，但仍有新脓疱反复出现，大的脓疱需切开引流排脓。平素身体尚可，当时患者分娩后未到1个月，生产顺利，出血不多。神清，精神差，神疲乏力，自汗，大便溏稀，小便调，平素月经量少。

查体：左侧臀部有两个疖肿，右侧一个，两个1cm切口瘢痕及黄豆大小的圆形瘢痕，消退疖肿部色深脱屑。面色㿠白，舌淡边有齿痕，苔白，脉滑无力。

西医诊断：疖病。

中医诊断：疖病。气血两虚毒热。

治法：补气养血，清热解毒。

处方：五味消毒饮加减。

炙黄芪30g，当归10g，野菊花10g，金银花15g，蒲公英15g，紫花地丁15g，连翘15g，败酱草12g，半夏12g，川芎12g，赤芍10g。7剂，日1剂，水煎服。

委中针刺放血，每周两次。委中穴针刺得气做平补平泻手法后，留针20分钟，起针时挤出两滴血。

新起疖肿用芙蓉膏涂在保鲜膜上，加盖5分硬币厚的鱼石脂膏，将保鲜膜贴在疖肿

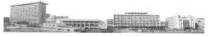

处，纱布包扎，每日换药 1 次。

复诊：10 天后两个疖肿消退，皮损处遗留色沉，上方去败酱草，继服 7 剂。委中针刺放血 6 次后，无新发皮损。

半年后随访，未再复发。

【按】患者起病时为分娩后，正是气血亏虚之时，正气虚衰，不足以抵制外邪，风邪火热之气，积蓄皮肤肌肉之间而发病。又因脾胃虚弱，运化无力，气血生化乏源，故神疲乏力，面色㿠白，大便溏稀，舌淡边有齿痕，苔白，脉无力。方中重用炙黄芪以益气固表，托疮生肌；金银花、野菊花，清热解毒散结，善清气分热；紫花地丁为痈疮疔毒之要药，与蒲公英相配善清血分热；连翘清热解毒，散结消肿，为疮家圣药；败酱草清热解毒，消痈排脓；半夏消痞散结；当归、川芎、赤芍补血活血。全方扶正祛邪，以提高机体免疫应答能力，促进疖病的消退。患者发病部位在臀部，为足太阳膀胱经循行所过，取该经合穴委中穴点刺放血，行气通络，理气调血，泄其热毒，给邪以出路，与中药共同使用，以达到扶正祛邪的目的。

十一、痤疮

病案 1

王某，女，19 岁，2014 年 8 月初诊。

主诉及病史：患者面部发毛囊性丘疹两年，微痒，反复发作。平素便秘，2～3 日一行，大便秘结不畅时面部皮疹加重，便后皮疹减轻。口渴欲饮，小便短赤。月经正常，平素喜吃辣椒及甜食。

查体：两颊散在较多红色丘疹及少量小脓头，可见黑头粉刺及色沉。舌红，苔白，脉滑数。

西医诊断：痤疮（丘疹脓疱期）。

中医诊断：肺风粉刺。肺胃蕴热，外感毒邪。

治法：清肺胃热毒。

处方：痤愈汤加减。

荆芥 10g，防风 10g，白芷 6g，白蒺藜 6g（后下），桔梗 10g，川芎 10g，当归 10g，枳壳 10g，黄芩 6g，黄连 6g，生栀子 10g，金银花 15g，全瓜蒌 15g，野菊花 10g，甘草 6g。7 剂，日 1 剂，水煎服，早晚分服。

外用甲硝唑林可霉素搽剂，每日 1 次。

二诊：上方服 7 剂，症状明显变好，脓头干涸，红色皮疹变化不明显。上方加生地黄 12g，玫瑰花 10g，赤芍 10g，继服 7 剂。

三诊：大便正常，丘疹大部消退，遗留色素沉着及脱屑。上方去全瓜蒌，再加川芎 10g，继续服 14 剂，基本痊愈。

【按】痤疮多因湿热互结，上蒸颜面而致。患者平素喜食辛辣甜食，脾胃湿热蕴结，故小便短赤，口渴欲饮；肠腑不通，湿热蕴结，大肠与肺相表里，故见两颊散在红色丘疹及少量小脓头，黑头粉刺及色素沉着。选用由枇杷清肺饮加减组成的痤愈汤，清其肺胃热毒，方中用金银花、野菊花、黄芩、黄连清热解毒，栀子清三焦火热；全瓜蒌润肠通便以泻肠胃实火；川芎、当归养血活血；荆芥、防风、白蒺藜疏风清热；甘草解毒和中。诸药

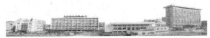

合用，热得清，风得散，疹消而痒止。

病案 2

刘某，女，20岁，2015年12月初诊。

主诉及病史：患者面部发皮疹6年，反复发作，时轻时重，未经治疗。近两年皮疹增多，现因出脓疱疹而来就诊。平素月经淋沥不断，带经 $\frac{10}{20}$，无痛经。食欲差，身体消瘦，乏力，懒言，睡眠欠佳，大便 1~2 次/天、不干。

查体：面部双颊散在丘疹脓疱伴黑头粉刺，皮损周围潮红，间或可见点状及片状色沉斑及瘢痕，额前少量皮损。面色㿠白，舌淡边有齿痕，苔黄腻，脉滑无力。

西医诊断：痤疮（丘疹脓疱期）。

中医诊断：粉刺。心脾两虚，外感毒邪。

治法：补益心脾，清热解毒。

处方：归脾汤合五花汤加减。

党参9g，黄芪15g，炒白术10g，茯苓10g，当归10g，炒薏苡仁10g，龙眼肉10g，远志6g，木香6g，炙甘草6g，金银花15g，野菊花10g，槐花6g，大枣3枚。7剂，日1剂，水煎服，早晚分服。

外用甲硝唑林可霉素搽剂，消炎面膜。

二诊：面部脓疱基本消退，潮红缓解，上方继服7剂。

三诊：面部潮红丘疹已消，遗留色素沉着，食欲大增，面色暗沉缓解，予脱色面膜。嘱少食生冷辛辣食品，不饮碳酸饮料，继服归脾汤3个月，以解决月经淋沥之症。

【按】患者面色㿠白，食欲差，身体消瘦，乏力，懒言，舌淡边有齿痕，脉滑无力，为脾虚失运之象；脾不统血，遂月经淋沥不断。方中以党参、黄芪、白术、甘草、大枣甘温之品补脾益气，以资化源；当归甘温，补血养心；茯苓、远志宁心安神；木香辛香而散，理气醒脾，与大量益气健脾药配伍，复中焦运化之功，又能防大量益气补血药滋腻碍胃，使补而不滞、滋而不腻；槐花凉血，金银花、野菊花清热解毒，因为药味取花，花性轻扬，上达头面，故治疗头面部痤疮效果极佳。

病案 3

王某，女，14岁，2016年3月2日初诊。

主诉及病史：面部反复发毛囊性丘疹1年，时轻时重，偶有脓疱。平素体弱，急躁易怒。月经淋沥不断，带经 $\frac{10}{20}$，月经期小腹隐隐作痛。懒言，眠可，大便可，小便清长。

查体：面部双颊及颈部散在红色丘疹，间或可见数个小脓疱，少许点状瘢痕及色素斑。面色㿠白，舌暗红边有齿痕，苔白，脉沉细。

西医诊断：痤疮（丘疹脓疱期）。

中医诊断：粉刺。肝郁脾虚。

治法：疏肝健脾，清热解毒。

处方：白蒺藜3g（后下），黄芩6g，茯苓6g，白术6g，陈皮6g，当归10g，红花10g，半夏6g，太子参6g，野菊花9g，玫瑰花6g，金银花10g，佛手10g，郁金10g。7

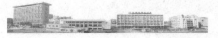

剂，日 1 剂，水煎服，早晚分服。

外用甲硝唑克林霉素搽剂。

2016 年 3 月 9 日二诊：皮疹大部消退，服药无不适，上方继续服用 14 剂。

2016 年 3 月 30 日三诊：皮疹全消，余色素沉着，月经淋沥不断，持续 8 天左右，手足凉，舌淡红苔厚，脉细无力。上方加红花 6g，川芎 6g，炙甘草 10g。

2016 年 4 月 13 日四诊：皮疹痊愈，偶有 1～2 个白头粉刺，色沉明显变浅。

【按】患者平素急躁易怒，为肝气郁结；脾失健运，则见面色㿠白、懒言；脾虚不能摄血，故经期延长、淋沥不断、漏下不止。方中以太子参、白术、茯苓、大枣补脾益气；当归甘温，补血养心；佛手、郁金、陈皮、蒺藜疏肝理气；半夏燥湿化痰散结；玫瑰花、红花理气活血化瘀，金银花、野菊花、黄芩清热解毒。

论　著

一、论文

［1］丁素先．挑刺治疗慢性复发性毛囊炎．中西医结合杂志，1985（3）：144.

［2］丁素先，梁健，边天羽．52 例全身性硬皮病的中西医结合治疗．天津中医，1987（5）：6.

［3］丁素先，梁健，刘刚，等．中西医结合治疗 346 例系统性红斑狼疮疗效分析．中国皮肤性病学杂志，1989，3（1）：16－18.

［4］完全型白塞氏病患者 HLA Ⅰ、Ⅱ 的分布（日本和中国比较）．临床皮肤病，1992，46（8）：609－611.（该文参加第三届中日联合皮肤病学术研讨会，天津地区第一作者）

［5］汉方化瘀丸的药理作用．1993 年 5 月第 12 届日本东京血瘀学术会总会第一作者

［6］瘀血和水肿的汉方治疗．瘀血研究，1993（11）11：92－96.（中方第一作者）

［7］丁素先，匡朴．清热祛风冲剂治疗荨麻疹、湿疹临床观察与药理实验．中国皮肤性病学杂志，1994，8（4）：247.

［8］白塞氏病症状的日本和中国比较．西日本皮肤科分网，1997 年 10 月，天津第一作者．

［9］丁素先．浅谈中西医结合皮肤科人才的培养．天津中医，1998，15（5）：193－195.

［10］丁素先．狼疮脑病及其中西医结合治疗（附 32 例严重脑病分析）．中国中西医结合皮肤性病学杂志，2002，1（1）：5－6.

［11］陈宏，丁素先．丁素先主任中医药治疗亚急性红斑狼疮临床经验．中国中西医结合皮肤性病杂志，2005，4（4）：249－250.

［12］李正风，丁素先，王红梅．边天羽治疗 SLE 脑病后遗症经验．山东中医杂志，2015，34（4）：298－299.

二、著作

［1］丁素先．临床皮肤病及性彩色图谱．天津：天津科学技术出版社，1995.

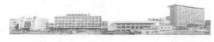

［2］丁素先．边天羽论文集．天津：天津科学技术出版社，1999.

［3］丁素先．儿童皮肤病诊治常识．天津：天津科学技术出版社，1994.

［4］边天羽．中西医结合皮肤病学．天津：天津科学技术出版社，1996.（丁素先为副主编）

［5］边天羽，张志礼，丁素先．中国中西医结合临床全书．皮肤学科部分．皮肤科分科．北京：中国古籍出版社，1996.

［6］陈可冀．中国传统康复医学．北京：人民卫生出版社，1988.（书中有丁素先撰写的部分内容）

［7］中西医结合治疗常见皮肤病．天津：天津人民出版社，1976.（"文革"时期出版，所有编者没有署名，丁素先参加编写）

［8］光明中医函授大学．中西医结合临床成果．北京：光明日报出版社，1989.（丁素先参加编写）

［9］陈可冀，史载祥．实用血瘀证学．北京：人民卫生出版社，1999.（丁素先为编委）

【整理者】

李维云 女，1958 年出生，毕业于北京中医药大学。现任天津市中医药研究院附属医院皮肤性病科主任医师，硕士研究生导师。

陈宏 女，1961 年出生，毕业于天津中医药大学。现任天津市人民医院皮肤科主任医师，硕士研究生导师。

张俊岭 女，1964 年出生，毕业于北京医科大学。现任天津市中医药研究院附属医院皮肤科主任医师，硕士研究生导师。

王红梅 女，1968 年出生，毕业于上海中医药大学。现任天津市中医药研究院附属医院皮肤科主任医师，硕士研究生导师。

金 鸿 宾

名家传略

一、名家简介

金鸿宾，男，1939 年 4 月 15 日出生，回族，河北沧州人，中国共产党党员，天津市天津医院骨科主任医师、教授、博士研究生导师。对中西医结合治疗骨折，现代创伤急救、多发伤、多发骨折，特别是脊柱脊髓损伤、骨盆损伤、关节损伤造诣颇深。曾任天津市创伤急救中心主任，天津市创伤交通医学研究所所长，从事中西医结合骨伤研究与治疗工作。曾任中国中西医结合学会骨伤科专业委员会主任委员，天津市第八、九、十届政协委员，第十届市政协常委兼医药卫生文化体育委员会副主任，天津市首批授衔专家，为享受国务院政府特殊津贴专家（1991 年定为终身享受者），中华医学会创伤学会常务委员兼天津市创伤学会主任委员，主编《创伤学》《急症骨科学》，《中国骨伤》和《中国中西医结合外科杂志》副主编。1984 年被评为国家级有突出贡献中青年专家、天津市劳动模范、优秀科技工作者；1986 年获第十四届日内瓦国际发明与新技术大会金奖；被卫生部授予"全国卫生文明先进工作者"称号；1988 年被国务院授予"全国民族团结先进个人"称号；1989 年被国务院授予"全国先进工作者""全国劳动模范"称号；2011 年获中国中西医结合突出贡献奖；2013 年获中华创伤医学突出贡献奖；2017 年获中国中西医结合学会骨科微创专业委员会突出贡献奖。

二、业医简史

金鸿宾教授自幼聪颖勤学，1958 年毕业于天津市第三中学后，以高分考入天津医科大学医疗系，研习医学。在当时，学校为响应毛主席关于"中国医药学是一个伟大的宝库，应当努力发掘加以提高"的号召，重点增加了中医学基础和中医学等课程，系统讲授阴阳五行、天人合一等理念及四诊八纲、辨证施治、四部经典精髓、针灸学及中药学、方剂学，从而激发了他对中医学的兴趣，为其今后从事医疗、教学、科研奠定了宝贵基础。金鸿宾教授 1963 年大学毕业后，被分配至天津人民医院，成为一名骨科住院医师，接受了 24 小时住院制的封闭式培养，在方先之、陶甫、尚天裕、郭巨灵等专家培养下学习大骨科（创伤、骨病、肿瘤、结核、小儿、手外科），同时也接受了中西医结合治疗骨折及软组织损伤的理念与技术。方老的"三严"精神，陶老的幽默风趣，尚老的勤奋拼搏，郭老的循循善诱、一丝不苟，其学者风范对学生的言传与身教影响久远。因为正值国家科委（现科学技术部）对"中西医结合治疗骨折"这一重大发明成果组织全国各地中

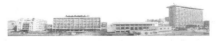

西医专家考察鉴定，当时马突围院长又鼓励尚天裕主任等采取"走出去，请进来"的方式，博采中医各家之长，正骨按摩、推拿、中药制剂无所不包。金教授随师从道，虚心学习各位老中医的经验及民间验方等，受益匪浅。随后医院党委又组织老中青三结合学习哲学小组（图1），重点结合骨科临床学习毛主席的"实践论""矛盾论"与恩格斯的"自然辩证法"，指导中西医结合治疗骨折的研究。

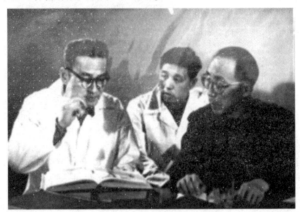

图1　老中青三结合学习哲学小组（从左至右为陶甫、金鸿宾、段仲鲁）

这段宝贵时间里，在恩师方先之、陶甫、尚天裕、郭巨灵等教授的言传身教下，金鸿宾教授不断实践、思考、再实践，在中西医结合治疗骨伤科疾病领域积累了丰富的经验，钻研理论，发明创造，同时也体会到了作为一名医生的神圣职责和光荣。

金鸿宾教授对骨科事业的热情促使他不断前进，通过孜孜不倦地努力，1987年，他从主治医师破格晋升为主任医师，成为天津骨科历史上第一位能够跨越两级破格晋升的医生，这也体现了他在骨科领域所取得的成就。

由于前辈们对骨科学的深刻理解，加上哲学思想的分析，激发了他们敢于挑战与创新的逻辑思维，在对立统一辩证法的启迪下创立了"动静结合、筋骨并重、内外兼治、医患合作"的中西医结合治疗原则。这种传统与现代的结合与撞击，深深影响了金鸿宾教授的成长，使其扎根临床、注重患者，时刻做到从每个患者的特殊情况出发。与此同时，他尊师重教、敢于创新，用哲学指导医学去开阔思维空间，并对解剖学、影像学、手术学等层层深入研究，把老一代骨科学者的学术经验如同科班式地传承下来，夯实了骨科学基础。

金鸿宾教授50年来一直从事骨科临床及教研工作，早年曾受到方先之、陶甫、尚天裕、郭巨灵等专家的培养，具有全身心为患者服务与负责的职业观，在中西医结合治疗骨折领域进行了开创性工作，并在临床上不断摸索改进。他于1994年首立创伤急救学科，并主持创伤急救中心工作；1998年，成立天津创伤交通医学研究所。金鸿宾教授曾担任全国中西医结合骨科专业委员会主任委员。鉴于其为中国骨科事业所做的贡献，金鸿宾教授于2011年和2013年分别获得了中华医学会创伤分会的中华创伤医学突出贡献奖和中国中医西医结合学会突出贡献奖。

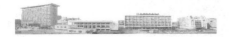

三、主要贡献

（一）潜心钻研中西医，厚积薄发修仁术

金鸿宾教授 1963 年大学毕业后在天津人民医院接受了 24 小时住院制的封闭式培养，在恩师方先之、陶甫、尚天裕、郭巨灵等教授教诲下，金鸿宾教授在中西医结合治疗骨伤科疾病领域积累了丰富的经验，救治了许多患者（图 2、图 3）。金鸿宾教授常和同事、同学谈心，认为人生有"三做"：首先是要会做人，做人要诚，要知足；其次做事要勤，要知不足；第三做学问要严，要不知足。学无止境，排除杂念，实事求是，上善若水，为而不争，胸怀仁心，精修仁术。

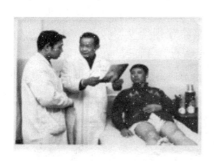
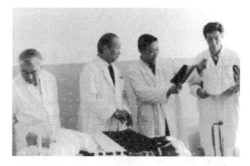

图 2 尚天裕教授指导学习和工作（左一为金鸿宾，左二为尚天裕）

图 3 苏宝恒老中医指导学习、工作（左一为苏宝恒，左二为尚天裕，左三为金鸿宾）

金教授是一名少数民族医务工作者，常有慕名而来治病的远方患者及少数民族的重症患者。1969 年，一位蒙古族姑娘斯仁格洛娃，因骑马跌伤致下半身瘫痪并发高烧，来到本院求助治疗。金教授经过仔细检查后，确诊为这位姑娘本患有第 7 胸椎椎体骨结核，外伤后病理骨折脓肿压迫脊髓。当对患者经过一阶段抗结核治疗后，体检血沉平稳时，在全麻下开胸，将椎体及椎间盘一并切除，并清除椎旁脓肿及病灶，行脊髓前路减压、植骨融合。在治疗过程中，姑娘得到了病房医护人员的细心呵护，痊愈后她又骑马奔驰在草原上，为此成为活学活用毛泽东思想的一段佳话，金鸿宾教授被评为积极分子。

（二）十年磨砺，发明抓髌器

抱膝圈固定是我国用于髌骨骨折的传统固定方法，自明朝《普济方》首次记载以来一直沿用至今，而金鸿宾教授所创造的抓髌器则是将传统骨折固定方法与现代生物力学等前沿技术完美结合，并在临床中取得了非常显著的疗效。从抱膝圈到抓髌器，其间相隔数百年，而抓髌器的问世更是中国接骨学原创性思维的体现。

西方接骨学治疗闭合性骨折的基本思维模式是为了获取趋于完美的解剖复位、坚强的固定及功能的恢复，恢复后还需再次切开取出内植物，这种方式牺牲了骨折处周围的软组织结构，即"重骨轻筋"。在约半个世纪前，随着西方骨科学派 AO（国际内固定研究会）、BO（生物力学固定）的升级，内植物材料与术式层出不穷，但带来更多的是关于西方骨科学的争论。中医学更专于徒手复位基础上的有效外固定技术，有利于软组织的保护，为功能早期恢复提供了支持，且避免了二次切开取出内植物的弊端。但是徒手复位属于间接盲视复位，存在解剖精确度差、外固定材料及方法学过于简易而容易丢失复位效果等弊端，也说明中国接骨学还有很大的发展提升空间。在两者之间，遵循中西医结合思维

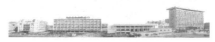

的指导原则，寻找兼顾两者优点的嫁接果实，金鸿宾教授由此创新发明了抓髌器，采用经皮固定、螺旋加压、可调式装置等对髌骨进行相对固定，后可一次性经皮拆除固定，这给患者进行早期功能锻炼带来了可能，避免了诸多合并症的产生；同时减少对软组织的破坏，保证了周围血运畅通，促进骨折早期愈合。金鸿宾教授为患者带来的正是如《医宗金鉴·正骨心法要旨》中所云的"法之所施，使患者不知其苦"。其科学意义在于，遵循个体不同生理病理变化规律的自然属性，为新世纪以后发达的影像技术所证实的微创介入创伤骨病的观念奠定了临床证据的基础和中国接骨学理论升华的思维基础，形成了具有中国原创性思维的接骨学标志性成果。"抓髌器"研制项目分别于1983年获天津市优秀科技成果二等奖、1984年获国家发明三等奖。1986年，在被称为科学技术奥林匹克大会的日内瓦国际新技术发明大会上，金鸿宾教授发明的抓髌器获得金奖。

（三）远赴欧洲展现手术技巧，异国他乡弘扬中医魅力

1986年，金鸿宾教授赴瑞士日内瓦参会并做手术演示（图4），后又作为特邀嘉宾赴德国参加第12届国际骨科大会，首席宣读论文。

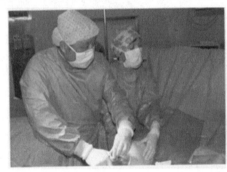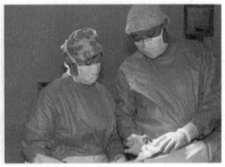

图4　1986年赴日内瓦参会并在杜尔医院做手术演示

金鸿宾教授早在大学期间攻读过中医学课程，学习中医基础理论、四诊八纲、辨证施治、针灸学等，1982年在天津外国语学院英语培训班脱产学习一年，1988年卫生部派金鸿宾教授赴奥地利维也纳做高级访问学者，按照"中奥科技合作协定A10项目"，享有中国专家之待遇，期间为一位外伤性肩部截肢患者会诊（图5），因其幻肢痛，昼夜不眠，用尽西药镇静、催眠术及心理疗法均告无效。金教授决定给予针刺治疗，从健侧肢体取穴

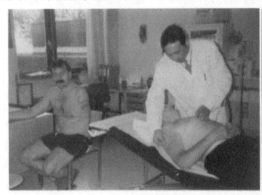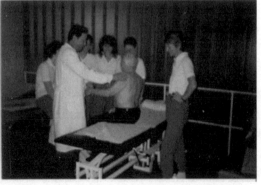

图5　1988年在维也纳LORENZBOHLER医院针灸治疗外伤性肩部截肢患者幻肢痛

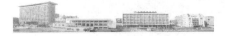

诱导，不料该患者针感强烈，针刺合谷穴时顿感牙痛如电击，现场医生惊慌不已，以为诱发心脏病，金鸿宾教授指出针刺该穴就可治疗牙痛，经做心电图证明正常后，又继续治疗，再取曲池穴，从此，该患者的幻肢痛就彻底痊愈了，睡眠颇香。于是不少当地此类患者慕名求医以针灸治疗，大大弘扬了中医药针灸学的魅力。此后，金鸿宾教授还曾多次赴欧、澳、日、新加坡及中国台湾地区做学术访问交流。

（四）创伤急救挽救生命，著书科研硕果累累

唐代孙思邈《备急千金要方·大医精诚》将挽救含灵之苦的社会担当视为苍生大医的境界追求，治病救命，生命第一。随着国家交通事业的发达，高速公路建设与汽车的普及，高能量复合创伤替代了传统生活创伤疾病谱。天津市政府高度重视创伤急救工作，1994 年在政府支持下，天津市创伤急救中心建立，金鸿宾教授在津首创了急救创伤学科，同时担任天津市创伤交通医学研究所主任及所长职务。

金教授任主任期间，倡导强化急救意识，团结协作，争分夺秒向死神挑战，倡导"一迎六送"服务，并创立了规范化、程序化的抢救模式，使多发伤的成活率由原来的84% 提高到 96.8%，达到国内先进水平。唐山大地震后，他对唐山地震伤员的救治工作做了系统研究，参加了市巡回震后救治会诊小组，系统全面地复查病例，进行总结，撰写论文，参加了全国会议；又应国家地震局要求，参加编写《地震对策》，撰写其中有关骨科抢救方法与对策的内容。在唐山地震后，他主管截瘫病房工作，千方百计地让患者站起来，对脊髓与马尾神经损伤积极开展手术治疗，在恒河猴动物实验中进行马尾神经移植及吻合，通过病理及电生理追踪观察，为临床治疗提供了理论根据。同时，他还应用中医药外敷剂治疗截瘫并发症（如褥疮等），取得了良好效果。

创伤急救中心的显著成绩不仅得益于金鸿宾教授在欧洲学习受到的启发，更是急诊科医护人员齐心协力的见证，因此全科被评为天津市劳动模范集体。根据当时工作需要，金鸿宾教授总结 20 年一百万余病例的诊治经验，于 1994 年主编了我国第一部《急症骨科学》，107 万字，由北京科学技术出版社出版。该书获 1994 年北方十省市优秀科技图书一等奖及 1998 年天津市科学技术进步奖科技著作类二等奖。现代创伤与急救被批准为国家级医学继续教育课题。他还参与《中国接骨学》《急症药物治疗学》《实用骨科手术学》等十余部著作的编写；于 2003 年聘请国内相关专家，主编出版了近 300 万字的《创伤学》专著，由吴阶平副委员长题写书名，时任卫生部部长张文康作序，为反恐抗灾等创伤急救工作提供了一部实用的工具书。

金鸿宾教授的科研获奖及科研成果项目如下：

1. 严重创伤所致 MODS 状态的神经 – 内分泌 – 免疫网络的变化，获天津市科学技术进步一等奖，第 1 完成人。

2. 创伤急救的 VIP 程序，1998 年获天津市卫生局科技进步二等奖。（参加者）

3. 创伤性"浮膝"损伤治疗技术，1998 年获天津市卫生局科研成果奖，第 1 完成人。

4. 膀胱穿刺闭合尿道会师术治疗新鲜尿道损伤，1998 年获天津市卫生局科学技术成果奖，第 4 完成人。

5. 三维可调骨折外固定支架治疗胫腓骨骨折，1999 年获天津市卫生局科技成果三等

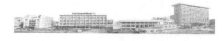

奖，第1完成人。

6. 突发灾难事件中成批伤员急救组织管理，1999年获天津市质量管理优秀成果，第1完成人。

7. 骨质量对骨折及其治疗的影响，2001年获中华医药科技成果一等奖，第1完成人。

（五）至精至微——推动微创骨科理念普及应用

在传统中医药学"简、效、廉、验"的临床应用特点与西医学"精准、尖端"临床应用发展趋势之间，金鸿宾教授结合中国国情与地区人口疾病谱特征，寻找了一条"至精至微"的微创骨科学发展理念，在中国骨科学先驱方先之教授影响下，承继了尚天裕教授 CO（中国接骨学）学派的品牌，并由创伤拓展到骨病、筋伤等多项应用领域。

20世纪80年代，金鸿宾教授总结出了"单纯胸腰椎椎体骨折自身复位垫枕练功法"（图6），时任卫生部部长钱信忠评价其为"应用最简单的方法解决复杂的脊柱损伤疾患的思路，将减少病患的致残率"。随之刚刚开始的国际医学交流，美国加州骨科专家代表团来津访问，加州骨科协会主席不但予以高度评价，回国后将此方案应用于临床的治疗效果，刊载于美国当地媒体，也是美国媒体首次正式评价中国接骨学，产生了广泛的国际影响。

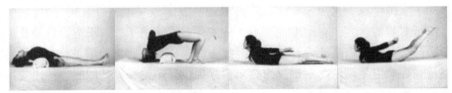

图6 单纯胸腰椎椎体骨折自身复位垫枕练功法

为了落实弘扬中国骨科学CO品牌，金鸿宾教授先后12次主持全国中西医结合骨伤科学术大会，诚邀中国中医科学院中医骨伤名师、中国工程院院士、中华医学会骨科学院士与会，分别请中、西医学不同领域的大师们授课；极力推举国内新型自主品牌数字外固定研究模型、微创腔镜脊柱关节介入手术临床研究、整脊手法研究等，促进国内专家学术成果互动分享；为了广泛普及和精心建设微创骨科，其足迹遍及国内各地。他培养的一批骨科学精英，多数成了地区行业内的专家教授。此外，他还完成多项科研成果及专业著作，通过教学深度引领了 CO 品牌的建设及微创骨科的普及应用。

2000年，恩师尚天裕教授命金鸿宾教授参加中西医结合学会骨伤科专业委员会，一日为师，终身为父，于是又回到老师身旁，重操中西医结合治疗骨折之研究，任第四、五届主任委员。过去30多年工作经验的积累，丰富与加深了其对骨折和创伤处理的认识，所以重操旧业时，金鸿宾教授提出了一系列的新理念和新课题，如："面对现代高能量损伤，多段多发骨折应该怎样处理？怎样才能让患者在治疗后过着像正常人一样的生活？如何体现以人为本的微创理念？怎样发掘中医药促进骨折愈合、改善骨质量、治疗骨质疏松和老年性骨关节炎等？"深入研究这些课题，对打造中国接骨学至关重要！此后，金教授陆续发表了《学习与创新是中西医结合的永恒主题》《骨质量对骨折及其治疗的影响》《骨折治疗的回顾与思考》《筋骨并重的微创理念》《与时俱进开拓创新努力推动中国接骨学不断发展》《中国接骨学的走势和前景》《自主创新引领未来齐心推动我国骨科学蓬勃发展》等论文。之后的 6 年，中西医结合学会骨伤科专业委员会一直在围绕这些重点问题开展工作，通过《中国骨伤》杂志及全国学术大会引导讨论，同时这些还是金鸿宾教授的博士研究生毕业论文研究的备选课题。

2005 年，在吴咸中院士领衔的天津市科委重点攻关项目"多器官功能不全综合征发病机理及中西医结合的深入研究"中，金鸿宾教授主持其分课题"严重创伤所致 MODS 状态的神经－内分泌－免疫网络的变化"。本课题得到专家的充分肯定，并获得中国中西医结合学会科学技术二等奖、天津市科技进步一等奖，2013 年获中华医学会"中华创伤医学突出贡献奖"。

金鸿宾教授自从主持全国中西医结合骨伤科学会工作后，更是自觉地身体力行推动中国中西医结合骨伤科学会的全方位发展，实践"三个代表"重要思想和响应西部大开发的号召，在"十五""十一五"期间，带领全国骨科同道，连续在广西壮族自治区、新疆维吾尔自治区、宁夏回族自治区、甘肃省等西南、西北边远地区召开全国骨科学术会议，组织全国著名学者与会，开展全国继续教育项目，推广新技术；积极主动地面向内地少数民族地区开展工作，扶植、壮大当地学会，活跃了当地学术氛围、促进了老、边、少地区骨科基地建设和骨科事业的发展。近年来，他多次赴内蒙古讲学、会诊、查房，又为蒙古族培养了一批骨科专业骨干力量，同时还特招了两名蒙古族博士研究生巴音额古乐和巴虎山，现均为内蒙古国际蒙医医院骨伤科专家。

在抓医疗技术与科研的同时，金鸿宾教授也积极响应国家加强教育的号召，重视人才培养，担任博士研究生导师期间培养博士研究生近 40 余人，硕士研究生 30 余人，培养、造就了一批骨干队伍，现已在天津乃至全国各大医院成为骨伤科的中流砥柱。他还承担全国骨科进修班学员授课工作，并应邀在全国会议及各省市多次主讲《中国梦里看骨科》等弘扬中医学，鼓励学习创新，圆中国梦，为人类做更大贡献。天津中医药大学近几年又和天津医院建立了"中西医结合骨科学院"，面向全国已招生 3 届七年制学生，社会效益及师生反映很好，为中西医结合骨伤专业事业发展后继有人、培养骨干队伍提供了保障，并争取条件成熟后面向国外招生。

（六）立足本职救疾苦，心牵祖国促发展

金鸿宾教授热爱医学事业，同时更热爱党和国家，他坚决贯彻执行党和国家的各项方针、政策，在医疗卫生改革中深化进取，奉献力量。在任市政协委员的 17 年间，曾担任天津市高级人民法院法医技术顾问，天津市第二中级人民法院廉政监督员、人民陪审员，曾因优秀提案而获奖。还曾多次进行专题调研，推动医药卫生及文教体育事业的改革与发展，并代表天津市政协在全国政协系统做经验交流报告。围绕科技兴医、提高医护人员待遇、改善医疗配置条件和患者就医环境、对中医药学及中西医结合的国家政策倾斜及加大扶植力度方面，多次与各级领导座谈、呼吁，建言献策，得到领导重视。

依照国家科委及发改委保护生态及可持续发展之要求，金鸿宾教授组织天津市中西医结合骨科研究所、天津大学教授及天津医药公司三位退休厂长为攻关小组，历时 3 年，不断研发，终于在 2012 年成功生产出通过国家行业标准检测的、可用于全身四肢骨折的新型可调性塑制夹板，并逐渐在全国推广应用，为发扬中国接骨学及降低医疗费用做出新贡献，且可作为战备物资，用于救灾医疗常备器材。

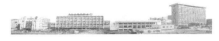

作为一名少数民族医务工作者，作为一名共产党员，且任天津市政协委员和常务委员，金鸿宾教授深知党群关系、民族团结影响重大，总是自觉地把这些当作政治任务尽心尽力地去做。如1969年和1974年，分别救治了蒙古族姑娘斯仁格洛娃（骑马跌伤致下半身瘫痪并发高烧，病情危重）和内蒙古医生高秀甫（被倒塌墙体砸伤髋部粉碎骨折脱位及大腿骨折）。1987年通过市科委转院的西藏地区藏族女青年金措，严重创伤，骨盆骨折，多处褥疮，全身强迫体位，遍体鳞伤，贫血，身体极度虚弱。金鸿宾教授带领全科同志特别是当时的护士长王学琴等人，克服语言不通给医疗护理带来的诸多困难，专医专护，悉心治疗，患者创面逐步愈合，关节活动得以满意恢复，返藏后又可从事原防病检查工作。金措多次来信感谢医务工作者，其发自内心的谢意，语言生动，催人泪下。

光阴似箭，岁月如梭，金鸿宾教授一直要求自己以积极的政治热情工作，曾多次深入学校、农村、工厂、工地了解社情民意，认真调研，结合在国内外的见闻、先进理念与经验，积极参政议政，写了大量提案，多次受到表扬。如20世纪80年代为天津市《120急救电话》的提案、《关于在天津医院内建立天津市创伤急救中心》的提案，直到21世纪《在国内率先成立天津市创伤交通医学研究所》的提案和《关于加强天津市计划免疫工作》的建议等均得到落实，为天津市医疗卫生改革和建设做出了贡献。他曾多次到少数民族集中地区和食品三厂开展调研工作，推动了少数民族经济及文化的发展。

金教授在担任市政协委员、常务委员期间还曾受市政协委派到南开大学、天津大学、天津医科大学及轻工业学院等院校做报告，畅谈自己多年学习、工作体会、国内外见闻与感受，受到了广大师生的热烈欢迎，并拍成《政协之星爱国情》专辑录像带，成为爱国主义教育辅导教材。结合金教授的本职工作，由北京科教电影制片厂拍摄的两部科教片《骨折新疗法》《抓髌器治疗髌骨骨折》，长期在国内外放映，特别是在驻外使馆已成为对外宣传资料的一部分。

学术思想

一、树立 CO 中国接骨学品牌意识，培育中国骨科团队精神

20世纪50年代，我国与西欧一些骨科学者不约而同地对当时骨折治疗提出挑战，如骨折治疗的方法单一，疗程过长，骨折愈合后康复滞后，一些并发症、后遗症经常困扰着医生与患者。这种局面要改变就必须在骨折治疗理论与方法上有所突破，于是在瑞士，西欧的一些学者自发成立了骨连接研究会"AO"。其骨折治疗的基本理论是强调骨折块间的加压固定，以实现 AO 最早提出的骨折治疗原则：①骨折的解剖学对位；②坚强的内固定；③无创操作技术；④伤肢早期主动无痛的活动。Danis 最早提出骨折"Ⅰ期愈合"的概念。"Ⅰ期愈合"曾成为内固定绝对稳定的标志和早期 AO 技术追求的主要目标。这些观点虽对骨折内固定技术及器材研制方面的发展起到了推动作用，但陆续发现了一些致命的缺欠和问题，如开放复位、广泛剥离与暴露，破坏了骨的血运，势必影响其愈合，而钢板螺钉的应力遮挡作用和常发生的再骨折现象，使人们对Ⅰ期愈合理论进行了反思，提出了质疑。

于是从原来强调生物力学固定的观点，逐渐演变到以生物学为主的观点，即 BO（bi-

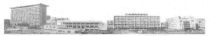

ological osteosynthesis）——生物学的、生理的、合理的接骨术观点。其核心思想是在骨折内固定的同时，更要注意充分保护骨折局部的血供，固定坚强而不加压以保证骨折愈合。BO 主张远离骨折部位进行复位，目前只对关节骨折要求坚强内固定，尚需重视保护血供及软组织，而对骨干骨折只要求恢复长度、对线、纠正旋转、强调微创技术（mini - inva-sive）以保护骨折局部软组织的附着，不再以牺牲骨折部的血运来强求粉碎骨折的解剖复位；使用生物相容性好的内固定器材或可降解的生物制品；尽量减少内固定与所固定骨之间的接触面；尽可能减少手术暴露范围和时间，提出骨折片不干扰观点。

CO 是 Chinese osteosynthesis 的缩写与简称，曾称为中西医结合治疗骨折，初衷也是追求实现 Clay Ray Murray 提出的理想骨折疗法："用仁慈无损伤的办法让骨折对位，将骨局部固定而不要影响关节活动，让患者在骨折愈合期间能生活得像正常人一样。"中华人民共和国成立后，特别是 1958 年以来，中西医结合工作者在努力发掘祖国医药学这一伟大宝库的同时，又动员了不少西医骨科精英运用西医学的临床研究手段自主创新，涌现出闭合复位小夹板局部外固定治疗骨折的新疗法。1963 年 9 月，在罗马召开的第 20 届世界外科学术大会上，我国学者方先之、陈中伟教授分别发表了《中西医结合治疗骨折》及《断手再植》的学术论文，这些首创性的临床成果立即引起了各国学者的极大兴趣。事隔40 年后，西方权威的《临床骨科及相关问题研究》杂志再次全文重登《中西医结合治疗骨折》的学术论文，特别对中国学者方先之教授等首创提出的骨间膜学说给予充分肯定，一致认同前臂双骨折在骨间膜的关联下应视同为关节内骨折的观点，由此可见中西医结合治疗骨折的影响与贡献。"动静结合，筋骨并重，内外兼治，医患合作"的四项原则生动而充分地概括了骨折治疗乃至骨科临床上不可回避的固定与活动、治疗与康复的关系，骨与软组织的关系及其微创理念的内涵，局部与全身、内因与外因的关系及整体观念，医患之间以人为本的人文精神，这些观点及理论经过半个世纪的实践与考验已证明正确无误，且被越来越多的人所接受，是从哲学高度认识与指导实践的典范。

当今，在我国骨科学界几乎无人不晓 AO、BO 这些缩写词组的含义，但当提及 CO，知者却寥寥无几。对中西医结合治疗骨折即中国接骨学 CO 内涵的反应冷漠，颇感陌生，此况令人深思，耐人寻味，反映出我们对此宣传推广不够，对几代人努力创造的成果及影响日渐忘怀与埋没，对此金鸿宾教授深感不安。尽管不少人还在从事这方面的工作与研究，且尚受到患者之欢迎乃至国外同道的关注和兴趣，而遗憾的是，我们自身还远没树立起自主创新的品牌意识。

回顾 CO 发展历程，从简单骨折扩大到复杂骨折，从四肢到躯干，从闭合到开放，从骨干到关节内骨折，不仅复位手法推陈出新，且固定方法也突破了小夹板单一模式而涌现出系列的外固定支具，这在抗震救灾等集中群体伤的救治中显示了无比的优越性。1987年，尚天裕教授提出有限手术论观点，倡导微创手术扩大治疗范围，不难看出 CO 与 AO之相通与共识。同时在基础理论研究方面，生物力学研究从静态到动态，对软组织损伤及感染创面的治疗机理研究已从细胞生物学水平发展到分子生物学水平且取得了不少可喜成果。但应清醒地看到，至今尚未形成一个品牌、一个拳头、一个产业链。金鸿宾教授指出，我们应虚心学习和借鉴国外成功经验，从管理理念与模式上改进中国接骨学的现状，把 CO 推向主流医学，则必须统一筹划创建一个 CO 集团，从理论研究、产品开发、推广应用做到医教研、产销供一体化，临床医学工作者与医药器械研发人员、营销人员团结一致，以学术开路，扩大国内外交流，提升我国骨科界学者的自信心，勇于自主创新，树立CO品牌意识，培育中国骨科团队精神。

金教授常说，当前我国正处于千载难逢、和谐发展的新的上升期，民富国强，国力与国际地位日益提高。CO始终在贯彻源于中西医、优于中西医的指导思想，汲取了中西医两者之长，既具有源远流长的中国特色，又融合含现代气息的国际潮流，深受患者喜欢，顺乎自然，合乎自然，符合生物力学，适应骨组织生物性能。这一疗法为中医学赢得了国际声誉。只要坚持中西医结合的发展方向，不断丰富具有中国特色的骨科学，中国接骨学走向世界指日可待。

现代创伤特点多为高能量损伤，多发严重且并发症多，如何应对和研发更科学的诊治手段与器材、提高理论水平，诸方面都亟待开发与探索。现代中国骨科学不求独树一帜，但应成为当今主流医学中不可或缺的重要部分，它既是中国的，又是世界的，更是患者最为欢迎和认可的，只有这样才能引领未来。

总之，我国骨科学者及其相关研究人员、产销机构，都应齐心协力、团结一致，互相沟通，加强切磋。金教授常说，只有以严肃、严谨、严格的科学态度，掌握与运用现代科学方法，明确自主创新的方向，培育中国骨科团队精神，从基础研究到诊治技术理论、各种器械药物的研发，各路精英大有作为，现代中国骨科学蓬勃发展的春天必将来临！

二、既病防变思想凝练急创重症秩序化智慧

现代创伤的特点是由于致伤因子具有惊人的高能量，瞬间作用人体，可伤及多个部位、多个脏器，造成既有局部损伤，又有全身反应，不停演变和进行性发展的复合临床表现，尤其在局部伤害的同时可伴发遍及心、脑、肺、肠诸多脏器的远至伤，加之应激反应和内毒素的释放，免疫机制遭受激惹，介质、内分泌紊乱，神经、血管、呼吸、循环各系统均难免遭到反复打击，细胞内外环境完全紊乱，乃至表现为"全身炎症反应综合征"严重休克，若不及时救治，将会导致死亡。

若从创伤死亡病例分析，依死亡时间可分成三类：一是现场来不及转运的，主要死于严重的颅脑、脑干、高位颈髓损伤，心脏或大血管破裂；二是伤后7～14天，主要死于感染、中毒、继发多脏衰（MOSF）；三是伤后3～4小时，这是占死亡伤员比重最大的一类，主要是多发伤、失血性休克。这类伤员存在严重窒息、呼吸功能障碍、循环功能不全、低血容量、低氧血症、心律失常乃至心包填塞等进行性失血。这三种可导致死亡的倾向早期及时处理应是可逆转的。针对以上现代创伤特点及严重性，建议各地区建立专业性创伤急救中心，采取多学科一体化方法，在实践中培养与造就新一代创伤专业队伍，逐步取代会诊制、临时组合制。

1987年，天津市建立创伤急救中心，作为中心负责人的金鸿宾教授坚持全天候重点收治多发伤并加强相关研究，实行多学科一体化，集骨科、内、外、胸、脑外、泌尿外科多个学科为一体，强化领导及合作，集中力量，专项从事多发伤的抢救及专科治疗。同时在实践中培养造就现代创伤学专业技术队伍，造就一批通晓现代创伤特点及抢救技能，并有相关专科特长，彼此能互相配合，全面救治多发伤危重伤，又能结合自身专业开展临床基础研究的新一代骨干力量。

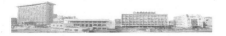

　　金鸿宾教授强调，多发伤中的多发骨折及复杂骨折的处理宜抓紧时机，因势利导，遵循动静结合、筋骨并重、多方互补的原则，在千方百计恢复正常解剖关系时要注意生理功能的恢复，要为患者及其患肢早期活动及早日康复创造条件。浮动关节损伤的治疗宜抓紧固定骨折端，为早期活动关节创造必要条件。多肢体、多部位骨折的处理，可先易后难迅速固定，对移位大、不稳定和危及神经血管及关节面的骨折，应该急诊切开复位内固定，这样可节省时间预防二次损伤，即原本简单骨折若不及时固定也会加大移位造成再损伤。而复杂骨折若不即刻切开复位，后期处理难度更大，其中也有再损伤的可能。早期手术的术式尚可选择，不宜广泛剥离骨膜及软组织，以免造成更多骨折块失去血运，AO的桥式钢板、带锁髓内针都有其先进性。应用小切口经皮穿入桥式长钢板，在X线电视监测下穿过血肿靠近骨膜，跨越粉碎骨折段，在术中牵引恢复肢体正常长度及矫正旋转后，选择近远两端小切口穿入螺丝钉内固定，其思路说明筋骨并重观点越来越为大家所重视。

　　另外，金鸿宾教授指出多发伤及多发骨折漏诊、误诊问题应予充分重视。现代创伤特点是致伤因子能量大，连续作用可导致多部位同时或相继受伤。其中最易漏诊的是下肢多处骨折，甚至股骨干多段、粉碎移位大的严重骨折，而同时尚有髋部损伤、股骨头骨折、髋脱位、股骨颈骨折等。因此强调多发骨折一定要对上下端关节做X线检查，或拍骨盆像。另外，小腿骨折和浮膝损伤中常忽视膝关节韧带损伤，导致膝关节失稳征。骨折的同时还可能有隐性的潜在骨折，即骨膜下无移位骨折，早期不易觉察，治疗中方被发现，甚至出现移位。

　　对于现代多发伤、高能量伤，金鸿宾教授指出，针对仍呈上升趋势的创伤对人类的挑战，将逐步建立起功能齐全的急救医疗服务系统，开放绿色通道，并将促进保险事业发展。基础研究将不断深入，应用生物力学研究手段将加深对受伤机理的认识，从而研究出新的预防性设施。对伤员诊治也会不断加大高科技含量。远程医学、电子技术、信息和计算机技术将得到普遍应用，生物工程技术势将推动创伤诊断和治疗，使其更加现代化，介入外科、微创外科与定位导航等新技术、新器械、新方法、新药品、新观念将层出不穷。随着对严重创伤的应激和神经、内分泌、免疫网络反应，继发性损伤的发生机理，创伤愈合及组织修复的分子、介质、因子等领域的认识不断深入，又将不断提高抢救成活率，并为保障伤员生活质量做出贡献。

三、筋骨并重的微创理念

　　中国接骨学的精髓是治疗原则和指导思想——"动静结合、筋骨并重、内外兼治、医患合作"。金鸿宾教授指出，这四条原则是相辅相成的，需要贯彻始终。动静结合是对骨折固定与活动这一对矛盾的对立统一关系科学而精辟的概括与认识，筋骨并重则是对人体中骨与软组织关系处理的准则。其实质是由始至终在诊断、复位、固定、康复各个治疗阶段强调筋骨并重，就是要尽可能地减少损伤程度与再损伤的发生，特别是对软组织要充分加以合理维护。在中医学里，筋的概念是广义的，筋是肌肉、肌腱、神经、血管、骨周围一切软组织的统称，而对其功能及重要性在整体上一直非常重视。早在《内经》里就有相关论述，如《灵枢·经脉》中有"筋为刚"，认为筋是人体强健力量之源。《素问·痿论》中有"宗筋主束骨而利机关也"的论述。当然还有关于筋同时还是感觉的支配者，引申为肌肉、皮肤等功能的认识。《医学入门》中提出"折伤专主血论"，"瘀不去则骨不

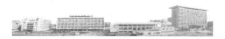

能生，瘀去新骨生"等观点。

中医学对筋的认识及其重视程度是源远流长且不断发展的，与西医学整体观颇有相通之处，体现在骨伤科的诊断治疗全过程中，所追求的是完美统一，不能顾此失彼。

近年来，微创手术、微创外科、微创骨科、微创理念已成为热门话题。不少学者做了精辟表述，提出："微创是外科操作技术的灵魂，是伴随外科学发展壮大而渗透于外科学理论、手术操作技术和辅助器械等发展过程之中的。""微创旨在最大限度地减少损伤，是一个整体化观念。"金鸿宾教授认为，筋骨并重的核心是微创与无创理念的精辟写照。特别在治疗骨折中尤要注意对软组织损伤的认识与处理，对软组织损伤应活血化瘀、消肿止痛、通理气血，保持功能，更要动静结合。在整复固定骨折时，要注意对筋的保护及关照，固定与活动要科学合理统一、适度，而功能的康复更不能舍弃筋的动力功能。

金鸿宾教授特别提到闭合复位手法整复，夹板固定，并不一定都是微创，相反有些粗暴的徒手复位，甚至无麻醉下猛力整复，不仅给患者增加无谓的痛苦，且对筋的伤害、对软组织的损伤，甚至可大于手术所造成的伤害，不仅可挫伤皮肤、肌肉，甚至还可误伤神经、血管，乃致加大骨折损伤程度，使一些简单骨折变成更为复杂的骨折，这些教训理应吸取和加以避免。金教授提倡在无痛下行轻柔娴熟手法整复或必要时部分开放整复，不仅仅是切口大小，更重要的是减少盲目或不必要的皮肤、肌肉及血管、神经的剥离与损伤，合理保护，并特别强调尽量少剥离骨膜，尽量保留局部骨折块的血运，是促进骨折愈合早日康复的重要基础。因此，出色的外科医生应具备鹰眼、狮心和女人的手。从古人金针拨骨到现今撬拨复位，闭合穿针整复骨折同时穿针内固定，还可在电视 X 线机监测下达到满意整复与固定。此外，还涌现出了诸多瞄准器、空心螺钉、带万能轴动的外固定支具，单侧外固定支具，框架式、三维式外固定支具，均可配合完成巧妙复位，有效固定，早期活动，促进康复及骨折愈合，这些无疑都符合微创理念。不论是国内、国外的，我们均可引进应用加以学习创新，为人类做出新的贡献。回顾医学发展史，传统的中医、西医理念应该说都从整体上涵盖了微创理念，即尽可能地减少患者痛苦，减少局部损伤程度，冒较少的风险与付出尽量小的代价来使病伤尽快康复，力争达到最好的效果。"医为仁术"这是所有医生终生追求的共同目标。随着现代科学技术的发展，无疑又为此创造了更大空间，如彩色多普勒检查、CT、螺旋 CT 三维成像、MR 核磁共振，这些高科技手段使得很多病理影像可一目了然，在很大程度上取代了不少探查术。金鸿宾教授指出，在治疗手段上介入外科、腔镜外科的崛起也是借助现代科技实现微创理念的范例，这些对骨科、创伤科同样有现实与指导意义，使得中国接骨学在与时俱进中充满了活力与动人前景。金鸿宾教授解释说：AO 在发展中已认识其不足，又在反思中苦苦摸索，应引起我们关注与借鉴；BO 则只是一些观点的显现，不论在理论上、治法上，还远未成一个体系，更缺少可独成一家的治疗手段及器械；CO 应该说在理论上已比较成熟，不仅有源远流长的历史底蕴，且更符合现代科学理念，CO 有先进的理论和配套的治疗原则及方法，但也应承认，其治疗手段及器械尚需改进与完善，这种现实说明中国接骨学大有前景及发展空间。以人为本、提倡微创任重道远，尚需努力，与时俱进、实事求是大胆创新，吸取与应用现代科技手段推动 CO 更快发展。

金鸿宾教授经常回忆起恩师尚天裕教授生前带领大家一起发掘各家整复手法，用西医

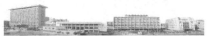

学理论加以提高与规范。在医疗实践中弘扬中医骨伤"因形制器"的传统，鼓励研制不同部位各类骨折所需的不同形状的小夹板、纸压垫、牵引架、外固定器，而其真谛都包含了以筋束骨、筋骨并重的微创理念。

四、骨折修复"专从血论"的中药内治法

在从事创伤骨折救治的大量临床工作经验分析总结中，金鸿宾教授发现，在大型西医院中，除了手术、固定、创面修复、功能锻炼康复方面可以与国际接轨，汲取大量先进理念、技术外，药物应用多以进口药与仿制药物为主，恰恰中医药学无论古代文献记载还是历代中医骨伤大家乃至现代中药制剂，均提供了十分丰富的宝贵经验与研究成果。在近代伤科经验传承中，中药内治法与敷贴法的研究比重远远高于外治法，无疑发现了"一座宝库"。金鸿宾教授倡导刘宗厚"损伤一证，专从血论"的内治原则，也欣赏现代"菌毒并治"的中药应用方法。清热解毒、活血化瘀、补益肝肾、健脾利湿等诸多治则为辨证思考创伤骨病不同病理阶段提供创伤修复、整体功能康复等所需的药物内治法方案，而这些优势又是其他国家无法比拟的。

金鸿宾教授在前期观察创伤创口修复、消肿止痛、健骨继筋、体液补充等临床工作中，发现了天津地区中西医结合制剂如金刀散、生肌膏、活血片等所具有的优势作用，发现在创伤疾患中，"活血、止血、补血"机制贯穿诊治始终。这与微创骨科保护血运、有限手术、以筋柔骨、顺应应力、完整功能的观念相得益彰，即"内外兼治，血贵于顺"。随着老龄化社会的来临，老年骨质疏松骨折、骨关节炎占据了大量门诊病历，金鸿宾教授将仙灵骨葆片等中药应用于临床，与破骨细胞抑制剂联合应用，呈现出破骨细胞抑制与成骨细胞促生长的双重效果，为老年骨病防治提供新的研究思路。

临证经验

一、抓髌器治疗髌骨骨折

1742 年，我国清代医家吴谦等编著的《医宗金鉴·正骨心法要旨》（卷八十七至卷九十）对髌骨的解剖生理及损伤后的病理表现已有较系统的记叙："膝盖骨即连骸，亦名髌骨，形圆而扁，复于楗骹上下两骨之间，内面有筋联属，其筋上过大腿……如有跌打损伤，膝盖上移者，其筋即肿大，株连于腘内之筋……若膝盖离位，向外侧者，则内筋肿大；向内侧者，则筋直腘肿，宜详观其骨如何斜错，按法推拿，以复其位。"此外，还记有古代曾使用的膜骨治疗器具，名"抱膝器"："抱膝者有四足之竹圈也，以竹片作圈，较膝盖稍大些，须再用竹片四根，以麻线紧缚圈上，作四足之形，将白布条通缠于竹圈及四足之上，用于膝盖，虽拘制而不致痛苦矣。用法释义：膝盖骨复于楗骹之端，本活动物也。"

西方医学在 1870 年前对髌骨骨折普遍使用伸膝屈髋位夹板固定、卧床休息、抬高患肢、按摩等方法，其结果往往导致纤维愈合及遗留残疾。1877 年 3 月，Hector Cameron 首创切开整复髌骨横断骨折治疗方法。但 Bolher 指出，膝关节是人体最大的又是对感染最敏感的关节，成功的疗法应是不切开治疗骨折。1942 年 Walmsley、1944 年 Cohn 均用家兔实验，证明切除髌骨后，膝关节软骨将发生退行性变，髌骨不仅有增强股四头肌的作用，

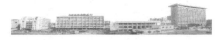

还可保护膝关节的功能。而 1960 年德国学者 Pap 又推崇功能疗法治疗髌骨骨折。1979年，Muller 为了术后能早期活动，主张在切开复位后沿髌骨纵轴穿入两枚克氏钢针，再绕过针的两端，在髌骨前侧做钢丝襻固定，可早期伸屈活动，然其操作较为复杂且只适于中部横断骨折。

　　金鸿宾教授在临床实践中发现髌骨骨折较难处理，阅读中医学相关文献并联想起恩师方先之教授曾发表的《研究应该怎样处理新鲜髌骨骨折》一文，将这一学术界争论不休的课题作为自己的突破方向，沿着尚天裕教授的技术路线在临床上不断摸索更新，在得到包括患者在内多人的启发与帮助之下，终于功夫不负有心人，于 1984 年发明了"抓髌器"（图 7～图 10）。抓髌器在临床中的应用，既保持了骨折在复位后的位置稳定，又保证了肢体的活动功能与血液循环，解决了髌骨骨折中固定与活动的矛盾。通过中西医结合手段创造性地实现了固定坚强与早期活动的辩证统一。

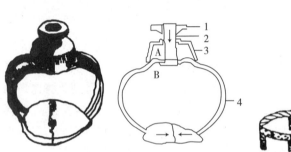
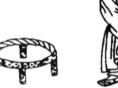
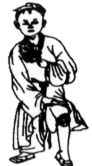

抓髌器示意图
1.螺母；2.螺栓；3.加压帽；4.抓髌钩　　　　抱膝器　　　　抱膝器用法

图 7　抱膝器及抓髌器示意图

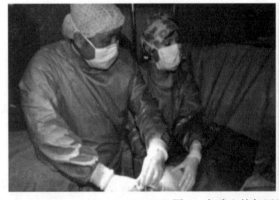
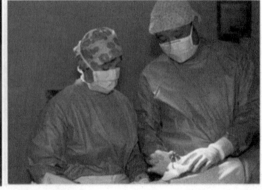

图 8　在瑞士杜尔医院演示抓髌器手术

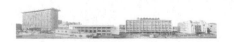

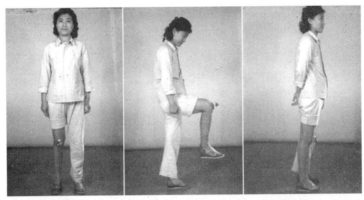

图9 使用抓髌器治疗髌骨骨折术后早期功能锻炼

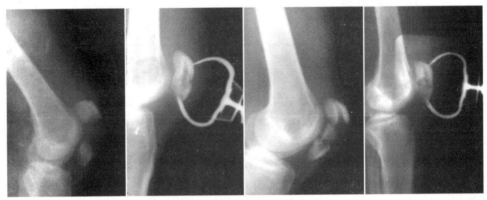

图10 抓髌器治疗髌骨骨折的影像学资料

二、辨证论治，药物治疗

金鸿宾教授指出，筋伤的治疗应以辨证论治为基础，贯彻局部与整体兼顾、内治与外治并举的原则。既要注意局部损伤的变化，又要重视脏腑、气血的盛衰；既要注意内服药物的治疗，又要重视外用药物的应用；并以八纲辨证及经络、脏腑气血等辨证为治疗依据，根据损伤的虚实、久暂、轻重或缓急等具体情况，采用不同的治疗方法。筋伤的治疗，新伤当以化瘀、通络、止痛为主；如迁延失治，络道阻碍，血不荣筋，则筋膜僵硬，治宜养血荣筋；若关节筋膜陈旧性损伤反复发作、留瘀未化者，当活血和营、舒筋通络；若患肢肉削形瘦，气血失养，治当重补气血；若筋伤而风寒湿乘虚侵袭，则以温经通络为主，助以化瘀祛风湿；若筋伤感染或血瘀化热，腐筋蚀骨且局部红肿热痛、高热烦躁或血热妄行，当清热解毒、凉血止血。

（一）内治法

《正体类要·序》曰："肢体损于外，则气血伤于内，营卫有所不贯，脏腑由之不和。"阐明局部筋伤通过气血、经络可影响脏腑及全身。因此，治疗应从整体着眼，辨病与辨证相结合，将筋伤发生、发展、转归的连续性及阶段性与三期辨证用药结合起来。内治法常用的剂型有汤剂、酒剂、丹剂、丸剂和散剂等，近年来也有学者把内服药制成针剂、冲剂或片剂，更方便于临床应用。

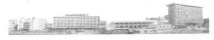

1. 初期治法

筋伤初期（伤后 1~2 周），以气滞血瘀、疼痛、肿胀或瘀血化热为主。根据"结者散之"的原则，宜用攻利法，常用攻下逐瘀法、行气活血法和清热凉血法。如损伤严重、瘀血蓄积，出现脏腑受损、卒然昏厥、不省人事等，应辨别虚实，因证论治。

2. 中期治法

筋伤中期（伤后 3~6 周），病情虽已减轻，但仍有一定程度的疼痛、肿胀，同时可能出现肝、肾、脾、胃虚弱，形成虚实兼有之证，治疗上宜攻补兼施、调和营卫，以"和"法为主。常用和营止痛法和舒筋活络法。

3. 后期治法

筋伤后期（筋伤 6 周以后），瘀血、肿胀基本消除，但撕裂损伤之筋尚未能愈合坚固，经脉未能完全畅通，气血、脏腑虚损之症突出。其治法应同慢性筋伤，以补益为主，常用补养气血法、补益肝肾法。因损伤日久，若调护不当，复感风寒湿邪者颇多，后期治法还应包括温经通络法。

（二）外治法

外治法是一种将药物制成一定剂型，放置在损伤部位，对伤病局部进行治疗的方法，在筋伤治疗中占有重要地位。外治法和内治法一样贯穿着整体观念和辨证论治的精神，也是运用中医基本理论，通过望、闻、问、切，四诊合参，经过归纳与分析，得出初步判断和施治方法。清代吴师机认为："外治之理，即内治之理；外治之药，即内治之药，所异者法耳。"外用药物主要通过皮肤渗透进入体内发挥疗效，临床上大致可分为敷贴药、搽擦药、熏洗湿敷药和热熨药。

对于开放性损伤的治疗，外用中药有许多优点：操作简便，不需严格无菌操作，因中药本身有一定的抑菌作用，改善局部血运，伤口肉芽组织及上皮生长迅速。骨头面上可长出骨肉芽岛，将暴露的骨面覆盖。肉芽面上可长出皮岛，新生上皮可向心和离心两方面生长，将创面覆盖。用中药后，创面分泌物黏稠色清、无恶臭。伤口分泌物中含有大量的溶菌酶，吞噬细胞数量增多，吞噬能力增强，提高了机体的防御免疫及抗感染能力，一般伤口内化脓菌如葡萄球菌、绿脓杆菌很快消失。愈合后创面瘢痕瘪，弹力好，粘连少，皮色接近正常，很少发生挛缩。另外，药源充分，制作简单，携带方便。

三、手法复位

下颌关节脱位亦称颞颌关节脱位，唐代孙思邈《备急千金要方》称为"失欠颊车"，清代吴谦《医宗金鉴·正骨心法要旨》称为"吊下巴"，清代顾世澄《疡医大全》名之"脱颏"，胡廷光《伤科汇纂》称之"颌颏脱下"。下颌关节由下颌骨的一对髁状突和颞骨的颞颌关节窝构成，是人体头面部唯一可动的关节。其脱位好发于老年人及身体虚弱者，临床较常见。按脱位时间和复发次数，可分为新鲜、陈旧和习惯性脱位三种；按一侧或两侧脱位，可分为单侧脱位和双侧脱位两种，按脱位后髁状突位于颞颌关节窝的后方或前方，可分为前脱位和后脱位两种，临床中多见前脱位，后脱位罕见。

（一）病因

1. 过度张口

下颌关节周围有关节囊包绕，囊的侧壁为韧带所加强，但前壁较薄弱松弛，无韧带加

 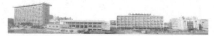

强，且张口时，髁状突向前移至关节结节之下，处于不稳定位置。当过度张口，如大笑、打哈欠、拔牙、呕吐等动作时，下颌骨的髁状突容易经前壁越过关节结节，形成下颌关节前脱位。

2. 暴力打击

《医宗金鉴·正骨心法要旨》云"或打扑脱臼"，即指暴力打击引起的下颌关节脱位。下颌部遭受侧方暴力打击，或在单侧臼齿咬食较大硬物时，关节囊的侧壁韧带不能抗御外来暴力，则可发生一侧或双侧下颌关节脱位。

3. 肝肾亏损

《伤科汇纂·颊车骨》说："夫颔颏脱下，乃气虚不能收束关窍也。"年老体衰，久病虚弱，气血不足，肝肾亏损，血不荣筋，致使韧带松弛，容易发生习惯性脱位。下颌关节脱位主要是下颌骨的髁状突越过颞骨的关节结节最高点，交锁于颧弓下而形成，新鲜脱位复位后过早活动，容易复发，往往导致习惯性脱位。

（二）临床表现

本病有受伤史，或有习惯性下颌关节脱位的既往史。脱位后可出现口呈半开合状态，不能张合自如，语言不清，咬食不便，吞咽困难，不断流涎等症状。双侧脱位表现：下颌骨下垂、前突，咬肌痉挛呈块状隆起，面颊扁平。双侧颧弓下可能触及髁状突，耳屏前方可触及一凹陷，患者常以手掩口就诊。单侧前脱位表现：口角歪斜，口半开合状态较双脱位小，下颌骨向健侧倾斜，患侧低于健侧，患侧颧弓下可触及髁状突，耳屏前方可触及凹陷。

下颌关节脱位，口被弹性固定于半开合状态，面颊变为扁平，咬肌痉挛成块状，颧弓下可触及髁状突，耳屏前方可触到凹陷。双侧脱位下颌骨下垂前突；单侧脱位，口角歪斜，下颌骨向健侧倾斜。稍受外力又脱位者，为习惯性脱位。

（三）治疗方法

手法整复

（1）口内整复法和软木垫整复法（图11、图12）均不卫生，患者感觉不适，紧张恶心。医生容易手部受伤。

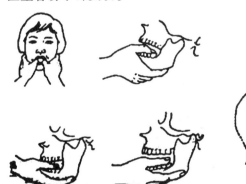

图11　口内整复法和软木垫整复法

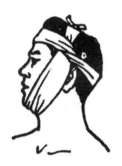

图12　绷带固定法

（2）点穴下关指压复位法（图13）文明卫生，轻巧舒适。

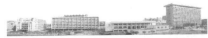

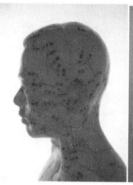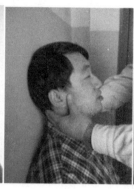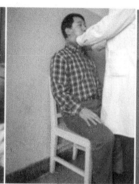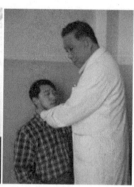

图 13　点穴下关指压复位法

（3）关键点：①在紧贴墙壁处放好一凳或椅，令患者端坐，头枕部紧贴顶于墙壁。②术者用双手鱼际轻柔抚压患者耳前双颊部肌肉。③待患者略加松适时，术者用双手拇指对向挤压患者的下关穴，由轻及重徐徐用力加压，即可感到滑动，瞬即复位成功。④检查患者咬合关系是否恢复正常，嘱患者放松休息，近日免吃硬食，对身体极度虚弱、肌肉过度松弛者可选用口罩或绷带固定下颌。

四、多发伤与多发骨关节损伤的诊治

多发伤是指同一致伤因素所致 2 个或 2 个以上解剖部位的严重损伤。多发骨关节损伤指 2 个以上的上、下肢长管状骨折及关节损伤，含脱位，骨与软骨损伤，韧带及关节囊损伤，开放性与闭合性肌肉、肌腱、神经、血管等软组织损伤等。合并脊柱与骨盆损伤者，常因脊髓、神经、血管损伤、休克等，救治难度更大。

（一）现代创伤特点与对策

现代创伤特点除其严重性以外，由于其突发性、多发性，以及群体伤多、危重伤多，对医生而言，易出现应接不暇、顾此失彼的局面；具体到多发伤、多发骨折者身上，漏诊率也较高。金鸿宾教授的经验是，针对群体伤要分工严密，有条不紊，由接诊、鉴别，到按伤情轻重分别安置不同区域就诊。在病历与患者身上贴上序号、姓名、伤类、受伤时间等醒目标志，对危重多发伤直接送抢救室，医护人员各就各位，按平时演习的列阵图分工操作，各司其职，有指挥记录的、有负责呼吸给氧的、有保证静脉输液的、有掌管监测及联络的。重症患者即时急诊手术可显著提高生存率。为减少多发伤漏诊，各级医师均按程序观察与检查实施"撞击计划"（crash plan），互相反复动态地观察与诊治。按序检查与观察，但不要反复搬动患者，以防浪费时间及加重损伤。根据伤情，对重症多发伤与多发骨折患者常规行 X 线检查，如骨盆正位片、脊柱正侧位片、胸片等。更为严重的多发伤患者还可根据需要快速拍摄多层次 CT 扫描，全身扫描不到 5 分钟即可完成，一目了然，可显著降低漏诊率。但这需要有条件、有必要时施行，目前尚不应列为常规检查手段。反之，床边 B 超检查对胸腹腔脏器损伤及内出血等诊断颇有帮助。B 超检查基本无创且经济，可反复动态观察。鼓励急诊室医师自行检查更为快捷。多发骨折漏诊、误诊问题应予充分重视。现代创伤致伤因子能量大，连续作用可导致多部位同时或相继受伤。这与过去教科书中直接暴力、间接暴力所致单处应力骨折呈鲜明对照。金鸿宾教授特别指出，其中最易漏诊的是下肢多处骨折及股骨干多段、粉碎、移位大的严重骨折，同时尚有髋部损伤、股骨头骨折、髋脱位、股骨颈骨折等。因此，对于多发骨折一定要对上下端关节行X线检查或拍骨盆像。另外，小腿骨折和浮膝损伤中常忽视膝关节韧带损伤。在长管状骨骨折中，显性、有移位的骨折同时还可能有隐性的潜在骨折，即骨膜下无移位骨折，早期不易觉察，甚至出现移位，治疗中方被发现。

（二）浮动关节损伤

浮动关节损伤，是指构成关节两端的骨同时发生骨折。自 1975 年 Blake 和 McBryde 提出浮膝损伤概念以来，如今临床上"浮肩""浮肘""浮腕""浮髋""浮踝""浮盆""浮椎"之类损伤日益增多，究其原因是致伤因子能量过大，导致邻近大关节周围多段、多发骨折呈明显上升趋势；再者就是临床工作者，尤其骨科同道对大关节邻近损伤将严重影响关节功能康复的认识加深，诊断警觉性提高而陆续报道上述各浮动关节损伤。早期不及时治疗，必然影响关节功能。大关节两端相邻部位骨折甚至常累及关节面发生断裂，即Ⅲ型浮动关节损伤，应该尽快切开复位，坚强固定，为早期活动关节及肢体创造条件。然而，困难之处往往在于多发伤患者伤情过重，且合并有多脏器损伤，或休克早期不容插手固定骨折。理论上，尽量在一次麻醉下，处理脏器损伤的同时完成骨折固定，至少一处骨折固定为佳。若实无可能，力争在 48 ~ 72 小时内完成复位、固定。多发伤、多发骨折本身有其特殊规律，除易漏诊等诊断困难外，仅就治疗而言也常显得时间紧迫。在抢救与处理危及生命的一些器官损伤时，不容妥善处理骨折，但又不能无限期等待，而应积极地争取尽快处理骨折，减少出血与继发损伤。国内外大宗临床病例报告都无可争辩地证明，在多发伤、多发骨折中，尤其一些长管状骨，只有早期切开复位内固定，才能预防与减少这类危重患者常发生的危及生命的一些严重并发症，特别是脂肪栓塞、急性呼吸窘迫综合征（ARDS）、挤压综合征、肾功能衰竭及肺栓塞等。因此，金鸿宾教授指出：①对多发伤、多发骨折患者首位任务是抢救生命。应警惕这类患者处理不当随时会有生命危险，更要全面检查，万勿漏诊胸及腹腔内脏器损伤及颅内血肿的发展与变化。②对骨折的处理应在生命体征基本稳定，且排除或已经处理好上述危及生命的严重创伤后，尽快实施骨折处理。

金教授指出，早期手术有效固定骨折是必要的，应尽早、尽快将主要骨干骨折施行手术固定，这是现代多发伤治疗的一大进展。切开复位可及时清除骨折处深部血肿达到减压目的，术后放置引流管负压引流，不仅可杜绝筋膜间隔综合征，预防感染，而且可明显降低脂肪栓塞的发生。多肢体、多部位骨折的处理可先易后难，迅速固定，对移位大、不稳定和危及神经、血管及关节面的骨折应该紧急切开复位内固定。而复杂骨折若不即刻切开复位，后期处理难度更大，其中也有再损伤的可能。当然，早期手术的术式尚可选择，不宜广泛剥离骨膜及软组织，以免造成更多骨折块失去血运，AO 的桥式钢板、自锁与带锁髓内针都有其先进性。应用小切口经皮穿入桥式长钢板，在 X 线电视监测下穿过血肿靠近骨膜，跨越粉碎骨折段，在术中牵引恢复肢体正常长度及矫正旋转后，选择近远两端小切口穿入螺钉内固定。此思路说明，微创理念越来越为大家所重视。对软组织损伤严重、难以闭合的开放骨折等，采用穿针外固定器也能取得良好的效果。

（三）骨盆损伤

骨盆骨折伴髂内动脉损伤出血的患者，急诊行介入栓塞治疗，较手术探查为好。前后

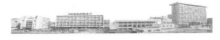

入路切开复位内固定对移位严重的骨盆骨折，特别是累及髋臼的损伤，有明显提高疗效、便于护理和改善生活质量的优点。有些粉碎严重的髋臼骨折，单纯采用前路或后路内固定均不能达到髋臼的解剖复位，影响术后髋关节功能，导致创伤性关节炎的发生。这种情况下应采用前后联合入路内固定，恢复髋关节的同心圆对位。但应注意避免不必要的广泛骨膜剥离，做好止血及引流，术后可辅以非甾体类抗炎药物，预防术后异位骨化。骨盆外固定支架适用于 Tile B 型骨折，即骨盆旋转不稳定损伤。对 Tile C 型或其他更复杂的骨盆损伤，可以将骨盆内固定和外固定有机地结合起来。外固定穿针固定在髂前下棘较髂前上棘更牢固、便利。

（四）脊柱脊髓损伤

随着脊柱外科的发展，脊柱损伤治疗手段日益增多且取得了显著进步。值得注意的是，对脊髓损伤建议治疗态度仍以积极些为好，不宜回避，尤其药物治疗进展也很大，如应用大剂量甲基强的松龙及神经节苷脂等。脊柱生物力学不稳定及脊髓持续压迫是手术治疗的指征。近年来，越来越多的学者认识到脊柱前路支撑植骨融合的必要性。因此，脊柱前路复位、植骨、内固定术逐渐流行。对于一些累及脊柱三柱、稳定性极差的骨折脱位，由于脊柱后柱张力带结构的损伤，仅仅前路内固定是不稳定的，应选择适应证开展脊柱前后联合入路手术。有些医院已开展一次性麻醉、同一体位下前后联合入路脊柱内固定手术。总结其适应证如下：①属于 AO 分型中 C3 型的胸腰椎骨折、脱位，尤其是存在脊柱横向脱位者。②腰椎爆裂骨折，椎管有明显占位达 30% 以上，椎体高度明显降低达 50%以上，且损伤累及后柱并有椎管内占位者。一次完成前后联合入路复位与固定手术，虽然较单纯前路或后路手术的时间长、出血量多、手术创伤大，对术者的技术要求高（要求术者掌握侧卧位下椎弓根钉植入技术，熟悉前路的解剖结构），但对于前后路均需要手术的患者，同一体位下一次性完成手术，较分次手术既有协同复位、一次固定的优势，又能相对减少出血量及缩短手术时间，减轻患者的经济负担。

（五）骨缺损的治疗

骨不连，骨折不愈合、延迟愈合及畸形愈合，除固定不当外，骨组织完整性未予充分恢复也是重要原因之一。急诊手术是否需要行植骨术目前尚有争论。金鸿宾教授认为，不宜使用大块异体骨植骨，特别是对长管状骨缺损患者尤其要慎重选择。随着骨组织工程学研究的深入，近年来骨形成发生蛋白（BMP）相关产品也层出不穷，但临床应用过程中也曾出现一些问题，如异物反应、迟发感染等。因此，BMP 在制作工艺、使用方法、评估疗效方面还需继续研究与关注。当前应用外固定支具科学地进行骨延长、骨搬移术效果颇佳。

（六）大面积脱套伤

大面积软组织脱套伤、严重污染的开放骨折、软组织失活广泛的四肢骨折，也是常见的现代创伤之一。其治疗在以往强调早期彻底清创、关闭伤口的原则下，又有所发展。一是早期彻底清创，不论在判断还是实施上都有一定限度及困难，故不得已时允许分次清创。在密切观察治疗中，反复手术处理。有些过大创面虽经反取皮等措施也难以Ⅰ期关闭者，可有限度地清创后湿敷创面，在控制感染治疗中视创面张力二次闭合伤口，待条件允许后行转移皮瓣闭合伤口。但对老年患者，尤其是合并神经、血管损伤者，结合截肢指数判断，应早期截肢以减轻患者生命及经济上的压力。不提倡为保留一个残肢而冒肾功能衰竭、败血症的危险或承受长期治疗的负担。而对无重要神经、血管损伤的严重开放性骨折，外固定支具有利于创面治疗及Ⅱ期闭合伤口。多段粉碎骨折可不断整复固定，最终达到满意愈合。随着克隆技术与组织工程学的进展，大面积软组织脱套伤的治疗将会有新的突破。

医案选介

一、垫枕练功自身复位法治疗胸腰椎骨折

王某，女，23 岁，住院号 3382，1975 年 1 月初诊。

主诉及病史：患者于 1975 年 1 月 15 日因高处坠落致胸腰部疼痛，活动受限，伴有双下肢麻木无力，腹胀。于我院急诊行 X 线检查示：第 1 腰椎椎体压缩骨折合并截瘫，截瘫指数 5。急诊以"腰 1 椎体压缩骨折合并截瘫"收入院，患者入院以来，胸腰部疼痛，腹胀，双下肢麻木无力，大便未解，小便潴留。

查体：胸腰段疼痛，活动受限，第 12 胸椎、第 1 腰椎椎体棘突及椎体旁压痛、叩击痛，伴有双下肢麻木无力。肠鸣音 4 次/分。

诊断：第 1 腰椎压缩骨折合并截瘫。

治法：腰部垫枕练功自身复位法（图 14）。

操作：患者取平卧位，于胸腰段（第 12 胸椎～第 1 腰椎椎体）处垫以高约脊柱总长 1/2 的硬质垫枕，以维持腰部椎体的正常生理弧度。垫枕复位过程中，其高度可适当调整。嘱患者垫枕过程中保持仰卧位，以头、双肘、双足为支点向上拱起腰部。

1 个月后复查 X 线（图 15）：第 1 腰椎椎体压缩骨折。对比练功前 X 片可见第 1 腰椎椎体膨胀恢复，腰部生理弧度渐恢复。患者腰痛及双下肢症状逐渐缓解，二便可自控。去除垫枕后嘱其继续五支点练功。

6 个月后患者门诊复查，双下肢感觉运动基本恢复，腰椎生理弧度恢复。随访多年，生活自理，恢复原工作，可参加体育活动。

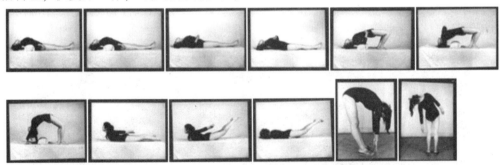

图 14　垫枕练功

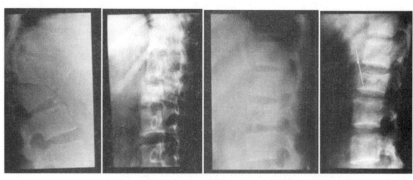

图15　治疗前 X 线和治疗后 X 线

【按】本例系第 1 腰椎椎体压缩骨折合并截瘫，通过腰部垫枕练功自身复位法治疗脊柱的压缩骨折，是以腰部的背伸肌群为复位动力，利用自身肌肉牵拉力纠正压缩骨折，保持稳定的脊柱生理弧度。背伸肌群牵拉力的作用类似于夹板固定，使压缩的椎体被牵开，一旦生理弧度被恢复，相应节段的脊髓压迫也随之缓解。

二、中西医结合闭合复位小夹板固定治疗髋关节骨折伴脱位

高某，男，43 岁，住院号 2806，1974 年 6 月初诊。

主诉及病史：患者因 1 天前土墙倒塌砸伤致右髋疼痛肿胀畸形、活动受限，就诊于我院急诊。行 X 线检查示：右髋臼骨折、股骨干粉碎骨折伴右髋关节脱位。急诊以"右髋臼骨折、股骨干粉碎骨折伴右髋关节脱位"收入院。入院时患者右髋部肿胀疼痛、活动受限，右足活动、血运好。纳少腹胀，大便未解，小便正常。

查体：右髋部肿胀疼痛，右股骨近端向外向后成角畸形，异常活动及纵向叩击痛，足背动脉可触及。

诊断：右髋臼骨折、股骨干粉碎骨折、右髋关节脱位。

治法：胫骨结节牵引，重量 6kg；右髋关节闭合复位；夹板固定。

1974 年 6 月，在硬膜外麻醉下行右髋关节闭合复位、胫骨结节牵引、夹板固定。1 个月后，去除牵引。2 个月后门诊复查，已扶双拐下地行走。6 个月后门诊复查，双下肢功能基本恢复，复查 X 线：骨折、关节复位，对位良好，骨痂形成（图16）。1 年后门诊随访，正常行走，双下肢等长无畸形，X 线示骨折愈合（图17）。

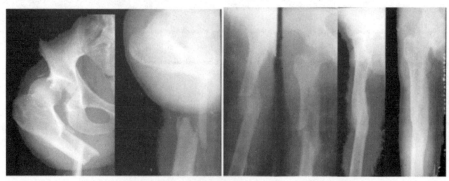

图16　受伤后影像、骨折脱位复位固定后及康复期影像

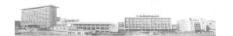

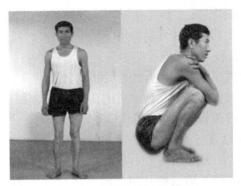

图17　1年后门诊随访外观

【按】本例系双手指压法令股骨头回复髋臼内，结合小夹板固定、胫骨结节牵引治疗髋关节骨折脱位伴股骨干粉碎性骨折，先行右髋关节闭合复位，恢复股骨头与髋臼的正常对位解剖结构。由于右股骨干多处骨折，通过胫骨结节牵引产生纵向的动力，使股骨骨折断端各部的侧方移位与成角移位逐渐回纳，最后使用小夹板固定股骨干，保持骨折复位的稳定。

三、抓髌器治疗髌骨骨折

刘某，女，46岁，1993年6月初诊。

主诉及病史：患者摔伤左膝致肿胀、疼痛、活动受限1小时。伤后无昏迷，就诊于我院急诊。行X线检查示：左髌骨骨折。急诊以"左髌骨骨折"收入院。入院时患者左膝肿胀疼痛、活动受限，局部皮肤无破损，伤后无发热，无胸闷、腹痛不适，未进饮食，二便未解。

查体：左膝肿胀、压痛，皮下可触及分离的骨折块，伸屈膝运动受限，左下肢远端感觉、血运、运动正常。

诊断：左髌骨骨折。

治法：消肿止痛对症治疗；左髌骨抓髌器外固定。

1993年6月29日在股神经阻滞麻醉下行左髌骨抓髌器外固定复位术。术后3日，患者开始在床上做左膝10°以内的屈伸活动，即可下地行走。术后2周，去除抓髌器并在不负重下做患膝60°以内的屈伸活动。术后3周后，开始扶拐下地适当活动，复查X线：断端对位、对线良好。术后4个月门诊复查，左膝关节功能完全恢复，X线示骨折愈合（图18）。

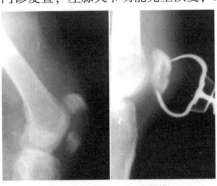

图18　术前、术后影像

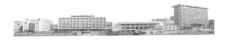

【按】本例系抓髌器外固定治疗髌骨骨折，抓髌器可使患者进行早期功能锻炼，避免了膝关节的后期粘连。抓髌器固定3日后即可开始10°以内的屈伸活动，2周后可做60°以内的屈伸活动，4周左右患膝关节功能可基本恢复正常，避免了由于长期制动造成的膝关节粘连。抓髌器的使用体现了中西医结合治疗骨折的动静结合、筋骨并重原则，其力学特点为早期合理的功能锻炼提供了基础，为术后的功能康复提供了保障。

四、股骨髁上牵引治疗股骨干畸形愈合

李某，男，23岁，1973年5月30日初诊。

主诉及病史：患者因70天前外伤致右股骨干骨折，骨折畸形愈合，右下肢短缩约8cm。行X线检查示：右股骨干陈旧性骨折，畸形愈合（图19）。门诊以"右股骨干骨折，畸形愈合"收入院。入院时患者右下肢短缩8cm，无疼痛，活动略受限，右足活动、血运好。入院以来二便正常。

查体：右下肢短缩畸形，约8cm，无异常活动及纵向叩击痛，足背动脉可触及。

诊断：右股骨干陈旧性骨折，畸形愈合。

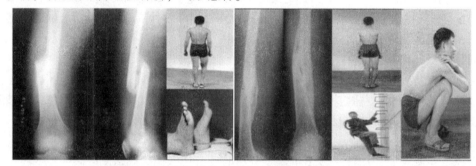

图19 术前影像及外观，术后、牵引后影像及外观

治法：入院后完善各项检查，除外手术禁忌证后，于1973年6月2日行手术治疗，取右大腿外侧小切口，凿断骨折端。术后行股骨髁上骨牵引，重量逐渐由8kg增加到17kg。后患肢恢复原长度，骨折愈合，功能恢复好，继续从事原来工作。

【按】本例系股骨干截骨结合股骨髁上牵引治疗右股骨干陈旧性骨折及畸形愈合，先行右股骨干截骨术，矫正畸形愈合，恢复股骨干的正常对位解剖结构及长度。术后行股骨髁上骨牵引，维持对位及长度，逐步增加重量，直至骨折完全愈合、双下肢等长。

论　著

一、论文

金鸿宾教授近年来发表论文列目如下（会议期刊未列出）：

［1］王基，金鸿宾．创伤急救中的VIP程序．创伤杂志，1987（2）：120-121.

［2］金晓琴，金鸿宾．骨疏松症最近研究状况．临床荟萃，1988（9）：423-424.

［3］金晓琴，金鸿宾．应用休克指数指导抢救创伤性休克．天津医药，1989（3）：178.

［4］武学敏，金鸿宾．骨盆骨折合并膀胱破裂146例报告．中华创伤杂志，1992

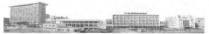

（6）：369 – 371.

［5］金鸿宾，尚天裕，李宝和．再议怎样处理新鲜髌骨骨折——兼谈应用抓髌器的体会．中华骨科杂志，1994（3）：172 – 173.

［6］赵军，杨明富，金鸿宾．经皮撬拨术治疗踝部骨折．中国中西医结合外科杂志，1996（3）：165 – 166.

［7］王若明，金鸿宾，范玉强．104 例创伤性连枷胸早期治疗的临床分析．中国危重病急救医学，1996（4）：47 – 48.

［8］金晓琴，金鸿宾．腹部闭合性损伤临床和超声结合诊断方法介绍．中国中西医结合外科杂志，1996（6）：78 – 79.

［9］杨明富，赵军，金鸿宾，等．中西医结合治疗多发伤伴多发骨关节损伤．中国骨伤，1997（3）：35.

［10］万春友，金鸿宾，王若明．创伤性连枷胸与肺挫伤．中国危重病急救医学，1997（4）：58 – 60.

［11］万春友，金鸿宾．创伤性“浮膝”损伤 78 例回顾与分析．中华骨科杂志，1997（6）：14 – 17.

［12］李宝和，赵军，金鸿宾，等．可吸收缝合线治疗锁骨远端Ⅱ型粉碎性不稳定型骨折．中华创伤杂志，1999（1）：63.

［13］纪凤山，金鸿宾．危重创伤合并 DIC 的评分筛选诊断．创伤外科杂志，1999（2）：98 – 100.

［14］万春友，王若明，金鸿宾．克氏针纵插胸壁治疗创伤性连枷胸28 例．中国危重病急救医学，1999（4）：61 – 62.

［15］万春友，金鸿宾，姚辉．三维可调骨折外固定支架治疗胫腓骨骨折．中国中西医结合外科杂志，2000（2）：20 – 22.

［16］姬世岚，王基，金鸿宾．后尿道损伤的早期治疗．中国中西医结合外科杂志，2000（3）：37 – 38.

［17］夏群，金鸿宾．浮椎损伤．中华骨科杂志，2000（8）：58 – 59.

［18］金鸿宾．骨质量对骨折及其治疗的影响．中国骨伤，2001（2）：3 – 4.

［19］杨明富，赵欣然，金鸿宾．51 例浮动膝关节损伤的治疗．中华创伤杂志，2001（8）：30 – 32.

［20］魏万富，金鸿宾，葛展时．腓骨长肌腱重建修复陈旧性跟腱断裂15 例．中华创伤杂志，2001（9）：54 – 55.

［21］金鸿宾．学习与创新是中西医结合的永恒主题．中国骨伤，2001（12）：3.

［22］金鸿宾，尚天裕．骨折治疗的回顾与思考．中国骨伤，2002（1）：5 – 7.

［23］杨明富，金鸿宾．缺血预适应的研究进展．中国骨伤，2002（9）：63 – 65.

［24］王君韬，金鸿宾，谈建．交锁髓内钉结合可吸收线治疗股骨干粉碎骨折．中国矫形外科杂志，2003（17）：70.

［25］金鸿宾．与时俱进开拓创新努力推动中国接骨学不断发展．中国骨伤，2003（1）：5 – 6.

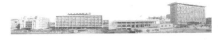

[26] 金鸿宾．筋骨并重的微创理念．中国骨伤，2003（7）：5－6.

[27] 张继东，夏群，金鸿宾．祖国传统医学对骨质疏松症的治疗进展．中国骨伤，2004（1）：67－68.

[28] 金鸿宾．多发伤与多发骨关节损伤的诊治进展．中华创伤杂志，2005（1）：70－73.

[29] 金鸿宾．中国接骨学的走势和前景．中国骨伤，2005（2）：5－6.

[30] 金鸿宾．自主创新推动我国骨科学发展．中国骨伤，2006（7）：385.

[31] 万春友，马宝通，金鸿宾，等．外固定支架治疗合并髁部骨折的胫骨干复杂骨折．中华创伤杂志，2006（8）：598－601.

[32] 万春友，金鸿宾，王敬博，等．Ⅱ型浮膝损伤术后膝关节功能康复．中国骨伤，2006（9）：537－539.

[33] 徐卫国，金鸿宾，吴英华，等．经腓骨固定胫骨结合踝关节支架治疗 Pilon 骨折不愈合．中国矫形外科杂志，2007（20）：1540－1542.

[34] 金鸿宾．保障与维护受伤者的权利把握创伤急救的黄金时．中国急救复苏与灾害医学杂志，2007（3）：163－164.

[35] 黄海晶，金鸿宾，王志彬，等．肱骨近端骨折的解剖特点与治疗．中国矫形外科杂志，2007（6）：435－437.

[36] 金鸿宾．关注骨感染的预防诊治及并发症的处理．中国矫形外科杂志，2008（5）：378.

[37] 徐卫国，吴英华，金鸿宾，等．多发股骨干多段粉碎骨折的治疗体会．中国矫形外科杂志，2009（8）：581－583.

[38] 刘爱峰，金鸿宾，王志彬，等．损伤内证从肝论治．中国中医骨伤科杂志，2009（12）：63.

[39] 任守平，金鸿宾．下肢骨折带锁髓内钉固定术后感染的治疗．中国矫形外科杂志，2009（16）：1265－1266.

[40] 刘爱峰，万春友，金鸿宾．空心钉加 Ethibond 线荷包缝合治疗粉碎性髌骨骨折．中国中西医结合外科杂志，2010（3）：370－372.

[41] 徐卫国，金鸿宾．桡骨远端骨折生物力学与治疗．中国矫形外科杂志，2010（23）：1957－1960.

[42] 陈洪雨，金鸿宾．髌骨骨折治疗的生物力学研究．中国中西医结合外科杂志，2010（6）：716－718.

[43] 王爱国，金鸿宾，王志彬，等．夹板固定带下横向压力分布机理实验研究．中国中医骨伤科杂志，2012（1）：12－14.

[44] 王爱国，金鸿宾，谷福顺，等．试述 CO 学派"医患合作"理念的先进．医学与哲学（B），2012（3）：65.

[45] 孙权，万春友，金鸿宾，等．非超踝外固定架结合有限内固定一期治疗 C3 型 Pilon 骨折．中医正骨，2014（5）：13－15.

[46] 黄海晶，辛景义，金鸿宾．应用术后快速康复理念治疗老年髋部骨折．天津医

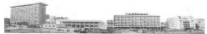

药，2014（12）：1246 – 1248.

[47] 吴颖娜，曾宪铁，金鸿宾，等．骨科手术患者医院感染的相关危险因素分析．中华医院感染学杂志，2015（4）：880 – 881.

[48] 王爱国，金鸿宾，王志彬，等．不同材料夹板固定带柔性研究．中华中医药杂志，2015（4）：1327 – 1328.

[49] 杨阳，马信龙，金鸿宾．腰椎手术硬膜撕裂的危险因素分析．中国修复重建外科杂志，2015（8）：969 – 971.

[50] 郑宇，党建军，金鸿宾，等．组织工程软骨构建中不同支架材料的特．中国组织工程研究，2016（3）：423 – 429.

二、著作

[1] 孟继懋．中国医学百科全书骨科篇．上海：上海科学技术出版社，1984.（金鸿宾为编委）

[2] 郭增建，陈鑫连．地震对策．北京：地震出版社，1986.（金鸿宾为编委）

[3] 郭焕春．临床骨科医师手册．天津：天津科学技术出版社，1994.（金鸿宾为编委）

[4] 林治瑾．临床外科学．天津：天津科学技术出版社，1994.（金鸿宾为编委）

[5] 金鸿宾．急症骨科学．北京：北京科学技术出版社，1994.

[6] 尚天裕．中国接骨学．天津：天津科学技术出版社，1995.（金鸿宾为编委）

[7] 王今达，方桢，李振有．急症药物治疗学．天津：天津科技翻译出版公司，1998.（金鸿宾为副主编）

[8] 王今达，王正国．通用危重病急救医学．天津：天津科技翻译出版公司，2001.（金鸿宾为编委）

[9] 金鸿宾．创伤学．天津：天津科学技术出版社，2003.

[10] 孟和．中西医结合骨科外固定治疗学．北京：人民卫生出版社，2005.（金鸿宾为编委）

[11] 蓝文正，郭巨灵．实用骨科手术学．天津：天津科学技术出版社，2006.（金鸿宾为编委）

【整理者】

孙权　男，1986 年出生，毕业于天津中医药大学，中西医结合临床专业骨伤方向全日制博士研究生。2011 年师从金鸿宾教授，从事中西医结合骨伤临床与科研相关研究。

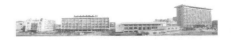

<h1 style="text-align:center">武　　成</h1>

<h2 style="text-align:center">名家传略</h2>

一、名家简介

武成，女，汉族，祖籍山西，1939年9月生于四川省万县市（现重庆市万州区）。天津市中医药研究院主任医师、教授、硕士研究生导师。专长为中医内科学临床、教学和研究。在将中医学、西医学、心理学等多学科整合研究心身医学（Psychosomatic Medicine），建立具有中国特色的心身医学体系方面，开创国内先河，占有重要学术地位。

武成教授历任天津市中医药研究院附属医院心身疾病科主任、天津市中医药研究院心身疾病研究所所长，是天津市卫生局命名的首批"天津市名中医"，为国家中医药管理局确定的第二、三批全国老中医药专家学术经验继承工作指导老师，并享受国务院政府特殊津贴。武成教授于20世纪90年代积极倡导并成立了全国及天津市中西医结合学会心身医学专业委员会，任中国中西医结合学会心身医学专业委员会委员兼秘书，天津市中西医结合学会理事，天津市中西医结合学会心身疾病专业委员会副主任委员兼秘书，天津市中西医结合学会管理委员会委员等职。

二、业医简史

武成教授1963年以优异成绩毕业于天津中医学院（今天津中医药大学，下同）医疗专业本科，遂分配至综合性医院做临床工作近五十年。先后在林业部内蒙古林管局中心医院（现为内蒙古医科大学第二附属医院）、林业部大兴安岭林管局中心医院、天津中医学院第二附属医院、天津市中医药研究院附属医院等大型综合性医院从事中医内科、西医内科、中西医结合内科、儿科及急症科等临床工作，其间多次赴基层巡回医疗教学。历经中医、西医、急症等中西医专业多学科的实践锻炼，基本掌握了中西医两套本领。她还直接接触并学习了具有丰富实践经验和理论造诣高深的中医、西医、西学中医生的学术思想和临床经验，丰富了临床理论，提高了实践技能。在中西医两种学术体系的比较学习和实践中，增强了诊治和研究能力。特别是了解并体验了中西医学术体系的优势和不足，形成了"中医为本、衷中参西、优势结合、发展创新"的从医道路。

20世纪80年代，有关心理－社会因素与疾病的关系逐渐为国内学者所接受，并迅速在国内引起更多的共鸣和呼应，武成教授是当时为数不多的新医学模式（生物－心理－社会医学模式）拥戴者之一。她抓住社会发展对心身医学需要的机遇，致力于发展继承中医学"天人合一""形神合一"的整体观念和辨证论治的原则和方法，逐渐形成了对中

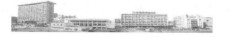

西医结合心身疾病病因病机证候的创新认识，并于1993年在天津市中医药研究院附属医院成立了天津市第一个心身疾病门诊。

三、主要贡献

（一）从医近五十年，惠及大众

武成教授从医近五十年，学术功底深厚，临床疗效显著，深受广大患者的信任，为人民的健康做出了贡献，被天津市卫生局命名为首批"天津市名中医"。分析其疗效显著的原因，主要是她遵从中医学传统理论，并整合现代生物－心理－社会医学模式理念和方法，从心身相关的视角加以分析、诊断和治疗，使一些所谓"疑难杂症"得以解决，疗效得以提高。

（二）倡导"形神合一""心身相关"的健康疾病观

武成教授倡导"形神合一""心身相关"的健康疾病观，在国内率先创立了中医学、西医学、心理学、社会学等多学科整合的心身医学学科体系，其内容包括以下几点。

1. 在分析综合心身疾病具有相同的病因——情志、心理因素的基础上建立了心身疾病病机证候的"双核心理论"，即心身疾病的核心病机是以气滞、气逆为主的"气机失调"，其核心证候是以气滞、气逆为主的气机失调证和由此而产生的瘀血、痰结、寒热互结等合而为证。

2. 确立了心身疾病理气降逆散结的治疗原则，并经天津市卫生局批准，研制了相应的心身1~5号、心舒1~2号等医院制剂，广泛应用于临床。

3. 率先在国内建立了"心身疾病"专科门诊。1993年在天津市中医药研究院附属医院成立了天津市第一个心身疾病门诊，作为中西医结合诊治心身疾病的临床和科研基地。

4. 倡导并经中国中西医结合学会批准，于1996年成立了中国中西医结合学会心身医学专业委员会，1994年成立了天津市中西医结合学会心身疾病专业委员会，身兼副主任委员及秘书，推动在全国范围内心身医学的研究和普及。

心身医学学科的建立和发展在适应社会需求、发扬传统医学优势、推动医学模式转变等方面具有重要意义。武成教授为此做出了重要的贡献。

（三）传承中医学术，培养后继人才

武成教授作为国家中医药管理局确立的第二批和第三批全国老中医药专家学术经验继承工作指导老师，培养带徒6人，并获国家中医药管理局授予的"全国老中医药专家学术经验继承工作优秀指导老师荣誉证书"。作为天津中医药大学聘请的中医内科学教授、硕士生导师和博士研究生协助指导教师，在中医内科学领域开辟了"心身医学和心身疾病"专业培养方向，培养指导硕士研究生、博士研究生30余名。

（四）指导基层医疗机构业务提高

武成教授对宝坻区、北辰区、红桥区、塘沽区等中医院通过授课、门诊示教、临床巡诊等方式提高临床水平，开展新学科（心身疾病）的普及研究。

（五）积极从事科学研究

武成教授主持的多项临床及基础获奖项目及科技成果如下。

1. 获奖项目

（1）行气降逆散结法治疗消化性溃疡临床与实验研究，获1994年天津市卫生局医学

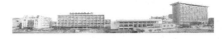

科技进步二等奖，第 1 完成人。

（2）消化性溃疡心身相关病证结合的临床与实验研究——心身疾病研究之一，获 1997 年天津市科技成果三等奖，第 1 完成人。

（3）大鼠应激性高血压心身相关的实验研究，获 1997 年天津市卫生局医学科技进步三等奖，第 2 完成人。

（4）应激性支气管哮喘相关性的实验研究——情志致病机理研究之三，获 1998 年天津市卫生局医学科技进步三等奖，第 2 完成人。

（5）心身疾病心身相关的神经内分泌免疫网络机制及复方中药干预的研究，获 2005 年中国中西医结合学会科学技术三等奖，第 2 完成人。

（6）心理防御机制对 2 型糖尿病患者血糖的影响，获 2005 年天津市公安局科技成果三等奖，第 2 完成人。

（7）情志（心理因素）致病的心身相关机制及复方中药干预的研究，获 2006 年天津市科学技术进步三等奖，第 2 完成人。

2. 科技成果

（1）行气降逆散结法治疗消化性溃疡的临床与实验研究——心身疾病研究之一，登记号：津 94196，第 1 完成人。

（2）行气降逆散结法治疗消化性溃疡的临床与实验研究——心身疾病研究之二，登记号：津 951122，第 1 完成人。

（3）湿邪致病的实验研究，登记号：津 97072，第 2 完成人。

（4）大鼠应激性高血压心身相关的实验研究——情志致病机理研究之二，登记号：津 97115，第 2 完成人。

（5）应激与支气管哮喘相关性的实验研究——情志致病机理研究之三，登记号：津 19980065，第 2 完成人。

（6）肝郁证与冠心病发病及演变关系的实验研究——情志致病机理研究之四，登记号：津 19990002，第 2 完成人。

（7）情志病（心身疾病）致病机理及中药干预的研究，登记号：津 19990112，第 2 完成人。

（8）慢性非特异性溃疡性结肠炎心身相关的临床研究，登记号：津 20030494，第 2 完成人。

（9）心理防御机制对 2 型糖尿病患者血糖的影响，登记号：津 20050392，第 2 完成人。

（10）心理应激诱发实验性糖尿病的机理及中药的干预的研究，登记号：津 20050883，第 2 完成人。

（11）心身 1 号抗应激性溃疡的心身相关机理研究，登记号：津 20060233，第 1 完成人。

（12）抑郁症中医证候特征及相关社会心理因素的临床调查研究，登记号：津 20075092，第 2 完成人。

（13）2 型糖尿病心理因素相关的中医证候学临床研究，登记号：津 20121399，第 7

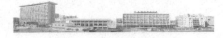

完成人。

学术思想

一、以中医学术为本，兼通西医，多学科优势融合，发展创新

以"中医学术为本，兼通西医，多学科优势融合，发展创新"是武成教授在当今科学技术高度发达、社会需求和传统中医学发展的大背景下，经过从医近五十年的实践总结而形成的，是她勤于观察、善于思考、不断总结的结果。以"中医学术为本"是武成教授将中医学术思想的精髓完全融于自身的实践。坚持中医学的整体观念，将人与外界的自然环境和社会环境的相互联系、相互影响看作一个整体，深刻领悟到中医"天人合一""形神合一"的精神，指导其在心身医学领域进行跨学科研究。坚持中医学辨证论治的观念，在发挥中医个体化诊疗优势的同时，又注意处理个体化与整体化、个性与共性的对立与统一，在心身疾病领域、在辨别不同种类心身疾病的同时，亦注意到其病因、病机证候上的共性，指导她提出了有关心身疾病病机证候"双核心理论"。

武成教授认为"兼通西医及多学科知识"，一方面可以拓宽观察疾病的视野，更客观深刻地认识疾病，以便寻求多种治疗方法；另一方面亦借鉴多学科理论和方法对中医学术理论和实践进行分析、验证、诠释和评价。在全面继承的基础上予以发扬、创新，这是中医学跨学科研究发展的必经之路。

二、注重实证研究

由于对"脏病多虚"的理解常有偏颇，故中医临床上多重视虚证的研究，有以补为主的倾向。武成教授根据多年的临床实践，特别是对情志疾病的观察，认为现代人的生活方式决定了疾病的性质纯虚者少而夹郁者多。郁者，实也，非虚也。因郁致病也是中医学对情志内伤所致心身障碍的病机总要。另外，情志致病病机较为复杂，并具有一定的阶段性，但气机失调最为关键，尤其病变早期多为气郁气滞类"实证"。因此，武成教授从基本病机"气机失调"层面，提出要重视"实证"的研究，分析了情志疾病全过程都存在以气逆、气滞为主的气机失调，只是由于病程、体质等因素表现为虚实并见、本虚标实、虚实真假等多种证候，但气机壅滞则贯穿疾病的全过程，同时提出了理气降逆散结、调畅气机的治疗原则，研发了以五泻心汤、四逆散、四磨饮子等方剂化裁而成的制剂。注重实证研究，为创立心身医学新学科体系奠定了基础。

三、致力于跨学科研究

武成教授倡导"形神若一""心身相关"的健康观和疾病观，致力于"心身医学""心身疾病"的跨学科研究。

心身医学是指从躯体、心理相互联系、相互影响的角度研究人类健康和疾病的医学，是医学从单纯生物医学模式向生物 - 心理 - 社会医学模式转变的医学，代表未来医学的发展方向。心身疾病是指在其发生、发展、变化中与心理因素密切相关的躯体疾病，最典型的如消化性溃疡、高血压、冠心病、2 型糖尿病、支气管哮喘等都属于心身疾病。

随着科技进步、社会发展和环境变化，人们的心理负荷日益加重，心身疾病日趋增多。目前多数疾病都与社会 - 心理因素有关。在社会需求和医学发展的双重要求下，武成

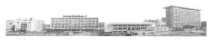

教授勤于观察、善于思考、不断总结、敢于创新，将中医学术思想的精髓完全融于自身的实践中。武成教授坚持中医学"天人合一""形神合一"的整体观念，将人的上下内外、躯体和心理看成一个整体，将人与自然环境、社会环境的相互联系和影响看作一个整体，这指导着她在跨学科研究心身医学领域中有所发现、有所创新。

武成教授坚持中医辨证论治的观念和方法，在强调心身疾病病因病机证候共性的同时，同样注重个性，将个性与共性的对立和统一的原则应用在分析心身疾病的证候特征、诊治原则和跨学科研究上。她在心身医学研究上的创新成果，就是这一理念的体现。这一理念对深化辨证论治原则和方法研究、建立疾病治疗常规和药物开发、深入中医证候的现代研究都具有重要价值。

武成教授根据心身疾病在病因（情绪、心理）上的共性，从中医基本病机"气机失常"概括了心身疾病在病机证候上的共性，提出了心身疾病病机证候的"双核心理论"，即心身疾病的核心病机是以气滞、气逆为主的"气机失调"，心身疾病的核心证候是以气滞、气逆为主的气机失调证和由此而产生的瘀血、痰湿、寒结、热结、寒热互结等合而为证。同时针对其核心病机和核心证候提出了心身疾病的基本治则是理气、降逆、散结，并经天津市卫生局批准，研发了心身1～5号和心舒1～2号系列制剂应用于临床。

心身疾病病机证候的"双核心理论"是不同系统心身疾病的共性，存在于心身疾病的全过程。有时呈现为主要矛盾，以气滞气逆为主；有时表现为次要矛盾，如由气滞发展为虚中夹郁、虚实并见等。根据中医辨证论治"异病同证""同病异证"的原则，在临床上需步步辨证，随证斟酌，将共性与个性结合。

在临床研究的同时，武成教授还与天津中医药大学合作进行了基础实验研究，用急慢性应激方法模拟情志刺激制作了消化性溃疡、2型糖尿病、高血压、冠心病、支气管哮喘、免疫功能紊乱等病证（气机失调证）结合的动物模型，以及心身1～5号和心舒1～2号药物干预。实验证实，"气机失调证"与神经－内分泌－免疫网络调节系统功能密切相关，有理气降逆散结功能的心身和心舒制剂具有良好的药效学效应。

在临床研究中，武成教授还进行了多项心身疾病证候学的流行病学调查，也证实各类心身疾病其核心病机病证"气机失调证"的客观存在。

临证经验

临床中，武成教授将"以气滞、气逆为主的气机失调"贯穿于对心身障碍中医病机认识的始终。她认为气机失调证是心身障碍的共性证候，只是根据疾病的不同发展阶段、不同的个体状况，有时占据主要矛盾、是主要证候，有时居次要矛盾、是相对次要证候。因此对每一个体的辨证，她都要经过一次辨证（辨共性）和二次辨证（辨个性）。一次辨证主要是了解患者是否存在心理应激（情志致病）的病因，通过面询、心理量表等工具评估该病因在疾病发生发展过程中的作用，分析患者躯体症状的主要特征，依据不同系统心身疾病的诊断标准，进行相关检查，判断该患者是否为心身障碍范畴，是否存在气机失调的临床表现。二次辨证是在此基础上，根据患者的性别、年龄、体质特征、正邪盛衰情况、疾病所处发展阶段等具体情况，了解患者病位、病性、药物耐受等。辨证中，武成教授更强调"实证"

在心身疾病中的作用，认为气滞、气逆在气机失调中是主要临床特征，在气机失调基础上痰湿、瘀血等病理产物的从化以热化（甚则郁久化毒）为多。人体是一个自稳态系统，自我平衡调节能力很强，即使有些许虚证的存在，也能通过自我调节得以纠正。

在中医治疗上，武成教授擅用旋覆代赭汤、四磨饮子、温胆汤、丹参饮等方剂以达调理气机、降逆、散结（痰湿、瘀血等病理产物）的治疗目的，并依据郁病日久从化的不同而酌用清热（或清热解毒）、散寒/温阳，或寒温并用，因此，《伤寒论》之五泻心汤是武成教授擅用的方剂，"寒温并用、升降并举"是其用药特点之一。在药物剂量上她强调尊重古方配比、剂量不宜过大。

武成教授在临床诊治思维中有以下几方面的特点：①病证结合、共性和个性的结合。既运用西医学的理化检查手段进行诊断、鉴别诊断，又要通过中医四诊和对心身疾病中医病机、证候的认识进行辨证，是一个辨病与辨证结合的过程。注意"同病异证"和"异病同证"中共性与个性的结合。②药物疗法与非药物疗法相结合。在药物治疗的同时强调针灸、物理治疗等非药物治疗手段在心身疾病治疗中的运用，以减少药物等化学品的应用量、减轻或消除化学药品的不良反应，以达尽快起效、提高患者依从性的治疗目的。③多学科整合的诊疗特点。运用面询、心理评估工具了解患者是否存在心理应激及其严重程

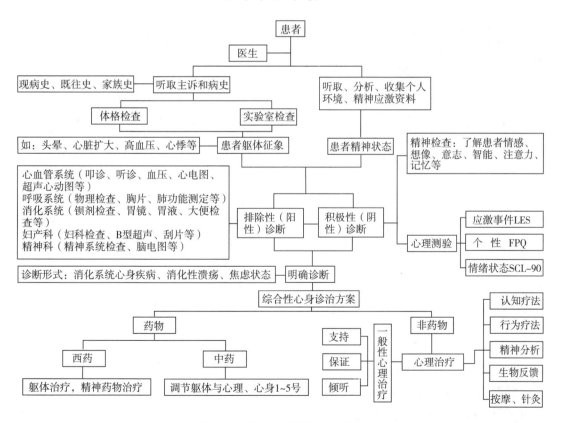

图20　心身疾病诊断治疗程序图

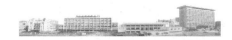

度，有针对性地对其人格特征、防御机制、认知模式等进行心理干预，其诊治过程体现的是病证结合，以及中医学、西医学、精神病学、心理学等多学科整合的诊疗模式。武成教授提出了多学科整合的心身疾病诊疗流程（图20）。

心身系列制剂药效作用及适用范围见表1。

表1　心身系列制剂药效作用及适用范围

制剂名称	药效作用	适用范围
心身1号	理气散结，清上温下	主要适用于中焦气机紊乱及其病理产物所致的消化系统心身疾病
心身2号	理气散结，清热扶正	主要适用于下焦气机紊乱及其病理产物所致的糖尿病等内分泌系统心身疾病
心身3号	理气散结，清热化痰	主要适用于上焦气机紊乱及其病理产物所致的呼吸系统心身疾病
心身4号	理气散结，息风潜阳	主要适用于上焦气机紊乱及其病理产物所致的心脑血管系统心身疾病
心身5号	理气散结，除寒祛湿	主要适用于上焦气机紊乱及其病理产物所致的心脑血管系统心身疾病
心舒1号	行气降逆散结	适用于气机紊乱及其病理产物所致的各系统轻型心身疾病
心舒2号	行气降逆散结	适用于各系统心身疾病康复期

医案选介

一、胃脘痛（慢性浅表性胃炎）

姜某，女，53岁，会计。初诊日期：2006年8月29日。

主诉及病史：脘腹胀满疼痛3年，近半年加重，伴消瘦、忧郁。5年前，患者母亲病逝，兄弟姐妹因母亲遗产问题发生矛盾，令患者生气愤懑，之后出现纳呆，食后脘腹胀闷不舒，隐隐作痛，伴恶心、泛酸、呃逆频频，大便不规律。经消化科胃镜检查示慢性浅表性胃炎，经对症治疗未见明显改善。病情迁延时作时休。近半年，其兄长为给儿子买房重提母亲遗产问题，令患者旧病复燃，不思饮食，每日勉强维持半流质饮食，仍感胃脘痞满、胀痛，稍进凉食即腹痛溏泄，并伴消瘦，情绪低落，兴趣减退，觉得人情淡薄，对生活失去希望。

既往史：否认重大疾病史。

个人史：生于河北，初中时全家迁居天津，否认疫区旅居史及疫水接触史，生活起居规律，无特殊饮食习惯，无烟酒等不良嗜好，否认粉尘、毒物、放射性物质、传染病患者接触史，无冶游史。25岁结婚，配偶健康，夫妻感情好。妊2产2，自然分娩。大女儿15岁因白血病病故。月经13岁初潮，周期28±天，行经5~6天，无痛经，月经无血块、色量正常；49岁闭经。无家族遗传病史。

查体：体温36.2℃，脉搏70次/分，呼吸18次/分，血压115/70mmHg。消瘦、面色萎黄、抑郁面容。舌质暗红，苔白厚腻，脉滑。

辅助检查：血尿便常规、心电图、腹部B超、甲状腺功能、血糖、肝肾功能、癌筛、血电解质均未见异常。近1个月胃镜检查：慢性浅表性胃炎。

症状自评量表SCL-90：躯体化4.2，抑郁3.7，焦虑2.4，强迫：2.2，精神病1.8，

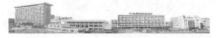

敌对 1.7，偏执 1.6。

西医诊断：慢性浅表性胃炎。

心理诊断：抑郁症。

中医诊断：胃脘痛。肝气郁结证。

治法：行气降逆，散结止痛。

处方：旋覆代赭汤、四磨饮子、橘皮竹茹饮汤、丹参饮、半夏泻心汤化裁。

旋覆花 10g（包煎），代赭石 6g（先煎），陈皮 15g，茯苓 20g，清半夏 10g，竹茹 6g，降香 6g（后下），乌药 6g，丹参 30g，赤芍 15g，杭芍 15g，干姜 4.5g，黄连 10g，甘草 3g。7 剂，日 1 剂，水煎 400mL，早晚各 200mL，饭后温服。

2006 年 9 月 5 日二诊：服药后脘腹胀闷、呃逆减轻，郁闷略有缓解。脉弦，舌暗，苔白微腻。继服前方 14 剂，日 1 剂，水煎 400mL，早晚各 200mL，饭后温服。

2006 年 9 月 19 日三诊：现面色略显红润，食欲明显改善，食量增加，胃脘痞闷不舒明显减轻，大便规律，情绪改善。脉弦，舌淡红，苔薄白。前方减干姜、黄连，加太子参 15g。14 剂，水煎服，早晚各 200mL。

二、眩晕（高血压）

张某，男，49 岁，银行部门经理。初诊日期：2005 年 7 月 21 日。

主诉及病史：血压波动 2 个月，近 2 周加重，伴焦虑紧张、失眠。患者自春节后因工作指标、人员岗位调整，倍感压力，常感疲劳，失眠，头晕。近 2 个月常有血压波动，范围为收缩压 120～190mmHg、舒张压 80～110mmHg，常因此去医院急诊就医，经常规检查未见明显异常，经对症处理血压恢复正常。后每有压力性事务即有头晕、乏力、血压升高，为查明病因先后 2 次住院，出院诊断均为高血压。虽规范服用抗高血压药，但仍不能将血压控制平稳，令患者非常苦恼，时有紧张担心，害怕何时血压升高会给自己及家人带来意外疾病和额外负担。现已影响正常工作，工作效率下降。入睡困难、多梦，时有咳嗽、痰多、胸脘胀闷、纳呆，头晕，心悸。

既往史：牛皮癣 20 年。

个人史：出生并长期居住于天津，否认疫区旅居史及疫水接触史，生活起居较规律，无特殊饮食习惯，无烟酒等不良嗜好。否认粉尘、毒物、放射性物质、传染病患者接触史，无重大精神创伤史，无冶游史。26 岁结婚，配偶健康，夫妻关系良好。育 1 子。无家族遗传病史。

查体：体温 36.5℃，脉搏 96 次/分，呼吸 24 次/分，血压 170/100mmHg。面红，语速较快，余无异常。舌质红，苔黄厚腻，脉弦大数。

辅助检查：血常规、尿常规、肾功能未见异常。空腹血糖 5.7mmol/L。血脂：甘油三酯 2.1mmol/L，胆固醇 6.7mmol/L。血钾、钠、氯未见异常。心电图 ST－T 略有下移。超声心动图、胸部 X 线片未见明显异常。

症状自评量表 SCL－90：焦虑 3.4，恐怖 2.9，精神病 2.5，抑郁 2.1。

西医诊断：高血压。

心理诊断：焦虑障碍。

中医诊断：眩晕。肝气上逆证。

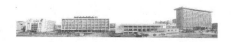

治法：行气降逆结，安神定眩。

处方：贝母瓜蒌散、温胆汤、旋覆代赭汤、四磨饮子加减。

旋覆花6g（包煎），代赭石6g（先煎），陈皮6g，茯苓15g，清半夏6g，竹茹6g，降香6g（后下），乌药6g，丹参15g，赤芍15g，杭芍15g，桔梗10g，瓜蒌15g，川贝15g，款冬花10g，珍珠母6g，僵蚕15g，地龙15g，桑白皮10g，炙枇杷叶10g。7剂，日1剂，水煎400mL，早晚各200mL，饭后温服。

2005年7月28日二诊：服药后情绪较前平稳，头晕减轻，血压波动频次减少，多梦减少、食欲改善。舌红，苔黄腻，脉弦。血压150/95mmHg。

继服前方14剂，日1剂，水煎服，早晚各200mL，饭后温服。

2005年8月11日三诊：服药后矢气多而恶臭。眩晕基本消失，心悸、痰多消失。情绪平稳，血压波动明显减少。工作效率提高。舌淡红、苔薄白，脉略弦。血压135/85mmHg，心率72次/分。前方减杭芍、桔梗、瓜蒌、川贝、款冬花、僵蚕、地龙、桑白皮、炙杷叶，14剂，水煎服，早晚各200mL，饭后温服。

三、消渴（2型糖尿病）

邢某，女，56岁，退休教师。初诊日期：2004年2月23日。

主诉及病史：间断失眠近40年，近4个月加重，伴担心紧张恐惧、血糖居高不下。患者自高考时即出现睡眠不好，后呈间断性、波动性失眠。2003年9月体检时发现血糖升高，为此患者忧心忡忡，担心今后会因血糖控制不好会出现脑梗死、失明等，还可能生活不能自理、拖累家人。患者失眠加重，甚或彻夜不眠，头晕。后出现莫名紧张、恐惧，不敢独自在家。情绪低落、兴趣减退，喜卧，不愿做家务，不愿与人交流。4个月消瘦近10kg。血糖居高不下。纳呆，呃逆频频，大便不规律、量少。患者间断性服用艾司唑仑0.5mg（每晚口服），近期常自服3~4mg（每晚口服），仍睡眠不好。就诊糖尿病科先后给予二甲双胍0.5mg，2次/日；拜唐苹100mg，2次/日；达美康80mg，1次/日。空腹血糖9~10mmol/L，餐后血糖15~16mmol/L。

既往史：否认既往重大疾病史。

个人史：出生并长期居住于天津，否认疫区旅居史及疫水接触史，生活起居较规律，无特殊饮食习惯，无烟酒等不良嗜好，初中数学教师，否认粉尘、毒物、放射性物质、传染病患者接触史，无重大精神创伤史，无冶游史。24岁结婚，配偶健康，夫妻关系良好。妊1产1，自然分娩。月经14岁初潮，周期30±天，行经5~6天，无痛经，经血无血块、色量正常，46岁闭经。无家族遗传病史。

查体：体温36.7℃，脉搏87次/分，呼吸22次/分，血压160/95mmHg。忧虑表情，余无异常。舌质暗红，苔黄厚腻，脉弦大数。

辅助检查：心电图、甲状腺功能、肝肾功能、脑CT、腹部B超、胸大片、血常规、电解质均未见异常。尿常规：葡萄糖（+++），余正常。血脂：甘油三酯3.72mmol/L，胆固醇7.8mmol/L。血流变：低切9.6，高切7.71，血浆比黏度2.48。糖化血红蛋白8.7%。空腹血糖10.1mmol/L，餐后2小时血糖16.4mmol/L。汉密尔顿抑郁量表（17项）评分24分。汉密尔顿焦虑量表评分21分。

西医诊断：①2型糖尿病。②高血压。

 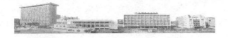

心理诊断：抑郁症伴焦虑状态。

中医诊断：①消渴。②眩晕。肝火上炎兼有湿热。

治法：理气降逆散结。

处方：旋覆代赭汤、温胆汤、四磨饮子加减。

旋覆花6g（包煎），代赭石6g（先煎），陈皮6g，茯苓15g，清半夏6g，竹茹6g，降香6g，乌药6g，丹参15g，赤芍15g，牛膝10g，菊花6g，黄芩15g，瓜蒌15g，鸡血藤15g，熟大黄6g。7剂，日1剂，水煎服，早晚200mL。

2004年3月2日二诊：情绪较前平稳，头晕减轻，睡眠、饮食改善，大便通畅。脉弦，舌质暗，苔黄腻微厚。血压150/90mmHg，空腹血糖9.7mmol/L，餐后2小时血糖13.4mmol/L。继服前方14剂，日1剂，水煎服，早晚200mL。

2004年3月16日三诊：症状基本消失，情绪平稳，睡眠、饮食、二便正常，恢复家务劳动和户外活动。脉微弦，舌质暗，苔薄黄。血压135/80mmHg，空腹血糖6.2mmol/L，餐后2小时血糖8.2mmol/L。前方减熟大黄、黄芩。14剂，水煎服，早晚200mL。

论　著

[1] 武成．张锡纯运用代赭石的特点．天津中医学院学报，1987（1）：9-10.

[2] 程福元，武成．皮内针疗法的临床应用．天津中医，1989（4）：22-23.

[3] 武成．关于中医"实证"的研究．医学与哲学，1993（7）：31-32.

[4] 武成．心理与躯体并重的心身医学．华夏长寿，1996（1）：2-3.

[5] 武成．维护健康要靠心身医学．华夏长寿，1996（2）：8-9.

[6] 武成，李方儒，张春红，等．消化性溃疡心身相关病证结合的临床研究．中医杂志，1996（8）：476-478.

[7] 唐艳萍，武成，李方儒，等．心身1号对改善反流性食管炎患者情绪障碍作用的观察．中医杂志，1997（1）：32-33.

[8] 武成，高颖，张春红．50例支气管哮喘患者的心理社会因素对比分析．中国心理卫生杂志，1997（6）：24.

[9] 李慧吉，武成，张世林，等．心身1号抗应激性溃疡的实验研究．中医杂志，1997（10）：623-625.

[10] 武成，李慧吉，潘从清，等．应激与支气管哮喘相关性的实验研究．中国中医基础医学杂志，1998（5）：21-25.

[11] 武成，李慧吉，郑林，等．心身4号对应激性高血压大鼠神经内分泌网络的影响．中国中西医结合杂志，1999（S1）：18-20.

[12] 李慧吉，武成．情志医学的研究．天津中医，2000（6）：37-38.

[13] 武成，李慧吉．心理疾病——抑郁症的诊断与中医分型．天津中医，2001（1）：4-5.

[14] 武成，李慧吉．"非典"与应激．天津中医药，2003（3）：70-71.

[15] 薛蕾，郄凤卿，武成，等．SARS心理特征及心理干预对策与中医治疗探讨．天

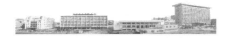

津中医药，2003（3）：72-74.

[16] 杨幼新，武成，张世林．心身5号对电击应激大鼠心肌超微结构的影响．天津中医药，2005（6）：498-500.

[17] 郑开梅，武成，薛蕾，等．抑郁症中医证候学临床流行病学调查．天津中医药大学学报，2006（3）：170-171.

[18] 卢广翔，武成，李慧吉．中药（心身1号）对应激性溃疡模型大鼠保护机制的实验研究．天津中医药大学学报，2007（2）：65-67.

[19] 陈金鸥，武成．心舒汤治疗失眠60例．陕西中医，2007（4）：448-449.

[20] 白丽君，贾锡莲，武成，等．心身1号片对胃溃疡大鼠胃黏膜保护修复作用的探讨研究．天津中医药，2008（5）：408-410.

[21] 唐艳萍，武成，李慧吉，等．应激状态对中枢神经递质及免疫功能的影响及干预．中国中西医结合消化杂志，2009（1）：8-11.

[22] 赵凤英，武成．心舒汤治疗顽固性呃逆30例．医学理论与实践，2009（2）：187-188.

[23] 赵凤英，武成．中西医结合治疗抑郁症76例．辽宁中医杂志，2010（2）：312-313.

[24] 程洪燕，武成．81例抑郁症患者中医证候特征的临床调查．天津中医药大学学报，2010（3）：129-131.

[25] 叶茂茂，李慧吉，武成，等．光电结合应激法对糖尿病大鼠心理应激病证结合模型制作的实验研究．中国中医基础医学杂志，2013（3）：274-275+279.

【整理者】

梅妍 女，1968年出生，毕业于天津中医药大学，医学博士研究生。现在天津市中医药研究院附属医院心身疾病科从事临床工作。

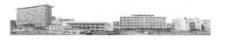

吴 复 苍

名家传略

一、名家简介

吴复苍，男，1941年4月5日出生，汉族，河北省滦南县人，中国共产党党员，天津中医药大学教授、硕士研究生导师。学术专长为现代病专方专药研究。曾任天津中医学院温病教研室主任、中医诊断学教研室主任。主要学术职务：中华中医药学会内科分会临床诊断专业委员会第一届委员会副主任委员，天津市中西医结合学会第一届专业委员会委员，天津市中医药学会第三届中医基础专业委员会顾问委员。

二、业医简史

吴复苍教授1965年毕业于河北中医学院，5年的中医专业学习奠定了初步的中医理论基础，毕业后被分配到农村基层医院工作。在公社卫生院、地段医院工作的5年期间，由于工作环境的关系，既搞中医，又搞西医；同时兼顾门诊和病房，造就了他走全科医生发展的方向。20世纪70年代，吴复苍教授奉调地区卫校附属医院工作，兼西学中和中专生的中医专业授课任务，在授课过程中，了解西学中学生的需求，不断进行教学改革，为以后从事中西医结合工作夯实了基础。1979年调入天津中医学院中医系任教，为本科班、研究生班、西学中班讲授相关课程。在中医诊断学教研室任职期间，中医诊断学被评为天津市优秀课程，期间参与编写的《中医临床诊断全书》获中华中医药学会科技进步三等奖。从天津中医药大学附属保康医院建院起，吴复苍教授每周坚持两个半天门诊，从未间断，在长达50余年的从医历程中，吴复苍教授以其良好的医德医风深受广大患者的爱戴。吴复苍教授先后赴韩国、马来西亚及我国台湾地区讲学和进行学术交流，获得好评。

三、主要贡献

吴复苍教授长期致力于核心病机理论的研究，强调以疾病的核心病机作为辨病用药的靶点，提出核心病机是整个疾病发生发展及变化过程中相互联系、相互影响和动态变化的关键病机，具有整体性、关联性、可变性的特点。中医学主张辨证论治和辨病论治相结合，而核心病机恰恰是辨证与辨病的有机结合。吴复苍教授从1994年开始进行现代病专病专方专药的研究，历时20余年，查阅了自1989~2015年大量的期刊文献，总结现代病和传统病专病专方专药，找出了部分疾病的核心病机，多角度、多层次选择适宜主药，为专病专方的确立奠定了基础，同时以中医为体、西医为用，结合中药的现代药理学研究，根据疾病整体选方用药，使药效直达病所，以获满意疗效。吴复苍教授先后出版了《中

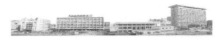

国名医名著名方》《中药纵横谈》《临床常用百方精解》《百病专方专药精选》《常见病遣方用药规律》等专著，有力地推动了核心病机专方专药学术思想的传播。

学术思想

吴复苍教授倡导核心病机观点，突破传统辨证与辨病论治的局限性，将两者有机结合起来，并在核心病机理论指导下深入总结现代病、传统病专病专方的临床应用。对于某些疾病，病情相对稳定、证型比较单一者，找出它们的核心病机，设立专病专方，同时根据核心病机的关联性特点，采取辨病分期治疗；对于一些病情变化不够稳定、证型比较复杂的疾病，特别是中医的某些病种需要依据辨证论治的原则，分析疾病的不同证型，结合辨证探求用药规律，采用随证施治，辨病分型治疗，不能牵强地套用专病专方。

一、现代病专病专方专药

20世纪80年代以来，中医临床、科研的大宗案例报道已逐渐趋于专方专药，辨病论治成为中医普遍采用的诊疗模式，专病专方专药研究成为现代中医临床学发展的主流与方向。20世纪90年代后，众多医家将散在的文献建立数据库，采用频数分析、聚类分析、关联规则等方法对复方进行数据挖掘。根据药物使用频次、高频药物的功效分类，对药和药队的提取，初步得出病证的用药规律。

（一）用药排序

吴复苍教授将现代病专方中使用药物的频度进行统计和排序，从而筛选出相应药物。［用药频度 = （单味药使用次数/专方总数） ×100％］

（二）功效归类

根据《中药学》第六版教材（雷载权主编，上海科学技术出版社1995年6月出版）和专方作者的用药意图进行归类，每类项包括核心用药（用药频度≥20％）、常用药物（用药频度＜20％）。

以糖尿病为例，吴复苍教授统计了1992～1997年《中医文摘》专方治疗糖尿病的文献，其用药功效归类和用药频度如下（药物后数字为用药频度），

1. 益气生津

黄芪77，山药61，葛根37，人参34，黄精23，五味子23，白术14，甘草6。（本类药用275次）

2. 清热养阴

生地黄60，天花粉53，玄参34，麦冬27，知母24，地骨皮15，白芍11，沙参10，乌梅9，石斛7，龙骨5，牡蛎5，石膏5。（本类药用265次）

3. 活血化瘀

丹参50，川芎17，牡丹皮16，当归16，红花11，赤芍10，桃仁10，鬼箭羽9，水蛭6。（本类药用126次）

4. 清热燥湿

苍术27，黄连25，泽泻10，栀子5。（本类药用67次）

 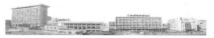

5. 理气

荔枝核9，柴胡6。（本类药用15次）

6. 和胃消食

大黄9，山楂7，鸡内金5。（本类药用21次）

7. 化痰通络

僵蚕6。（本类药用6次）

【按】治疗糖尿病100首专方中，用药频率在5%以上者共44味中药，核心用药16味，常用药物28味。在功效分类中显示各类用药775次，益气生津类药用275次（35.48%），清热养阴类药用265次（34.19%），活血化瘀类药用126次（16.26%），清热燥湿类药用67次（8.65%），上述四类药占总类药的94.58%。以药测证，以类测型，本病的核心病机为津气亏损、燥热偏盛，瘀湿、瘀血内停。

（三）基本处方

根据单味药物筛选排序结果，由高频到低频，结合中西医对该病发病机理的最新认识，拟订出治疗本病基本处方：黄芪、山药、丹参、葛根、玄参、苍术、生地黄、天花粉、麦冬、黄连、山萸萸、鬼箭羽。

（四）方义分析

糖尿病的病机主要在于津气亏损、燥热偏盛，而以气阴两虚为本、燥热津伤为标，两者互为因果。糖尿病日久，易发生以下两种病变：一是阴损及阳，导致气阴两虚或阴阳俱虚。二是累及多脏，影响气血正常运行，导致气滞血瘀或热灼致瘀。张延群通过对2080例糖尿病患者流行病学调查，分析证候与血糖的相关特异性，结果表明：证候属虚者居多（77.55%），虚证中以气虚为首（88.75%）。故治疗糖尿病以黄芪为主药，取其益气补虚，上补肺脏以布津，烦渴可止，下助膀胱气化以固肾关开阖，以治多尿；配山药、葛根以益气生津；玄参、生地黄、天花粉、麦冬以滋阴清热；丹参配鬼箭羽活血化瘀；黄连配苍术以苦寒坚阴、清热燥湿。[张延群，韩清，和贵章.2080例糖尿病患者证候与血糖关系分析.中医杂志，1996（10）：617-619+580]

（五）随症加减

1. 根据中医临床表现进行加减

口渴：重用黄连、天花粉、麦冬，加生石膏、知母；能食善饥：重用黄连，加生石膏、熟地黄；食少：加鸡内金、麦芽；便秘：加大黄、肉苁蓉；便溏：加芡实、白术、干姜、莲子肉；尿频有脂膏：重用山萸肉，加桑螵蛸、益智仁；腰痛：加桑寄生、杜仲、川断；形寒畏冷：加菟丝子、肉桂；下肢轻度浮肿：加泽泻、茯苓、车前子；眼花加菊花、天麻、谷精草；五心烦热、自汗盗汗：加丹皮、地骨皮；遗精：加龙骨、牡蛎、黄柏、知母；神疲乏力：重用黄芪，加生晒参、白术；失眠心悸：重用麦冬，加五味子、炒枣仁、柏子仁；皮肤瘙痒：加地肤子、白蒺藜、白鲜皮；疮疡：加蒲公英、地丁、金银花；汗多：加龙骨、牡蛎；身痛：加秦艽、救必应。

2. 根据现代病检查、检验结果加减

血糖不降：重用山萸肉，加生石膏、黄精；尿糖不降：重用黄芪、山药，加五味子；尿酮体：重用黄连、生地黄，加黄芩；肾病蛋白尿：重用生黄芪、山药，加益母草、白茅

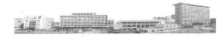

根、白花蛇舌草；血尿：加生荷叶、生侧柏；贫血：加制首乌、女贞子；血肌酐、尿素氮升高：加菖蒲、佩兰。

3. 根据合并症加减

糖尿病周围神经病变：加鸡血藤、木瓜、秦艽；糖尿病足溃疡：加当归、金银花、黄柏；糖尿病性肾脏并发症：加益母草、川芎、大黄；糖尿病性胃轻瘫：加党参、白术、枳壳、吴茱萸；糖尿病视网膜病变：加枸杞子、旱莲草、石决明。

二、传统病专方专药

2016 年底国家发布的《中国的中医药》白皮书在论述中医药特点中"强调个体化"。中医诊疗强调因人、因时、因地制宜，体现为"辨证论治"。"辨证"就是将四诊（望、闻、问、切）所采集的症状、体征等个体信息，通过分析、综合，判断为某种证候。"论治"就是根据辨证结果确定相应治疗方法。中医诊疗着眼于"病的人"而不仅是"人的病"，着眼于调整致病因子作用于人体后整体功能失调的状态。

中医药是中华优秀传统文化的重要组成部分和典型代表，强调"道法自然，天人合一"，也就是说，万事万物受其自身规律的支配和影响。规律通常是指事物之间内在的必然联系，决定着事物发展的必然趋向。吴复苍教授在 2014 年底，以"用药规律"为检索词，检索维普期刊数据库。检索出的文献中，现代病用药规律约占 53.54%，中医病用药规律约占 18.42%，古医籍用药规律约占 7.24%，古医家用药规律约占 5.20%，名医用药规律约占 4.4%。上述五项合计占 90.70%，基本涵盖了古今中西医疾病的用药规律。

吴复苍教授注重"平"与"和"，认为中西医之间、现代与传统之间要求同存异，认为现代西医的辨病论治和传统中医的辨证论治所针对的都是病机，都要按客观规律办事。鉴于占第二位的中医病用药规律文献的大量出现，传统病专方的研究势在必行。

众多中医临床工作者从不同角度和侧面探讨传统病证的用药规律，通过病证的药物筛选，以药测证（病机），以药物功效测证候要素，以证候要素测证型类别和发展演变的趋向，生动鲜活，一改过去一病数证、一证一方、一方不变的死板模式，强调中医诊疗因人、因时、因地制宜的原则。

传统病专病专方研究的具体操作同现代病专病专方研究。吴复苍教授在 20 余年的专病专方专药研究中发现，目前用药规律的研究者在中药功效归类方面多用《中药学》的分类方法，使中药功效归类更加接近临床。功效归类所对应的是证候要素，证候要素对应的是证型，证型对应的是疾病。目前分类不当的中药主要有以下几种：神经神志类疾病中用柴胡，不是取其解表作用，而是疏肝理气、升清醒脑的功效。固涩药中五味子益气，山茱萸补肾；益气药山药有益气、补肾的双重作用；麻黄的解表、平喘和利水的功效；大黄兼通便、清热、活血的功效；山楂有消导、活血之功等。高频药物分类的不当往往导致证候要素判断错误，进一步导致病证判断错误。

临证经验

专病专方专药

（一）专病专方

吴复苍教授针对病情相对稳定、证型比较单一、疗效显著的某些现代病主张专病专方治疗。

1. 肥胖症

泽泻、生山楂、草决明、黄芪、防己、白术、茯苓、大黄、枳壳、丹参、荷叶、半夏。

方中黄芪、白术、茯苓、荷叶健脾利湿；泽泻、防己、半夏化痰利湿；大黄、生山楂、丹参相伍，涤荡肠胃，醒脾消食，兼能活血散瘀；枳壳理气消痞。全方共奏健脾利湿、化痰散瘀之功。药理研究证实，方中生山楂有较强的降血脂和消除体内过剩脂肪的作用；大黄提取物能作用于体内脂肪细胞，使之体积缩小，且数量减少，实验中并见到有局灶性脂肪溶解现象；泽泻、荷叶降脂利尿；丹参能调整血液循环，改善血液流变性。组方的基点是抑制体内脂肪的合成，促进体内脂肪的转化，调整体液的代谢和平衡，从而达到减肥目的。故治疗单纯性肥胖能获得较好疗效。

2. 高脂血症

山楂、丹参、何首乌、黄芪、人参、枸杞子、黄精、泽泻、草决明、葛根、柴胡、大黄。

方中人参、黄芪、黄精健脾益气，辅以泽泻、葛根利湿疏风、泻浊升清；何首乌、枸杞子滋养肝肾，辅以草决明、柴胡清疏肝胆；再以丹参、大黄、山楂活血化瘀、消积化滞。偏于脾失健运、水湿内停者，加白术、茯苓、半夏、陈皮等健脾益气、理气化痰、利湿泻浊。偏于肝肾阴虚、肝阳上亢者，加白芍、当归、菊花等滋阴潜阳、柔肝散风。近代药理学研究，丹参所含丹参酮甲、丹参酮乙等具有扩张周围血管、降低血压、扩张冠状动脉、增加血流量的作用。山楂所含化学成分有强心、扩张血管、降低血清胆固醇及降血压作用。泽泻其化学成分具有抗脂肪肝、降低血压、轻度抑制血清胆固醇、延缓动脉硬化发展的作用。大黄苦寒沉降，能推陈出新、逐瘀通经，所含化学成分能减少脂肪、糖类的吸收，降低血清胆固醇，防止脂质在动脉壁上沉积。草决明、枸杞子、黄精、黄芪等药均具有降血脂及抗动脉粥样硬化的作用。综观全方，补中有泻，降中寓升。临床观察本方不仅有显著的降脂作用，而且可改善血液流变性，且无毒副作用，优于一般的降脂药制剂，是临床较为理想的组方。

3. 2 型糖尿病

黄芪、山药、丹参、葛根、玄参、苍术、生地黄、天花粉、麦冬、黄连、山茱萸、鬼箭羽。

方中黄芪为主药，取其益气补虚，上补肺脏以布津，烦渴可止，下助膀胱气化以固肾关开阖，以治多尿；配山药、葛根以益气生津；玄参、生地黄、天花粉、麦冬以滋阴清热；丹参配鬼箭羽活血化瘀；黄连配苍术以苦寒坚阴、清热燥湿。临床研究表明，黄芪配

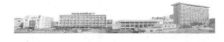

山药降尿糖；丹参配葛根降血糖和血脂；玄参配苍术降血糖，预防并发症；生地黄、天花粉、黄连、麦冬、山茱萸减轻三消症状；鬼箭羽配丹参、生地黄、葛根以改善微循环。

4. 糖尿病视网膜病变

黄芪、山药、生地黄、当归、枸杞子、旱莲草、丹参、三七、葛根、赤芍、茯苓、泽泻、车前子、牡丹皮、石决明、青葙子。

方以黄芪、山药、生地黄、当归、枸杞子、旱莲草益气养血，滋补肝肾；丹参、三七、赤芍活血化瘀，以消眼底微动脉瘤或出血；葛根轻扬升散，生津止渴，滋润筋脉，改善血液循环，降低血糖；牡丹皮、石决明、青葙子清热凉血明目，消除局部炎症反应；茯苓、泽泻、车前子利水渗湿，以消眼底渗出、水肿。方中所用药物均有不同程度的降糖作用。

5. 高尿酸血症

土茯苓、萆薢、薏苡仁、牛膝、泽泻、苍术、黄柏、茯苓、威灵仙、大黄、丹参、黄芪。

方中土茯苓、黄柏、薏苡仁、大黄清热解毒，除湿利关节；萆薢、泽泻、茯苓渗利湿浊；苍术燥湿健脾，祛风散寒；威灵仙祛风湿、通经络、止痹痛；丹参、牛膝活血化瘀，治瘀血闭阻经络；黄芪益气利水以扶正。现代药理研究表明，上述中药均有不同程度的抗炎、利尿、镇痛作用。如土茯苓具有良好的抗炎及镇痛作用；苍术具有抗炎作用，可抑制毛细管通透性亢进，虽无明显的利尿作用，但却能显著增加尿中钠和钾的排泄；黄柏、大黄有抗炎、利尿的作用；薏苡仁含有的薏苡素有抗炎镇痛镇静作用；萆薢可治疗尿中晶体过多而引起的尿液混浊；泽泻有利尿作用，能增加动物的尿量和氯化钠的排泄量，也能增加健康人的尿量，尿素和氯化钠的排泄量；车前子有利尿作用，可增加动物的尿量、尿素氮、氯化钠和尿酸的排出；防己有抗炎症的作用，对甲醛引起的大鼠关节炎有抑制作用；秦艽能激动垂体，促进肾上腺皮质激素分泌，从而发挥抗炎作用，对中枢神经系统还有镇静、镇痛作用；木瓜能减轻甲醛或蛋清引起的大鼠关节炎症；牛膝有抗炎作用，还有激活巨噬细胞吞噬、改善循环、促进炎症吸收等作用；甘草有皮质激素样作用，可提高体内皮质激素的水平，对大鼠的甲醛性脚肿等炎症反应有抑制作用等。方中所用药物不论从中药功用主治抑或现代药理作用方面，全面反映了治疗高尿酸血症用药以祛湿为主，兼以清热，辅以化瘀通络、扶正固本的治疗大法；反映了高尿酸血症初起为湿热之邪，日久则病邪缠绵，瘀生络阻，进而伤及正气的病机动态发展过程。用药紧扣病因病机，同时与中药现代药理研究相结合，从另一方面印证了中医辨证用药的科学性、合理性。

6. 脂肪肝

山楂、丹参、泽泻、柴胡、决明子、茯苓、白术、郁金、何首乌、半夏、陈皮、赤芍、白芍。

方中丹参、赤芍、郁金活血化瘀；柴胡、陈皮、山楂、白芍疏肝理气化滞；泽泻、茯苓、半夏利湿化痰；决明子清肝火；加白术、何首乌以安内攘外。近代药理学研究，丹参具有扩张周围血管，降低血压，扩张冠状动脉，增加血流量的作用。山楂所含化学成分有强心、扩张血管、降低血清胆固醇及降血压作用。泽泻其化学成分具有抗脂肪肝、降低血压、轻度抑制血清胆固醇、缓和动脉硬化发展的作用。决明子具有降血脂及抗动脉粥样硬

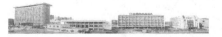

化的作用。综观全方,补中有泻,降中寓升,临床观察本方不仅有显著的降脂消浊作用,而且可以改善血液流变性,且无毒副作用,优于一般的降脂药制剂,是临床较为理想的组方。

7. 病毒性肺炎

黄芩、麻黄、石膏、杏仁、甘草、金银花、连翘、鱼腥草、葶苈子、虎杖、丹参、大黄、板蓝根、大青叶。

方中鱼腥草、金银花、连翘、板蓝根、大青叶、虎杖清热解毒;黄芩、生石膏清热泻火;麻黄、葶苈子、杏仁化痰止咳,降逆平喘;丹参活血;大黄化瘀通便;甘草和中,调和诸药。综观全方有清热解毒、宣肺化痰、活血化瘀之功。现代药理证明,大青叶、板蓝根、金银花、连翘、黄芩、大黄、虎杖、鱼腥草有抗流感病毒作用;杏仁、鱼腥草、连翘有抗鼻病毒作用。杏仁还具镇静呼吸中枢及止咳平喘之效。

8. 慢性心功能不全

人参、茯苓、黄芪、附子、丹参、泽泻、益母草、葶苈子、川芎、赤芍、桂枝、白术、车前子。

方中人参、黄芪、附子、桂枝益气温阳,化气利水;茯苓、泽泻、白术、车前子健脾利水;葶苈子开泄肺气,泻水逐痰;益母草活血利水;丹参、川芎、赤芍活血化瘀。诸药配伍,共奏益气温阳、活血利水之效,且无偏颇之虞。现代药理研究证实,黄芪可明显提高患者的心搏出量、每搏指数及心脏指数,对心脏具有正性肌力作用;益母草能降低周围血管阻力,增加血流量,降低血液黏滞性及抗血小板聚集,明显降低心脏前后负荷,且能增加冠脉血流量,但无明显降低心肌耗氧量作用。附子有明显的强心作用,降低周围血管阻力;茯苓、泽泻有利尿作用;甘草则有类似肾上腺皮质激素样作用。故本方亦符合西医学对于心衰的治疗原则。

9. 期前收缩

人参、丹参、苦参、麦冬、五味子、炙甘草、当归、黄芪、桂枝、茯苓、川芎、生地黄。

本方具有益气滋阴、理气活血、养血安神之功。方中黄芪、人参、茯苓、炙甘草甘温益气,气生则血生,气旺则血行;生地黄、麦冬、五味子酸甘化阴,滋阴补血。七味药合用,气血双补,阴精得充。当归、丹参、川芎养血活血,祛瘀止痛;桂枝配伍人参、炙甘草益气温阳复脉;苦参配人参、麦冬、五味子益气养阴而定悸。诸药合用,气旺血生,瘀祛神宁。现代药理研究表明,黄芪、人参可调节细胞的代谢功能,促进心肌细胞内 cAMP 的合成增加,间接改善心肌细胞的电生理特性;苦参中苦参碱、苦参黄酮具有抗心律失常作用;丹参、当归、川芎可增加冠脉血流量和心肌营养血量,利于消除局部缺血、损伤、炎症、瘢痕引起的异位自律性;甘草能够增强心肌功能,提高中枢神经的兴奋性,有利于抑制异位自律点;地黄浸膏中等浓度时有强心作用,并能通过影响心脏的电生理特性来对抗心律失常;五味子能调整中枢神经及自主神经的功能。诸药合用,具有控制心肌细胞自律性、改善心肌的传导功能。

10. 冠状动脉粥样硬化性心脏病介入术后调治

红景天、刺五加、绞股蓝、三七、灵芝草、人参、黄芪、何首乌、枸杞子。

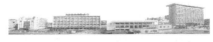

本方是从加强机体适应原的角度立方。适应原是指加强机体的适应性，增强机体对物理、化学和生物学等各种有害刺激与损伤的非特异性抵抗力，使紊乱的功能恢复正常的药物。红景天具有健脾益气、清肺止咳、活血化瘀的功效。现代药理研究表明，红景天有抗疲劳、抗衰老、抗缺氧、抗过氧化作用，可抑制血清内过氧化脂质的生成，亦明显抑制脑、心和肝内过氧化物的生成；还可双向调节中枢神经，促进兴奋，并抑制过度兴奋的中枢神经，缩短入睡时间，改善睡眠质量，从而有利于体力恢复。刺五加可增强机体非特异性防御能力，除具有免疫调节、抗肿瘤、抗衰老、抗辐射损伤及抗疲劳等作用外，还可治疗心脑血管疾病；绞股蓝有抗血栓、降血脂、抗溃疡、抗疲劳、增强机体耐缺氧能力、对心肌梗死及心肌缺血再灌注损伤的保护作用及糖皮质激素的副作用等方面的功效。此三味药均为原卫生部药食同源目录中记载的药物，三味药可增强其协同功效。三七的化学成分、药理作用和临床应用与人参有相似之处。其人参总皂苷含量超过人参。三七可扩张血管，降低血管阻力，增加心输出量，减慢心率，降低心肌耗氧量和毛细血管的通透性，在心血管疾病防治方面比人参有明显的优势。灵芝草、人参、黄芪、何首乌、枸杞子益气养血。灵芝对神经系统、呼吸系统、心血管系统功能都有调节作用，具有免疫调节、清除自由基、平衡代谢等功能，直接影响人体衰老进程。人参具有抗氧化、抗衰老、抗疲劳、保肝、调节心血管功能、兴奋造血系统功能等作用。枸杞子有类似人参的"适应原样"作用，且能抗动脉硬化、降低血糖、促进肝细胞再生等，服之有增强体质、延缓衰老之功效。黄芪不仅能扩张冠状动脉，改善心肌供血，提高免疫功能，而且能够延缓细胞衰老的进程。何首乌能够促进神经细胞的生长，对神经衰弱及其他神经系统疾病有辅助治疗作用；并可调节血清胆固醇，降低血糖，提高肝细胞转化和代谢胆固醇的能力。此外，何首乌还具有良好的抗氧化作用。

11. 肠道易激综合征

白芍、甘草、陈皮、白术、党参、防风、柴胡、茯苓、枳壳、厚朴、木香、山药。

方中党参、白术、茯苓、甘草、山药补气健脾，化湿止泻；陈皮理气醒脾；白芍、柴胡、防风疏肝理脾，枳壳、厚朴、木香和胃化滞。诸药相配，可以补脾土而泻肝木，调气机以止痛泻。药理研究证实，白术所含挥发油能缓和胃肠蠕动；白芍对胃肠平滑肌的张力和运动亦有松弛和抑制作用。两药合用，既可减轻腹泻，又有解痉止痛之效。白术与白芍挥发油的镇静作用，亦可加强止痛效果。此外，白术、陈皮能促进消化液分泌；陈皮有排出胃肠道积气、增进食欲、促进消化作用。

12. 慢性胰腺炎

大黄、枳实、柴胡、黄芩、延胡索、白芍、甘草、木香、半夏、厚朴、芒硝、蒲公英。

方中大黄泻热通便、荡涤肠胃，芒硝助大黄泻热通便，并能软坚润燥，共为主药；实热积滞内停，则腑气不通，故以厚朴、枳实行气散结，消痞除满，并助大黄和芒硝荡涤积滞以加速热结的排泄，共为辅药；佐以黄芩、黄连清热燥湿，泻火解毒；木香、半夏行气除满，和胃燥湿；柴胡、延胡索、川楝子疏肝行气、活血止痛，配以白芍、甘草缓急止痛，共为佐使药。现代药理学研究表明，大黄能调节胰腺功能，减轻胰腺间质充血、水肿及炎细胞浸润，并对脂肪坏死和血管坏死有抑制作用；白芍、延胡索等有解梗止痛作用；

枳实、厚朴有调节胃肠功能的作用，对胰腺炎引起的麻痹性肠梗阻所致腹胀症状有明显的缓解作用；黄连、黄芩等有抗感染作用。综观全方，既能泻热通便、通里攻下，又可行气散结、消痞除满，辅以清热解毒、和胃燥湿、活血止痛之品，对脾胃实热、肝胆湿热而致的胰腺炎有明显疗效。

13. 肝纤维化

丹参、黄芪、柴胡、鳖甲、白术、当归、白芍、郁金、茯苓、赤芍、甘草。

方中黄芪、白术、甘草健脾益气；当归、白芍养血柔肝；丹参、郁金、赤芍活血化瘀、清热；柴胡疏肝理气；茯苓健脾利湿；鳖甲滋阴清热、软坚散结。现代药理试验证明，丹参具有改善微循环障碍及抗炎、抗凝、抗氧化等作用，丹参注射液可减轻人血白蛋白（HSA）造成的肝细胞损伤，可以终止肝细胞免疫损伤诱发肝纤维化的启动因素。另外，丹参的抗肝纤维化机制还与其能减少纤维连接蛋白（FN）和层粘连蛋白（LN）的产生、防止肝窦毛细血管化及抗氧化作用有关。黄芪可使免疫损伤性肝纤维化大鼠的肝纤维化程度及超微结构的病理改变明显减轻，减少总胶原特别是Ⅰ、Ⅲ、Ⅴ型胶原在肝内的沉积，而且随着疗程的延长，作用更明显。柴胡具有直接抑制肝星状细胞激活及其合成细胞外基质的能力。鳖甲能抑制结缔组织的增生，可消散结块，并具有增加血红蛋白的作用，可用于肝病所致的贫血。白术煎剂对小鼠因四氧化碳引起的肝损伤有保护作用。

14. 肾纤维化

黄芪、山药、白术、淫羊藿、虫草、丹参、益母草、大黄、茯苓、泽泻、蝉蜕、僵蚕、地龙、乌梢蛇、雷公藤。

方中黄芪、山药、白术、淫羊藿、虫草补脾益肾；丹参、益母草、大黄活血化瘀；茯苓、泽泻利水渗湿；蝉蜕、僵蚕、地龙、乌梢蛇、雷公藤疏风通络解毒。治疗以补益药为主，辅以活血化瘀药、清热药、利水渗湿药，符合中医治疗肾纤维化的基本配伍规律，该规律与肾纤维化的病机相一致。

现代药理研究证实，黄芪可抗凝，抗血栓，增加肾血流量，调节细胞因子、一氧化氮，从而抑制肾小球系膜细胞增殖和胶原蛋白的过度生成，延缓肾纤维化进展。虫草可调节机体免疫，明显减少肾小球硬化率与硬化数，并降低血清肌酐、尿素氮及血脂、内皮素，改善肾功能，减轻蛋白尿，纠正蛋白质及氨基酸代谢紊乱，补充人体必需氨基酸等。活血化瘀药能改善微循环，降低血液黏稠度，消除血小板积聚，激活纤溶系统，抑制成纤维细胞的转化等。丹参可延缓肾间质纤维化的发生。大黄对多种病毒有较好的抑制作用，可以改善氮质血症，保护和修复受损的肾组织，延缓病变肾单位的病程进展（缓解残余肾组织的高代谢及高滤过状态、抑制肾小管细胞增殖、抑制肾小球系膜细胞），改善微循环，调节肾衰竭患者脂代谢及免疫功能等。蝉蜕能抗组织胺、抗过敏、消除蛋白尿，与僵蚕配伍较多用；地龙能降压、抗组织胺、双向免疫调节，乌梢蛇增强网状内皮系统的吞噬功能，二者配伍对顽固的蛋白尿有效；雷公藤则在多个环节上显现出拮抗肾纤维化的作用。通过清除黏附在肾小球滤过膜上的免疫复合物，让血液中的尿酸、血肌酐等垃圾毒素正常排出；修复肾小球滤过膜，恢复正常的过滤功能；阻断肾纤维化，恢复正常的肾功能，是治疗肾纤维化的关键。

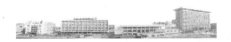

15. 面神经麻痹

僵蚕、全蝎、白附子、川芎、防风、甘草、地龙、赤芍、当归、蜈蚣、白芷、黄芪、白芍、羌活。

方中僵蚕、全蝎、地龙、蜈蚣息风止痉。白附子逐头面之风；防风祛周身之风；白芷散阳明之风；羌活散太阳之风；川芎散厥阴之风且活血。当归养血，白芍敛阴，赤芍活血，乃取治风先治血、血行风自灭之意。黄芪、甘草益气固表，托邪外出。现代中药药理学研究表明，防风、白芷、羌活有抗惊厥、抗炎作用；全蝎、蜈蚣、地龙、僵蚕、白芍有镇静、抗惊厥作用。息风止痉、解表疏风、活血化瘀、益气养血是治疗本病的核心大法。本病初起多有郁热（炎症反应），故当清热；后期痰气壅滞，理当理气化痰、散结通络，故清热、理气、化痰是治疗本病的辅助之法。

16. 股骨头缺血性坏死

当归、黄芪、牛膝、川芎、熟地黄、骨碎补、续断、枸杞子、丹参、土鳖虫。

方中牛膝、川芎、丹参、土鳖虫活血化瘀，行气止痛；当归、黄芪益气养血；熟地黄、骨碎补、续断、枸杞子填精益髓，强筋壮骨。现代药理研究表明，补肾中药如熟地黄、骨碎补、续断、枸杞等均有促进骨的再生、提高骨的机械强度的作用；活血化瘀药如丹参、当归、土鳖虫等具有调节血液流变特性、扩张外周血管、改善微循环、抗炎镇痛、降血脂等功效；黄芪能够增强和调节机体免疫功能，也可减少血栓形成；牛膝具有抗炎、镇痛作用，能够提高机体免疫力；牛膝甲醇提取物有很强的抗骨吸收作用；川芎可改善微循环，降低骨内压，还可加速骨折局部血肿的吸收，促进骨痂形成；熟地黄可补血养阴、填精益髓，具有改善肾功能的作用；丹参活血调经、祛瘀止痛，能够对抗血栓形成，具有改善肾功能、抗炎、抗过敏的作用。临证用药与中药药理学联系起来，这样不但有利于深入了解股骨头缺血性坏死的微观形态与病理机制，而且还可使医生针对病证选择最佳药物而提高疗效。

17. 子宫内膜异位症

莪术、丹参、当归、川芎、延胡索、香附、淫羊藿、菟丝子、鳖甲、薏苡仁、白芥子、海藻。

本类患者大多属痰瘀互结、肾虚肝郁之标实本虚证。方中用莪术、丹参、当归、延胡索活血化瘀，养血通络止痛；淫羊藿、菟丝子补益肝肾；鳖甲、薏苡仁、白芥子、海藻利湿化痰，软坚散结；香附理气疏肝。诸药合用，共奏活血祛瘀、养血通络止痛、利湿化痰、疏肝理气、软坚散结之效。现代药理研究表明，莪术有抗癌、增强免疫功能、抑菌、抑制血小板凝集、抗血栓作用；当归对非特异性及特异性免疫均有增强作用；有抗血小板聚集及抗血栓作用；对子宫平滑肌呈双相反应，通过调节子宫平滑肌收缩、解痉而达到调经止痛功效。川芎有抗血小板凝集、抗血栓作用，提取物阿魏酸可提高 T 淋巴细胞的免疫作用。延胡索有明显的止痛、镇静催眠作用。香附对动物离体子宫平滑肌有抑制作用，醇提取物有抗炎、镇痛、抑制中枢的作用，香附挥发油有轻度雌激素样活性。本方不仅可以降低血液黏稠度，改善全身、局部微循环，降低血浆 PG2 水平，从而缓解症状，并且能调节机体异常免疫状态，使之恢复正常，为子宫内膜异位症病因学说中的免疫缺陷学说提供了一定的理论依据，更提示在临床治疗中不能独以攻邪，要注意患者免疫功能的调节，酌加补虚药，并嘱患者自我锻炼以提高机体免疫力。

18. 变应性鼻炎

黄芪、防风、甘草、苍耳子、辛夷、白术、细辛、乌梅、党参、桂枝、五味子、柴胡、白芷、蝉蜕。

方中黄芪、桂枝、党参、白术、甘草健脾益气，实卫固表；防风、柴胡、白芷、苍耳子、辛夷、细辛疏散风邪，宣通鼻窍；乌梅、五味子之酸收与疏散药配伍，条达肺胃气机，共奏实卫固表、疏风通窍之效。现代药理研究表明，黄芪可调节体液免疫，促使cAMP上升、cGMP下降，从而抑制组胺等介质的释放；细辛、桂枝等对过敏介质有拮抗作用；防风、甘草、辛夷、五味子、蝉蜕均具有抗过敏作用；甘草还具有肾上腺皮质激素样作用等；黄芪、五味子、党参、当归、川芎等均有增强机体免疫功能等作用。由方中柴胡、防风、五味子、乌梅、甘草组成的过敏煎具有调整免疫作用。

19. 痤疮

黄芩、生地黄、甘草、白花蛇舌草、桑白皮、金银花、连翘、蒲公英、赤芍、丹参、牡丹皮、当归、枇杷叶、白芷。

痤疮的病机为肺胃蕴热，郁蒸肌肤，治疗以清肺胃热为主，辅以解毒凉血。本方在枇杷清肺饮的基础上进行化裁。以枇杷叶、黄芩、桑白皮清热宣肺；白花蛇舌草、金银花、连翘、蒲公英清热解毒；生地黄、牡丹皮清热凉血；当归养血活血；赤芍、丹参活血化瘀；白芷透络发散；甘草解毒且调和诸药。全方以清热为主，其中又以清肺热为重，兼以凉血活血、解毒散结。常用药物抗痤疮机理的现代研究表明，目前已知痤疮的发病机制主要有皮脂腺功能亢进、皮脂腺导管角化异常、毛囊皮脂腺单位中微生物（主要是痤疮丙酸杆菌 *Propionibacterium* acnes）的作用及炎症反应4个方面。*Propionibacterium* acnes 可诱导机体免疫反应和局部炎症的发生，是痤疮发病中的重要环节。现代药理研究证明，丹参、连翘对 *Propionibacterium* acnes 高度敏感，黄芩、金银花中度敏感，甘草有类肾上腺皮质激素样作用及抗炎、免疫抑制作用。白花蛇舌草有很强的抑制皮脂腺分泌的作用，尚能增强肾上腺皮质功能而抑制炎症反应。目前，已知雄激素作用过强在痤疮的发生、发展及持续状态中起着重要作用。研究证明，蒲公英、丹参、白花蛇舌草有降低雄激素水平、升高雌激素水平的作用，而又无性激素的副作用；从西医学角度分析，可多靶点、多环节起效，故成为临床医生经常选用的治疗痤疮的药物。另一项研究表明，牡丹皮、赤芍、丹参具有良好消炎和改善血黏度作用，连翘对革兰阳性菌、痤疮杆菌等有明显抑制作用。丹参酮具有抗雄激素和温和的雌激素样作用，并能促进皮损组织的修复和再生，且长期服用无副作用。

20. 特应性皮炎

金银花、黄芩、黄连、黄柏、苦参、地肤子、白鲜皮、牡丹皮、泽泻、当归、甘草。

方中金银花清热解毒；黄芩、黄连、苦参清热燥湿；地肤子、白鲜皮、泽泻祛湿散风止痒；牡丹皮凉血；当归、白芍、甘草益气养血，符合中医治疗本病的基本规律。西医学认为，特应性皮炎的发生涉及变应原、炎症细胞、抗体、受体和介质等多个环节。现代药理证实，甘草能减少炎性反应介质释放。黄芩、黄连对T淋巴细胞的活化和增殖均有明显抑制作用。黄柏可抑制免疫反应，减轻炎症损伤。金银花是一种有潜在能力的免疫抑制剂。地肤子可以通过稳定肥大细胞膜，减少组织胺、5-羟色胺等过敏介质的释放，抑制速发型变态反应。此外，牡丹皮、泽泻、当归也具有一定的免疫抑制活性，而可祛风止痒的白鲜皮则具有抗炎作用。总之，诸药合用，能够共同发挥调节免疫、抗炎止痒等作用。

（二）外用专病专方

1. 呼吸系统疾病常用的喷涂疗法

常用药物：白芥子、生姜汁、细辛、甘遂、干蟾皮、肉桂、延胡索、麻黄、桑白皮、葶苈子、车前子、猪苓、半夏、麝香、黄芪、大枣、丁香、莪术、冰片、吴茱萸。其中白芥子、生姜汁、细辛3味可认为是基本用药。

基本处方：白芥子30g，生姜汁30g，细辛10g，甘遂30g，延胡索30g，麻黄30g，桑白皮30g，葶苈子30g，肉桂10g，丁香5g，冰片5g。（肺癌加干蟾皮50g，莪术50g）

制法：上药加50~60度白酒2000mL，浸泡7~21日，过滤药液，脱醇，贮瓶备用。

用法：喷涂于天突、膻中、风门、大杼、肺俞、定喘、膈俞、心俞等穴位处。

适用病症：支气管哮喘、慢性阻塞性肺疾病、阻塞性肺气肿、咳嗽变异性哮喘、肺纤维化、肺癌、癌性胸腹水等。

2. 面神经麻痹

基本处方：僵蚕10g，全蝎10g，白附子10g，川芎10g，防风10g，甘草10g，地龙10g，赤芍10g，当归10g，蜈蚣2条，白芷10g，黄芪10g，白芍10g，羌活10g。研粉。

制法：取药粉放入玻璃瓶中，加白酒300mL浸泡48小时，每日混摇3次，充分提取药物有效成分。药液用滤纸过滤后，兑入等量甘油，充分混合。再兑入豆蔻油或其他香精少许，以提香，储瓶备用。

用法：用温水洗净面部，拭干，取药液少许倒手上涂抹患侧，沿额→鬓→耳前直下→下颌→嘴角→沿鼻唇沟到鼻旁→沿鼻梁→目下→腮，揉搓到面部发热为止。揉搓完毕，用手指点压合谷、中渚、外关、养老四穴直至酸胀发麻为止。

3. 美容方（通用方）

基本处方：白芷10g，白僵蚕10g，防风10g，辛夷10g，白及10g，白蔹10g，羌活10g，牙皂10g，藁本10g，甘松10g，独活10g，苦杏仁10g，细辛10g，白附子10g，荆芥10g。

制法：共研细粉，兑入生绿豆粉500g，混匀备用。用时取少量药粉，加适量蜂蜜，鸡蛋清，白水混合涂抹，15分钟洗去后，涂少量护肤品。

适用病症：粉刺、黄褐斑、雀斑、黑子、扁平疣、毛孔泛油。

【按】外用方要注意透皮剂的使用，常用的中药透皮药有冰片、羌活、薄荷、肉桂、丁香。其中，冰片常作为促透剂，促进作用主要在角质层。促进其他药物透过血脑屏障或皮肤、黏膜，增加其他药物的血药浓度，促进其他药物的吸收与渗透。

（三）专方简约化处理

1. 癌症

吴复苍教授根据12种癌症的基本处方用药进行频度排序，药物共26味，用药频度≥40%（5次）的12味药作为治疗癌症的核心用药，即黄芪、莪术、白术、白花蛇舌草、半枝莲、薏苡仁、茯苓、党参、当归、半夏、甘草、白芍、丹参，再根据不同的癌症随病

 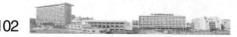

加减。

胰腺癌用雷公藤、蒲公英、苦参；肝癌用龙葵、鳖甲、蟾皮；甲状腺癌用黄药子、蒲公英；大肠癌用补骨脂、败酱草；胃癌用藤梨根、石打穿；食管癌用急性子；肺癌用沙参、麦冬、鱼腥草、猫爪草；乳腺癌用蜂房、蒲公英；前列腺癌用急性子、瞿麦；骨转移用寻骨风、蝮蛇；恶性淋巴瘤用龙葵、山慈菇；癌性腹水用干蟾皮、猪苓、甘遂；肿瘤转移：脑转移用川芎、蜈蚣、全蝎；淋巴转移用山慈菇；骨转移用肿节风、寻骨风、天南星。

在具体使用过程中，针对癌症初、中、末期的不同阶段，核心病机无重大改变，证素之间关联性发生变化，要及时增减药量，方随症转，即辨病分期治疗。

2. 眩晕症

眩晕指自身或环境的旋转摆动感，是一种运动幻觉，表现为患者主诉感觉自身或外界物体呈旋转感或升降、直线运动、倾斜、头重脚轻等感觉。眩晕的病因分类主要有血管源性眩晕、颈性眩晕、梅尼埃病、良性发作性位置性眩晕、外伤后眩晕，临床上以血管源性眩晕患者最常见。前三种类型的眩晕临床常用药相近，共同药物为半夏、天麻、白术、茯苓、甘草、川芎。吴复苍教授将其作为治疗眩晕病的基本方，在基本方的基础上，血管源性眩晕加活血补虚的赤芍、葛根、当归、黄芪；颈性眩晕加柔筋养血的葛根、白芍、黄芪、当归；梅尼埃病加和胃化痰息风的陈皮、生姜、泽泻、钩藤。执简驭繁，方便用药。

3. 先兆流产

有学者收集 2000 年 1 月 ~ 2011 年 10 月期间，在中国知识资源总库（CNKI）上生物医学期刊中发表的有关先兆流产中医临床研究文献 133 篇，对其中的中医辨证、治法及用药进行统计分析。先兆流产的主要中医证型为脾肾两虚型、肾虚型、血热型、气血两虚型。常用药物为续断、桑寄生、菟丝子、白术、党参、甘草、阿胶、杜仲、白芍、山药、黄芪、熟地黄、黄芩、生地黄、黄柏、当归、川芎、艾叶，其中 4 个证型均为高频出现的药物为续断、桑寄生、菟丝子、阿胶、熟地黄、白芍，吴复苍教授将上述 6 味药拟定为该病基本处方，根据不同证型辨证加减，气虚型加党参、白术、黄芪，血虚加当归、阿胶，血热加黄芩、生地黄、地骨皮，血瘀、外伤闪挫加川芎、当归、黄芪、艾叶，临床取得较好效果。这些中药多数有调节免疫的作用，并含有丰富的微量元素、氨基酸、维生素等妊娠期所需物质；还有些药具有促血细胞增生、抗凝、抗菌、抗病毒、止血、抗炎镇痛解痉、抗氧化等作用。这些正是先兆流产患者需要解决的重要问题，也是这些中药在临床上取得明显疗效的重要原因。

医案选介

一、慢性胃扭转

张某，男，26 岁，农民，1978 年 8 月 27 日初诊。

主诉及病史：腹胀，呕吐月余。患者两个月以前突患胃痛，经用药（不详）后缓解。七月初麦收期间，因劳累饮冷，胃痛又犯。胃脘胀满疼痛，恶心呕吐，经用药后胃痛缓解，唯腹胀不除，虽经西药镇静止痉和中药降逆除胀等法治疗，效果仍不显著，近 1 个月以来，腹胀如鼓，晚饭后 1～2 小时加剧，必经吐出或泻下后腹胀始能减轻。现症：患者面色萎黄，神疲肢倦，纳呆食少，腹胀，肠鸣辘辘有声，舌苔薄白而腻，脉象濡缓。

辅助检查：上消化道造影检查示胃大弯向上翻转，食道腹段略有延长，贲门开口于胃下方，胃内可见两个胃泡，幽门及十二指肠斜向右下方。幽门比十二指肠球部位置高，胃位于横结肠下方。

西医诊断：慢性胃扭转。

中医辨证：脾虚气弱，湿浊阻胃，胃气上逆，气机逆乱证。

治法：健脾益气，和胃泄浊，调整脾胃气机。

处方：升紧消调方（自拟）。

生黄芪 15g，茅苍术 15g，吴茱萸 10g，清半夏 10g，生白术 30g，云茯苓 15g，炒枳壳 10g，焦三仙各 10g，鸡内金 10g，鲜生姜 10g，炒谷芽 15g。7 剂，每日 1 剂，水煎 200mL，早晚分服。

二诊：1978 年 9 月 3 日。服用本方 5 剂，腹胀减轻，偶有呕吐；服至 7 剂，腹胀大减，吐泻等症状消失。原方续服。

三诊：1978 年 10 月 4 日。本方服用 30 剂后，病已痊愈。经上消化道造影示食管、胃及十二指肠未见明显异常。

【按】慢性胃扭转一病，临床比较少见，当时病案报道亦少，在缺乏借鉴的情况下，依据 X 线报告单提供的情况，注意对其病理症结的综合，探讨本病的内在联系，从而确立治疗方案。本病的病理症结：一是胃壁松弛，即胃平滑肌张力减弱，蠕动紊乱；二是两个胃泡，显示液体过多，由于重力作用，进一步造成胃壁松弛、下垂，从而导致消化功能紊乱。据此，综合中草药的现代药理内涵，采用相对应的综合调整方法即"升、紧、消、调"法。所谓"升"是升举中气，改善胃下垂，选用生黄芪；"紧"是增强胃的平滑肌张力，使胃蠕动有力，选用的药物为枳实与白术；"消"是消除胃内滞留液，减少其重力作用，选用苍术、茯苓、吴茱萸、半夏、生姜；"调"是调整胃肠功能，改善胃的紊乱状态。

二、溃疡性结肠炎

张某，男，38 岁，干部，1976 年 9 月 10 日初诊。

主诉及病史：大便脓血，左下腹痉挛性绞痛 2 周。患者半年前开始出现大便脓血，日均 2～3 次，2 周前因劳累过度，大便脓血增至 4～5 次，服用黄连素、乌梅丸等药物效不显著。现左下腹疼痛，食少，乏力。

查体：神疲，消瘦，舌红，少苔，脉象弦细无力。

辅助检查：1976 年 9 月 3 日行乙状结肠镜检查，结果示距离肛门 12cm 处有 2cm × 3cm 溃疡面两块，肉芽呈粉红色，有少量出血。病理活体检查（1109 号）符合慢性炎症。

西医诊断：溃疡性结肠炎。

中医辨证：气阴两虚，瘀浊不化。

治法：益气养阴，化浊修疡。

方药：益气修疡方（自拟）。

生黄芪 15g，生地榆 30g，浙贝母 15g，白及 15g，枳壳 10g，生甘草 10g。7 剂，每日

1 剂，水煎 250mL，早晚分服 100mL。剩余 50mL 药液，兑入云南白药 0.4g，珠黄散 0.3g，生肌散 1.0g，行保留灌肠，每日 1 次。

二诊：1976 年 9 月 17 日。服药 7 剂，腹痛及脓血便减轻，大便日 2～3 次，舌红，少苔，脉象弦细无力。原方续服 14 剂。

三诊：1976 年 9 月 30 日。再续服 14 剂后，偶有腹痛、腹胀，大便每日 1 次，无脓血，舌红，苔薄白，脉象濡细。原方续服 14 剂。

四诊：1976 年 10 月 6 日。上方连续服用 6 周，诸症消失。经乙状结肠镜复查：溃疡愈合。

【按】本病系一种原因不明的慢性结肠炎症，吴复苍教授综合本病病理（病灶溃疡、残菌、功能紊乱）、病位（远端结肠），采用辨病与辨证相结合的科研思路，用内病外治的方法治疗。方中生黄芪、生甘草益气补虚，生肌修疡；象贝母化痰散结，清创修疡；生地榆清热利湿，化浊修疡；白及质黏，功专止血，保护肠黏膜；白术、枳壳健脾和胃，增强胃肠平滑肌张力，使蠕动规律而有力。中西结合，内外结合，故能迅速治愈本病。

三、胸痹

宋某，女，57 岁，家庭主妇，2003 年 10 月 27 日初诊。

主诉及病史：胸痛、心悸月余。患者近 2 年经常胸闷气短，劳累后加重，遇寒更甚，2 周前突发胸痛，牵及后背，每至半夜 3 时左右加重，服用速效救心丸可暂时缓解。现胸痛，胸闷气短。

查体：面色黄滞，唇色紫暗，舌胖齿痕，舌苔白腻，脉沉细。

辅助检查：心电图检测：①窦性心律。②多导联 ST–T 异常。③左心室高电压。④异常心电图。心脏 B 超检测：三尖瓣轻度反流，二尖瓣口 E/A 比值异常。

西医诊断：冠状动脉性心脏病。

中医辨证：心脉痹阻。

治法：通脉养心，肃肺泄浊。

方药：肃肺通脉汤（自拟）。

生黄芪 15g，葶苈子 10g，桑白皮 15g，清半夏 10g，炒杏仁 10g，川厚朴 15g，云茯苓 15g，炒枳壳 10g，紫丹参 15g，车前子 10g，炒蒲黄 10g，川桂枝 10g，炙甘草 10g。7 剂，每日 1 剂，水煎 200mL，早晚分服。

二诊：2003 年 11 月 3 日。服用本方 7 剂，胸痛减轻，偶有夜半胸闷，但不久即能入睡，唇舌转红，脉寸短关弦。上方加吴茱萸、熟附子、杭白芍，去半夏。

生黄芪 15g，葶苈子 10g，桑白皮 15g，吴茱萸 10g，炒杏仁 10g，川厚朴 15g，云茯苓 15g，炒枳壳 10g，紫丹参 15g，车前子 10g，炒蒲黄 10g，川桂枝 10g，炙甘草 10g，熟附子 6g，杭白芍 15g。7 剂，每日 1 剂，水煎 200mL，早晚分服。

三诊：2003 年 11 月 10 日。服用上方 7 剂，胸痛止，偶有胸闷，夜间已能入睡，脉濡细。上方加生晒参 10g。

四诊：2003 年 11 月 10 日。服用上方 7 剂，诸症消失，脉濡细略滑。上方研粉，炼蜜为丸，丸重 9g，早中晚各服 1 丸，温开水送服。

【按】吴复苍教授诊治胸痹心痛病症多从整体观念出发，辨病用药参合检查、检验结

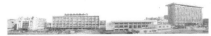

果。患者 B 超检测：三尖瓣轻度反流，虽无典型的肺系咳喘症状，仍选用葶苈子、桑白皮、车前子、杏仁等肃肺化饮之品。全身症状减轻后，针对偶有夜伴胸闷一症进行分析，夜半为丑寅之时、阴尽阳生之际，及时加入吴茱萸、熟附子温肝通阳之品，防其燥热，故佐以杭白芍，服药后效果大增。

论　著

一、论文

[1] 吴复苍．问题解答．中医杂志，1983，3（24）：59-60.

[2] 吴复苍．问题解答．中医杂志，1983，12（24）：64-65.

[3] 吴复苍．"逆传心包"源流初探．天津中医，1985（1）：33-34.

[4] 吴复苍．难病治验两例．临床荟萃，1986（Z1）：85.

[5] 吴复苍．胃扭转治验例．医林（韩国），1993，第212号：55.

[6] 吴复苍．吴鞠通与《温病条辨》．天津中医学院学报，1983（3-4）：90-92.

[7] 吴复苍．疑难病治验三则．台湾东洋药刊，1994，19（3）：26.

[8] 吴复苍．益气修疡法治疗慢性结肠炎疗效观察．临床荟萃，1994，9（17）：812.

[9] 陆小左，付娟，吴复苍，等．整体互动式强化教学法在中诊教学中的应用．中医教育，1999，18（4）：22-23.

[10] 马杰，吴复苍．《金匮要略》胸痹篇第6条引发的思考．浙江中医药大学学报，2012，36（12）：1366-1367.

二、著作

[1] 王云凯，吴复苍，唐锁彬．袖珍针灸手册．石家庄：河北科学技术出版社，1989.

[2] 吴复苍，阎慧卿．婴幼儿保健三百问．太原：山西科学教育出版社，1990.

[3] 王云凯．疾病诊治大典．石家庄：河北科学技术出版社，1993.（吴复苍为副主编）

[4] 宋乃光．温病学（全国协编教材）．北京：学苑出版社，1995.（吴复苍为编委）

[5] 张洪义．中医实验诊断学．天津：南开大学出版社，1996.（吴复苍为副主编）

[6] 陆小左．内科百证精解．天津：天津科学技术出版社，1996.（吴复苍为副主编）

[7] 张洪义，陆小左，吴复苍．中医临床诊断全书．天津：天津科学技术出版社，2002.

[8] 吴复苍．临床常用百方精解．天津：天津科学技术出版社，2002.

[9] 王云凯．中国名医名著名方．天津：天津科学技术出版社，2004.（吴复苍为副主编）

[10] 吴复苍，袁卫玲．中药纵横谈．北京：人民军医出版社，2013.

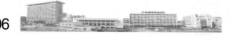

［11］吴复苍，袁卫玲．百病专方专药精选．北京：人民军医出版社，2013.

［12］吴复苍，阚湘苓．常见病遣方用药规律．北京：人民军医出版社，2015.

【整理者】

袁卫玲　女，1979年出生，毕业于北京中医药大学，医学博士。现任天津中医药大学中医基础理论教研室副教授，主要从事中医基础理论教学与科研工作。

蒋东　男，1966年出生，毕业于天津中医药大学。现任天津市第三中心医院药剂科副主任药师。研究方向为中西医结合治疗慢性病、难治病。

高利东　男，1992年出生，天津中医药大学八年制硕士研究生在读。研究方向为老年病的中医防治。

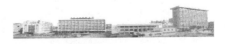

苏 玉 崙

名家传略

一、名家简介

苏玉崙,男,1943年1月23日出生,汉族,河北省文安县城关镇留郡村人,中国共产党党员,主任中医师。学术专长为中医心血管疾病、脾胃疾病、神经系统疾病及其他各科疾病的研究和治疗。历任河北省易县县医院卫校校长、县医院中医科主任,天津市津南区中医门诊部主任,天津市津南区中医院院长。曾任中华全国中医学会天津分会第三届、第四届管理学会委员、常务理事,内科专业委员会副主任委员。屡次被评为天津市津南区卫生局先进院长。1987年任天津市农村卫生协会常务理事,同年被聘为津南区卫生局卫生技术专业中级职称评审委员会委员。1991年曾入选《中国专家人员辞典》。1992年被《天津中医》杂志社聘为"脾胃病研究专栏"顾问。2012年被遴选为第五批全国老中医药专家学术经验继承工作指导老师。

二、业医简史

苏玉崙主任1968年毕业于天津中医学院(现天津中医药大学),6年的中医专业学习,奠定了坚实的中医理论基础。尤其在国家卫生部安排天津中医学院从五年制增加到六年制后,加了一年的经典著作学习,对《内经》《伤寒论》《金匮要略》及温病学相关内容理解更加深入,中医理论更加坚实,为临床打下了良好的基础。

苏玉崙主任毕业后被分配到农村基层医院——河北省易县良岗地段医院(该医院在山区)工作,院内设有30张病床。因当地居民尚未通电,晚间只能在煤油灯下读书。他除了学习经典著作外,又学习了李东垣的《脾胃论》、张锡纯的《医学衷中参西录》及其他医学著作。他的工作时间除在病房处理住院患者外,其他时间均在门诊接诊各类患者,把所学理论不断用于实践。例如对风湿性心脏病、慢性心衰、肺心病等,采用活血强心汤加减治疗,收到满意疗效。在流行病高发期,如流脑、乙脑、麻疹合并肺炎、中毒性痢疾等,用中医辨证治疗,解决了患者的疾苦。为了搞好中西医结合,他还认真学习了《实用内科学》,并做了多本读书笔记,也阅读了天津市南开医院吴咸中院长编写的《中西医结合治疗急腹症》一书,并以此为借鉴,结合临床治疗溃疡病出血、肠梗阻、阑尾炎、急性胃扩张、胆道蛔虫症、胆囊炎、胆道结石等疾病。对急性肾小球肾炎、泌尿系感染,采用小柴胡汤加减治疗,取得很好的疗效。曾用三物白散治愈结核性胸膜炎伴胸腔积液患者;用使君子治疗虫积的鼓胀患者,服药后大便一次下蛔虫数十条;用南瓜子半斤炒熟,加槟榔片二两，水煎服，治愈绦虫病；运用补阳还五汤加减治疗脑血管意外疾病。此外，他还治疗了不少疑难杂病，如摇头风、风湿性疾病等，均收到满意效果。

苏玉崙主任在良岗地段医院工作期间，治疗各种疾病不计其数，同时也学习了多种医学著作，为以后临床教学打下了坚实基础。几年过去了，怀着对山区人民的深情厚谊及朴素的感情，苏玉崙主任调离了促其成长的难忘之地。临别时，当地群众怀着依依不舍的心情一直送到车站，此情此景至今历历在目，令苏主任难以忘怀。

1975 年，苏玉崙主任调入河北省易县县医院，在县医院主办的卫生学校担任校长，直到 1985 年调入天津市。他在卫校主要做了两件事：第一是教学。为了解决农村缺医少药问题，召集各村镇高中毕业青年到卫校学习，每期一年半（一年学专业，半年实习），先后共办五期。教师采用自编教材，中西医结合，讲课内容以中医基础、中医临床（包括内、妇、儿科）和西医基础（西药）、常见内科疾病和简单的外伤处理等为主。第二是带领学生以县医院为基地教学实习。学员在病房内跟当班老师查房，从问诊、检查、处方、到书写病例等，认真学习，效果很好，得到医生们的好评，学员毕业后回乡村担任村中乡医。这部分人在以后推动发展农村卫生事业中发挥了重要作用，有不少人成为镇卫生院领导及各乡的骨干力量，亦有个别人考取了医学院校，进入大学深造。在带学生实习期间，苏主任除治疗各种心脏病外，还治疗各种肝病、呼吸系统疾病、急性心衰、胆道蛔虫引起的胆绞痛、有机磷中毒、麻疹合并中毒性脑病、急性肺炎合并喉炎（儿科）等疾病，医疗实践水平有了大幅提高。

苏玉崙主任参加 1980 年全国第一次职称晋升考试，当时名额有限，进行双考（即面试及试卷考试）时在保定地区取得第一名，被破格批准为中医主治医师。1985 年调入天津市津南区，当时所在单位为咸水沽镇卫生院。他一边应诊一边筹备津南区中医门诊部，于 1987 年正式成立天津市津南区中医门诊部，任门诊部主任。从开始的 20 多人、30 多间房，后逐年扩大到拥有 100 多人、一座 4000 多平方米的大楼，2001 年正式改建为天津市津南区中医院，出任院长，直至退休，现仍从事临床工作。

三、主要贡献

1. 为基层培养了一批从医人才

苏玉崙主任长期在基层医院工作，从地段医院到县医院卫校，先后培训了 300 多名乡医，带数批保定卫校中专毕业生实习。到天津市津南区中医门诊部工作后，1996～1998 年兼任津南区卫生学校中医课讲师 3 年，除讲课外还带学生实习。2012 年，苏主任被评为第五批全国老中医专家学术经验继承工作指导老师，带两名实习生 3 年，考核已合格出师。

2. 组建中医医院

苏主任 1985 年到津南区时，津南区尚无正式的中医机构。但经过他的不懈努力，创办了津南区中医门诊部、津南区中医医院，前后经过十余年的奋斗，为津南区中医事业贡献了全部精力。

3. 坚持临床第一，创立新的医疗方法

苏主任始终坚持临床第一，坚持发挥中医的特长优势，逐步创立了许多新的医疗方法、新的方剂，如"活血强心汤""活血强心丸"等应用于临床，为广大患者解除了

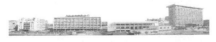

疾苦。

学术思想

一、主张中西医结合

苏玉崙主任主张中西医结合，改变中医传统的临床模式，改变对疾病命名的观点，同时坚持中医的辨证论治这一基本原则。

苏玉崙主任长期在基层医疗单位工作，多年来始终坚持在临床第一线。他认为传统的临床模式不断受到冲击，所以加强了中医临床模式的研究。苏主任认为，目前中医临床模式可分为以下3种。

1. 传统的中医诊治疾病模式，即诊断上以中医四诊为主，治疗上采用辨证论治的方法，此可称为传统中医。以此模式治病者大多为少有西医知识的中医师，目前仅为少部分医师。

2. 用西医学方法诊断疾病，以西医确诊病名，然后用中医中药（协定处方）或针灸等方法治疗疾病，可称为辨病论治。采用这种方法的人大部分为西学中人员或西医知识较深厚而中医基础理论知识较薄弱的医务人员。

3. 采用辨病和辨证结合的方法，即诊断尽力从西医学角度确定病名，并取中医诊断中特长部分（如脉诊、舌诊等），应用辨病与辨证相结合的方法确定治疗原则，使用中医方法进行治疗，这种方法已被现代大部分中医人员认可。

苏玉崙主任主张在临床中采用第三种模式。一方面中医有两千多年的历史，历代医家积累了大量理论知识和临床经验，中医治疗疾病的特色和优势不可低估，是取之不尽、用之不竭的宝库，其中辨证论治这一法则是开启宝库的钥匙，绝不能丢。另一方面，西医学突飞猛进，使中医学发展受到很大冲击。由于医学知识的普及和人民健康意识的不断提高，广大患者不再满足于"胸痹""胃痛""腹痛"之类的诊断，而是要求对疾病有明确的定位、定性，如"冠心病""胃溃疡"之类的诊断。因此，必须将传统的中医理论、临床，与西医学、现代科技结合起来，这是中医发展的必由之路。

苏主任认为，现代的中医临床应辨证论治不能丢，西医学知识和科学技术手段也要有，只有将辨证与辨病结合起来，才能提高临床疗效。辨证和辨病相结合是复杂的临床过程，需要逐步实现，并注意对不同情况区别对待。

第一，关于辨病论治。每个疾病都有一个共同规律，找出其共同点，抓住主要矛盾，便可确定方案，施以治疗，从而取得效果。例如"冠心病"，主要抓住"活血化瘀、强心"这一主要矛盾，再适当加减，大部分患者可治愈。

第二，关于辨证论治。这是治疗中最重要的一点，含同病异治和异病同治，关键是其证候特点是否一致。由于人体非常复杂，既有共性又有个性，治疗中要加以区别。例如"冠心病"，瘀血内阻虽为主要矛盾，应抓住，但也有湿浊内阻为主或心气亏虚为主者，这样就应改变方法，施行辨证论治。

第三，有病无证的治疗。例如肾炎后期蛋白尿、隐匿型冠心病、糖尿病无症状期等，这种情况应根据患者体质、疾病的特点，制订中医治疗方法。

 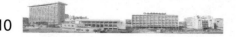

第四，有症状但无病可辨的治疗。有的患者可出现全身症状，但用西医学方法检查不出疾病，而从中医角度看确有疾病存在。这说明西医学发展对疾病的诊断还没达到完善的地步，也说明中医实践具有久远性、丰富性的优势。例如湿温病的三仁汤证，"身热不扬，头重如裹，渴不欲饮，倦怠乏力"等，如常见的心悸、心下悸、气短等心脾血亏、大气下陷等证，西医仍束手无策，这时就要发挥中医辨证论治的特长了。

总之，在辨病与辨证结合中，根据不同情况，逐步从实践中解决好临床模式，从实践上升为理论，指导临床。中医模式的改革是在长期的医疗实践中逐步完善的，是中医发展的前途，也是中西医结合发展的前景。

二、活血强心系列方剂的创立

苏玉崙主任经过几十年的临床实践，对心血管疾病不断探索，对各种心脏疾病引起的慢性心力衰竭、风湿性心脏病、冠状动脉粥样硬化性心脏病及心肌炎等病的治疗，逐渐创立了以活血化瘀、强心利尿为基础的一系列方剂，其中的活血强心汤、活血强心丸、安心汤、安心丸等，在临床上取得了很好的疗效。目前创立了心血管疾病专科，每天来就诊的各种心血管疾病患者占门诊量的一半以上，且大部分疗效明显，甚至治愈。

（一）三大基本法则

1. 益气养心法（强心）

益气指补肺气、脾气、心气和肾气，养心指滋心阴，二者同属于固本扶正之法。临床上无论冠心病、风心病、肺心病或慢性心衰，其发病均出现不同程度的心悸和气短症状，均可概括为心气虚、心阳不足、心阴亏虚或气阴两虚。故治疗一是强心阳、补心气，一是滋心阴或气阴双补，因阴阳互根，二者不可截然分开。

常用药物有黄芪、人参（含红参、白糖参）、党参、太子参、麦冬、生地黄、附子、桂枝、白术、黄精等。

黄芪：补一身之气，为补气药中首选，尤补心脾肺之气显效。现代药理研究证明，其对心脏有加强收缩功能、扩张冠状动脉和全身末梢血管作用。

人参：大补元气，补肺益脾，生津安神，是治疗心脏病的首选。既可急救时应用，也可在稳定期应用。实验研究证明，人参使心脏收缩力加强，作用与强心苷相似；还有生津作用，常用于糖尿病患者。人参有天然野生和人工栽培两种，临床以人工栽培较多。根据加工不同，可分为生晒参、红参、白糖参（又名移山参）。临床上气虚兼津液不足者，多用生晒参或白糖参，气虚兼肢冷畏寒等阳虚症状明显者用人参。

党参、太子参（孩儿参）：功能与人参相似，但力量较薄弱。党参补肺气作用较强；太子参有润燥作用，故热象明显者多用。

麦冬与生地黄有滋心阴润肺之功。生地黄能滋肾阴、补心阴，常与桂枝配伍，有很强的交通心肾、滋肾阴通心阳作用。现代药理研究表明，生地黄使用30g时，有强心、升压、利尿、降血糖作用。麦冬可清心润肺、养胃生津，有养胃阴和肺阴作用，也能滋补心阴。故临床常以麦冬配伍人参、五味子（生脉散），为治疗心脏病的主要方剂。

白术与黄精健脾益气，以补中气为主。

附子、桂枝以温阳通阳为主，治疗阳气衰弱引起的心悸气短、手足不温、心动过速等症。附子有较强的温通血脉作用。有人说"附子药性刚烈，走而不守，能上助心阳以通

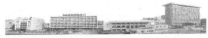

111

脉，中温脾阳以健运，下补肾阳以益火"。经动物实验证明，附子煎出液能增强心搏作用。临床上常以人参伍附子（参附汤），用于急性心力衰竭、休克等症。桂枝在此主要取其通阳化气、温通血脉之功，起到强心阳作用。

以上为治心脏疾病常用药物，其中以黄芪、生地黄、桂枝、人参、党参、五味子、麦冬更为多用。

2. 活血化瘀法

该法已被广泛应用于各种疾病，在心脏病中尤为重要，甚则不可或缺。在心脏疾病中，一方面可因虚致瘀，即心阳虚、心气虚，鼓动无力，致血脉瘀阻；另一方面因邪致瘀，即痰浊阻塞，血脉瘀阻，所以瘀血为各种心脏病必然的病理产物。而瘀血阻滞又反过来影响心脏功能，所谓愈虚愈瘀、愈瘀愈虚。活血化瘀法的运用，可以改善气血运行，使之通畅，以改善心肺功能，同时又可通过活血化瘀，消除湿浊等病理产物，从根本上改善循环。

常用药物有当归、川芎、丹参、桃仁、红花、鸡血藤、路路通、三七、血竭、乳香、没药、益母草、泽兰、水蛭、三棱、莪术等。

以上药物运用时要分轻重缓急。一般常用丹参、当归、桃仁、红花、鸡血藤、路路通，这些药物在活血的同时也有养血之功，可以运用较长时间；瘀血较重时，可用三七、血竭、乳香、没药、水蛭，此类药物活血作用较强，瘀血重时运用效果很好，但有破血作用，不可久用，中病即止；泽兰、益母草除活血外兼有利水作用，故兼有水肿者可用之，药性平和，用量可加大到60g。

特别应提到的是，活血化瘀法一般要佐以行气药物，例如枳壳、木香等，此点在下面调气法中再行论述。

3. 利水除湿祛痰法

此法包括利水、健脾利湿、除痰三种治法。因其均用于水湿代谢障碍，故可归纳为一法。水湿痰浊属邪气范围，其形成一方面是由于心脾肾功能失调，特别是阳气虚弱，水湿不能运化而泛滥，停于脾胃则为湿，溢于肌肤则为水肿，聚于肺则为痰，流于肢体经络则为痰浊；另一方面由于平时恣食肥甘、膏粱厚味，运化不利，聚而为痰浊。水湿痰浊一则可以由脾胃心肾功能失调而产生，反过来又影响脾胃心肾功能。临床表现出水肿、动脉硬化、痰浊阻痹之胸痹，痰浊壅于肺之咳喘等。利水除湿祛痰法就是要清除这些病理产物，以恢复心脾肺功能。

（二）辅助治疗方法

辅助治疗方法指在复杂的疾病过程中，出现相应的病理改变时所采取的治疗方法。辅助治法并不意味着不重要，有时甚至随病情变化而成为主要方法。因冠心病患者多年龄较大，所以合并症较多，常见合并症有高血压、糖尿病、颈椎病、心律失常、肝气郁滞、水肿、胃病和腹胀等。在治疗心脏病时，必须考虑到合并症，加上其他疗法才能更全面地治疗疾病。常见辅助疗法主要有以下几种。

1. 温阳通阳法

此法实际上已包括在补气养心法中，因其重要故单独提出来。常见的冠心病，《金匮要略》中便提出其病机为"阳微阴弦"，也指胸中阳气虚弱，阴邪内盛，便是此法的应用范围。此法的运用包括两个方面：一是通过热性药物，温补心阳和全身阳气（包括肾阳、脾阳），常用药物有附子、干姜、桂枝、肉桂、淫羊藿、巴戟天等；二是通过祛除阴邪即水湿痰浊之邪气，使阳气畅通，常用药物如瓜蒌、薤白、半夏、菖蒲、苍术等。

2. 养血镇惊安神法

临床上经常见到许多心脏疾病患者发作和精神因素有关。心理失衡、情绪波动对该病的发作有直接影响。此法主要用于心脏神经官能症、心律失常、重病后期、心悸失眠等患者。安定神志主要治心，治心首当养血，血足则心神得安；其次是重镇安神。养血安神药物有阿胶、酸枣仁、夜交藤、柏子仁、龙眼肉、合欢花、远志等。重镇安神常用药有朱砂、磁石、琥珀、龙骨、牡蛎、珍珠母等。

3. 舒肝调气法

中医学历来提倡气机学说。人体的气主要包括周身之气和脏腑之气。人体要健康，一是气要充实而不虚，二是气要通畅而不郁。前者在补气法中已谈及，此处说调气主要是针对后者。肝主疏泄，疏泄之意就包括舒畅气机，故调气必疏肝。疏肝调气法的作用包括两个方面：一是调节人的情志，使之疏泄畅达，精神愉快而气血通畅，也对治疗心脏病有很大作用，在应用中要配合养肝柔肝法。二是气为血帅，血为气母。血脉瘀滞是各种心脏病的重要病例产物，要想使血脉瘀滞得以清除，必须先使气机畅通，所以在活血化瘀法的运用中是离不开行气调气药的。此法用药主要有疏肝气之柴胡、郁金、腊梅花、代代花，行脾气之枳壳、木香、陈皮、甘松，调胸中之气的薤白、枳实、檀香等。此法在治疗心脏病中一般不作为主要治法，而是起辅助作用。

4. 滋阴潜阳法

此法主要用于高血压、高血压性心脏病，以及其他心脏病有肝阴不足、肝阳上亢表现者，主要症状为头晕、头痛、性情急躁、头面涨红、脉多弦滑。其多见于高血压患者，部分冠心病患者虽然血压不高，也可出现类似的症状。此法用药包括两部分：一部分是滋养肝肾之阴的药物，如生地黄、玄参、白芍、枸杞子、龟板、鳖甲等；二是重镇潜阳、平肝息风的药物，如代赭石、天麻、钩藤、龙骨、牡蛎、石决明、羚羊角等。代表方剂为张锡纯的镇肝熄风汤，此方临床效果非常好，苏主任在临床中应用屡屡应手取效。

以上各种方法为治疗心脏血管疾病的常用治法，有以下几点必须明确：①基本疗法和辅助疗法的区别主要是针对疾病总的特点而言。在临床上基本疗法用得较多，为主要矛盾，辅助疗法相对运用较少。但对个别病例来说，有时以辅助疗法为主。所谓法无常法、方无定方，必须要针对具体病例，以辨证论治指导用药。②以上诸法要配合应用。中医是整体治疗，各种疗法、各种药物按君臣佐使之配伍关系配合应用，而西医的药物多为单一性。这是中医、西医的最大区别，也是中医的优势所在。③以上诸法，一法中均可分为几法，临床不可分得过细，但要掌握好药物的性能。上述主辅治法是心血管疾病的主要治疗方法，而非全部治疗方法。临床上应根据复杂多变的疾病随时调整治法。例如肺心病初中期感冒、咳喘者，应采用解表宣肺、祛痰止咳等治疗法则。④凡治疗法中未列出方剂者，是因为一个方剂中或为两法或两法以上配合应用，不便于定方。这里只说明几个治疗方法和所应选用的药物。苏主任在临床中体会到，只要明确治法和药物功能特点，可根据病情及组方原则自行组方，同样会取得良好的临床效果。

（三）心胃同治法

心胃同治之法，即活血化瘀方加上以上治疗脾胃病的几种药物，疗效很好。

按照中医学理论，五脏之间互为关联，心肺居上焦，毗邻中焦脾胃，从生理功能到病理改变上均互相影响。

1. 生理方面

第一，脾胃与心肺经络相连，《灵枢·经脉》记载，"脾足太阴之脉，起于大指之端……复从胃别上膈，注心中"，"足阳明之经……属胃散之肺，上通于心"。第二，胃主受纳腐熟水谷，脾主运化水谷精微，为后天之本，其所吸收水谷精微上输心肺，脾胃有病则化源不足，心脉失所养。另外，心肺之气也营养、补充脾气、胃气。

2. 病理方面

脾胃与心肺也互相影响。脾主运化水湿。脾胃有病，运化无权，水湿内停或聚湿生痰，痰湿上犯心肺，是形成心肺疾病的重要因素之一；肺气虚不能散精，心气虚不能运血，气血不足，大气下陷，也致脾胃功能受损，故二者互为影响。

3. 临床方面

不论是慢性支气管炎而致的肺心病，还是冠心病及心力衰竭等疾病，几乎均有脾胃疾病的症状，如纳少、纳呆、腹胀、痞满等。西医学认为，消化系统功能异常，常导致血脂代谢紊乱，血脂升高，形成动脉硬化，从而引发冠心病，属于中医学脾胃虚弱、运化失常范畴。

在治疗过程中，心肺疾病中兼顾脾胃有三种情况：一是心肺疾病为主而脾胃症状不明显时，以专治心肺疾病为主；二是心肺疾病症状与脾胃症状（如痞满、纳少等）并存时，则应二者同时治疗；三是心肺症状缓解后，脾胃症状如纳少、纳呆、痞满、恶心等明显者，则以调理脾胃为主。无脾胃症状或表现出心脾亏虚的症状时，则以调脾胃为主，兼以治心肺。

总之，在临床上治疗肺心病、冠心病或心力衰竭时，应不忘对脾胃的调养。

调脾胃主要采取两法：①针对纳少、腹胀、嗳气、呕恶等痰食气滞阻于胃而中焦不通者，治疗应补气、行气、健胃消食，用药为黄芪30g，三棱10g，莪术10g，枳实30g，炒白术10g，生山药30g，鸡内金15g，郁金10g，木香10g，谷芽、麦芽各15g。此方消补兼施，有很好的行气消之功而不伤正气。若湿重痰多者可加半夏、陈皮、苍术、川朴。②针对脾胃虚弱、心肺亏虚引起的纳呆、纳少、心悸气短、无力倦怠、失眠多梦、健忘者，则当健脾养心、心脾同治，方剂以归脾汤加减。

（四）心律失常的治疗

心律失常，临床上多年来均遵循张仲景《伤寒论》之炙甘草汤治疗。"心动悸，脉结代，炙甘草汤主之"为《伤寒论》之明示。用此方法治疗，有时有效，有时无效。经反复临床实践，苏主任总结归纳出两个方剂治疗效果很好，90%以上的患者均能治愈。

1. 快速性心律失常

临床上心率超过每分钟100次为心动过速，有窦性心动过速和异位性心动过速之分，异位性心动过速有室上性和室性之别。无论何种心动过速，多合并早搏等心律失常。无论是器质性病变还是功能性病变，临床表现均有不同程度的心悸、胸闷、气短、乏力等症状。本病在中医学中属心悸范畴。

治疗方法：补气强心，镇心安神。

方药组成：生地黄30g，桂枝10g，黄芪30g，党参15g，磁石30g，代赭石30g，泽泻30g，甘松15g，苦参20g，枳壳15g，炙甘草30g，丹参30g。每日1剂，水煎服。

组成意义：生地黄、桂枝为伍，一滋肾阴一强心阳，阴阳相配，致上下相济；黄芪、党参补气，磁石、代赭石、苦参镇心安神；甘松、枳壳行气开胸；炙甘草补气养心，佐以丹参养血活血。诸药合用，起到补气、强心、镇静、安神作用。在运用中可根据辨证论治做适当加减。

2. 缓慢性心律失常

缓慢性心律失常指有效心搏每分钟在45～60次，甚至低于40次，常伴有心悸、气短、胸闷、头晕、疲乏无力等症状，严重者可引起昏厥、抽搐，以致危及生命。临床常见的有窦性心动过缓、窦房传导阻滞、窦性停搏、房室传导阻滞、病态窦房结综合征等，常见于心肌病变（例冠心病、心肌炎）、迷走神经张力过高、高血钾及某些药物影响等病。

缓慢性心律失常属于中医学"迟脉症""心悸""心怔忡""眩晕""胸痹""厥证"等范畴。《诊家枢要》云："迟为阴盛阳亏之候，为寒为不足。"《濒湖脉学》云："迟来一息唯三至，阳不胜阴气血寒。"可见，该病多为阴盛阳衰之证。

该病病机多数医家认为是阴盛阳衰，人体阳气不足，以心阳、肾阳虚衰为主。但这不是唯一的病机，气虚血瘀也是另一重要病理改变。因气虚不能帅血，血瘀脉行不畅。此外，湿阻、痰凝也是重要原因。所以阳衰阴盛、气虚血瘀、湿浊内阻是该病的主要病机。

基于以上认识，苏主任拟通脉增率汤治疗，组成如下：

麻黄10g，附子15～30g，细辛6～15g，淫羊藿30g，黄芪30g，党参20g，生地黄30g，桂枝15g，枳实30g，丹参30g，鸡血藤30g，路路通15g，泽泻30g。水煎服，每日1剂。

加减：痰多或体胖者，加瓜蒌30g，清半夏10g，茯苓15g，薏苡仁30g；气短、心悸明显者，加人参10g，麦冬10g；水肿明显者，加泽兰30g，益母草30g。

组成意义：本方以麻黄附子细辛汤为主，温阳散寒，尤以桂枝强心阳最佳，淫羊藿补肾阳以助之；黄芪、党参以补气；生地黄滋阴，取其从阴引阳，使阴阳平衡；枳实、丹参、鸡血藤行气活血化瘀，以开其胸痹；佐以泽泻利水除湿。诸药合用，共同起到温阳散寒、补气活血除湿的作用。

临证经验

一、冠状动脉粥样硬化性心脏病及其合并症

（一）以活血强心汤（丸）为主方

冠心病主要针对"心悸""气短"和"心绞痛"的三个主要症状进行治疗。其病因为虚实夹杂，主要为气阴两虚和痰饮痰浊、瘀血内阻。故一方面滋补气阴强心，另一方面活血化瘀、祛湿利浊，以"活血强心汤"为主加减治疗。

活血强心汤组成：生地黄30g，桂枝10g，黄芪30g，红参10g，寸冬10g，五味子

10g，泽泻30g，茯苓15g，鸡血藤30g，路路通15g，瓜蒌30g，枳实30g，薤白10g，丹参30g，木香10g，甘草10g。

此方进7剂可迅速缓解症状，使心悸、气短减轻，心绞痛得到缓解。因冠心病为慢性病，为防止反复，应用此方30～60天，根据病情轻重施以治疗天数。

基本症状消失后，需根据病情轻重，上方改为丸剂服用1个月至数月不等，即可痊愈。但对于病情较久的患者还需要服用较长时间，有的服用五六年。服药期间很少发作，均能参加体力活动。如果不按此方法服药，则复发概率很高。

活血强心丸组成：生地黄40g，桂枝30g，黄芪40g，红参30g，寸冬30g，五味子30g，泽泻30g，茯苓30g，鸡血藤30g，路路通30g，瓜蒌30g，枳实30g，丹参30g，薤白30g，桃仁30g，红花30g，木香30g，当归30g，甘草30g。

上药研末，炼蜜为丸，每丸重9g。每次1丸，每日3次，可服1个月；或泛水丸，每次6g，每日3次，至少服用1个月。通过以上治疗，病情基本稳定，甚至治愈。

（二）冠心病兼症和合并症

冠心病患者多为中老年人，所以合并症、兼症很多，病机也复杂，不过要以冠心病的症状为主，在治疗中也要照顾到患者的整体情况，因全身各种疾病都互相关联、互相影响，所以在治疗冠心病时也应同时考虑其兼症、合并症，经过较全面治疗，方能使身体逐渐康复。

1. 高血压

高血压是冠心病的常见合并症，有的冠心病或由高血压引起。对于冠心病合并高血压者，必须控制好血压，方能使冠心病得到缓解。中医治疗高血压的报道很多，但其治疗非几剂中药能彻底解决。治疗高血压，使其血压降到正常，用中药不难，但维持血压以后不再升高则很难。故防止血压升高是治病之关键。

苏主任治疗该病多采用中西医结合方法，用西药控制血压，尽量选用长效药物，每天一片为好（如北京降压片零号、络活喜等药），控制住血压，但不要随意停药，停药后血压还会升上来，最好是血压正常后在医生指导下适当减量，或两天一片。若用西药控制不住，可加中药治疗，常用镇肝熄风汤或天麻钩藤饮加减，或经辨证改用其他方剂治疗。血压降低以后还需用西药维持，也可以在患者服用的丸药中加入怀牛膝、生龙骨、生牡蛎、天麻、钩藤等各30g，配入活血强心丸服用。

2. 症状、体征加减

心绞痛较重者，加五灵脂15g，蒲黄10g，或乳香10g，没药10g；气虚明显，气短、憋气严重者，加黄芪，用量可达60g，再加炒白术15g，升麻6g；心悸严重者，加龙眼肉15g，柏子仁15g，磁石20g；肝气郁滞，病情加重者，加柴胡10g，郁金10g，杭菊15g，枳实30g。

3. 胃胀痞满病

冠心病患者常伴有胃胀、痞满、消化不良的症状，严重者有不同程度的腹胀，尤其饭后胀满、痞闷，往往饮食不佳，影响健康。这在心胃同治中已有论述，此时不可单纯治胃（有的用很多治疗胃病及助消化的胃动力药疗效不佳）。治疗重点应放在心脏上，兼以治疗脾胃病便很快痊愈。如在用活血强心汤主方中加治脾胃药物，可用下方。

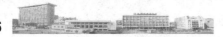

生地黄 30g，桂枝 10g，黄芪 30g，红参 10g，寸冬 10g，五味子 10g，泽泻 30g，茯苓 15g，鸡血藤 30g，路路通 15g，三棱 10g，莪术 10g，枳实 30g，炒白术 15g，鸡内金 15g，谷芽、麦芽各 15g，甘草 10g。水煎服，每日 1 剂，服 3～7 剂，胃便转好。

4. 颈椎病

颈椎病是常见病，尤其在春秋两季多发，很多冠心病患者兼有此病。严重者亦可引起心绞痛及头晕、肩沉、后背冷痛等，会加重病情，故须及时治疗。

治疗方法有二：一是严重患者可内服颈椎汤，葛根 30～60g，杭芍 30g，木瓜 30g，鹿衔草 30g，羌活 10g，防风 10g，乌蛇 15g，桃仁 10g，红花 15g。水煎服，每日 1 剂，一般用 3～10 剂可缓解。二是在治疗冠心病同时加颈椎汤，方剂如下：生地黄 30g，桂枝 10g，黄芪 30g，红参 10g，寸冬 10g，五味子 10g，泽泻 30g，茯苓 15g，鸡血藤 30g，路路通 15g，葛根 30g，木瓜 30g，鹿衔草 30g，羌活 10g，防风 10g，乌蛇 15g，木香 10g，甘草 10g。水煎服，每日 1 剂，服用 7 剂左右即可。

颈椎病治愈后，平时要保持良好的生活习惯，以防复发。

5. 水肿

冠心病合并水肿患者，常见以下两种情况。

一种是合并特发性水肿，以妇科较常见。水肿时轻时重，有时可长达数年，尿常规、肾功能检查均正常，此种水肿多属于肾虚血瘀。故用活血强心汤治疗冠心病时加入健脾利水和补肾活血之药。方药如下：生地黄 30g，桂枝 10g，黄芪 30g，红参 10g，寸冬 10g，五味子 10g，泽泻 30g，茯苓 15g，鸡血藤 30g，路路通 10g，车前子 30g，猪苓 10g，泽兰 30g，益母草 30g，木香 10g，甘草 10g。一般服 3～7 剂水肿可退，再服数剂以巩固疗效，先消退水肿，再治疗冠心病。

另一种情况即心衰患者面部及下肢水肿，此时宜用活血强心汤加利水药、强心药，方药如下：生地黄 30g，桂枝 10g，生黄芪 30g，红参 10g，寸冬 10g，五味子 10g，泽泻 30g，茯苓 15g，车前子 30g，猪苓 10g，木通 10g，鸡血藤 30g，路路通 15g，附子 10g，肉桂 10g，木香 10g，甘草 10g。一般服 7～14 剂水肿即可消退，再治疗冠心病。

还有第三种情况是下肢静脉栓塞，则应辨证治疗，用活血利水法即可。但此情况较少，不再论述。

6. 糖尿病

冠心病合并糖尿病者不在少数，或有糖尿病数年的患者合并冠心病，治疗很费周折。一般以中药治疗冠心病为主，服西药坚持治疗糖尿病。心脏病好转，有利于糖尿病的恢复，苏主任临床体会活血强心汤治疗糖尿病的远期效果较好。

另外有些糖尿病患者，空腹血糖在 6～7mmol/L 之间，未服西药降糖药，只服配制的丸药，数月后血糖也恢复正常。方药如下：生地黄 40g，玄参 30g，桂枝 30g，黄芪 40g，生山药 40g，党参 30g，寸冬 30g，五味子 30g，石斛 40g，天花粉 30g，桃仁 30g，红花 30g，水蛭 30g，三七 30g，丹参 30g，枳实 30g，薤白 30g，瓜蒌 30g，木香 30g。研细末泛水丸，每次 6g，每日 3 次，服用 2 个月至 1 年。

7. 便秘

冠心病患者普遍伴有不同程度的便秘，称为习惯性便秘。可因便秘引起心绞痛，原因

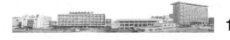

为痰瘀内阻、瘀血阻滞，肠失润泽而蠕动过慢，故保持大便通畅非常重要。治疗多以润肠药为主，不主张急攻峻下，常用郁李仁15g，桃仁15g，当归30g以上，熟大黄10g，生白术60~80g，再加行气药治疗。

冠心病伴便秘也可应用如下药物：生黄芪30g，生白术60g，桃仁15g，当归30g，郁李仁15g，熟大黄10g，川朴20g，木香10g，甘草10g。水煎服，每日1剂，一般用3~7剂大便即通畅。后改用丸剂，药用：生黄芪40g，生白术150g，桃仁50g，当归60g，郁李仁60g，胡麻仁60g，熟大黄60g，川朴60g，附子50g，木香30g，甘草30g。以上药研细末为水丸，每次10g，每日2次，服2~3个月。

对于便秘不甚严重的患者，可在治疗冠心病的主方中任选熟大黄、川朴、当归、郁李仁中的1~3味使用。

8. 失眠

冠心病合并失眠者，因失眠严重影响患者血压，冠心病诸症加剧，故应予以重视。大部分患者的失眠由瘀血内阻、心血亏虚、心失所养而致，治疗以养心安神为主，稍佐清心安神药。一般于活血强心汤中加入1~3味安神药，常用炒枣仁、夜交藤、生龙骨、生牡蛎等，特殊情况再单独用药调治。

9. 痰瘀同源，湿浊中阻

冠心病多因过食膏粱厚味兼体力活动过少而致。饮食积滞，痰浊内生，瘀血内阻，瘀阻血脉，痰瘀同源，故用活血强心汤为主治疗。该方有活血降脂作用。严重者表现为脉濡弱、苔白腻满舌、口干不欲饮、倦怠乏力、嗜睡等，此正气为湿邪所困，治疗应以清热利湿、祛痰为主，可用三仁汤合二陈汤治疗。

杏仁10g，白蔻仁10g，生薏苡仁30g，滑石15g，竹叶10g，通草6g，清半夏10g，川朴15g，茯苓15g，陈皮10g，竹茹15g，生山楂30g，首乌15g，桃仁10g，红花15g，木香10g，水煎服，每日1剂。服5~30剂，病可减轻，甚至症状消失。

总之，冠心病的治疗是全身治疗，要在治疗本病的同时治疗各种兼症、合并症，如慢性前列腺增生、下肢静脉炎等，须合理安排，方能达到治疗目的。

二、防治结合、寓治于防，治疗慢性支气管炎、肺气肿、肺心病

从慢性支气管炎到慢性阻塞性肺气肿、慢性肺源性心脏病，这是许多慢性咳喘患者的发展趋势。慢性支气管炎患者由于不能根治，反复感染，反复发作，可逐渐发展为慢性阻塞性肺气肿，进而发展为肺源性心脏病，不但丧失工作能力和生活能力，最终将死于呼吸和心脏功能衰竭。发挥中医中药的优势，对该病采取耐心持久的治疗，完全可以阻断疾病的发展，使患者逐渐恢复健康。苏主任临床治疗该病数百例，只要患者能积极配合治疗，均能走向康复之路。

该病的治疗一般分两期四型，两期即急性感染期（发作期）、缓解期，每一期分两型辨证论治。

（一）急性发作期

该期分风寒与痰热两型。

1. 风寒型

证候：咳嗽喘促不止，咳白色泡沫样稀痰，恶寒不发热，或兼有头痛，鼻塞流涕，无

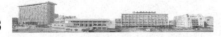

汗，身体酸痛或咽痒，咳嗽少痰，饮食不佳，甚者动则喘促，气不接续，不能平卧，或兼见心悸、浮肿，两肺可闻及广泛哮鸣音，脉弦滑或细滑，苔薄白质淡红或暗紫。

治法：蠲饮化痰，宣肺散寒。

方药：小青龙汤加减。

麻黄10g，桂枝10g，杭白芍10g，干姜10g，细辛6g，五味子10g，清半夏10g，甘草10g，生石膏30g，葶苈子20g，红参10g，当归15g，丹参30g。

加减：水肿较重者，加泽泻30g，茯苓20g；口唇紫绀，手指青紫或杵状指者，加桃仁10g，红花15g，鸡血藤30g，路路通15g；便秘者，加大黄10g，厚朴10g。

小青龙汤治咳喘为历代医家所推崇，近代名家张锡纯更加赞扬其效果。用小青龙汤治疗许多咳喘不能平卧的患者，1剂药即能平卧，一般经3～5剂后即能呼吸顺畅，诸症明显减轻，两肺哮鸣音大部分也随之消失，可谓治咳喘第一方。

2. 痰热型

证候：咳嗽喘促日久，痰色黄稠黏滞难出，或有脓痰，痰中有血丝，口干咽燥，大便秘结或有发热汗出，脉滑数，苔黄腻或黄白相间。此类患者多为咳喘稍久，两肺有哮鸣音或水泡音，表明合并肺部感染较重。

治法：清热解毒，化痰平喘。

方药：清肺化痰汤。

金银花30g，连翘20g，鱼腥草30g，天竺黄10g，海浮石30g，黄芩30g，葶苈子20g，麻黄10g，杏仁10g，生石膏30g，竹茹15g，桑白皮30g，枳壳10g，厚朴10g，丹参30g，甘草10g。

加减：痰热重者，加胆星10g，川贝10g；伴水肿者，加泽泻30g，茯苓20g；口唇紫绀者，加桃仁10g，红花15g；伴心悸心慌重者，加西洋参10g（或用太子参20g）。

此方由麻杏石甘汤和银翘散加减而成。方中金银花、连翘、鱼腥草、石膏清热解毒；黄芩清肺热；竹茹、天竺黄、海浮石清化热痰；麻黄、杏仁、桑白皮宣肺；枳壳、厚朴行气，所谓治痰必治气也；佐以丹参，起活血化瘀之功。此方用3～5剂可缓解症状，痰浊减少，一般服用7～10剂肺部体征可缓解。

急性发作期病情严重者，也需配合西药治疗，如抗生素等。心衰者也可应用洋地黄制剂，效果更好。

（二）缓解期

所谓缓解期即指经过治疗的患者，咳喘消失或仅有轻微咳嗽，也能下地活动，两肺已无哮鸣音或水泡音，或有少许哮鸣音。上述表现对于多年慢性支气管炎的患者，只是症状缓解，但应继续治疗。本阶段是治本，即增强心肺功能，增强患者机体抵抗能力，减少或根除发作，使患者逐渐走向康复，故显得更为重要。

此阶段治疗时间较长，或需1～2年甚至更长。由于经济负担或怕麻烦等原因，患者一般不愿服汤药，故以丸剂缓图为好。

治疗法则：补气强心，强卫固表。

方药：补气固卫丸。

黄芪30g，人参30g，麦冬30g，五味子30g，生地黄40g，桂枝30g，葶苈子30g，炒

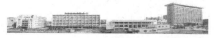

白术 30g，防风 30g，泽泻 30g，茯苓 30g，鸡血藤 40g，三七 30g，金银花 30g，浙贝 30g。上药共为细末，炼蜜为丸，每丸重 9g，每次 1 丸，每日 3 次。病重可每次 2 丸，每日 2 次，病轻者可每次 1 丸，每日 2 次。

加减：久喘患者，生地黄改为熟地黄，并加蛤蚧 2 对；瘀血较重者，加水蛭 30g，炮山甲 30g。

方中黄芪、人参补肺气强心脏；麦冬润肺；五味子敛肺气；生地黄伍桂枝，一滋肾阴，一强心阳，共同交通心肾；葶苈子既能强心，又能泻肺之余积；炒白术、防风伍黄芪为玉屏风散主药，有固表卫外之功，可增强抗外感能力；鸡血藤、三七活血化瘀，改善肺循环；泽泻、茯苓健脾利湿，伍浙贝除生痰之源，共同起到补气、强心、强卫、固表的功效。

以上一料药为 1 个疗程。一般咳喘病 3 年以上者可服 2～3 个疗程；若病程较长，心肺功能差者应延长服药时间。服药时间越长，疗效越好。临床观察，本方久服无任何不良反应。有支气管炎患者，服此药后自述感冒次数减少，饮食量增加，咳喘发作减少，身体状况改善。

治疗中应注意的问题：

1. 病程长短：一般病程越长，心肺功能和肺气、心阳、肾阳损伤越严重，卫阳功能较差者易于感冒，治疗也较困难。但此类患者并非不可逆转，如急性期过后服药时间要长些，生活调理更要注意些，充满信心，完全可以治愈。

2. 辨痰：急性期发作多注意观察患者痰的情况。此类患者多数有痰（干咳无痰多见于急性支气管炎）。应根据痰的性质和颜色以判断寒热。缓解期应控制患者痰量，如经常有痰则用健脾燥湿药物，彻底根除痰浊。如患者无痰，又常因劳累见夜间咳嗽，应注意有无慢性心力衰竭的情况，如有可加大上述丸药的剂量。

3. 大便情况：肺与大肠相表里，此类患者大部分大便数日一行，或经常泄泻。便干者补肺气润便，同时可加麻子仁丸、五仁润肠丸，大便通则肺气畅。若经常泄泻，属脾肾阳虚，可加服附子理中丸或金匮肾气丸。

4. 配合功能锻炼与生活调养：①戒烟：此类患者多有吸烟史，或患者越喘越吸，认为吸两口烟咳嗽痛快可以吐出痰涎，这种认识是错误的，若不戒烟咳喘病很难痊愈。②加强心肺功能锻炼：多做深吸气动作，可练太极拳、散步、慢跑等加强心肺功能。但锻炼项目及运动量大小应根据自身体质状况、年龄等确定，不可过于剧烈，应以运动后全身轻松为度，且持之以恒。③饮食调养：饮食既要清淡，又要有营养，可多食水果、蔬菜、牛奶、豆浆。因食肥甘可滋生痰浊，故肉食要控制。

三、慢性充血性心力衰竭

（一）中医对心力衰竭的认识

各种原因引起的心脏功能衰竭，其病理表现为静脉和毛细血管淤血，心脏排血量相对或绝对降低，从而引起肾血流量降低，促使钠和水潴留而导致水肿，血容量增加。左心室功能衰竭者出现左心房和肺静脉淤血，导致肺水肿和呼吸功能减弱，出现呼吸困难、端坐呼吸、咳嗽咯血、紫绀等症状，体征可见左心室扩大、心率加快、肺动脉瓣区第二音亢进、心尖区舒张早期奔马律、两肺可听到湿性啰音伴哮鸣音等。右心室衰竭时，右心房和上、下腔静脉淤血，肝脏淤血肿大，皮下和体腔内可有水液淤积，胃肠道、腹膜和肾亦充血。临床上出现一系列淤血症状，如胃肠道淤血引起的恶心呕吐、便泄、烧灼感；肾脏淤血，可引起尿少、尿赤；此外，还可出现呼吸困难、心悸等。体征上可听到舒张早期奔马律、功能性二尖瓣关闭不全，可见颈静脉充盈、肝脏肿大压痛、下垂性水肿、胸水腹水、紫绀、杵状指及营养不良等，肺部体征可因肺淤血的体征减轻而有所缓解。除以上症状和体征外，还伴有原发病的症状和体征。

以上症状和体征按中医分析可描述如下：心悸气短，动则更甚，呼吸急促，夜不能卧，胸闷不舒或心痛阵作，面色暗紫少华，口唇发绀，饮食减少，甚则恶心呕吐、泄泻，神疲乏力，四肢倦怠，形寒肢冷，四肢水肿，水臌，尿少，腹胀或腹中痞块，舌质紫暗、苍老，苔干或黄腻或垢腻，或舌质红绛无苔，脉细弱或细数或结代促或弦涩。

根据以上症状分析，其病机为久病而致脾肾阳虚，心阳不振，阳不制水则水邪泛滥，溢于肌肤，上凌心肺；同时心阳不振，则气血运行艰涩不畅，致气血瘀阻，从而出现心悸水肿及一系列瘀血症状。脾阳不振则中焦不运，脾胃运化无权，升降失调，出现恶心呕吐、泄泻等一系列消化道症状。阳虚水湿不运则痰浊内生，痰生于脾、贮于肺，肺气肃降失常而出现喘促症状。气血瘀滞日久则结于脏腑，形成癥瘕积聚，而成痞块（肝脾肿大）。

综上所述，本病病机关键是心阳不振、气血瘀阻、水湿泛滥，所以治疗的主要方法是活血强心、通阳利水，使心阳通达，气血通畅，故依据此原则自拟"活血强心汤"。

（二）治疗方剂及运用

苏玉崙主任多年来运用"活血强心汤"治疗各种原因引起的充血性心力衰竭，收到了较好的临床效果。方剂组成如下：鸡血藤15g，路路通15g，乳香12g，没药12g，当归15g，丹参15g，桃仁15g，红花15g，生地黄15g，桂枝10g，瓜蒌20g，薤白12g，防己12g，车前子12g。水煎服，每日1~2剂。

该方的前八味药是活血祛瘀药的复合，主要作用是活血化瘀，数药协同加大作用，此亦"大方治大病"之意。生地黄养阴滋肾，桂枝温通心阳，二药配合心肾同治。瓜蒌、薤白合桂枝是《金匮要略》中治胸痹的主方，主要作用是开胸痹，温通胸中阳气。防己、车前子利水通阳。综合上方，作用是活血强心、通阳利水，临床应用中注意根据症状做适当加减变化。

方剂具体运用如下：治疗各种原因引起的充血性心力衰竭，瘀血水肿严重者，尤其是心律缓慢不能应用洋地黄类药物的患者，此方可强心，使心律恢复正常，改善静脉淤血，消除水肿，从而达到控制心衰的目的。

对慢性风湿性心脏病引起的心力衰竭者，急救时可应用，缓解期亦可继续应用，有助于消除慢性淤血、肝脏肿大、紫绀、二尖瓣面容明显者等症状和体征。病情稳定后可配蜜丸服用。

对慢性肺心病、心衰、呼吸功能衰竭者，酌情加入金银花、连翘、川贝、胆星等，同时常规加入葶苈子10g，或单用葶苈子3g，为末冲服，每日2次。

对合并有高血压者可加入怀牛膝18g，代赭石30g，钩藤12g，石决明30g。

应用活血化瘀药物时，剂量不能减少；如病情严重，还应酌情加大剂量，疗效更佳。

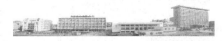

疾病不重时可不用乳香、没药，以减轻其对胃部的刺激。

治疗中对危重患者可适当配合西药如洋地黄类（但一般无需洋地黄化）、氧气吸入及利尿剂等。

本方特点是抓住活血化瘀这一关键，可配合通阳利水之品以达到治疗目的。

用活血强心汤治疗症状体征好转以后，还可将上方改为丸剂，再服3个月到1年。方药如下：西洋参20g，生地黄40g，桂枝30g，桃仁30g，红花30g，鸡血藤30g，路路通30g，泽泻40g，云苓30g，金银花30g，竹茹30g，乳香20g，没药20g。上药共为细末，炼蜜为丸，每丸重9g。轻者每次1丸，每日3次。重者每次2丸，每日2次。30日为1个疗程。一般经1~3个疗程，症状可基本缓解。治疗期间应注意适当休息，戒除烟酒，低钠饮食。

四、清喉止嗽汤治疗喉源性咳嗽

喉源性咳嗽在慢性咳嗽中较为常见，其在上呼吸道感染后的咳嗽中所占比例更大。该病在春秋季多发，但其他季节也可见。临床特点为顿咳、呛咳、咽喉痒，一痒即咳，直至咳出少量痰后方止。有时干咳无痰，咽痒止则咳止。多数不发热，但见咽部充血，咽喉壁淋巴滤细胞增生、杓肌充血等，但病久者看不到咽部变化。听诊肺呼吸音无异常，胸片正常。此种咳嗽较顽固，病程也长，或可达两三个月甚至半年，属于顽咳的一种，抗生素治疗几乎无效。其咳嗽是由于鼻咽部分泌物刺激咽喉部的咳嗽感受器引起，故临床上又称后鼻道下滴综合征（PND）。

中医学中该病属于"咳嗽"范畴，又称为喉痹，其病因病机与肺脾肾脏腑功能失调有关。咽喉为呼吸之通道，肺之门户，外邪袭肺，外邪可为风热，也可为风寒，郁久化热，总以热邪为主，肺气不宣，久之肺燥阴虚，津液耗损，虚火上灼咽喉，咽喉不利，均可致咳。脾主运化水湿，若脾失健运，水湿内生，聚而生痰，痰浊上逆，结于咽喉也可致咳。肺阴久虚可致肾阴虚，肺肾阴俱虚，虚火更盛而侵咽喉。总之，其病机可归纳为肺燥阴虚，肾阴不足，虚火上扰，兼之脾虚生痰，痰凝咽喉。基于这一认识，拟定"清喉止嗽汤"，应用于临床多年，疗效很好。

方药：玄参20g，麦冬10g，桔梗10g，金银花30g，金莲花10g，桑白皮30g，杏仁10g，马兜铃10g，紫菀10g，半夏10g，茯苓15g，旋覆花10g，甘草10g。

加减：有风寒表证者，加防风10g，僵蚕10g；咳嗽较重而顽固者，加磁石30g，代赭石30g；痰较多而黏稠者，加川贝10g，枳壳10g；有黄痰者，加竹茹、天竺黄。

方中以玄参、麦冬、紫菀滋阴润肺，金银花、金莲花清热利咽，桑白皮、桔梗、杏仁、马兜铃清肺、宣肺、敛肺而止咳，半夏、茯苓健脾利湿化痰，旋覆花降气，甘草调和诸药又可止咳。诸药合用，具有润肺利咽、清热宣肺、降逆止咳作用。本方用于临床，一般3~5剂即可见效。

五、消痞汤治疗痞满

痞满是指胃脘部闭塞不通，胸膈满闷不舒，外无胀急之形，触之濡软，按之不痛的病证。其病因病机有虚实之分，但虚实夹杂者居多。病因有痰气搏结、饮食阻滞、湿热中阻、情志失和、脾胃虚弱、误下伤中、正虚邪陷等。总病机为脾失健运，胃失和降，气机升降失常。

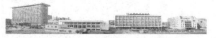

痞满可见于多种疾病，如急慢性胃炎、胃神经官能症、急慢性肝炎等。目前西医对本病无良策，常用酵母片、胃蛋白酶等助消化药，但效果不理想。中医辨证论治亦较繁杂，苏玉崙主任在多年临床中摸索出一些治疗本病的方法。

黄芪30g，三棱10g，莪术10g，枳实30g，白术12g，山药30g，鸡内金10g，柴胡10g，黄芩10g，木香10g，代代花10g，川朴花10g，甘草10g。

若伴胆囊炎加郁金、金钱草；胃痛加香附、延胡索；便干加大黄；痛久不愈加当归、赤芍；胸闷重加瓜蒌。治疗中不加任何西医及中成药。大部分人用3~6剂症状消失，身体恢复健康。

其治疗原理如下：

一是水谷饮食与脾胃功能的矛盾。脾胃功能正常，水谷精微得以正常运化，脾胃功能失调则水谷饮食或停滞或聚而生痰，故健脾益气为治疗痞满的根本，为治本之法。另外，脾胃功能虽正常，由于饮食不当致饮食停滞，痰浊内阻，气机阻滞，影响脾胃功能，治疗应行气导滞、除湿化痰。掌握好这一组矛盾，观脾胃之虚弱，察气血之盛衰，加以调节则痞满自消。

二是将脾胃升降功能把握好。脾升胃降是脾胃功能的正常顺序，若胃气虚弱或邪滞胃腑则胃气不降反逆，若脾气运化无力则不能升清以散精微，使脾胃升降功能失司，清者不升，浊者不降，气痰食等阻于中焦，则痞满成矣。故治疗中应牢牢把握健运脾气以升提清阳及和胃降逆以顺胃气这两个方面。

组方多用对药，如黄芪与三棱、莪术，黄芪健脾益气，又升脾气以健运，三棱、莪术行气活血、消食导滞以除邪气。三药相伍，补泻适当。枳实、白术为古方枳术丸，方中枳实行气消痞，又能消导食积。近年有报道，枳实大量应用治胃下垂效良，佐以白术健脾利湿，二药一补一消；山药、鸡内金、山药健脾补胃，其补而不温、润而不腻，滋脾阴而益脾气，又兼渗湿作用，为脾胃补药中之平药，鸡内金活血消食，两药为伍，补而不腻，消而不伐。胃之痛，当注意肝之克伐，以柴胡疏肝理气，又助黄芪以升脾阳。黄芩清肝热又苦寒燥湿，清热以除胃中湿热，故以为佐。凡痞满必有气滞之因，故用木香、代代花、川朴花之行气轻剂以宣通脾胃气机，调气宣通，气调则胃气自顺。甘草调和诸药。以上药物攻补兼施，升降并调，肝脾同治，应用于临床往往覆杯而愈。因病情复杂，须在应用中适当加减变化，不可拘泥。尤应注意通便，因大便通则胃气易降。

六、中医中药治疗脑血管疾病的三个步骤

脑血管疾病主要指常见的脑血栓形成、脑出血、脑血管痉挛等疾病。在中医学中此类疾病统称为"中风"，属"类中风"范畴。苏玉崙主任多年来治疗此类病甚多，或为急性期，或为中风后遗症，均能收到良好效果。一般分以下三期治疗。

（一）急性期

急性期是指患者突然一侧肢体麻木，肌肤不仁，半身不遂，或口角流涎，语言不利，甚则突然昏倒，不省人事，半身瘫痪。此期轻者为中经络，重者为中脏腑。CT或核磁共振检查可确诊。

对该病目前多采用西药治疗。苏玉崙主任20世纪70年代在基层医院时多采用中医药为主的治疗方法，收到良好效果，具体治疗方法如下。

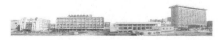

1. 辛凉开窍——内服安宫牛黄丸

安宫牛黄丸疗效甚佳，经服 1 ~ 3 粒，病情多能缓解，使昏迷患者苏醒（昏迷患者均采用鼻饲给药）。不论昏迷与否均可常规服用，服用的关键是早，越早越好，到了恢复期则不可服用，此时若再服用或没有效果，或有副作用。目前各药店所售安宫牛黄丸良莠不齐，真假难分，有用药需求时应到正规大药店或医院采购，以价格较高者为宜。

2. 滋阴潜阳——镇肝熄风汤加减

凡高血压患者或病情较重者，出现面色红赤、半身不遂或语言不利、脉弦硬或弦滑、舌苔白腻或黄或腻者，均以镇肝熄风汤加减，且在此方基础上加入活血药疗效更好。

方药：白芍 15g，天冬 15g，怀牛膝 30g，代赭石 30g，生地黄 30g，玄参 30g，生龙骨 30g，生牡蛎 30g，龟板 15g，茵陈 10g，川楝子 10g，桃仁 10g，红花 15g，三七 6g（分吞），地龙 15g。每日 1 剂，水煎服。一般服 3 ~ 10 剂，病情可缓解。

3. 补气活血，祛风通络——自拟补气活络饮

本方适用于患者突然半身不遂、口眼歪斜或语言不利，但未见昏迷或神志症状，血压不高，脉弦缓或滑，苔薄白质淡红，属气血虚弱兼受外风，经脉阻滞而致者。治疗以补气活血、祛风通络为主，在补阳还五汤基础上加减，取名"补气活络饮"。一般用 3 ~ 10 剂可使肢体恢复正常。

方药：黄芪 30 ~ 80g，当归 15g，桃仁 10g，红花 15g，鸡血藤 30g，路路通 15g，羌活 10g，防风 10g，甘草 10g。

加减：语言不利者，加菖蒲 30g，麦冬 10g，郁金 10g；头晕者，加川芎 10g，菊花 30g；便秘者，加郁李仁 10g，大黄 10g，厚朴 10g。

（二）缓解期

缓解期指患者急性期已过，肢体尚未完全恢复，或伴有高血压，病情尚未稳定，大致在发病 10 ~ 30 天以后。此阶段的治疗主要是促进患者气血经络的通畅，恢复肢体功能。

对该病发病的认识，古人各有所长。王清任以"气虚血瘀"立论；张山雷认为"肥甘太过，酿痰蕴湿……名以膏粱之族"；叶天士认为是因"精血衰耗，水不涵木，木少滋荣，故肝阳偏亢"，以致内风旋动。虽然这几个方面因素都存在，但主要还是气虚血瘀、痰湿阻络，所以治疗应补气活血、祛湿浊、通经络；拟补气通痹汤，此方为补气活络饮加减而成。

方药：黄芪 30 ~ 100g，当归 15g，桃仁 10g，红花 15g，鸡血藤 30g，路路通 15g，泽泻 30g，茯苓 15g，生薏苡仁 30g，半夏 15g，地龙 15g，生地黄 20g，桂枝 10g，怀牛膝 30g。

加减：高血压者，加白芍 15g，钩藤 30g，天麻 10g；肢体拘挛者，加全蝎 10g，僵蚕 15g，水蛭 10g；形体肥胖、痰湿过重者，加山楂 15g，荷叶 30g，附子 10g；便秘者，加大黄 10g，厚朴 10g；便秘顽固者，加生白术 70g，当归加大到 30g。

（三）平稳期

平稳期是指患者从表面看已全面恢复，活动如正常人，自我感觉良好，但病理尚未痊愈，故宜继续治疗。部分患者因工作劳累复发，或见复发数次，屡发屡重，最后形成痴呆，长期卧床而无法治疗。故脑血管疾病患者痊愈后应坚持服药 1 ~ 2 年。

此阶段关键在保健。除饮食、运动等给予患者相应指导外，还应考虑到患者经济情况和服药适应情况，改用中药丸剂为宜，拟定一方取名"活血健脑丸"。

方药：黄芪50g，三七30g，桃仁30g，红花30g，鸡血藤60g，泽泻60g，生地黄30g，白芍30g，白术30g，茯苓30g，山茱萸30g。上药研细末，制成蜜丸，每丸9g。每次1丸，日服2～3次，可服用1个月左右。患者可酌情连服半年到1年，甚至更长。

方中黄芪补气，三七、桃仁、红花活血通络，鸡血藤补血又活血，生地黄、白芍、山茱萸滋补肝肾，白术、茯苓健脾除湿。诸药合用，达到补气养血活血、补肝肾健脾胃的目的。苏主任多年临床观察，久服无任何副作用。

七、婴幼儿腹泻良方——健脾止泻汤

婴幼儿腹泻为儿科常见病之一。小儿脾胃功能发育尚不健全，较为虚弱，所谓脾常不足之谓也。临床上小儿腹泻有外感、内伤之分，外感类有伤湿泻、风寒泻、湿热泻，内伤多为脾虚、乳食停滞、脾肾阳虚之类。然外感、内伤岂能截然分清。在中医文献中，治疗小儿腹泻的方法很多，也很繁杂，不易掌握。此外，小儿服药较为困难，怕有异味苦味。苏玉崙主任根据张锡纯的天水六一散，研制出健脾止泻汤。

生山药10～15g，滑石6g，车前子6g，槟榔片3g。水煎服80～150mL，随时灌服，不按次数，服完为止。以上剂量为1～2岁幼儿用量，随年龄增长可适当加大剂量。

此方功能为健脾益胃、利湿消食，不燥不腻，甘淡味薄，适于小儿口味，易于服用，治疗各种原因引起的小儿腹泻，均1～3剂可见效。

八、醒神汤治疗嗜睡症

嗜睡一症临床不少见，多为50岁以上患者，男性多于女性，多数患有脑动脉硬化疾病。其为脑动脉硬化患者的临床表现之一，也可说是脑血管痴呆症的早期表现之一，可发展为老年痴呆症。

患者表现为嗜睡，睡眠时间每天超过10小时，白天困倦昏昏欲睡，甚至与人谈话即睡着，午后加重，兼见表情呆钝，呈呆傻相，语言反应迟钝，面部表情木讷，记忆力减退。

治疗方法：以醒神汤为主，祛湿化痰，活血利水兼补肾。

陈皮10g，清半夏10g，茯苓20g，枳实30g，竹茹10g，甘草10g，石菖蒲30g，远志10g，红花15g，赤芍15g，丹参30g，生薏苡仁30g，山茱萸15g，石斛30g，泽泻30g。每日1剂，水煎服，服7～30剂病情大有好转。

中医学认为，湿盛则阳微。由于平素嗜食肥甘，湿邪过盛，阳气被遏，清气不升，心神失养，出现嗜睡、肢倦。《灵枢·口问》曰："阳气尽阴气盛则目瞑。"阳气尽者，阳气被遏不升；阴气盛者，湿邪盛也。各家从湿、从脾阳不足论治者多，此为治本之法。另外，阳气不振，气虚不能帅血运行，出现气滞血瘀的各种症状。如中风多为气虚血瘀，治疗除除湿通阳外，还应行气活血化瘀。醒神汤以温胆汤清利湿浊，加薏苡仁、石菖蒲加强除湿醒窍之功；红花、赤芍、丹参、泽泻活血化瘀利水；山茱萸、石斛、远志补肝肾、和胃阴、安心神，以调脏器之本。全方共奏除湿醒脾、活血通络、补益心脾肾之功，标本兼治，效果良好。

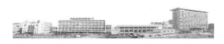

九、复方小柴胡汤治疗急性肾小球肾炎

急性肾小球肾炎为常见疾病，治疗不当会转为慢性肾炎，给患者带来极大痛苦和经济负担，所以应早发现、早治疗。

急性肾小球肾炎多为感冒或咽炎后引起的变态反应，按中医辨证属于少阳证风水肿，以复方小柴胡汤治疗，多数在五六剂后水肿尽退，血压降低，饮食好转，再服 7~30 剂可痊愈。

方药：柴胡 10g，黄芩 10g，党参 15g，清半夏 10g，生姜 3 片，大枣 5 枚，甘草 10g，白茅根 30g，益母草 30g，海螵蛸 10g，茜草 10g。水煎服，每日 1 剂。

加减：血尿明显加大蓟、小蓟 30g，或藕节 30g，炎症明显如扁桃体炎、咽炎、上呼吸道感染等，加金银花 15g，连翘 15g，牛蒡子 10g，山豆根 10g，杏仁 10g（可选 1~3 味加入基本处方中）。贫血、虚寒证明显者，加当归 10g，附子 3~5g；恶心呕吐严重者，加代赭石 30g，旋覆花 10g。

十、尿道排石汤治疗泌尿系结石

泌尿系结石包括肾结石、输尿管结石、膀胱结石和尿道结石，为临床常见疾病。

许多结石患者没有临床表现，在做 B 超检查时发现，一旦发生肾绞痛则病情严重。肾绞痛发作时，腰部肾区疼痛较为剧烈，可沿输尿管方向即侧小腹部放射痛。输尿管结石在下腹部疼痛，向阴部放射，而排尿中断为其特征。尿道结石多见于男性，表现为尿道疼痛、尿流不畅，或成滴排尿。除疼痛外还伴有血尿、恶心、呕吐等症状。

该病在中医学中属"砂淋""石淋""血淋"范畴。目前西医对小结石采用饮水法等待排石，效果不理想；对较大结石（>0.5cm）采取手术、体外碎石方法，价格高，痛苦大。采用中药治疗，疗效独特，一般服中药 10~20 剂，可基本将结石排出。

中医学认为，结石是由于平时饮水较少或饮酒过多，渐致湿热下注，兼之气滞血瘀，渐渐煎熬成石，阻于尿道，不通则痛，治疗以清热利湿通淋为主，兼以行气活血化瘀。苏玉崙主任在临床上以"尿道排石汤"治疗，疗效很好。

方药：金钱草 30~60g，海金沙 15g，郁金 10g，鸡内金 15g，柴胡 10g，黄芩 10g，桃仁 10g，红花 10g，金银花 30g，蒲公英 20g，瞿麦 15g，灯心草 3g，木香 10g，甘草 10g，乌梅 10g。血尿明显加大蓟、小蓟各 15g，茅根 30g。

本方以金钱草、海金沙为主，辅以瞿麦、灯心草利水通淋，柴胡疏利肝胆湿热，郁金、木香、桃仁、红花、鸡内金行气活血化瘀，金银花、蒲公英清热解毒，乌梅酸化尿液，甘草调和诸药。诸药合用，共同起到清热利水通淋、行气活血化瘀作用。一般 1~3 剂即可止痛，10~20 剂可排净结石。

在治疗中要注意如下问题：①止痛：患者急性发作时疼痛较重，应配合输液和止痛药的应用，如阿托品、杜冷丁等。同时服中药效果更好。②碎石：个别患者结石较大，在 0.5cm 以上，服中药效果不佳时，可先行碎石治疗，碎石后仍需服中药。苏玉崙主任曾治疗 1 例结石 0.8cm 的患者，未经碎石，服中药 16 剂也排净结石，故推测中药也有溶石、碎石作用。③患者在服药期间多饮水、多排尿，有利于结石排出。告知患者平时也要多饮水，以防复发。④患者服 10 多剂中药后，必须经 B 超检查，确定排净结石再停药。

 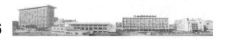

医案选介

一、冠心病

病案 1

李某，女，64 岁，退休工人，2011 年 4 月 8 日初诊。

主诉及病史：心悸、胸闷、气短、胸痛 3 年余，加重 1 周。患者有糖尿病史 5 年多，曾服降糖药及注射胰岛素。3 年前到某医院检查，诊为高血压、冠心病，予以西药对症治疗，效果不理想。近日心悸气短加重，1 周中有 4～5 天夜间出现心绞痛，故来本院就诊。时嗳气，睡眠差，四肢疲倦乏力，双下肢轻度浮肿。

查体：神清，语言微弱，心律整，心率 96 次/分，心音亢进。苔薄白质暗紫，脉弦细滑。

辅助检查：心动超声检查：左心室轻度扩大，左室壁增厚，左室顺应性下降。心电图示 $V_3 \sim V_6$ 导联 ST 段下移。胸片示心脏扩大，主动脉突出。

西医诊断：冠心病。

中医诊断：胸痹。气阴两虚，痰瘀内阻。

治法：强心，补气阴，活血利水，祛湿浊，开胸气。

处方：生地黄 30g，桂枝 10g，炙黄芪 40g，红参 10g，寸冬 10g，五味子 10g，泽泻 30g，云苓 15g，猪苓 10g，鸡血藤 30g，路路通 15g，瓜蒌 30g，枳实 30g，薤白 10g，丹参 30g，五灵脂 15g，生蒲黄 15g，木香 10g，甘草 10g。水煎服，7 剂，每日 1 剂，煎两次，早晚分服。

服药期间卧床休息，低钠饮食，降压及降糖药继用西药。

二诊：2011 年 4 月 15 日。患者自述服中药后偶发 1～2 次心绞痛，且时间短，亦轻，心悸气短也好转，下肢亦不肿，效不更方，续用前方 7 剂。

以后病情逐渐好转，体力恢复，若不参加体力活动，不出现心悸气短，后在上方基础上加减服用两个月。

两个月后未出现心悸气短，下肢不肿，饮食正常，病情稳定。可心脏听诊未见好转，二联律亢进明显，血压 130/85mmHg，心率 78 次/分，第二心音亢进。

生地黄 40g，桂枝 30g，炙黄芪 40g，红参 30g，寸冬 30g，五味子 30g，泽泻 30g，茯苓 30g，鸡血藤 30g，路路通 30g，瓜蒌 30g，丹参 30g，薤白 30g，天麻 40g，钩藤 40g，干姜 30g，川楝子 20g，木香 30g，红花 30g。上药研细末为水丸，每次服 6g，每日 3 次，服 1 个月。

患者服用上药后，病情始终稳定，嘱患者长期服药，服 3 年后，即 2014 年 5 月验血糖 5～6mmol/L，停服降糖药，到现在血糖经常在 6mmol/L 左右，心脏情况稳定，至 2017 年仍在服用丸药。

【按】此病案为典型冠心病，取得疗效的原因有以下几点。

第一，冠心病的基本处方含生地黄、桂枝、炙黄芪、红参、寸冬、五味子、泽泻、茯苓、鸡血藤、路路通、丹参，无论出现什么症状，只要先确诊为冠心病，便可以上药加减。若心绞痛加瓜蒌、薤白、枳实；心悸加龙眼肉、柏子仁、磁石；气短加升麻、柴胡。对心悸、气短、胸痛较轻的患者，可不加其他药，用基本方便可。若现严重的心悸、气短、胸痛，则必须加药物治疗。

第二，坚持服药，症状基本消失也不可停药，因为主动脉淤血未完全去除，药可用3个月至半年，严重者可用1年，以防复发。

第三，长期应用活血化瘀药对糖尿病也起作用。因为糖尿病主要侵犯大血管，本病案证明确实有效。由于上述病例较少，故疗效不能确定。

病案2

田某，男，80岁，退休干部，2012年1月11日初诊。

主诉及病史：患者近两个月常出现心悸气短，动则加剧，来本院就诊。高血压、冠心病史20余年，因心绞痛发作，每年都住院两三次，经常心悸气短，动则加剧，患者现胸闷胸痛，饮食少，唾沫量很大，大便尚正常，睡眠差，多梦，无力倦怠。

查体：神清，精神差，面色萎黄。血压150/100mmHg，呼吸28次/分，心率102次/分。听诊心律不齐，频繁早搏。苔薄白质淡红，脉细数促。

辅助检查：曾做胸部CT和多普勒，诊断心脏向左扩大。

西医诊断：冠心病。

中医诊断：胸痹。心肾阳虚，气虚血瘀，脾虚湿盛。

治法：补气强心，温阳健脾，利湿除痰。

处方：生地黄30g，桂枝10g，黄芪30g，红参10g，麦冬10g，甘松15g，苦参30g，桃仁10g，红花15g，鸡血藤30g，路路通15g，五灵脂10g，蒲黄15g，炒白术15g，陈皮10g，清半夏10g，泽泻30g，茯苓15g，炙甘草30g。7剂，每日1剂，水煎服。

7天后，患者来诊，吐唾沫基本停止，心悸、气短大大减轻，近日未出现胸闷憋气。又以上方进服20余剂，到2月20日症状已除。拟活血强心丸，每次1丸，日服3次，一直坚持服用。服药期间症状逐渐消除，现活动如常人，主动要求继续服用丸药。（高血压继续服西药降压药，现血压正常。）

【按】冠心病一定要坚持长期治疗。

二、风湿性心脏病心衰

赵某，女，76岁，农民，1982年4月13日入院。

主诉及病史：入院时由家属代诉，心跳、头晕、咳嗽、全身水肿20余天。患者4年来经常头晕、心悸、浮肿，下肢肿更甚，有阵发性昏厥。近20多天咳吐黄白相间痰，心悸重，头晕，呼吸困难，不能平卧，饮食差，恶心呕吐，胃部撑闷，胀饱严重。住院前曾用双氢克尿塞、氨茶碱、西地兰，不效来院诊治。

查体：心率84次/分，呼吸36次/分，体温37.3℃，血压120/90mmHg，意识尚清，精神委顿，营养较差，面部及口唇重度紫绀，被动坐位呼吸。听诊两肺布满湿性啰音，以两肺底为重，伴哮鸣音，正常呼吸音减弱，心脏二尖瓣舒张期隆隆样杂音4级传导广泛。面部、四肢重度凹陷性水肿，下肢皮肤因水肿绷紧发亮，腹部胀大有移动性浊音。肝大，右肋缘下5cm，质软，轻度压痛。脾不大。舌苔厚腻，质紫绀，脉弦滑略缓。

西医诊断：①风湿性心脏病合并心力衰竭。②急性肺淤血。

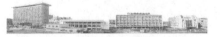

128

中医诊断：①心悸。②水肿。脾肾阳虚，心阳不振，水邪上犯，上凌心肺。

治法：活血强心，通阳利水。

处方：活血强心汤加味。

鸡血藤15g，路路通15g，瓜蒌15g，薤白12g，桂枝10g，桃仁12g，红花12g，乳香12g，没药12g，生地黄15g，元参15g，车前子15g（包煎），防己18g，金银花18g，竹茹12g，红参10g。每日1剂，水煎两次，分3次服用。

二诊：4月16日。服中药2剂，患者精神好转，能平卧，小便量多，夜间尿10余次，水肿消退一半，呼吸亦好转，大便已4日不行。原方加川大黄9g，芒硝9g（冲），又进2剂。

三诊：4月18日。大便已通，恶心呕吐止，饮食好转，神清，水肿及腹水基本消除，咳喘亦减轻，面部紫绀已消退，心律整，杂音减弱，两肺呼吸音正常，下床自己活动，脉细数，苔厚白腻，处以下方剂。

鸡血藤15g，路路通15g，瓜蒌15g，薤白12g，桂枝10g，桃仁10g，红花12g，乳香12g，没药10g，玄参15g，生地黄15g，防己10g，车前子10g，党参12g，陈皮10g。水煎服，每日1剂，5剂。

4月22日基本痊愈，自动要求出院。随访1年未复发，能做一般轻微家务劳动。

【按】此例为治老年心衰的典型病案，苏玉崙主任曾用活血强心汤加减治疗过许多此类患者，补肾强心、活血利水是治疗心衰的有效方法。

三、慢性充血性心力衰竭引起的呼吸困难

任某，男，65岁，1994年7月12日初诊。

主诉及病史：患者有冠心病史5年，1993年和1994年曾因心绞痛严重住院两次。1994年5月住院，好转后出院。现虽心绞痛发作较少，但不能正常活动，动则气喘，晚上不能平卧，因呼吸困难，一坐半宿。白天稍动则气喘急促。心悸，饮食较差，大便两三日一行。

查体：神清，慢性病容，心脏叩诊浊音界向左下扩大，肺动脉瓣第二心音亢进，下肢下午轻度水肿。苔薄白质暗红，脉弦细。

辅助检查：胸片示心脏扩大。

西医诊断：慢性充血性心力衰竭。

中医诊断：喘证。心肾阴阳俱虚，气滞血瘀，瘀阻水停。

治法：行气活血化瘀为主，大补心气。

处方：活血强心丸。

西洋参30g，生地黄30g，桂枝30g，桃仁30g，红花30g，鸡血藤30g，路路通30g，泽泻40g，茯苓30g，银花30g，竹茹30g，乳香20g，没药20g。以上药研细末，炼蜜为丸，每丸9g。每次1丸，每日3次。重者每次2丸，每日3次。

【按】该患者属于慢性心力衰竭，仅用活血强心丸治疗，即可收效。

四、肺心病

安某，男，71岁，退休干部，1999年9月8日初诊。

主诉及病史：咳嗽加重六七天。患者有慢性支气管炎七八年，每遇天气转凉时即易发

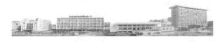

病，均因支气管炎发作，每年住院 2～3 次。近日咳嗽较重吐白痰，时吐出白涎沫、起泡，动则喘促，夜间不能平卧入睡，饮食较差，大便数日一行，怕风怕凉，有脑动脉硬化病史。

查体：精神尚可，神清，被动体位，体胖。心肺检查胸廓饱满，心尖搏动下移至剑突处，心律齐，心率 116 次/分，心音较遥远，两肺布满哮鸣音，下肢轻度浮肿。苔白略厚腻质暗红，脉沉细弱。

西医诊断：①慢性支气管炎。②肺气肿。③肺心病急性发作。

中医诊断：①咳嗽。②喘证。寒饮阻肺，肺气壅塞。

治法：解表散寒蠲饮。

处方：小青龙汤加减。

麻黄 10g，桂枝 10g，杭芍 10g，干姜 10g，细辛 6g，五味子 10g，清半夏 12g，甘草 10g，生石膏 30g，葶苈子 30g，泽泻 30g，当归 15g，红参 10g。水煎服，每日 1 剂，分 2 次服。

上药服 3 剂后诸症大减。咳轻喘已止，夜间能平卧睡眠，但稍活动仍喘促。上方加黄芪 30g，桃仁 10g，红花 15g，鸡血藤 30g，路路通 30g。每日 1 剂。

服上药 1 周后，咳喘止，痰已少，听诊心率 84 次/分，两肺呼吸音基本正常，只是饮食稍差，大便略干，患者同意改服丸药，久服。

1999 年 10 月 20 日改服活血强心丸：黄芪 30g，人参 30g，麦冬 30g，五味子 30g，生地黄 40g，桂枝 30g，葶苈子 30g，炒白术 30g，防风 30g，泽泻 30g，鸡血藤 40g，三七 30g，金银花 30g，浙贝 30g。制成蜜丸，每丸 9g。每次 1 丸，日 3 次。

丸药坚持服用半年。服药期间体力大增，不咳喘，有两次感冒也没引发咳喘，服感冒药很快痊愈。又丸药改成每次 1 丸，日服 2 次，服用 1 年后停药。随访两年多身体健康，上下楼均正常。

【按】此法治疗肺心病多例，大部分效果很好。

五、病毒性心肌炎

郑某，男，13 岁，学生，1999 年 6 月 18 日初诊。

主诉及病史：心悸气短，时胸痛已年余。患者经常患咽炎，曾在市某医院住院治疗，又在胸科医院确诊为病毒性心肌炎。现经常胸闷憋气，周身无力倦怠，不耐劳累。原为学校足球学员，现稍做剧烈活动则心慌气短，已休息一年。平时易急躁，经常腰痛，双下肢无力，小便混浊，饮食尚可，大便数日一行，睡眠较差，睡眠时易憋醒。曾用过西药，也用过滋补肾阴肾阳的汤剂，均效果不显。

查体：体温 36.5℃，呼吸 18 次/分，心率 108 次/分，血压 100/60mmHg，发育正常，神清，身体消瘦，胸部叩诊，心浊音界扩大，心律齐，舒张期轻度奔马律。苔薄白质略偏红，脉细滑而数。

辅助检查：胸片示心脏双向扩大。

西医诊断：病毒性心肌炎。

中医诊断：心悸，胸痹。外感六淫，内犯心脏，耗伤气阴，心阴心阳受损。

治法：补气养阴，强心活血为主，兼清热解毒以清余邪。

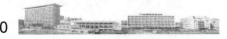

处方：补气清心汤为主，佐以舒肝柔肝。

生地黄 30g，桂枝 15g，黄芪 30g，麦冬 10g，太子参 15g，五味子 10g，金银花 30g，枳实 30g，丹参 30g，桃仁 10g，红花 15g，炙甘草 20g，柴胡 10g，当归 10g，白芍 15g，磁石 30g。水煎服，7 剂，每日 1 剂，分 2 次服。

服药 1 周后，各种症状均减轻。又服 1 周，已无心悸、憋气症状，能安然入睡，性情急躁减轻，饮食正常，大便不干，听诊心律齐，心率 90 次/分。身体稍感疲乏无力，时腰酸。原方去金银花，加桑寄生 30g，杜仲 10g。经两个多月调治，于 8 月 28 日各种症状均消除，改服以下丸药，巩固疗效。

黄芪 30g，西洋参 30g，麦冬 30g，五味子 30g，生地黄 40g，桂枝 30g，鸡血藤 30g，三七 30g，血竭 20g，枳实 30g，丹参 30g，泽泻 30g，茯苓 30g，白芍 30g，甘草 30g。以上药研细末，炼蜜为丸，每丸 9g。每次 1 丸，日 2 次，连服 4 月余后停药。

2000 年 5 月见到该患者，已长高 20cm，身体健壮，心脏检查正常，胸片示心脏大小正常。

【按】对该病治疗需注意的是：一要预防感冒，一旦感冒，及时治疗；二是服中药时间宜长，在症状缓解或消除以后，再服 10～15 剂汤药，后改丸药继服 3 个月到半年，病情严重者可服 1 年以上，以防复发。

六、心律失常

病案 1

张某，男，66 岁，退休工人，2015 年 1 月 2 日初诊。

主诉及病史：心悸胸闷气短 3 个多月。3 个月前出现心慌、气短胸闷，曾服中成药速效救心丸不效，后病情加重，一天发生数次上述症状并伴有气上不来的感觉（窒息），失眠，饮食减少。

查体：听诊：心律不齐，心率 114 次/分，早搏每分钟 28 次，第二心音亢进。苔薄白质暗红，脉结代细滑。

辅助检查：心动超声示主动脉硬化，左室壁增厚，节段性运动异常，左室心功能减弱，三尖瓣轻度反流。心电图示窦性心动过速合并心律失常、早搏。实验室检查甘油三酯 2.8mmol/L（大于 1.7 mmol/L）。

西医诊断：①冠状动脉粥样硬化性心脏病合并阵发性心动过速。②早搏。

中医诊断：心悸。心阳不足，心阴亏虚，气血瘀阻。

治法：气阴双补，利湿，活血化瘀。

处方：稳心汤加减。

生地黄 30g，桂枝 10g，黄芪 30g，红参 10g，寸冬 10g，五味子 10g，泽泻 30g，茯苓 15g，鸡血藤 30g，路路通 15g，甘松 15g，苦参 30g，枳实 30g，丹参 30g，瓜蒌 30g，薤白 10g，龙眼肉 15g，柏子仁 15g，磁石 30g，木香 10g，炙甘草 30g。7 剂，每日 1 剂，水煎服，分 3 次服用。

二诊：经治疗症状好转，心悸次数减少，胸闷气短好转。经 1 个月治疗，到 1 月 30 日病情稳定，心律齐，早搏消失，查心电图恢复正常，应患者要求，继续服汤药一段时间，至 3 月 4 日改用丸剂。

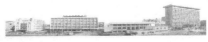

生地黄 40g，桂枝 30g，鸡血藤 30g，路路通 30g，炒白术 30g，陈皮 30g，附子 30g，桃仁 30g，红花 30g，木香 30g，炙甘草 30g，龙眼肉 30g，黄芪 40g，红参 30g，寸冬 30g，泽泻 30g，茯苓 30g，枳实 30g，薤白 30g，五味子 30g。以上药研细末，炼蜜为丸，每丸重 9g。每日 3 次，每次 1 丸，连服 3 个月后病情稳定，行动如常人，至今未复发。

【按】心动过速、早搏一症，用气血双补、利湿、活血化瘀的稳心汤治疗收效。凡是心动过速、心律不齐治疗均可以此方加减。

病案 2

高某，女，67 岁，退休教师，2012 年 1 月 9 日初诊。

主诉及病史：近两个月经常心悸气短、憋气，动则加剧。曾在西医医院住院半个多月。现为心悸、憋气重，夜间发作较重，自数心率，晚上最低达 38 次/分，卧床，饮食差，常恶心呕吐，大便干，睡眠差，血压不稳。

查体：发育正常，营养较好，语言无力，被动体位，听诊心律不齐，心率 58 次/分，第二心音亢进，血压 140/80mmHg。舌质暗淡略紫，苔略厚，脉迟而结。

辅助检查：心电图示房室传导阻滞。

西医诊断：冠心病合并窦性心动过缓。

中医诊断：心悸。心气亏损，气血亏虚，瘀血阻滞，痰湿内生，胃失和降。

治法：温阳散寒，补气活血除湿。

处方：通脉增率汤加减。

麻黄 10g，附子 15g，细辛 6g，淫羊藿 30g，黄芪 30g，党参 20g，生地黄 30g，桂枝 10g，枳实 30g，丹参 30g，鸡血藤 30g，路路通 15g，泽泻 30g，茯苓 15g，代赭石 30g，旋覆花 10g，清半夏 10g。3 剂，每日 1 剂，水煎服。

二诊：3 剂后病已减轻，心悸憋气发作两次。又进 7 剂，病大减轻，已能下床活动，饮食增，大便正常，睡眠好，但进食后胃胀满。于上方去代赭石、旋覆花、泽泻，加三棱 10g，莪术 10g，谷芽、麦芽各 15g。又进 10 剂。

2012 年 2 月 21 日再诊，患者已能做家务，饮食、二便均正常，心悸消失，听诊心律齐，心率 66 次/分，心音正常，血压 130/80mmHg。由于患者劳作多，时有气短现象，又用本方嘱其服药月余。后又将原方制成丸剂，服 2 个月，随访至今，身体健康。

七、冠心病合并萎缩性胃炎、胃下垂

万某，男，67 岁，农民，1999 年 4 月 9 日初诊。

主诉及病史：近 1 个月，经常胸痛憋气，胃脘胀满痛。患者有高血压 5 年，慢性支气管炎 10 余年。1998 年和 1999 年因心衰住院两次，于前一天出院到此诊治。住院期间天津市胸科医院诊断为冠心病、心肌梗死、心衰、肺气肿等。患者不能活动，稍动即喘，不能平卧，咳嗽较重，痰不易咳出，饮食差，常胃痛，食后胃中痞满，大便少，数日一次。

查体：形体消瘦，精神萎靡，行动迟缓，需人搀扶，语言无力，面色苍白。血压 150/90mmHg，心率 102 次/分，体温 36.5℃，呼吸 24 次/分，心音低弱。

辅助检查：X 片示肺气肿，心脏位置下移，主动脉突出。B 超检查示萎缩性胃炎、胃下垂。

西医诊断：①冠心病。②心绞痛。③心肌梗死后。④萎缩性胃炎。⑤胃下垂。

 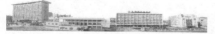

中医诊断：①胸痹。②胃缓。心气虚弱，脾胃不运，中焦阻塞。

治法：补气强心，活血通痹，兼以健脾益气，和胃降逆。

处方：生地黄 30g，桂枝 15g，枳实 30g，丹参 30g，黄芪 30g，红参 10g，泽泻 30g，茯苓 15g，鸡血藤 30g，路路通 15g，代赭石 30g，谷芽、麦芽各 15g，甘草 10g。5 剂，每日 1 剂，水煎服，分 2 次服。

5 剂后病情好转，心绞痛未出现，喘促轻，夜间已能平卧，自己能行走，但胃中仍有烧灼感，纳少，嗳气，欲呕，稍进食则胃胀满，以调理中焦脾胃为主，兼活血通痹。

黄芪 30g，三棱 10g，莪术 10g，枳实 30g，炒白术 10g，丹参 30g，生山药 30g，鸡内金 15g，郁金 10g，木香 10g，甘松 15g，生地黄 30g，桂枝 15g，焦三仙各 30g，甘草 10g。水煎服，每日 1 剂，分 2 次服。

上药服后胃部好转，心脏也很稳定。先后又按上方服药 35 剂，到 9 月底，诸症基本消失，饮食、二便均正常，行动自如。改为丸药以巩固疗效，处方如下：

生地黄 40g，桂枝 30g，黄芪 30g，红参 30g，三棱 30g，莪术 30g，泽泻 30g，茯苓 30g，鸡血藤 50g，鸡内金 30g，天麻 30g，炒白术 30g，甘草 30g。以上药研细末，炼蜜为丸，每丸 9g。每次 1 丸，每日 3 次。

【按】上方以生地黄、桂枝、黄芪、红参补气强心，炒白术、鸡内金、三棱、莪术健脾行气消食，泽泻、茯苓健脾利湿，共同起补气强心、健脾益气、消导作用。

以上丸药患者服用 2 年，现正常活动，可做轻微劳动，至今仍服丸药，每日服 1～2 丸以保身体健康。

八、喉源性咳嗽

黄某，女，47 岁，2002 年 7 月 8 日初诊。

主诉及病史：咳嗽两个多月。患者咳嗽较为剧烈，有时因咳引起呕吐，咽痒即咳。咳嗽最后吐出少量白痰或黄稠痰，咳即止。咳时遗尿，因咳嗽而影响睡眠，饮食一般，大便正常。

查体：神清，营养中等，心律齐，心率 102 次/分，心音正常，两肺呼吸音正常，咽部略充血。舌苔薄白，舌质淡红，脉细滑。

西医诊断：喉源性咳嗽。

中医诊断：咳嗽。肺燥阴虚，肾阴不足，虚火上炎。

治法：润肺利咽，清热宣肺，降逆止咳。

处方：清咽止嗽汤加减。

玄参 30g，麦冬 10g，天冬 10g，金银花 30g，金莲花 10g，竹茹 10g，天竺黄 10g，僵蚕 10g，桑白皮 30g，杏仁 10g，马兜铃 10g，紫菀 10g，旋覆花 10g，桔梗 10g，枳壳 10g，甘草 10g。3 剂，每日 1 剂，水煎服。

3 剂后咳大轻，遗尿止，睡安，又进 3 剂而愈。

【按】喉源型咳嗽为常见病，与慢性支气管炎咳嗽不同，主要表现为两肺呼吸音正常、咽部红肿疼痛、咽痒即咳嗽等症。本方以玄麦桔甘汤伍清热解毒之金银花、金莲花为主，再用桑白皮、杏仁、紫菀、旋覆花清肺镇咳。

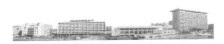

九、胃石症合并食道憩室

范某，女，61岁，2015年1月3日初诊。

主诉及病史：胃疼近月余，逐渐加重。患者以右上腹疼痛较重，连及后背。平时隐隐作痛，阵发性加剧，晚上疼痛较重，时胃部有上冲感，疼痛伴呕恶泛酸，偶有呕吐，进食多则疼痛加重，腹满，倦怠乏力，二便调。曾服胃必治、胃仙U等均无效。有高血压病史。

查体：神清，呼吸均匀，体较胖，上腹部压痛明显，血压150/100mmHg。舌质淡红，苔白微厚，脉沉滑。

辅助检查：胃B超检查示肝胆正常，胃部有3cm×5cm大小肿块，浅表性胃炎。胃镜检查结果为食道下段距门齿30cm处前壁有1cm×0.5cm大小憩室，胃大弯侧见3cm×5cm大小肿物，质硬而为黑色。诊断：①胃石；②食道憩室；③浅表性胃炎。

西医诊断：①浅表性胃炎。②胃石症合并食道憩室。

中医诊断：胃痛。食积痰浊瘀血内阻于胃，兼气滞郁久。

治法：行气活血化瘀，消积降逆。

处方：黄芪30g，三棱10g，莪术10g，鸡血藤15g，延胡索10g，乌药10g，香附10g，代赭石20g，旋覆花10g，当归10g，桃仁10g，红花10g，枳实30g。4剂，每日1剂，水煎服，分两次服。

二诊：2015年1月7日。胃痛大减，仅隐隐作痛，胃部上冲感已消失，泛酸呕吐止，饮食增加，仍以上方再进7剂。

三诊：2015年1月14日。胃部已不痛，仅时有痞闷嗳气，仍按前方加减应用。黄芪30g，三棱10g，莪术10g，枳实30g，白术10g，竹茹10g，鸡内金15g，桃仁10g，红花15g，延胡索10g，枳椇子12g，香附10g，甘草10g。6剂，每日1剂，水煎服。

四诊：2015年1月21日。胃部已畅，诸症已除，饮食正常，身体如常人，嘱其原方再进5剂后再检查。1月26日胃镜检查及胃B超检查，胃石消失，憩室也不显，已属正常胃。

十、泄泻

韩某，男，64岁，农民，1980年10月10日初诊。

主诉及病史：腹泻10天，于10天前饮食不当又感受风寒腹泻，每日数次伴腹痛。在本村乡医处输液3次，主要用庆大霉素、口服黄连素等药，病情持续加重。现患者腹泻无度，不能进食，卧床。

查体：神清，显虚弱，脱水貌，精神萎靡，周身冰凉，极度消瘦，两目深陷，脉极微弱，舌苔干厚，舌质干有裂纹。

中医诊断：泄泻。阴竭阳脱。

治法：回阳救逆，健脾止泻。

处方：人参15g，附子30g，生山药250g，车前子50g。每日2剂，共4剂。用大盆多煎，不分次数，频频灌服。

两天后患者家属来诉，腹泻止，精神好转，能讲话，能喝些稀粥，又以健脾补气为主方：葛根30g，生山药50g，党参20g，茯苓15g，陈皮10g。3剂，每日1剂，水煎服。

 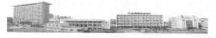

3 剂药服完，家属诉，病已痊愈。

【按】此例患者为阴竭阳脱之危症，急用回阳救逆，挽救患者生命，说明中医治疗急重症是大有作为的。

十一、摇头风

郝某，男，51 岁，供销社职工，1978 年 8 月 10 日初诊。

主诉及病史：不自主摇头月余。患者于 1 个月前因受风而致不自主摇头，开始尚有间歇，后发展到整日摇头不止，不能自控，睡眠时停止，醒则发作。颈部活动稍有不便。饮食、二便均正常。曾服升、柴、参、芪之类中药及西药镇静药均无效。

查体：神清，形体胖，两目稍红赤，血压 130/85mmHg，摇头不止，幅度在 90°左右。脉弦劲有力，苔薄白，质边尖红。

中医诊断：摇头风。肝阴暗耗，又感外风，内外相引，肝阳上扰。

治法：滋阴潜阳，散风通络。

处方：葛根 30g，柴胡 9g，升麻 3g，川芎 6g，全蝎 9g，蝉蜕 9g，清半夏 9g，柏子仁 9g，生地黄 15g，杭芍 15g，怀牛膝 18g，生龙骨、牡蛎各 15g，防风 6g。3 剂，每日 1 剂，水煎服，分 2 次煎服。

3 剂药后复诊时，摇头已有间止，幅度也缩小，效不更法，继进 5 剂，5 剂后症大减，发作基本停止。上方去升麻、防风，加龙胆草 9g，再进 8 剂，先后共服 20 剂药而愈，随访 3 年未复发。

【按】"摇头风"病机与肝和风有关。《素问·至真要大论》："诸风掉眩，皆属于肝。"《嵩崖尊生书》："头摇复属风，风主动摇，脉必弦或伏紧。"治疗为潜阳和祛风通络两大法则。上药共奏养阴潜阳、祛风通络之功，使肝之阴阳平和，络通风除而愈。

十二、脑血管病

病案 1

赵某，男，75 岁，退休干部，1998 年 10 月 9 日初诊。

主诉及病史：当日下午 6 点多钟突发右半身不遂，不能活动，语言不利，神志恍惚，伴头痛恶心。患者平素有高血压病史多年。

查体：面色红赤，急性病容，血压 200/120mmHg，心律齐，心率 90 次/分。舌质暗紫，苔薄黄，脉弦滑有力。

中医诊断：中风。肝肾阴虚，肝阳上亢，肝风内动。

治法：镇肝息风，滋阴潜阳。

处方：镇肝熄风汤加减。

白芍 15g，天冬 15g，怀牛膝 30g，代赭石 30g，生地黄 30g，玄参 30g，生龙骨 30g，生牡蛎 30g，龟板 15g，茵陈 10g，川楝子 10g，桃仁 10g，红花 15g，三七 6g（分吞），地龙 15g，黄芩 15g。3 剂，水煎服，立即煎服，晚上服 2 次。

第二天（10 月 10 日）上午二诊：患者神志清醒，嘱继服药，3 剂后肢体已能活动，语言较前清楚。又进 7 剂。

三诊：10 月 19 日。患者神清，进食正常，肢体活动较正常，已能自行站立行走几步，血压 160/100mmHg，于原方加黄芪 30g，又进 15 剂，病好如初。嘱其常服软化血管及降压药，随访 4 年未复发。

病案 2

孟某，男，61 岁，1997 年 4 月 28 日初诊。

主诉及病史：早晨 5 点多去公园锻炼，突然走路不稳，摔倒，被人送回家。

查体：神志清，心肺正常，口角歪斜，语言不利，右侧肢体不能活动。舌淡红，苔薄微黄，脉弦滑。

中医诊断：中风。气血虚弱，复感外风，经脉阻滞。

治法：补气活血，通络祛风。

处方：黄芪 40g，当归 10g，桃仁 10g，红花 15g，鸡血藤 30g，路路通 15g，地龙 15g，菖蒲 30g，麦冬 10g，郁金 10g，甘草 10g。3 剂，水煎服。

3 剂后肢体已能活动，到医院做 CT 检查诊断为脑血栓形成。又进中药 10 余剂，活动如常人，后以原方服用数剂而痊愈。

病案 3

陈某，女，61 岁，退休干部，2002 年 9 月 6 日初诊。

主诉及病史：患者有高血压病史，2002 年 4 月 12 日患脑出血，经住院治疗好转，但肢体没有恢复，语言不清，饮食少，失眠，大便略干。

查体：神清，情绪易激动，易哭，右侧肢体偏瘫，能站立，不能迈步，右上肢不能活动，上下肢肌张力为零度。舌质暗红，苔白略厚腻，脉细弱。血压 160/100mmHg。

中医诊断：中风后遗症。气虚血瘀，经络闭阻，痰湿阻滞。

治法：补气活血，祛湿浊，通经络。

处方：补气通痹汤。

黄芪 60g，当归 10g，桃仁 10g，红花 15g，鸡血藤 40g，路路通 15g，泽泻 30g，茯苓 15g，生地黄 30g，桂枝 10g，怀牛膝 30g，全蝎 10g，地龙 15g，菖蒲 30g，麦冬 10g。7 剂，每日 1 剂，水煎服。

7 剂后肢体已能活动，语言较清，病有转机，继服原方。先后共服 60 剂，2002 年 11 月 15 日来诊时行动自如，语言清楚，后改丸剂，继续服用半年而愈。

病案 4

孟某，男，66 岁，1998 年 7 月 12 日初诊。

主诉及病史：患者平时有高血压病史，于 1996 年 11 月和 1998 年 4 月两次患脑血栓形成，饮食、二便均正常。

查体：神清，营养中等，左侧肢体不遂，需两人搀扶才能行走。左下肢抬不起，左上肢不能抬臂，血压 160/105mmHg。脉细滑，苔薄白，舌质略暗紫。

中医诊断：中风后遗症。气虚血瘀，经络闭阻，痰湿阻滞。

治法：补气活血，祛湿化浊，通经络。

处方：补气通痹汤。

黄芪 60g，当归 15g，桃仁 10g，红花 15g，鸡血藤 30g，路路通 15g，泽泻 30g，茯苓 15g，生薏苡仁 30g，半夏 15g，地龙 15g，生地黄 20g，桂枝 10g，怀牛膝 30g，白芍 15g，钩藤 30g，全蝎 10g。7 剂，水煎服。

 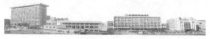

用本方治疗月余，患者在家人陪同下能行走来诊。又经半个月治疗，到 1998 年 9 月底，亦能骑自行车来诊，后改服丸药"活血健脑丸"加减。

黄芪 60g，三七 30g，桃仁 30g，红花 30g，鸡血藤 60g，泽泻 40g，生地黄 30g，白芍 30g，山茱萸 30g，炒白术 30g，茯苓 30g，天麻 50g，钩藤 40g。上药研细末，炼蜜为丸，每丸重 9g，每次 1 丸，每日 3 次。1 料为 1 个月量。一直服药数年，身体日趋健壮，血压也恢复正常。

论　著

一、论文

[1] 苏玉崙．复方小柴胡汤治疗急性肾小球肾炎 36 例．天津中医学院学报，1987 (2)：41 - 42.

[2] 苏玉崙．活血强心汤在抢救心力衰竭疾患中的运用．天津中医，1992 (2)：29 - 30.

[3] 苏玉崙．活血强心汤在抢救心力衰竭疾患中的运用．医学文摘，1994，11 (5)：95.

[4] 苏玉崙．解毒重剂提早服用——治疗 21 例乙脑的体会．按摩与导引，1996 (增刊)：20 - 21.

[5] 苏玉崙．颈椎汤治疗神经根型颈椎病．中国特色医疗大全，1997 (3)：27.

[6] 苏玉崙．千古名方——六味地黄丸．台湾明通杂志社，1998 (9)：28.

[7] 苏玉崙．活血强心汤作者．中国中医药报，2000 - 09 - 06.

[8] 苏玉崙．中医病名应改革，中国中医药报，2000 - 05 - 31.

二、著作

[1] 韩国栋，李志道．中西医结合实用内科手册．天津：天津科技翻译出版社，1990.（苏玉崙为编译者）

[2] 职延广，陈宝贵．天津市中医图书联合目录．北京：中医古籍出版社，1996.（苏玉崙为副主编）

[3] 苏玉崙．苏玉崙中医集萃．北京：中医古籍出版社，2004.

【整理者】

苏文君　女，1970 年出生，苏玉崙之女，毕业于天津理工学院本科，高级会计师，后取得天津中医药大学大专学历。现为天津市津南区建设开发公司财务总监。

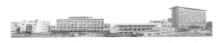

于志强

名家传略

一、名家简介

于志强，男，1948年11月16日出生，汉族，天津市人。天津中医药大学第二附属医院主任医师，教授，硕士研究生导师。全国第四批、第五批、第六批老中医药专家学术经验继承工作指导老师。全国名老中医药专家学术经验传承工作室指导老师，天津市名老中医药专家学术经验传承室指导老师。曾任中华中医药学会心病专业委员会秘书长，中华中医药学会仲景专业委员会委员，天津市中西医结合学会糖尿病专业委员会委员，天津市卫生局中医高级职称评审委员会专家，天津市卫生局"第三批全国优秀中医临床人才研修项目学员"指导老师，天津中医药大学中医学"中医传承班"指导老师。从医40余载，敬业爱岗，勤奋好学，遵经立旨，博采众长，师古而不泥古，善于变通，勇于创新。擅长运用中医药治疗内伤疑难杂证，尤其在治疗心血管疾病和内分泌系统疾病方面有独创之处，疗效显著。

二、业医简介

于志强教授天资聪颖，敏而好学。其叔父是一名西医主任医师，自幼受家庭熏陶。1968年高中毕业后，本想立志学医，但适逢当时知识青年上山下乡大潮，遂赴黑龙江省北安县长水河农场工作，任知青连排长。下乡期间，巧遇知青战友李英华，其酷爱中医，二人志同道合，便利用业余时间一起学习，对中医的阴阳五行、藏象学说、经络循行、中药功效、汤头歌诀等内容均有涉猎。1973年3月，于志强教授终于有了圆梦之机，考入天津医学院中医系（后并入天津中医学院），步入了高等医学殿堂深造学习。在校学习期间，聆听过郭霭春教授、王士相教授、王士福教授、包信教授、赵志新教授、张洪义教授、曲竹秋教授、张大宁教授等多位津门名医课程，受益匪浅。他深感中医学博大精深，奥妙无穷，非勤求苦读，不能有成，遂勤学不辍，孜孜以求。

1977年，于志强教授以优异的成绩毕业，并留校任教。至1984年，他先后在天津医学院中医系中医基础教研室、第一附属医院（现天津医科大学总医院）中医科从事中医教学、临床及临床带教工作。他虚心求教于前辈，切磋于同道，像海绵吸水一样，博采众长。他广猎群书，勤于临床，尤其在临证时，目睹老师发挥中医药优势，治愈诸多疑难杂症，更坚定了从事中医的信念。为了全面提升中医理论水平、西医诊疗水平及教学水平，在各级领导精心安排下，于志强教授曾先后在天津南开大学中文系进修学习古汉语课程半年，在北京中医学院（现北京中医药大学）各家学说教研室，跟随全国著名中医大师任应秋教授进修学习半年。进修期间，并有幸聆听刘渡舟教授主讲的《伤寒论》、王洪图教授主讲的《黄帝内经》、王绵之教授主讲的《方剂学》，拓宽了眼界，扩展了知识领域，为其后独到的中医学术思想形成，奠定了坚实的理论基础。而后，他又先后参加了天津中医学院中医基础教研室、中医青年提高班进修学习半年，并于1982年在天津医学院第一附属医院（现天津医科大学总医院）进修学习西医内科一年。

1984年，为了更好地在中医事业上发挥自己的力量，寻找更适合于发展、提高中医整体水平的平台，于志强教授调任天津中医学院第二附属医院内科工作，直至退休。在此期间，他一直坚守在中医临床、教学、科研第一线，锐意进取，精研医道。在天津中医学院第二附属医院各级领导的关爱和中医前辈们的培养下，于志强教授先后担任心病科主任、中医心病研究室主任、中医内科教研室主任、内科部部长兼内科党支部书记等职务。

在繁忙的临床工作之余，于志强教授致力于完善中医心病学内容体系。他系统总结了心系疾病的病因病机、证候组合、辨证论治及预防、康复、保健等规律，为推动中医心病学科的形成和发展，以及中医诊疗规范化，做出了重要贡献。在他的影响下，天津中医药大学第二附属医院心血管科（心病科）稳步向前推进，现已发展成为天津市重点专科、国家中医药管理局"十二五"重点专科和重点学科、教育部国家级重点学科中医内科学的主要研究方向之一，已经建立并开展了优势病种的中医临床诊疗方案的优化与验证工作，在全国范围内具有一定的影响力。

三、主要贡献

（一）津门儒医，擅治心病

于志强教授自从医以来，博览群书，勤于临证，衷中参西，在掌握复杂而深厚医学知识的同时，也积累了大量的临床经验，擅治心血管疾病及内科疑难重病，临证时无门户之见，不讳中医之短，不嫉西医之长，视野广阔，诊疗思路亦趋灵活，对一些疑难杂症屡起沉疴，享誉津门。他广悟经典，熟读历代医家典籍，尊古而不泥古，博采众家之所长，融会新知。他在白天诊疗工作的闲暇时，即博览群书，努力钻研，熟读李念莪辑注的《内经知要》，张仲景《伤寒杂病论》《金匮要略》，朱震亨《丹溪心法》《格致余论》，赵献可《医贯》，叶天士《叶天士医案》，李中梓《医宗必读》，程国彭《医学心悟》，林珮琴《类证治裁》，王清任《医林改错》等古典医籍经典，午夜一灯，晓窗千字，习以为常，经年不辍，学业大有精进，积淀了扎实的中医功底。在行医时，将所学理论运用于临床实践当中，屡起沉疴。于志强教授精究本草，素谙方书，探求辨识类方的异同，活用经方、时方，不拘一格，选药讲究从同类药中寻求个性，及其配伍关系，且用药灵活巧妙，主张用药四两拨千斤，不投猛剂，不用大剂，平中见奇，善于专病用专药，颇具创新。他覃思医理，知行并重，临证理、法、方、药运用规范，精心洞悉病机转归，对疾病治疗过程中的证候变化，随证应变，游刃有余。他一贯重视实效，认为疗效是中医之生命，师古而不泥，牢记各家之长，临证绝非按图索骥，强调一个"活"字，积累了丰富的中医理论和临床经验。于志强教授学术思想的形成，源于其严谨务实、事必躬亲的治学态度，以及坚定不移地走"读经典、拜名师、勤于临床"的名医战略道路，学术上兼容并蓄，善于吸收各医家学术精华，形成了独特而珍贵的学术思想。

20 世纪 80 年代初开始，于志强教授开始致力于中医心病临床研究，先后研制了降压护心煎系列方剂、冠心煎系列方剂、强心冲剂、甲亢煎等一系列院内制剂，广泛应用于临床，收到较好疗效。1994 年被评为天津中医药大学第二附属医院"高血压病希望之星"，并主持完成了"强心冲剂治疗充血性心力衰竭临床与实验研究"，荣获天津市科学技术委员会科学技术进步三等奖。从医 40 多年来，于志强教授探求岐黄，辛勤耕耘，笔耕不辍，著立新说，先后发表学术论文 40 余篇，参编《临床中医内科学》《中医病症诊疗全书》两部专著。

（二）恪守医德，悬壶济世

于志强教授人品清雅，医德高尚，行医时处处以"术以辅仁"的祖训要求自己，充分体现"医者仁心""医乃仁术""仁者爱人"治病救人的大医精神。于教授常说：做学问要博极医源，精勤不倦；诊病情要胆大心细，智圆行方；对患者要言信事敬，一丝不苟。他为人温和，待人和蔼，对待患者亲切细致，对待家属有礼有节，使前来就诊的患者及家属非常信任，有如亲人一般。他努力提高中医诊疗水平，精心地为患者服务，是一位名副其实的中医楷模。

于志强教授临证时处方严谨，用药不杂掣肘之剂，崇尚仲景方药法度，常提到"有是证用是药"，认为"用药如用兵"，兵家一向以"兵在精而不在多"为宗旨，医家用药也应遵循"药在精而不在多，量不在大而在中"的原则，辨证规范，处方君、臣、佐、使配伍精当，用药自成一格，药少力专，一药多用，布阵有方，直达病所，驱除痼疾。这样才能提高药物疗效，使药物集中，避免群药中有的相互抵消，减损药力。于教授强调，医之伐病，药不贵繁，但宜精湛，方简力宏，克敌制胜。他反对临证组方用药不辨证就盲目堆砌，最忌凑合敷衍，杂乱无章，应深入探求，辨证准确，制方严谨，遣药得当，主次分明，既可取得良好疗效，又能节约药材，减少药物不必要的浪费，同时也节省药费，减轻患者医疗负担，减少医疗费用的支出。如遇有经济困难的患者，于教授还会在保证疗效的基础上少用贵重药，深受患者的好评。曾两次被评为天津中医药大学优秀共产党员，1998 年被评为天津市教卫系统优秀共产党员，2004 年被评为天津市"十五"立功奖章获得者。

于志强教授为让中医走出国门，让世界了解中医，于 2000 年、2001 年两次公派赴德国波恩市卡尔皇帝医院中医科以专家身份指导工作，为德国医生讲解中国与传统医学，为德国患者解除病痛，充分发挥中医方脉、针灸的优势，突出中医特色，深受医院领导及当地患者的好评，医疗成绩显著，展现了中医学的魅力，对中医药国际交流做出了突出贡献。

（三）提携后进，不遗余力

于志强教授为人师表，品德高尚，严于律己，宽厚待人，兴学重教，执着于中医心病的临证、教学工作，为中医心病学科培育了大批人才。于教授十分注重中医教育研究，在担任天津中医药大学第二附属医院中医内科教研室主任期间，完成了《中医内科学》统一的电子版讲稿、电子版题库，完成了"临床带教须知"，他非常注重中医内科学教师队伍建设，对身边工作的每个中青年教师都精心培养，在备课、试讲、编修讲义、制作幻灯、临床治疗及实验研究等各方面悉心指导，把自己的经验毫无保留地传授给年轻一代，使年轻教师迅速成长，2004 年天津中医药大学第二附属医院中医内科教研室被天津中医药大学评为精品课程教研室。

于志强教授在担负繁忙临床工作的同时，悉心培养学生及后备人才。自 2008 年起，先后担任国家中医药管理局第四批、第五批、第六批全国老中医药专家学术经验继承工作指导老师，天津市名中医传承工作室指导老师，全国名老中医药专家传承工作室指导老师。他在学业上力求于严，在生活中宽厚仁爱，待学生如慈父，认真指导学生从事科研工作，不断总结临床经验，积极撰写论文和论著。他多次强调理论培训和专科教育是学科建设的重要保证，人才梯队建设是学科发展的根本保障，先后培养、指导硕士研究生 5 名，师带徒学生 10 名，全国优秀人才 3 名，临床带教本科生、研究生、留学生不胜枚举。

学 术 思 想

一、"郁滞论" 学术思想概述

于志强教授取法先贤，并结合自身数十年临床经验，提出 "郁滞论" 学术思想，认为 "诸般郁滞，以气郁为先，而后有水液之郁，久之则生血络之郁，郁滞由无形而生有形；而诸般有形之郁滞，又阻滞气机之通道，加重气机之凝滞，则气郁更甚"。

于志强教授学术思想的形成，可追溯至《内经》的 "气机升降论" "五郁论"，汲取《丹溪心法》"六郁" 之说、《王旭高医案》治郁心得及明清医家相关著述而兼采其长，并能融会贯通于一体。在辨证过程中重视 "气机升降理论"，认为 "郁滞" 是为百病之始，贯穿疾病发生发展全过程，并依据病邪深浅，认为 "郁滞" 有 "无形之郁" 和 "有形之郁" 之分，百病皆以 "无形之郁" 为先，继以 "有形之郁" 从之。"无形之郁" 者，以气郁为首，进而衍生为火郁、寒郁、情志之郁等。"有形之郁"，以痰郁、湿郁、饮郁、浊郁、食郁、血郁、络郁等为主。他将 "郁滞" 分为 "气机之郁" "水液之郁" "血络之郁" "痰瘀为郁" "正虚而郁" 五阶段。此五阶段相互之间不是孤立的，界限也不是完全分明的，但总体不外气的壅滞、津液的凝结、血络的瘀积等几方面，最终成为诸病变生的共同土壤，其中尤以气机之郁滞贯穿疾病始终。故而在内科杂病的治疗中，强调气机升降出入运动是人体生命活动的基本形式，升降失调是疾病发生的渊薮，提出疾病无论外感、内伤，均可运用升降出入理论辨证施治，遣方用药当寓升中有降、降中有升。在此基础上，他倡导 "宣通郁滞，调气为先" 的 "调和平衡观"，崇尚 "病证结合" 的疾病诊疗思想，主张中医治疗以 "条达气机" 为要务，以 "恢复气机平衡" 为要旨，同时强调五脏之中 "肝主疏泄" 的功能，主张内科诸病当 "从肝论治"，以调肝为先。

二、"宣通郁滞，调气为先" 的治疗原则

于志强教授认为，疾病发生发展过程不外 "气机之郁" "水液之郁" "血络之郁" "痰瘀为郁" "正虚而郁" 5 个方面。而就其治疗而言，于志强教授认为，不论行气开郁、涤痰散结、温阳利水、活血通络、补虚助运等，凡此种种，均属 "宣通郁滞" 之法，其最终目的即为行散郁滞之邪，使周身之正气通达。而在诸法之中，又以 "调畅气机" 为诸法之重，盖因诸般郁滞的形成，均与气机之郁密切相关，故而在治疗上，确立 "宣通郁滞，调气为先" 的治疗原则。正如清代医家何梦瑶所言 "……大要以理气为主，盖气

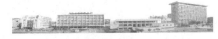

滞则血亦滞，而饮食不行，痰湿停积，郁而成火，气行则数者皆行，故所重在气，不易之理也"，并依此提出"以一法偮万法"之说。"一法"者即调畅气机之法，"一法偮万法"者，云在治疗诸般郁滞过程中，皆应以调畅气机为先务，而气机畅达与肝脏关系最为密切，故主张"内伤杂病从肝论治"。

三、内伤杂病从肝论治

气机畅达与肝脏关系最为密切。气机即为气的运动，人体的脏腑、经络等组织器官，都是气的升降出入场所。例如肝、脾主升，肺、胃主降，皆以气机而言。而在五脏六腑之中，肝脏与气机相关最为密切，这与肝脏的生理功能密切相关。

肝主疏泄，调畅气血之运行，具有保持全身气机疏通畅达、通而不滞、散而不郁的作用。脏腑升降出入为人体生化之机，肝与其他脏腑、器官、经络密切相关，相互联系、依存、制约和促进。肝不能发挥正常的生理功能，升降郁滞，气血违和，则会影响其他脏器，由此产生人体的病理现象，发生很多疾病，故曰："肝为五脏之贼。"肝为五脏之贼，主要是因为肝主疏泄，对全身气机的调节起着关键作用。《知医必辨》曰："人之五脏，惟肝易动难静。其他脏有病，不过自病……惟肝一病及延及他脏。"《张氏医通》指出："肝藏升发之气，生气旺则五脏环周，生气阻则五脏留著。"肝主疏泄的功能正常发挥，则气机升降有序，清阳上升，浊阴自降，气血津液各行其道，流通畅达，经脉通畅，脏腑、形体、官窍的功能活动就能保持协调有度，从而维持机体正常的生理功能。如肝气郁滞，肝失疏泄，则气机郁滞，不但表现为肝脏本身的病变，如肝气上逆和肝气郁结，而且影响气、血、津液的运动，导致血液运行失常，出现血瘀或者出血；影响肺、脾、肾三脏的代谢和三焦的气化功能，导致津液代谢障碍，凝聚成痰或者发为水肿，而见鼓胀、梅核气、瘿瘤、瘰疬等。清代医家林珮琴曰："肝木性升散，不受遏郁，郁则经气逆，为嗳，为胀，为呕吐，为暴怒胁痛，为胸满不食，为飧泄，为疝，皆肝气横决也。"（《类证治裁·肝气肝火肝风论治》）肝为五脏之贼指的是肝脏为病，不但表现为本脏的病变，而且影响其他脏腑，使其他脏腑也出现病变。《杂病源流犀烛·肝病源流》亦指出："一阳发生之气，起于厥阴，而一身上下，其气无所不乘。肝和则生气，发育万物，为诸脏之生化。"治疗上把握肝的生理关键，可以治疗上述疾病，起到事半功倍的效果，尤其对很多内伤杂症，用常法治疗无效，改从肝论治的方法会取得很好的疗效。因此，疏理气机，求和通达是其主要治则。肝脏居于中焦，肝属木，其应于春，通过五行生克制化与其他脏腑相连，肝主疏泄，畅达全身之气机，所以肝的生理功能出现异常，则会导致他脏功能出现异常，所以很多肝脏本经疾病或者相关的脏腑疾病都能从肝论治，如心血管疾病、呼吸系统疾病、血液系统疾病、精神方面疾病及亚健康疾病等，这为杂病从肝论治提供了理论基础。故临床上很多现代疾病因肝贼所犯，治疗上从肝论治，往往能收到较好的疗效。"郁者达之"是《内经》治郁的基本思想，元代朱丹溪的肝主疏泄学说充实完善了《内经》"木喜条达"之论，清代叶天士认为"肝为刚肝，非柔润不能调和"，故提出"息风和阳必用柔缓"，"缓肝之急以息风，滋肾之液以驱热"的治疗大法，至今影响深远。清代周学海在《读书随笔》中论曰："医者善于调肝，乃善治百病。"王旭高亦认为"肝病最杂而治法最广"。以此为据，于志强教授进一步指出百病所生"郁滞"之各个阶段，即"气机之郁""水液之郁""血络之郁""痰瘀为郁""正虚而郁"等，均当以调畅一身之气为先。肝为一身之枢，故而郁滞论各阶段，即"气机""水液""血络"运行，都有赖于肝脏功能的正常运转，郁滞论各阶段之论治，均不离调肝。

综上，肝主疏泄，条达全身脏腑之气机；血由心所主，但血量分配却得肝之调节；精藏于肾，需借肝之疏泄而通畅；津液的代谢离不开脾的运化，肺的通调，肾的蒸腾气化，还需肝气的调畅；心主神志既需赖肝气的疏调，也需肝所藏之血的濡养；生殖功能也需要肝的疏泄调畅。是以肝在气血运行、神志活动、水液代谢中起着"枢纽"作用，临床上的气血失和、神志失守、水液代谢失衡无不从疏肝、和肝、养肝、柔肝中求治。在郁滞论"宣通郁滞，调气为先"治疗原则指导下，重视肝脏功能正常运行显得尤为重要，故而于教授进一步提出"内伤杂病从肝论治"治疗大法。

临证经验

于志强教授行医 40 多年，具有丰富的临床经验，在内伤杂病，尤其是心血管疾病及内分泌疾病的治疗上具独特之处，其临证经验主要体现在内伤杂病从肝论治、注重于痰、善用温胆，以及在对药的巧妙使用上，现分述如下。

一、内伤杂病，从肝论治

于志强教授经过多年的中医理论研究和临床实践，尤其在"肝为五脏六腑之贼"、《内经》五郁论和朱丹溪六郁论等学术思想影响下，逐渐感悟到肝在内伤杂病发病过程中的先导作用，临证时，一直主张"内伤杂病从肝论治""内伤杂病以开郁为先务"。

(一) 胸痹心痛（冠心病）从肝论治

冠心病隶属中医"胸痹心痛"之范畴。其病位在心，但与肝、脾、肾三脏关系密切，尤与肝的关系更为密切。其一，从五行关系看，肝属木，心属火，木能生火，系母子关系。其二，从气血调节方面看，肝藏血，主疏泄，心主血脉。心血运行正常与否，取决于肝藏血和疏泄功能，若肝有所藏，调节血量功能正常，疏泄条达，则气血运行通畅，血脉充盈，而心方有所主。《血证论》说："以肝属木，木气冲和条达，不致遏郁，则血脉通畅。"若肝气（阳）血（阴）不足或肝经邪盛，则肝藏血及疏泄功能失常，气血运行不畅，致心脉失养或痹阻而引起心绞痛，这与西医学对冠心病心绞痛的认识——供需平衡失调理论不谋而合。此外，肝主疏泄，与情志密切相关，情志失调（尤其是怒）是冠心病的主要诱发因素，正如沈金鳌在《杂病源流犀烛·心病源流》中云："七情之由作心痛。"故于教授认为，"肝为起病之源，心为传病之所"，肝与心在生理上互相联系，在病理上互相影响。冠心病心绞痛其病在心，而其制在肝，因此从肝论治更能体现中医学的整体观念和辨证论治原则。用药方面，于教授遵循《素问·脏气法时论》提出的"肝欲散，急食辛以散之，用辛补之，酸泻之"的原则，注重辛散或辛润及虫类药的应用，这些药物大多入肝经，具有祛风、疏肝、通络之功能，并创造性地提出冠心病从肝论治五法。

1. 疏肝理气，活血化瘀法

本法主要针对情志不遂，郁怒伤肝，肝木失于条达之性，气机不畅，心脉瘀阻所致的胸痹心痛而设。临床以心胸闷痛或刺痛，痛有定处，伴两胁肋胀痛，善太息，或脘腹胀满，得嗳气、矢气则舒，舌质黯或有瘀斑，舌苔薄白，脉弦或弦涩为主要症状。常用药物

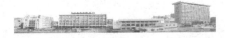

有柴胡、川芎、延胡索、郁金、枳壳、桔梗、牛膝、三七粉等。血瘀明显加水蛭、血竭粉，以增活血化瘀之力；木郁克土，纳呆、腹胀明显，酌加莱菔子、厚朴，以增理气消胀之功。

2. 清肝泄热，化痰行痹法

本法主要针对肝郁日久或暴怒伤肝，化热化火，肝木亢盛，横逆中州，脾土失于健运，痰浊内生，肝热与痰浊互结，阻闭心脉而致的胸痹心痛而设。临床以心胸闷痛或灼痛，痰多而黏，口干口苦，心烦易怒，恶心呕吐，舌质红，苔黄腻，脉弦滑或滑数为主要症状。常用药物有黄连、半夏、瓜蒌、夏枯草、生山栀、天竺黄、竹茹、石菖蒲、郁金、地龙等。肝火上炎，症见面红目赤，口苦易怒明显，酌加龙胆草清肝泻火；兼见大便秘结，可酌加生大黄以泻郁火、通大便。

3. 滋阴平肝，活血通络法

本法主要针对肝气郁结日久，耗气伤阴，肝阴不足，肝风内动，夹瘀血闭阻心脉所致的胸痹心痛而设。临床以心胸隐痛，时作时止，烦郁不安，头晕目眩，手足麻木，口干咽干，舌质黯红或见瘀点、瘀斑，舌苔少且干，脉弦细或弦细数为主要症状。常用药物有白芍、玄参、龟板、乌梅、丹参、檀香、砂仁、川楝子、水蛭、蜈蚣、天麻、钩藤等。头胀头痛明显，加蔓荆子、苦丁茶以疏风清肝止痛；眩晕耳鸣明显，酌加磁朱丸以平肝潜阳；上肢麻木者，加姜黄、桑枝活血通络；下肢麻木者，加牛膝、地龙通络活血。

4. 养血柔肝，宁心复脉法

本法主要针对肝之阴血不足，心脉失于濡养所致的胸痹心痛而设。临床以心胸隐痛，遇劳则发，面色少华，心悸惊惕，失眠多梦，舌淡黯苔薄白，脉弦细结代为主要症状。常用药物有当归、白芍、何首乌、紫河车、枸杞子、炒枣仁、茯神、炙甘草、川芎、柏子仁等。肾阴不足，腰酸足软，加熟地黄、鹿角胶、怀牛膝以滋补肾阴；水不行舟，大便秘结，加玄参、生地黄、郁李仁、肉苁蓉以润肠通便；心悸惊惕明显，加紫石英、龙齿以镇心定悸，祛怯安神。

5. 温经散寒，暖肝通脉法

本法主要针对肝阳不足，寒邪凝滞，心脉拘挛，血脉痹阻所致的胸痹心痛而设。临床以心胸疼痛剧烈、心痛彻背或连及两胁、手足欠温、喜温喜按、舌淡黯苔薄白、脉沉迟或弦紧为主要症状。常用药物有巴戟天、桂枝、吴萸、细辛、沉香、荜茇等。心胸剧痛明显，冷汗出，宜立即含服苏合香丸，以温开心脉；心肾阳虚，水饮内停，上凌心肺，症见喘促不卧，宜加葶苈子、椒目、大枣以泻肺平喘。

（二）眩晕（高血压）从肝论治

高血压属中医学"眩晕""头痛"范畴，关于其病因病机，历代医家各说不一。《内经》有"诸风掉眩，皆属于肝""髓海不足，脑转耳鸣""上虚则眩"之说；朱丹溪云："无痰不作眩"；张景岳言"无虚不作眩"；唐代孙思邈在《千金要方》中提出风、热、痰致眩；陈修园将眩晕病机概括为风、火、痰、瘀四个字。于志强教授认为，高血压从临床上来看实证居多，虚证次之，实者责之于肝，虚者责之于肝肾，均与"肝"密切相关。

实证责之于肝，多为风、火、痰、瘀上扰清窍。风为肝风，肝为风木之脏，体阴而用阳，其性刚劲，主动主升，风阳上扰而成眩晕；火为肝火，肝郁化火，肝火上炎、肝阳上

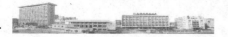

亢而致眩晕；痰为风痰、热痰，肝郁气滞，津液停积而为痰；或郁久化火，肝之火热之邪炼液成痰，痰浊上扰清窍而致眩晕；瘀为血瘀，肝郁气滞，日久则成血瘀，或痰浊中阻，气血运行不畅而致瘀，瘀阻清窍而致眩晕。在诸多病理因素中，以"风"为诸邪之主，可见导致高血压的病理因素均与"肝"密切相关。虚证责之于肝肾，多为肝肾阴亏或肾精不足所致。《灵枢·海论》云"髓海不足，则脑转耳鸣，胫酸眩冒，目无所见"，髓海空虚而致眩晕。总之，眩晕多与肝肾有关。另有气血空虚，脑失濡养而致眩晕，亦与肝有关，肝旺乘脾，脾虚而致生化乏源，思虑过度亦劳伤心脾，气血生化之源不足，脑失濡养。

于志强教授在治疗原则上主张标实者以治肝，本虚者以治肾（肝），以"苦辛酸泻以治标，甘咸润以治本"为基本治疗原则。标实证期重在治肝，以肝风、肝阳、肝火为主，夹痰夹瘀为辅；虚证后期重在滋阴，以肝肾阴亏为主。在长期临床实践中，于志强教授观察高血压的临床特点既有亢阳上扰之"上实"的症状，又有阴液亏虚之"下虚"的症状，"肝为风木之脏""高巅之上，唯风可到"，在此理论指导下，结合"眩晕"的病机关键"风、火、痰、虚、瘀"五字，遵循《内经》"热淫于内，治以咸寒，佐以苦甘，肝苦急，急食甘以缓之，以酸泻之"之明训，匠心独具，创立"降压护心煎1号"治疗眩晕之标实证，"降压护心煎2号"治疗肝肾阴虚、风阳上扰之眩晕本虚证，并随症加减化裁，灵活运用。

1. 降压护心煎1号

针对眩晕之风火痰瘀之标实证期而设。

证候：形体肥胖，头晕目眩，头胀头痛，急躁多怒，心烦口苦，胸闷恶心，耳聋耳鸣，肢体麻木，舌质暗红或有瘀点、瘀斑，脉象弦滑或弦滑数。

治法：平肝息风，清热化痰，活血通络法。

处方：天麻10g，夏枯草10g，苦丁茶10g，羚羊角粉0.3g（冲），牛膝15～30g，水蛭5g，胆南星10g，生石决明30g（先煎），土鳖虫10g，钩藤30g（后下），乌梅10g。

方中天麻、苦丁茶、夏枯草为君：天麻性味甘平，乃肝经气分之药，《素问·至真要大论》云："诸风掉眩，皆属于肝。"天麻入厥阴经，主治眩晕眼黑，头风头痛，肢体麻木，且有定悸之作用，正如《本草汇言》云："主头风，头痛，头晕虚旋，癫痫强痉，四肢挛急，语言不顺，一切中风、风痰。"夏枯草苦、辛、寒，归肝、胆经，功专清肝明目，善于宣泄肝胆木火之郁滞。而苦丁茶性味甘平而大寒，能清热疏风、清头目、化痰除烦止渴，《中国医药大辞典》云其可"散肝风，清头目"。生石决明、钩藤、牛膝为臣：生石决明性味咸寒，入肝经，平肝潜阳，清肝明目；钩藤性味甘凉，入肝、心包经，有清热平肝、息风定惊的作用；牛膝性味苦酸而甘平，入肝、肾二经，善引气血下注而补肝肾。胆南星、水蛭、土鳖虫、乌梅、羚羊角粉为佐：胆南星性味苦凉，有清热化痰、息风定惊之功，《医学启源》云其可"去上焦痰及头眩晕"；水蛭性味咸苦而平，入肝经血分，功善破血逐瘀；土鳖虫性味咸寒，归肝经，性善走窜，能活血通络；乌梅性味酸、涩、平，具有酸泻肝木的作用，《本草经疏》记载"乌梅味酸，能敛浮热，能吸气归元，故主下气，除热烦满及安心也……酸能敛虚火，化津液"；羚羊角粉咸寒质重，入肝经，善能清泄肝热，平肝息风。全方合用，共奏平肝潜阳、泻火息风、活血通络之功。

临床若见肢体麻木明显者，加桑枝30g、姜黄12g、豨莶草15～30g、蜈蚣2条，以增强活血通络之功。若肝火亢盛明显者，症见白睛红赤，加青黛3～6g、黄芩10g，以增清肝泻火之力。若见口臭、便秘、苔黄腻者，酌情加生大黄6～10g，以通腑泄热。若心烦不得眠明显者，可酌情加酸枣仁50g、知母12g，以清心除烦安眠。

2. 降压护心煎2号

针对肝肾阴虚，虚阳上扰之眩晕证而设。

证候：头目眩晕，两目干涩，腰膝酸软，面赤口干，心烦少寐，耳鸣或耳聋，肢体麻木或肢体震颤，舌质暗红少苔，脉象弦细或弦细数。

治法：滋补肝肾，平肝潜阳，活血息风法。

处方：天麻12g，白芍15g，玄参15g，制龟板30g（先煎），生地黄15g，旱莲草15g，牛膝30g，土鳖虫10g，水蛭5g，茺蔚子15g，钩藤30g（后下）。

方中以制龟板、白芍、玄参为君：制龟板性味咸甘而平，入肝、肾二经，功善滋阴潜阳、补养肾阴，正如《本草通玄》云"龟甲咸平，肾经药也，大有补水治火之功"；白芍性味苦酸微寒，入肝、脾二经，功善养血柔肝，主治厥阴木郁风动之病；玄参性味苦咸，入肺、肾二经，功长滋阴降火除烦，并能直入血分而通血瘀。三药合用，补肾柔肝潜阳兼能活血。天麻、钩藤、牛膝三药为臣：天麻性味甘平，乃肝经气分之药，主治头风、头痛眩晕眼花；钩藤性味甘凉，归肝、心包经，有清热平肝、息风定惊之功；牛膝性味苦酸而甘平，入肝、肾二经，善引气血下注而补肝肾。土鳖虫、水蛭、旱莲草、茺蔚子为佐：土鳖虫性味咸寒，归肝经，性善走窜，能活血通络；水蛭性味苦而平，入肝经血分，功善破血逐瘀；旱莲草性味甘酸、寒，归肾、肝经，有养肝益肾、凉血止血之功，《本草纲目》云其可"乌髭发，益肾阴"；茺蔚子性味辛微苦微寒，有凉肝明目、活血调经之功，《神农本草经》云其"主明目益精"。全方合用，共奏滋肾柔肝、平肝潜阳、活血息风之功效。

临证若见耳鸣耳聋明显者，加磁石30g、炒麦芽12g。若见小便频数者，加桑螵蛸30g、薏苡仁15g、覆盆子10g，以补肾缩便。若见头痛明显，日久不愈者，原方加蔓荆子10g、蜈蚣2条，活血通络止痛。若大便秘结者，原方加肉苁蓉15～30g、郁李仁30g，以补肾润肠通便。若见腰痛明显者，加炒杜仲15g、牛膝15g，以壮腰补肾。

（三）瘿病（甲亢）从肝论治

甲状腺功能亢进症，简称"甲亢"，属于中医学"瘿病"范畴。临床上以甲状腺弥漫性肿大（颈部增粗）、双手震颤，恶热多汗，心悸易怒，多食消瘦，乏力便溏，突眼症阳性为主要证候特征。

于志强教授认为，忧思恼怒等情志内伤是引起甲亢的重要因素，其中尤以"怒"最为重要。怒则伤肝，肝失疏泄，脾失健运，聚湿生痰，气机失畅，瘀血内停。气、痰、瘀壅结于颈前，则为瘿病。故甲亢病位在肝，但与心、脾、肾三脏密切相关。其病机要点为气滞、痰凝、血瘀。正如《诸病源候论·瘿候》所说："瘿病，由忧恚气结而生。"

治疗甲亢，于志强教授在继承其恩师王士相教授运用酸泻肝木法的基础上，将原"甲亢煎"方药进行了调整。组成：白芍15g，乌梅15g，木瓜12g，白术10～15g，茯苓15g，沙参15～30g，玉竹15～30g，麦冬15g，柴胡10g，桑叶10g，钩藤30g（后下），我术 10g，海浮石 15g。该方以白芍、乌梅、木瓜为君药，酸泻肝木；白术、茯苓为臣药，培土荣木，体现"见肝之病，知肝传脾，当先实脾"之义；玉竹、麦冬、沙参亦为臣药，强金治木，体现五行相克理论；柴胡、莪术、海浮石疏肝理气、破血化瘀、化痰软坚；钩藤、桑叶平肝息风。全方以酸泻肝木为主，理气化瘀、平肝息风为辅，并将五行生克制化理论融强金制木、培土荣木为一体。组方严谨，丝丝相扣，为治疗甲亢的一剂良方，在临床中治疗甲亢灵活加减化裁，取得较好疗效。若见肝火亢盛，便不溏泻者，酌加栀子10g、夏枯草 10g，以清泻肝火。若见心悸明显者，酌加紫石英 15g（先煎）、生龙齿 15g（先煎），以镇心定悸。若见消瘦乏力、便溏明显者，去沙参、玉竹、麦冬，加太子参30g、炒扁豆 15g、莲子肉 15g，以益气健脾止泻。若见突眼、甲状腺肿大明显者，加白蒺藜 15g、生牡蛎 30g，以增强软坚散结之力。若见心烦少寐者，酌加酸枣仁 50g、知母12g、夜交藤 30g，以增强养血安神、清热除烦之功。于教授以此方应用于临床，为诸多甲亢患者减轻看病痛，其组方用药特点确有独到之处。

　　于志强教授继承恩师王士相教授学术思想，认为甲亢的患者在临床表现上往往有肝旺（性情急躁、怕热口苦）与脾虚（乏力消瘦、大便溏泻）同见的情况，此时在治疗上，若用栀子、夏枯草苦寒直折肝火则伤脾，若以党参、白术甘温健脾则助火。故于志强教授研读经典，遵《内经》"肝苦急，急食甘以缓之，以酸泻之"之明训，并从清代医家王泰林《西溪书屋夜话录》中选出白芍、乌梅、木瓜酸泻肝木为君药，并结合五行生克制化的理论，配以沙参、麦冬、玉竹强金制木，以白术、茯苓培土荣木，柴胡、莪术、海浮石疏肝理气，破血化瘀，化痰软坚，桑叶、钩藤平肝息风，组合成甲亢煎，随症加减，灵活运用。

（四）积聚（脂肪肝）从肝论治

　　脂肪肝在中医学中并无确切病名，但却有类似脂肪肝的病证。于志强教授认为，根据其临床表现，脂肪肝应归属于"积聚"（肥气）范畴。《灵枢·邪气脏腑病形》曰："肝脉微急为肥气，在胁下若覆杯。"说明肝之积块在胁下，其状如覆杯，名曰肥气。唐代杨玄操在《难经集注》中认为："肥气者，肥盛也。言肥气聚于右胁下，如覆杯突出，如肉肥盛之状也。"描述了人体肥胖的特征。《重订严氏济生方·癥瘕积聚门》认为"夫积有五积，聚有六聚……故在肝为（曰）肥气，在心曰伏梁，在脾曰痞气，在肺曰息贲，在肾曰奔豚"，亦明确指出肥气的病位在肝。于志强教授认为，脂肪肝主要由情志内伤、过食肥甘厚味、饮酒过度、身体肥胖或久坐少动，损伤于脾（胃），造成了肝脾功能失调，气血津液运行障碍，久之则气结、血凝、湿浊（脂质）积聚于肝而成。其病位在肝，与脾（胃）关系密切。临床表现：形体肥胖，右胁下积块不适或疼痛，肢体沉重或浮肿，痞满纳呆，腹胀便溏，神疲乏力，恶心欲呕，口黏无味或口苦口干，烦躁易怒，头晕目眩，面垢或面色黑滞，舌体胖大边有齿痕，舌质淡暗或紫暗或有瘀点、瘀斑，舌苔薄白或白腻或黄腻，脉象弦滑或弦缓或弦细。于教授根据脂肪肝的基本病机，结合自身治疗经验，认为常见证型有以下两种。

1. 肝郁脾虚型

　　证候：性情郁闷，两胁肋胀满或疼痛，形体肥胖，神疲乏力，腹胀便溏，面部或双下肢浮肿，面色萎黄，或纳少嗳气，舌质淡红或胖大边有齿痕，脉象弦细或弦缓。

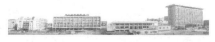

治法：疏肝健脾，活血化积。

处方：自拟"疏肝降脂煎"。

柴胡 10g，三棱 10g，莪术 10g，郁金 10g，炒白术 15g，泽泻 15g，枳壳 10g，制鳖甲 12g（先煎），炙甘草 10g，茯苓 15g，生山楂 10g，荷叶 10g。

方中柴胡、郁金、枳壳疏肝解郁；白术、茯苓、炙甘草健脾利湿；三棱、莪术、山楂破血化瘀；泽泻、荷叶利湿泄热；鳖甲软坚化积。

若肝气郁滞明显者，酌加延胡索 10g、川芎 10g，以增理气活血之力，二药均为血中之气药。若脾虚明显，见便溏者，酌加莲子肉 12g、炒扁豆 12g，以健脾止泻。若腹胀明显者，酌加厚朴 10、大腹皮 10g，以理气除胀。若水肿明显者，酌加车前子 30g（包煎）、益母草 30g，以活血利水。若痰湿明显者，酌加苍术 10g、半夏 10g，以燥湿祛痰。

2. 湿热瘀血型

证候：右胁下积块疼痛或不适，口黏口苦，烦躁易怒，恶心欲呕，头晕目眩，面垢或面色黑滞，舌质紫暗或有瘀点、瘀斑，舌苔黄腻，脉象弦滑或弦滑数（多有长期饮酒史）。

治法：清肝利湿，破血软坚化积。

处方：自拟"清肝降脂煎"。

柴胡 10g，茵陈 15g，虎杖 15g，鸡骨草 15g，三棱 10g，莪术 10g，制鳖甲 12g（先煎），草决明 15g，川楝子 10g，生牡蛎 12g（先煎），泽泻 15g，炒白术 10g。

方中柴胡、川楝子疏肝解郁；茵陈、虎杖、决明子、鸡骨草、泽泻清肝利湿；三棱、莪术破血消癥；鳖甲、生牡蛎软坚化积；白术健脾燥湿，并取其"见肝之病，知肝传脾，当先实脾"之意。

若湿热明显并大便干者，酌加生大黄 6～10g（后下），以泻热通便。若瘀血明显者，酌加水蛭 12g、五灵脂 10g，以破血化瘀。若舌质暗红血分有热者，酌加牡丹皮 10g、赤芍 10g，以凉血活血。

二、注重于痰，善用温胆

朱丹溪曾提出"痰之为物，随气升降，无处不到"，于志强教授秉承丹溪思想，亦认为百病皆由痰作祟。"凡痰之为患，为喘为咳，为呕为利，为眩为晕，心嘈杂，怔忡，惊悸，为寒热痛肿，为痞隔，为壅塞，或胸膈间辘辘有声，或背心一片常为冰冷或四肢麻木不仁，皆痰邪所致。"而"温胆汤"作为治疗胆胃不和、痰热内扰证之名方，为于志强教授所推崇。

现代很多医家认为，温胆汤是二陈汤加竹茹、枳实、生姜、大枣而成，其实并非如此。据考证，温胆汤始见于唐代孙思邈所著《备急千金要方》，其药物组成是陈皮、半夏、竹茹、枳实、生姜、炙甘草 6 味。宋代陈无择在《三因方》中所证载的温胆汤则是从孙氏温胆汤衍化而来，较之多了茯苓、大枣两药；而二陈汤最早见于北宋裴宗元和陈思方所著《太平惠民和剂局方》，由陈皮、半夏、茯苓、炙甘草、乌梅组成。由此可见，温胆汤的文献早于二陈汤。因此，不能说是二陈汤加竹茹、枳实就是温胆汤，并且可以认为，二陈汤是由温胆汤衍化而来。《医宗金鉴·删补名医方论》云："温胆汤方以二陈治一切痰饮，加竹茹以清热，加生姜以止呕，加枳实以破逆，相济相须（配伍得当），虽不治胆而胆自和，盖所谓胆之痰热去故也。命名温者，乃温和之温，非温凉之温也。若谓胆家真畏寒而怯而温之，不但方中无温胆之品，且更有凉胃之药也。"《三因方》论及温胆汤主治时说："心胆虚怯，触事易惊，或梦寐不祥，或异象感惑，遂致心惊胆慑，气郁生涎，涎与气搏，变生诸证，或短气悸乏，或复自汗，或四肢浮肿，饮食无味，心虚烦闷，坐卧不安。"

于志强教授总结多年临床经验，对于温胆汤使用心得颇多，治疗诸多内科杂病此方皆效，加减斟酌，变化无穷。他认为，胆附于肝，肝主藏魂，胆主决断，今被痰热内扰所迫，所以虚烦不眠；心主神志，若痰热扰心，神不守舍，故惊悸不宁；痰热迫使胃气上逆则见呕吐、呃逆，胆热上逆则口苦，上扰清空则目眩、头晕，《伤寒论》亦云"少阳之为病，口苦、咽干、目眩也"；若痰热内扰，少阳之气失疏，气机不畅，故胃脘痞闷；若痰热内扰，神明失守，则可出现幻视、幻闻、幻觉之三幻证候。故温胆汤临床可治疗多种疾病，主要表现为虚烦不眠，惊悸不宁，或呕吐呃逆，口苦，头目眩晕，胃脘痞闷，或见幻视、幻闻、幻觉等，舌质红，舌苔黄腻，脉弦滑或弦滑略数。

（一）失眠——痰热扰神，双夏温胆

失眠在《内经》中称为"目不瞑""不得眠""不得卧"，是临床常见病证之一，虽不属危重疾病，但常妨碍人们正常的生活和健康，并能加重或诱发其他疾病，给患者造成极大的困扰和痛苦。关于失眠病因病机，历代医家多有论述，其中从痰火论述者不胜枚举，为于志强教授从痰火论治失眠提供了大量的理论基础。《素问·逆调论》曰："阳明者，胃脉也。胃者，六腑之海，其气亦下行。阳明逆，不得从其道，故不得卧也。《下经》曰：'胃不和则卧不安。'此之谓也。"后世医家延伸为凡脾胃不和，痰湿、食滞内扰，以致寐寝不安者均属于此。明代医家李中梓在《医宗必读·不得卧》中将失眠原因概括为5个方面，痰滞为其中之一，提出其治疗"温胆汤加南星、酸枣仁、雄黄末"。明代医家徐春甫在《古今医统大全·不寐候》中论述："痰火扰乱，心神不宁，思虑过伤，火炽痰郁而致不眠者，多矣。有因肾水不足，真阴不升，而心阳独亢，亦不得眠；有脾倦火郁，夜卧遂不疏散，每至五更，随气上升而发躁，便不成寐。此宜快脾发郁、清痰抑火之法也。"清代医家张璐《张氏医通·不得卧》云："脉滑数有力不得卧者，中有宿滞痰火，此为胃不和则卧不安也。"又说："妇人肥盛多郁不得眠者吐之，从郁结痰火治，大抵胆气宜静，浊气痰火扰之则不眠。温胆汤用猪胆汁炒半夏曲加柴胡三钱，炒枣仁一钱五分，立效。"清代医家王普耀在《医学体用·论目痰神蒙通宵不寐得之惊恐》一篇中提出："郁火生痰，痰火二者阻痹肝胆包络之间，清明之气被痰火所蒙，阴阳之气，魂魄之精，营卫之行，从此交乱……所以起卧不安，心绪纷纭……"

于志强教授总结前人经验，结合自己数十年临床实践体会认为，临床所见失眠证中，因痰火所致者的确不在少数，在其发病过程中多兼胸中灼热满闷、易怒心烦、泛恶纳呆、痰多而黏、头重口苦等症，治疗宜清热化痰、和中安神，方用于教授自拟"双夏温胆汤"加减，疗效甚佳。双夏温胆汤是由半夏15g，夏枯草15g，陈皮10g，茯苓10g，竹茹10g，枳壳10g，川连10g，珍珠母30g（先煎），远志10g，石菖蒲10g，甘草10g组成。方中半夏燥湿化痰，和胃降逆，《本草纲目》记载其"治目不得瞑"，《本草从新》云"半夏能和胃气，而通阴阳……饮以半夏汤，阴阳既通其卧立至"；夏枯草清肝火、散郁结，《本

经疏证》亦谓其能"通阴阳……治不眠"。二药合而为用，其一清化痰热、和中安神，其二乃取交通阴阳之意也，即《医学秘旨》所云："盖半夏得阴而生，夏枯草得阳而长，是阴阳配合之妙也。"竹茹"清热痰，宁神开郁，主治惊悸怔忡，心烦躁乱，睡卧不宁"；黄连苦寒泻火，清心除烦；珍珠母镇惊安神；远志祛痰安神；石菖蒲化湿和胃，宁神益智；陈皮理气化痰，枳壳涤痰下气，使气顺而痰自消；茯苓健脾渗湿，杜生痰之源；甘草调和诸药。诸药合用，使痰热得清，阴阳和平，目亦得瞑。若肝经郁火明显，心烦懊恼者，加生栀子、豆豉，以清热除烦。若热盛便秘者，酌加番泻叶或生大黄，以通腑泻里。

（二）眩晕——痰火上扰，天苦温胆

在关于眩晕的论述中，历代医籍对"因痰致眩"的记载颇多，其理论基础深厚。汉代张仲景以痰饮立论，并创用泽泻汤及小半夏加茯苓汤治疗痰饮眩晕。《金匮要略》云："心下有支饮，其人苦冒眩，泽泻汤主之。"又云："卒呕吐，心下痞，膈间有水，眩悸者，小半夏加茯苓汤主之。"元代朱丹溪倡导痰火致眩学说，提出"无痰不作眩"。《丹溪心法·头眩》云："头眩，痰夹气虚并火，治痰为主，夹补气药及降火药。无痰则不作眩，痰因火动，又有湿痰者，有火痰者。"清代沈金鳌再次强调，痰是造成眩晕证的主要原因之一。《杂病源流犀烛·头痛源流》中云："《医鉴》曰：眩晕者，痰因火动也，盖无痰不能作眩，虽因风者，亦必有痰。"明代秦景明不仅将眩晕证分为外感眩晕和内伤眩晕辨治，还将痰饮眩晕之证描写得十分详尽。《症因脉治·内伤眩晕》曰："痰饮眩晕之证，胸前满闷，恶心呕吐，膈下辘辘水声，眩悸不止，头额作痛，此痰饮眩晕之证也。"

于志强教授结合多年临床经验，认为眩晕一证，临床以肝火夹痰上扰清窍所致者颇多，以头眩昏蒙、头目胀痛、烦扰郁怒、胸闷呕恶、肢体麻木、舌红苔黄腻、脉弦滑为主要临床表现，法当清热涤痰、平肝息风。方用自拟"天苦温胆汤"，组方如下：天麻 10g，黄连 10g，陈皮 10g，茯苓 10g，半夏 10g，夏枯草 10g，炙甘草 10g，竹茹 10g，枳壳 10g，苦丁茶 10g，钩藤 30g，石决明 30g。

方中苦丁茶甘、苦、寒，《中国医学大辞典》云其可入肝经，有散肝风、清头目之功；半夏味辛性温而燥，为燥湿化痰之要药，兼有降逆和胃之功。二药相须为用，清肝火，化痰湿。天麻、钩藤平肝息风；夏枯草"祛肝风，行经络，行肝气，开肝郁"（《滇南本草》）；石决明性味咸平，功能平肝潜阳、除热明目。四者共助苦丁茶清肝火、平肝风，使风止火消，目眩自停。黄连、竹茹清热化痰。佐以陈皮、枳壳、茯苓理气化痰，生姜、大枣调和脾胃，防方中苦寒药伤胃，生姜尚可兼制半夏毒性。甘草调和诸药，为使药。诸药合用，使痰热得清，肝风得平，眩晕自停。若肝火亢盛明显，兼见头痛如裂、目赤肿痛者，酌加羚羊角粉 0.3g（冲）、黄芩 10g、木贼草 10g，以增清热息风之功。若肝阳上亢明显，症见眩晕如坐舟车者，酌加玳瑁 15g（先煎）、牛膝 30g、代赭石 30g（先煎），以镇肝潜阳。若风痰流窜经络，兼见肢体麻木或如蚁走感者，酌加姜黄 12g、桑枝 30g、豨莶草 15g，以增疏风通络之功，重者加乌梢蛇 12g、蜈蚣 2 条搜风通络。

（三）心悸——痰火扰心，参齿温胆

过早搏动属中医学"惊悸、怔忡"及"结代脉"范畴，即自觉心中悸动，惊惕不安，甚或不能自主，脉象参伍不调等。《丹溪心法·惊悸怔忡》云："惊悸……时作时止者，痰因火动，瘦人多因是血少，肥人属痰，寻常者多是痰。"王肯堂《证治准绳》曰："郁痰积于心包、胃口而致惊悸、怔忡者有之（郁痰留饮，积于心包胃口，而致惊悸怔忡者有之出自《古今医统大全》）。"可见，心悸发作与"痰"密切相关。

于志强教授根据多年临床经验，提出本证的病机关键为"肝郁化火，炼液成痰，痰火扰动心神而致"。肝为调畅气机之脏，肝气疏泄功能失司，水湿输布不利，聚而成痰，同时，肝郁而化火，痰热相搏结，停胸壅胆而客于心脏，上焦气机不畅而致胸中躁动烦热、心悸乏力。临证多见心悸不宁，时作时止，受惊易作，胸闷烦躁，失眠多梦，口干口苦，大便秘结，舌红苔黄腻，脉弦滑。治疗当以清热豁痰、宁心安神为法，方用自拟"参齿温胆汤"，组方如下：陈皮10g，半夏10g，竹茹10g，茯苓10g，枳壳10g，黄连10g，龙齿30g，苦参10g，炙甘草10g。

方中龙齿镇惊安神，清热除烦；《药品化义》云："竹茹，轻可去实，凉能去热，苦能降下，专清热痰，为宁神开郁佳品，主治惊悸怔忡，心烦躁乱，睡卧不宁，此皆胆胃热痰之症，悉能奏效。"二者共为君药。半夏燥湿化痰，和胃降逆；黄连苦寒泻火，清心除烦；苦参有清热燥湿之功，《名医别录》中记载苦参"养肝胆气，安五脏，定志益精"，现代药理研究其有抗心律失常作用。三药共为臣药。佐以陈皮、枳壳、茯苓。甘草调和诸药，作为使药之用。诸药合用，使痰热得清，心神安宁，悸动复平。若胸闷明显者，酌加石菖蒲、郁金涤痰行气开结。若呕恶明显者，酌加苏叶、黄连（苏叶黄连汤）治热呕如神。

三、精研辨证，善用药对

对药，又称药对，是指临床上常用的、相对固定的两味药配伍应用，或起到协同、促进作用以增强疗效者，或起制约、拮抗作用以互消其副作用专取所长者，或相互依赖、转化以抑短扬长而产生特殊效果者。对药是中药配伍中的最小单位，是组成方剂的基础，因其配伍精专，从对药中更可以使人领悟方剂的配伍规律，易于掌握而被医家所称赞。

于志强教授十分擅用"对药"，或一寒一热，或一升一降，或一气一血，或一散一收……有的互相配合，增强疗效，有的互相制约，防止偏胜，非常符合中医学"阴平阳秘""以平为期"的原则，起到正反双向调节的作用，可以发挥出意想不到的功效。于教授常用的药对有80余对，临床使用，信手拈来，神奇之处，令人惊叹。

（一）柴胡-夏枯草

柴胡，味苦辛能行散，性微寒能清热，又因其归肝、胆经，故本品能疏解肝胆之郁。夏枯草，味辛能行散，味苦能燥湿，性寒能清热，又因其归肝、胆经，故本品能清肝经之内热，行肝气，开肝郁，治一切热郁肝经之证。二者配伍，柴胡善达少阳之木气，疏肝解郁；夏枯草长于清肝明目，散结解毒。于教授认为，柴胡与夏枯草同用，主要的作用部位在肝、胆经，二者一升一散，相须为用，共奏清肝火、解热毒、散郁结之功。《丹溪心法》曰："善治痰者，不治痰而治气，气顺则一身之津液亦随之而顺矣。"故临床上凡肝（胆）郁化火，炼液成痰，痰火郁结而引起的瘿病（甲状腺功能亢进症）、甲状腺腺瘤（甲状腺结节）、瘰病（颈部淋巴结炎、淋巴结核）、乳癖（乳腺增生、结节、腺瘤）等病，皆可以柴胡配伍夏枯草治之。

其一，治疗甲亢性突眼，于教授自拟"甲亢煎"合"平突煎"：柴胡10g，白芍10g，乌梅15g，木瓜15g，生牡蛎30g（先煎），莪术10g，钩藤30g（后下），夏枯草10g，海

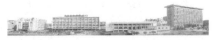

浮石 15g，密蒙花 10g，青葙子 10g 等加减。

其二，治疗甲状腺瘤或甲状腺结节，于教授自拟"消瘿煎"：柴胡 10g，昆布 10g，三棱 10g，莪术 10g，夏枯草 10g，生牡蛎 30g，炮甲珠 10g，王不留行 15g，海浮石 15g，山慈菇 15g 等加减。

其三，治疗颈部淋巴结炎，于教授自拟"消瘰汤"：柴胡 10g，黄芩 10g，夏枯草 10g，海浮石 150g，玄参 15g，生牡蛎 30g（先煎），地龙 10g 加减。

其四，治疗乳腺增生，于教授自拟"消癖汤"：柴胡 10g，夏枯草 10g，王不留行 10g，瓜蒌 30g，白芷 10g，穿山甲 10g，莪术 10g 等加减。

（二）鸡骨草 – 虎杖

鸡骨草，甘，微苦，凉，入肝、胃经，功效清热解毒、疏肝止痛、利湿退黄。虎杖，微苦，微寒，归肝、胆经，功效利湿退黄、清热解毒。于教授认为，鸡骨草与虎杖相须为用，是治疗肝胆病之重要药对。临床上凡因湿热郁滞于肝胆而引发的急性肝炎、慢性肝炎、肝硬化、胆囊炎、胆石症、脂肪肝等病症，常将二药加入到辨证处方中，每获良效。

其一，治疗脂肪肝，于教授自拟"清肝降脂煎"（见前文）。方中鸡骨草、虎杖清肝利湿，以助降脂。

其二，治疗胆管炎、胆石症，二者属中医学"胁痛""黄疸"等范畴，由于感受外邪、七情内郁、恣食肥甘厚腻，导致肝胆郁结或中焦湿热，肝胆疏泄失常，胆气郁结，久熬成石。于教授自拟"清胆合剂"：柴胡 12g，黄芩 10g，川楝子 10g，延胡索 10g，茵陈 15g，虎杖 15g，鸡骨草 15g，生大黄 10g（后下）。临床若见反酸明显者，酌加乌贼骨、瓦楞子、浙贝母，以制酸止痛；若见血瘀明显者，酌加丹参、檀香、砂仁、五灵脂，以活血理气止痛。

其三，治疗急性黄疸性肝炎，症见身目俱黄，胁腹胀满，口干口苦，大便秘结，苔黄腻，舌质红，脉滑数。于教授自拟"清肝退黄合剂"：茵陈 30g，栀子 10g，鸡骨草 15g，虎杖 10g，郁金 10g，牡丹皮 10g，泽泻 30g，车前子 30g，黄柏 10g，赤芍 10g。

此外，鸡骨草与虎杖伍用，治疗急性肝炎、慢性肝炎活动期，尚有明显改善肝功能和降低血清转氨酶的作用。

（三）蝉蜕 – 胖大海

蝉蜕，味甘，性寒，能清热，又因其归肺、肝经，故入肺经能疏散肺经风热，入肝经能疏散肝经风热。胖大海，味甘，性寒，能清热，又因其归肺、大肠经，故本品入肺能清肺热，入大肠经能清大肠热。两药均味甘性寒，皆入肺经。蝉蜕质轻上浮，善于疏散肺经风热；胖大海长于开宣肺气，通泄皮毛。二药配伍，于教授名其为"海蝉散"。二者一疏一宣，共奏清热宣肺、利咽开音之功，常用于肺热火毒上攻之咽喉红肿疼痛、声音嘶哑等。

其一，治疗失音。声音不扬，甚至嘶哑不能出声，称之为"失音"。于教授认为，胖大海与蝉蜕是治疗失音的要药，临床上不论"金实不鸣"或"金破不鸣"，皆可用之。"金实不鸣"乃肺为邪遏，肺窍不宣，偏于风热型，于教授拟"海蝉一号"：胖大海 10g，蝉蜕 10g，青果 10g，牛蒡子 10g，玉蝴蝶 10g，射干 10g，薄荷 3g（后下），金银花 15g 等；偏于风寒型，方用"海蝉二号"：胖大海 10g，蝉蜕 10g，百部 10g，款冬花 10g，荆芥穗 10g，紫苏叶 10g，紫菀 10g，杏仁 10g 等。"金破不鸣"乃肺肾阴虚，阴液不得上承，方用"海蝉三号"：蝉蜕 10g，生百合 20g，麦冬 15g，桔梗 10g，生甘草 10g，胖大海 10g，玄参 15g 等。

其二，治疗"喉痹"（喉源性咳嗽）。喉源性咳嗽，顾名思义，多指因咽喉疾病引起的咳嗽，其临床特征虽以咳嗽为主症，但由于其病变部位在咽喉，故临证时必兼见咽部检查异常、咽喉不利、咽痛咽痒等症状。中医将本病归属于"喉痹""咳嗽"范畴。论其治疗，于教授自拟"海蝉止嗽汤"：胖大海 10g，蝉蜕 10g，牛蒡子 10g，川贝 10g，地龙 10g，玉蝴蝶 10g，前胡 10g，生甘草 10g，桔梗 10g，炙百部 10g。临床若见咽喉肿痛明显者，酌加金银花、板蓝根、金果榄，以清喉利咽止痛；若见目睛发痒者，酌加薄荷、僵蚕，以疏风清热止痒；若咳痰黄稠者，酌加黄芩、瓜蒌、橘红，以清肺化痰；若肺热伤津，咽燥口干者，酌加麦冬、玄参、芦根，以清热生津。

（四）土茯苓–萆薢

土茯苓，甘淡渗湿，具有除湿解毒、通利关节的功效。萆薢，苦能胜湿，既可祛风除痹，又能利湿祛浊。《本草纲目》云："萆薢、菝葜、土茯苓，三物形虽不同，而主治之功不相远，岂亦一类数种乎？"土茯苓与萆薢均有清利湿浊、祛风除痹之作用。于教授认为，土茯苓，气味甘淡而性寒，以清泻湿热之蕴毒见长，尤善解梅毒；而萆薢，味苦性平，为足阳明、厥阴经药，能利湿浊、祛风湿，《本草思辨录》谓："后世以萆薢为分清浊之剂。"二药相须为用，相得益彰，使其清热泻浊解毒，祛风除痹之功效倍增。于教授在临床上主要用其治疗痛风及因湿热蕴结而致的淋证、带下过多、阴道瘙痒等。

其一，治疗痛风性关节炎（急性发作期）。西医学之痛风是由嘌呤代谢紊乱和（或）尿酸排泄减少所引起的一种晶体性关节炎，亦称"痛风性关节炎"。临床上以高尿酸血症、反复发作的急性关节炎为主要特点。中医历代医家多将其归属于"痛风""历节""白虎历节"之范畴。于教授认为，痛风发病的根本病因在于饮食不节、嗜酒过度或过食肥甘厚味，致使脾失健运，痰热内生或湿热内蕴，郁久痰瘀互结，热毒炽盛，流注或痹阻于四肢、关节、肌肉。其病机要点为痰、热、毒、瘀。在治疗方面，于教授主张以辨证分期治疗为宜。由于本病在急性发作期，其临床表现多具有明显的一致性，多以突发关节（以第 1 跖趾关节多见）红肿、灼热、疼痛，昼静夜发，难以忍受，舌苔黄或黄腻，舌质红且暗，脉象弦滑或滑数为主要症状。于教授自拟"痛风灵"：苍术 10g，黄柏 10g，薏苡仁 15g，土茯苓 30g，川萆薢 15g，金银花 30g，紫花地丁 15g，牡丹皮 10g，赤芍 10g，地龙 12g，槟榔 12g，泽泻 30g，水牛角粉 1.5g（装入胶囊中，温开水送服）。本方具有清热解毒、利湿祛浊、凉血活血止痛之作用。

其二，治疗膏淋（膀胱湿热），症见小便混浊不清，灼热疼痛，尿呈乳糜色，置之沉淀如絮状，上有浮油如脂，尿不畅，舌淡红苔黄腻，脉弦滑。治以清热利湿，分清泌浊。于教授以"程氏萆薢分清饮"化裁：川萆薢 15g，土茯苓 30g，石菖蒲 12g，乌药 6g，莲子心 6g，黄柏 10g，车前子 30g（包煎），茯苓 15g，薏苡仁 15g，白茅根 30g，甘草梢 10g。

其三，治疗阴道瘙痒（湿热下注所致阴道滴虫性阴道炎），症见阴道瘙痒，小便黄赤，带下量多、色黄稠有异味，舌红苔黄腻，脉弦滑。治以清热利湿，杀虫止痒。于教授

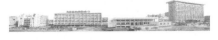

以"易黄汤"加减：车前子30g（包煎），土茯苓30g，川萆薢15g，山药10g，白果10g，芡实10g，苦参10g，地肤子15g，白鲜皮15g，生甘草10g，黄柏10g，鸡冠花10g。

（五）槟榔－车前子

槟榔，味苦能泄，辛温走散，又因其归胃、大肠经，故本品善行胃肠之气，破气消积，能下肠胃有形之物。此外，本品还具有杀虫的特殊功效。车前子，甘寒而利，又因其归肝、肾、肺、小肠经，故本品入肝能清肝明目，入肾经能利尿通淋，入肺经能清肺化痰止咳，入小肠经能渗湿止泻。二药配伍是具有下气利水消肿作用的对药。于志强教授在仲景"诸有水者，腰以下肿，当利小便"之说基础上，认为若在利水药基础上加入下气利水之品，其疗效更好，可用于临床所见腰以下一切水肿，尤以足部、小腿部水肿为甚者，疗效显著。以此二味为主药，于教授自拟"足跗消肿汤"治疗此类水肿：槟榔15g，白术15g，茯苓30g，泽泻15g，冬瓜皮30g，益母草30g，薏苡仁15g，牛膝15g，地龙10g，车前子30g（包煎）。若症见面色萎黄、倦怠乏力、尿少便溏者，酌加党参、黄芪、白扁豆、薏苡仁、砂仁，以健脾益气、渗湿消肿；若症见神疲肢冷、小便不利、腰膝酸软者，酌加制附子、桂枝、干姜，以温阳化水；若症见舌暗有瘀点、瘀斑、病程较长者，酌加泽兰、赤芍、红花，以活血利水；若症见腹胀、腹水者，酌加大腹皮、厚朴、红花，以理气活血利水。

（六）土鳖虫－水蛭

水蛭，味咸可入血走血，苦能泄结，咸苦并行，可破血逐瘀，又因其归肝经、膀胱经，入肝经血分能破血通经，入膀胱经能活血利水。土鳖虫，味咸可入血，能破血逐瘀、软坚散结。此外，土鳖虫善行走窜，不仅活血消肿，还具有接筋续骨的功效。二者伍用，见于《金匮要略》之"大黄䗪虫丸"。于教授认为，二药皆为虫类药，水蛭系水中动物，得水之精气而生，土鳖虫为陆生性昆虫，得土之精气而长，其均味咸，入肝经，亦皆入血分，功专破血逐瘀，以通为用。二者合用，相须相助，破血逐瘀、消癥散结之力倍增，即所谓"通以去其闭，虫以动其瘀"之意。于志强教授在临证时，主要用于瘀血停滞日久，而正气不虚诸症，如高血压、冠心病、脑出血、缺血性脑梗死、男子前列腺增生症、女子闭经、痛经、子宫肌瘤等。于志强教授常用二药配伍，水煎入药，常用剂量为5～10g；若将其剂量减半，与他药合水为丸，或加工成细粉装入胶囊吞服，每日2～3g，分2～3次服用，效果更佳。《医学衷中参西录》言水蛭"系水之精华生成，故最宜生用，甚忌火炙"。

其一，治疗眩晕证（高血压），属风、火、痰、瘀兼夹为病者，用"降压护心煎1号"（见前文）。其中土鳖虫、水蛭，入肝经血分，性善走窜，以助活血通络。

其二，治疗胸痹心痛（冠心病）。偏于气滞血瘀者，方选"冠心煎Ⅰ号"：柴胡10g，当归12g，川芎12g，赤芍10g，地黄15g，枳壳10g，桔梗10g，牛膝30g，水蛭10g，土鳖虫10g，蜈蚣2条，郁金10g，三七粉1.5g（冲服）。偏于痰热瘀血互结者，方选"冠心煎Ⅱ号"：清半夏10g，瓜蒌30g，黄连10g，丹参30g，檀香6g，砂仁6g，石菖蒲10g，水蛭10g，土鳖虫10g，蜈蚣1条，陈皮10g。

其三，治疗癥积（前列腺增生）。于教授以"疏肝化瘀消增煎"为基本方：王不留行15g，水蛭5g，土鳖虫10g，穿山甲10g，莪术10g，柴胡10g，土贝母10g，昆布10g。

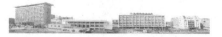

(七) 穿山甲 - 王不留行

穿山甲,味咸,微寒,归肝、胃经,能活血通经、透达关窍。王不留行,味苦,苦泄宣通,入血分,归肝、胃经,性走而不守,能通经络而达病所。穿山甲与王不留行配伍,见于《卫生宝鉴》之"涌泉散"。穿山甲,长于活血化瘀、通经下乳、消肿排脓。王不留行,功专活血通经、下乳消痛、利尿淋漓。于教授认为,穿山甲与王不留行皆入肝经。穿山甲其性走窜,专于通经活血;王不留行能走血分,乃阳明冲任之药。二者合而用之,走而不守,善通血脉,尤善通行肝经之血脉。临证凡肝经血脉瘀滞而引发的病证,皆可以二药合而治之。

其一,治产后乳汁不下(乳房属足阳明胃经,乳头属足厥阴肝经)。方药:炮甲珠10g,王不留行20g,猪蹄1个。水煎服,煎汤食肉,每日1剂。俗语说:穿山甲,王不留,妇人服了乳长流。这足以证明二药合用有通经下乳的作用,是从实践中总结出来的经验。

其二,治疗乳癖(乳腺小叶增生症)。于教授自拟"消癖煎":柴胡10g,炮甲珠10g,王不留行15g,三棱10g,莪术10g,全瓜蒌15g,白芷10g,赤芍10g。

其三,治疗瘿病(甲状腺瘤或结节)。于教授自拟"消瘿煎":柴胡10g,昆布10g,三棱10g,莪术10g,夏枯草10g,生牡蛎30g,炮甲珠10g,王不留行15g,海浮石15g,山慈菇15g。

其四,治疗癃闭(前列腺增生)。于教授认为,前列腺增生应隶属中医学"癃闭""癥积(局限增生)"范畴。其病机多为"本虚标实",本虚者以肾虚或气虚为多,标实者又以痰湿瘀互结,气阻水停,下窍不利为常。辨病与辨证相结合,于教授自拟"疏肝化瘀消增煎"化裁:王不留行15g,水蛭5g,土鳖虫10g,穿山甲10g,莪术10g,柴胡10g,土贝母10g,昆布10g。若兼肾阳虚者,加仙茅15g,淫羊藿15g,韭菜子10g,菟丝子30g;兼脾肺气虚者,加黄芪30~60g,白术15g,茯苓15g;兼湿热明显者,加土茯苓30g,白花蛇舌草30g,石韦30g,薏苡仁30g;兼气机不畅者,加乌药10g,柴胡10g。

医案选介

一、胸痹

黄某,女,63岁,退休,2014年1月7日初诊。

主诉及病史:阵发性胸闷、胸痛10年余,加重2天。患者近10余年时有阵发胸闷、胸痛症状,休息后或自行含服"速效救心丸"后症状可缓解,未系统诊治。2010年曾因"突发胸闷胸痛"住院,诊为"冠心病、急性下壁心肌梗死"。此后间断服用"依姆多""泰嘉"等药物。2天前,患者情绪激动后,再次发作胸闷胸痛,自服"硝酸甘油",约10分钟后症状缓解,此后又有数次胸闷发作,遂来就诊。症见:阵发胸闷胸痛,以刺痛、灼痛为主,夜间时有发作,伴心悸心烦,口黏纳呆,恶心欲呕,大便干结。冠心病、下壁心梗病史10年;高血压病史5年。

查体:血压150/95mmHg。舌质暗,有瘀斑,苔黄腻,脉弦滑。

辅助检查:ECG示:窦性心律,Ⅱ、Ⅲ、AVF导联病理性Q波、T波低平,$V_3 \sim V_5$

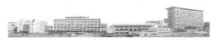

导联 T 波低平；左室高电压。

西医诊断：①冠心病，陈旧性下壁心肌梗死。②高血压。

中医诊断：胸痹心痛。痰热瘀结，心脉痹阻。

治法：清热化痰，活血通络。

处方：自拟冠心煎Ⅱ号加减。

丹参 30g，檀香 6g，砂仁 6g，清半夏 10g，瓜蒌 30g，黄连 10g，石菖蒲 10g，水蛭 5g，陈皮 10g，土鳖虫 10g，蜈蚣 1 条。5 剂，每日 1 剂，水煎服，分早晚两次服用。

二诊：2014 年 1 月 12 日。服用前方后胸痛未再发作，恶心欲呕等症好转，便干，二至三日一行，舌质淡暗，苔黄略厚，脉弦滑。前方加大黄 6g（后下）通腑泻热，继用 7 剂。

三诊：2014 年 1 月 19 日。服用前方后诸症减轻，大便每日一行，舌质淡红，苔薄黄，脉弦滑。疗效肯定。继用前方 7 剂，巩固疗效。

【按】本病隶属中医学"胸痹心痛"范畴。于志强教授认为，"胸痹心痛"的发生虽然与肝密切相关，但其主要的病理基础为"痰浊"和"血瘀"。二者常互为因果，相互促进，相互转化。一旦痰瘀互结，痹阻心脉，则导致胸痹心痛的发生。痰瘀学说是基于中医"津血同源"的理论而产生。后世医家朱丹溪、唐容川又多有发挥。《丹溪心法》曰"自郁成积，自积成痰，痰夹瘀血，遂成窠囊"，明确提出痰夹瘀血、痰瘀互结的观点，并对痰夹瘀血的形成进行了较深刻的分析。《血证论》中亦曰"血瘀久，亦能化为痰水"，进一步论述了瘀血、痰饮相互转化，既相互胶结又相互影响的病理机制。由此可见，痰瘀互结是导致胸痹心痛的主要病机，痰瘀并治法也成为治疗胸痹心痛的基本治法之一。于志强教授据此研制出"冠心煎Ⅱ号""冠心煎Ⅳ号"以治之，取得了满意的效果。

"冠心煎Ⅱ号"主要组成：半夏 10g，瓜蒌 20g，黄连 10g，丹参 30g，檀香 6g，砂仁 6g，石菖蒲 10g，土鳖虫 10g，地龙 10g，水蛭 5g。该方主要是针对痰瘀互结痹阻心脉所致的胸痹心痛而设，临证以心胸灼痛或闷痛、固定不移、恶心欲呕、口黏纳呆、饱食后诱发或加重、舌淡暗或有瘀斑、苔黄腻、脉弦滑或滑数为其辨证要点，具有清热化痰、活血通络、行痹的功效。冠心煎Ⅳ号主要由全瓜蒌 30g、薤白 10g、桂枝 10g、陈皮 10g、半夏 10g、茯苓 10g、石菖蒲 10g、地龙 10g 组成，主要是针对胸阳不振、痰湿内聚之痹阻心脉而致的胸痹心痛而设，临证时以心胸隐痛或闷痛、四肢沉重、神疲乏力、纳呆痰多、舌胖大且淡、苔白腻、脉象沉细为其辨证要点，具有宣痹通阳、涤痰宽胸之功效。

依据患者症状及四诊合参，本案当属痰热瘀结、心脉痹阻证，故选用冠心煎Ⅱ号加减治疗。方中小陷胸汤（黄连、瓜蒌、半夏）清热化痰、宽胸散结，丹参饮（丹参、檀香、砂仁）活血化瘀、行气止痛。二方相合，痰瘀并治，攻其窠囊。加陈皮理气化痰，菖蒲涤痰开窍，半夏、陈皮、菖蒲合用，祛痰之力益胜。土鳖虫、水蛭、蜈蚣并投，破血逐瘀、消癥散结之力倍增，正所谓"通以去其闭，虫以动其瘀"之意。诸药合用，共奏清热化痰、活血通络之效。于教授在临床应用冠心煎Ⅱ号时，若见呕恶明显，酌加竹茹、苏叶加强清热化痰、止呕之功；若纳呆明显，酌加山楂、鸡内金，以健脾导滞；若兼见心悸躁扰，可加栀子豉汤，以清热除烦。

二、瘿病

梁某，女性，38岁，职员，2011年4月20日初诊。

主诉及病史：颈部增粗3年，心悸1周。患者3年前郁怒后出现颈部增粗，于某医院检查诊为甲状腺功能亢进症，后口服西药他巴唑等药治疗，病情反复发作。1周前，患者情绪激动后，再次发作心悸等症，遂来就诊。症见：颈部增粗，性情急躁，心悸而烦，汗出恶热，眼球突出，双手震颤，大便干，小便调，纳可。

查体：心率98次/分，突眼征（+），甲状腺Ⅱ度肿大。舌质红，苔薄黄，脉弦数。

辅助检查：T3、T4、FT3、FT4均升高，TSH低于正常。

西医诊断：甲亢。

中医诊断：瘿病。肝经郁热证。

治法：酸泻肝木。

处方：甲亢煎加减。

柴胡10g，桑叶10g，夏枯草15g，钩藤30g（后下），茯苓15g，玉竹15g，莪术10g，木瓜15g，沙参10g，麦冬10g，白芍15g，乌梅15g，浮小麦30g。7剂，每日1剂，水煎服，分早晚两次服用。

嘱其注意休息，调畅情志，清淡饮食，避风寒，按时服药，变化随诊。

二诊：2011年4月27日。患者病情好转，心悸、汗出减轻，仍有眼球突出，颈部增粗，双手震颤，舌质红，苔薄黄，脉弦数。辨证准确，治法得当，仍守原方，加白蒺藜15g，海浮石15g，三棱10g，再服7剂巩固疗效。

三诊：2011年5月4日。患者病情好转，心悸减轻，汗出减少，仍有眼球突出、颈部增粗、双手震颤，舌质红，苔薄黄，脉弦数。守方继服7剂，巩固疗效。

四诊：2011年5月11日。患者病情好转，无心悸，偶有心烦，双手震颤减轻，舌质淡红，苔薄黄，脉弦滑。继服前方3周，巩固疗效。

五诊：2011年6月9日。无心悸心烦，无怕热汗出，纳可便调，双手震颤好转，眼球突出及颈部增粗减轻，稍觉气短乏力，舌质淡红，苔薄白，脉弦细少力。查：心率78次/分，突眼征（+），甲状腺Ⅰ度肿大，复查甲状腺功能均正常，故将本方配成水丸，口服每次10g，1日3次，巩固疗效。

【按】甲状腺功能亢进，简称"甲亢"，属于中医学"瘿病"范畴，是指由多种病因导致甲状腺功能增强，分泌甲状腺激素过多所致的临床综合征。其临床表现以甲状腺弥漫性肿大（颈部增粗）、突眼、双手震颤、恶热多汗、心悸易怒、多食消瘦为主要特征。

于志强教授认为甲亢的病位在肝，其病机要点为气滞、痰凝、血瘀。正如《诸病源候论·瘿候》所云："瘿者，由忧恚气结所生。"《济生方·瘿病论治》说："夫瘿瘤者，多由喜怒不节，忧思过度，而成斯疾焉。"其病因是以水土因素和情志内伤两个方面，致使气、痰、瘀壅结颈前而发病。临床表现常有精神抑郁、急躁易怒、胸闷胁痛、脉弦滑数等症，与中医某些肝病症状相似，而有些患者眼球突出与肝开窍于目的理论相吻合。在本案中，于志强教授以"甲亢煎"治疗，患者大便干结，故不用温燥之白术，再加浮小麦以养心止汗；患者突眼、甲状腺肿大明显，故后又加白蒺藜、海浮石、三棱，以增强平肝疏肝、活血化痰、软坚散结之力。

三、胃痛

殷某，女，44岁，职员，2013年9月9日初诊。

主诉及病史：胃脘胀痛，反复发作3年，加重1周。患者近3年来反复发作胃脘部不适，饱食或生气后，胃脘部胀痛明显，曾于某医院就诊，查胃部B超示"胃蠕动减慢，慢性胃炎"，间断服用气滞胃痛冲剂、三九胃泰、奥美拉唑等药物，症状仍时有发作。1周前患者生气后再次发作胃脘胀痛，昼轻夜重，服药后症状缓解不明显，遂来就诊。症见：胃脘胀痛或刺痛，昼轻夜重，两胁作痛，善太息，神倦乏力。既往慢性胃炎病史。否认过敏史。

查体：血压135/80mmHg，双肺呼吸音清，未闻及干湿啰音，心率88次/分、律齐，腹软，剑突下轻压痛，双下肢不肿。舌暗有瘀斑，苔白，脉弦细。

辅助检查：心电图示窦性心律。

西医诊断：慢性胃炎。

中医诊断：胃痛。肝郁脾虚，瘀血内停。

治法：疏肝解郁，养血活血止痛。

处方：逍遥散合手拈散加减。

柴胡10g，当归15g，白芍15g，薄荷6g（后下），茯苓10g，白术10g，丹参30g，炙甘草10g，草果10g，延胡索10g，五灵脂10g，煨姜3片。5剂，每日1剂，水煎服，分早晚两次服用。

二诊：2013年6月16日。服药7剂，胃脘胀痛及两胁作痛减轻，诉饭后腹胀明显，大便干燥，舌暗红有瘀斑，苔白，脉弦细。原方加枳壳10g，厚朴10g，郁李仁10g，以理气除胀、润肠通便。

三诊：2013年6月23日。再服7剂，初诊诸症均见明显缓解，大便正常，继服本方7剂，巩固疗效。

【按】本案患者以"胃脘胀痛"为主症，隶属中医学"胃痛"范畴。于志强教授认为，本患者系因情绪激动后导致肝气郁结。肝主疏泄，脾主运化，脾的运化有赖于肝疏泄功能的正常，肝郁可致脾失健运，发为胃脘胀痛等症。同时该患者又兼有血瘀之象，故有"舌质暗有瘀斑，胃痛昼轻夜重"等表现。治疗时以逍遥散为主方，将疏肝健脾作为关键，在其基础上加入手拈散。

历代多数医家认为，逍遥散专为肝郁、脾虚、血虚之证而设，以"两胁作痛，神疲食少，脉弦而细"作为逍遥散证之辨证要点，组方以柴胡为君，当归、白芍为臣，余五味为佐使之用。于志强教授通过对《内经》理论研究，认为逍遥散组方与《内经》中治肝病理论相符合，即《素问·脏气法时论》中所云"肝欲散，急食辛以散之，用辛补之，酸泻之""肝苦急，急食甘以缓之"之理。逍遥散中当归甘辛、温，入心、肝、脾三经，既能补血又能活血，最适合血虚血滞之证治；白芍苦酸、微寒，入肝、脾二经，具有养血敛阴柔肝之功效。当归与白芍合用，一辛一酸，"辛补之，酸泻之"，得调肝之主旨精髓，有散有收，体用兼顾；更兼其寒温相配，不凉不燥，既能养血敛阴、调理肝气，又能养血柔肝、缓急止痛。柴胡苦辛、微寒，禀少阳升发之气，具清轻升散、宣透疏达之性，其不仅善解少阳半表半里之邪，又长于疏肝解郁，助调畅肝之气机。白术甘苦、性温，入脾、胃经，甘温则补中，苦可燥湿，为补气健脾第一要药。正如《本草崇原》所载："凡欲补脾则用白术。"茯苓甘平，健脾渗湿，助甘、术以益脾土；甘草甘平，炙之则气温，补益脾气，能助白术补脾之不足，与白芍合用又能缓急止痛。上三味均为甘味，合而用之，可缓肝之苦急。薄荷入肝经，用少量可以疏散透达肝经郁热；煨生姜温胃和中，用少许且能辛散达郁。手拈散出自《丹溪心法》，由延胡索、五灵脂、草果、没药4味药物组成，有理气散瘀、温中止痛之效，用于脘腹痞胀、心脾气痛之症。方中延胡索行气活血而长于止痛，五灵脂通利血脉、行血止痛，草果行气散寒，故用于气滞血瘀所致的脘腹疼痛有效。二方合用，共奏疏肝解郁、养血活血止痛之功。

四、痤疮

王某，女性，34岁，职员，2010年9月10日初诊。

主诉及病史：面部痤疮反复发作1年。颜面痤疮，颜色鲜红，瘙痒明显，散在脓疱小结节，性格急躁，胸胁胀满，月经提前，口苦口干，大便秘结，小便黄赤。舌质红苔黄腻，脉象弦滑。

西医诊断：痤疮。

中医诊断：粉刺（肺风粉刺）。肝经郁热，血热瘀滞。

治法：清热解毒，凉血活血散结。

处方：自拟痤疮合剂加减。

柴胡10g，夏枯草10g，生栀子10g，牡丹皮10g，生地黄10g，枇杷叶15g，天花粉30g，白花蛇舌草10g，白芷6g，皂角刺6g，生甘草6g，薄荷10g（后下），蒲公英10g，生大黄8g（后下）。7剂，每日1剂，水煎服，分早晚两次服用。

二诊：2010年9月17日。患者痤疮减少，颜色暗红，脓疱消失，未见新发痤疮，大便日行1~2次，舌质淡红，苔黄微腻，脉弦滑。原方减生大黄，继服14剂。

三诊：2010年10月2日。服用前方后，患者痤疮明显减少，无胸胁胀满，无口苦口干，二便调，舌质淡红，苔薄黄。辨证准确，治法得当，仍继服前方7剂，巩固疗效。症状好转，未再复诊。

【按】中医将痤疮称为"粉刺""酒刺"，认为多由肺胃蕴热，上蒸颜面，血热瘀滞而成，亦与过食膏粱厚味有关。中医治疗痤疮有一定优势，而辨证论治是取得疗效的关键。根据临床所见，寻常痤疮发病原因不同，但常表现出湿热蕴毒，热久成瘀之证，故可见粉刺、红丘疹、脓疱、结节等皮损。于志强教授认为，痤疮病位在肝，涉及肺胃，病机关键不外热（火）、毒、瘀，在治疗方面以清热解毒、凉血活血散结为主，以自拟痤疮合剂治疗。

痤疮合剂是在"化肝煎"的基础上加减化裁而成，组方如下：柴胡、夏枯草、生栀子、丹皮、生地黄、枇杷叶、天花粉、白花蛇舌草、白芷、皂角刺、生甘草、薄荷。方中柴胡、夏枯草、生栀子、薄荷清肝泻火、疏肝解郁。《本草新编》云："夫柴胡可解郁热之气。"《本草思辨录》云："栀子解郁火，故不治胆而治肝。"夏枯草苦辛、寒，归肝、胆经，能散郁结，清肝火，治瘰结肿毒；薄荷辛凉，归肺、肝经，能助柴胡疏肝清热解郁。牡丹皮、生地黄，功专清热凉血散瘀。枇杷叶苦、微寒，归肺、胃经，味苦能降，性寒能清，功专降逆下气，具有驱除上蒸颜面郁热火毒之邪的作用。《食疗本草》云："煮汁饮之，止渴。治肺气热嗽及肺气疮，胸面上疮。"天花粉甘、微苦、微寒，归肺、胃经，除善治消渴外，《医学衷中参西录》又云："善通行经络，解一切疮家热毒。"白花舌蛇草微苦、甘、寒，功专清热解毒消肿。白芷辛温，归肺、胃经，为足阳明胃经之引经药，能治阳明经一切头面诸疾。皂角刺辛温，归肝、肺、胃经，活血散结，主治痈疽肿毒，《本草汇言》说："皂荚刺拔毒祛风，凡痈疽未成者能引之以消散……又泻血中风热风毒，故厉风药中亦推此药为开导前锋也。"生甘草甘平，清热解毒并调和诸药。全方合用，共奏清郁热解毒、凉血活血散结之功效。若面部痤疮瘙痒甚者，可酌加蝉蜕10g，白鲜皮10~15g，以增清热疏风、利湿止痒之功；若平素喜食肥甘辛辣之品，大便秘结者，可酌加生大黄6~10g（后下），以增清热通便之力，使热从大便而出；若脓疱明显者，可酌加蒲公英10g，冬瓜子10g，以增清热解毒渗湿排脓之效。

论　著

一、论文

[1] 于志强，戴冰，田芬兰．加味木防己汤治疗风心病心衰16例临床观察．天津中医，1989（5）：7-8.

[2] 于志强，王德惠．雷诺氏病的中医治疗研究概况．天津中医，1990（2）：17-19.

[3] 于志强，陆志虹．胃石症一例治验．天津中医，1991（6）：39.

[4] 于志强，高风琴．酸泻肝木法治疗消渴．四川中医，1994（2）：24-25.

[5] 于志强，何山．从肝论治胸痹心痛．天津中医学院学报，1995（4）：23-24.

[6] 王保和，孙兰军，于志强．强心冲剂治疗充血性心力衰竭134例临床观察．天津中医，1997（4）：5-6.

[7] 王保和，孙兰军，于志强．滋阴温阳、活血利水法治疗充血性心力衰竭的舌象资料分析．天津中医，1998（1）：17-18.

[8] 孙兰军，于志强，周玉萍．稳心冲剂治疗快速性心律失常临床研究．当代医师杂志，1998（1）：48-50.

[9] 于志强．中医药治疗高脂血症六法．辽宁中医学院学报，2000（2）：119.

[10] 于志强．冠心病从肝论治．辽宁中医学院学报，2000（3）：161-162.

[11] 于志强．痰瘀并治法在心血管疾病中的应用举例．天津中医学院学报，2000（4）：29.

[12] 杜武勋，于志强，刘梅，等．苦丁降压液治疗高血压病的临床研究．天津中医学院学报，2001（1）：13-14.

[13] 杜武勋，于志强，宋和文，等．护心降压煎1号治疗高血压病42例．陕西中医，2003（6）：510-511.

[14] 周祺．于志强治疗脂肪肝的经验．河北中医，2009（7）：965-966.

[15] 刘长玉，于志强，曹旭焱．护心降压煎2号治疗老年收缩期高血压40例疗效观察．河北中医，2005（11）：819.

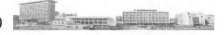

［16］周祺，刘长玉，于志强．于志强教授从肝论治糖尿病经验．医药前沿，2011，1（17）：130－131.

［17］周祺，刘长玉，于志强．于志强教授从肝论治女子面部痤疮的经验．医药前沿，2011，1（17）：135－136.

［18］周祺，刘长玉，于志强．于志强论治带状疱疹经验简介．山西中医，2011（10）：4.

［19］曹旭焱，刘岩，于志强．于志强教授治疗高血压病之对药浅析．云南中医中药杂志，2013（10）：10－11.

［20］黄明，田东昌，于志强．甲状腺功能亢进症的中医药治疗进展．湖北中医杂志，2013，35（11）：78－80.

［21］田东昌，黄明，于志强．脂肪肝的中医研究概述．湖北中医杂志，2013（3）：78－81.

［22］刘岩，曹旭焱，于志强．于志强教授变化运用温胆汤之经验总结．实用中西医结合临床，2013（8）：71－72.

［23］刘岩，曹旭焱，于志强．于志强应用柴胡经验．河南中医，2014（9）：1670－1671.

［24］刘岩，曹旭焱，于志强．于志强教授运用血府逐瘀汤之经验．光明中医，2014（4）：696－697.

［25］刘岩，曹旭焱，于志强．于志强治疗甲状腺功能亢进症之对药浅析．中国中医药信息杂志，2015（4）：108－109.

二、著作

［1］韩冰．中医病证诊疗全书．天津：天津科学技术出版社，1999.（于志强为常务编委）

［2］王永炎．临床中医内科学．北京：北京出版社，1994.（于志强为编委）

【整理者】

杜武勋　男，1961年出生，博士研究生。现任天津中医药大学第二附属医院心内科主任、主任医师、博士研究生导师，从事心血管专业医教研工作。

刘长玉　女，1963年出生，毕业于天津中医药大学。现任天津中医药大学第二附属医院心内科主任医师、副教授、硕士研究生导师，从事心血管专业医教研工作。

刘岩　女，1979年出生，硕士研究生。现任天津中医药大学第二附属医院副主任医师，从事心血管专业医教研工作。

周祺　男，硕士研究生。现任天津中医药大学第二附属医院副主任医师，从事内分泌专业医教研工作。

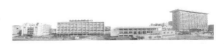

曹 式 丽

名家传略

一、名家简介

曹式丽，女，1949 年 8 月出生，汉族，天津市人，中国共产党党员，天津中医药大学第一附属医院主任医师、教授、博士研究生导师，中医肾脏病专家。历任天津中医药大学第一附属医院内科副主任、肾病科主任等职务。学术职务为中华中医药学会肾病专业委员会委员、世界中医药学会联合会肾脏病专业委员会常务理事、国家食品药品监督管理局新药审评专家、国家自然科学基金审评专家、天津市中医药学会肾病专业委员会副主任委员。第四批、第五批全国老中医药专家学术经验继承工作指导老师。1991 年被评为天津市优秀教师，2011 年被授予"天津市名中医"称号。

二、业医简史

曹式丽教授与中华人民共和国同龄，其成长过程明显反映了共和国的发展轨迹。少年时期，她接受了良好的思想品德教育，奠定了扎实的文化基础。其后的中专、大学、研究生学历，使之在医学领域获得了系统的专业教育。其于 1965～1968 年就读于中国医学科学院卫校，毕业后赴黑龙江生产建设兵团从事医疗工作。1974 年入天津医学院（现天津医科大学）中医系学习，1977 年毕业留校任教。后因高校间的院系调整，于 1978 年调至天津中医学院（现天津中医药大学）从事中医基础理论教学工作。1979 年考取国家统招的本校首届中医研究生，师从著名中医肾病专家、全国首批老中医药专家学术经验继承工作指导老师、享受国务院政府特殊津贴专家柴彭年教授，深得老师的精心培养。1982 年以优异的成绩获医学硕士学位，并留在本校第一附属医院内科从事临床工作，期间曾在天津医科大学总医院内科进修一年。恩师柴彭年教授从事中医内科医疗、教学、科研工作 60 余载，多年来致力于中医肾病、消化病研究，精研医理，学贯寒温，临床经验丰富，用药平正轻灵，疗效卓著。自 20 世纪 50 年代开始，基于肾脏在人体生命代谢的重要作用，柴彭年教授在全国率先提出"补肾化瘀软坚"等法治疗慢性肾炎的学术观点，从而使中医防治疑难性肾脏疾病的水平得到提高。曹式丽教授在跟随导师潜心研究肾脏疾病的同时，亦注意学习柴教授应用前贤名方诊治内科疑难杂症的经验，为以后的临床及科研奠定了基础。

与此同时，曹式丽教授所在的工作环境，对其学术进步也具有良好的影响。天津中医药大学第一附属医院历史悠久，名医辈出。几十年来，曹教授虚心向各位前辈师长学习，

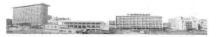

勤奋敬业，随时注重知识更新，在每天所完成的繁重任务中，在复杂危重疾病的救治中，不断经受磨砺，努力进取，增长才干。因而其中医理论基础坚实，技术全面，大内科诊疗经验丰富，在学术梯队中脱颖而出。

三、主要贡献

曹式丽教授从事中医临床、教学、科研工作 40 余年，几十年来，根据专业发展和临床的实际需求，以中医药防治重大疾病方法、方案、规律及作用原理为临床研究的基点，针对疾病不同阶段的病理变化，宏观辨证与微观辨证相结合，致力于中医机理和治疗学研究，进行了中医辨证方法学和诊治规程的探索。

在长期实践中，曹式丽教授对各种慢性肾脏病临床特征及演变规律，进行了中医辨证方法学的探索，尤其对多种慢性肾小球疾病、肾病综合征、复杂性尿路感染、慢性肾功能衰竭等疾病的诊治有独到见解，在中医辨证、病机分析、治疗原则等方面总结并建立了较为完善的辨治体系。她提出以中医药为主体，体现良好效价比，并能与国际医学基本接轨的系膜增生性肾炎综合治疗方案，制订肾脏病中医常见证候诊断标准与医疗规程，制订临床综合治疗方案及疗效、证候改善评价指标，建立了慢性肾脏病患者生存质量测评标准，从而达到了对慢性肾脏病进行早期干预、降低肾脏终点事件相对危险性的目的。同时，基于对多种慢性肾脏病演变规律的分析，提出了慢性肾脏病肾络病证的核心特征与临床药物筛选原则，创立了"辛通畅络法"等临床治疗方法，为中医药防治疑难性疾病开拓了新思路。曹式丽教授曾担任科主任 20 年，承上启下，诸事繁杂。作为专业技术人员，她注重提高自己的综合素质并与实际工作相结合；注重提高自己的专业技术水平，并与医院事业的发展和学科建设相结合。作为学术带头人，她能够带领全科同志跟踪学术领域前沿，坚持继承与创新，力求在学术领域多有建树，使所在科室中医临床跻身于全国领先水平，成为国家级重点学科，建立了国家级"名中医工作室"。

在教学方面，曹教授长期从事中医内科学临床各层次教学工作，注重在提高教师自身素质的基础上，严谨治学，教书育人。鉴于中医学是以临床为基础的医学体系，其理论的产生，诊疗方法、方药的形成都来源于临床实践，其实践的主体是辨证论治的个体化、复杂干预，因而她能够在所从事的专业领域，不断进行教学方法研究，加强对学生的理论思维能力、临床诊疗能力等综合素质培养。在临床教学实践中，她强调基本技能实训，掌握扎实的基本功，同时通过教学查房，强调重视相关领域知识的学习，使之掌握病证之间的共性与个性，以及各系统疾病的纵横联系，从而促进学生建立充实、完善、合理的知识结构，形成严谨、科学的临床思维方式，把知识储备转化为分析问题、解决问题的能力，使知识、能力、素质得到同步发展。曹式丽教授注意结合专业研究方向，与时俱进，不断汲取新的理论知识，掌握学科动态，在深化专业基础理论的基础上，在实践中培养临床思维，提高学生自我开拓和获得知识的能力，为提高创新能力及临床技能服务。作为导师，曹式丽教授先后培养了硕士研究生 38 名、博士研究生 16 名，是国家级精品课程"中医内科学"的主讲教师，也是国家级教学成果一等奖"中医学实践教学模式的构建与实践"的获奖者。

在基础研究方面，曹式丽教授带领学术团队，以中医药理论为指导，以阻断病理关键环节为切入点，从整体、器官、细胞、分子层面，探讨中药复方对慢性肾脏病病理进程的

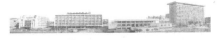

影响，为阐明中药干预机理及临床疗效评价提供了依据。多年来，她主持及承担科研课题多项，取得了有价值的成果。其中，国家自然科学基金课题5项、国家"十一五"科技支撑计划课题1项、省部级课题6项，获科研成果二等奖3项、三等奖7项。

1. 科研项目

国家自然科学基金项目5项，国家"十一五"科技支撑计划课题1项。

（1）肾络宁阻抑局灶节段性肾小球硬化促进毛细血管重构的机制研究，第1完成人。

（2）辛通畅络法对FSGS肾小球毛细血管损伤修复作用的机制研究，第2完成人。

（3）疏利少阳、辛通畅络法调控免疫调节性$CD4^+CD25^+T$细胞阻抑膜性肾病肾小球基底膜IV型胶原病变的机制研究，第2完成人。

（4）疏利少阳标本兼治法对IgA肾病相关作用机理的研究，第3完成人。

（5）基于VEGF信号网络调控探讨益肾祛瘀复方扶肾颗粒抑制腹膜血管生成延缓尿毒症腹膜透析超滤衰竭的机制研究，第2完成人。

（6）慢性肾脏病（3期）中医临床证治优化方案的示范研究，国家"十一五"科技支撑计划课题，分中心负责人。

2. 科研获奖

（1）扶肾液治疗慢性肾功能衰竭的临床与实验研究，获1993年天津市科技进步三等奖，第5完成人。

（2）疏利少阳标本同治法治疗慢性肾炎的临床及实验研究，获1995年天津市科技进步三等奖，第2完成人。

（3）肾炎3号方治疗慢性肾炎临床与实验研究，获2000年天津市科技进步二等奖，第2完成人。

（4）疏利少阳标本兼治法治疗慢性肾炎的临床及实验研究，获2003年中华中医药学会科学技术三等奖，第2完成人。

（5）《中医临床诊断全书》，获2004年中华中医药学会科学技术奖学术著作三等奖，副主编。

（6）内科疾病治疗方案建立及评价方法的示范研究，获2009年天津市科技进步三等奖，第2完成人。

（7）系膜增生性肾炎综合治疗方案的建立及基础研究，获2010年度中国中西医结合学会科学技术三等奖，第2完成人。

（8）中医内科疾病治疗方案建立及评价方法的示范研究，获2010年度中华中医药学会二等奖，第2完成人。

（9）疏利少阳标本兼治对IgA肾病相关作用机理的研究，获2013年中华中医药学会科学技术三等奖，第3完成人。

（10）扶肾颗粒提高腹透患者生存质量、防治腹膜纤维化相关研究，获2014年中国中西医结合学会科学技术二等奖，第2完成人。

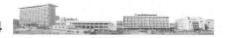

学术思想

曹式丽教授临床研究基点的把握和创新思维的形成，贯穿体现于以下学术理念。

一、肾脏对整体脏腑的枢机效应是双向调节

多种慢性肾脏病的病机核心为本虚标实，临床显示，标实证候往往又是疾病发生、复发或加重的因素。而长期以来，受"肾无实证"观点的影响，在多种慢性肾脏病的治疗过程中，人们的习惯思维是过于强调补虚。曹式丽教授提出，对本类疾病的防治，必须从动态平衡的角度、相反相成的层面来考虑，才能把握本质。因为肾脏对整体阴阳盛衰的主导影响，在于肾脏具有维持人体正常生理和抵御疾病的枢纽作用，而这种枢机效应，显示了对立统一、相反相成"双向调节"的特点，并且从肾脏具有的阴阳两重属性、肾精的藏与输、肾气的开与阖、肾与五脏调节等动态平衡功能中体现。

1. 肾寓阴阳两重属性

中医藏象理论提出，肾为先天之本，生命之源。肾属下焦，在五脏中为三阴之枢。《素问·六节藏象论》谓"肾者主蛰"，其含义指阴精中寄寓阳气。肾的温煦与濡润、气化与封藏功能，反映了其本身具有阴阳两重属性。故肾为阴阳统一体，"分之则一而二，合之则二而一"。张景岳谓："五脏之阴气非此不能滋，五脏之阳气非此不能发。"肾具水火之性，兼水火之司，肾之水火既济则相辅而安，一方偏亢则百病俱生。肾之精气盛衰关系着机体的健康和疾病的安危，因此，肾阴肾阳是整体阴阳的根本或基础，肾的阴阳盛衰对整体阴阳盛衰具有主导影响。

2. 精气的贮藏与转输

肾聚先天之精而贮，受脏腑之精而藏，所谓"五液皆归于精，而五精皆统乎肾"。肾之精气在人的生命过程中表现为贮藏与转输两种变化形式。功能有三：其一，调节全身脏腑之精，是各脏腑功能活动时物质基础的补给站。其二，精能化血，是血液化生的主要途径之一。其三，在肾脏不断发挥作用中，转化为狭义肾精和肾气、肾阴、肾阳四种不同物质，进而完成肾脏的复杂功能。因此，肾精贮藏转输正常，则五脏元真通畅，气血相续不绝。肾精的贮藏与转输理论，与临床研究肾脏疾病的证候结构、代谢变化规律及治疗原则的确立，具有高度相关性。因为，肾所藏之精，必俟化血，通过经脉运行敷布，乃能奉神明之用，贯五脏、络六腑、营周身。而生命在于生化不息，脏腑功能皆赖气血为之通达，精足则血足。因此，针对肾性贫血，中医临床治疗的主要思路，一治阳明，一治少阴，正是取水谷精微化营为血及肾精骨髓化血之义。

3. 肾的气化与固摄

肾的气化与固摄可概言为"开""阖"两方面功能。《内经》有"肾者胃之关"之喻，后世更比喻为"肾如一身巩固之关"。肾关之"开"表现于对津液的蒸腾气化、分清泌浊，清者化津化液，内而补益脑髓，外而润泽肌肤，三焦决渎畅利，浊者施泄体外。肾关之"阖"表现于对津液、精血、胎孕的固摄。肾关启闭有序，则开而不过、阖不致闭。肾的气化与固摄失常，则出现一系列病理变化。肾气从阳则开，从阴则阖。阳太盛则关门不闭，水无底止而为消渴；阴太盛则关门常合，水无输泄而为肿满。以慢性肾功能衰竭为

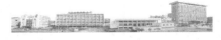

例，肾阳虚衰，气化不足，湿浊内生，三焦壅塞是最常见的类型。患者下元亏损，命门火衰，脏腑失于温煦濡养，则腰酸膝软，面色晦滞，神疲肢冷，舌淡脉沉而细；肾阳衰微，气不化水，阳不化浊，则湿浊潴留，壅塞水道，泛滥肌肤而为水肿；肾关因阳微而不能开，因虚而致闭，则少尿和无尿。

4. 肾元虚衰五脏危笃

元气与脏腑气血之间时时呈动态转化。因此，通常采用的"调五脏以治肾"与"治肾以调五脏"的治疗思路，就体现了这种辩证关系。在慢性肾脏病的病理进程中显示，若肾元虚衰则五脏危笃。如肺肾同病，元海竭则诸气皆逆，气促喘急，治疗唯以收摄固真，上病实下为大法。肾衰累及心肝，浊毒入血，则产生气逆、血瘀、痰生、湿蕴、风动、火升诸种变化。因此，肾脏虚损则五脏六腑皆失所恃，而阴阳病变无所不至，阐发肾脏对整体阴阳盛衰的主导影响，以调动人体内部固有的调节能力，抵御病邪，可为慢性肾脏病及其相关并发症的治疗提供理论依据。

基于上述，曹式丽教授在临床中强调，肾之阴阳虚损，"以精气分阴阳，则阴阳不可离；以寒热分阴阳，则阴阳不可混"。临床治疗的原则旨在使阴阳消而不衰，长而不亢，转而有序，出入有节，以冀脏腑气血归于平衡。故其对肾脏虚损证候的组方思路，形成了阴阳相配、精气相伍、脾肾相兼、刚柔相济的配伍法度。

在基础研究方面，曹式丽教授注重宏观与微观、综合与分析相结合，研究人体生命活动的整体规律和整合调节。如其主持的国家自然科学基金项目之"系膜增生性肾炎细胞因子平衡机制及中药干预作用研究"，通过以调控系膜细胞增殖促进或抑制因子双向调节作用为切入点，证实了中药复方可调控肾脏自身促进和抑制系膜增殖的内在平衡，以及多组分、多靶点、综合调节的作用机制。该研究思路的理论依据，不仅基于大量的临床观察背景，也源于"肾脏的枢机效应是双向调节"的学术理念，体现了以中医理论为指导，以临床实践为基础，从整体、系统、器官、细胞和分子水平进行多层次的深入研究。

二、毒损肾络是多种慢性肾脏病共同的病理基础

近些年来，随着临床疾病谱的变迁，肾脏疾病等慢性非感染性疾病，特别是因高血压、冠心病、糖尿病、肿瘤等引起的继发性肾脏病，已成为人类面临的主要疑难疾病和死亡原因。曹式丽教授指出，从中医角度分析，一般而言，本类疾病病程绵长，肾气虚弱是导致疾病慢性化的内在因素，风湿、湿热、热毒和瘀痹固然是疾病进程中重要的病理因素。根据中医"审证求因"的原则，随着人类疾病谱的变迁和疾病发生发展的规律，均显示毒邪与多种慢性肾脏病的病理进程密切相关。由于肾脏的精气封藏和输布是在肾络中完成的，因此，肾络是气血运行的通道，也是病邪传变的途径。络病是多种疑难疾病的共同发展环节。在病理因素的作用下，脏腑功能障碍，气血运行失和，病理产物破坏了体内自我调节机制，毒损肾络从而成为多种慢性肾脏病共同的病理基础。从毒论治慢性肾脏病，通过祛除毒邪，进而提高脏腑自身化解毒邪的能力，以期控制病情，改善预后，其意义不仅在于拓展中医病因理论，也是临床审因论治思路的与时俱进。

曹式丽教授指出，根据中医"亢害承制"理论，毒邪既是一类严重损害人体脏腑气血的致病因素，也是脏腑功能紊乱、气血代谢失常的病理产物。因此，毒邪的来源有外源性毒邪和内源性毒邪之别。外源性毒邪是指从外界感受的毒邪，多为感受六淫之邪毒或疫

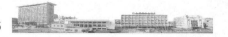

病之气，诸如风毒、热毒、湿毒，与西医学中的各种致病微生物、药物的毒副作用及食物的添加毒素有关。内源性毒邪主要指脏腑功能失和，体内自身产生的浊毒、瘀毒等致病毒邪。同时包括外感六淫入里，五志过极或饮食失节，导致脏腑功能紊乱，气血运行障碍，代谢产物蓄积，所产生的一切有害物质，如西医学所指的过敏介质、炎症介质、氧自由基、血肌酐、尿素、血尿酸等，都属于内源性毒邪。可见，毒邪既是导致疾病发生的原始病因和诱因，又是广泛存在于多种慢性肾脏病特别是疑难病症中的病机。

从中医角度分析，"内源性毒邪"形成过程和毒性效应，属于中医病因学说的内毒致病范畴。内毒源于内生诸邪。慢性肾脏病的病理过程显示，损伤肾络的"内源性毒邪"主要来源于两方面：一是机体在代谢过程中产生的各种代谢废物，由于其在生命过程中无时无刻不在产生，因而它是体内毒素的主要来源。二是人体原有的生理物质，由于代谢障碍，转化为致病物质形成毒。因此，内毒是脏腑功能紊乱，气血运行失调，使体内的生理产物堆积或病理产物蕴积不解，损害脏腑组织而生之毒。因此，无论瘀、痰、湿、热，凡诸邪壅滞蕴积，一旦酿化成毒，其致病作用都呈现出量变到质变。所以，在临床上，高血糖、高黏血症、高脂血症、高血压、动脉粥样硬化等，都被视为多种慢性肾脏病共同的病理基础和危险因素。

基于上述，曹式丽教授提出，中医病因理论来源于对疾病发生发展过程的分析和把握。随着自然和社会环境变化及疾病谱改变，慢性肾脏病等临床难治性疾病，往往具有多元性、复杂性、内伤性致病过程，因此，在传统的病因学理论基础上，根据"外源性毒邪"与"内源性毒邪"对慢性肾脏病的致病作用及其表现的临床特征，分析中医证候规律与微观指标的相关性，以期探求慢性肾脏病病理进程的可控性影响因素，将有利于提高中医药对慢性肾脏病的临床治疗与研究水平。

三、以"三大医学思想"贯穿中医临床科研理念

三大医学思想，是指生态大系统医学思想、个体化医学思想和治未病医学思想，是中医学独具特色、集中代表东方思维和智慧的医学思想。曹式丽教授认为，三大医学思想对复杂性疾病的治疗具有十分重要的指导意义。

生态大系统医学思想，是中医学看待疾病独具特色的时空观，即在时空中动态地认识和把握疾病的基本特点和演变规律，在复杂多变之中找到共性，同时，又要在共性中把握个性。具体说来，就是把同一个人身上的若干种疾病联系起来看待，把疾病和所患疾病之人联系起来看待，将患者与所处的自然环境、人文环境、生活环境等联系起来看待。以"菌群失调"为例，引起感染的直接原因是病原微生物侵害。近些年，微生态失衡是特殊人群感染治疗的难点。目前尿路感染的患者，源于多重耐药的细菌、真菌、衣原体感染的比例明显增加，滥用抗生素致使菌群分布改变和诱导耐药性产生，加重了这一趋势。一些机体原本存在的共生菌、益生菌转变成了条件致病菌，造成人体微生态失衡。因此，有关微生态平衡已成为近年研究的热点。而处于不同阶段的患者，他们的临床表现和中医辨证治疗可能会有很大差异

个体化医学思想是指分析和治疗疾病的"同中求异"，强调的是辨证论治的个性化。例如：复杂性尿路感染病程迁延，中医辨证研究显示，肾络郁滞或虚滞证候与贯穿于疾病发生发展过程的共性规律具有高度相关性。患者不同的证候类型分别表现为不同的程度和

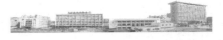

特点，诊治必须采取多层次、多因子协同分析的方法，否则难以概括证候的全部内涵。

"未病"，不仅是指机体处于尚未发生疾病的时段及其状态，而且包括疾病在动态变化中可能出现的趋向和未来时段可能表现出的状态。中医的治未病说，包括疾病微而未显（隐而未现）、显而未成（有轻微表现）、成而未发（有明显表现）、发而未传（有典型表现）、传而未变（有恶化表现）、变而未果（表现出愈或坏、生或死的紧急关头）的全过程，是一个复杂的系统工程。在这个过程的每一个环节上，都可以根据疾病发生、发展、传播、转化的规律，采取使疾病朝正向逆转的措施。

目前，获得性病因已成为感染性疾病发生发展的重要因素。为此，对本类疾病的"未病先防"，从中医角度分析，防治关口必须"前移"，即对于潜证和可预见证的提前干预，在疾病的全过程中重视预防。

因此，把握"三大医学思想"，构建慢性疑难疾病综合防治的临床思维，才会使中医临床研究具有较高的起点。

临 证 经 验

一、从毒论治慢性肾小球肾炎

慢性肾脏病的发生涉及多种病理因素，临床谱呈多样化。根据中医"审证求因"的原则，毒邪致病往往与本类疾病的病理进程密切相关，因而毒损肾络是多种慢性肾脏病共同的病理基础。

致病毒邪有"外源性毒邪"与"内源性毒邪"之别。前者如风毒、热毒、湿毒；后者如浊毒、瘀毒等。曹式丽教授认为，根据不同病邪的致病特点，厘定毒损肾络的病证特征及其与微观指标的相关性，以之作为慢性肾炎病理进程的可控性影响因素。临床辨析须把握以下环节。

（一）毒损肾络的证候要素

1. 风毒

临床呈现"短、快、上"的特征。风为阳邪，其性开泄。一般表现为起病急骤，病程短，进展迅速，易侵袭人体上部、肌表和肺经。肾炎患者素体正气不足，卫外不固，腠理疏松，易感受风寒、风热等致病邪气。风邪郁久不解，化热化毒，风毒之邪郁闭肺气，外不得宣发以散表邪，内不能通调水道以利水湿。前者可见发热、恶风、咽痛而痒，或伴有咳嗽。后者导致风水相搏，泛溢肌肤，突发始于眼睑头面，继则延及全身。风毒入络，肾络受损，络破血溢，则血尿、蛋白尿加重，尿量减少。风毒滞留肌肉经脉，化热生瘀，则肌肤瘙痒，皮疹疮疡，腰胁疼痛，关节肿痛，尿赤便结。此种情况多属于慢性肾脏病合并呼吸道感染，或疱疹疮疡为常见的诱因，往往导致原已稳定的基础病复发或加重。

2. 热毒

外感热邪或病邪内郁化热生毒，侵袭肺卫肌表，症见发热，咽喉红肿疼痛，肌肤脓疱疮疡，或脏器内痈；热毒蕴结下焦，毒损肾络，气化不利，清浊交混，精微下泄，以致蛋白尿、血尿加重。热毒深入营血，内闭下焦，则高热不解，皮肤瘀斑，神昏谵语，少尿、无尿。此种情况多属于慢性肾脏病合并重症感染，或见于难治性肾病综合征。常因患者前期应用糖皮质激素等化学药物，已引起毒副作用或各种不良反应，致使临床出现一系列的"变证""坏证"，进一步加重了病情，治疗往往比较棘手。

3. 湿毒

外感湿邪与内生湿邪郁久化热成毒，形成湿毒。湿毒内蕴，阻碍三焦脏腑气化，以致气滞痰阻血瘀；湿毒内蕴化热，伤及血络，迫血妄行。脾肾亏虚，脾虚不能运化水液，肾虚不能主水，则水湿毒邪泛滥肌肤。本类患者水肿明显，中焦证候较著，湿性重浊，壅滞气机，则肢体困重，头昏嗜睡，胸部满闷；湿毒化热，困阻脾胃，水液停聚，则脘腹痞满，纳呆呕恶，大便黏滞不爽。若下焦湿热，则尿液混浊，排尿灼热涩痛。若精微失摄，可见大量蛋白尿。湿毒郁久，化热生瘀，形成各种瘀血、出血证候。

4. 浊毒

浊毒是脏腑功能紊乱、气血运行失常的病理产物，又是造成机体严重损害的致病因素。其致病具有秽浊性、多发性、正损性。浊毒久伏肾络引起肾络损伤，体内的病理产物蓄积蕴结，表现为病情缠绵，进而则内侵脏腑经络，外达四肢肌腠，生风动血，败坏形体，损阴伤阳。浊毒易损脉络，以致病邪蕴结潴留，使病情突变或进展恶化。其成因或外感六淫，使脾失健运，肺失宣降，肾失气化，水湿不得化；或因患者先天不足、脾胃虚弱、饮食劳倦、情志不舒，伤及脾土，湿浊内生，胃失和降。湿浊郁久化热生毒，导致体内的"浊毒化"，形成浊毒内壅之势。浊毒互结，胶着难愈，邪壅经络，血不得行，瘀浊相互搏结，浊毒久伏于络，暗耗阴血，瘀阻络脉，患者多面色晦暗，恶心呕吐，口臭苔腻。随着慢性肾脏病的病理进程，本类情况多见于慢性肾功能不全，以致浊毒之患，累及全身。因而既需要消除毒邪产生的原因，亦需要通过扶助正气以提高脏腑自身的解毒功能，以利化解毒邪。治疗关键环节：一要解毒泄浊，二要疏通络脉，三要扶正理虚。

5. 瘀毒

瘀毒致病常见于疾病的迁延反复阶段。病程经久，腰痛持续或刺痛，肢体麻木，皮肤粗糙，面色黧黑或晦暗，舌色紫黯或有瘀点、瘀斑，脉细涩。瘀毒阻于经脉，损伤肾络，耗气伤血，或见面色萎黄，眩晕心悸，血不循经，而致出血。其成因或缘于热毒内盛，伤及血络，或久病体虚，气不摄血，而致瘀血日久成毒，瘀毒互结，阻于经脉，进一步耗伤人体气血津液，损伤五脏，病情缠绵难愈。久病重病，瘀毒不除，肾气虚极，中阳衰败，正气衰竭，浊阴不降，浊邪上泛，肝风内动，而见神倦欲睡、泛恶，甚至口有尿味，提示预后不良。

在慢性肾脏病的病理进程中，浊毒随病渐进，耗伤阴血，正气内虚，多因虚致瘀。肾络瘀滞证候在慢性肾脏病患者中普遍存在，因其作为病理产物长期滞留，病损加重，阻碍向愈。中医学认为，本类疾病"初为气结在经，久则血伤入络"，其病理改变主要涉及"毒""虚""瘀"三个环节，治以化解毒邪、扶正理虚、养脏和络。

(二) "内源性毒邪" 的致病特点

基于慢性肾脏病（CKD）病因的多样性和病变的复杂性，曹式丽教授在临床实践中，以临床具有代表性的病种为例，通过分析"毒损肾络"证候特征，进一步指出，在肾脏疾病的重症和慢性化阶段，内源性毒邪不仅是主要的致病因素，还具有明显的致病特点，从而使中医病因学说之"浊毒理论"得到拓展与深化。

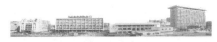

1. 内毒致病易损伤络脉

内生毒邪可导致脏腑气血等诸多损害，但其最为突出的特性是易损络脉。毒邪或从热化或从寒化，既损耗气血，又腐蚀络脉，成为络病形成的关键环节和疾病产生的根源。因为，络脉既是人体运行全身气血、联络脏腑形体、沟通上下官窍的通道，也是机体最重要的运毒、排毒通路，是整体结构发挥排毒功能最重要的载体。因此，内生毒邪形成之后，必先入络，导致络脉损害功能障碍，引发疾病，继之又因诸邪蕴积，酿化生毒，进一步败坏脏腑，使病情突变或进展恶化，从而使疾病更加难治难愈。

2. 毒损肾络病势多呈动态趋向

内毒损伤脉络，不但取决于毒邪的性质、邪入途径和部位、机体的状态、疾病的轻重等，还关系着由此而发生的动态变化。

通常认为，正气虚衰，脏腑功能失调，为慢性肾脏病发病之本，饮食、情志、劳倦是发病诱因，湿浊、瘀血、郁热为病理产物。由于致病因素的性质不同，兼夹转化的不同，各种内生病邪往往蕴化于绵长的病程中。一般而言，毒损肾络初起多为络中气机郁滞、血行不畅、络脉失养的病理表现，进而津凝痰结，毒邪蕴积。在这一动态变化过程中，湿浊、瘀血等诸邪可由相因、互生、互结的量变，久蕴酿化生毒，损伤络脉，败坏脏腑器官，形成病因积累后的质变。

3. "毒损肾络"的证候分布

基于慢性肾脏病（CKD）病因的多样性和病变的复杂性，多年来，曹式丽教授带领学术团队先后对临床常见且具有代表性的原发性、继发性疾病进行了大量观察，对涉及"毒损肾络"的证候特点进行了分析，结果显示，致病毒邪和中医证型本虚证、标实证的分布规律，与毒邪类型相关。肺脾气虚、卫外不固、经络空虚，易致风毒袭表；机体气阴两虚者常致热毒为患；脾肾阳虚，气化不利，升清降浊失司，则浊毒内生；若阳虚无以温煦血脉，血凝成瘀，则瘀毒内盛。

从单病种、单因素分析，在 IgA 肾病、紫癜性肾炎等伴有急性感染阶段，多呈现为热毒、风毒的表现，外源性毒邪往往是发病的诱因，而湿毒、瘀毒和浊毒等内源性毒邪在各种慢性肾脏病的病理进程中均普遍存在。其中，以肾病综合征为主要表现的膜性肾病、糖尿病肾病等，低蛋白血症、高脂血症、高凝情况更为突出，这些慢性肾脏病的危险因素，已证实是影响肾脏血流量、导致机体内环境紊乱、肾小球内纤维蛋白沉积、毛细血管中血小板凝集、肾静脉微血栓形成的病理基础，进而加速了肾小球硬化和肾功能的衰退。

因此，毒邪的不同致病特点形成了慢性肾脏病"毒损肾络"的不同证候表现。其中，在多种慢性肾脏病的辨析中，源于感染性因素对机体的损伤者，须注意外源性致病毒邪的作用。在病程迁延反复和慢性化阶段，特别是存在高血压、高血脂、高凝等危险因素时，祛除内源性毒邪，则是延缓病理进程的关键环节。

二、扶正泄浊防治老年慢性肾功能衰竭

慢性肾功能衰竭是各种病因引起肾脏损害和进行性恶化的结果。在我国，随着人口年龄结构日趋老龄化，不仅老年人慢性肾衰发病率持续上升，慢性肾衰病因谱也发生了显著变化。其中，糖尿病肾病、高血压肾小动脉硬化、慢性间质性肾炎，已成为老年人特别是城市老人慢性肾衰的主要病因。

　　曹式丽教授分析，老年肾衰的病因与其他年龄组有别，除了各种基础病的因素之外，自然老化所引起的脏器结构改变，以及伴随发生的代谢调节变化，使老年人的各种生理功能也呈渐进性减退，以致肾衰也具有自身的特点。因此，关注患者全身多系统病变，把握老年慢性肾衰可控性进展因素，提高患者的生存质量，是实现早期多学科综合防治的重要措施。

（一）临床诊断的关键环节

　　本类病变多发于水肿、癃闭、淋证、消渴等基础病，有主因也有诱因。其基本病机是脏腑虚衰，阴阳气血不足，气机升降功能失常，致浊邪潴留，壅塞三焦。证候演变的一般规律为邪实正虚，寒热错杂，最终精气耗竭，脏腑功能全面衰败。故应尽早明确可能引起肾损害的病因，力求最大限度地控制可逆因素。

1. 判断临床分期

　　根据"慢性肾衰临床诊断规程"，参照国内/国际通用的生物学指标及生存质量标准，明确基础疾病的临床类型，如原发性肾小球疾病、肾小管－间质疾病、感染性肾脏病等。筛查鉴别引起肾损害的相关疾病，如糖尿病肾病、狼疮性肾炎等继发性肾脏病。

　　明确临床分期与时序、病理分型与程度；以临床研究为基础，建立常见症状、体征的定位、定性及量化标准，辨析中医证候类型；进行高危险因素分析（高血钾，水、电解质紊乱，出血倾向或高凝状态，心血管损害，神经系统病变，各种感染并发症等），以综合评估患者病情，并作为临床疗效及预后判断的依据。

　　从中医学角度分析，老年肾衰的中医证候演变规律，病机关键在于脾肾两脏功能失调，不能及时疏导、转输、运化水液及体内之毒，形成湿浊、湿热、瘀血等内生之邪，进而波及五脏六腑、四肢百骸而产生临床诸症。由于脏腑相关，病情进展可累及他脏而生变证。一般而言，肾功能衰竭证候发展规律，总体呈现气虚→阴虚或阳虚→阴阳两虚的发展过程，湿浊、血瘀比例逐步上升，变证多生。慢性肾衰的初期是临床治疗的关键阶段，脾肾气虚、阳虚或气阴两虚表现较为突出，浊邪壅滞以中焦脾胃为主。后期阶段，病变脏腑累及诸脏，邪犯三焦。然而，目前尽管临床显示老年人慢性肾衰发病率在不断攀升，而早期诊断率却相对较低，这种"高患病率，低知晓率"的状态，使许多患者失去了逆转或延缓病情的最佳时机。因此，对慢性肾衰"治未病"的理念，不能仅着眼于病变的现状，更要把握疾病在动态变化中可能出现的趋向，以及未来可能呈现的状态，包括疾病微而未显、发而未传、传而未变、变而未果的全过程，根据疾病发生、发展、转化规律的每一个环节，采取使疾病朝正向逆转的措施。

2. 详审原发病证

　　根据临床普遍规律，脏腑虚损程度与原发疾病密切相关。原发病为本，继发病为标，基础病不同，其预后具有显著差异，应尽可能明确或排查患者基础疾病。因为不同病因对脏腑阴阳气血损伤的程度不同，导致病变晚期机体内在基础不一，寒化伤阳，热化伤阴，从而呈现不同的证型趋向。如：肾衰因于水肿病而致者，多见脾肾阳虚，很少单纯属于阴虚；因于淋证迁延而致者，常有阴虚见症。一般而言，渐进起病的虚性癃闭而致关格者，多以气虚、阳虚见症为先，其余者往往阴阳俱虚、寒热错杂。消渴病往往病程经久，耗气伤阴，至关格阶段多属肾络瘀滞，气阴两伤，阴阳俱虚。

当临床呈现肾功能不全表现时，追踪原发病的诊断仍然是重要的。对初诊患者必须详细询问病史，重视临床的各种非特异表现，如疲乏、难治性水肿、夜尿增多、不明原因的贫血及呕吐、食欲不振等。而那些病因明确，特别是继发性肾脏病的患者，如高血压肾病、糖尿病肾病、狼疮性肾炎等，也须继续坚持对原有基础病的规范治疗，否则不仅等于放弃了许多可控性进展因素，更可能加速肾衰的病理进程。

3. 明辨在气在血

肾衰早期阶段病在气分，后期阶段病入血分。分辨在气在血须脉证互参，其中最重要的有两点：其一，凡兼夹外感，病在上焦肺卫和中焦脾胃者，多在气分；若病在上焦心和下焦肝肾，则多属血分。何廉臣在《重订广温热论》中"溺毒入血，血毒上脑之候，头痛而晕，视力朦胧，耳鸣耳聋，恶心呕吐，呼吸带有溺毒，间或猝发癫痫状，甚或神昏惊厥，不省人事，循衣摸床撮空，舌苔起腐，间有黑点"，就是很详尽的描述。其二，不论有否外邪，凡见出血症状，病变在血，可使气血更虚，脾肾耗竭。

4. 警惕三焦危候

肾衰因于浊毒壅滞潴留，疾病后期浊邪弥漫，上中下三焦表现各有侧重。一般而言，浊邪壅滞中焦为肾衰必见之证。中焦脾胃互为表里，浊邪犯胃或浊邪困脾可症状并见但各有偏重。若呕恶频作、舌苔厚腻，兼纳呆、乏力等，以浊邪犯胃为主；若面色无华、神疲乏力、水肿泻泄，兼恶心、呕吐，则以浊邪困脾为主。浊邪侵犯上焦心肺，临床主要以气急，倚息不能平卧，呼吸低微，心悸烦躁，甚则神昏、谵语为特点。浊邪侵犯下焦肝肾，可有形寒肢冷、四肢厥逆、烦躁不安、抽搐瘛疭等见症。

在肾衰的后期阶段，明辨三焦病位可预测转归。偏于阳损者，多属命门火衰，不能温运脾土，故先见脾败，后见肝竭；偏于阴损者，多属肾阴枯竭，肝风内动，故先见肝竭，而后见脾败。至于心绝和肺绝等多数见于脾败或肝竭之后。浊邪弥漫三焦，标志生命进入危笃，时时可产生阴阳离决之象。

近些年来，由于医疗条件的改善和诊疗手段的丰富，许多患者在就诊前已较少呈现终末期肾衰上述的自然病程，但对于不明原因的恶心呕吐、癫痫抽搐、烦躁失眠、鼻衄等出血倾向，应当提高警惕，因其属于病情危重的信号。

（二）中医防治的主导思路

1. 发掘整体潜能

慢性肾衰为临床危重症，单一治疗无法解决绵长病程中诸多的病理环节。因此，曹式丽教授指出，慢性肾脏病的发生发展不仅是肾脏由代偿至失代偿的过程，也是所有脏腑都参与的整体气化功能由代偿到逐渐衰减，甚至最终全面衰竭的过程。由于慢性肾衰病理进程的不可逆性，因而保护残存的肾单位，发掘机体代偿潜能，是临床治疗的基本目标。根据中医的整体观念、脏腑相关学说、治未病理论和西医的代偿理论，调动整体代偿潜能，力求将肾脏自身的功能代偿扩展至机体各脏腑间。因为，慢性肾功能不全时，除了肾脏自身的功能代偿，所有脏腑的气化功能都有可能参与代偿。例如：肾衰患者由于肾单位严重损害、肾脏排泄及调节功能逐渐丧失，大量毒素在体内蓄积。其中一部分毒素产生于肠道细菌，而另一方面人体内某些毒素亦经肠道排泄，因此肠道可以在肾功能下降时代偿性地发挥排毒作用。目前在临床广为应用的中药结肠透析、腹膜透析等替代疗法，正是基于利用结肠黏膜、腹膜作为透析膜，通过弥散和渗透原理，达到排泄蓄积废物、排出多余水分、纠正内环境紊乱的效果。

因此，研究慢性肾脏病整体功能代偿状态，探讨各脏腑参与代偿的规律，以及增强各脏腑代偿能力的具体措施，调动全身脏腑的代偿潜力，是拓展立体治疗参与代偿的新途径。

2. 扶正泄浊兼顾

慢性肾功能衰竭是各种病因引起肾脏损害和进行性恶化的结果。依据中医辨证，其病理关键主要在于脾肾衰败、浊毒羁留、肾络瘀阻等因素交互错杂，通常治疗时补泻两难。因此，在药物应用方面，曹式丽教授主张，临床重点是根据慢性肾衰的核心症状及微观指标等综合情况，以基础治疗为前提（纠正电解质紊乱及酸中毒，控制感染，控制血压等心血管损害，饮食及生活调摄等），把握脾肾虚衰、湿邪、浊毒、瘀血等病机环节，扶正固本与祛邪泄浊相结合，权衡标本缓急，诸法联合，以期达到攻伐邪毒不伤正气、补益脾肾不碍邪浊之目的。

对非透析的慢性肾衰，药物治疗的基本方法如下。

（1）把握中焦　老年慢性肾衰病因复杂，以致诸脏腑失调，多系统受累。但在众多需要解决的矛盾中，脾胃功能薄弱往往是老年人最突出的问题。故调理脾胃，把握中焦，是治疗的首务。上下交损，当治其中。调理中焦必须通调整体气机，若中焦阻隔，久必影响上焦和下焦的气机升降交通，形成"关格"。

调理脾胃的常用方法是祛湿化浊，和胃降逆。药物配伍采取辛开苦降，寒热并用。此法适用于湿浊中阻，胃失和降之证，临床症见恶心呕吐、纳呆腹胀、神疲倦怠、尿量减少、苔腻脉滑等。本法有助于调节气机升降功能，和胃泄浊，属于热证者常用苏叶黄连温胆汤加减，属于寒证者用小半夏加茯苓汤合吴茱萸汤等。常用药如半夏、竹茹、陈皮、枳壳、茯苓、苏梗或苏叶、旋覆花、代赭石、枇杷叶、土茯苓、生姜等，化浊降逆，缓解呕恶，增进饮食，才能为其他治疗提供条件。

（2）补益扶正　肾衰患者正气衰微，应予补益。针对慢性肾脏病虚损证候的补益治疗，临床通常划分为清补、温补、平补、峻补、滋补、调补等6种类型。其中，清补、温补、平补、调补法，对于虚实错杂证较为适宜。曹式丽教授认为，根据慢性肾衰的分期辨证，一般情况下，临床气阴两虚者居多，扶正治疗宜以补益脾肾为主法，冀此化生精血，温煦阳气，使精气充盛方能泄浊。但肾衰阶段脏腑功能低下，患者正气虽虚亦以平补为要，缓缓图之。若强用峻补，则壅塞气机，滋腻脾胃，不仅难以受纳，且易致湿热，助长邪实，欲速不达。药物选择方面，温阳益气不宜过于温燥，滋阴养血不宜过于滋腻。其中，以生晒参、太子参、黄芪、白术、山药、冬虫夏草等为补益脾肾要药，滋养肾阴宜用枸杞子、山萸肉、女贞子、旱莲草、阿胶等，温补肾阳宜选菟丝子、巴戟天、肉苁蓉、仙茅、淫羊藿、补骨脂等，慎用桂附等刚燥之品。肾性贫血、低蛋白血症治疗时注重调补精血，在补益脾肾的基础上选用当归、黄精、阿胶等。

慢性肾衰患者机体免疫功能低下，高年体衰，加之精华外泄，卫表不固，易感外邪，加速肾功能的恶化。适时采用益气固表之剂如玉屏风散加味，是增强患者机体防御功能的重要措施。

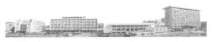

（3）通腑降浊　一般而言，通腑主要指通利大肠之腑，以通腑降浊法治疗慢性肾衰，近年国内应用甚广。众多文献报道了以大黄控制氮质血症效果较佳，其作用主要在于浊毒排泄，同时又具有清热解毒、活血化瘀、安和五脏的功效。曹式丽教授在介绍自己学习心得时说，早在数十年前，通腑泄浊法尚未在国内普遍应用，其恩师柴彭年教授针对邪毒久羁，郁久化热，或过用温阳而致热毒入于血分，临床症见烦躁、鼻衄、苔黄燥、脉弦数等，即以大黄荡涤三焦壅滞，配合土茯苓、忍冬藤等清解血分热毒，排除脏腑浊毒。她与学术团队在临床观察的基础上，曾就"通腑降浊法治疗慢性肾衰"进行过专题研究并取得成果。

通腑降浊法从广义讲包括通利大肠之腑与通利膀胱之腑，以此治疗慢性肾衰体内秽浊潴留，既可通降阳明之腑泄其浊毒，也可助膀胱气化以泌别清浊，祛邪安脏，从而改善因虚致实的病理状态。

（4）祛瘀生新　病入血分，是多种慢性肾脏病的重要根源，血液生理常态的调和流畅与病理变态的虚损瘀滞是决定疾病转归预后的关键。尽管慢性肾衰的原始病因、病理类型及临床表现各异，但其病理改变主要涉及"虚"与"瘀"两个关键环节。瘀血既是肾衰的病理产物，又是肾衰的致病因素。脾肾亏虚以致气血生化乏源，气行则血行，气虚则血瘀；病本在虚，虚而致瘀，以致络损血溢，血不循经。

曹式丽教授认为，应用祛瘀生新法应把握的核心指征是患者具有明显的疼痛症状，如腰痛及肢体疼痛，兼有面色晦暗、鼻衄、齿衄及其他少量出血见症，舌色暗淡，脉沉而涩。一般而言，中医对痛证的发生，概括起来有两方面的认识：其一，"不通则痛"。不通的意思是障碍，指气血受到某种因素的影响，产生瘀滞、冲逆或瘀结等病理，因而出现脏腑经络等部位的疼痛。其二，"不荣则痛"。气血虚少而不能维持正常的调和流畅，脏腑经脉失其濡润充养而致疼痛。实际也存在气血周流失常，故虚痛用补仍有通的意义。此外，中医理论认为，离经之血即是瘀血，瘀血不去，则新血不得归经。故慢性肾衰而致疼痛见症，既有实邪壅滞脉络的"不通则痛"，又有因气血精华亏虚所致的"不荣则痛"，是多种病机复合所致，并非单一因素构成。所以，从血论治，通过调整机体血流动力学功能，以期改善局部病灶的瘀滞，是中医治疗多种顽疾的重要方法之一。祛瘀生新法延缓慢性肾衰的作用，即在于理血祛瘀、疏通肾络，通过推陈致新，有利于使新血归经。常用药有三七、当归、益母草、丹参、赤芍、川芎、红花、桃仁等。此法在临床多有应用。

总之，扶正泄浊，祛邪安脏，其实质是相辅相成、双向调节的效果，而无论调和阴阳、调和气血，还是调理寒热虚实，均在于调整机体失衡和内环境不稳定状态，显示了对于慢性肾衰等疑难重症，中医综合治疗可以最大限度保存机体的功能、延长患者的生存时间、改善其生存质量，是使人体与疾病共生存新理念的贯彻和体现。

三、从肝论治复杂性尿路感染

（一）临床病因的个体化分析

感染是导致许多病变急性发作的常见诱因。肾脏病患者感染的发生率，比一般人群高10倍以上。其中，发生于全身或慢性肾实质疾病基础上的复杂性尿路感染，经典治疗往往难以控制病情。常见的有患者免疫功能低下、肾脏代谢障碍及内环境紊乱、机体对感染的应答反应异常、病原体分布改变和产生耐药菌株，以及尿路解剖和功能异常等。其临床特点为病程缠绵，迁延反复。尤其是近些年临床显示，多重耐药的细菌、真菌、衣原体感染的比例明显增加，滥用抗生素致使菌群分布改变和诱导耐药性产生，加重了这一趋势。一些机体原本存在的共生菌、益生菌转变成了条件致病菌，造成人体微生态失衡，更增加了特殊人群感染治疗的难度，并严重影响了基础病的预后，从而成为专业领域面临的瓶颈问题。

曹式丽教授认为，诊疗复杂性尿路感染，必须分析尿路感染高发人群与机体病理状态的相关性。因而强调，在面对复杂情况时，需要理清诊治路径，综合评估与病情相关的因素，明确应解决哪些关键环节，以确立临床重点干预的靶目标。

1. 明确高发人群生理的特殊性

尿路感染的高发率具有明显的性别和年龄特征。从临床角度分析，影响疾病的原因虽然很多，但最终影响预后的突出因素是病情的反复发作与慢性化。作为本类疾病的特殊群体，中老年复杂性尿路感染之所以呈现为反复发作、时发时愈或持久不愈的病变规律，来源于患者本身生理与病理的特殊性，既与脏器功能的变化有关，也与整体健康状况密切相关。

中年以后患者的脏器结构改变，并伴随发生代谢调节改变，以致各种生理功能呈渐进性减退或下降。而肾脏作为维持机体内环境稳定的关键脏器，在全身各系统的衰老过程中，其变化往往最为突出。

2. 特殊人群病情评估的相关环节

特殊人群往往存在着多种不易纠正的局部及整体易感因素。例如：①原发病导致全身及局部免疫反应能力下降。②性别因素导致泌尿道上皮细胞对细菌的黏附敏感性增加。③尿路梗阻因素明显增加，使细菌易于生存繁殖。④糖尿病、肢体活动障碍长期卧床等相兼疾病多。⑤前期治疗药物而致的"药源性"肾损伤。

上述多种综合因素叠加，容易导致局部及全身抗病力减退，继而发生感染；影响药物吸收，使疗效降低；引起病情反复发作和慢性化。

（二）中医治疗的主导思路

1. 区分病程时序，厘定核心特征

从中医角度分析，尿路感染属于"淋证"范畴。淋证的病因虽涉及诸多方面，但主要是膀胱湿热、肝郁气滞、脾肾亏虚三类。这三类病因并非等量齐观，在不同病理阶段、不同类型的淋证之间，往往存在着交叉和联系，以致相互转换或同时并见。一般而言，根据病程时序，临床治疗的基本原则是：急性发作阶段清除病理因素，除邪务尽，阻断病邪深入；迁延反复阶段，重在扶正，兼顾余邪，进行整体辨析。

由于局部病理损害累及整体，全身状况制约局部病变的改善，因此强调整体辨析，综合调节脏腑功能，力求既清除病原微生物，又增强机体防御力，减少复发。

2. 注重从肝论治，促进经气贯通

一般而言，复杂性尿路感染临床主要有两类见症：其一，排尿涩滞，淋沥不畅，小腹胀满较明显，尿后余沥不尽，苔薄白，脉弦；其二，病程经久，迁延反复，遇劳诱发或加重，小便淋沥不已，涩痛不著，腹重坠及尻。其基本病机是气机郁结，膀胱气化不利。上述类型发病往往有情志诱因或妇科、男性生殖器官等邻近器官病变的影响，许多病证表现

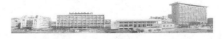

常与肝关系密切，而临床通过从肝论治的途径往往可以收到较好疗效。

从中医角度分析，根据临床呈现的肝经病变核心特征，结合足厥阴肝脉循行，从肝辨证论治淋证某些特定类型的理论基础，来源于中医脏腑相关论。因为，人体五脏之间存在着促进、抑制和协同三种作用模式。其中，足厥阴肝经线路较长，从足到头，纵贯全身。其间经过许多部位，涉及许多器官组织。这些特定的部位及器官组织，成为肝在生理状态下的功能体现和病理状态下的病变反映，也是临床定位诊断的重要依据。而肝肾的协同，不仅使两脏能够共同完成人体某些生理功能，同时也在形成与逆转某些病理状态的过程中，共同发挥作用。肝肾两脏的协同关系，体现在诸多方面。

（1）肝肾经脉通联　肝的经脉循行，《灵枢·经脉》记载："肝足厥阴之脉……循股阴，入毛中，过阴器，抵小腹。"肝肾两脏经气相互贯通，通过冲脉、任脉及督脉相联络。肝肾经气这种互通的关系，为肝肾两经同治的临床思路提供了理论依据。

（2）肝肾气机相关　一般而言，淋证的基本病机是水液气化渗泄失常，而水液气化渗泄必以下焦气机调畅为前提。肝主疏泄，调畅五脏气机，故肝为气之枢机，气机体于肾而用于肝，更与他脏共助升降出入。因此，肝郁气滞是淋证诸多病因中的重要类型。其病理过程是：情志失调，肝失疏泄，气血不畅，气郁化火，气火郁于下焦，以致膀胱气化不利而成淋。少腹为足厥阴肝经循行之处，脉络瘀阻，气滞不宣，下焦瘀滞，故少腹作胀、小便艰涩疼痛、余沥不尽，发为淋证。

因此，尽管淋证的临床谱十分广泛，但根据肝的经脉循行显示，一般而言，凡是发于胁肋、少腹、阴器等部位的病症，往往责之于肝。掌握和熟悉肝的经脉循行特点和规律，有助于提高辨证论治的准确性。

（三）从肝论治的基本方法

从肝论治的基本方法具体包括疏肝、清肝、温肝、养肝等方面。

1. 舒畅肝郁法

通过解郁、理气、活血以舒畅肝郁气滞血瘀的治法，又分为疏肝理气、疏肝通络两个层次。

（1）疏肝理气　主要用于解除肝气郁滞的状态。适用于排尿艰涩疼痛、尿后余沥不尽、小腹胀满较明显的"气淋"，兼见情志抑郁、食欲不振、呕逆、胁腹隐痛、肠鸣便泄、便后不爽、舌苔薄、脉弦等肝气郁结证。基础方药为逍遥散、柴胡疏肝散、加味乌药汤。常用香附、郁金、苏梗、青皮、橘叶、川楝子之属，开郁理气，配合柔肝，缓解少腹胀满疼痛。

本类情况常见于中年女性，患者多因尿路窘迫感明显，既往长期应用抗生素或苦寒中药，以致损伤脾胃。整体状况以膀胱神经调节功能失调为主，兼肝气郁结、肝胃不和或肝脾不调为突出见症，从而使原有基础病的规范治疗受到很大限制。此阶段可配合应用本法。《证治要诀·淋》谓："津道之逆顺，皆一气之通塞为之。"此外，注意理气药多香燥耗散，必须斟酌程度，适可而止，否则反助湿热，消损阴血。

（2）疏肝通络　本法在疏肝理气的基础上兼活血之功，用以通瘀阻、畅肝络。适用于淋证病程绵长，肝气久郁，络脉瘀阻，临床以少腹重坠、隐痛持续为突出见症。基础方药为沉香散、石韦散、桃核承气汤、膈下逐瘀汤等。常用沉香、旋覆花、新绛、桃仁、泽兰、延胡索、赤芍、王不留行等药物。若患者血瘀较著，正气尚充，可配合土鳖虫、全蝎等虫类药物，以提高治疗力度。

针对上述方法，曹式丽教授特别提示临床要点：其一，淋证的形成与下焦湿热蕴结密切相关，肝郁气滞是导致气淋发病及病情加重的诱因或条件。所以，肝郁气滞在淋证发病中必须考虑病理因素的综合作用，单一的肝郁往往不会表现为淋证。其二，既往有"妇女多郁"之说（《医宗必读·淋证》："妇女多郁，常可发为气淋和石淋"），少腹为足厥阴肝经循行之处，淋证的病位除膀胱与肾外，还与肝经脉络瘀滞有关。故临床显示气淋的发病往往没有性别差异。

2. 凉肝清利法

本法适用于肝郁化热，蕴结膀胱的病证。一般而言，膀胱湿热是淋证形成的主因。湿热的来源途径，或因秽浊之邪蕴结下焦，或由他脏邪热移入膀胱。此阶段的治疗应除邪务尽，以阻断病邪深入。若热邪入里，客于肝经或肝郁化热，与湿热相兼，湿毒瘀热蓄于下焦者，重在凉肝清利。

本法多见于淋证的急性发作阶段，内热客于肝经，或气郁化火，症见尿液混浊、排尿灼热而痛，又兼见发热、口苦、便秘、舌边尖红、舌苔黄腻、脉象弦数等湿热弥漫三焦症状。基础方药为柴芩通淋汤、程氏萆薢分清饮、清心莲子饮等加减。热邪较重者适时选用羚羊角，配合牡丹皮、山栀、黄芩、竹叶、重楼、白花蛇舌草、土茯苓、红藤、土贝母、半枝莲、生地榆等清热解毒药物。

3. 温肝散寒法

本法通过应用温阳药物，驱散滞留体内的寒邪，以达散寒行气止痛之功。适用于寒滞肝脉证，以淋证日久、少腹胀痛、会阴或睾丸坠胀湿冷、舌润滑、苔白、脉象沉弦或迟为主要表现。基础方药为天台乌药散、暖肝煎。常用药物为乌药、吴茱萸、肉桂、细辛、川椒、小茴香、艾叶等。

在寒滞肝脉证的基础上，若又有头昏乏力、腰部冷痛、手足不温、尿频夜甚、面足轻度浮肿、大便溏薄、舌苔淡润胖大隐紫、脉细弱或沉迟等见症，应兼温肾阳，以祛虚寒。基础方药为二仙汤、金匮肾气丸。常用药物有淫羊藿、仙茅、巴戟天、肉苁蓉、山萸肉、枸杞子、菟丝子等。阳虚内寒较著者加附子、干姜、肉桂。

4. 柔肝补虚法

本法即通过滋阴养血以补肝之虚、缓肝之急，分为补养肝血、滋养肝阴两个层次。

（1）补养肝血　适用于淋证日久，又因基础病的消耗而致肝血亏虚之证。临床表现为病程经久，迁延反复，遇劳诱发或加重，小便淋沥不已、涩痛不著，腹重坠及尻，兼见眩晕头痛、两胁苦满、肢体麻木拘急、面色萎黄、月经量少或闭止不行、失眠多梦、唇色淡白、舌质淡白、脉沉细等。基础方药为四物汤、当归补血汤加味。常用药物有当归、熟地黄、牛膝、川芎等。慢性肾脏病Ⅲ期之后出现肾性贫血，亦可用此法。

（2）滋养肝阴　其功效为通过养阴柔肝药物，缓解肝阴不足之证。病史与上述情况大致相同，兼有虚热表现，如头眩目涩、腰膝酸软、咽喉干痛、五心烦热、失眠盗汗、舌红苔少、脉象弦细等。基础方药为一贯煎、芍药甘草汤。常用药物有乌梅、白芍、当归、川芎、生地黄、枸杞、首乌、女贞子等。在慢性肾脏病过程中，肝肾阴虚往往同时并见，

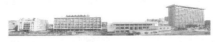

一般可兼滋肾阴，滋水涵木。

柔肝补虚是改善患者整体情况的重要方法。血虚日久，虚风内动，少腹拘急，肢体麻木震颤，当予柔肝补虚。柔肝宜甘缓配伍酸收，如木瓜、白芍、乌梅、五味子、山楂、甘草之类。酸甘化阴，不仅能缓解肝络挛急，亦可达滋养阴血之效。临床显示，若单纯滋养，往往不足以缓急止痛。只有补虚柔肝二者兼顾，并佐以少量行气化滞之品，以通气机，方可起到相得益彰的作用。

此外，在淋证的慢性缠绵阶段，需注意适当守方。如果一俟症状稍缓，即行停药，由于未能保证足够的剂量和适当的疗程，则病情易于复发或再感染。过早停药或朝方夕改，治疗不彻底，则病情易迁延反复。

四、肾络病证的基本治法

曹式丽教授认为，尽管肾络病证的原始病因、病理类型及临床表现各异，但其病理改变主要涉及"虚"与"瘀"两个关键环节。因而，治疗的根本目的在于保持络脉通畅。所谓"络以通为用"，即采取入络药物，调整络病病理状态，以利气血运行恢复正常，达到"通"的效果。

肾络病证治疗的前提是筛选通络药物，研究配伍规律。由于慢性肾脏病多属虚、瘀、湿、热胶结为患，肾络病证的治疗通常分为两类：一类是祛邪通络，"去菀陈莝"，主要针对风邪、痰浊、血瘀、水湿等病理因素，药物选择如辛温通络、辛润通络、辛香通络、虫蚁搜络等。另一类是扶正理虚、养脏和络，通过调理脏腑气血阴阳、气机升降出入，以助通络，多选择补气通络、辛甘通补、滋润通络等药物。

（一）辛通畅络法

辛味药辛香走窜，能散能行，行气通络。络病治疗常以辛味药为主，或佐以辛味药。所谓"络以辛为泄"，"酸苦甘腻不能入络"，在于强调辛味药对疏通络脉具有重要作用。按照络脉空间分布规律，与病邪在外的体表阳络病变不同，肾脏疾病慢性化过程所产生的湿、痰、浊、瘀，其邪结于脏腑阴络，胶着难解，一般药物难达病所，致使病势难以逆转。而辛药走窜通络，既可透达络邪使之外出，又可引其他药物达于络中以发挥作用。本法适用于慢性肾脏病痰瘀之邪郁滞络气，腰部肢体心胸或肿或麻或痛，部位不固定，症状时轻时重，按之无形，舌淡苔薄白，脉弦。辛通畅络法的药物选择有辛香通络、辛温通络、辛润通络之别：辛香通络药物如降香、麝香、檀香、乳香等；辛温通络药物如细辛、麻黄、桂枝、薤白之属。其中，麻黄辛温通络，外通玄府，上宣肺气，下通三焦水道，不但用于起病急骤之风水证以宣肺利水，更善深入脏腑经络，通络祛邪，配伍治疗顽固性水肿。

辛润通络法是临床常用的方法，辛润通络法系辛通与柔润药物相伍，以冀宣通脉络、滋润阴血，临床适用于邪气久伏，阴血暗耗，"气留而不行，血壅而不濡"之证候。本法始于东汉仲景之《金匮要略》治疗肝著的旋覆花汤，一般认为其是辛润通络法的范例。清初叶桂阐发了"初为气结在经，久则血伤入络"的著名论点，并针对"络虚"而致气钝血滞的基本病理，提出依据病性寒热之异，予以"柔温辛补"或"凉润辛补"的配伍原则。辛润通络之常用药为当归、桃仁、旋覆花、泽兰、红花、茜草、赤芍、川芎、巴戟天、狗脊、肉苁蓉、鹿角霜等。

在长期大量的临床实践中，曹式丽教授效法前贤，融会己见，结合脏腑特性，治疗诸阴血不足、脉络瘀痹之痼疾，尝有效验，致使该法推陈出新，以广其用。如：采用辛通柔润相兼，治疗肾络瘀痹所致之迁延不愈的血尿；以辛润开其闭结，治疗脑络壅塞所致之血管神经性头痛；用凉润兼以通降，治疗胃虚络瘀所致之慢性胃病；以柔缓兼疏肝用，治疗肝脉痹窒所致之持续性胸胁痛等，收效甚捷。

曹式丽教授在辨证过程中往往强调，络病与通常意义的血瘀证，其内涵和外延是既有重叠又各自独立的两个概念。辛通畅络有别于单纯的活血化瘀。因为，从微观领域而言，络病既包括致病因素所引起的脉络结构损伤，也包括脏腑组织继发性功能障碍等病理改变。而血瘀证重点是反映血液瘀滞、运行不畅的状态，在宏观辨证中虽有明确的临床指征，却并不反映络脉自身的结构改变。目前广泛应用的某些活血药物，也同时具有辛味通络药效，如桃仁、红花、赤芍、川芎、牡丹皮、益母草、郁金、三棱、莪术、延胡索等。临床也可配伍治疗肾络瘀阻之证。

（二）化瘀通络法

化瘀通络法主要适用于久病久痛络脉瘀阻，闷痛刺痛，或结为癥积，或肢体痹痛，或虚劳病证。此为在多种慢性肾脏病迁延日久基础上发生的病邪结聚成形的病理变化。如糖尿病肾病继发瘀血、水湿、浊毒等病理产物，蕴结闭阻肾络，以及络息成积之证。临床表现为面色晦暗、皮肤紫斑或呈现丝状红缕、肌肤甲错或见有形癥积、腰腹钝痛、面目肢体水肿，老年男性尿频且进行性排尿困难、舌黯、脉细涩或弦细。

络病之初，络气郁闭，辛香草木之品或可舒畅络气，久病久痛久瘀入络，凝痰败瘀混处络中，非草木药物所能奏效，唯虫类通络药物性善走窜，剔邪搜络，散结化积，独擅其功。常用药物有水蛭、土鳖虫、虻虫、蜈蚣、鳖甲等。现代药理研究普遍证实，该类药物一般具有抑制血栓形成、降低血小板聚集性和黏附性等作用。

（三）搜风通络法

搜风通络法主要用于久病不愈，风邪入络、痰瘀互结，络脉绌急，肢体一过性疼痛麻木，或肢端青紫麻木疼痛，四末不温者。常见于糖尿病肾病，结缔组织病肾损害或高血压肾损害等所致络脉瘀塞之证。药物选择虫蚁搜络药或藤类通络药。前者常用全蝎、蜈蚣、地龙、蝉蜕、露蜂房、乌梢蛇、白花蛇等，重在搜风解痉通络；后者常用雷公藤、络石藤、忍冬藤、青风藤、鸡血藤等，重在祛风散结通络。

（四）养脏和络法

此为络虚通补治法，适用于肾络失于荣养的证候。本法遵叶天士"大凡络虚，通补最宜"之说。络脉为气血汇聚之处，贯通营卫，渗灌脏腑组织。肾络失荣即肾中精气阴阳不足，气虚不能充养，阳虚络失温运，血虚不能滋荣，阴虚络道涩滞，则络脉失荣，络中气血不能维持正常的调和流畅。因此，络虚通补，体现在本虚证的整体调节。临床常予益气补血、养阴填精、荣养络脉，以补药之体作通药之用，适当配伍通络祛滞之品。

养脏和络类药物，益气常用人参、生黄芪，取其大补元气，气旺而行；温通督脉，首选鹿茸，督阳充沛，则经流络充；阴血涩少，络道失荣者，治以麦冬、沙参，滋阴生津；当归、阿胶养血活血，滋荣络脉。肾络失养，日久不复者，治宜鹿角胶、紫河车、猪羊脊髓、牛胫骨髓等滋填络道，以血肉有情之品，培植人体脏器之生机。同时配伍藤类通络

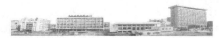

药，如鸡血藤之类，行血滞，通络脉。现代药理研究证实，许多络虚通补中药对血液与血管病变具有双重改善作用。

曹式丽教授在临床上强调，以上方法的应用不是简单的药物堆砌，而要以相应客观体症结合现代微观辨证指标为依据。只有在中医理论及组方原则指导下配伍选择，方能科学合理。

医案选介

一、IgA 肾炎

何某，女，42 岁，职员，2012 年 4 月 18 日初诊。

主诉及现病史：持续蛋白尿及镜下血尿 4 年，肉眼血尿 2 周。患者 4 年前因外感发热就诊时发现尿蛋白（＋＋），红细胞 30～40 个/高倍视野，经治后"感冒"症状消失，但蛋白尿及镜下红细胞持续存在。辗转诊治于相关专科，考虑为慢性肾炎，遍服多种"补肾""止血"等药物，情况无明显改善。2 周前于劳累后出现肉眼血尿，患者自觉腰痛乏力，咽痛纳少，尿液色赤混浊而有泡沫，大便不畅。

既往史：否认其他慢性病史。否认药物、食物过敏史。

查体：血压 150/90mmHg。面色少华，肢体无水肿，舌红苔白微腻，脉弦细。

辅助检查：尿蛋白定量 3.1g/24h，尿相差镜检：红细胞 382000/mL，肾小球性 100%。尿常规：尿蛋白（＋＋＋），尿红细胞 1980/μL；肾功能（－），风湿病抗体（－）。肾活检：系膜增生性 IgA 肾炎，伴局灶节段性肾小球硬化。

西医诊断：系膜增生性 IgA 肾炎，伴局灶节段性肾小球硬化。

中医诊断：尿血。气阴不足，湿热毒邪蕴于肾络。

治法：辛通畅络，补益气阴，清利湿毒。

处方：先拟清利湿热，解毒凉血之剂。

草薢 15g，石韦 15g，金银花 30g，连翘 15g，白花蛇舌草 30g，重楼 15g，栀子 10g，知母 10g，茅根 30g，生侧柏 15g，茜草 15g，生地榆 30g，甘草 6g。水煎服，每日 1 剂，分两次温服。禁忌海鲜、油腻、辛辣刺激之物。

二诊：服上方 7 剂，咽痛减，尿色清澈，大便通调，纳增，仍感腰痛乏力。舌红苔薄白，脉弦细。复查尿常规：尿蛋白（＋＋），红细胞 420/μL。

处方：草薢 15g，石韦 15g，生黄芪 30g，当归 15g，石菖蒲 10g，重楼 15g，白花蛇舌草 30g，茜草 15g，牛膝 15g，生蒲黄 10g，甘草 6g。

三诊：上方连服 14 剂，活动后腰酸痛，无其他不适感。血压 130/80mmHg。尿常规：尿蛋白（＋＋），红细胞 20/μL；尿蛋白定量 1.02g/24h，尿相差镜检：肾性红细胞 8000/mL。调整处方，拟辛通畅络、益气养阴和血、兼清湿热。

柴胡 12g，黄芩 10g，生黄芪 30g，当归 10g，女贞子 15g，细辛 3g，草薢 15g，石韦 15g，金银花 30g，白花蛇舌草 30g，牛膝 15g，甘草 6g。

四诊：以上方为基础化裁，连服 4 周，患者一般情况好，未诉明显不适。尿常规检查各项（－）；尿蛋白定量 0.15g/24h。此后继续调治两个月，巩固疗效，追访 3 年未复发。

【按】IgA 肾炎临床通常呈现为虚、瘀、热、湿等病理因素交互错杂，故病程迁延难治。其中湿热毒邪既是导致血尿的病理产物，也是加重病情的重要诱因。湿毒郁久，化热生瘀，湿热瘀毒长期蕴结，损伤肾络，精微失摄，可见大量蛋白尿及各种瘀血、出血证候。因此，在病程迁延反复和慢性化阶段，祛除内源性毒邪，是控制病理进程的关键环节。"辛味治肾"的组方思路，源于《黄帝内经》，后世医籍也多有阐述。如《素问·脏气法时论》云："肾苦燥，急食辛以润之。"成无己亦谓："水停心下不行，则肾气燥，宜辛以润之，细辛以行水气而润燥。"张景岳则说："肾为水脏，藏精者也，阴病者苦燥，故宜食辛以润之……以辛能通气也。水中有真气，唯辛能达之。"上述诸药协同，辛通畅络，养脏理虚，促进气血调和，津液流畅，渗灌三焦。

二、肾病综合征

赵某，女，68 岁，教师，2008 年 4 月 10 日初诊。

主诉及病史：水肿、纳差半年，进行性加重。患者半年前劳累受凉后出现颜面及双下肢水肿，脘腹胀满，大量蛋白尿。入住某医院行肾活检诊为Ⅱ期膜性肾病。曾接受激素治疗，后因诸症加重，且胃镜显示为"糜烂性胃炎"即停药，并转至我院。患者诉腰部疼痛，四肢关节肌肉困重酸楚，气短乏力，胃脘胀满隐痛，纳呆，尿液中泡沫持续不散，大便黏滞。

查体：颜面虚浮，腰以下凹陷性水肿，舌质胖淡苔薄白，脉沉弦。

辅助检查：血浆白蛋白 21g/L，尿蛋白定量 6.2g/24h。尿常规：尿蛋白（＋＋＋＋），尿红细胞 10/μL；肾功能（－）；风湿病抗体（－）；甲状腺功能（－）；甘油三酯 4.25mmol/L。

西医诊断：①Ⅱ期膜性肾病。②糜烂性胃炎。

中医诊断：①水肿。②肾风病。风湿内扰，肾络瘀痹。

治法：祛风除湿，益气和中，化瘀通络。

处方：健运脾胃，调畅中焦。

生黄芪 30g，党参 15g，苍术 15g，陈皮 10g，半夏 15g，茯苓 15g，枳壳 10g，白芍 15g，泽泻 30g，猪苓 15g，桂枝 10g，砂仁 6g，延胡索 10g，甘草 6g。水煎服，每日 1 剂，分两次温服。

二诊：服上方 7 剂，胃痛脘胀减轻，纳增，大便通调，仍感腰痛乏力，肢体关节困重，水肿略减。

处方：生黄芪 30g，党参 15g，苍术 15g，厚朴 10g，陈皮 10g，半夏 15g，茯苓 15g，枳壳 10g，白芍 15g，泽泻 30g，猪苓 15g，桂枝 10g，青风藤 15g，汉防己 10g，甘草 6g。

三诊：上方连服，14 剂，纳食基本正常，腰部及肢体困重疼痛减轻，水肿明显消退。复查血浆白蛋白 30.5g/L，尿蛋白定量 2.8g/24h。调整处方：祛风除湿，温养脾肾，化瘀通络。

生黄芪 30g，党参 15g，当归 15g，青风藤 15g，汉防己 10g，僵蚕 10g，杜仲 15g，牛膝 15g，桂枝 10g，水蛭 6g，枳壳 10g，猪苓 15g，甘草 6g。

四诊：以上方为基础化裁，连续调治 3 个月，患者一般情况好。复查血浆白蛋白 35g/L，尿蛋白定量 0.26g/24h，尿常规（－）；甘油三酯 1.47mmol/L。肝肾功能（－）。

此后继续调治 2 个月，巩固疗效，追访 5 年未复发。

【按】风湿合邪，乘虚侵扰于肾，是"肾风病"重要的病理特征。根据中医审证求因的原则，风为百病之长，常合邪致病。《临证指南医案》谓："盖六气之中，惟风能全兼五气。"风湿内扰于肾，不同于单纯风邪或湿邪伤肾，先天禀赋不足、脏腑气血阴阳虚损则是发病的内在根本。故临床以内外因共同作用者最为多见。风为阳邪，轻扬开泄，风性善行数变；湿为阴邪，其性重浊、黏滞；风湿相搏，循经入里，侵扰于至阴之肾脏，导致病情迁延难愈。

三、糖尿病肾衰合并周围神经病变

刘某，男，68 岁，2013 年 10 月 19 日初诊。

主诉及现病史：消瘦，乏力，水肿间作 4 年，双下肢疼痛 1 年。患者 4 年来明显消瘦，稍事活动即感乏力，双下肢水肿间作，反复尿检均为蛋白尿，尿糖阳性。结合其糖尿病史多年，相关专科考虑为糖尿病肾病，予胰岛素治疗。近一年余患者渐进出现双下肢拘急疼痛或如针刺样，夜间疼痛尤甚，膝以下畏冷，夏季亦需棉被覆盖。夜间常因肢体疼痛难忍而失眠。1 年来遍服西洛他唑、甲钴胺等多种治疗糖尿病周围神经病变药物，情况无明显改善。近期更致纳差，晨起恶心，有痰涎，贫血加重。

既往史：糖尿病史 16 年；糖尿病性视网膜病变 5 年。

查体：血压 160/100mmHg。面色苍白，双目失明，双下肢水肿，舌淡苔薄白，脉弦涩。

辅助检查：BUN（尿素氮）14.79mmol/L，Scr（血肌酐）207.33μmol/L，UA（血尿酸）456μmol/L，ALB（人血白蛋白）28.4g/L，GLB（球蛋白）26.1g/L，K（血钾）5.3mmol/L，CO_2CP（二氧化碳结合力）18.3mmol/L，GHB（糖化血红蛋白）8.35%，FIB（纤维蛋白原）5.79g/，DD_2（D_2聚体定量）1833.97ng/Mifeu，HGB（血红蛋白）87.35g/L，尿微量白蛋白 3.8g/24h。

西医诊断：①糖尿病肾病。②慢性肾衰。③糖尿病周围神经病变。

中医诊断：虚劳。脾肾虚衰，浊毒潴留，脉络瘀滞。

治法：益气养血，和胃降浊，化瘀通络。

处方：生黄芪 30g，当归 15g，黄精 30g，陈皮 10g，清半夏 15g，枇杷叶 15g，砂仁 10g，鬼箭羽 30g，猪苓 15g，土茯苓 30g，生蒲黄 10g，全蝎 6g，甘草 6g。水煎服，每日 1 剂，分两次温服，7 剂。

二诊：恶心减轻，纳略增。肢体水肿减轻但疼痛同前。

调整处方：生黄芪 30g，当归 15g，陈皮 10g，清半夏 15g，黄精 30g，鬼箭羽 30g，砂仁 10g，猪苓 15g，土茯苓 30g，石菖蒲 10g，生蒲黄 10g，全蝎 6g，桂枝 10g，桃仁 10g，甘草 6g。煎服法同前。

三诊：上方继服两周，纳可，无呕恶，肢体无水肿，夜间肢体疼痛程度略减，睡眠改善。

调整处方：生黄芪 30g，当归 15g，陈皮 10g，清半夏 15g，黄精 30g，鬼箭羽 30g，砂仁 10g，土茯苓 30g，生蒲黄 10g，全蝎 6g，桂枝 10g，桃仁 10g，红花 10g，牛膝 15g，甘草 6g。煎服法同前。

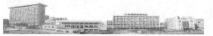

四诊：以上方为基础化裁，继服 4 周，患者一般情况可，肢体疼痛明显减轻。

辅助检查：BUN 8.62mmol/L，Scr 116.38μmol/L，UA 396.μmol/L，ALB 32.8g/L，GLB 26.6g/L，K 5.1mmol/L，CO_2 CP21.4mmol/L，GHB 7.15%，FIB 4.02g/，DD2 633.97ng/Mifeu，HGB 102.37g/L，尿微量白蛋白 1.3g/24h。

调整处方：生黄芪 30g，当归 15g，陈皮 10g，清半夏 15g，黄精 30g，鬼箭羽 30g，砂仁 10g，土茯苓 30g，生蒲黄 10g，全蝎 6g，桂枝 10g，僵蚕 10g，赤芍 15g，牛膝 15g，甘草 6g。煎服法同前。

五诊：以上方为基础化裁，继服 4 周，患者一般情况可，肢体无冷痛。

调整处方：生黄芪 30g，当归 15g，陈皮 10g，清半夏 15g，黄精 30g，鬼箭羽 30g，砂仁 10g，土茯苓 30g，丹参 30g，苍术 15g，桃仁 15g，赤芍 15g，牛膝 15g，甘草 6g。煎服法同前。

此后患者坚持治疗，病情长期稳定。

【按】慢性肾功能衰竭是各种病因引起肾脏损害和进行性恶化的结果。其病理关键是脾肾衰败、浊毒羁留、肾络瘀阻等因素交互错杂。通常治疗补泻两难。特别是继发性肾脏病的患者，组方应权衡正虚、湿邪、浊毒、瘀血标本缓急，诸法联合，以期攻邪不伤正，补益不碍邪。在诸脏腑失调、多系统受累的情况下，脾胃状态往往问题突出，故调理脾胃，把握中焦，是治疗的首务。常用方法是祛湿化浊，和胃降逆。药物配伍可采取辛开苦降，寒热并用。肾衰患者正气衰微，应予补益，但肾衰阶段脏腑功能低下，患者正气虽虚亦宜平补，缓缓图之。

四、复杂性尿路感染

李某，女，72 岁，2014 年 4 月 2 日初诊。

主诉及现病史：尿频、尿急反复发作 8 年，加重 3 个月。患者 8 年前因肿瘤手术而施行尿路器械操作，继之出现高热、腰痛、尿频急而痛，考虑为尿路感染，予以对症处理。此后尿频尿痛每遇劳累而复发，故经常自服各种消炎药。自 3 个月前受凉后上述症状持续且进行性加重，已用抗生素治疗，因病情无缓解而就诊。现症：小便频数短涩，每日可达十数次以上，排尿后亦感窘迫，连及会阴。小腹畏凉，拘急重坠胀痛，以致夜寐欠安。

既往史：糖尿病史 12 年。宫颈癌术后 8 年。

查体：肾区叩击痛（-），肢体无水肿，舌淡红苔白微腻，脉弦细。

辅助检查：尿常规：尿蛋白（+），白细胞 240/μL；肾功能（-），清洁中段尿细菌培养为粪肠球菌，菌落计数 ≥10^5/mL，药敏试验提示多重耐药。

西医诊断：①复杂性尿路感染。②糖尿病。③宫颈癌。

中医诊断：气淋。肾虚气化不利，浊邪留恋，肝经气滞络瘀。

治法：通淋化浊，调畅下焦气机。

处方：草薢 15g，石菖蒲 10g，柴胡 10g，乌药 10g，小茴香 10g，吴茱萸 6g，延胡索 10g，赤芍 15g，冬葵子 10g，土茯苓 30g，红藤 15g，土贝母 15g，甘草 6g。水煎服，每日 1 剂，分两次温服，7 剂。

二诊：排尿短涩窘迫不适感减轻，每日 <10 次。仍感小腹畏凉，重坠隐痛。大便不畅。复查尿常规：尿蛋白（-），白细胞 60/μL。

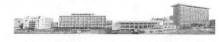

调整处方：萆薢 15g，石菖蒲 10g，柴胡 10g，乌药 10g，沉香 6g，吴茱萸 6g，延胡索 10g，土茯苓 30g，红藤 15g，土贝母 15g，桃仁 10g，甘草 6g。煎服法同前。

三诊：上方继服两周，排尿次数减至每日 6～8 次，已无短涩窘迫感。小腹重坠冷痛明显减轻，大便通调。复查尿常规：尿蛋白（－），白细胞 10/μL。

调整处方：萆薢 15g，石菖蒲 10g，白芍 10g，乌药 10g，土茯苓 30g，红藤 15g，土贝母 15g，沉香 6g，肉桂 6g，延胡索 10g，香附 10g，甘草 6g。煎服法同前。

四诊：以上方为基础化裁，继服四周，患者一般情况好，口微渴，未诉其他不适。

复查尿常规：尿蛋白（－），清洁中段尿细菌培养：无细菌生长。

调整处方：萆薢 15g，石菖蒲 10g，白芍 10g，乌药 10g，土茯苓 30g，红藤 15g，土贝母 15g，知母 15g，黄柏 10g，肉桂 6g，延胡索 10g，香附 10g，甘草 6g。

此后患者坚持基础病治疗，尿路感染长期无复发。

【按】复杂性尿路感染临床的突出特点是反复发作与慢性化，主要源于患者存在着多种不易纠正的局部及整体因素。在绵长的病程中，病变的前提是正气已伤，但尚有不同程度的余邪留恋，以致正邪此消彼长，形成缠绵之势。故在多数情况下都属虚实错杂。控制病情必须重视内因，治疗注重局部与整体关系。而积极治疗基础病，根据病程阶段予以通补结合，配合扶正培本，其疗效常会优于单纯拘执于"抗菌消炎"。

论 著

一、论文

[1] 柴彭年，曹式丽．辛润通络法的临床应用．天津中医药，1985（2）：21－22.

[2] 曹式丽，李泰祥，柴彭年．肝胃失调证治谈．天津中医，1988（3）：40－41.

[3] 曹式丽，何永生，马鸿杰，等．祛瘀生新法治疗慢性肾功能不全远期疗效分析．天津中医，1992（1）：10－11，15.

[4] 曹式丽．尿毒症合并感染证治述要．天津中医，1993（3）：4－5.

[5] 曹式丽，柴彭年．关格证临床辨析．天津中医药，1993（5）：17－17.

[6] 曹式丽．中老年复杂性尿路感染的诊治．中国中西医结合肾病杂志，2003，4（4）：244－245.

[7] 林燕，曹式丽．肾性血尿中医临床辨证标准研究及诊断流程．天津中医药，2005，22（1）：29－32.

[8] 林燕，曹式丽．肾性血尿临床辨证及影响因素研究．天津中医学院学报，2005，24（1）：29－30.

[9] 曹式丽，杨洪涛，何永生．系膜增生性肾炎血尿的临床辨治方案探讨．中国中西医结合肾病杂志，2005，6（5）：291－292.

[10] 曹式丽，焦剑，赵炳宪．慢性肾功能衰竭中医临床诊治技术规程探讨．天津中医药，2005，22（5）：405－407.

[11] 曹式丽．从内科临床思维谈研究生的综合素质培养．天津中医学院学报，2005，24（4）：204－205.

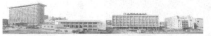

［12］张丽芬，曹式丽，黄文政，等．肾疏宁对肾小球硬化大鼠肝细胞生长因子的影响．中西医结合学报，2006，4（3）：289－292.

［13］曹式丽，张琳，周明群．系膜增生性肾炎感染并发症中医防治的主导思路．中国中西医结合肾病杂志，2006，7（10）：605－606.

［14］杨洪涛，曹式丽，黄聪莉．肾苏合剂对腺嘌呤所致大鼠肾间质纤维化影响的实验研究．河南中医，2007，27（10）：21－23.

［15］曹式丽，王宁．肾络病证的核心特征与临床药物筛选原则．天津中医药，2007，24（6）：486－488.

［16］张琳，曹式丽．慢性肾脏疾病中的感染性因素病理机制研究．天津中医药，2008，25（5）：436－438.

［17］支勇，曹式丽．阿霉素肾病动物模型的国外研究进展．中国中西医结合肾病杂志，2008，9（10）：933－935.

［18］窦一田，曹式丽．《伤寒论》麻黄连翘赤小豆汤之湿热兼表与瘀热在里证辨析．辽宁中医杂志，2008，35（12）：1850－1851.

［19］曹式丽，边晶．激素抵抗型肾病综合征的中医证治方案探讨．天津中医药，2009，26（1）：30－32.

［20］支勇，曹式丽．局灶节段性肾小球硬化型阿霉素肾病动物模型的研究进展．江苏医药，2009，35（4）：471－472.

［21］窦一田，曹式丽．《伤寒论》少阴病证分步治疗思维探讨．江西中医药，2009，40（7）：5－6.

［22］高先楼，窦一田，曹式丽．辛通畅络法对系膜增生性肾炎大鼠肾脏功能相关指标的影响．辽宁中医杂志，2010，37（6）：1154－1156.

［23］张琳，曹式丽．慢性肾脏病的致病毒邪与中医辨证解毒治疗．辽宁中医杂志，2010，37（10）：1928－1930.

［24］林燕，曹式丽，何永生，等．肾络宁治疗 IgA 肾病的临床疗效及安全性评价．中国中西医结合肾病杂志，2010，11（8）：700－703.

［25］任桐，曹式丽．辛通畅络法对系膜增生性肾炎大鼠肾脏病理学相关指标的影响．中国中西医结合肾病杂志，2010，11（12）：1091－1093.

［26］于国俊，曹式丽．2 型糖尿病合并肾脏损害的临床诊疗要点．甘肃中医，2011，24（2）：7－9.

［27］窦一田，支勇，曹式丽．辛通畅络法干预系膜增生性肾炎大鼠肾小球细胞外基质积聚的实验研究．江苏中医药，2011，（3）：87－89.

［28］吴聂，曹式丽．慢性肾衰竭结肠透析中药保留灌肠方的组方思路．长春中医药大学学报，2011，27（2）：229－230.

［29］张琳，曹式丽．毒损肾络与慢性肾脏病微炎症状态相关性研究．中国中西医结合肾病杂志，2011，12（4）：363－364.

［30］窦一田，杨洪涛，曹式丽．肾苏Ⅱ号方对局灶节段性肾小球硬化大鼠 TGF－β_1 及 PAI－1 表达的影响．中国中西医结合杂志，2011，31（11）：1531－1537.

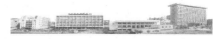

［31］吴聂，曹式丽．读《临证指南医案》论叶氏辨证思维．光明中医，2011，26（6）：1119－1120.

［32］窦一田，高先楼，曹式丽．肾素Ⅱ对系膜增生性肾炎模型大鼠肾病变及白细胞介素－6的影响．中医杂志，2011，52（13）：1131－1134.

［33］窦一田，任桐，曹式丽．辛通畅络法干预局灶节段性肾小球硬化大鼠细胞外基质积聚的实验研究．时珍国医国药，2011，22（9）：2071－2072.

［34］黄勇，曹式丽．活血化瘀法治疗紫癜性肾炎的研究进展．四川中医，2012，30（2）：53－55.

［35］王菲，曹式丽．中药结肠透析治疗慢性肾脏病4期临床观察．辽宁中医杂志，2012，39（8）：1553－1554.

［36］邢海涛，曹式丽．从"血不利则为水"探讨心肾综合征水肿的发病机制．吉林中医药，2013，33（1）：1－3.

［37］尚懿纯，曹式丽，窦一田．足细胞参与局灶节段性肾小球硬化的机制研究．安徽医科大学学报，2013，48（1）：85－88.

［38］邢海涛，曹式丽．论肾络的系统性及肾病从络论治原则．上海中医药杂志，2013，47（2）：8－10.

［39］杨洪涛，尚懿纯，曹式丽，等．肾疏宁方对腹膜纤维化大鼠腹膜组织细胞外基质积聚的影响．中国中西医结合杂志，2013，33（12）：1683－1689.

［40］尚懿纯，曹式丽，焦锟，等．从仲景论哕浅谈慢性肾衰竭患者顽固性呃逆的辨治思路．辽宁中医杂志，2013，40（7）：1352－1353.

［41］尚懿纯，曹式丽，焦锟，等．柴胡在组方中不同用量临床辨析．辽宁中医药大学学报，2013，15（11）：211－212.

［42］杨洪涛，曹式丽，赵菁莉，等．扶肾颗粒提高腹透患者生存质量、防治腹膜纤维化相关研究．天津中医药，2013，30（11）：659－659.

［43］支勇，窦一田，曹式丽．辛通畅络法对系膜增生性肾炎模型大鼠IL－1、IL－6和细胞外基质的影响．江苏中医药，2014，46（1）：75－76.

［44］马鸿杰，曹式丽，李康康．生血合剂联合rHuEPO治疗肾性贫血的临床观察．中国中西医结合肾病杂志，2014，15（2）：141－143.

［45］支勇，窦一田，曹式丽．辛通畅络法对系膜增生性肾炎模型大鼠肾组织白介素表达的调节研究．陕西中医，2014，35（5）：613－615.

［46］支勇，曹式丽．雷公藤治疗肾脏病作用机制研究进展．山西中医，2014，31（3）：53－54，57.

［47］黄勇，曹式丽．中医治未病思想在尿酸性肾病防治中的应用．陕西中医，2014，35（5）：575－577.

［48］黄勇，曹式丽．足细胞自噬在足细胞病中的研究进展．安徽医科大学学报，2015，50（8）：1200－1203.

二、著作

［1］张洪义．中医内科辨证论治舌鉴．天津：南开大学出版社、清华大学出版社联

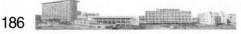

合出版，1999.（曹式丽为副主编）

［2］张洪义.中医临床诊断全书.天津：天津科学技术出版社，2002.（曹式丽为副主编）

［3］王永炎.实用中医内科学.2版.上海：上海科学技术出版社，2009.（曹式丽为编委）

［4］王永炎.今日中医内科.2版.北京：人民卫生出版社，2011.（曹式丽为编委）

【整理者】

林燕　女，主任医师，医学博士，硕士研究生导师。

窦一田　男，主治医师，医学博士。

以上二人均就职于天津中医药大学第一附属医院肾病科，师从于曹式丽教授，长期从事中医内科肾脏病临床、教学、科研工作。

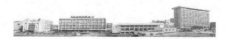

陈 津 生

名家传略

一、名家简介

陈津生，男，1949 年 11 月出生，天津市人，蒙古族。医学硕士，主任医师，教授，全国老中医药专家学术经验继承工作指导老师。

二、业医简史

陈津生教授 1972 年 3 月～1975 年 10 月在内蒙古医学院（现内蒙古医科大学）中医系学习。1975 年 10 月进入内蒙古自治区医院中医科工作，一方名医肖康伯、原明忠、李凤林、夏振义等为初入医门的老师，使其受益良多，为其后的临床工作打下了坚实的基础。1979 年 10 月考入以"继承传统中医学"为研究方向的中国中医研究院（现中国中医科学院）研究生班，跟随岳美中、方药中、张舜臣等老师学习。该班是毛主席生前指示为传承老中医经验由岳美中老师领衔成立的，一代伟人对传承中医事业的推动，在中医业界引发巨大反响，群情踊跃，盛况空前，展开了中医学史上浓墨重彩的一幕。在学期间，任应秋、刘渡舟、马继兴、张琪、姜春华、朱良春、万友生、郭子光等中医大师均亲临面授。1981 年 10 月于中国中医研究院研究生班毕业回内蒙古自治区医院中医科工作。1988 年 8 月调入天津医科大学总医院中医科工作，直至退休。

陈津生教授整个临床经历始终在综合性三级甲等医院工作，凭借高水平西医平台，运用传统中医学方法，彰显了中医药对于危重症及疑难症所具有的良好疗效，形成了自己的学术风格。在呼吸系统疾病、心脑血管疾病、病毒性疾病、结缔组织病，以及心身性疾病、老年病、妇儿疾病等方面均积累了丰富的经验，并以用药简、廉、效而享誉患者之中，是所在医院门诊量最多的医生。

1997 年陈教授因肿瘤手术，转年复发再次手术，2010 年因肿瘤第三次手术。这些经历对陈津生教授产生了重要影响。他认为自身患病能更好地体会患者的感受，同时也切身体验到中药良好的临床疗效，并由此触发了对中医辨证论治思想更深入的体认，对其后临床水平的提高产生了重要影响。其后他的工作重心逐渐转向探索肿瘤及危重症的中医药治疗，并初步摸索到一些辨证论治思路，取得了一定的临床经验。由于无法承受日益增加的临床工作压力，于 2015 年 4 月停止门诊医疗工作。

回顾既往的学习与临床经历，陈津生教授深感与中医学的博大精深相比，个人的学识及涉及的临证范围有限，学无止境，希望能在有生之年将个人的一滴水融入传承数千年的

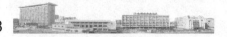

中医学之海，有益于后人。

三、主要贡献

陈津生教授继承传统中医学，并在基础理论方面进行深入探讨，这在中医教学、临床及评价体系完成了以西医为镜像变革的今天，既是异常艰辛又是非常幸运的。40多年来，他以传统中医、中药为特色，在西医学的平台上彰显了中医药良好的临床疗效。

2003年"非典"疫情暴发后，陈津生教授提出非典属"寒疫"，初期用药当以辛温为主，拟定了"抗萨一号""抗萨二号"，投入临床后有效控制了已被隔离的疑似患者的发热症状。在红区用中药辨证救治危重患者，为战胜天津地区的疫情发挥了重要作用。这是中医药战胜重大疫情的又一次历史纪录。2003年"中医药抗SARS病毒的基础与临床研究"被天津市科委确定为"抗非典攻关课题"，同年试验方剂转让。2005年"中医药抗SARS病毒的基础与临床研究"获得天津市科技进步二等奖。

陈津生教授2004年被评为全国卫生系统先进工作者，2005年获天津市五一劳动奖章。

学术思想

一、中医基础理论

陈津生教授对中医理论有深入的思考，认为传统中医理论体系不是静止的，自其形成之日起，始终在不断完善，尽管这一过程缓慢甚至被许多人忽略，但是至今也没有停止。陈津生教授对于基础理论的思考，简要介绍如下。

（一）医学的认知方法

长期以来，中医学界除了用"医者意也"一语概括中医学的认知方法之外，缺少更深入的相关研究。陈津生教授依据《黄帝内经》及相关的哲学史、思想史等资料对中医学的认知方法进行了深入思考。他提出，中医学认知方法的基础是形象思维，包括以下几个方面。

1. 形象思维

形象思维是认识客观世界的一种重要的思维方法，它既不是简单的取类比象，也不同于逻辑思维。它是以形象的、直观领悟为特征的，复杂、多途径、多回路的思维方式。《黄帝内经》中有许多形象思维具体运用的事例，如《素问·宝命全形论》在谈到经气时说："静意视义，观适之变，是谓冥冥，莫知其形，见其乌乌，见其稷稷，从见其飞，不知其谁。"这是说，经气的运行虽然无法用肉眼观察到，但是如果运用形象思维，经气的来去起伏，或像随风而动的麦浪，或像时起时落、忽聚忽散的鸟群那样显而易见，这时的思维是一种神思高度集中不为外界干扰的超然状态。

2. 治神三层次

"治神"是《黄帝内经》特有的认知概念，可具体分为高、中、初三个层次。

（1）初层　运用比类、揣度、奇恒等逻辑方法，对直观表象进行分析。这时的思维对象，基本上是感官（望、闻、问、切）可以直接获取的各种表象。这时获得的是对生命与疾病现象的一般认识，是中医基本的认知方法，也是每一位中医工作者必须具备的基

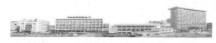

本素质。

（2）**中层**　在直观认知的基础上，使中医的一些重要概念，如阴阳、五行、脏腑、精气神等，形象而具体地呈现在理性思维之中。这时的思维对象不是抽象概念，而是经过思维加工过的形象。形象地说：这时不是在用心想，而是在用心看。那些抽象的概念，已转化为思维中生动、具体的形象。这种形象与客观形象有着本质不同，只能在思维中被理解，无法用感官感知到，具有看不见、摸不着，甚至无法用语言或文字来表达的特点。这时对生命与疾病的认识，更接近于本质。这应该是每一位中医工作者都要力图达到的层次，甚至说只有达到了，才算读懂了中医。

（3）**高层**　是主客浑然一体的意境。此时除了形象思维，还表现为特异思维与灵感思维。这是在心灵的直觉妙悟中，直接洞见生命的本原。《素问·八正神明论》所说的"慧然独悟""俱视独见""昭然独明"等，就是这样一种意境。这时的认知能力极大地超出了常人。《史记·扁鹊仓公列传》记载的扁鹊"视病尽见五脏症结"，大约可算作此种意境了。其他如经络系统也可能就是在这种意境中被发现的。

3. 摆脱表象的束缚

"表象"主要指肉眼可见的形象及语言文字等概念形式。中医学诸多重要概念的真谛多在文字形式及肉眼可见的形态之外。所谓：意在言外，不在言中。

虽然"取类比象"是中医的认知方法之一，但其所取之象，并不都是肉眼可见之象。中医概念体系中较低层次的概念，尚有肉眼可见之象，如"阴阳二十五人"之象，"诸风掉眩，皆属于肝"的掉眩等。但在较高层次概念，就已经没有肉眼可见之象来比拟了。所以《灵枢·阴阳系日月》曰："阴阳者，有名无形。"又如五行的"火曰炎上，水曰润下，木曰曲直""土得木而达，金得火而缺"，表述的是其特质、功用，若要真正获得阴阳、五行的本质形象，只能在思维中去勾勒了。又如中医学中的"藏象"，也无法用肉眼可见的形态来比拟，否则，那些"肝生于左，肺藏于右，心部于表，肾治于里"等，统统都是无稽之谈了。

所以在中医看来，无论是语言、文字，还是可见之形象，都不过是传达真谛的媒介或载体，思维与认知活动不能停留在这些表象之上。不排除表象的干扰，就不能真正了解中医概念的内涵。

4. 排除主观意识因素的干扰

《黄帝内经》认为："神"是"审查于物而心生"的结果。然而"神"一经产生就具有相对的独立性，并且会对后继的认知活动产生影响。排除主观意识因素的干扰，就是排除已形成的"神"对后续认知的干扰。在中医临床思维上，错误的诊治许多时候是由于医者或拘泥于以往的成功经验，或自以为成竹在胸，对那些本来是显而易见的征象视而不见、听而不闻，因而阻断了正确认知的途径。有时甚至将自己的主观臆想附着于客观征象之上，扭曲了客观征象，妨碍了正确的认知。

如丹波元简说："初学诊脉之际，心以为弦则如弦，即以为紧则如紧……盖心预有所期也。"[1]　其实，不仅仅是初学者，一些高年资的医师，也常常为主观臆想所左右。那些

---

① 日本·丹波元简. 医賸. 北京：人民卫生出版社，1983：23.

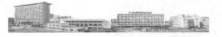

已有成功经验的验法、验方如果过分地占据了医者之心，往往会阻碍新的思维与认知，自己原有之所长，此时恰恰成为自己之所短。从某种意义上讲，来自自己主观意识上的干扰，是最难排除的干扰。正如吴鞠通所说："医者之心，非如鉴之空，一尘不染，如衡之平，毫无倚着，不能暗合妙道。"①

《黄帝内经》提倡的"静意适义""神无营于众物"，孙思邈的"澄神内视"等，都是排除主观意识干扰的具体方法。

5. 思维的个性化

中医重要概念的内涵，几乎全部是理性的具体、思维上的具体，没有与之完全重合的客观形象。因此也没有完全一致的客观标准。由于每个人的先天素质与后天知识结构的千差万别，使得对同一概念的理解往往不尽相同。所以，在认知上常常会表现出众多的个性，这既是必然也是客观的。只有将中医概念转化为个人的思维具体时，才有可能领悟中医理论的真谛。也就是必须在大一统的理论框架中，获得并保持个性的领悟与感知。

对个性思维与认知的尊重，导致了中医众多的学术流派。这些形形色色的各家学说，并没有使中医理论体系变得支离破碎。相反，它们极大地丰富与充实了中医理论体系，推动了中医学的发展。这是个性与共性的高度统一，完美结合，也是中医学经历数千年至今仍具生命力的原因之一。

在此认识的基础上，陈津生教授于1993年发表了《中医思维与中国禅宗》，2001年发表了《论＜素问·宝命全形论＞治神的概念》等学术论文。

（二）中医概念体系的研究

陈津生教授对中医概念体系的特点、层次与演变规律提出了自己的见解。

1. 特点

（1）形象思维特征　中医学的概念是以汉语文为外壳的。汉语文属于具象性语言文字系统，因而最容易选择形象思维方式。在其影响下，概念的内涵是隐藏于文字形式背后的一种理性具体。越是高层次的概念，这一特性表现得越鲜明。例如："藏象"这个概念，其心、肝、脾、肺、肾的内涵所指谓的"象"只存在于思维者的理性之中，与肉眼所能见到的象无关。又如"五行"的生克乘侮、"营卫"的清浊顺逆等，无一不是超越了可见的形态。只有那些隐藏于概念之后的象，才是对生命与疾病的真知。若忽略了中医概念的形象思维特征，一味地以肉眼所见为真，那么，就无法正确理解中医概念了。

（2）无限性特征　人类凭借着有限的认知手段努力地去认知无限，这里的前提是，认知的方向必须能够导向无限与终极。中医的概念体系，以阴阳五行为框架，以天地万物的产生为起点，囊括生命现象的产生、存在的内、外条件，以及"生长化收藏"的周期变化、"生长壮老已"的必然规律等。从生命的本质，到疾病的发生、病理变化、病症表现、预后，以及治疗原则、治疗方法等，几乎涉及了与生命、疾病相关的所有问题，即所谓："上知天文，下知地理，中傍人事"，将天地间所有的相关学问都纳入了中医学的概念体系之中。

如《灵枢·外揣》说："夫九针者，小之则无内，大之则无外，深不可为下，高不可

---

① 吴鞠通. 温病条辨. 北京：人民卫生出版社，1972：14.

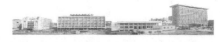

为盖，恍惚无穷，流溢无极。"对自身所具有的无穷无尽的生命力，充满了信心。

这样以追求无限为初衷的中医概念体系，必然具有极大的稳定性，经得住时间流逝的考验。现实是，中医学历经数千年，至今仍然具有活力，仍能不断给人们以新的启迪。它与现代的大爆炸宇宙学、耗散结构学说等在原则上有着惊人的一致，就是很好的例证。

当然，我们就此而认为中医学已经掌握了有关生命与疾病的终极真理，也是十分不负责任的，中医概念体系也会随着人类科学技术水平的提高而深化与完善。

（3）个性与共性　中医概念体系是个性与共性结合的统一体，并对个性予以了更多的关注。

个性的认知与思维，是指同一个概念在不同人的思维过程中可以呈现为不同的理性具体。尤其是高层次的概念，其理性具体常常是个人的独特领悟。正如《素问·八正神明论》所说"慧然独悟，口弗能言，俱视独见"，特别强调了"独悟""独见"。

这也是吴鞠通所说的："大匠诲人，能与人规矩，不能使人巧，至奇巧绝伦之处，不能传，亦不可传……所谓神而明之，存乎其人。"①

这种尊重个性化思维的特点，同时也显现出中医概念体系的巨大包容性，推动了证治体系的发展，积累了十分丰富的治疗经验。如果片面强调共性，强调规范，则会扭曲中医概念及其体系而失去宝贵的东西。

2. 概念的层次

中医概念体系有着严格的层次结构，各层次概念由高向低依次包容并展开。如果缺少对概念层次的清晰界定，也会对概念产生曲解。

如"神机气立"，最早见于《黄帝内经》，是仅次于阴阳、五行的高层次概念。它涵盖了脏腑、精气神、经络、五运六气等概念，是概念体系中的重要一环。由于未能准确界定其概念层次，导致了长期以来的误读。从唐人王冰到明代张景岳，以及近代的中医基础类教材，都将"神机"指向动物，"气立"指向金石草木，从根本上扭曲了概念的内涵。

（1）同一概念具有广义与狭义两重性也是中医概念所特有的，它们出现在不同的层次上就具有不同的含义。如"伤寒""黄疸"等。广义的"伤寒"，其"寒"字具有"邪"的含义，是涵盖了所有外感病的概念；狭义的"伤寒"，其"寒"则只作寒热之"寒"解。广义的"黄疸"，其包含了"五疸"；狭义的"黄疸"，则专指伴有发黄症状的疸病。对于这类概念，忽略其所在层次，往往会造成认识上的混乱。

少阳病半表半里的位置，究竟位于太阳、阳明之间，还是位于三阳与三阴之间？后者的概念层次显然比前者为高，因而也更符合仲景的本意。

（2）其他如"正气存内，邪不可干"中的"正气"，"三因"中的"不内外因"等，都因为缺少概念层次的意识而误解，导致争议不休。

3. 概念的变异

中医概念体系与理论体系具有同一性，随着中医理论体系的不断发展与完善，概念及概念体系也相应在变化与完善。

《黄帝内经》是最早的中医概念集合体，基本集中了目前已知的全部重要概念。然而

---

① 吴鞠通. 温病条辨. 北京：人民卫生出版社，1972：104.

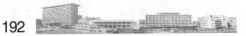

这些概念的阐明与系统化，则又经历了汉唐、金元、明清三个重要阶段的漫长历程。这期间许多概念的外延、内涵及其形式都发生了不同程度的变化。例如：

（1）"六经" 原来的含义是指经络。宋代以后用来阐述《伤寒论》的辨证体系，加入了脏腑及症候群等内含，转而成为外感热病辨证论治的一个重要概念。清代以降，又有学者对"六经"提出了质疑，形成"主经"与"非经"两派，争议不止。陈津生教授认为如果用"三阴三阳"替代"六经"，概念的形式与内涵会更贴近仲景的辨证思想。然而这种改变是否能够成立，有待今后深入探讨。

（2）"卫气营血" 在《黄帝内经》时期，原是分别表述与生命活动密切相关的不同物质的概念。清代叶天士将它们引入了外感温热病的辨证论治之中，在卫、气、营、血的原有含义中，又赋予了病变层次与病变性质的含义，组合成一个新的概念，成为外感温热病辨证论治的纲领，有力地推动了外感热病的辨证及临床进展。

（3）其他 如命门、三焦、痰、瘀血、疝等概念，随着中医理论及临床的发展，也都发生了不同程度的变化。

概念变异多发生在较低层次概念中，对概念体系起着决定作用的如阴阳、五行、脏腑、精气神等，基本上没有发生变化。近年来，如第二信使系统与肾阴、肾阳的关系，细胞的 α 态、β 态与阴阳的关系，现代天文学、气象学与"运气学说"的关系，耗散结构理论与阴阳五行及"熵病"等研究的展开，会否促使中医学概念体系发生变化，需要密切关注。

总之，中医概念从其产生至今，一直处于变异之中。学习与使用中医概念时，必须注意它们的时代特征，否则会产生误解；同时应该知道不能因为中医概念体系的稳定性，而忽略一些具体概念的变异。

在此思想指导下，陈津生教授于1995年发表了《中医概念的特点层次与变异》的学术论文。

（三）神机气立学说

"神机气立"这对概念出自《黄帝内经》，属于中医理论体系中的高层次概念，涵盖了运气、脏腑、经络、精、气、神等系统，是理论体系中的重要一环，长期以来被忽略及误读。重新解读"神机气立"概念，对于完善中医理论体系及应对新时代的挑战，具有重要的意义。

1. 天人相应思想的理论总结

天人相应思想，揭示了人体生命活动与自然界之间息息相关的实质。神机气立学说是天人相应思想的具体论述。

（1）生命的本原 神机气立学说认为，生命活动与客观物质世界是同一的，具有共同的规律。

《素问·六微旨大论》中"器者生化之宇，器散则分之，生化息矣"的"器"就是我们今天所说的物质。一切生命活动的生长发育及精神活动都是以"器"为存在的基础，如果这个"器"不存在了，生命活动也就停止了。

（2）生命的存在 生命活动具有相对独立性与稳定性，而决定其独立性、稳定性的内在力量，就是神机。即《素问·五常政大论》所谓："根于中者，命曰神机。"

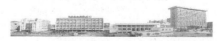

外界的阴阳之气能够顺畅地出与入，带来能量与信息，带走废弃物（也就是新陈代谢），以维系神机的正常运行，这就是气立，即《素问·五常政大论》所谓："根于外者，命曰气立。"

两者相互依存，须臾不离，所以《素问·六微旨大论》曰："出入废则神机化灭，升降息则气立孤危。故非出入则无以生长壮老已，非升降则无以生长化收藏。"

2. 阴阳平衡状态的具体描述

从具体阴阳平衡状态讲，就是神机与气立自身及两者之间的协调与平衡。

神机根据"阴阳之气各有多少"（《素问·天元纪大论》），将人体生命活动的全部物质与功能概括地分为太阳、阳明、少阳、太阴、少阴、厥阴六个部分。由于六者阴阳属性的差异，导致了以达到整体阴阳平衡为目的的运动。《黄帝内经》将其简洁地归结为开、阖、枢三种形式，通过开阖枢运动，使六者处于相互协调、相互制约的平衡状态，实现了内在的阴阳平衡。

气立具体分为"风寒暑湿燥火"六气与"木火土金水"五运。五运六气更替有序，以及两者之间加临、制化，使其在合理的幅度规律波动，从而实现了外在的阴阳平衡

五运六气与干支甲子结合，形成了"运气学说"。其中的"太乙天符""天符""岁会""天刑"等概念，都是对外在阴阳平衡不同状态的具体描述。

神机与气立两者之中，气立显得更为重要，因为产生及维持生命活动的阴阳平衡力量主要来自于气立，为此《黄帝内经》将"六气"称之为"六元"，赋予了"生命本元"的含义。

3. 疾病发生机理的深刻揭示

疾病产生的根本原因，不外乎神机、气立自身及两者关系的失调。

以气立失调为主时，称为外感；以神机失调为主时，称为内伤。中医学涉及的全部病因，都可以包含在这两者之中。所以《素问·调经论》就有"夫邪之生也，或生于阴，或生于阳。其生于阳者，得之风雨寒暑；生于阴者，得之饮食居处，阴阳喜怒"的记载。这里所说的"阳"就是气立，"阴"就是神机。由于篇幅所限，只谈以下两个具体问题。

（1）正气 "正气存内，邪不可干"是一个颇具争议的话题。陈津生教授认为，争议的焦点在于正气的含义。

根据神机气立学说，正气应该包含神机与气立两个部分，外在的六气与五运，相互制约、协调，无太过不及，如是则天地之间正气充沛，即所谓"正气者，正风也""真气者，所受于天，与谷气并而充身也"（《灵枢·刺节真邪》）。由此看来，在正气的内涵中，气立甚至扮演着更为重要的角色。如果忽略了气立的作用，就不可能对正气有全面的了解。

如果只将神机视为正气，则"正气存内，邪不可干"一语，无疑是夸大了神机的作用。

（2）不内外因 从根本上讲，正气失调就是邪气。由于正气有神机、气立两个方面，因而，邪气亦可分为内因、外因两大类。宋代陈无择提出了三因分类法，首创"不内外因"的概念，被后世视为病因学说发展的重要里程碑。

发病是一个相当复杂的过程，仅有病因并不能发病。诸如饮食、房室、金刃、虫兽

等，其所具有的致病性，往往与人的精神、意识活动有密切的关系。如"水谷"本是气立的一个重要组成部分，也是人生存所必需的基本物质，精神意识活动则是神机的正常功能活动。如果由精神意识活动支配的进食活动出现异常时（饥饱不节、饮食不洁等），就会使本不具有致病作用的水谷，产生致病的结果，即所谓"饮食自倍，肠胃乃伤"（《素问·痹论》），从而产生疾病。相反，尽管有不适当的进食欲望，若无过量的食物可食，这一精神意识活动也就不具有致病作用。所有这种由内、外因共同致病的因素，都可以称之为不内外因。

根据神机气立学说，几乎所有疾病的发生都具有这种不内外因的特征，无论是外感六淫，还是内伤七情，都不能例外。外感六淫，常因人之神机呆钝而侵入人体，又因神机之衰弱而逐渐深入；内伤七情，则多因外界情景的触动而发生，并可因干扰了气立之出入而加重。所以《素问·八正神明论》说："以身之虚而逢天之虚，两虚相感，其气至骨，入则伤五脏。"由此看来，所谓外感、内伤的区别，不过是孰多孰少，以哪一方面为主而已。

4. 辨证论治体系的核心框架

纵观中医证治体系的形成与完善过程，可以看到，神机气立学说具有核心与框架的作用。例如：《素问·标本病传论》确定的病症与治疗的标本缓急原则是"小大不利治其标""先中满而后心烦者，治其本""先病而后生中满者，治其标""先小大不利而后生病者，治其本"等。大小便不利则糟粕无由以出，中满则水谷无由以入，是"气立"的通道受阻，必须优先救治，唯恐稍缓有神机化灭之虞。

又如《素问·玉机真脏论》的五实、五虚死证，若"粥浆入胃，泄注止，则虚者活""身汗，得后利，则实者活"。这是说，神机恢复其升降、开阖、运转之能，气立出入的途径恢复通畅，使得垂垂欲绝之证，出现了可生之机。

汉末张仲景在三阴三阳与六气相对应的高层次上，把握了生命与疾病的本质，准确而客观地揭示了具体症状与疾病演变的规律。其遵循"发表不远热，攻里不远寒"（《素问·六元正纪大论》）的大法，祛邪主以汗、吐、下三法，用以疏通气立出入之通道；扶正重在保存阳气，用以维持神机升降开合之运行。由此形成了严谨的证治体系，被誉为开后世辨证论治之先河。

金元时期李东垣著《脾胃论》，认为脾胃为元气的根本，饮食劳倦损伤脾胃，是诸病产生的根源，脾胃虚弱就会导致阴火亢盛，因而提出了"火与元气不两立，一胜则一负"的著名立论。在治法上，注重培养脾胃元气，创立甘温除热法，紧紧把握住了有形气立出入的重要途径——脾胃。同时期的刘河间，根据外在六气失调会导致神机失调、呆钝，郁而化热这一病机，提出"六气皆从火化"的著名立论，被誉为寒凉派的代表。其所关注的是无形气立失调所产生的影响，与东垣关注有形气立的失调合看，可以更深刻地理解"气立"对于临床病症的产生与治疗所具有的重要影响。

明清时期，卫气营血辨证、伏气温病学说的出现，从外感与内生两个角度，丰富了对外感温热病邪的辨证与治疗。在气立方面，注重温热之气，在神机方面，分为由浅入深的卫、气、营、血四个层次，以及由上及下的上、中、下焦三个层次，发展了辨舌、辨齿、辨斑等诊查方法，在治疗上，重视清除温热之邪、保存津液，深化了对外感热病的认知。

总之，神机气立学说是所有辨证论治方法的核心框架，各家学说虽多，一旦纳入此框架中则多而不乱、流而不散。

5. 中医学现代化的重要桥梁

神机气立学说显示着面向未来的生命力。例如：耗散结构学说认为，生命体的存在，有赖于从外界摄取低熵①物质，转化后再排出体外。生命得以延续，就是依靠废弃熵过程之不辍。在此过程中，承担熵废弃的是水与碳水化合物。只有在具备作为熵废弃机构的水的大循环中，生命才得以存在与延续②。在这里，低熵物质相当于阳气，低熵物质的摄入与废弃熵的排出，相当于气立的出入；水的大循环，相当于神机的升降与开阖。

地球上生命活动所需要的低熵物质，几乎全部来自太阳。太阳以光的方式，源源不断地向地球输送低熵物质。水谷就是通过光合作用固化了的低熵物质，六元则是阳光在大气中的扰动。明代张景岳曾说："此言天之运，人之命，元元根本，总在太阳无两也。"（《类经图翼·大宝论》）两相比较，何其相似！

在生命体内，放能反应会引起熵增加，向环境散发的熵流又使其熵降低。此间，某一步熵流速率的不平衡，均可使熵积累。"积熵"的出现，对生命体的存在起着热扰乱的作用，从而产生出各种各样的疾病症状。积熵可以出现在神机的某一部分，表现为太阳病、太阴病、气分病、血分病等；也可以同时发生在多个部位，表现为合病、并病、气血两燔、阴阳交病等。一般表证、寒证多由非热熵所致，里证、热证多由热熵所致。因饮食劳倦扰乱神机而产生积熵的过程，难道不可以看作是对东垣学说一种新的解释？

随着现代科学的发展，科学家们越来越认识到，东方思维深邃的智慧，或许是认识客观世界更为正确的方法。诺贝尔奖获得者普利高津指出："中国的思想，对于那些想要扩大西方科学的范围和意义的哲学家和科学家来说，始终是一个源泉。"③ 中国的思想，在中医学中有着淋漓尽致的发挥。可以预言，随着现代科学的进一步发展，中医学将有长足的进步，将会对人类做出更大的贡献。而神机气立学说，正是通往这一未来的重要桥梁。

陈津生教授1988年发表了《中医精髓——神机气立学说》，1993年发表了《神机气立学说述要》等学术论文。《古医籍图书抉微》主编江一平在收录《神机气立学说述要》一文时来信评价说："题材新颖……环环紧扣，并多新的阐发奥义，将中医药学的基本理论精髓一气贯通，真是一篇反映我东方思维认识客观世界与人体疾病学说的好文章，不匮遗珠。若漏失此文，是我医学界之一大遗憾。"

（四）对于阴阳学说的研究

1. 中医阴阳学说是医学学说

阴阳概念出自《易经》，是一个既有具体属性，又没有物质承担者的理性概念。严格讲，它并不是一个高度抽象的哲学概念，而是一个属于自然科学范畴的理性概念，可以为

---

① 熵为热力学重的概念，表示有序程度大小的度量。熵值越大，系统的无序程度越高。在一个孤立系统中，熵总是自发地趋于极大，最后达到平衡态。相反，熵值越低，其非平衡程度越高，有序程度越大。可以说，有机体就是赖负熵以为生的。

② 王维. 熵理论的哲学意义. 自然辨证法通讯，1987（3）：8-16.

③ ［比］伊·普利高津. 从混沌到有序（中译本）. 上海：上海译文出版社，1987：1.

多学科所共用。

已发现的最古医方《五十二病方》中涉及病名 103 个，医方 283 个。关于经脉的两篇帛书中，记录了十一条经脉的循行与分布，没有腧穴名称，只提到泰阴、泰阳两个脉名。书中看不到五行学说的痕迹，阴阳学说也很少反映①，说明当时中医学虽然已经积累了许多临床经验，但还没有形成《黄帝内经》时期那样比较完备的理论系统。

这从一个侧面提示，中医阴阳学说与古代哲学阴阳学说，几乎是在同一个历史时期形成的。

2. 三阴三阳是中医阴阳学说的特定形式

《素问·阴阳离合论》中黄帝问曰："今三阴三阳，不应阴阳，其故何也？"这是在问：为什么三阴三阳不同于《易经》的阴阳。答案只有一个：三阴三阳是医学学说。

《易经》的阴阳是沿着太极 – 两仪 – 四象（太阳、太阴、少阳、少阴）– 八卦 – 六十四卦这一形式展开的。"是故一分为二，二分为四，四分为八，八分为十六，十六分为三十二，三十二分为六十四"②。中医阴阳学说则在四象的基础上加入了阳明和厥阴之后形成了三阴三阳体系。如此中医阴阳学说是沿着一分为三、三分为六，或一分为二、二分为六这样一个形式演绎的。三阴三阳体系的确立，标志着中医阴阳学说的形成。

中医阴阳学说，无论是在形式上还是在内涵上都具有相对的独立性，自成体系。

3. 阴阳相关的条件

世间的万事万物都由阴阳构成，而万事万物异彩纷呈，各不相同。其根本原因是，阴阳依据了不同的条件才构成了不同的事物。因此，条件就成为决定事物之间具有本质区别的重要因素。

《道德经》说："三生万物。万物负阴而抱阳，冲气以为和。"这是说，只有阴阳这个"二"还不行，还要有"三"才能生万物，这个"三"就是"冲气"。由于"冲气"的不可替代性，而与阴、阳并列称之为"三"。这也是《素问·六节藏象论》的"三而成天，三而成地，三而成人"本意之所在。

当我们用阴阳分析具体事物或现象时，应该注意所用阴阳与该事物是否在同一范畴、同一层次或处于同一交点，只有相关才是有效的。这同一范畴、同一层次、同一交点，就是阴与阳的相关条件。不具有相关条件的事物或现象，不宜用同一阴阳来分析。例如：以地球自转一周为条件的话，则昼为阳、夜为阴；若以地球公转一周为条件的话，则春夏为阳、秋冬为阴。其他如导致人的不同性别、不同体质、不同性格的根源，是"条件"差异造成了不同的阴阳状态。所以，除了关注阴、阳之外，不可忽视"条件"这个非常重要的因素。

在临床辨证论治过程中，能否取得良好疗效，准确把握阴阳相关"条件"就显得更为重要了。

---

① 马王堆汉墓帛书整理小组. 五十二病方. 北京：文物出版社，1979：188.

② 中国科学院哲学研究所中国哲学史组，北京大学哲学系中国哲学史教研室. 中国历代哲学文选·宋元明编. 北京：中华书局，1963：22.

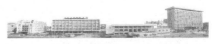

4. 阴阳学说的不对称性

如果说"一分为二"标志着哲学及自然界对立统一的对称性的话，那么中医的阴阳学说，则具有不对称性特征，而且这种不对称性有着特定的学术内涵，甚至可以说是中医阴阳学说标志性的特征，抽掉了它，也就抽掉了中医阴阳学说的精髓。

（1）中医的阴阳平衡不意味着阴阳两方是平等的，而是以阳为主导的平衡。即所谓："阳生阴长，阳杀阴藏。"（《素问·阴阳应象大论》）

（2）神机气立两者的平衡也是以气立为主导的。《素问·六元正纪大论》将气立的六气称为"六元"，赋予其生命本元含义的意义也在于此。

（3）三阴三阳开阖的功能中，枢是根本，是开、阖的中枢。少阳、少阴为枢。在六气中，少阳属火，少阴属热，是六气以火热为主导。所谓："故风寒在下，燥热在上，湿气在中，火游行其间，寒暑六入，故令虚而生化也。"（《素问·五运行大论》）在神机中，少阳内系胆，为"元气之别使"；少阴内系心、肾，为生死之要冲。

总之，中医的阴阳学说，不仅阴阳是不对称的，而且阴阳平衡也是不对称的；不仅神机与气立是不对称的，而且神机、气立自身也是不对称的。之所以如此，是因为"重阳"思想贯穿于中医阴阳学说的始终，构成了中医学的重要学术特征。

二、辨证论治研究

中医记载着前人十分丰富的临床经验，善于学习前人的辨证论治经验是提高临床疗效的必由之路。也就是人们常说的"勤求古训，博采众方"。如能饱览前人医籍，临证之际就可能达到"无方不本于古法，无药不切合病情"的境地。下面主要介绍陈津生教授学习与运用仲景、东垣两大家的心得。

（一）张仲景学说

1. 关于"经"字

对照《康平》本、《康治》本等不同版本可以看出，仲景原本没有用过"经"字。"六经"二字对后世误导多多，必须纠正。仲景辨证体系承继《黄帝内经》的三阴三阳体系，是高于脏腑、经络层次的概念。用低层次概念解读高层次概念，必然会误读。应当用"三阴三阳"辨证取代"六经"辨证。

2. 关于"寒"字

《伤寒论》的"寒"字综合了病因、病机、病症三方面的含义：当作"病因"用时，正气为阳、邪气为阴，包含六淫、疫疠等，甚至内伤亦可称之为邪，如《灵枢·邪气脏腑病形》中"忧愁恐惧则伤心，形寒寒饮则伤肺，以其两寒相感，中外皆伤"，具有广义邪气的含义；若当作"病机"用时，则邪由外侵，是阴加于阳，阳气受伤则寒；若作"病症"用时，阳则温暖，阴则寒凉，则外感初期必见恶"寒"。

3. 少阳病

（1）半表半里　对照《康平》《康治》本，"半表半里"一语非仲景原文所有，是后世的注文混入所致。因"半表半里"的表述有利于解读少阳病，仍可沿用。但是少阳是三阴与三阳之间的半表半里，不是太阳阳明间的半表半里，少阳应位于阳明之后、太阴之前。

（2）"枢"　"枢"作"枢要"解，有"要冲"等含义。少阳为阴阳之"要冲"，通

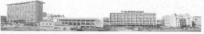

过了少阳这个要冲就会病入三阴。如果少阳阳气来复，则病出阳明而向愈。

（3）阳微结 阳微结证出自《伤寒论》第148条，其症状容易与少阴病混淆。柯韵伯辩之曰："此条俱是少阴脉，谓五六日又是少阴发病之期……必究其病在半表，而微恶寒亦可属少阴，但头汗始可属之少阳而勿疑也。"（《伤寒论翼》）本条与《金匮要略·妇人产后病脉证治》中"产妇郁冒，其脉微弱，呕不能食，大便反坚，但头汗出"用小柴胡汤法的证治互看，则可以加深对阳微结证的理解。

阳微结在今日临床上并不少见，如果在腹痛、便秘、咳嗽、眩晕等病症中，见到病程较长且有不同程度的恶寒、时自汗出之症，或子时至寅时发作及加重者，都应考虑是否属于阳微结证。

4. 其他

陈津生教授临床擅用柴胡类方、麻黄汤、桂枝汤等。其运用经方治疗心脑血管疾病也颇多新意，例如：四逆散治疗心动过缓，葛根芩连汤治疗快速心律失常，茵陈蒿汤治疗冠心病心绞痛，术附汤治疗眩晕、中风等。

（二）东垣学说

1. 脾胃

东垣的"脾胃"概念有两层含义：一是属于脏腑层次的脾与胃，主管消化吸收，是后天之本、气血生化之源；二是属于邪气与正气概念层次的"元气"含义。

读东垣著作，遇到为饮食劳倦所伤的"脾胃"时应该理解为"元气"。同样，遇到"火与元气不两立"时，其"元气"也就可以当作"脾胃"来理解。

因此，《脾胃论》可以解读为《元气论》。

2. 病机

东垣学说源于《黄帝内经》，其著名的"火与元气不两立，一胜则一负"论断，秉承了《内经》"壮火之气衰，少火之气壮"思想；病症则以《内经》"瘅病"为中心，涉及"热中""寒中"等病证。"因饮食劳倦，损伤脾胃，始受热中，末传寒中"[①]，就成为贯穿东垣学说的病机主线。

3. 方剂

东垣证治体系的代表方剂为升阳散火汤，它较好地体现了东垣的证治思想，其对于东垣学说的重要意义不亚于补中益气汤。

4. 发热症的定义

东垣说："百病俱有身热，又谓之肌热，又谓之皮肤间热，以手扪之方知者是也，乃机体有形之热，亦皆待阴阳既合，汗出则愈矣。慎不可于此上辨之，以其虚实内外病皆有之，故难辨耳。只依此说，患者自觉发热恶寒之热及躁作之热上辨之，为准则矣。"[②] 这段话对于今日临床具有非常重要的意义，这是说，中医病证的发热是患者的自觉症状。自觉发热就是发热，自觉恶寒就是恶寒，在此基础上再结合望、闻、切诊所得才能做出最终的判断，绝不可以以现代的体温计读数为标准。

---

① 秦伯未．内经知要浅解．北京：人民卫生出版社，1981：93.

② 李杲．内外伤辨．南京：江苏科学技术出版社，1985：9.

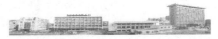

临证经验

一、感冒证治

（一）概念

中医学的"感冒"概念，既不完全等同于传统的"伤寒""温病"，更不等同于西医学的"普通感冒"或"流行性感冒"，有其自身特定的学术内涵。

感冒概念最早出现在宋代，主要是指较轻浅的外感风寒的证候。元明清各代，基本与伤寒、温病等混在同一门类中。直至 20 世纪 50 年代全国中医院校统编教材《中医内科学》（第 2 版）才将"感冒"列为中医内科的第一证。

感冒的定义：病变轻浅，过程较为良好的外感热病。其中一些患者会因为失治或治疗不当转为其他病症，但是绝大多数预后良好。

（二）感冒的症状

1. 初期

四时感冒，无论冬夏，几乎所有病例的初期都表现出或轻或重的时邪在表的特征，随着病程的推移可以出现温热的症状。无论后来转化的温热证病情如何严重，其初发时也同样如此。也就是说，感冒发生时，风寒证与风温证不是并行的关系，而是先后的关系。

2. 坏逆证

一些感冒患者由于治疗不当等原因发生病情转化或感冒同时伴随出现其他病症，因为都与感冒相关，因此可以被看作是"感冒坏逆证"。如头晕目眩、心动悸、癫仆及风痹、风水、风痱、久咳、喘嗽等，女性患者可以见到月经不调或经期发作或加重等。

（二）感冒的治疗

1. 普通感冒

邪气在表时以辛温之法为主，入里后才可选用辛凉、苦寒等法。感冒初起应及时使用辛温解表法，临床经验表明，越是早期使用辛温解表法疗效越好，只要有可用之机一定要用，所谓机不可失，时不再来。

失去早期治疗时机，病症虽然出现化热迹象，如果邪气仍然在表未解，要及时选用辛温或辛凉解表法，无论如何总以透邪外出为本。

这里再录吴鞠通的一段论述，他说："今人亦有间用辛凉法者，多不见效。盖病大药轻之故，一不见效，随改弦易辙，转去转远，即不更张，缓缓延至数日后，必成中下焦证矣。"[①] 其所批评的弊端今日临床之中依然时有所见，值得我们深思。

2. 流行性感冒

流行性感冒的治疗原则及方法基本与普通感冒一致，也要遵循蒲辅周老先生提出的"首贵汗解"的原则。但是由于较普通感冒为重，需用辛温峻烈之品以解表，待表解后再随症处置。对于失去治疗先机的患者，也应如蒲老所说：表里合病则应有辛温复清解，辛

---

① 吴瑭. 温病条辨. 北京：人民卫生出版社，1972：16.

凉复以微辛温等治法①随机处置，切不可因为体温计读数升高，一味地使用寒凉之剂。

3. 感冒坏逆证

感冒坏逆证的治法常复杂多变，难以一言蔽之，甚至需要一案一方。虽然如此，其治疗原则仍应遵循：若邪入里而无表证者，则宜清、下、解毒之法；若素有故疾，或继发感染，则可导致邪陷三阴，应知温补或回阳救逆；邪陷营血，当知透营转气，凉血散血；另有逐秽开窍、镇肝息风、育阴潜阳等法。② 总之，坏逆证的治疗始终要盯住外邪的进退与去留（方药从略）。

二、"非典"治疗经验

中医药在战胜 2003 年"非典"中发挥了重要的作用，陈津生教授在"非典"定点医院海河医院一线工作直至疫情结束，主要经验有以下几方面。

（一）"非典"是"寒疫"

对于疫病，如《三因极一病证方论》所说："不可不究其寒、温二疫也"③。

1. 癸未年"火运不及，寒乃大行"

疫情的性质与当年运气的状态密切相关。扁鹊曾说："病应见于大表，不出千里，决者至众，不可曲止也。"这是说大的征象若已见于天地，千里之内，都能做出准确的诊断。历史资料显示：自公元前 1122 年第一次疫情记载至 1911 年的 3033 年间，出现较大疫情的年份有 342 年，其中癸年 39 次、丙年 35 次、丑年 34 次、未年 32 次，合计 140 次，占全部统计资料的 2/5 强。"癸"为"火运不及"、丙为"水运太过"、丑未均为"太阴湿土"司天。每逢这四年即为寒疫的高发年。

癸未年，癸则"火运不及，寒乃大行"，未则"阴专其政，阳气退避"，决定了此次疫情就是"寒疫"。

2. 临床症状

初期体温 39~40℃，持续不退，自觉严重恶寒、身痛，无汗，舌淡或暗，苔白，脉紧数，为一派外感寒邪束表之症。进入恢复期以后，体温基本恢复正常，可见舌红、苔燥、口干、便秘等症。

（二）中药治疗

1. 早期分两个证型

（1）太阳表实证

症状：恶寒，身痛，头痛，无汗，乏力，纳呆，大便通畅，或腹泻。舌苔白厚腻，或薄润。舌质淡红，或正常，或淡，或胖。脉浮，或紧，或弦，或滑，或数。

用药：麻黄汤或葛根汤加干姜。每剂两煎两服，每四小时一服，直至热退。

（2）太阳结胸证

症状：恶寒，无汗，胸闷或胸痛，短气，咳嗽，咳痰不利等。舌苔厚腻，或黄，或白。舌质正常，或略红，或淡，或胖。脉浮滑，或数，或实。

---

① 薛伯寿. 蒲辅周学术医疗经验. 北京：人民卫生出版社，2000：211.
② 薛伯寿. 蒲辅周学术医疗经验. 北京：人民卫生出版社，2000：211.
③ 陈言. 三因极一病证方论. 北京：人民卫生出版社，1983：77.

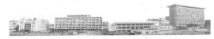

用药：麻黄汤或葛根汤加瓜蒌、芦根等。煎服法同前。

以上两组处方的制剂，在2003年5月进行的病毒学药效学试验中证实对人SARS病毒具有杀灭作用，最小有效浓度为46μg/mL，半数有效浓度为32μg/mL（由于主要方剂的专利权已经转让，具体药味与用量不便公开）。

2. 极期分两个证型

（1）结胸证

症状：高热恶寒，咳喘憋气，痰不利，大便不畅或数日未行。舌暗或暗红。苔白少津或润，或微黄。脉滑数。

治法：以《内经》"岁宜以苦燥之温之，甚者发之泄之"为主。

备选方剂：小陷胸加枳实汤，千金苇茎汤，清气化痰汤。备选药味有黄芩、黄连、陈皮、杏仁、川大黄、苍术、茯苓等。

（2）少阴证

症状：面浮肿，严重憋气，唇紫暗。舌紫暗。苔白或黄，或燥或润。脉疾数。

治法：顾护元阳为主。

备选方剂：参附汤，真武汤，张锡纯的既济汤等。部分患者心率或疾数，或迟缓，炙甘草汤、参附汤等具有较好的疗效。

干姜属于当年岁气之品，几乎在所有的汤方中均应加用。瓜蒌是治疗结胸证的要药，可以有效预防、抑制和改善肺纤维化，用量通常在30g以上。其他如冬瓜子、芦根等也都是必用之品。不能因为单纯对抗肺纤维化而一味使用活血化瘀之品，在很多情况下，调畅气机对于对抗与改善肺纤维化具有更加积极的作用，药味如陈皮、枳实等。

3. 恢复期

（1）重症患者 已发生的非典病例中"大约有30%的病例属于重症病例"[①]，这部分病例预后极差，死亡率较高，即使存活下来也因肺纤维化、肺功能严重损害、骨关节病变、免疫功能严重受损等一系列病变，导致生活质量大幅度下降，甚至丧失自理能力。这类患者元气大衰，且夹杂湿痰等邪气。

备选处方：固本汤、青州白丸子。经验表明，固本汤可以作为基础方，各药用量均在20g以上。备选药可选红景天、冬虫夏草、鹿角片、枸杞子、地骨皮等。

补肾固本法对于改善患者的免疫功能，对抗长期大量使用激素产生的副作用如骨痛、乏力、纳呆等，有着十分重要的作用。一位女性重症患者伴发严重气胸，胸部插管三处，病情危殆，卧床已达百日之久，坚持服用固本汤为主的中药汤剂，最终痊愈。

青州白丸子方变为汤剂，各药均用经过炮制之品，其中半夏可用至20~30g，川乌6~10g，南星、白附子均在12~15g。重症病例恢复期的患者常常出现咳嗽不止、痰多不尽的症状，一般常规用药难以获得理想疗效。该方具有较好的改善症状的作用。

对于出现骨痛的患者，一般可加用鹿角片、鹿角霜及鹿角胶等。重症患者血糖常常升高，能否有效地控制血糖对预后有很大影响。地骨皮、枸杞子等具有有益的作用。

红景天对于恢复气血的通畅具有独到的作用，几乎每方必用。天然冬虫夏草具有滋补

① 中华中医药学会．传染性非典型肺炎中医诊疗指南．中医杂志，2003，44（11）：871．

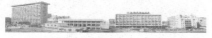

肺肾的独特功效，每日 4g 研末，分两次冲服，待病情缓解后改用百令胶囊与中药汤剂同服。

（2）普通患者 因体质、病程的差异而出现阳明腑实或太阴证两类病证。阳明燥实是病势由阴出阳的征兆，一般预后良好。太阴证虽已向愈，但由于体质较差，虚实夹杂，须用补益中气、燥湿行气之法。

备选方剂：大黄黄连泻心汤、六君子汤、张锡纯资生饮、炙甘草汤等。

备选药味：淫羊藿、菟丝子、五味子、枸杞子、黄精、山药等。

大黄黄连泻心汤可用于阳明燥实证，六君子汤是太阴证最常用的方剂，两方对于一般的恢复期患者可以有效地缩短病程及留院时间。出院后仍须坚持服用中药，这样可以有效防止股骨头坏死、糖尿病等并发症，改善肺功能。

医案选介

一、感冒坏逆证

李某，男，27 岁，2004 年 3 月 20 日初诊。

主诉及病史：高烧 12 日，虽经西药对症及中药治疗，体温始终持续在 39～40℃，神疲不寐，极度乏力行走需人搀扶，畏寒，不思食，舌暗红，苔白略厚，脉弦滑。前服用方药以清热解毒为主。

治法：祛风散寒。

处方：柴胡 25g，桂枝 10g，干姜 10g，黄芩 15g，花粉 12g，牡蛎 15g，生甘草 6g。5 剂，水煎服。每剂两煎两服，每 4 小时一服。

二诊：3 月 23 日。白天体温下降，恶寒解，每入夜仍身热炽盛，不寐，神昏谵妄，独语如见鬼状，清醒时则与家人说自己之命将绝，已有坏人将其死期输入电脑程序并已启动，自己虽拼命抗争已无力阻止。现胸胁疼痛难忍，大便五日未行，苔转黄厚少津，脉弦滑。

上方加通腑安神之品：柴胡 25g，桂枝 10g，半夏 15g，黄芩 15g，党参 15g，龙骨、牡蛎各 30g，茯苓 30g，川大黄 9g，蜈蚣 1 条，朱砂 1.5g（冲），生甘草 6g，生姜 15g，红枣 6 枚。4 剂，水煎服。每 4 小时一服，若热退则间隔 8 小时再一服。

三诊：3 月 27 日。服药当夜，便通，体温降至 38℃左右，已可入睡。次日白天体温正常，入夜体温又升至 38℃左右，但是胸胁痛止，一夜安卧神识转清。苔转薄，舌略红润。

上方柴胡减至 15g，川大黄减至 6g，加竹叶 10g。3 剂，日 1 剂，分两服。嘱忌食荤腥，以素粥和其胃气。

四诊：3 月 30 日。体温正常，夜间偶有梦呓，便通，纳增，舌略红，苔薄白润，脉滑。

继以小柴胡汤加茯苓、五味子、百合、知母、竹茹、炒麦芽以善后。

【按】此案初为风邪外袭之感冒，由于治疗不当，表邪未解又深入阳明，扰及少阴、厥阴，魂魄不宁，成为感冒坏逆证。第一方柴胡桂枝干姜汤虽已切中病机，但药力偏弱，

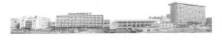

未能有效祛邪外出，二方重剂柴胡加龙骨牡蛎汤，病势方才转危为安。

二、大面积心肌梗死

李某，男，48岁，心内科监护病房患者，住院号：484224，2002年9月6日会诊。

主诉及病史：大面积心肌梗死，心室几乎无运动，目前靠体外"泵"维持。四肢肿胀，扪之温热，面浮肿，色暗，两目圆睁，头发根直立，面部布满细密汗珠，不寐，短气而喘，大便秘结，舌红，片瘀紫斑，脉齐。元气大衰，魂魄浮越欲脱，命在旦夕。

治法：大补元气，回阳固脱。

处方：红参15g（另炖），当归15g，龙骨30g，牡蛎30g，黄连10g，白芍15g，五味子10g，麦冬50g，山茱萸15g，红花6g，炙甘草10g。水煎服，急煎，立服。

二诊：9月14日。患者病情稳定好转。调整处方用量：麦冬40g，红花10g。水煎服。

三诊：9月23日。患者已脱离体外泵，四肢肿胀减轻，仍感短气，大便一直未行，舌略红，瘀斑如旧，脉滑。加强养阴填精之力：上方麦冬至60g，加生地黄30g，熟大黄3g，桂枝10g，丹参15g。水煎服。

四诊：10月6日。病情逐渐好转，已可下地活动。改用益气养血活血通脉之法，红参改为党参30g，加当归15g，槐花30g，红花6g，熟大黄5g。嘱其长服。

数月后得知该患者在阜外医院行冠脉搭桥术，术后恢复良好，一如常人。

【按】此案来势凶猛，病势危重，目圆发直，可谓稍缓即逝。其成功获救，堪称中西医结合的典范。

三、恶性淋巴瘤

李某，女，22岁，血液病研究所住院患者，2006年11月16日会诊。

主诉及病史：恶性淋巴瘤，骨髓移植后病情未见好转。现高热已数月，用遍各种抗生素不效，继发真菌感染，CT显示肝脾可见散在斑点。头发全部脱落，面浮色白，短气懒言，蜷缩在床，高热时自觉头昏沉，无明显畏寒，微有汗，大便通畅，纳差。舌胖大，苔略厚而白，脉滑。

治法：益气固阴清热。

处方：黄芪15g，党参20g，白术20g，半夏15g，石膏30g，知母15g，麦冬30g，桑枝30g，金银花15g，乌梅10g，地骨皮15g，鳖甲15g，百合15g，大青叶15g，竹茹10g，生甘草6g。7剂，日1剂，水煎服。

服药后体温逐渐下降，7剂服毕，体温恢复正常。调整处方，继续服用。

2007年12月20日，拒绝西医后续治疗，返回沈阳，此后一直用电话联系，服用中药。

2007年1月12日电话：此间曾两次发烧，体温37.9℃左右。苔黄厚，纳呆，不思饮，大便正常。已停用所有西药。

调整处方：党参15g，白术20g，麦冬30g，乌梅10g，藿香10g，防风10g，地骨皮15g，鳖甲15g，百合15g，大青叶15g，竹茹10g，竹叶10g，半夏15g，生甘草6g，生姜15g，大枣3枚。水煎服。

1月30日电话：仍贫血。乏力，动则微咳，左胁下隐痛，纳呆，不汗出，苔黄厚。上方加用生晒参10g。

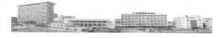

2007年3月6日电话：血沉40mm/h；淋巴细胞比例17%；血红蛋白131g/L；白细胞计数4.1×10^9/L；血小板计数170×10^9/L；肝肾功能均正常。强化CT示：肝脾散在点状病灶较1个月前增大，经会诊确定为淋巴瘤浸润。体温一直正常，恶心，纳呆，乏力，无汗，眠差，大便1~2日一行、不畅，月经量少，舌苔减，仍略厚色白。上方去焦三仙，加瓜蒌30g，鳖甲15g，炒麦芽30g。水煎服。

2007年7月电话：各项检查基本正常，唯肝内结节裂增大但变浅、肝膈面结节明显变小。食眠均好。

此后几乎每月电话联系，药方仅有小调整。病情稳定体质逐渐恢复，至2010年已恢复工作。同年9月2日专程来津，见长发披肩、面色红润、体格健壮。各项检查均在正常范围，脉略滑，舌苔薄黄。调整处方，嘱其隔日一服，以巩固现有疗效。

【按】此案用药长达4年，最终获得了良好疗效。

四、高热谵妄

黄某，女，81岁，住院患者，2010年8月5日会诊。

主诉及病史：患者患脑梗死已数年，长期卧床，用平车推来门诊。因高烧入院治疗已月余，诊为肺感染，西药对症治疗，肺部体征减轻，但体温始终不降，持续在39~40℃之间，用解热镇痛药可短时下降，不久又恢复高热。四肢拘挛，两手握拳，面微赤，大便不通，每隔数日用灌肠解决。喉间有白黏痰涎不易咳出，除入睡外几乎整日高声呻吟。舌略胖淡，苔薄白润，脉细滑数。

治法：清热豁痰通腑。

处方：黄连10g，黄芩15g，黄柏15g，栀子10g，花粉15g，川大黄6g，胆星10g，竹茹10g，菊花12g，生龙骨30g，生甘草6g，生姜15g，大枣3枚。5剂，日1剂，水煎分两服。

二诊：8月10日。服至第3次后体温降至正常，至复诊时未再升高。上方加车前子10g，石韦15g。继服7剂，服法同前。

其后病情稳定，二便通调，体温正常。

【按】中风后卧床日久，又因肺感染而高烧。虽高龄久病，但三焦热结，腑气不通为主要病机，急则治其标，用通腑泄热豁痰之剂，3日而热退。

五、胸水

郑某，男，46岁，2009年1月15日初诊。

主诉及病史：2008年12月28日因发热、咳嗽、咳血性痰入院，胸片示右侧胸腔积液，生化检查示肝功异常、低蛋白血症。诊为肝硬化、糖尿病。予利尿、保肝、控制血糖治疗，并抽胸水960mL，胸水经化验未发现癌细胞。近20天的治疗未见明显疗效，体温波动在38~39℃之间，西医主管医师建议改用中药治疗。现腹胀，胸闷，短气，面色如尘染，纳少，尿短少，大便不爽，舌红，苔少，脉弦细。

治法：育阴利水。

处方：生地黄30g，寸冬30g，玉竹30g，石斛15g，桑叶12g，牡丹皮12g，血余炭10g，泽泻15g，车前子10g，制首乌15g，云苓30g，鳖甲30g，白芍15g，佛手10g，瓜蒌50g，炒麦芽30g，生甘草6g，生姜15g，大枣3枚。7剂，日1剂，水煎服。

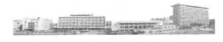

二诊：1月22日。1月19日体温下降，症状好转出院。今日体温又达38℃左右。

上方麦冬用至100g，加山茱萸15g，冬瓜皮30g，五味子10g。水煎服。

三诊：2月5日。胸腹水均已消失，二便通调，食欲明显增加，体力基本恢复，舌略红，苔少，脉转和缓。

上方去玉竹、桑叶、牡丹皮，加党参20g，白术30g，内金12g，砂仁10g；生地黄减至15g，麦冬减至50g。水煎服。

四诊：2月28日。病情稳定，食眠均好，已恢复日常工作，舌淡红，苔薄润。

上方去血余炭、冬瓜皮；麦冬减至30g，石斛减至12g，瓜蒌减至30g；加乌梅10g。嘱其长服，以善后。

【按】肝硬化为本，肺感染为标。先以养阴清热利水治其标，继以补气健脾治其本。

六、长期便秘

金某，女，保健所住院患者，2003年8月25日会诊。

主诉及病史：长期便秘，大便虽软但不能畅行，每次排便均需使用开塞露，已延请数位专家，多次处方不效。每日因此而烦躁，时时呕吐，面白，疲乏，舌淡，苔薄白润，脉细缓。

治法：健脾祛湿升阳。

处方：白术30g，羌活10g，独活10g，枳壳10g，葛根15g，生甘草6g，干姜6g，大枣6枚。7剂。水煎服。

二诊：8月31日。服药后大便成形而畅，无不适，舌脉同前。继续服药以巩固疗效。

【按】本案用塞因塞用之法，是泻之不应而补之，润之不通而燥之。待脾胃恢复其自身的升降功能，大便自然通畅。

七、燥热

李某，女，53岁，2009年8月4日初诊。

主诉及病史：数年来自觉身热，胸腹灼热，口鼻干燥，大便不畅。先后用黄连解毒汤、养阴清热等方法，症状没有丝毫减轻。身热如旧，口鼻干燥，便不畅，舌红，苔黄，脉滑。

处方：白薇12g，制附子3g，知母15g，白术15g，生龙骨、牡蛎各30g，桂枝10g，茯苓30g，生甘草6g，生姜12g，大枣3枚。7剂，日1剂，水煎服。

二诊：8月11日。口鼻干燥明显减轻，便通，胸腹虽灼热但也减轻，唯觉脘中不适，舌红苔薄少津，脉滑。

上方加制附子至5g，加麦冬30g，陈皮15g。其后诸症消失而停药。

【按】《素问·至真要大论》曰："诸寒之而热者，取之阴。"其身热、胸腹灼热、口鼻干燥、大便不畅、舌红、苔黄、脉滑等一派热象，屡用寒凉之剂而热不退，即所谓诸寒之而热者，佐用辛温之品以散阴寒，即所谓取之阴，是以变法取效。

八、久喘高热

刘某，男，78岁，保健病房患者，2005年3月18日会诊。

主诉及病史：夙久咳喘，因高热住院两月余，诊为肺心病心衰、糖尿病。每日注射胰岛素3次，各种抗生素治疗无效。体温始终在38~39℃，发病危通知书。面黑，喘促，语声低弱，形销骨立，持续吸氧，耳聋，不思饮食，舌苔黄滑腻厚重，脉细滑数。

治法：扶正祛邪。

处方：秦艽鳖甲散化裁。

生黄芪 15g，党参 20g，秦艽 15g，地骨皮 15g，柴胡 15g，青蒿 12g，当归 15g，知母 15g，鳖甲 30g（先煎），五味子 12g，半夏 15g，茯苓 15g，生甘草 6g，生姜 15g，大枣 3 枚。7 剂，日 1 剂，水煎服。

二诊：3 月 25 日。服毕体温恢复正常，诸症大减，精神好转，感到从未有的舒服，苔略减，脉滑数有力。前方继服，7 剂。

1 周后出院回家。其后以中药调理脾胃为主，持续服用中药，直到 2009 年未再发烧，也未曾住院。

【按】多年临床经验表明，对于老年体弱之人的感染性疾病，单纯抗菌治疗难以收到预期疗效，中医药具有良好疗效。需要注意的是，不能因为高热就用寒凉，须知有胃气生、无胃气则亡。

九、肠梗阻（腹痛）

骆某，女，50 岁，2004 年 12 月 21 日初诊。

主诉及病史：两个月前在某医院接受结肠癌切除术，3 周后又因肠梗阻在某医院二次手术，放置肠道支架。后仍腹胀，腹痛不止，大便不通，痛苦异常，消瘦。在某医院用通腑泻下的协定处方可少量排便。舌暗淡，苔白略厚，脉弦细。

治法：升阳通腑。

处方：党参 12g，白术 30g，生地榆 30g，白芍 12g，羌活 12g，独活 12g，防风 12g，威灵仙 30g，五灵脂 12g，甘草 6g，生姜 15g，大枣 3 枚。7 剂，日 1 剂，水煎服。

二诊：12 月 28 日。疼痛略减，大便不畅带血，舌脉同前。上方再加桂枝 12g，熟地黄 15g。14 剂。

三诊：2005 年 1 月 10 日。述服药 4 剂后大便畅行并将肠内支架经肛门排出，腹痛止。其后大便每日一行而通畅。现精神好转，体重增加。舌略淡，苔薄白，脉细滑。

上方去桂枝、熟地黄，嘱其长服。

【按】该患者其后数次出现不全肠梗阻的征兆，均在此方基础上调整后迅速化解。

十、恐惧

王某，女，53 岁，1999 年 2 月 3 日初诊。

主诉及病史：心神不安，常自畏恐，多处求医而不效。因其身为教师，不能任教，痛苦异常。询知曾遇夜入盗窃而惊吓，不久即发病，伴头昏，腰酸，失眠。舌略暗，苔白，脉尺沉。

治法：益肾填精，佐以御邪。

处方：熟地黄 30g，天冬 30g，党参 30g，黄柏 12g，茯苓 15g，砂仁 10g，龙骨、牡蛎各 30g，蜈蚣 1 条，甘草 6g，生姜 15g，大枣 3 枚。3 剂，日 1 剂，水煎服。

二诊：2 月 6 日。诸症大减，精神愉快，但睡眠仍差，舌略红，苔薄白，尺脉仍沉。上方去蜈蚣，加竹叶 10g，茯苓改为 20g。4 剂，日 1 剂，水煎服。

三诊：2 月 10 日。畏恐消失，略感头昏，心悸，睡眠欠佳，舌略淡，苔薄白，脉

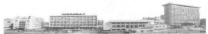

细滑。

处方：桂枝 10g，茯苓 30g，龙骨、牡蛎各 30g，紫石英 15g，附子 5g，远志 10g，乳香 5g，五味子 10g，炙甘草 10g，生姜 15g，大枣 3 枚。以此方善后。

【按】恐伤肾，先以补肾填精，继以镇惊安神，心神健旺，诸症消失。

十一、痓

胡某，女，41 岁，2000 年 11 月 21 日初诊。

主诉及病史：母亲去世安葬后，极度悲伤，加之亲族争讼遗产，突然语音言辞改变，宛如其母在世，持续 1 周左右。现语言虽已恢复正常，但仍感母魂附体，心存恐惧，无法自持，入夜或无法入睡，或噩梦纷纭，昼则精神恍惚。微寒微热，疲乏无力，面色微黄透红，不思饮食。舌略红，苔白略厚，脉细滑数不宁。

治法：养肝祛风安魂。

处方：柴胡 15g，桂枝 10g，干姜 10g，龙骨 30g，黄芩 15g，牡蛎 30g，花粉 12g，蜈蚣 1 条，生甘草 6g，大枣 3 枚。水煎服。

二诊：11 月 25 日。诸症如失，精神正常，情绪稳定，舌红，苔薄白，脉细。上方加五味子 10g。以此方善后。

【按】痓通注，有灌注和注留之意。凡天地之间不正之气皆可为邪，故六淫之外还有痓邪。痓邪为病的记载最早见于《内经》，如《素问·五常政大论》说："委和之纪……其病摇动注恐……坚成之纪……其动暴折疡痓。"其具体证治历代医籍皆有记载。今日临床亦不少见，不可以迷信视之。此案心、肝受损于前，痓气侵注于后，邪气注扰，魂不安舍。此痓气有如风邪，与肝相应，疏风以强肝，安魂以定志，精神即可恢复正常。

十二、大便失禁

丁某，男，12 岁，1998 年 8 月 15 日初诊。

主诉及病史：其父述自 6 岁起即大便不禁，大便常在不知不觉之中排出，无腹痛、肠鸣等症。体质健壮，肤色略黑。舌略暗，苔白略厚。数年来多方求治，始终不效。观其既往所用之方，升阳、健脾、固涩、温肾等几乎无所不用，所用之药味繁杂，药量越用越重。

治法：补益肺脾，佐以温肾。

处方：黄芪 15g，党参 10g，白术 12g，陈皮 10g，升麻 10g，柴胡 10g，诃子 10g，鹿角霜 10g，黄连 6g，儿茶 5g，甘草 3g，生姜 12g，大枣 3 枚。5 剂，水煎服。服后大便恢复正常，追访数年未再发。

【按】患儿大便出而无知觉，是魄不使也。肺藏魄，肺与大肠相表里，病本在肺，予益肺气之轻剂，寥寥数味，方仅 5 剂，数年之苦，一朝得除，可见治病不可不求其本。

十三、颌下腺结石

吴某，女，76 岁，2010 年 4 月 6 日初诊。

主诉及病史：肺部恶性黑色素瘤，用西医靶向药物治疗，希望配合中药而就诊。现无明显肺部症状，咽间不利，大便通畅。最突出的痛苦是张口困难，食入则左侧咽颊疼痛，颌下肿痛，已 1 年有余，脉寸沉，苔白。

治法：滋补肺肾，佐以抗癌散结。

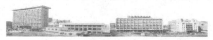

处方：（遗憾的是因当时就诊患者多，处方没有记录下来）

4月23日自行排出大小为1cm×1.1cm×0.9cm的黑色硬质结石，颌下肿痛及吞咽困难随之消失，经病理检验为颌下腺结石。

【按】此为意外之效，这说明目前对中药的许多神奇作用仍然不了解，对中医学的精深奥义也远没有参透。

十四、阳微结

某女，23岁，2007年6月21日初诊。

主诉及病史：习惯性便秘10余年，用过各种通便汤剂及成药，初用有效，继则无功。苔薄白，脉细。

处方：小柴胡汤。

柴胡15g，党参15g，黄芩15g，半夏15g，炙甘草6g，生姜15g，大枣3枚。7剂。

复诊，服药即便通，有时亦可见腹泻，一两日未服，大便仍可排出。

服药月余后，上方小其制，嘱其间断服用。

十五、脾约证

某女，15岁，2005年10月初诊。

主诉及病史：自桂林旅游回来后即出现尿失禁，经西医泌尿科全面检查，除24小时尿蛋白轻度增多（24.3mg/24h）外，未发现其他异常改变。经西药治疗，又在中医肾病专科服中药汤剂治疗，历时两月余未见改善。

现排尿仍然毫无知觉，无其他痛苦主诉，体温正常，进食与睡眠尚好。唯精神略显疲惫，两目下暗，扪之觉四末不温，问询得知大便干燥，数日一行。舌略红，苔薄白，脉细。

处方：仿麻子仁丸法。

厚朴10g，枳壳10g，川大黄6g，杏仁10g，白芍10g，生麻仁10g。7剂，日1剂，水煎服。

二诊：尿失禁已消失，但仍较频数，大便日一行，精神明显好转，舌略红，苔薄，脉细。上方继服7剂。

三诊：已无尿频数，精神亦进一步好转，近3日大便不畅，夜卧不安，舌略红，苔薄白，脉弦细。改用四逆散加味调理，诸症消失，获愈。

十六、胃脘痛

孙某，女，24岁，1999年3月27日初诊。

主诉及病史：频繁发作胃痉挛，已近3年，先后多处求医，中西药均服，几日前胃痉挛又发作，服颠茄等不缓解，表情痛苦，面白，胃喜按，大便正常，舌略红苔白，脉弦。

处方：桂枝加芍药加大黄汤。

桂枝10g，白芍20g，川大黄3g，炙甘草6g，生姜15g，大枣3枚。4剂，水煎服。

服毕痛止。追访年余未再发作。

【按】仲景的《伤寒论》以方剂与临床症状之间严谨对应而著称，这种严谨后世几乎所有医籍都无法与之比肩，故孙思邈谓："（仲景方）特有神功……寻思旨趣，莫测其致。"此三例均为《伤寒论》方证验案。

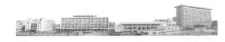

"阳微结"见于《伤寒论》第 148 条，其结可解读为大便结，对于习惯性便秘无其他兼症者可考虑用小柴胡汤，临床此类病例并不少见。

"脾约"见于《伤寒论》第 247 条，原文："趺阳脉浮而涩，浮则胃气强，涩则小便数，浮涩相搏，大便则难，其脾为约，麻仁丸主之。"历来医家认证的重心在大便难，陈津生教授近年悟到"小便数"也是脾约的主症，该案即是一例。

桂枝加芍药汤、桂枝加大黄汤见于《伤寒论》第 279 条，用治"大实痛"，今日临床可用于脘腹疼痛而四末不温者。

十七、咽膈痛 10 年

卜某，男，56 岁，2011 年 1 月 6 日初诊。

主诉及病史：咽痛连膈久治不愈已 10 年，做过各种检查，均未见异常。现咽痛连膈时时彻及胸背，甚则呕吐，下腹时时作痛，肠鸣，大便溏滞不爽，便后痛减，时而便秘。自觉畏寒，每遇情绪波动诸症加重，昼间自汗较多，夜间两腋间汗多。苔略厚微黄，脉细。

治法：升阳开结。

处方：升阳散火汤加味。

柴胡 12g，葛根 12g，防风 12g，升麻 10g，党参 12g，白芍 12g，羌活 10g，独活 10g，威灵仙 15g，僵蚕 10g，半夏 15g，陈皮 15g，黄芩 15g，甘草 4g，生姜 15g，大枣 3 枚。7 剂，日 1 剂，水煎服。

二诊：1 月 13 日。服药即效，1 周未痛，汗亦止，仍有肠鸣，自觉有气在腹胸之间攻冲作痛，精神大好，苔黄腻满布，舌胖暗，脉细略滑。

上方加乌药 12g，香附 10g，黄连 6g，减半夏 12g。14 剂，日 1 剂，水煎服。

三诊：1 月 27 日。服药后腹泻连连，服至 11 剂腹泻戛然而止，现便溏不爽或干结不通。胸满闷，气上攻冲，欲痛不痛，纳可，苔黄厚腻，脉滑。

调整处方：瓜蒌 30g，黄连 10g，黄芩 15g，半夏 15g，枳壳 10g，乌药 15g，防风 10g，沉香曲 10g，竹茹 10g，生干草 6g，生姜 15g。10 剂。

四诊：2011 年 3 月 14 日。以上法进退调整数次，均无明显效果，疼痛又有加重倾向，舌苔黄厚少津，舌红略胖。改用初诊时所用升阳散火法。

处方：柴胡 12g，葛根 12g，防风 12g，党参 12g，白芍 12g，升麻 10g，羌活 10g，独活 10g，威灵仙 15g，僵蚕 10g，陈皮 15g，黄芩 15g，土鳖虫 10g，蜈蚣 1 条，甘草 4g，生姜 15g，大枣 3 枚。7 剂，日 1 剂，水煎服。

五诊：3 月 21 日。服药后疼痛大减，但闷痛仍然隐隐不休，苔略减。

上方去蜈蚣，加南星 12g，玫瑰花 12g。14 剂，日 1 剂，水煎服。

六诊：4 月 3 日。疼痛再减，便溏日一行，苔厚腻、深黄色、少津，脉细。

上方去玫瑰花，加川乌 5g。14 剂。水煎服。

其后偶因他故来门诊，得知上方服后疼痛缓解，二便通调。

十八、喑哑

王某，男，16 岁，2005 年 5 月 7 日初诊。

主诉及病史：喑哑已 3 年，百治不效。腹痛即泻，形瘦，脉弦细，苔薄白，舌略红。

自述得于运动之后。

辅助检查：喉镜示声带肥厚。病理示鳞状上皮增生。

处方：升阳散火汤加味。

柴胡 12g，葛根 12g，升麻 10g，防风 12g，党参 12g，白芍 12g，羌活 10g，独活 10g，姜黄 15g，僵蚕 10g，蝉衣 10g，黄芩 15g，甘草 4g，生姜 15g，大枣 3 枚。7 剂。

二诊：5 月 14 日。声音明显改善，腹痛、泄泻均止。

上方去姜黄，加诃子 10g。14 剂。

【按】两案皆用升阳散火汤加味取效，东垣制此方实发前人所未发，在今日临床有广泛应用且疗效卓著，此两案可见其一斑。

论　著

一、论文

[1] 陈津生．经字小议．内蒙古中医药杂志，1987（3）：41.

[2] 陈津生．甘温除热法运用三则．吉林中医药杂志，1988（1）：14.

[3] 陈津生．运用经方治疗心律失常．北京中医杂志，1988（3）：19.

[4] 陈津生．柴胡桂姜汤效用举隅．内蒙古中医药杂志，1989（2）：27.

[5] 陈津生．治痿三则．辽宁中医杂志，1989（8）：29.

[6] 陈津生．《伤寒论》148 条与半表半里．浙江中医学院学报，1990（4）：6.

[7] 陈津生．中医思维与中国禅宗．上海中医药杂志，1993（1）：1.

[8] 陈津生．中医概念的特点层次与变异．上海中医药杂志，1995（1）：5.

[9] 陈津生．土衰火郁诸证与升阳散火汤．中医杂志增刊，1995（11）：521.

[10] 陈津生．神机气立学说述要．上海中医药杂志，1996（1）：2.

[11] 陈津生．恐惧症与加味三才封髓丹．上海精神医学增刊，1996，10（新 8 卷）：71.

[12] 陈津生．试论东垣省言箴的心理养生康复作用．上海精神医学增刊，1996，10（新 8 卷）：22.

[13] 陈津生．升阳散火汤新用．天津医大学报，1997，3（1）：65.

[14] 陈津生．柴胡加龙骨牡蛎汤新用．天津中医，1998（1）：40.

[15] 陈津生．论中医阴阳学说的不对称性．中国中医基础医学杂志，1998，4（10）：6.

[16] 陈津生．《伤寒论》柴胡类方与阳道实阴道虚．天津中医，1998，15（6）：274.

[17] 陈津生．试析《温病条辨》以桂枝汤开篇的意义．上海中医药杂志，2001，35（4）：45.

[18] 陈津生．论《素问·宝命全形论》治神的概念．中国中医基础医学杂志，2001，7（7）：6.

[19] 陈津生．感冒初起应首选辛温解表法．中医杂志，2002，43（2）：155.

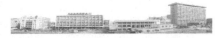

［20］陈津生．关于寒疫和 SASR 的中医治疗．中医杂志，2003，44（9）：716.

［21］陈津生．非典寒温辨．中国中医基础医学杂志，2004，10（10）：798.

二、著作

［1］陈津生．中医入门．北京：中医古籍出版社，2012.

［2］赵恩俭．中医脉诊学．天津；天津科学技术出版社，1990.（陈津生参编）

［3］杨思澍，张树生，傅景华．中医临床大全．北京：北京科学技术出版社，1991.
（陈津生参编）

［4］天津科学技术出版社总纂．金元四家医学全书．天津：天津科学技术出版社，
1994.（陈津生参加辑校）

［5］唐方．中医学．北京：北京大学医学出版社，2003.（陈津生参编）

［6］王米渠．中医遗传学概论．成都：四川科学技术出版社，2001.（陈津生参编）

杨 文 华

名家传略

一、名家简介

杨文华，女，1951年1月6日出生，满族，河北省沧州人，中国共产党党员，天津中医药大学第一附属医院血液科主任医师、教授、博士研究生导师。天津市名中医，天津市名中医传承工作室导师，天津中医药专家学术继承导师。学术专长为中医、中西医结合血液病的临床、科研与教学。曾任天津中医药大学第一附属医院血液科主任。主要学术职务：国家中医药管理局重点专科、学科学术带头人，国家自然科学基金评审专家，国家科学技术奖励及多项科技奖评审专家，国家中医临床血液病基地特聘教授、专家组成员，天津市老科技工作者协会特聘教授，天津市中西医结合学会血液病专业委员会主任委员、中国中西医结合学会血液病专业委员会副主任委员、中华中医药学会血液病专业委员会副主任委员、中国民族医药学会血液病分会专家组成员，《中医杂志》《中华中医药杂志》《中国中医药杂志》审稿专家。

二、业医简史

杨文华教授1974年于天津市卫生学校毕业后，被分配到天津中医学院（即今天津中医药大学）第一附属医院工作，师承于天津中医学院原院长、中医血液病学专家戴锡孟教授。1976年天津中医学院第一附属医院正式组建血液科，为血液科第一批住院医师。1979年7～12月在天津中医学院青年中医提高班学习，研读中医四部经典、各家学说，丰富了中医基础理论。对《血证论》治疗血证"止血、消瘀、宁血、补虚"四大治法领会尤深，并灵活运用于临床。通过潜心钻研中医基础理论和中医古籍及多年的临床实践，奠定了她扎实的中医临床功底。1988年8月～1989年8月在中国医学科学院血液病医院进修学习一年，熟练掌握了西医治疗血液病的理论与临床知识，以及血液病的检查技术及操作技能。1996年任天津中医药大学第一附属医院血液科主任，2000年晋升主任医师，2002年被聘为硕士研究生导师，2005年被聘为博士研究生导师。她是天津中医药大学第一附属医院血液科成立发展的见证人，是国家中医学血液病重点学科、国家中医药管理局血液病重点专科、天津市中西医结合血液病专业委员会和天津市中医药血液病细胞研究室的创始人之一。

45年的从医历程中，杨文华教授始终得到中西医血液学前辈的关怀与指导，通过严谨认真、持之以恒的临床实践，学术水平不断提高，成为在党培养下始终坚守中医岗位卓

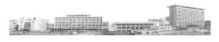

越的临床医师。

三、主要贡献

杨文华教授从事中医、中西医结合血液病临床工作，在白血病、再生障碍性贫血、缺铁性贫血、溶血性贫血、免疫性血小板减少症、骨髓增殖性肿瘤、骨髓增生异常综合征、恶性淋巴瘤、多发性骨髓瘤证治方面积累了丰富的临床经验，尤其是应用中西医结合单元疗法治疗急性白血病，内外合治、软坚散结治疗恶性淋巴瘤，清肝化瘀法治疗骨髓增殖性肿瘤，清肝化湿、益气健脾法治疗溶血性贫血，补肾活血化瘀法治疗再生障碍性贫血等，均取得了良好疗效，为天津中医药大学第一附属医院血液科成为国家中医药管理局重点专科奠定了基础。

作为临床医师，杨文华教授一直承担着天津中医药大学中医内科学本科、硕士研究生、博士研究生课堂教学和临床实习带教工作。她十分重视教学，倾心培养人才，强调中医传承和学科梯队建设。作为导师，先后培养硕士研究生 23 名，博士研究生 17 名。

在科研工作方面，杨文华教授主持国家级、省部级及市卫生局课题 9 项；申请中华人民共和国国家知识产权局发明专利 1 项；获得中国中西医结合学会科技进步二等奖 1 项，中华中医药学会科技进步三等奖 1 项，天津市科技进步二等奖、三等奖各 2 项。

（一）科研成果及获奖

1. 益气养阴法对微小残留白血病临床疗效影响的研究，2012 年获天津市科技进步三等奖，第 2 名。

2. 蝎毒多肽干预白血病细胞浸润效应及分子机制，2010 年中国中西医结合学会科技进步二等奖，第 1 名。

3. 六神丸治疗白血病临床及实验研究，2005 年获中华中医药学会科技进步三等奖，第 2 名。

4. 全蝎诱导 HL－60 细胞凋亡及相关基因表达的影响，2002 年获天津市科技进步三等奖，第 1 名。

5. 中医药治疗白血病的临床及实验研究，1999 年获天津市科技进步二等奖，第 3 名。

6. 补肾活血法治疗慢性再生障碍性贫血临床观察及实验研究，1994 年获天津市科技进步二等奖，第 3 名。

7. 六神丸逆转白血病细胞多药耐药作用及相关机理研究，2009 年获天津市科技成果奖，第 6 名。

8. 补血合剂对慢性再障患者造血因子影响的研究，1995 年获天津市科技成果奖，第 1 名。

（二）主持课题

1. 蝎毒多肽提取物阻抑白血病细胞髓外浸润效应及分子机制，国家自然科学基金资助面上项目。

2. 脾不统血所致血小板减少性紫癜从脾论治的疗效机制及规律研究，国家重点基础研究发展计划"973"课题，分中心负责人。

3. 难治性急性白血病围化疗期中医干预治疗方案临床应用研究，"十一五"国家科技支撑计划中医临床研究课题，分中心负责人。

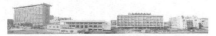

4. 慢性再生障碍性贫血综合优化治疗方案研究，"十一五"国家科技支撑计划中医临床研究课题，分中心负责人。

5. 蝎毒多肽干预慢性粒细胞白血病 bcr – abl 基因表达及分子机制研究，高等学校博士学科点专项科研基金项目。

6. 蝎毒多肽干预慢性粒细胞白血病 Hedgehog 信号通路的分子机制研究，高等学校博士学科点专项科研基金项目。

7. 慢性再生障碍性贫血致重因素中医干预方案的研究，2011 年中医药行业科研专项课题，分中心负责人。

8. 蝎毒多肽干预白血病细胞浸润效应及分子机制，天津市应用基础研究计划项目面上项目。

9. 全蝎诱导 HL – 60 细胞凋亡及对相关基因表达的影响，天津市卫生局课题。

学术思想

中西合璧，病证互参

杨文华教授在多年临床实践中，善于发挥中医、西医在诊疗血液病中的各自优势，将中医与西医结合起来。在诊断方面，她强调血液病症状近似，鉴别诊断复杂，一定要在明确西医诊断的前提下进行中医辨证，不仅要求患者症状体征符合诊断标准，更要从微观基因、免疫、骨髓及血液形态等方面明确诊断。在辨西医病的基础上，予以中医辨证，病证结合，综合诊断。在治疗方面，她擅长将西医治疗与中医治疗融合在一起，将一种血液病分层、分期、分单元，在西医用药基础上，细化中医辨治，使中西医结合疗效达到最优化。例如，在急性白血病治疗中，杨文华教授提出单元疗法，针对化疗期单元、抑制期单元、缓解期单元、不化疗期单元患者病证变化的特点进行有的放矢地治疗。西医发挥放化疗优势，诱导缓解，中药缓解放化疗毒副反应，促进骨髓重建修复，减低骨髓受抑程度，提高免疫功能，预防白血病的复发，使患者个体尽早达到持续完全缓解。杨文华教授强调中医要全过程参与治疗，在中西医结合过程中，中医不是西医的陪衬，而且主角之一。如白血病并发症的出现会影响化疗，甚至危及生命。中药可有效预防白血病并发症，在化疗前辨证给予清热解毒、止血化瘀、扶正补虚、健脾和胃、保肾护肝等，不但可明显减少化疗期间输血及血小板次数，还能预防感染，防患于未然，体现了中医"治未病"之既病防变的思想。在疗效评价方面，杨教授强调疗效不能仅局限于证候改善，症状缓解，更要注重形态、生理、病理、生化、基因等指标的恢复，治疗效果不仅要着眼于近期疗效，更要追求 5 ~ 10 年以上的长期疗效和完全治愈，治疗目标不仅是疾病的好转和治愈情况，更要考虑患者的年龄、体质、有无伴随疾病、生活工作状况等多因素，综合纳入生理、心理、社会三方面，人性化地追求患者生活质量、人性尊严等目标。放眼中医血液病发展，杨文华教授指出："中西医结合可能是最适合血液病提高疗效造福患者的发展之路。中西医结合道路不是单纯中药加西药，而是将诊断、治疗、评价等诸多方面融合在一起，在诊疗上充分体现辨病与辨证相结合，形成一条新的医学诊疗思路。"

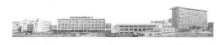

临证经验

一、急性白血病

急性白血病是造血系统的恶性克隆性疾病，其克隆中的白血病细胞增殖失控、分化障碍、凋亡受阻，停滞在细胞发育的不同阶段而异常增殖，同时正常造血功能受到抑制，骨髓和外周血中主要是原始细胞。发病急，死亡率高，若不治疗，患者常于半年内死亡。依据中国中西医结合学会血液病专业委员会第七、八届全国中西医结合血液病学术会议对白血病中医病名的讨论结果，国家中医药管理局重点专科、全国白血病协作组拟定之专家共识及参考陈信义等《规范常见血液病中医病名建议》将白血病中医病名定为"白血病"。

（一）提出扶正祛邪是治疗白血病之大法

杨文华教授认为，治疗急性白血病，扶正祛邪是大法。所谓扶正是培补正气以愈病的治法，以达到"正盛邪自却"。所谓祛邪是指消除病邪以愈病的治法，以达到"邪去正自安"。扶正主要目的在于益气养血、健脾和胃，提高机体免疫力。祛邪之法则根据病证特点，邪毒炽盛者以清热解毒为要，如自拟全蝎解毒汤等；迫血妄行者以凉血化瘀为要，如犀角地黄汤等；积聚癥瘕者以软坚散结为要，如鳖甲煎丸等。同时，她还强调，临证时扶正祛邪要灵活运用，具体可以先祛邪再扶正，或先扶正再祛邪，或扶正祛邪并用。当患者正气尚充，邪正交争之时，以先祛邪为主，当邪气已衰或邪去大半时再施扶正之法。当患者正气大衰，邪气较缓时，可以先扶正以固本培元，正气盛则邪气自退。当正气与邪气对立，正邪相持，或完全缓解期，当扶正祛邪并用，注重"祛邪不伤正，扶正而不留邪"。

对于毒瘀癥积之证，杨文华教授强调采用攻邪之法，以解毒、逐瘀、化痰、消癥为主，但应根据不同病邪特点采用不同攻邪之法。如无形之邪用汗、和、清为主，而对于有形之邪用下、消为主，体现了张仲景"夫诸病在脏，欲攻之，当随其所得而攻之"的原则。于攻邪的同时，杨文华教授尤其注重保护正气，强调攻邪不伤正，选择药物、用药适量适度，谨防邪去正衰，活血化瘀不用峻猛破血的药物。例如，她在治疗白血病过程中，很少使用红花、莪术、三棱、水蛭、虻虫、乳香、没药等。因攻邪同时容易耗伤正气，若一味猛攻，邪未尽而正已衰，故令邪气"衰其大半而止"，给正气以恢复的生机，正气来复，余邪自清，或正气来复，随证攻邪，可以事半功倍。

（二）创立急性白血病中西医结合单元疗法

急性白血病目前仍然以放化疗为主，杨文华教授认为在放化疗过程中，中医要全程介入、全程参与、减毒增效、发挥优势。根据急性白血病发病骤剧、传变迅速的特点，以及就诊患者处于不同的治疗阶段与病机特点，杨文华教授将急性白血病分为4个单元：化疗期单元、骨髓抑制期单元、缓解期单元及不化疗期单元，并在各个单元内进行辨证论治。

1. 化疗期单元

本单元指患者处于发病初期，正气尚充，并能够接受化疗，处于化疗进行中的阶段。鉴于化疗对正气的戕伐，本着正气不复则邪气不去的原则，治疗中当以扶正为主，佐以祛邪。治疗目的是保护正常脏器组织，减轻化疗药毒副作用，减轻骨髓抑制程度。对于食少纳呆、食入难化、恶心呕吐、脘腹痞满、口淡不渴、面色少华、体倦乏力、大便溏泄、舌淡苔白、脉濡缓者，治以益气健脾、和胃降逆，方药以香砂六君子汤加减；对于呕吐清水痰涎、不思饮食、胸脘痞闷、头重如裹、肢体倦怠、舌淡红苔白腻、脉滑者，治以健脾化痰、理气和中，方药以二陈汤或旋覆代赭汤加减；对于面色苍白、头晕耳鸣、心悸气短、唇甲色淡、食少纳呆、少寐多梦、舌淡苔白、脉细弱者，治以补气养血，方药以八珍汤加减。

2. 骨髓抑制期单元

本单元指患者处于化疗刚刚结束后，邪毒得到遏制或清除，骨髓造血能力处于抑制的阶段。其病机特点为脏腑失调，正虚邪伏，骨髓损伤。由于气虚血亏，中性粒细胞缺乏，容易合并感染，此时治疗以扶正为主，佐以清热解毒，控制感染，使患者顺利度过抑制期。治疗目的主要是使脏腑气血阴阳调和，以求正胜邪退，骨髓重建。中药治疗从脾肾入手，宜用补气养血、健脾补肾之药。

3. 缓解期单元

本单元指患者处于化疗间歇期，并通过化疗达到完全缓解，以及全程化疗后骨髓处于长期缓解的阶段。本期特点为骨髓重建良好，机体康复，病证消退。其病机为正胜邪退，气血日渐充盈。治疗目的为调节阴阳平衡，调整机体功能状态恢复至正常。对于长期缓解的患者，杨教授认为以预防多药耐药、阻抑髓外浸润、清除微小残留病灶、防止白血病复发为重点。她认为微小残留白血病乃毒邪深伏于里，虽大病将愈，症状缓解，但病根尤存，与西医检测微观指标极其类似，此为复发根源。凡遇正气亏虚、劳累过度、邪毒入侵等诱因，一触即发。为抵御外邪再侵，防止伏邪再发，中医采取扶助正气以抗邪，达到"正气存内，邪不可干"之目的。针对长期缓解患者多见气阴两虚之证，治疗以益气养阴、调补阴阳为主，重在调补心肝脾肾，以归脾汤、一贯煎、二至丸为主方加减，辅以败酱草、蒲公英、白花蛇舌草、半枝莲、半边莲、全蝎、浙贝母、川芎等。

4. 不化疗期单元

本单元包括由于体质、年龄、合并症等原因从未接受化疗者，以及化疗后由于多药耐药、脏器损伤、严重感染而不能再化疗者。其治疗目的在于控制肿瘤进展，有效治疗并发症，在人瘤共存情况下，提高生存质量，延长生命。西医采用对症支持治疗，中医根据证候变化，以人为本，强调个体化分级分层，辨证施治，采用扶正祛邪，解毒抗癌，提升血象，缓解病证，配合药膳食疗，使患者未经化疗之苦，较长生存。

（三）擅用以毒攻毒中药治疗急性白血病

杨文华教授以自拟全蝎解毒汤治疗急性白血病，阻抑髓外浸润，预防复发。全蝎解毒汤组成：全蝎、白花蛇舌草、半枝莲、半边莲、金银花、蒲公英、败酱草。功效：清热解毒，化瘀通络。临床上根据证候加减。

1. 正虚邪盛

气血亏虚者加太子参、生黄芪、当归，纳呆食少者加砂仁、炒白术、茯苓、白豆蔻，心悸失眠者加远志、生牡蛎、生龙骨，出血甚者加白茅根、茜草、三七、藕节、仙鹤草。

2. 热入营血

躁扰心神者加水牛角粉、生地黄、牡丹皮，口干咽燥者加天花粉、麦冬、玄参、芦根，出血甚者加白茅根、黄芩炭、生地黄炭、侧柏炭、仙鹤草、三七、炙龟板，高热神昏

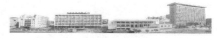

者加紫雪散。

3. 痰瘀互结

淋巴结、肝脾肿大者加炙鳖甲、山慈菇、生牡蛎，呃逆呕吐者加姜竹茹、姜半夏、旋覆花、代赭石，脘腹胀满者加厚朴、枳壳，骨节疼痛缠绵不愈者加秦艽、灵仙、桑枝，瘀血甚者加丹参、鸡血藤、川芎、桃仁、红花。

4. 气阴两虚

阴精亏虚者合二至丸、生脉散，气血亏虚者加生黄芪、当归、太子参、制黄精，腰膝酸软者加山茱萸、枸杞子，自汗盗汗者加五味子、浮小麦。

全蝎解毒汤以全蝎为君药。中药全蝎为钳蝎科动物东亚钳蝎的干燥体，其性味咸、辛，平，有毒，归肝经，具有息风止痉、攻毒散结、通络止痛之功效，是以毒攻毒之要药。对其记载始见于《蜀本草》，名为虿祁；《开宝本草》称主薄虫；《广雅》称之为杜伯。《开宝本草》曰："疗诸风瘾疹及中风半身不遂，口眼歪斜，语涩，手足抽搐。"《本草纲目》载录较详尽，称全蝎辛、平、有毒，主治诸风瘾疹、手足抽掣、风淫湿痹、诸疮毒肿等证。临床上，全蝎具有镇痛止痉、调节免疫、抗肿瘤作用，可以用于顽固性头痛、癫痫、帕金森病、风湿性和类风湿关节炎、疮疡瘰疬、心律失常，以及卵巢癌、肺癌、胰腺癌、肝癌、食管癌、喉癌、直肠腺癌、前列腺癌等恶性肿瘤。现代中药研究证实，全蝎的药用成分主要是蝎毒。蝎毒是存在于蝎尾部毒囊内的毒液，螫刺时由螫针排出。蝎毒是一种成分复杂的混合物，由蛋白质和非蛋白质两部分组成。蛋白质部分按作用不同又分为蝎毒素和酶。酶主要有有透明质酸酶、磷脂酶 A2、明胶酶和乙酰胆碱酯酶；蝎毒素按作用机理可分为神经毒和细胞毒，按作用对象可分为昆虫毒和哺乳动物毒。非蛋白质组分有赖氨酸、三甲胺、甜菜碱、牛磺酸、甘油醋、硬脂酸、胆固醇、棕榈酸及胺盐等。蝎毒若经分离提纯，可从中获得的一种分子量在 6000～7000 之间含 50～60 氨基酸的多肽混合物，是蝎毒抗肿瘤作用的有效成分，被称为蝎毒多肽。方中金银花、白花蛇舌草皆甘寒，为清热解毒之品，助全蝎解毒之功。半枝莲乃取其清热解毒兼具祛瘀生新之效。浙贝母清热化痰，开郁散结，预防多药耐药。全方突出攻毒之用，并有化痰祛瘀之功，使邪毒、痰浊、瘀血俱去，阻断疾病传变的主要因素。临证时，依据患者证候辨证分型，适时扶正补虚，顾护正气安和。立方选药中谨遵急性白血病髓外浸润的传变特点，体现了扶正祛邪和既病防变的治疗原则。应用全蝎解毒汤能够有效提高急性白血病的临床缓解率，提高化疗效果，对髓外浸润病灶具有抑制作用。

杨文华教授对于全蝎提取物蝎毒多肽进行了系统研究，深入探究了全蝎解毒汤之主药"全蝎"抗癌活性物质——蝎毒多肽抗白血病的微观机制。由国家自然科学基金和天津市自然科学基金共同资助的"蝎毒多肽干预白血病细胞浸润效应及分子机制研究"，发现蝎毒多肽通过促进白血病细胞凋亡、抑制其过度增殖，阻抑白血病细胞黏附、迁移、浸润机制，发挥治疗急性白血病作用，该研究成果获中国中西医结合学会科技进步二等奖。由高等学校博士学科点专项科研基金资助的"蝎毒多肽抑制慢性粒细胞白血病 bcr - abl 基因表达及分子机制"和"蝎毒多肽干预慢性粒细胞性白血病 Hedgehog 信号通路的分子机制研究"，发现蝎毒多肽可以阻抑慢粒细胞凋亡信号传导通路及 Hedgehog 信号通路，从干细胞水平发挥治疗慢粒的作用。"全蝎诱导 HL－60 细胞凋亡及对基因表达的影响"课题获天津市科技进步三等奖。

（四）阐释急性白血病证候传变学说

杨文华教授认为，急性白血病乃正虚为本，邪毒为标，虚实夹杂之证。发病途径概括为两个方面：一方面是因邪致病，认为急性白血病多因胎毒内伏或邪毒内侵，邪蕴骨髓日久而发病；另一方面是因虚致病，认为急性白血病先有正气不足，而后外邪乘虚而入，邪蕴骨髓而发病。发病后，由于正气虚弱，不能胜邪，阴阳失调，导致髓毒外发，传变迅速，侵入营血，攻注脏腑。热毒炽盛，耗气伤血，髓不生血，导致贫血；血热妄行，离经不归，导致出血，病程晚期加之气虚愈甚，气不摄血，故出血更加严重；正气亏虚，外邪易侵，直中入里；髓毒热盛，炼液成痰，气滞痰凝，渐成瘰疬。随着病情发展，痰毒流注，络脉瘀阻，痰瘀互结日久，形成癥积、恶核。其传变特点与伏气温病类似，毒邪早伏于骨髓，待发病条件成熟后而由骨髓外发。白血病发病后，毒邪总的传变趋势是从骨髓到血分，再到营分，然后到气分、卫分。对于发病急剧者，上述传变阶段不明显，甚至一发病即见髓、血、营、气、卫俱病。缓解期也以余热尚存、气阴大伤多见。这一认识价值在于，在急性白血病发病初期即应着眼于营血分病机的治疗，以清营凉血、抑毒攻瘀、透营转气为主；在急性白血病化疗完全缓解期，也要注重调其血分，预防复发。由此看出，急性白血病髓毒破髓外逸，侵袭脏腑经络、四肢百骸、五官九窍皮毛，属于里邪出表的传变形式。但是，与一般外感疾病"里病出表乃向愈之兆"有所不同，其里邪外达，邪毒却仍深伏骨髓，缠绵不去，持续扩散，导致髓败精枯，耗气伤血，脏腑经络损伤，属里病出表，毒邪外侵，病情之危候。

（五）突出益气养阴法治疗微小残留白血病

对于经过化疗或者骨髓移植治疗处于缓解期或者长期缓解的患者，杨文华教授提出，此时病机为伏邪在里，虽病情缓解，但夙根仍在，因此控制微小残留白血病是治疗的重点，目的是抵御外邪再侵，防止伏邪再发。在治疗微小残留白血病，防止缓解后复发中，杨文华教授以益气养阴法为主，创制了益气养阴解毒方。

益气养阴解毒方组方为生黄芪、当归、太子参、麦冬、五味子、女贞子、旱莲草、全蝎、金银花、蒲公英、川芎、浙贝母。该方以当归补血汤、生脉散、二至丸为主药，辅以解毒攻邪之品，如全蝎、金银花、蒲公英等，又针对痰瘀互结，以化痰逐瘀，予浙贝母、川芎等。脾肾亏虚者，加炒白术、茯苓、莲子肉、山药、菟丝子、山萸肉、枸杞子等；气虚血瘀者，加丹参、桃仁、红花、赤芍、茜草、三七粉等；痰瘀互结者，加炙鳖甲、山慈菇、生牡蛎、玄参、海浮石、冬瓜子、竹茹等；气滞血瘀者，加金铃子散、厚朴、枳壳、柴胡、当归、川芎、赤芍等。该方可以提高微小残留白血病阴性率，稳定血象，改善症状，促进完全缓解时间延长，甚至达到长期存活和临床治愈。

（六）把握病证分层治疗老年性难治性白血病

对于60岁以上的老年人，由于骨髓造血能力和应激性差，脏器衰退，免疫功能低下，常伴随心脑血管、呼吸、消化、泌尿、内分泌等多系统疾病，对老年白血病患者治疗原则和方案与其他年龄组有所不同。老年性白血病治疗的难题是对长期全程足量化疗耐受差；常伴有内科其他系统疾病，给治疗带来困难；常存在预后不良的染色体；化疗药物毒副反应明显，容易发生骨髓抑制及诱发致命性感染；化疗后骨髓造血能力恢复较慢；治疗完缓解率低，缓解期短；不适宜做骨髓移植；支持治疗和住院时间较长，使医疗费用增加。

杨文华教授针对老年白血病患者特点，认为应筛选出高危人群，分级采取合理有效的个体化中西医结合治疗。对老年急性白血病患者首先划分层次单元，即低危组单元、高危组单元、标危组单元。①低危组：年龄小于70岁，身体情况良好，无不良细胞遗传学特征。西医可以采取标准化剂量化疗治疗或者标准化剂量减量治疗，目的是力争达到完全缓解，有条件者行自体外周血干细胞移植。②高危组：年龄大于80岁，身体情况差，常合并心肺肝肾等疾病，有骨髓增生异常综合征或其他血液病史，有不良染色体核型。西医一般无法采取放化疗，只能采取支持治疗或姑息治疗，如根据情况可口服羟基脲、6MP、VP16、马法兰等。③标危组：对于不属于上述两组条件者，年龄在70～80岁之间，或者身体情况一般，能耐受化疗者，西医可采用小剂量联合化疗，即与标准化疗相比时间短、药物少、剂量小。

以上三组均强调中医全程参与，以扶正祛邪为主，针对病症有的放矢。如针对贫血，施以补气养血、健脾补肾、调补阴阳，以提高血细胞数量，促进造血功能恢复；针对发热症状，辨证采用清营凉血、滋阴降火、清热解毒法，以祛邪退热为目的；针对出血，可采用凉血止血、补气摄血、滋阴降火、化瘀止血法，以达到止血目的；针对髓外浸润证候，以涤痰通络、活血化瘀、软坚散结法，达到止痛消肿、化瘀散结、减轻浸润症状的目的。对低危组化疗者，以顾护正气、减轻化疗毒副反应为主，兼以祛邪；对高危组不能化疗者以中药抗癌扶正治疗为主，改善症状，减轻痛苦，延长生命；对标危组以扶正与祛邪并用，扶正以促进身体功能恢复，祛邪以助化疗药物抗癌杀毒。

（七）擅用经方，博采时方，自拟验方，善使对药

杨文华教授不仅擅用经方，更擅用经方之法，将古人法度灵活运用到辨治白血病发展变化之中。例如，选用桂枝汤及其衍化方治疗白血病化疗后中性粒细胞缺乏，取桂枝汤调和阴阳之意，于内伤之中，气血俱虚，阴阳俱损，当先以调和为要，使"阴阳相得，其气乃行"。选取真武汤治疗白血病化疗后骨髓抑制，阳虚水泛，发热，心下悸动，头眩身瞤，振振欲擗地，或水气内停，随气机升降所致咳、呕、下利等，此时用真武汤，扶阳益火，镇伏水泛，病证自除。选用旋覆代赭汤治疗急性白血病化疗中及化疗后，中气大伤，痰涎内生，胃失和降，虚气上逆，呕恶频繁，不思饮食，具有很好的效果。选用大黄䗪虫丸治疗急性白血病本虚而痰瘀互结之证，以缓中补虚之法，祛瘀生新，使祛瘀不伤正，扶正不留瘀。

杨文华教授博采时方，灵活辨治白血病不同单元出现的证候。如常用银翘散治疗白血病发热患者，体质素虚，一旦出现恶风、周身酸楚之卫分证，当截断病势，防止邪气内陷，不可以苦寒直折，恐引邪入里，故用银翘散轻清宣透，外达邪气。白血病化疗后胃肠黏膜损伤，选用香砂六君子，健脾和胃，理气止痛，主治脾胃气虚，寒湿滞于中焦，症见纳呆、嗳气、脘腹胀满或疼痛者。选用二陈汤燥湿化痰、理气和中，用于治疗白血病化疗中或化疗后咳嗽痰多、胸膈痞闷、恶心呕吐、四肢倦怠、头眩心悸。化疗后期或化疗后骨髓抑制期，血象较低，选用八珍汤，补益气血，调摄阴阳，促进白细胞、红细胞、血小板恢复。选用归脾汤益气补血、健脾养心，适于白血病化疗后心脾两虚证和白血病晚期或复发所见脾不统血之出血证。杨文华教授常将生脉饮用于化疗之后或长期缓解患者。因诱导白血病缓解的常用化疗药，如阿糖胞苷、柔红霉素、高三尖衫酯碱等，具有损伤心肌、肝功能副作用，故以生脉饮为主方益气养阴复脉。常以一贯煎、二至丸用于治疗白血病完全缓解微小残留白血病者，以益肾养肝、强筋壮骨。

　　杨文华教授基于临床诊疗经验，自拟方剂治疗白血病。如全蝎解毒汤：全蝎、白花蛇舌草、半枝莲、半边莲、金银花、蒲公英、败酱草，主治白血病邪毒壅盛、瘀毒阻络，具有清热解毒、化瘀通络之功效。益气养阴解毒汤：生黄芪、当归、太子参、麦冬、五味子、女贞子、旱莲草、全蝎、金银花、蒲公英、川芎、浙贝母，主治白血病气阴两虚、余毒未清，具有益气养阴、化痰解毒之功效。贞芪扶正汤：生黄芪、当归、女贞子、墨旱莲、川芎，主治白血病完全缓解期气血亏虚、肝肾不足，具有益气养血、滋补肝肾之功效。芳香化湿汤：藿香、佩兰、荷叶、芦根，主治白血病湿热互结、中焦气滞，具有清热化湿、芳香除秽之功效。

　　杨文华教授把握"有是证，用是药"之原则，谨守病机，随证化裁，经过多年临床实践，选药成对，相辅相成。例如，生黄芪、当归补气生血；金银花、蒲公英清热解毒；炙鳖甲、山慈菇软坚散结；白花蛇舌草、半枝莲解毒抗癌；仙鹤草、侧柏炭凉血止血；茜草、藕节清热凉血；白及、三七化瘀止血；陈皮、半夏化痰和胃；青蒿、黄芩清热利胆；怀山药、莲子肉健脾止泻；百合、芡实滋阴健脾；川芎、浙贝母活血散结；鱼腥草、海浮石清肺化痰。

　　杨文华教授经常叮嘱学生：白血病患者身兼病魔之苦和化疗之苦，药味异常不仅增加其痛苦，也不利于患者依从。给肿瘤患者处方扶正达邪之剂，药味要平和，适宜服用。她还强调，选药要选无毒之上品，尽量避免选取有极大毒副作用的药物，即便攻邪之剂有峻药猛药，也注意中病即止，顾护正气。杨文华教授还针对患者正虚特点惯用轻药重投，对于柔和不伤正气的药物，可以重用，增强药力，安全性好。

二、恶性淋巴瘤

　　恶性淋巴瘤是一组复杂的淋巴造血系统恶性肿瘤的总称。根据病理组织学的不同，其可分为两大类型疾病：霍奇金淋巴瘤和非霍奇金淋巴瘤。霍奇金淋巴瘤是最早被认识到可治愈的肿瘤之一，随着肿瘤学家们对这一疾病的认识逐渐深入，已形成了相对成熟的治疗体系。非霍奇金淋巴瘤具有很强的异质性，2008年，WHO分类将其分为多种类型，其中以弥漫大B淋巴瘤和惰性淋巴瘤为主。

　　关于恶性淋巴瘤的病名，结合淋巴结浸润的程度及身体消瘦、恶病质表现，中医学主要有"瘰疬""瘿瘤""痰核""阴疽""石疽""恶核""痞块""虚劳""失荣"等。如《诸病源候论·瘤候》描述："瘤者，皮肉中忽肿起，初梅李大，渐长大，不痛不痒，又不结强。"《诸病源候论·瘰疬瘘候》论及瘰疬："或如梅、李、枣核等大小，两三相连在皮间，而时发寒热是也。"《千金翼方·疮痈下·恶核》中论述："恶核似射工，初得无定处，多恻恻然痛，时有不痛者，初如粟，或如麻子，在肉里而坚似疱，长甚速。"2008年，中国中西医结合学会血液学专业委员会重新讨论了血液病中医疾病的命名，认为恶性淋巴瘤的不同类型疾病发生部位均在骨髓，临床表现基本相似，诊疗方法相同，故以"恶核"为此类疾病中医病名。

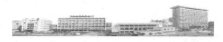

（一）提出"痰瘀互结"是恶性淋巴瘤病机关键

杨文华教授结合临床中淋巴结肿大的表现，认为"痰"是恶性淋巴瘤的首要致病因素。临证所见，又有寒痰、热痰之分，究其病机，寒湿凝滞为寒痰，气郁化火或阴虚火旺，煎熬津液为热痰，皆是痰作祟为核。肾为水之下源，脾主水液运化，脾肾亏虚，水液代谢失调而生痰，而肺为贮痰之器，正如所谓"痰源于肾，动于脾，客于肺"（《医学入门·卷四》）。而对于脾肾亏虚，痰之化生的病机演变过程，杨文华教授具体分析如下：先天不足，或他病及肾，或肾阳素虚，寒毒内生，或肝肾阴虚，虚火内动，灼津为痰，痰火互结，两者皆可成恶核；脾肾素虚，或饮食不节，伤及脾胃，脾阳不运，虚寒内生，水湿内停，聚湿成痰；寒邪毒邪，侵袭肌表，壅遏肺气，肺失宣降，津液失调，皆凝聚为有形之痰核。痰为津液结聚，瘀乃血行停滞。津液之输布、血液之循行，唯赖一气。气有不畅，津停为痰，血停为瘀，痰瘀生焉。痰浊内阻，损害脏腑气化，阻碍血之运行，导致瘀血内停，瘀血内阻，气机失和，进一步妨碍津液输布，停滞结聚为痰。气滞血瘀，痰瘀互结，日积月累，脉络瘀滞，凝结为块，发为癥积。或外感邪毒，脏腑失调，毒瘀互结，痰夹其中，形成痰中有瘀，瘀中有痰，毒邪聚之不散，痰热毒瘀，结聚成块，为标实之证。病邪久留不去，耗气伤津，气虚血亏，又以正虚为本。故本虚标实、虚实夹杂为本病之特征。正虚主要责之肺、脾、肾；邪实则分内外，外为寒毒邪气，内乃痰热血瘀。

（二）提出治疗恶性淋巴瘤扶正祛邪、活血涤痰之精要

针对恶性淋巴瘤不同类型不同阶段、虚实表现轻重不一的情况，杨文华教授主张在治疗过程中，无论疾病初起，治疗前期，还是化疗期间，以及治疗过后的恢复期及疾病缓解期，均需要明辨病机，切忌虚虚实实，掌握治疗原则为扶正勿忘祛邪、祛邪不伤正气、活血切忌破血、涤痰散结衰半。

1. 扶正勿忘祛邪

论及恶性淋巴瘤治疗过程中的扶助正气，以健脾补肾为基本治则。如疾病初发时伴见乏力、消瘦、盗汗，治疗时则注意补益脾气、调和营卫，然而病之初起邪气正盛，治疗时必考虑正邪兼顾。而化疗后的阶段往往因药毒攻伐，患者机体呈现一派虚象，此时既要顾护胃气，又要扶助先天之肾阴肾阳，但体内尚有痰瘀之邪留存，单纯补益恐致闭门留寇，于补益之中不忘化痰活血，不失为事半功倍之举。

2. 祛邪不伤正气

针对发病初期以淋巴结浸润、反复发热为主要表现的患者，此阶段毒邪最甚，治疗以攻逐毒邪为要，然而清热解毒、涤痰散结药物多有耗气伤脾之虞，故在祛邪时定要防止损伤正气，以免邪去正亦衰，不利于疾病的预后。在临床实践中，亦常见患者放化疗后仍有淋巴结浸润情况，尤其是深部的淋巴结，影像学检查提示有残留的肿大淋巴结，而经过放化疗的患者身体状况较差，则常采取"缓攻"的方法，意在祛除余邪而避免伤及正气。

3. 活血切忌破血

如"石疽""恶核"等，淋巴结浸润症状明显，浅表淋巴结巨大，甚至破溃，体内多发淋巴结肿大，甚至出现内脏压迫等情况。结合多年临床经验，杨文华教授认为此时痰瘀互结，胶着难分，治疗时以活血化痰为主，而活血又要切忌破血，避免伤及五脏真气，故在运用活血化瘀药的同时注意适当补血益气，正所谓"克敌者存乎将，祛邪者赖乎正"

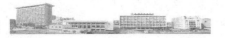

（《血证论·吐血》），新血不生，气虚乏力，则气血津液运行亦缺乏动力，瘀血难去，痰瘀胶着凝滞难解。

4. 涤痰散结衰半

杨文华教授这一观点源自《素问·六元正纪大论》中"大积大聚，其可犯也，衰其大半而止"。说的是对于较为严重的癥积，治疗时要掌握度，使病邪祛除大半，且正气留存，把握在这个程度为好。运用于恶性淋巴瘤的治疗中，强调一是在运用破血逐瘀、涤痰清利的药物时，此类中药多剽悍滑利，治疗时力大功专，当注意中病即止，不可过量，不可久用；二是结合西医的治疗方法，无论是放疗化疗、干细胞移植，还是免疫疗法，治疗都不应该过度，一定要结合患者自身机体的状态，选择适合强度的个体治疗方案。

（三）提倡中西医结合分期治疗恶性淋巴瘤

恶性淋巴瘤由于其疾病的异质性，采用的治疗方案亦不尽相同。在临证中应参考就诊患者的既往治疗经过，并总结出患者在不同治疗阶段的病机特点，发挥中药辨证论治优势，以期达到"中西融汇，减毒增效"的最佳效果。

1. 疾病初起

发病初期，在西医明确诊断的基础上，提出中医的治疗策略，归纳如下：惰性淋巴瘤初起以中医治疗为主，侵袭性的恶性淋巴瘤首选化疗，中药可在化疗前予以辅助减轻肿瘤负荷、改善症状。对初治患者的处方以自拟化痰散结方（金银花、柴胡、黄芩、浙贝母、鳖甲、山慈菇、生牡蛎、蒲公英、桔梗、夏枯草、牛蒡子）为底方，结合不同的肿瘤负荷表现再予以辨证加减。

2. 化疗期

恶性淋巴瘤因分型不同，化疗药物的选择、化疗方案的周期亦多种多样，中医在治病求本的同时，根据不同化疗方案和靶向药物的副作用辨证施治，发挥减毒增效作用。例如，因化疗药物伤害黏膜而出现口腔、肛周溃烂，需采用中药汤剂内服，同时配合中药如金银花、玄参漱口及坐浴的外用方法，内外合治，尽快解决患者所苦。又如，化疗引起的胃肠道黏膜刺激，频繁恶心呕吐，不欲饮食，大便溏泄或者出现肠道蠕动减慢，治以小柴胡汤加减，恢复胃肠道功能。恶性淋巴瘤化疗用药易出现神经毒性，特别是对周围神经的损伤，患者常表现为四肢末端感觉异常，严重者出现活动不利。此乃药毒伤络，气血循环失调，脉络凝涩，肌肤失于荣养而麻木不仁，瘀血留滞孙络而有肢末刺痛感。治疗时初以虫类药物搜剔通络，如僵蚕、全蝎、地龙、蜈蚣等，配以活血化瘀药川芎、当归、赤芍、丹参、鸡血藤，辅以陈皮、枳壳理气之品；后期在活血通络基础上，加用补益肝肾药，如桑寄生、牛膝、杜仲、川断，意在柔筋活络，促进肢体活动恢复正常。

3. 化疗间歇期

化疗间歇期患者往往血常规结果提示全血细胞偏低，就诊时呈现一派气血俱虚之象。治疗以对症支持、减轻毒副作用为主，选方人参养荣汤加阿胶、龟板等。若患者气阴两虚，阴虚表现偏重，选药加用麦冬、芦根、百合、枸杞子等滋阴之品；合并肺感染的患者，痰热内蕴，咳嗽咯痰明显，投以千金苇茎汤加减，配合西医的抗感染治疗，加速恢复；兼见纳食减少、大便溏泄者，治以理中汤、参苓白术散加用芡实、炒苍术等药。

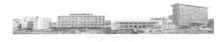

4. 缓解期

此期主要目的是防止复发。此期治疗原则转为以扶正为主，兼顾祛除余邪，以自拟柔肝解毒方（白芍、五味子、茵陈、败酱草、蒲公英、甘草、竹茹、柴胡、玫瑰花）或化痰散结养阴方（金银花、黄芩、浙贝母、鳖甲、山慈菇、生牡蛎、玄参、远志）为主。

三、免疫性血小板减少症

免疫性血小板减少症是自身免疫功能紊乱的一种疾病，其特点为皮肤、黏膜出血，血小板数量减少及其寿命缩短，骨髓内巨核细胞数正常或增多，伴有成熟障碍，患者血清或血小板表面常存在针对血小板表面糖蛋白的自身抗体。临床上可分为急性型和慢性型，部分严重患者并发颅内出血，危及生命。

本病属于中医学"虚劳""血汗""肌衄""血证""发斑""紫癜病"等范畴。《景岳全书·血证》指出"血动之由，惟火惟气耳"；"盖动者多由于火，火盛则逼血妄行，损者多由于气，气伤则血无以存"。其指出火盛和气伤为出血的基本原因。导致免疫性血小板减少症的原因可概括为外邪侵袭、饮食不节、情志过极、劳倦过度、瘀血阻滞等。尽管其病因复杂，但共同的病理变化可概括为热毒炽盛、迫血妄行，热灼阴津、阴虚火旺，气虚不摄、血溢脉外，瘀血阻滞、血不归经等几个方面。杨文华教授经过多年临床实践，总结出以中药为主，分步分层治疗的一套治疗方案。

（一）主张中医分型与西医分期相结合

杨文华教授指出，治疗免疫性血小板减少症中医以辨证分型为基础，西医以病程分期为依据，两者在治疗中同样重要，不可偏颇。

中医以辨证分型为基础，根据免疫性血小板减少症临床症状之不同，急性型或新诊断的免疫性血小板减少症多属于血热妄行、阴虚火旺证，分别治以清热凉血止血、滋阴降火止血，多选用金银花、牡丹皮、生地黄、藕节、茜草、白茅根、三七粉、仙鹤草、侧柏炭等，由于热迫血行，阴虚火旺，均可致热灼津伤，故注重配伍滋阴药；而慢性型或复发难治性的免疫性血小板减少症多见于气虚不摄、瘀血阻络证，分别治以补气摄血、化瘀通络为主，补气摄血药多选用生黄芪、当归、太子参、茯苓、黄精、山药、龟板等，化瘀通络药选用桃仁、红花、鸡血藤、赤芍等，但忌用破血逐瘀药。但瘀血证的表现又可见于其他三型之中，故临证各证型中，但凡有瘀血症状出现的可加养血活血药，以防瘀血不去，新血不生。

西医以病程分期为依据，可将免疫性血小板减少症分为以下几种：新诊断的免疫性血小板减少症，即确诊后 3 个月以内的免疫性血小板减少症的患者。持续性免疫性血小板减少症，即确诊后 3~12 个月血小板持续减少的免疫性血小板减少症患者，包括没有自发缓解和停止治疗后不能维持完全缓解的患者。慢性免疫性血小板减少症，血小板减少持续超过 12 个月的免疫性血小板减少症患者。重症免疫性血小板减少症：$PLT < 10 \times 10^9/L$，且就诊时存在需要治疗的出血症状或常规治疗中发生了新的出血而需要加用其他升高血小板药物治疗或增加现有治疗药物剂量。难治性免疫性血小板减少症，指满足以下所有 3 个条件的患者：①脾切除后无效或者复发；②仍需要治疗以降低出血的危险；③排除其他原因引起的血小板减少症，确诊为难治性免疫性血小板减少症。新诊断的免疫性血小板减少症与持续性免疫性血小板减少症多用中药治疗，参照血热妄行、阴虚火旺证辨证施治；慢性

免疫性血小板减少症、难治性免疫性血小板减少症多参照气虚不摄、瘀血阻络辨证施治。

(二) 提出慢性免疫性血小板减少症当从脾论治

临床多见急性免疫性血小板减少症转化为慢性免疫性血小板减少症，此病迁延日久，易于反复，耗伤脏腑气血，气为血之帅，气虚则不摄，以致血溢脉外，发为瘀斑、瘀点。脾为后天之本，由于先天禀赋不足或后天失养，外邪趁机侵袭，故杨文华教授认为，脾气亏虚、气虚不摄、脉络瘀阻为慢性免疫性血小板减少症的病机关键。脾主统血、主运化，脾气亏虚则运化失职，气虚不摄则血溢脉外而致出血，可表现为反复出现皮下瘀点或瘀斑、色泽淡，月经过多或经期延长，伴体倦乏力，神疲懒言，纳呆，食后腹胀，便溏，舌体胖大边有齿痕，脉细弱。杨文华教授提出健脾益气、摄血止血的治疗大法，常以归脾汤为主方，再选药物如山药、芡实、三七、茜草、白茅根、侧柏炭、醋龟板、仙鹤草等加减。

此外，杨文华教授还指出，治疗免疫性血小板减少症时，宜遵循《血证论》"止血、消瘀、宁血、补虚"四法，应做到止血不留瘀、消瘀忌破血、宁血勿伤阴、补虚忌温阳的用药规律。清热凉血不宜过用苦寒药，恐其伤胃；失血过多宜加补气药，以防气随血脱、阴脱阳亡；离经之血、外伤之血予化瘀，因瘀血不去，新血不生，同时加行气药，因气行则血行，又杜绝了瘀血再生。

四、缺铁性贫血

缺铁性贫血是指机体对铁的需求与供给失衡，导致体内贮存铁耗尽，继之红细胞内铁缺乏从而引起的贫血，其发病原因可分为铁的摄入不足、吸收障碍和丢失过多等几方面。根据中医的辨证辨病，缺铁性贫血属萎黄病。作为国家"十一五"重点专科优势病种IDA的协作组长单位，在杨文华教授的带领下，系统总结了缺铁性贫血的纯中医药治疗方法，并取得了较好的临床疗效。

(一) 顾护脾气

杨文华教授认为，本病病位主要在脾胃，脾为后天之本、气血生化之源。脾胃同居中焦，同属中土，脾主运化，胃主受纳，两脏纳化配合，升降相因，燥湿相济，相辅相成，才能完成水谷消化、吸收，输布精微，最终化生气血，《灵枢·决气》谓："中焦受气取汁，变化而赤是谓血。"故凡由饮食失调，劳累过度，损伤脾胃，健运失职，气血生化乏源，可致本病。脾胃虚弱，胃不腐熟，脾失健运，饮食停滞为积，此因虚致积，为虚中夹实之候，多由先天禀赋不足，脾胃虚弱，后天调护失宜，导致本病。此外，饮食不洁、虫栖肠中，饮食偏嗜、铁入过少，慢病失血、丢铁过多，也是临床导致缺铁性贫血的主要病因。

(二) 分辨虚实，分型治疗

结合本病的临床特征，杨文华教授将本病分为脾胃虚弱、心脾两虚、脾肾阳虚、肝肾阴虚及虫积等5个证型。

1. 脾胃虚弱

面色萎黄，口唇色淡，爪甲无泽，神疲乏力，食少便溏，恶心呕吐，舌质淡，苔薄腻，脉细弱。治法为健脾和胃，益气养血。方药以当归补血汤合香砂六君子汤加减。

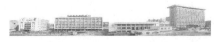

2. 心脾两虚

面色苍白，倦怠乏力，头晕目眩，心悸失眠，少气懒言，食欲不振，毛发干脱，爪甲裂脆，舌淡胖，苔薄，脉濡细。治法为益气补血，养心安神。方药以归脾汤或八珍汤加减。

3. 脾肾阳虚

面色苍白，形寒肢冷，腰膝酸软，神倦耳鸣，唇甲淡白，或周身浮肿，甚则腹水，大便溏薄，小便清长，男子阳痿，女子经闭，舌质淡或有齿痕，脉沉细。治法为温补脾肾。方药以四神丸合实脾饮加减。

4. 肝肾阴虚

面色苍白或萎黄，潮热盗汗，头晕目眩，耳鸣、耳聋，肌肤甲错，舌红少津，脉细弱。治法为滋补肝肾。方药以左归丸加减或六味地黄丸加减。

5. 虫积

面色萎黄、少华，腹胀，善食易饥，恶心呕吐，或有便溏，嗜食生米、泥土、茶叶等，神疲肢软，气短头晕，舌质淡，苔白，脉弦细。治法为杀虫消积，补益气血。方药以乌梅丸合八珍汤加减。因虫积日久，正气虚弱，故配合八珍汤以扶气血之亏耗。

（三）气血双补，药膳并调

杨文华教授认为，本病的治疗应在补血的同时兼顾补气，以遵气为血帅、血为气母之意，补气以生血，养血以益气。故在方药的使用上，不单用补血药，还应适当配伍补气药，从而达到气血双补的目的。针对血虚常伴有气虚的特点，组方时补血药与补气药并用，相得益彰。用黄芪、当归、阿胶益气生血，人参、白术、茯苓健脾益气，砂仁、焦三仙、鸡内金醒脾益胃，三七活血止血，巧用富含铁的中药绿矾补充造血原料，在补铁的同时减少补铁相关副作用的发生，整体调节，改善患者的症状和体征。

在缺铁性贫血的治疗和调护中，日常饮食对于铁的补充有一定的重要性。膳食中的铁有两种类型，即血红素铁（来自哺乳动物红色血液中的血红蛋白）及非血红素铁（来源于植物）。这两者中，前者更容易吸收。为了增加铁的吸收，应多吃含丰富维生素C的食物、饮料和营养补充剂。富含铁的食物有动物肝脏、肾脏、贝类如蛤和牡蛎、牛肉、猪肉、血布丁、煮熟的豆类、干果、鸡肉、鸡蛋、菠菜、辣椒及番茄等。杨文华教授还向患者推荐一些经验药膳，以助生血。如当归、羊肉煲汤，温中补血，调经散寒；山药、莲子肉熬粥，健脾益肾，涩精止泻；芡实、炒薏苡仁熬粥，健脾益气，渗湿止泻；百合、茯苓熬羹，养阴润肺，宁心安神；黄芪、母鸡煲汤，补气养血，益髓填精；山楂、鸡内金熬羹，健脾和胃，消食化积；阿胶、大枣熬胶，气血双补，养血濡脉；莲子、地瓜熬羹，暖脾和胃，益气生血；菠菜、胡萝卜炒菜，维C合铁，促进吸收；猪肝、生姜爆炒或酱制，养阳益气，养血补血。同时嘱患者忌浓茶、咖啡；阳虚者忌食寒凉，宜食温补类食物；阴虚者忌食燥热，宜食淡薄滋润类食物。

五、真性红细胞增多症

真性红细胞增多症简称"真红"，是一种克隆性的以红系细胞异常增殖为主的慢性骨髓增生性疾病，以皮肤黏膜红紫、血管及神经系统相关症状和脾大为主要临床表现。血液学方面以血红蛋白量、红细胞计数和全血容量绝对增多，血黏滞度增高，常合并血小板或

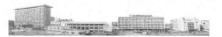

白细胞增多为特征。该病的发病机理未被阐明，目前认为与 JAK2V617F 激活性突变有关。在临床上根据病程可分为三期：血红蛋白增多期、骨髓纤维化期、骨髓衰竭期。血栓形成、栓塞和出血为本病的主要死因，个别病例可演变为急性白血病。真红的治疗方面，主要是抑制骨髓红系细胞异常增生，常用羟基脲、干扰素等药物，疗效已被证实，但在维持用药阶段具有易复发的弊病，远期疗效、药物不良反应均值得商榷。

（一）提出清肝化瘀法治疗真性红细胞增多症

杨文华教授认为，本病多因外感温热邪毒，或外感风寒邪毒入里化热，伤及血分；或七情内伤情志郁结，郁久化热，伤及血分；肝胆实火，热入营血；气滞血瘀导致血脉瘀滞，血热内生。她认为真红的病机关键是气滞、血瘀、肝热，其多属于肝热血瘀的实证。治疗的重点祛邪在先，邪实不去，正气不复，邪去则气血自通。她提出清肝化瘀法为治疗本病主法，其中"清肝"含义有二：其一，清肝火，使肝之火热得以清泄，勿使血热妄行而致出血、紫癜、斑疹等；其二，解肝郁，使肝之郁滞得以疏化，勿使气结，以防气不能行血而形成瘀血。与此同时，瘀血是真红的病理产物，亦是该病的外在表现。真红患者虽因病程长久而症状各异，但多以瘀血内停为证候特点，表现出以疼痛、肿胀、麻木及瘀滞为特征的一系列临床表现。瘀血因其瘀阻部位不同而表现不同：瘀阻经脉，则见手足麻木，面色黧黑，肌肤甲错；瘀阻心脉，故见胸闷胸痛，口唇紫暗；瘀阻胃肠，则见呕血、黑便；瘀阻于肝，则见胁痛，癥瘕；瘀阻脑窍，则见头痛头晕，中风之象。

杨文华教授自拟清肝化瘀方广泛应用于本病，疗效显著。清肝化瘀方组成：金银花，败酱草，夏枯草，连翘，蒲公英，栀子，决明子，柴胡，郁金，川芎，牛膝，秦艽，威灵仙，桑枝，全蝎，桃仁，红花，甘草。方中桃仁、红花、川芎、牛膝活血化瘀；全蝎、金银花、连翘、蒲公英、败酱草清热解毒；柴胡、郁金、夏枯草、栀子、决明子清肝泻火；秦艽、威灵仙、桑枝清热通络；甘草调和诸药。全方共奏清肝泻火、活血化瘀之效，使肝之火热得以清泄，肝之郁滞得以疏化，切合本病病机。临床上，若腹部积块显著者加破血逐瘀药如三棱、莪术、大黄；乏力明显者加黄芪、太子参；热盛大便秘结者加草决明、火麻仁等。

（二）突出辨病与辨证相结合

西医学根据临床表现及骨髓病理检查，将真红分为三期：红细胞增生期，表现为骨髓造血功能活跃，红系细胞过度增生并伴有白细胞及血小板增多；稳定期，表现为全血细胞维持在正常范围，这种变化并非由于病变的骨髓造血功能转变正常，而是骨髓被异常增生的纤维组织所替代，而剩余的骨髓造血功能较前降低的结果；骨髓衰竭期，表现为骨髓纤维组织增生加剧，使髓内造血组织更减少并产生髓外造血。

杨文华教授强调正确界定、把握本病的分期，是实施正确治疗原则的重要条件。红细胞增生期治疗以祛邪为主，以清肝化瘀为基本治法，不主张应用温补类药物，尤其是益气、养血、温阳之品，否则易致气壅邪滞。嘱患者饮食忌温补，宜清淡易消化食物。稳定期应扶正祛邪并施，在清肝化瘀药基础上少佐扶正药物，滋补肝肾，药用山药、山茱萸、女贞子、旱莲草等；祛邪活血解毒，药用桃仁、红花、丹参、白花蛇舌草、半枝莲等。骨髓衰竭期正气损伤，瘀血内停，邪毒未尽，以祛邪和扶正相结合，扶正为主，不可一味攻逐，否则更加耗损正气。扶正侧重补益肝肾，常用地黄、女贞子、旱莲草、菟丝子、山药、山茱萸、黄精；气虚酌加黄芪、党参、白术；血虚酌加当归、阿胶、白芍。晚期之瘀血为久瘀之血，需用养血、破血、通络药，如丹参、赤芍、鸡血藤、山甲、地龙、水蛭、全蝎、土鳖虫等。

（三）提出活血八法辨治真红

杨文华教授在长期临床实践中，总结出活血八法，用于真红不同证候。

1. 行气活血法

本法主要应用于气滞血瘀证。在活血化瘀方中配伍理气之品，常选用血中之气药如川芎、郁金、延胡索，气中之血药如降香、檀香、香附，行气与活血相得益彰。

2. 益气活血法

本法常用于气虚血瘀证中。气行则血行，气虚则无力推动血行，故在活血化瘀中药基础上加用黄芪、白术、黄精、党参等益气药，疗效显著。

3. 清热活血法

本法主要应用于毒热血瘀证。热毒内蕴，熬血成瘀；瘀血内结，蕴热化毒，瘀血与热毒相互搏结。临床上将活血化瘀药与清热解毒药相互配伍，清热解毒药常选取金银花、连翘、蒲公英、败酱草、白花蛇舌草等。

4. 养阴活血法

本法主要应用于阴亏血瘀证。真红后期，阴液亏损，血脉不充，血脉凝聚运行不畅，常见口干口渴、盗汗、消瘦、舌红少苔、脉弱等症，在活血化瘀药基础上常用滋阴药如麦冬、生地黄、玄参、白芍等。

5. 温阳活血法

本法主要用于阳虚血瘀证。常见于真红后期，脾肾阳衰，阴寒内盛，症见面色苍黄、腹大肢肿、四肢不温、舌暗红苔薄白、脉沉细，选用菟丝子、肉桂、肉苁蓉等温阳药配合活血化瘀药。

6. 养血活血法

本法主要用于气血两虚夹瘀证。在真红病程中常出现瘀血未去，新血不生，血瘀兼血虚证候，单纯应用活血化瘀药，症状难以改善，应兼以养血和血，提高疗效，临床上常选用当归、鸡血藤、阿胶、三七、龙眼肉等药物以滋养血脉，以达瘀血去、新血生之目的。

7. 凉血活血法

本法主要用于热盛血瘀证。邪热深入营血，煎熬成凝，营血瘀遏，且热邪又可迫血妄行，此时应用凉血活血药物能使血热清而脉络宁，瘀血散而血归经，常以牡丹皮、栀子、生地黄、水牛角粉等凉血药与活血化瘀药相兼使用。

8. 破血逐瘀法

本法常用于腹中积块重症，伴刺痛拒按，舌质紫暗有瘀斑，舌下络脉屈曲增粗，脉沉涩，用药如三棱、莪术、水蛭等。应用破血逐瘀药时宜中病即止，用药选味，适时适度，勿使药过病所，更加耗伤气血。

（四）内外合治散结消癥

针对真红患者可有脾大的特点，杨文华教授遵吴师机"外治之理即内治之理，外治之药亦即内治之药"（《理瀹骈文·略言》）的观点，创制了内外合治、软坚散结之法，内

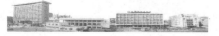

服水蛭缩脾汤，外用消脾贴使药物透皮而入，"皮肤隔而毛窍通，不见脏腑，恰直达脏腑"（《理瀹骈文·续增略言》），明显起到止痛、化瘀、散结之效。

水蛭缩脾汤：水蛭、炙鳖甲、山慈菇、生牡蛎、玄参、浙贝母、全蝎、地龙、红花、赤芍。主治瘀血阻络，巨脾成实。内服具有虫蚁搜剔、化瘀散结之功效。

消脾贴：冰片、天南星、肉桂、青椒、丁香、猪牙皂等。主治痰瘀互结，癥瘕积聚。外贴脾大患处，具有辛温散结、化痰消癥之功效。

医案选介

一、急性白血病
病案 1

姚某，女，64 岁，退休，2009 年 11 月 30 日初诊。

主诉及病史：面色萎黄、乏力一月余，伴咽痛、发热、骨骼酸痛 3 天。患者于 1 周前在某专科医院确诊为急性髓系白血病 M2b，因主动拒绝放化疗，为单纯寻求中医药治疗来就诊。患者头晕乏力，鼻衄、齿衄，四肢皮肤散在瘀点，自汗盗汗，骨骼酸痛，纳呆便溏，夜寐不安。

查体：神清，精神可，面色少华，发热，体温 38.4℃，颈部和腋下淋巴结肿大，脾稍大，舌质红苔黄腻，脉细数。

辅助检查：当日血常规检查，结果显示：白细胞计数 3.6×10^9/L，血红蛋白 56g/L，血小板计数 1×10^9/L。骨髓象显示骨髓增生极度活跃，原粒细胞 + 早幼粒细胞达 35%，异常中幼粒 40%，其胞核有核仁，有明显的核浆发育不平衡。骨髓活检显示骨髓增生极度活跃，骨小梁可见原始幼稚细胞浸润。免疫分型示 CD13（+）、CD33（+）、CD34（+）。

西医诊断：急性髓系白血病 M2b。

中医诊断：白血病。热毒炽盛，迫血妄行。

治法：凉血止血，解毒攻邪，佐以健脾止泻。

处方：自拟全蝎解毒汤加减。

全蝎 10g，白花蛇舌草 30g，半边莲 15g，浙贝母 15g，金银花 30g，蒲公英 30g，阿胶 15g（烊化），炙龟板 30g（先煎），茜草 30g，仙鹤草 30g，侧柏炭 20g，三七粉 3g（冲服），藕节 30g，白茅根 30g，怀山药 15g，炒白术 30g，薄荷 10g（后下），荆芥穗 10g（后下）。7 剂，日 1 剂，水煎服，分 2 次服用，每次服用 150mL。

二诊：2009 年 12 月 7 日。患者体温基本恢复正常，骨痛减轻，周身未出现新的瘀斑、瘀点，鼻衄、齿衄止，大便正常，但仍面色少华，自觉乏力加重，自汗盗汗，咽干口燥，不思饮食。舌暗苔黄厚腻，脉沉细。当日血常规检查，结果显示：白细胞计数 4.1×10^9/L，血红蛋白 61g/L，血小板计数 15×10^9/L。

杨文华教授认为，以清热解毒、凉血止血法，衄血已止。但因患者宗气大泄，气血亏虚，故当益气养血，又因余热未清，故继续施以清热解毒，佐以益气补血养阴。

处方：自拟全蝎解毒汤合玉屏风散加减。

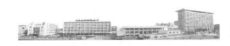

白花蛇舌草 30g，全蝎 10g，半枝莲 15g，生黄芪 30g，炒白术 15g，防风 10g，当归 15g，阿胶 30g（烊化），炙龟板 30g（先煎），砂仁 15g，麦冬 15g，五味子 10g，茯苓 15g，太子参 30g，浮小麦 30g，生牡蛎 30g，金银花 30g，浙贝母 15g，北沙参 15g，百合 15g。7 剂，日 1 剂，水煎服，分 2 次服用，每次服用 150mL。

三诊：2009 年 12 月 14 日。患者自觉体力较前恢复，体温持续正常，食欲渐增，二便可，自汗稍减，但仍有盗汗，夜寐不安。舌淡苔白腻，脉沉细。查血常规白细胞计数 4.1×10^9/L、血红蛋白 70g/L、血小板计数 32×10^9/L，血片分类未见原始幼稚细胞。

患者因邪毒伤及真阴真阳，然以阴虚火旺之证明显，故当以滋阴清热、益气补血、抗癌攻毒为主。

处方：六味地黄汤合八珍汤加减，佐以全蝎解毒汤。

生地黄 15g，山药 30g，山萸肉 15g，生龙骨 30g，生牡蛎 30g，柏子仁 30g，远志 15g，首乌藤 30g，太子参 30g，茯苓 30g，炒白术 30g，生黄芪 30g，白芍 15g，白花蛇舌草 30g，当归 15g，牡丹皮 15g，炙龟板 30g（先煎），阿胶 30g（烊化），金银花 30g，全蝎 10g。14 剂，日 1 剂，水煎服，分 2 次服用，每次服用 150mL。

患者 1 个月后自汗、盗汗消失，体力较前恢复，脾较前减小，淋巴结肿大及骨痛消失，未见衄血，进食逐渐增多，睡眠安好。血常规恢复到白细胞计数 3.8×10^9/L、血红蛋白 89g/L、血小板计数 42×10^9/L。后杨教授继续以扶正祛邪为大法治疗，根据患者证候，以全蝎解毒汤、香砂六君子汤、二至丸为主方加减。

3 个月后诸症悉平，症状明显改善。1 年后，患者生存状态明显改善，血红蛋白一直稳定在 100～110g/L，已完全脱离输血、输注血小板，血小板计数稳定在（80～110）× 10^9/L，经骨髓检查，骨髓象达到部分缓解，病情未进一步发展。至今该患者已生存 7 年余，精神状态好，周身未见出血，血常规已接近正常人水平，多次复查血片分类均未见白血病细胞，因拒绝骨穿，故未了解到骨髓缓解情况。患者就诊都是自己前来，自述进食、睡眠均如常，能做轻度家务，生存质量较好。患者达到骨髓部分缓解，临床显效。

【按】本病例突出了辨证运用纯中药治疗老年急性髓系白血病的优势，属于白血病非化疗单元。老年急性髓系白血病属于白血病中比较难治的类型，生存时间较短，平均生存时间往往不足一年。因为老年人对化疗耐受性差，常伴有内科其他系统疾病，故预后不良。杨文华教授运用中药，或先祛邪后扶正，或先扶正后祛邪，或扶正祛邪并用，控制肿瘤进展，有效治疗并发症。

病案 2

朱某，女，48 岁，无业，2005 年 3 月 16 日初诊。

主诉及病史：咳嗽 40 天，持续高热 3 天。患者于就诊前两个月曾在某专科医院确诊为淋粒混合型急性白血病，血片分类示原粒细胞达 43%。骨髓象示骨髓增生极度活跃，原粒细胞为 59%，部分细胞形态既有粒系又具淋系特征。免疫分型为 CD34（+）、CD117（+）、CD13（+）、CD33（+）、CD19（+）、CD38（+）、HLA-Dr（+）。因有淋系抗原 CD19（+），诊断为淋粒混合型急性白血病。行联合化疗 HAD 方案：HHA4mg，第 1～7 天；Ara-C200mg，第 1～7 天；DNA80mg，80mg，60mg，第 1、2、3 天。在外院行第一次诱导化疗达到完全缓解。化疗 1 个疗程后合并严重肺曲霉菌感染，应用伏立康唑治疗 40 天，仍持续高热 39℃以上。因不能耐受再次化疗故来寻求中西医结合治疗而就诊。患者就诊时无汗，咳嗽，喘息，时有干咳、咳黄痰，右侧胸部时有阵发性刺痛，位置固定，体倦乏力，口干，纳食差，寐欠安，小便赤，大便秘结，

查体：患者神清，精神可，面色少华，发热 39.2℃，舌暗淡苔黄，脉沉细。

辅助检查：当日血常规检查白细胞计数 2.2×10^9/L、血红蛋白 93g/L、血小板计数 85×10^9/L。胸 CT 显示肺纹理广泛增粗，右肺下野新月征。肝肾功能、心肌酶检查均正常，骨髓象显示化疗后完全缓解。

西医诊断：①淋粒混合型急性白血病。②曲霉菌肺炎。

中医诊断：①白血病。②肺痈。热毒炽盛，痰浊壅肺，肺失宣肃。

治法：清热宣肺，化痰止咳。

处方：千金苇茎汤加减。

冬瓜子 30g，芦根 30g，桃仁 15g，杏仁 15g，麦冬 15g，玄参 15g，黄芩 15g，知母 15g，金银花 30g，浙贝母 15g，桑白皮 30g，前胡 15g，桔梗 15g，柏子仁 15g，远志 15g，地骨皮 15g，荆芥穗 10g（后下）。7 剂，日 1 剂，水煎服，分 2 次服用，每次服用 150mL。

二诊：2005 年 3 月 23 日。患者体温恢复正常，咳嗽减轻，少痰，胸痛消失，但仍面色少华，自觉乏力，不思饮食，时有恶心。舌暗苔白腻，脉沉细。

杨文华教授认为，以千金苇茎汤加减宣肺化痰辅以养阴润肺，使肺气得宣，痰浊得泄。但因后天耗伤，气血生化乏源，故复诊当以健脾和胃，益气补血为主，佐以润肺化痰。

处方：归脾汤加减。

生黄芪 30g，当归 15g，阿胶 15g（烊化），炒白术 15g，茯苓 15g，太子参 15g，远志 15g，金银花 30g，蒲公英 30g，浙贝母 15g，砂仁 15g，鸡内金 30g，白豆蔻 15g，麦冬 15g，陈皮 10g，竹茹 10g，炙龟板 30g（先煎），仙鹤草 30g，百合 15g，冬瓜子 30g。14 剂，日 1 剂，水煎服，分 2 次服用，每次服用 150mL。

三诊：2005 年 4 月 7 日。患者自觉体力较前恢复，体温持续正常，咳嗽咯痰消失，无胸痛，饮食可，有食欲，无恶心呕吐，大便溏，夜寐安。舌淡红苔白腻，脉濡。查血常规白细胞计数 4.7×10^9/L、血红蛋白 116g/L、血小板 95×10^9/L，血片分类未见原始幼稚细胞。

患者脾胃虚弱，运化失司，水谷停滞，清浊不分，混杂而泄，故当以健脾益气、化湿止泄为主。

处方：参苓白术散加减。

太子参 30g，茯苓 30g，炒白术 30g，山药 30g，炒薏苡仁 30g，莲子肉 30g，砂仁 15g，生黄芪 30g，芡实 15g，当归 15g，山萸肉 15g，炙龟板 30g（先煎），金银花 30g，荷叶 10g，白芍 15g，甘草 10g。14 剂，日 1 剂，水煎服，分 2 次服用，每次服用 150mL。

患者经过两个月中药治疗，体温持续正常，咳嗽咯痰消失，胸 CT 显示肺纹理稍粗，新月征消失，提示曲霉肺病灶基本吸收。因患者将要继续行巩固化疗，为预防并发症就诊。杨教授辨证为正胜邪却，当以扶正祛邪为主，以银翘散、生脉散为主方，合八珍汤，

解毒抗癌，顾护宗气，濡养后天，益气养营。1周后患者再次顺利进行联合化疗。通过中西医结合，该患者顺利完成8次化疗，化疗期间病情平稳，骨髓持续缓解，化疗后血象恢复较快，未出现并发症。之后每次化疗期间及间歇期患者均服用中药，随症加减，未曾间断。如今该患者骨髓完全缓解达11年，流式复查微小残留一直处于正常范围内，一直安好，达到骨髓长期缓解，临床治愈。

【按】本病例是针对化疗后毒副作用导致曲霉菌肺炎而采用中医药治疗的特殊病例。曲霉菌肺炎容易出现在白血病化疗过程中，一旦出现肺功能损伤严重，反复发作，化疗中断，应用抗真菌药疗程长，也容易造成肝损伤。杨文华教授按肺痈辨治，常以苇茎汤加减治疗，促进痈疡消散，有利于患者尽早恢复，继续接受化疗。对于常规化疗患者，杨文华教授常在遣方中加入清肺、润肺之品，增强患者体质，预防曲霉菌肺炎，体现了中医治疗白血病"未病先防、既病防变、愈后防复"的治疗思想。急性白血病乃本虚标实之病，发病时以正虚为本，邪毒为源，故在整个发病过程中虚实夹杂之证多见。临证中，杨教授突出扶正祛邪并用，一方面重视先后天，以达到扶正的目的，另一方面又根据邪气的不同，采取解毒、化痰、祛瘀之法，以利于疾病向愈。本案集中体现了辨病与辨证相结合，个体化治疗，调理脾肺，使患者气血恢复，正胜邪却。在用药中，杨文华教授注重结合本病特点和患者耐受性，考虑到白血病带给患者的极大痛苦、化疗时患者所承受的痛苦及需要长期用药治疗的特点，大多选取药味平和、无异味怪味、药效显著、作用明显、食药两用又没有毒副作用的中药，有利于患者长期接受治疗。

二、骨髓增殖性肿瘤

张某，女，61岁，退休，2011年4月15日初诊。

主诉及病史：血小板增多20年，加重伴间断乏力6个月。患者20年前体检时查出血小板增多，伴间断乏力、低热症状，于1990年6月就诊于天津市某医院查血常规示：白细胞计数32.9×10^9/L，红细胞计数5.26×10^{12}/L，血红蛋白146g/L，血小板计数1595×10^9/L，查骨穿示：符合血小板增多症，予以马利兰、羟基脲等药物治疗，症状缓解。此后20年间断体检，血小板持续增多，其数值波动在（600~800）$\times 10^9$/L之间，未予系统治疗。2009年因患"干燥综合征"，引发药物性肝损伤，继而停止服用羟基脲等药物。后间断就诊于外院门诊。患者既往患有干燥综合征、间质性肺炎、慢性咽炎、慢性胃炎病史。现为求中医治疗，来我院血液科就诊。患者头晕头痛，体倦乏力，眼干，偶有胸闷憋气，喘息气短，颈部、腰部不适，纳可，寐欠安，二便可。

查体：患者神清，精神可，目赤，两颧潮红，口唇色紫暗，血压160/95mmHg，舌红苔白少津，脉弦数。

辅助检查：当日血常规检查白细胞计数6.5×10^9/L，红细胞计数4.03×10^{12}/L，血红蛋白110g/L，血小板计数727×10^9/L。肝肾功能、心电图、尿常规检查均正常，骨髓象显示符合血小板增多症骨髓象，融合基因示JAK2V617F阳性。

西医诊断：原发性血小板增多症。

中医诊断：血实。肝热血瘀，上扰清窍。

治法：清肝化瘀通络。

处方：自拟清肝化瘀通络方加减。

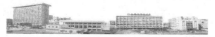

天麻 15g，钩藤 15g，牛膝 15g，秦艽 15g，槲寄生 10g，菊花 15g，鸡血藤 30g，威灵仙 15g，全蝎 6g，地龙 6g，水蛭 6g，丹参 30g，红花 10g，桃仁 15g，川芎 15g，降香 6g。7 剂，日 1 剂，水煎服，分 2 次服用，每次服用 150mL。

二诊：2011 年 4 月 22 日。患者服药后自觉乏力、头晕好转，但时觉胃部不适，纳少，寐可，二便调。舌红苔微黄少津，脉弦。查血常规白细胞计数 4.38×10⁹/L，红细胞计数 4.13×10¹²/L，血红蛋白 127g/L，血小板计数 610×10⁹/L。考虑患者久病后天耗伤，脾胃亏虚，运化失司，纳呆食少，治疗以清肝化瘀为主，佐以健脾和胃。

处方：自拟清肝化瘀通络方加减。

前方加白术 20g，鸡内金 15g，焦三仙 30g，海螵蛸 30g，陈皮 15g，砂仁 10g，以健脾和胃。14 剂，日 1 剂，水煎服，分 2 次服用，每次服用 150mL。

三诊：2011 年 5 月 6 日。患者体力尚可，头晕减轻，口干咽干，胸闷憋气较前好转，纳可，寐欠安，二便调。舌红少津，脉弦。复查血常规白细胞计数 4.53×10⁹/L，红细胞计数 4.13×10¹²/L，血红蛋白 125g/L，血小板计数 510×10⁹/L。患者既往患有干燥综合征，素体阴液亏虚，加之肝热血虚，煎熬津液，致使阴虚更甚，故当辅以益气滋阴生津之药。

处方：自拟清肝化瘀通络方加减。

前方加党参 15g，麦冬 15g，五味子 10g，北沙参 15g，石斛 10g，以益气滋阴生津，固护津液。14 剂，日 1 剂，水煎服，分 2 次服用，每次服用 150mL。

患者经过两个月中药调理，症状明显较前好转，血小板计数平稳，继续服用中药治疗，在前方基础上加酸枣仁 30g，以宁心安神，予汤剂 14 剂，煎服法同前。后间断就诊于门诊，继续服用巩固治疗，血小板计数波动在（270～360）×10⁹/L 之间，患者未诉其他不适，嘱患者平日慎起居，适劳逸，调畅情志，监测血压，病情变化，及时就诊。至今该患者仍坚持服用中药辨证调理，精神状态好，血常规示血小板计数已接近正常人水平，临床显效。

【按】本病例是清肝化瘀通络法治疗原发性血小板增多症的典型病例。由各种原因导致的机体阴阳失衡，脏腑气血失调，血瘀气滞，脉络瘀阻，骨髓增殖偏盛，血实血瘀而发为本病，与肝脏密切相关，同时涉及他脏。瘀血既是本病的病理产物，又是疾病发生、发展的始动因素，贯穿于疾病的始终，因此在治疗中突出清肝化瘀通络。在活血化瘀过程中，善用全蝎、地龙、水蛭等虫类药破积消癥、活血祛瘀、散结通络。

三、再生障碍性贫血

赵某，男，44 岁，教师，2011 年 5 月 7 日初诊。

主诉及病史：面色少华、乏力 6 个月。患者主因面色少华、乏力于 2010 年 12 月就诊于某医院，查血常规示：白细胞计数 2.93×10⁹/L，血红蛋白 78g/L，红细胞计数 2.22×10¹²/L，血小板计数 15×10⁹/L。未予处理转至某医院，骨髓（髂骨）穿刺示：三系增生不良，符合再生障碍性贫血骨髓象。病理检查结果显示：粒、红、巨三系细胞减少，脂肪细胞增多。给予口服安特尔 40mg，3 次/日；环孢素 4 粒，3 次/日；曲安西龙 24mg，1 次/日；间断配合输悬浮红细胞及血小板治疗，病情未见明显好转。现症见周身乏力，头晕，胸闷心悸，偶有牙龈出血，口干咽燥，五心烦热，腰膝酸软，四肢发凉，纳呆食少，夜寐安,二便调。

查体:神志清,精神欠佳,面色苍白,舌红少苔,脉沉细。

辅助检查:血常规示:白细胞计数 $2.93 \times 10^9/L$,血红蛋白 78g/L,红细胞计数 $2.22 \times 10^{12}/L$,血小板计数 $15 \times 10^9/L$。

西医诊断:再生障碍性贫血。

中医诊断:髓劳病。肾阴阳两虚。

治法:补肾填精,调和阴阳。

处方:金匮肾气丸合当归补血汤加减。

生黄芪30g,当归15g,阿胶15g(烊化),炙龟板30g(先煎),焦三仙各30g,山药30g,山茱萸15g,杜仲15g,菟丝子15g,鸡内金15g,补骨脂15g,茜草15g,桂枝10g,巴戟天10g,熟地黄15g,炙甘草10g。14剂,日1剂,水煎服,分2次服用,每次服用150mL。

西药安特尔40mg,3次/日;环孢素4粒,3次/日;曲安西龙24mg,1次/日。

二诊:2011年5月21日。患者仍间断输血,但输血间隔时间延长,肾阳不足,水反侮土,脾阳不振,运化失职,气血化源不足,仍自觉周身乏力,头晕间断发作,纳食可,夜寐安,时大便溏薄,舌淡,苔薄白,脉沉细。复查血常规示:白细胞计数 $3.42 \times 10^9/L$,血红蛋白90g/L,红细胞计数 $3.81 \times 10^{12}/L$,血小板计数 $31 \times 10^9/L$。上方药物滋腻,可能伤及脾胃,脾虚湿盛而便溏,故加莲子肉、芡实以增加健脾止泻之力。

处方:右归丸加减。

生黄芪30g,当归15g,阿胶15g(烊化),炙龟板30g(先煎),莲子肉15g,山药30g,山茱萸15g,杜仲15g,菟丝子15g,芡实30g,补骨脂15g,茜草15g,桂枝10g,巴戟天10g,熟地黄15g,炙甘草10g,枸杞子15g,鹿角胶10(烊化),制附子3g(先煎),炒鸡内金10g。14剂,日1剂,水煎服,分2次服用,每次服用150mL。

西药安特尔40mg,3次/日;环孢素2粒,3次/日;曲安西龙12mg,1次/日。

三诊:2011年6月10日。患者自觉症状较前明显减轻,精力充沛,乏力消失,面色渐红润,无头晕,纳食可,夜寐安,二便调,舌淡红,苔薄白,脉细。复查血常规示:白细胞计数 $4.34 \times 10^9/L$,血红蛋白96g/L,红细胞计数 $4.21 \times 10^{12}/L$,血小板计数 $35 \times 10^9/L$,贫血明显好转。患者阴阳两虚之证趋向好转,气血充盈,治疗继续以健脾补肾、填精生髓为主。

处方:右归丸加减。

生黄芪30g,当归15g,阿胶15g(烊化),炙龟板30g(先煎),莲子肉15g,山药30g,山茱萸15g,杜仲15g,菟丝子15g,芡实30g,补骨脂15g,茜草15g,鹿角胶10g(烊化),桂枝10g,熟地黄15g,炙甘草10g,枸杞子15g,鹿角胶10(烊化),制附子3g(先煎),炒白术15g。

继续随访3个月,患者未再行输血治疗,贫血和出血症状明显好转。随访至今,患者病情稳定,已脱离输血近5年,能够正常生活,且生活质量较好。为求巩固治疗,患者目前仍坚持门诊口服中药汤剂。

【按】本病例为再生障碍性贫血肾阴阳两虚型,采用中医药治疗,体现了调补阴阳、

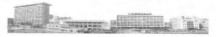

以平为期的治疗原则。杨文华教授临证时注重阴中求阳、阳中求阴，且能够做到补阳不助热、滋阴不恋邪，以达阴平阳秘，精神乃治。在遣方用药过程中，依据阴虚易治、阳虚难调的病情特点，视阳虚、阴虚不同症状的轻重表现，随时调整滋阴药物与补阳药物的比例。重视滋阴，强调养血，以滋补肾阴为宜，佐以少许助阳之品，使阴得阳助而源泉不竭；温补肾阳，酌加滋阴之品，令阳得阴助而生化不息。

四、免疫性血小板减少症

杨某，女，48 岁，职员，2015 年 6 月 2 日初诊。

主诉及病史：腹部、双下肢散在针孔样出血点月余。患者于 2015 年 4 月 20 日无明显原因出现腹部、双下肢散在针孔样出血点，偶伴口腔黏膜出血。左膝部可见散在瘀斑，伴下肢关节不适。无血尿、便血，无皮痒。日常活动无明显受限。就诊于当地门诊查血小板计数最低 4×10^9/L，尿潜血（-）。后就诊于天津某医院，查血常规（2015 年 4 月 23 日）：白细胞计数 7.25×10^9/L，红细胞计数 4.08×10^{12}/L，血红蛋白 122g/L，血小板计数 4×10^9/L。尿常规：潜血（++），白细胞（-）。骨髓细胞形态：符合免疫性血小板减少症骨髓象。先后给予丙种球蛋白静脉点滴，血小板计数达到 99×10^9/L。后改为口服阿赛松 16mg，1 次/日。血小板计数进行性下降，最低至 33×10^9/L，为求进一步治疗，来我院门诊。现症见：乏力，周身皮肤散在出血点，头痛。患者既往高血压病史，口服硝苯地平控释片 30mg，1 次/日，血压控制良好。无食物药物过敏史，无手术史。

查体：神清，精神可，周身皮肤可见散在出血点，腹部未触及癥瘕痞块。舌淡红，苔薄，脉数。

辅助检查：血常规示白细胞计数 11.57×10^9/L，淋巴细胞 5.03×10^9/L，血红蛋白 121g/L，血小板计数 59×10^9/L。

西医诊断：免疫性血小板减少症。

中医诊断：紫癜病。阴虚火旺。

治法：滋阴凉血止血。

处方：犀角地黄汤加减。

金银花 30g，炙龟板 30g（先煎），生地黄 10g，水牛角粉 15g（冲服），牡丹皮 15g，白芍 30g，虎杖 15g，三七 3g（冲服），藕节 30g，茜草 30g，仙鹤草 30g，白茅根 30g，侧柏炭 10g，白及 9g，女贞子 15g，墨旱莲 15g。7 剂，日 1 剂，水煎服，分 2 次服用，每次服用 150mL。

西药继服甲泼尼龙 16mg，1 次/日。

二诊：2015 年 6 月 9 日。患者无新鲜出血点，余症无明显变化。舌淡红，苔薄，脉数。血常规示白细胞计数 13.53×10^9/L，中性粒细胞 8.58×10^9/L，淋巴细胞 4.17×10^9/L，血红蛋白 132g/L，血小板计数 68×10^9/L。患者症状稳定，血小板较前略有升高。患者阴虚火旺，热迫血行而出血，肝阳上亢，气血上涌而头痛，处方中应用滋阴清热、平肝潜阳之品，有助于阴虚火旺和肝阳上亢症状的改善。

上方去侧柏炭、牡丹皮、虎杖，加钩藤 15g，天麻 15g，菊花 15g，柴胡 10g，黄芩 10g。14 剂，日 1 剂，水煎服，分 2 次服用，每次服用 150mL。

西药继服甲泼尼龙 8mg，1 次/日。

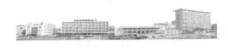

三诊：2015 年 06 月 23 日。患者体力渐增，头痛减轻，周身无明显出血点，偶咳嗽可见血丝，有痰、色白，舌淡红，苔薄，脉细。血常规示白细胞计数 13.23×10^9/L，血红蛋白 137g/L，血小板计数 90×10^9/L

患者撤减激素过程中，血小板升高明显，继续以中药汤剂结合激素治疗。同时患者合并肺部感染，中医病机认为是风热袭肺，炼津为痰，以辛凉解表、滋阴止血为主，及时祛除风热之邪，有助于纠正阴虚火旺状态，避免加重出血。

处方：银翘散加减。

金银花 30g，连翘 15g，桔梗 6g，薄荷 6（后下），桑白皮 15g，炒苦杏仁 10g，牛蒡子 10g，白前 15g，仙鹤草 30g，白茅根 30g，玄参 15g，炙龟板 30g（先煎），蝉蜕 10g，麦冬 10g，藕节 30g，三七 3g（冲服）。7 剂，日 1 剂，水煎服，分两次服用，每次服用 150mL。

甲泼尼龙 4mg，1 次/日。

四诊：2015 年 7 月 1 日。患者无明显乏力，周身无明显出血点，无咳嗽咳痰，时有头痛，舌红，苔薄，脉细。血常规示白细胞计数 15.06×10^9/L，中性粒细胞 7.88×10^9/L，血红蛋白 129g/L，血小板计数 121×10^9/L。患者持续撤减激素过程中，血小板维持在正常范围，无明显波动，遵守前方，继续滋阴清热、凉血止血，佐以重镇潜阳。

处方：自拟滋阴清热解毒汤加减。

金银花 15g，炙龟板 30g（先煎），浙贝母 15g，白芍 30g，茜草 15g，仙鹤草 30g，白茅根 30g，玄参 15g，白及 9g，侧柏叶 10g，藕节 20g，三七 3g（冲服），女贞子 15g，墨旱莲 15g，菊花 15g，龙骨 10g，磁石 15g，生地黄 10g，熟地黄 10g，蝉蜕 10g。14 剂，日 1 剂，水煎服，分两次服用，每次服用 150mL。

甲泼尼龙 4mg，1 次/日。

该患者坚持口服中药汤剂治疗，同时激素逐渐减量，目前患者仍在治疗中，病史已 1 年，血小板计数始终维持在正常水平（177×10^9/L），现口服甲泼尼龙 4mg，10 日 1 次，日趋停用激素。

【按】该病例体现了杨文华教授在免疫性血小板减少症治疗过程中运用中西医结合方法，解决激素撤减过程中患者血小板不能维持的问题。该患者经过丙种球蛋白及长时间糖皮质激素治疗，血小板上升到安全水平，但并未升至正常，在单纯运用激素并逐渐撤减激素的过程中，血小板水平持续下降。杨文华教授运用中西医结合以滋阴降火、凉血止血法解决激素撤减过程中维持和升高血小板的问题，结合患者在使用激素治疗中容易出现水钠潴留及心慌气短、胃脘不适、乏力汗多、头痛失眠等症状，有合并肺部感染、高血压的可能，以辨证论治，对症处理，逐渐纠正患者阴阳失衡的状态。

论　著

杨文华教授在核心期刊发表论文 100 余篇，参与编写多部著作，现择要列目如下。

一、论文

[1] 杨文华，万增志，戴锡孟，等. 补肾活血法治疗再生障碍性贫血机理探讨. 天

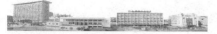

津中医，1993（4）：22-23．

［2］杨文华，万增志．从再生障碍性贫血的分型治疗中探讨阳虚易治阴虚难调．实用中医内科杂志，1994（3）：23-24．

［3］杨文华，万增志．就再生障碍性贫血治疗效果谈阳虚易治阴虚难调．天津中医，1994（5）：10-11．

［4］杨文华，史哲新，戴锡孟，等．蓝巩膜对缺铁性贫血诊断价值的探讨．中国实用内科杂志，1995（12）：743．

［5］杨文华，万增志，史哲新，等．中西医结合治疗急性白血病60例．天津中医，1998（6）：4-5．

［6］万增智，杨文华，史哲新，等．全蝎诱导HL-60细胞程序性死亡．中药药理与临床，1999（1）：21-23．

［7］杨文华，万增智，王熠，等．中西医结合分期治疗骨髓增生异常综合征36例．新中医，1999（10）：35-36．

［8］杨文华，万增智，王熠，等．中西医结合分期治疗骨髓增生异常综合征．中国中西医结合杂志，1999（11）：52-53．

［9］戴锡孟，杨学爽，杨文华，等．中医药治疗白血病的临床及实验研究．天津中医，2000（3）：56．

［10］杨文华，史哲新，王熠．早期诊断缺铁性贫血的体征：蓝巩膜．临床血液学杂志，2000（2）：90．

［11］杨文华，万增智，王熠，等．扶正解毒方对急性白血病化疗患者减毒作用的临床观察．中医杂志，2000（10）：610-611．

［12］汤毅，杨文华，史哲新，等．全蝎解毒液治疗急性早幼粒细胞白血病机制初探．中草药，2003（12）：73-74+93．

［13］张晶晶，杨文华，汤毅．中药扶正解毒方对急性白血病生存质量的影响．辽宁中医杂志，2006（12）：1578-1579．

［14］王兴丽，杨文华．杨文华运用中药药对治疗慢性再生障碍性贫血经验．辽宁中医杂志，2007（1）：11-12．

［15］张蕾，杨文华．补血合剂对慢性再生障碍性贫血患者造血细胞调节因子的影响．辽宁中医杂志，2007（4）：387-389．

［16］史哲新，杨文华，汤毅，等．六神丸逆转白血病细胞多药耐药作用及相关机制研究．天津中医药大学学报，2007（1）：11-13．

［17］杨文华，杨向东，汤毅，等．中西医结合单元疗法治疗急性白血病81例．辽宁中医杂志，2007（1）：72-73．

［18］杨文华，高宏，王兴丽．中西医结合治疗慢性特发性血小板减少性紫癜80例．辽宁中医杂志，2007（8）：1044-1045．

［19］杨文华，王兴丽．全蝎水煎液联合化疗干预急性白血病髓外浸润疗效观察及机制研究．中国中医急症，2008（1）：4-5+12．

［20］于文俊，杨文华，史哲新，等．NOD/SCID小鼠在实验血液学研究中的应用．

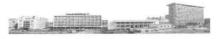

中国实验血液学杂志, 2008 (4): 964 - 968.

[21] 杨文华, 王兴丽. 全蝎水煎液联合化疗干预急性白血病髓外浸润疗效观察及机制研究. 中国中医急症, 2008 (1): 4 - 5 + 12.

[22] 杨文华, 王兴丽. 明胶酶 A 与急性白血病髓外浸润的相关性研究. 辽宁中医药大学学报, 2008 (6): 9 - 10.

[23] 高丽娜, 杨文华. 浅谈清肝化瘀法治疗真性红细胞增多症. 新中医, 2009 (12): 105 - 106.

[24] 杨文华, 于文俊, 史哲新, 等. 人白血病 - NOD/SCID 小鼠髓外浸润模型的建立. 现代肿瘤医学, 2009 (4): 605 - 609.

[25] 杨文华, 王慧娟, 杨向东, 等. 蝎毒多肽提取物对白血病细胞黏附力影响的实验研究. 中国临床药理学杂志, 2009 (3): 235 - 238.

[26] 杨文华, 于文俊, 史哲新, 等. 人白血病 - NOD/SCID 小鼠髓外浸润模型的建立与鉴定. 临床与实验病理学杂志, 2009 (2): 178 - 182.

[27] 杨文华, 郝征, 杨向东, 等. 蝎毒多肽提取物对白血病 NOD/SCID 小鼠 MMP2. MMP9 表达的影响. 天津医药, 2009 (10): 856 - 858.

[28] 郝征, 杨文华. 诠释急性白血病髓外浸润的中医传变机制. 时珍国医国药, 2010 (2): 449 - 450.

[29] 杨文华, 吕俊秀, 杨向东, 等. 蝎毒多肽提取物对白血病小鼠 E - 钙黏蛋白、CD49d 和 CXCR4 表达的影响. 时珍国医国药, 2010 (2): 259 - 261.

[30] 杨文华, 杨向东, 史哲新, 等. 蝎毒多肽干预白血病细胞浸润效应及分子机制. 天津中医药, 2010 (1): 15.

[31] 杨文华, 杨向东, 史哲新, 等. 蝎毒多肽提取物对白血病小鼠 Bcl - 2SDF - 1α 与 TGF - β1 表达的影响. 中国肿瘤临床, 2010 (8): 429 - 432.

[32] 杨文华, 王兴丽, 史哲新, 等. 中医药治疗慢性粒细胞白血病临床及实验研究进展. 辽宁中医杂志, 2011 (12): 2485 - 2486.

[33] 杨向东, 杨文华, 史哲新, 等. 蝎毒多肽抑制白血病干细胞龛内活化的实验研究. 天津中医药, 2011 (4): 329 - 331.

[34] 郝征, 杨文华. 蝎毒多肽干预急性白血病髓外浸润传变的机制. 中华中医药杂志, 2012 (4): 1106 - 1110.

[35] 陈艳鑫, 杨文华, 杨向东. 全蝎解毒汤对慢性粒细胞白血病血液学影响的临床研究. 云南中医中药杂志, 2012 (3): 12 - 14 + 2.

[36] 李建英, 杨文华, 庞宇慧, 等. 中西医结合治疗急性白血病并发带状疱疹 21 例. 中国中西医结合杂志, 2012 (6): 849 - 850.

[37] 张蕾, 杨文华, 于文俊, 等. PESV 干预 K562 细胞 PI3K/Akt 信号通路凋亡调控的研究. 天津中医药, 2012 (3): 274 - 277.

[38] 于文俊, 杨文华, 杨向东, 等. 蝎毒多肽提取物对 K562 细胞 PI3K 和 p - Akt 信号蛋白表达及细胞增殖的影响. 中国实验血液学杂志, 2012 (4): 872 - 875.

[39] 张佳, 杨文华, 杨向东, 等. 尾静脉注射 K562 细胞建立慢性髓系白血病小鼠

模型及其鉴定. 中国实验血液学杂志, 2012 (3): 773-776.

[40] 于文俊, 杨文华, 杨向东, 等. PESV 对 K562 细胞 PI3K、p-Akt 通路抑制作用的研究. 时珍国医国药, 2012 (7): 1695-1696.

[41] 王兴丽, 杨文华, 史哲新, 等. 清肝化瘀方联合羟基脲治疗原发性血小板增多症临床观察. 新中医, 2013 (12): 127-128.

[42] 郝征, 杨文华. 蝎毒多肽干预慢性粒细胞白血病传变机制. 中华中医药杂志, 2013 (12): 3642-3644.

[43] 曾丽蓉, 杨文华. 杨文华运用清肝化瘀法治疗真性红细胞增多症验案. 河南中医, 2013 (2): 294-295.

[44] 杨向东, 杨文华, 张佳, 等. 基于中医传承辅助系统分析杨文华教授治疗白血病的用药经验. 中国实验方剂学杂志, 2013 (14): 340-343.

[45] 王鸣, 杨文华. 中药对药君、臣、佐、使配伍规律研究. 中医杂志, 2013 (22): 1974-1975.

[46] 张津男, 杨文华. 杨文华教授治疗免疫性血小板减少症经验. 湖南中医药大学学报, 2014 (10): 27-29+33.

[47] 曾丽蓉, 郝征, 杨文华. 益气养阴解毒方防治微小残留白血病 46 例长期生存病例分析. 中华中医药杂志, 2014 (11): 3660-3662.

[48] 李鸿, 杨文华. 以毒攻毒治疗血液恶性疾病的古今应用. 辽宁中医杂志, 2015 (1): 59-61.

[49] 姜静, 杨文华, 闫理想. "缓中补虚" 治疗慢性粒细胞白血病. 吉林中医药, 2015 (3): 221-223.

[50] 冯全管, 杨文华. 真性红细胞增多症的中医分期治疗. 山西医药杂志, 2016 (1): 50-51.

二、著作
[1] 石学敏. 中医纲目. 北京: 人民日报出版社, 1993. (杨文华为编委)
[2] 张有寯. 少儿保健手册. 北京: 新时代出版社, 1997. (杨文华为副主编)
[3] 戴锡孟, 魏玉琦. 内科疾病诊断与治疗. 天津: 天津科技翻译出版公司, 2001. (杨文华为编委)
[4] 周郁鸿, 刘锋, 陈信义. 中医血液病当代中医验案集. 杭州: 浙江科学技术出版, 2013. (杨文华为编委)
[5] 杨淑莲, 王茂生. 血液病中医治验心悟. 北京: 人民军医出版社, 2014. (杨文华为编委)
[6] 侯丽, 许亚梅, 董青. 血液病中医名词术语整理与诠释. 北京: 北京科学技术出版社, 2014. (杨文华为编委)
[7] 周郁鸿. 中医血液病证治验条辨——血液病名家学术经验及临证精粹. 杭州: 浙江科学技术出版社, 2015. (杨文华为编委)
[8] 杨文华, 史哲新. 杨文华辨治血液病经验荟萃. 天津: 天津科学技术出版社, 2016.

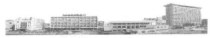

【整理者】

郝征　男，1977 年出生，医学博士，讲师，毕业于天津中医药大学，2007～2013 年师从杨文华教授，攻读中西医结合临床硕士、中医内科学博士学位。现在天津中医药大学中医学院金匮教研室从事教学、科研、临床工作。

王 秀 莲

名家传略

一、名家简介

王秀莲，女，1951年6月24日出生，汉族，北京市人，中国共产党党员，天津中医药大学教授、博士研究生导师，以温病学理论研究与临床研究为学术专长。曾任天津中医药大学温病教研室主任，天津中医药大学中医临床基础学科负责人。天津市市级精品课程负责人，国家中医药管理局温病学重点建设学科负责人。主要学术职务：中华中医药学会感染病分会副主任委员、中国民族医学会传染病分会理事、天津市中医学会理事、天津市中西结合学会传染病分会副主任委员。国家科技奖励评审专家、教育部学位中心博士论文评审专家、天津市医学考试命题专家、《天津中医药大学学报》《现代中医药》杂志编委等。曾获天津市优秀教师、市级师德先进等称号。

二、业医简史

王秀莲教授1980年7月毕业于天津中医药大学，留校后担任辅导员。1982年起承担温病学助教工作，在魏玉琦教授的指导下，随堂听课，辅导答疑，规范书写讲稿教案，并在教研室多次试讲。同时，她对《内经》《伤寒论》《金匮要略》系统听课，进行再学习，为日后的教学奠定了基础。1986年参加全国高等中医院校温病学助教进修班，学习一年半，完成硕士研究生课程，聆听了湖南中医药大学郭振球、江一平、李培荫等专家授课，特别是受到中医内科学专家、温病学教授李培荫先生学术思想、临床辨证要义的启发，将温病学理论灵活运用于内科杂病，对日后的学术生涯和临床影响颇深。1988年开始中医临床独立应诊。期间亦随诊石琢莹教授，并总结其治疗疑难病症精于辨证、善用经方的经验，同时也曾受王云鹤、王敏之、李少川、杨锦堂等诸位先辈的教诲与指导，对她中医临证思维的建立产生了重要的影响。至今已从事中医教学、医疗工作35年。

三、主要贡献

（一）在传染病防治中的贡献

王秀莲教授认为，温病学理论是在传染病防治实践中形成的，必将在传染病的防治实践中发展与创新。在"非典"流行期间，她参与防治方案的研究与制订，并在中华医学会举办的防治"非典"学术论坛上发表《传染性非典型肺炎的中医辨识与对策》的论文。在甲型H1N1流感等传染病的发生流行期间，她带领研究生深入海河医院隔离病房进行证候学调查，为甲流的防治获得第一手材料。王秀莲教授分别参与了中医药学会感染病分

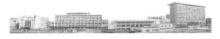

会、儿科分会等"甲型 H1N1 流感中医药防治指南"的制定，完成防感香囊的研制，并被天津市卫生局等多家机构邀请做甲流中医药防治的报告与讲座。在中华中医药学会感染病分会学术交流会上，她做了"温病学理论指导甲型 H1N1 流感防治"的大会发言。作为学科带头人，王秀莲教授参加天津市防治 H7N9 禽流感、埃博拉病毒专家组，参与天津市的防控研究。她带领学科团队成员以开放建设的理念，与传染病院及第一、第二附属医院相关科室共建，对一些重症感染性疾病进行会诊。如在手足口病流行期间，王秀莲教授到天津市传染病医院，对重症手足口病患儿提出中医治疗方案，收到了缩短发热时间，改善患儿抽搐、大便失禁等全身症状的良好效果。

(二) 在教学改革、人才培养方面的贡献

王秀莲教授从事教学工作 35 年来，一直在教学一线承担着本科生、研究生、留学生、西学中及国家中医药管理局优秀人才等温病学教学任务。特别是在本科教学中，较早地进行了讨论式、案例式、PBL 教学，并在课程体系、教学模式改革等方面进行一系列的探索与实践，多次获得市级、校级教学成果奖。王秀莲教授以临床应用充实教学内容，将科研成果转化为教学资源，初步构建了温病学探究性教学模式。她带领学生建立了"华北地区千年疫情数据检索库""全国六十年流感样病案数据库""温病学方证临床应用数据库"等，具有检索、挖掘、动态更新功能，服务于教学和社会。她指导本科生分别获得大学岐黄雏鹰特等奖和一等奖。作为研究生导师，王秀莲教授先后培养硕士研究生 26 名，博士研究生 8 名，并对中医临床基础学科博士助教进行了培养，指导国家中医药管理局优秀人才 3 名。

(三) 科研成果及获奖

1. 温病学教医研三位一体教学模式的研究与实践，获 2001 年天津市教学成果一等奖，第 2 完成人。

2. 华北地区千年疫情与中医药防治研究，获 2012 年天津市科技进步三等奖，第 1 完成人。

学术思想

一、对"毒"理论的阐发

王秀莲教授早在 1995 年就发表论文，针对当时理论认识及临床中的一些误区，提出"毒非热毒一种，治非仅清热解毒一途"的观点，对毒的本质、解毒的关键问题进行阐述。

(一) 毒的本质与特点

"毒者，厚也。"毒有外毒、内毒之分。外毒源于六淫之变，六淫邪气蕴结不解谓之毒，并非仅热毒一类。内毒则是脏腑功能失调产生的病理产物的蕴结。毒不仅可表现为阳证、热证、实证，也可以表现为阴证、虚证、寒证。认识毒的本质和特点，有利于指导临床辨证治疗。

毒具有依附性、酷烈性、秽浊性及从化性的特点。依附性，在外常依附于六淫，表现既有毒的特征，又有邪的性质，或相兼为患，如湿毒、风毒、湿热毒等；在体内依附病理

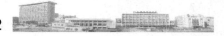

产物，如痰毒、瘀毒等。酷烈性表现为毒的致病力强，变化快，并选择性地入侵不同脏腑，导致重症、难治之症，其中以毒攻心脑危害最大。毒易致痈疮，在内可生肠痈、肺痈等，甚至导致癌症。秽浊性表现为局部出现痈肿溃烂，甚至流脓水等秽浊之症。从化性，毒可随人体体质不同产生从化，阳盛之体易转化为热毒，痰湿体质易转化为痰毒或湿毒，阳虚之体可转化为寒毒等。

（二）解毒关键是透解、分解、排解

针对毒的实质为邪气蕴结不解，临床治疗温热性质一类的"毒"，要依据"毒"及所依附邪的性质，在清热解毒的基础上配伍疏风、祛湿、凉血、通下等法，对毒进行透解、分解、排解。即使单纯热毒需要采用清热解毒法，也不宜过于寒凉，大队寒凉药导致毒不易松解，反易冰伏，应在清热解毒基础上辅以透法。对于内毒之病证，需依据"毒"的性质、所依附的体内病理产物及病证部位采用不同的解毒方法，如化湿解毒、化瘀解毒、化痰凉血解毒、通腑解毒等，达到分解、排解毒的目的。至于素体阳虚或久用寒凉药损伤阳气形成的"毒"，不能用清热解毒法解决，需采用散寒、燥湿、温阳等法。如阳和汤治疗脱疽，属于升阳解毒之法。病毒性心肌炎表现为心阳虚证，需要升阳解毒，阳气升发，毒易去除。临床慢性咽炎兼腹泻患者，宜用升阳解毒法。总之，阴证、虚证、寒证需要升阳解毒，通过升发阳气，驱毒外出。升阳解毒的药物常采用升麻、桂枝、黄芪、柴胡、桔梗、附子等。

二、重视痰与温病的关系

王秀莲教授 1998 年发表论文，结合前人的论述，提出痰不仅是温病中重要的病理产物，也是温邪内陷导致窍闭神昏危重症的重要因素。她重视痰与温病的关系，恰当地应用祛痰的方法和药物，对于临床急性外感热病的救治有重要意义。

（一）温病中痰形成的原因与机制

温病中痰的产生主要是宿疾旧痰，又感受温邪。或温病过程中随病理变化热邪炼液成痰，或热邪蒸湿酿而成痰。

温邪致痰可出现在温病各个阶段：温邪上受，首先犯肺，肺气失宣，津液不能正常宣发布散，出现咳嗽咯痰，即肺卫阶段的风热生痰；湿热相蒸，困阻脾胃，脾不能健运，为湿热生痰。肿痛之作，为温毒致痰，即"痰壅则肿"。进入气分，邪热灼液为痰，影响气机宣降，痰热可壅于肺或结于胸。逆传心包是因为平素心虚有痰，外邪一陷，里络就闭，痰热胶结闭阻心窍。湿热性质的神昏乃是痰浊蒙闭包络。温病发展过程中易出现动风，风动痰升，气机逆乱，痰盛滞于经络，气血津液运行不畅，筋脉失养出现抽搐。温病进入血分，耗血动血，瘀血是其主要病理环节之一，津血同源，瘀阻津聚又成痰浊，痰瘀互为因果。温病恢复期，热痰瘀痹阻经络，窍机不利，会出现痴呆、失语、拘挛等后遗症。

（二）温病中痰的诊断

有形之痰易见，无形之痰应从特定的病理变化、症状、指征去认识。温病夹痰的症状，除咳痰气逆外，还有胸脘痞闷、不饥不食、涎沫上壅、欲吐不吐、呃逆、口出秽气、便溏等。查胸脘是诊查痰的重要方法，"胸脘拒按，多夹痰湿"。此外，舌强、言謇、口吐涎沫为风痰入络；神昏谵语、口噤不语是痰热闭阻心窍。夹痰之脉多见右弦滑，或浮滑、沉滑；弦脉、伏脉亦可为痰脉。夹痰之舌，可见白腻、黑腻、黄浊腻，黑润或霉酱；

还可表现为"舌干而滑，脘闷者"。"鲜而泽者""舌绛望之若干，手扪之原有津液""舌绛欲伸出口，而抵齿难骤伸者"，均为温病入营、闭窍、动风等重症无形之痰的诊断提供了依据。

（三）温病治痰的原则与方法

温病治痰，首先是清热为主，分清温热、湿热而采用不同方法。其次，调畅气机也很关键。具体方法则要根据痰的性质、部位，结合药物性味归经，有针对性地选药，并根据其同期出现的病理产物和症状，综合治疗。痰热在肺卫，解表涤痰，用桑菊饮加贝母、竹茹。痰热结于胸膈，开胸涤痰，用小陷胸、温胆汤之类。痰热结于里，大便不通，以通下开泄涤痰，在下法基础上加莱菔子、竹沥之类。痰热闭阻心包，清心开窍涤痰，用醒脑静注射液，或"三宝"加天竺黄、石菖蒲、竹茹、西黄丸等。湿痰蒙蔽心包，采用芳香逐秽、宣窍涤痰法，用菖蒲郁金汤合苏合香丸。热盛动风，清热息风涤痰，用羚角钩藤汤加胆南星、白僵蚕、猴枣散；痰瘀滞络，以化痰祛瘀、祛风搜络为法，三甲散加白附子、白芥子、桃仁、红花等。阴虚有痰，可用百合、石斛、花粉、荸荠等，权衡痰热与阴虚轻重恰当使用。对于邪热深入营血夹痰者，用清营凉血涤痰法，在凉营基础上，加辛开涤痰之品。

三、崇尚整体观念指导下的截断疗法

（一）辨病辨证结合是截断治疗的前提

截断疗法是指医者采取积极主动的措施，去除病邪，截断病势，加速向愈的治疗方法，体现了《内经》"治未病"的思想。在急性外感热病治疗中，有学者提出不拘卫气营血，不分表里上下，"重用清热解毒""不失时机的清营凉血"及"早用苦寒泄下"等进行截断扭转。

王秀莲教授提出，根据疾病的发展规律，首先抓先兆症，将疾病控制在未发之前。病发后，针对疾病病理变化不同过程和趋势，先证而治。如流行性乙型脑炎病变过程中易生痰、动风、闭窍，把握其传变规律，在气分阶段即适当加用化痰、息风、开窍药，早期截断，防止内陷生变。她强调辨病辨证结合是截断治疗的前提。

（二）辨体质是截断治疗的重要方面

疾病发展、转归、预后取决于致病因素与机体抗病能力相互斗争，邪正消长的动态变化过程。截断治疗不仅要着眼于邪的方面，还要重视体质的虚实。实者先行泻法，虚者先行补法，或先攻后补，或先补后攻，或攻补兼施。特别是针对不同的体质类型先证而治，在截断治疗中尤为重要。阴虚体质注意护阴，祛邪同时兼顾阴津。气虚体质，祛邪及半，必兼顾护养正气，佐以清热。阳虚者注意护阳，权衡清热与护阳的轻重，使用寒凉药至邪衰大半即减量；温阳要适量，同时伍滋阴，恐真阴立涸。痰热体质化痰与清热并用，以防痰热搏结，热以痰为依附加重病情。痰湿质易感湿热病邪，不可单纯用寒凉，要合理使用祛湿清热法。瘀血体质在温病卫气营血各阶段都可酌加化瘀药。小儿慎用苦寒，避免戕伐生生之气等。对于易感人群预防截断的方法，亦需根据体质之不同，如气虚体质易外感者可用玉屏风散、阴虚体质的预防应注意清虚热，湿热积滞体质则清热祛湿消导等。总之，截断治疗需在整体观念指导下着眼于病、证、体质三方面。

四、力倡中医在感染性疾病防治中发挥优势

针对临床感染性疾病大多首选西药抗生素治疗的现状，以及在感染病领域，细菌、病毒变异、耐药菌、泛耐药菌的产生，抗生素耐药性问题严重，王秀莲教授多次论证中医在感染病领域里的优势，提出中医治疗是综合疗法，在其拮抗细菌、病毒的同时，可促进损伤组织的修复，稳定机体内环境，能显著增强机体免疫力，改善微循环，保护脏器受损，且无耐药性。针对新发传染病初期不认识、病因不确定、无针对性治疗方法和预防疫苗、死亡率高等困惑，她提出从辨识证候特征早期识别、辨证求因明性质病机、审因论治多途径对抗；急症急攻，多法联用，以"通"为治；邪正并治，对抗与保护结合等思路，力倡中医在感染性疾病领域不断跟踪新的疾病谱，探讨发病规律，发挥中医药优势。

临证经验

一、辨治经验

（一）发热

治疗西医诊断为"不明原因的发热"，或西药治疗不效的发热，王秀莲教授通过辨相兼症状而立法处方，而不是仅着眼于清热。如：发热输液不退往往从湿热论治，湿热发热的特征，或身热不扬，或发热汗出热不解，或寒热交替，或高热，或低热，但全身必须具备湿热的征象，即脘痞、苔腻、脉濡或滑，用三仁汤加减往往获效。若发热伴清窍不利、鼻子发干、咽痛、牙龈肿，甚至耳鸣，可以从燥热化火，上干清窍辨治，用翘荷汤加减而获效。对于应用干扰素高热不退，表现为灼热无汗者，从"郁火"论治，用升降散加减调畅气机，透邪外出，通利三焦，可使热速解。

（二）咳嗽

治咳首辨新病、久病。新咳一般多为外感咳嗽，止嗽散加减有良效。久咳往往涉及多个脏腑，病机多虚实夹杂，或阴虚夹痰，或气虚兼痰等。化痰虽是治咳的重要环节，但是一味地化痰易伤阴，咳嗽日久不仅伤气也会伤阴，故治疗咳嗽需重视肺阴的顾护，常用沙参麦冬汤加味。

对于久用抗生素或镇咳药者，加大宣肺力度，或寒凉并用。患者素体痰湿，影响肺的气机，过度输液可导致痰湿加重，痰湿或痰热蕴结于内，不仅影响肺，而且会影响胃，使咳嗽迁延。针对此类咳嗽宜肺胃同治、化痰蠲饮，宣肺和胃是重要思路，而单纯治咳往往收效甚微。在辨证基础上加减用药，痰多加蒌皮、橘红、浙贝母等理气化痰。痰稠胶结不易咯出者加瓜蒌仁、海浮石清热化痰散结。胸闷不适加蒌皮、党参、丹参宽胸理气活血。自觉有气上冲，或饮食不降，常合用旋覆代赭汤。兼气滞胃胀胃痛加佛手、香橼疏理气机，解郁化痰。久病或素体阴虚，重用沙参、麦冬清养肺胃之阴，润痰以助排痰。

（三）慢性炎症

慢性炎症患者往往已久服消炎药或清热药，辨证时注重药后产生的一些反应，有针对性地进行治疗。如单纯慢性咽炎，可采用清透滋并用，透很重要。此外，对慢性咽喉炎，不仅着眼于咽喉局部，且要寻求整体及相关脏腑的影响，如反流性食道炎，或心脏疾患，或颈椎病影响等，标本兼治。对于慢性舌炎久治不愈者，根据舌象，舌红少苔或舌面黏膜

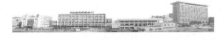

溃破,以滋阴为主辅以解毒,往往获效,常用麦冬、生地黄、连翘、竹叶等。

(四)难治病

对于某些患者一人身患数病,病机复杂,经久治疗效果不显的难治病,精详辨证,通过提取证候要素,确立相关脏腑,找准核心病机,以核心病机为突破点,针对病证要素多法联用。如肺气肿、胃痉挛,肠梗阻、长期发热、经常要120急救的患者,抓住肺、胃、肠皆病,治疗着眼调理一脏二腑的气机,针对瘀、痰、虚病理要素,采用扶正与化瘀、祛痰、通下多法联用,可取得良好的疗效。

针对怪病、难治病,王秀莲教授多考虑从痰论治。如某患者,家人疑其有精神病,多项西医检查均正常。其典型症状是手一触胸或肢体,胁部即有气上逆,打嗝。多处求医不效。根据口渴喜热饮、舌苔白厚,从"痰郁"论治,方选蒿芩清胆汤合温胆汤加减,几剂药即明显奏效。对于一些经久治疗不愈的疾病,辨治时重视前期用药。如长期低热不退,根据前医多从阴虚发热治疗,判断属于湿热误用滋阴导致低热,采用轻透湿热的方法。又如由于医院诊断为冠心病,长期服用活血通脉之品,忽略了补,而过于通,转手以补为主,佐以通,即可获效。

二、治法用药经验

(一)善用透法

王秀莲教授治疗感冒、外感咳嗽、外感发热重视透法。感冒单纯风寒或单纯风热较少,多数外寒内热,仅是寒热比例不同,常常寒热并用,温清并施,外透内清,给邪出路。且药用轻灵,一般治疗外感病用药在12味以下,常规用量,外感病浅,轻灵易透解,药重易遏枢机。对于误用抗生素,过用寒凉药的患者往往都在辨证基础上合用透法。透法常用荆芥、薄荷、防风、金银花、连翘等。

(二)巧用反佐

王秀莲教授治疗食道反流、反酸,常在用旋覆代赭等药后加上一味柴胡、水湿内盛用利水药加一味玉竹、在使用大量寒凉药时加一味温热药、在使用过多温热药时加一味寒凉药,以为反佐,其作用就是"以斡旋君臣气性之偏"。

(三)古方新用

王秀莲教授将《温病条辨》翘荷汤用于塘沽新港危险品报爆炸烟熏后咽喉不利;将桑菊饮用于过敏性结膜炎;将上焦宣痹汤合用旋覆代赭汤加减用于阴虚气滞痹阻肺胃经久不愈的咽炎;用大定风珠加减治疗痉挛性斜颈等。

医案选介

一、感冒

靳某,女,29岁,公务员,2014年3月31日初诊。

主诉及病史:发热4天。4天前因发热,体温38.6℃,到某西医院就诊,诊断为病毒性感冒、气管炎,输注抗生素治疗2日后热不退反而升高,最高体温达40℃,服退热药物后汗出热势稍有缓解,但几小时后继续发热,如此反复。现发热,不恶寒,无汗,头痛,头重,口干口淡,不欲饮水,口微黏,咽干痛、吞咽时加重,咳嗽,少量白痰易咯,

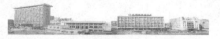

纳寐尚可，小便淡黄，平素大便黏滞不爽，发热后大便2~3日一行，量少。

查体：体温38.7℃，舌质略暗，舌尖红，苔白厚腻，脉象弦滑。

中医诊断：感冒。风热夹湿。

治法：解表透邪，分利湿热。

处方：银翘散合三仁汤化裁。

金银花30g，连翘30g，薄荷10g（后下），马勃10g（包煎），射干10g，甘草6g，前胡10g，紫菀10g，菱皮20g，杏仁10g，滑石10g（包煎），白蔻仁10g，薏苡仁15g，佩兰10g。4剂，每日1剂，水煎服，煎取300mL，早晚2次分服。

二诊：4月4日。患者服药后第二日热退，连续服药4剂，无再发热，咽痛咳嗽减轻，大便畅快，唯有少量白痰不易咯，口微干，舌淡暗苔白略厚，脉弦。

上方减滑石、射干、马勃；金银花、连翘各改为20g，薏苡仁改为10g，加桔梗、桑白皮、荆芥各10g，北沙参15g。4剂，日1剂，水煎服。

随访药后病愈。

【按】本案依据发热、咽痛、头痛、咳嗽，诊断为感冒，为风热侵袭肺卫；汗出热不解，头重口黏，大便黏滞不爽，苔白厚腻，脉弦滑，说明素有湿热，故按风热夹湿辨治而获效。

二、发热

病案1

于某，男，42岁，大学教师，2014年8月8日初诊。

主诉及病史：发热1周。患者自述因肝硬化应用干扰素进行抗病毒治疗，用药后出现发热已1周，最高体温达39℃。晨起自服阿司匹林、对乙酰氨基酚后体温可降至正常，但每日下午2点至3点体温又复升至39℃。现发热，无汗，头痛，头胀，咽干，口渴，周身酸楚，纳寐可，二便调。

查体：体温38℃。舌红，苔白厚，舌面有裂纹，脉弦数。

中医诊断：发热。热郁三焦。

治法：宣郁透邪清热。

处方：升降散化裁。

僵蚕10g，蝉衣10g，姜黄10g，熟大黄15g（后下），连翘15g，薄荷10g（后下），荷叶10g，滑石10g（包煎），生石膏15g（先煎）。4剂，每日1剂，水煎服，煎取300mL，早晚2次分服。

二诊：8月11日。患者复诊述：服第1剂药半小时后自觉体温升高，测腋温39.5℃，手心热，汗出较多，1~2小时后，腋温下降至37.5℃，4小时后腋温降至正常；服药第二日晨起腋温36.7℃，傍晚腋温37.7℃；服药第三日体温正常，现余药1剂，患者自觉周身乏力，耳堵，咽不利，舌红苔白略厚，舌面裂纹，脉弦滑。

治法：轻透余热

处方：连翘15g，薄荷10g（后下），桔梗10g，甘草6g，炒栀子10g，白术15g，扁豆15g，荷叶10g，太子参15g，北沙参10g。4剂，日1剂，水煎服。

随访药后未再发热，余症皆愈。

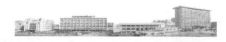

【按】本案为肝硬化应用干扰素后高热不退，依据于灼热、无汗，从"郁火"论治，方用升降散加减，调畅气机，升清降浊，透邪外出，速使热退。热退后尚有清窍不利，予以翘荷汤加味，清轻宣透，使余热得清，不适症状皆愈。

病案2

宋某，男，19岁，学生，2010年11月19日初诊。

主诉及病史：发热半月余。患者述近半月无明显诱因发热。实验室检查血常规示：白细胞计数 14×10^9/L，其余检验指标无异常，但经西医抗感染治疗5日后发热情况无明显改善，体温一直在38.3℃左右浮动，西医诊断为"不明原因发热待查"。现发热，微恶寒，略有喘息，微咳，咯少量白黏痰，自觉咽痛，口渴欲温饮，胸痞，憋气，倦怠，略有便溏。

查体：体温38℃，舌暗红，苔白厚略腻，脉弦滑。

中医诊断：发热。痰湿内蕴。

治法：祛湿化痰，清热透邪。

处方：三仁汤化裁。

苦杏仁15g，白蔻仁15g，薏苡仁15g，厚朴10g，姜半夏10g，通草30g，桔梗10g，枳壳10g，滑石10g（包煎），生甘草6g，淡竹叶10g，荆芥10g，前胡15g，玉蝴蝶10g，菱皮10g。3剂，每日1剂，水煎服，煎取300mL，早晚2次分服。

二诊：11月22日。患者述服药后体温降至37.7℃，诸症好转，已不咳，血常规示：白细胞计数 9×10^9/L，稍有喘息，胸闷憋气，乏力，纳寐尚可，二便调，舌红苔黄微腻，脉弦滑。

处方：前方减前胡，白蔻仁、杏仁改为各10g，加柴胡10g，白芍10g，佩兰10g，党参15g，麦冬10g。4剂，日1剂，水煎服。

三诊：11月26日。患者述服上方2剂后，体温已恢复正常，未再出现低热，体力渐增，诸症愈。欲巩固疗效，二诊方加减以善后，3剂，日1剂，水煎服。

【按】本案根据发热、胸痞、痰黏、便溏、舌苔厚腻、脉弦滑，辨证为痰湿内蕴，痰湿郁阻气机而生热，故以三仁汤加减治疗，热退诸症愈。

三、咳嗽

病案1

张某，女，64岁，2015年1月23日初诊。

主诉及病史：反复咳嗽1年余。患者有慢性支气管炎病史，一直以消炎药、化痰药物为主进行治疗，效果不显。近日因外感而加重，痰质黏腻不易咳出，色黄白相间，晨起咳甚，胁肋部时痛，口干，咽干，欲饮水，寐差，纳可，二便调。

查体：舌质暗红，舌苔白厚有裂纹，脉弦细。

中医诊断：咳嗽。阴虚痰阻，肺气失宣。

治法：滋阴清热，宣肺化痰止咳。

处方：沙参20g，麦冬20g，炙麻黄10g，杏仁10g，生甘草6g，瓜蒌皮20g，海蛤壳15g，前胡20g，紫菀20g，桑叶10g，枇杷叶10g，桑白皮10g，夜交藤20g。3剂，每日1剂，水煎服，煎取300mL，早晚2次分服。

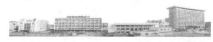

二诊：1月27日。患者自述药后咳嗽、胸胁部疼痛明显减轻，仍痰量多、色黄、易咯出。余无明显不适，舌脉同前。

处方：前方基础上加生石膏10g，鱼腥草10g，橘红10g。7剂，日1剂。嘱注意起居饮食，防外感。

药后诸症愈，截止到追访时已一个半月未再发病。

【按】此例患者因较长时间不恰当地使用消炎药，使肺气郁闭，痰伏于内，郁而化热，损伤肺阴，本次发病是因新感引发而加重。依据痰黏腻不易咳出、咽干、口干、舌红有裂纹、脉弦细等辨为阴虚痰热证，治疗以养阴清热、宣肺化痰止咳而获效。

病案2

闫某，女，教师，46岁，2013年11月11日初诊。

主诉及病史：气逆上冲而咳3个月。自述近3个月胸骨下端憋闷不适，气上冲即咳，伴有咽喉疼痛，后背疼痛，时感两手干热。曾在西医院做心、肺、胃检查，均无异常。经多家医院治疗，症状无改善。现纳寐可，二便调。

查体：舌红，苔薄略黄，脉沉弦。

中医诊断：咳嗽。上焦气机闭阻，胃气冲逆。

治法：宣通气机，降逆开郁。

处方：上焦宣痹汤合旋覆代赭汤加减。

枇杷叶10g，郁金10g，桔梗10g，甘草6g，瓜蒌皮15g，浙贝母15g，连翘15g，金银花10g，旋覆花10g（包），姜半夏10g，党参20g，沙参15g，麦冬10g，丹参20g，姜黄10g，枳壳10g，白芍10g，炒麦芽15g。7剂，每日1剂，水煎服，煎取300mL，早晚2次分服。

二诊：11月18日。患者述服药后背痛消失，咳嗽憋闷明显好转，唯觉咽部疼痛微有干热感，纳寐可，二便调，舌红，苔薄黄。

处方：前方中减姜黄、枳壳，加玄参5g，马勃6g（包煎），金银花改为15g。3剂，日1剂，水煎服。2周后追访诸症愈。

【按】此案为肺气郁闭，中焦胃气冲逆所致咳嗽，用微苦微辛之品，开上焦之膹郁，配伍旋覆代赭汤增强肃降肺胃之功而获效。

病案3

孟某，女，55岁，私营业主，2015年3月30日初诊。

主诉及病史：咳嗽，呕吐，便秘，反复发热3年余。患者自述3年前因咳嗽剧烈于西医院住院治疗，诊断为阻塞性肺气肿，服抗生素、激素治疗后略有缓解。出院后仍反复咳嗽，并伴有不定期发热，每次持续2~3天。2个月前突然病情加重，胸中难受异常，拨打120急救电话进行抢救，因担心病情持续加重，求助中医治疗。肺片显示：右肺下叶支气管扩张伴感染，左肺上叶条索状影。既往胃痉挛、肠梗阻史10年，失眠史20年。初诊时，患者心情郁闷，咳嗽，咳声低闷，自述咳时伴左胸上部疼痛，咯灰黄色痰，往来寒热，汗出多，口干，口黏，纳差，恶心，偶有进食则吐，大便偏干，7日1行。寐差，每日服舒乐安定后方可入睡。

查体：体温37.8℃，面容憔悴，舌红有瘀斑，苔白厚，中有裂纹，脉弦细。

西医诊断：阻塞性肺气肿。

中医诊断：咳嗽。痰热阻肺，胃肠气机失于通降。

治法：宣肺化痰通腑，调理气机。

处方：宣白承气汤合连苏饮、四逆散加减化裁。

杏仁10g，瓜蒌皮15g，熟大黄20g（后下），苏梗6g，黄连3g，柴胡10g，枳实15g，白芍12g，生甘草6g，炙麻黄10g，橘络10g，鱼腥草20g，橘红20g，款冬花15g，白前15g，焦槟榔10g，北沙参20g，合欢皮20g。3剂，每日1剂，水煎服，煎取300mL，早晚2次分服。

二诊：2015年3月23日。患者自述服药后热退，咳嗽减轻，心情渐佳，纳食增多，进食后未出现呕吐现象，仍周身乏力，头昏头胀，心悸，便秘，舌脉如前。

治法：调气化痰，扶正化瘀。

处方：前方减焦槟榔；熟大黄改为生大黄15g，加炒麦芽15g，党参15g，麦冬15g，丹参15g。7剂，日1剂，水煎服。

三诊：2015年3月30日。患者自述药后大便两日一行，未再发热，睡眠好转，纳食增加，不服安眠药能入睡，但睡眠轻浅，仍咳，咳声较前爽快，痰量减少，色灰质黏，不易咳出。周身乏力，心悸，舌脉如前。

处方：二诊方基础上加桑白皮10g，海蛤壳15g，茯苓10g，夜交藤20g，三七粉3g（冲服）。7剂，水煎服。

后复诊多次，病情平稳，继续好转，此方加减服用近30剂。

2015年5月4日复诊。患者面色红润，偶咳，痰易出，偶有心悸，自觉气力明显增加，大便日一行，寐可，欲继续调理。3月30日方基础上加减配成丸药，继服，以巩固疗效。

3个月后随访，病情稳定，未出现反复。

【按】本案为慢阻肺、胃痉挛、肠梗阻咳嗽发热案。患者初诊时以咳嗽、进食吐、大便难下为主症，为肺胃肠皆病，加之病久患者心情抑郁，病机关键为气机失调，故治疗首先着眼调理气机，采用宣白承气汤，肺肠同治。四逆散调理气机，增强胃腑动力，以连苏饮辛开苦降宣畅气机。针对病理要素采用扶正与化瘀、化痰多法联用，收到较好疗效。提示对复杂病机，宜脏腑合治，邪正并治，着眼气（机）、瘀、痰、虚，并做好善后调理。

四、舌炎

吕某，女，58岁，退休工人，2009年9月28日初诊。

主诉及病史：舌痛10年，伴发口腔溃疡。患者舌痛10年，伴发口腔溃疡，西医诊断为舌体炎。曾去多家医院治疗，经用消炎药、激素、维生素、外敷溃疡粉等治疗均不效。自服中药牛黄清心丸、黄连清胃丸等药，效果亦不显。初诊时患者自述舌疼难忍，吃饭喝水均痛，夜间痛甚。口干渴，喝水用吸管，牙龈痛，口黏，有痰咯吐不爽，口腔中有烧灼感。生气时诸症加重，时有胁痛、脘胀，由于长期食睡欠佳，心情不好，消瘦乏力。

查体：舌暗紫无苔，舌体肿胀，舌黏膜局部溃破，中间有多处裂纹。脉沉弦。

西医诊断：舌炎。

中医诊断：口疮。阴虚火旺夹痰。

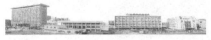

治法：滋阴液，清心火，化痰浊。

处方：沙参 20g，麦冬 20g，生地黄 15g，连翘 15g，竹叶 10g，甘草 6g，通草 3g，绿萼梅 10g，郁金 10g，枇杷叶 10g，香附 10g，橘红 15g，苍术 10g。5 剂，每日 1 剂，水煎服，煎取 300mL，早晚 2 次分服。

二诊：2009 年 10 月 9 日。自述药后诸症减轻，舌痛稍有好转，仍然干痛，有烧灼感，身体无力，口黏，吐痰不爽，寐差，舌暗紫中有裂纹，脉弦滑。

处方：继服上方，加青蒿 10g，牡丹皮 10g，橘络 10g，生黄芪 15g，夜交藤 15g，姜半夏 10g。7 剂。

三诊：2009 年 10 月 19 日。药后舌疼痛烧灼感进一步减轻，排痰较前容易，进食量略有增加，无力症状亦好转。唯觉舌两边痛，口仍黏，吐痰仍有不爽，大便畅。舌暗红出现薄白苔，中间裂纹变浅，脉沉弦。

处方：二诊方基础上减青蒿、生黄芪，加川贝、瓜蒌、陈皮、桃仁、枳实、党参、熟大黄各 10g，三棱、莪术各 6g。7 剂。

四诊：2009 年 11 月 9 日。药后症状大有改善，舌已不痛，大便爽且成形，口仍黏，自觉咽部尚有痰，舌黯红，中有裂纹，脉沉弦。

处方：前方减桃仁、三棱、莪术、枳实、熟大黄，加枇杷叶 10g，葶苈子 10g，佩兰 15g。连服 7 剂。

五诊：2009 年 11 月 16 日，患者述症状已基本消失。配丸药以巩固疗效。

【按】本案舌痛 10 年之久，长期误用消炎药、苦寒药败胃伤阴，使阴津不足火愈炽。针对基本病机，采用甘苦合化之法，以沙参麦冬汤加减滋养阴液，导赤散加减清泻心火，同时兼顾化痰除湿，加生黄芪不仅补肺脾之气，还能托里生肌促使溃疡愈合。虑其病久入络，稍加小剂量化瘀之品，10 年之病痛 30 余剂（含配制丸剂）获全效。

五、汗证
病案 1

王某，男，74 岁，退休，2008 年 11 月 24 日初诊。

主诉及病史：汗出较多 1 年。患者汗出较多 1 年之久，以头颈部上半身明显，伴脑鸣，急躁易怒，寐差，时有心悸。

查体：舌紫暗有瘀斑，苔黄腻，脉沉弦。

中医诊断：汗证。肝火旺盛，迫津外泄。

治法：清泻肝火，敛汗止汗。

处方：柴胡 6g，枳壳 10g，黄芩 10g，栀子 10g，白芍 10g，甘草 6g，石菖蒲 10g，淡豆豉 10g，丹参 20g，麻黄根 15g，浮小麦 15g，夜交藤 30g，清半夏 10g，熟大黄 10g（后下）。4 剂，每日 1 剂，水煎服。煎取 300mL，早晚 2 次分服。

二诊：2008 年 12 月 1 日药后汗出减少，余症同前。仍脑鸣，大便黏滞不爽，舌暗有瘀斑、中后部苔腻，脉沉弦。

前方基础上加白术 15g，茯苓 15g，生牡蛎 15g，薄荷 10g。4 剂。

三诊：2008 年 12 月 8 日患者述诸症明显好转，汗出减少，睡眠好转，脑鸣减轻，舌苔薄腻，脉沉弦。

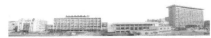

二诊方基础上，丹参改为30g，生牡蛎改为20g。7剂。

四诊：2008年12月15日，诸症继续好转，汗出明显减少，全身轻松。继服上方7剂，2日服1剂。3个月后追访，汗证愈。

【按】本案汗证属于肝郁化火，肝火上炎，迫津外泄所致，治疗以疏肝泻火、敛汗止汗为法，重用牡蛎滋阴潜阳敛阴而获效。

病案2

范某，男，40岁，工人，2009年4月3日初诊。

主诉及病史：汗出较多3个月。患者近3个月汗出较多，以两下肢为甚，汗多时睡觉两腿不能并拢。近日伴牙疼，口臭口苦，渴欲饮水，急躁，心慌憋气，睡眠欠佳，尿黄。

查体：舌红绛，苔白厚腻，脉弦滑。

中医诊断：汗证。湿热内蕴。

治法：清上泄下。

处方：凉膈散合六一散加减。

连翘15g，黄芩15g，炒栀子15g，薄荷10g（后下），淡豆豉10g，佩兰10g，熟大黄10g（后下），玉竹10g，滑石10g（包煎），甘草6g，夜交藤30g，半夏10g。4剂，每日1剂，水煎服，煎取300mL，早晚2次分服。

二诊：2009年4月6日。患者自述诸症明显减轻，下肢仅微汗出，口不苦，唯觉疲劳，舌红绛，苔白腻。

前方加生黄芪20g，党参10g，麦冬10g，桂枝10g，白芍10g。3剂。

半个月后追访，病痊愈。

【按】本案虽以腿部汗出如流为主症，部位在下，但同时有牙疼、口臭口苦、渴欲饮水、急躁等上焦的热象。病性属于热重于湿，以凉膈散合六一散加减，引湿热下行获效。后用生脉散合桂枝汤调理善后而获愈。

六、湿疹

病案1

张某，男，50，出租车司机，2008年7月3日初诊。

主诉及病史：患湿疹两年余。两年多来因患湿疹曾在专科医院治疗，时好时坏，湿疹局限在小腹部、大腿根及阴囊周围，伴汗出较多。腹胀，大便黏滞不爽，口黏。

查体：苔白厚，脉弦滑。

中医诊断：湿疹。湿热积滞，蕴结下焦。

治法：消积导滞，清热祛湿解毒。

处方：枳实导滞汤加减。

枳实12g，焦槟榔12g，焦三仙各20g，厚朴10g，紫草15g，金银花20g，连翘20g，地肤子15g，白蒺藜15g，熟大黄15g（后下）。7剂，每日1剂，水煎服，煎取300mL，早晚2次分服。

二诊：2008年7月10日。患者自述服药3剂后，连续两日泻下大量黑色黏便，日行四五次。后便色渐浅，次数减少。便后自觉舒服，湿疹逐渐消退，且无新发，汗出亦明显减少。

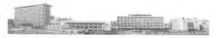

治法：清热祛湿。

处方：三仁汤加味。

杏仁10g，白蔻仁10g，生苡仁15g，党参15g，麦冬15g，藿香10g，佛手15g，香橼15g，白术15g，丹参15g。7剂，水煎服。

后以此方为基础，加减服药月余而痊愈。1年后追访，服药后湿疹未发，且胃口明显好转。

【按】湿疹虽为皮肤病，但往往有内在的病理基础，本案虽以湿疹为主诉，但经问诊搜集病情得知患者长期腹胀，大便黏滞不爽，判断肠内有湿热积滞，治疗主以消积导滞，兼以祛湿解毒，标本兼治而获效。

病案2

武某，女，29岁，医生，2016年1月4日初诊。

主诉及病史：妊娠4个月，身发红色皮疹伴瘙痒5天，加重2天。患者5天前开始身发红色皮疹，出疹顺序由面部渐至上肢、胸腹，伴瘙痒，遇热加重。自述因食用牛肉后，又吃多量葡萄后起病。曾服用扑尔敏等抗过敏药物及湿疹外用药，效果不显。现大便黏滞不畅，日一行，小便正常，胃纳可，睡眠不佳。

查体：脸颊肿，眼睑肿甚，面颊、颈、胸背、双上肢及手背均见粟粒样红色丘疹，眼周尤甚，无渗出和糜烂。舌淡红瘦小、边有齿痕，苔薄白，脉沉弦。

中医诊断：湿疹。风热犯表，胃肠湿热。

治法：疏风清热祛湿，佐以安胎。

处方：荆芥10g，防风10g，金银花20g，连翘20g，黄芩15g，地肤子15g，蝉蜕3g，菊花10g，薏苡仁15g，竹叶6g，牡丹皮10g，续断10g。4剂，每日1剂，水煎服，煎取300mL，早晚2次，饭后温服。

二诊：2016年1月8日。药后面部红疹基本消退，颈部仍存，手背、前胸、后背、双上肢红疹萎缩减少，夜间时有瘙痒。眼睑微肿，尿量可，晨起略黄，大便正常。舌脉如前。

治法：清热解毒，凉血滋阴，佐以安胎。

处方：金银花30g，连翘30g，白蒺藜10g，桑叶10g，菊花10g，黄连6g，生地黄20g，女贞子10g，麦冬20g，白术20g，桑寄生20g。7剂，每日1剂，水煎服。

三诊：2016年1月15日。药后眼睑肿消，身体上部红疹基本消失，唯手背可见陈旧性红疹，双下肢有新发红疹，以大腿前侧、内侧居多，夜间瘙痒甚，有脱屑，内无浆液。晨起口渴欲饮水，二便调，寐安。舌红苔薄白，舌尖有红点、边瘀滞齿痕，脉弦细。

处方：二诊方基础上减黄连，加沙参20g，蒲公英20g，牡丹皮10g，黄芩10g。7剂，日1剂，水煎服。

四诊：2016年1月22日。药后症状明显好转，面部色红，自觉发热，面部及全身瘙痒，遇热加重，夜间加重，纳寐可。舌淡暗，苔白，边有齿痕，脉弦滑。

三诊方基础上加生石膏10g（包煎），蝉蜕3g，荆芥10g，防风6g。7剂，日1剂，水煎服。

五诊：2016年2月1日，药后湿疹基本消失，疹屑脱落，局部留有痕迹，偶尔瘙痒，

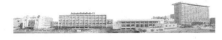

余无不适，皮肤较前细腻，面色红润。舌红边有瘀滞，苔薄白，脉弦略数。

前方减荆芥、防风、石膏、黄芩，金银花、连翘改为各20g。3剂，2日1剂，水煎服。

电话追访，湿疹痊愈。6月16日，患者报告凌晨1点，平安生子，母子健康。

【按】本案特殊在于孕妇湿疹，病因为进食不当，依据大便黏滞不畅辨为内有湿热，疹色红、脸颊红肿、皮肤瘙痒辨为外受风热，抓住关键病机，治以疏风清热、祛湿解毒为主，适度凉血，辅以安胎而获效。

七、多形红斑

李某，男，48岁，记者，2010年6月19日初诊。

主诉及病史：头部发红斑9天。患者5月中旬赴藏开会，月底返津后，自觉乏力倦怠，纳差，睡眠不安，似有感冒症状，于6月10日发现颈部出现红斑，迅速遍及面部、前胸、后背及手肘内侧，呈急性进行性发展状态。曾到某西医院进行治疗，诊断为多形红斑。因病痛难忍，病情急剧发展，就诊中医。现觉颈下灼热，心中烦躁，多汗，瘙痒难忍，夜不能寐，胃中时有泛酸，纳差，大便溏，日行2~3次。

查体：颈部红斑满布，融合成片，颜色紫红，局部发黑，鼻翼两侧、眼部周围、耳后均出现红斑，部分红斑圆盘上有水泡，溃破处有少量分泌物渗出，胸前区、肘内侧亦出现红斑。舌质暗红，苔白厚，脉弦滑数。

西医诊断：多形红斑。

中医诊断：猫眼疮。热毒夹湿，气营两燔。

治法：清气凉营，解毒祛湿。

处方：生石膏30g，生地黄20g，紫草20g，牡丹皮20g，赤芍20g，金银花20g，连翘20g，蒲公英20g，薏苡仁30g，土茯苓30g，白鲜皮30g，地肤子15g，乌贼骨15g，陈皮10g，竹叶10g，薄荷10g。2剂，日1剂，水煎服，煎取300mL，早晚分2次温服。

二诊：2010年6月21日。药后诸症减轻，患者自述第1剂药服后，颈部发热减轻，汗出减少，瘙痒感减弱，红斑渐薄，新出红斑范围缩小，心烦燥热减轻，睡眠安静，食欲增加，胃不反酸，大便日1次。舌淡暗苔白略厚，脉弦滑。诸症改善，守前方出入。

前方减陈皮、薄荷、乌贼骨，金银花改为30g，加野菊花30g，滑石6g。4剂，日1剂，水煎服。

三诊：2010年6月25日。眼周、鼻翼两侧、颈部周围、前胸、后背及手肘内侧红斑皆减退，烦躁、发热、胃部不适等诸症明显好转，大便日二行，稀便，舌淡暗，苔白略厚、中有裂纹，脉弦滑。

二诊方加入茯苓15g，麦冬15g，荷叶12g。3剂。

服药期间患者来电告知："一天一个变化，从内到外，倍感舒畅。"

四诊：2010年6月28日。诸症进一步好转，患者面部红斑全部消失，颈部两侧红斑色退，颈下红斑变为褐色，舌淡红，苔白厚、中有裂纹，脉弦滑。

前方减量，4剂，2日1剂，分2次温服。

五诊：2010年7月5日。红斑大部分已消退，仅余胸口浅红斑未退净，病进恢复期，治以益气养阴、清解余邪。

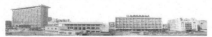

处方：党参 20g，茯苓、麦冬、金银花、连翘、牡丹皮各 15g，莲子、荷叶、佩兰、石菖蒲、枇杷叶、石膏各 10g，薏苡仁 20g。4 剂，日 1 剂，水煎服。

药后病痊愈，2 个月后电话随访，无复发及不适。

【按】本案例为多形红斑急性发作，初起呈现热毒兼湿、壅盛气营的特征。治以大剂清热解毒祛湿为法，气营同治，并伍以薄荷、竹叶、金银花、连翘等向外透解，防止冰伏而获效。后期以益气养阴、清透余邪以善后。

八、手足口病

何某，男，3 岁，2010 年 6 月 30 日初诊。

主诉及病史：手足口病住院治疗 3 天。5 天前（6 月 25 日）患儿无明显诱因出现发热，自服感冒药治疗，仍发热，伴口腔疼痛，手足部出疹，于某传染病医院住院治疗。经 3 天输液治疗仍然热不退。邀王教授会诊，症见：发热，口痛拒食，精神差，嗜睡，易惊，时见肢体抖动，大便失禁。

查体：体温 39℃，心率 136 次/分，血压 109/68mmHg，呼吸 32 次/分。咽红，口腔黏膜出现散在疱疹，手掌、足跖部散在椭圆形疱疹，周围红晕。心、肺、腹（−），指纹紫，舌红苔白中厚。

辅助检查：白细胞计数 $17.35 \times 10^9/L$，中性粒细胞 74.5%。血糖 5.21mmol/L，乳酸脱氢酶 296300U/L，肌酸激酶 98.7U/L，肌酸激酶同工酶 26U/L，α-羟丁酸脱氢酶 221.6U/L。

西医诊断：手足口病。

中医辨证：湿热夹毒，欲动风。

治法：清热化湿解毒，佐以息风。

处方：王氏连朴饮加减。

黄连 10g，厚朴 10g，滑石 10g（包煎），石菖蒲 10g，野菊花 10g，连翘 10g，竹叶 6g，钩藤 6g，甘草 6g，薄荷 6g（后下），佩兰 6g，薏苡仁 15g。2 剂，日 1 剂，水煎服，每剂 2 袋。

二诊：7 月 2 日。患者服药 2 剂后热退，神清，肢体抖动消失，大便正常。继服中药，皮疹明显减退，口腔疼痛减轻，食纳增加，舌淡红，苔黄微厚。继续调理痊愈出院。

【按】此案是参加传染病医院会诊的案例，患者入院后一直输液，并服用清热解毒为主的中药，对年幼的孩子有过于寒凉之嫌，故从湿热夹毒、欲动风论治而获效。

九、中风后遗症

王某，男，61 岁，退休，2015 年 9 月 14 日初诊。

主诉及病史：中风后遗左侧肢体活动不利 1 年。患者 1 年前患中风，于某三甲医院住院治疗 15 天，诊断为缺血性脑梗死。后在中医院住院进行针灸治疗，情况好转出院。后遗左侧肢体活动不利，遂前来求治。刻下：面容忧郁，自述耳鸣耳聋，视物昏花，夜间口干甚，欲饮水，易急躁。纳寐可，二便调。既往有低血压病史，脑梗死家族史。

查体：血压（60～80）/（50～60）mmHg，左侧肢体活动不利，舌淡白、边有齿痕，苔白、中有裂纹，脉沉弱。

中医诊断：中风后遗症。气阴两虚兼瘀。

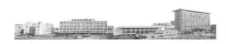

治法：益气养阴，活血通络，佐以清热化痰。

处方：生脉散合补阳还五汤加减。

党参 20g，麦冬 20g，北沙参 20g，生黄芪 30g，赤芍 10g，川芎 6g，当归 10g，地龙 10g，牡丹皮 10g，炒栀子 10g，绿萼梅 10g，瓜蒌皮 15g。7 剂，日 1 剂，水煎服，煎取 300mL，早晚饭后温服。

二诊：2015 年 9 月 21 日。患者诉服药后头晕，耳鸣，视物昏花，夜间口渴症状均有好转。血压也有所升高，收缩压能达到 90mmHg。心情好转，大便不爽，两日一行，舌脉同前。

前方党参、麦冬均改为 30g，另加合欢花 15g，熟大黄 15g（后下）。7 剂，日 1 剂，水煎服。

三诊：2015 年 9 月 28 日。患者诉服药后血压继续升高，收缩压能达到 100mmHg。左侧肢体活动较之前明显好转，头昏耳鸣症状消失。面部表情愉悦，夜间口渴症状消失。大便仍不爽。舌淡红苔白、边有齿痕、中有裂纹，脉沉弦。

二诊方加生大黄 10g（后下），生黄芪改为 15g，党参改为 15g。7 剂。其后加减服用 40 余剂。

四诊：2015 年 11 月 13 日。患者血压维持平稳，收缩压基本维持在 100mmHg。左侧肢体活动基本自如，时有头昏，整体平稳。舌淡苔薄、边有齿痕、中有小裂纹。欲继续调理。

前方加减配成丸药继服，以巩固疗效。随访 3 个月，血压正常，心情舒畅，肢体活动自如，曾 2 次外出旅游。

【按】本案为低血压脑中风后遗症，从补益气阴、益气生脉入手，标本兼治故获效。

十、脑萎缩

苏某，男，65 岁，退休，2015 年 1 月 19 日初诊。

主诉及病史：家属代述下肢行走不利 1 年余。患者 1 年前诊断为脑萎缩，血压、血脂、血糖均高于正常，曾于某西医医院住院治疗，血压得到控制，病情好转出院。但出院后渐进发展为不能独立行走、语言不利。现双下肢痿软无力，由家人推轮椅就诊，语言謇涩，不能说整句话，反应迟钝，易悲喜哭，尿频，尿失禁，经常尿裤，腰酸困。纳寐尚可，大便调。舌红，苔略腻、前部少苔、中有裂纹，脉弦细，两尺沉。既往有高血压病史、小脑萎缩史。

中医诊断：喑痱证。肝肾不足，气虚血瘀痰阻。

治法：补肝肾，益气血，固精涩尿，化痰开窍。

处方：熟地黄 20g，桑寄生 20g，续断 20g，牛膝 10g，川芎 10g，生黄芪 20g，当归 10g，石菖蒲 10g，益智仁 15g，乌药 10g，钩藤 20g（后下）。7 剂，日 1 剂，水煎服，煎取 300mL，早晚饭后温服。

二诊：2015 年 1 月 30 日。家属代诉患者服药后能短时间扶轮椅站立，说话欲哭症状改善，尿裤次数减少，舌脉同前。

前方减续断，加山萸肉 15g，炒杜仲 20g。14 剂。

三诊：2015 年 3 月 13 日。家属代诉，患者服药后症状均继续好转，能够扶物短时间

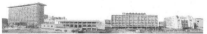

走数步，语言较前进步，能说短句，服药期间无尿失禁，小便仍有异味，大便臭秽，舌红，苔白前部少苔，脉弦略滑。

二诊方减山萸肉、乌药，加北沙参20g，白芍10g，菊花10g，当归10g，牛膝改为15g。7剂。

此方加减服用40余剂。

2015年5月10日诊：此次就诊时患者自己慢步走入诊室，家属诉服药4个月后症状明显好转，室内能自己独立慢步行走，语言基本恢复正常。医生问诊可回答，喜哭症状消失，小便正常，急躁情绪减少，血压维持平稳，除自觉下肢无力，偶易情绪激动外，无明显其他不适，舌淡红苔白厚，脉弦滑，欲继续调理。

以3月13日方为基础加减，配成丸药继服3个月，后随访病情稳定。至今患者一直服用丸药以巩固疗效。

【按】本案脑萎缩、高血压、高脂血症并见，病机为肾精不足，下元亏虚，精不上承，痰浊随虚阳上泛。由于患者年龄较大，病程较长，加之前医治疗久用通而失用补，导致肾虚不固尿失禁，而尿失禁愈加重肾精虚损。故治疗重用补益肝肾之品以治其本，采用益肾填精与固摄涩尿并用，补固结合，兼以化痰开窍而获效。

论　著

一、论文

[1] 王秀莲．试论《诸病源候论》对温病学的贡献．天津中医药，1988（4）：39－40．

[2] 王秀莲．《温病条辨》苦辛法浅析．天津中医学院学报，1994（3）：7－9．

[3] 王秀莲．石琢莹教授治疗疑难病症拾萃．天津中医药，1994（5）：1—2．

[4] 王秀莲．试论毒的概念与特点．天津中医学院学报，1995，（3）：7－8．

[5] 贾建伟，王秀莲．辨病辨证论治病毒性肝炎．传染病药学，1999（4）：6－8．

[6] 王秀莲．《医原》外感燥湿论探析．江苏中医，2000（11）：6－7．

[7] 王秀莲．温病学教学改革的研究与实践．中医教育，2000，19（1）：28－29．

[8] 王秀莲．论温病截断疗法的内涵与途径，中华中医药学刊，2001，19（4）：338－339．

[9] 王秀莲．痛风病本虚标实论治探讨．山东中医杂志，2001（4）：199—200．

[10] 王秀莲．温病卫气营血研究进展．中医杂志，2001，42（8）：501－503．

[11] 王秀莲，孟繁洁．试论体质在温病截断治疗中的作用．陕西中医，2001，22（9）：540－541．

[12] 肖照岑，王秀莲，陈爽白，等．构建教医研三位一体温病学教学体系的探索．中医教育，2001，20（3）：29－30．

[13] 王秀莲，丁慧芬．温病血瘀形成机理与治法探讨．天津中医药大学学报，2002，21（1）：6－7．

[14] 孟繁洁，王秀莲．刘完素"开郁"法之探讨．浙江中医杂志，2002（9）：

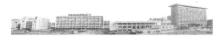

372 - 373.

[15] 陆小左，王秀莲，林云，等．抗痴呆 1 号治疗老年人脑功能不全的临床观察．天津中医药，2002，19（5）：13 - 15.

[16] 马晓英，王秀莲．苦辛法在脾胃病中的运用体会．陕西中医，2003，24（7）：660 - 661.

[17] 王秀莲，丁慧芬，张炳立，等．温病学探究性教学模式的研究与实践．中医教育，2005，24（5）：58 - 60.

[18] 李战炜，王秀莲．"伏邪"临床治疗思路探讨．中华中医药学刊，2006，24（9）：1686 - 1687.

[19] 王秀莲．温疫学派学术思想和治疗经验探讨．天津中医药，2006，23（4）：294 - 296.

[20] 王秀莲．中医治疗感染病的优势与思路．天津中医药大学学报，2007，25（3）：116 - 117.

[21] 于春泉，王秀莲，张炳立，等．亚健康状态常见证候特征的判别分析．辽宁中医药大学学报，2006，8（5）：129 - 131.

[22] 张秀美，王秀莲．痤疮从湿热论治．天津中医药，2007，24（6）：521 - 522.

[23] 李悦，王秀莲．张锡纯治温"透热"特色探讨．中医杂志，2008，49（1）：89 - 90.

[24] 袁乐，王秀莲．浅论命门理论及与肿瘤的关系．国医论坛，2008，23（4）：15 - 16.

[25] 王秀莲．吴鞠通温病辨证特点探析．山东中医药大学学报，2008（5）：374 - 375.

[26] 丁慧芬，王秀莲．李悦，等．华北地区古代疫情季节分布及相关因素分析．中医研究，2008，21（11）：61 - 63.

[27] 毛婷婷，王秀莲．温病学理论指导治疗糖尿病的思路．天津中医药大学，2009，28（3）：120 - 121.

[28] 张建勋，王秀莲，丁慧芬，等．华北地区千年疫情数据库的开发与研究．中华中医药学刊，2009，27（3）：625 - 627.

[29] 李悦，王秀莲．张锡纯治疫思想及经验．吉林中医药，2009，29（7）：556 - 557.

[30] 王秀莲，丁慧芬，李悦，等．华北地区宋元明清疫情及相关因素分析．中医文献杂志，2009，28（5）：39 - 39.

[31] 王秀莲，李悦，常淑枫，等．历史上华北中医对疫病防治的贡献．河北中医，2009，31（10）：1555 - 1556.

[32] 曹立明，王秀莲．《证治心传》温病学术思想浅析．山西中医，2009，25（11）：61 - 62.

[33] 李悦，王秀莲，丁慧芬，等．从运气理论探讨华北地区千年疫情．四川中医，2010（7）：22 - 23.

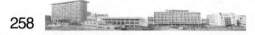

［34］张建勋，王秀莲，常淑枫，等．感冒中医病案数据仓库的研究与构建．江苏中医，2010，42（8）：66－68.

［35］王秀莲．再论中医治疗感染性疾病的优势．天津中医药大学学报，2011，31（4）：193－195.

［36］李悦，王秀莲．流行性感冒中医药治疗研究．辽宁中医药大学学报，2010，12（5）：125－128.

［37］董文军，王秀莲．中医药预防流行性感冒研究．四川中医，2010，28（6）：41－43.

［38］李通，王秀莲．感冒首发47例咽痛误治辨析．吉林中医药，2011，31（9）：838－839.

［39］部环宇，王秀莲．《温病条辨》芳香方药应用规律探讨．湖南中医杂志，2012，28（4）：125－126.

［40］栗蕊，王秀莲．喉源性咳嗽的病因病机与脏腑的关系．长春中医药大学学报，2012，28（5）：826－827.

［41］董文军，王秀莲．"天牝从来，复得其往"理论指导下的瘟疫预防研究．长春中医药大学学报，2012，28（2）：193－195.

［42］赵艳红，王秀莲．逻辑思维在《临证指南医案》卷一肝风病证中的应用．四川中医，2013（4）：22－23.

［43］赵艳红，王秀莲．系统思维方式的特征在《临证指南医案》中的体现．四川中医，2013（6）：19－20.

［44］部环宇，王秀莲．博士助教双向定位设计的实践与思考．湖南中医杂志，2015，31（10）：115－116.

［45］张春艳，王秀莲．黄连解毒汤的临床应用述评．现代中医药，2016，36（1）：68－69.

［46］邢政，王秀莲．温病"透法"刍议．湖南中医药，2016，32（2）：141－142.

［47］吕茜倩，王秀莲．从"伏邪"理论探讨继发性噬血细胞综合征的伏邪温病特点．时珍国医国药，2016，27（6）：1457－1458.

［48］部环宇，王秀莲．浅论湿与风寒暑燥火热的关系．江苏中医药，2016，48（8）：5－7.

［49］邢政，王秀莲．吴又可《温疫论》在日本的传播与发展．河南中医，2016，（11）：1888－1890.

二、著作

［1］杨育周．方剂学（全国高等中医院校外国进修生教材）．北京：人民卫生出版社，2001.（王秀莲为副主编）

［2］金实．中医内伤杂病临床研究（卫生部"十一五"规划教材，全国高等中医药院校研究生规划教材）．北京：人民卫生出版社，2009.（王秀莲为副主编）

［3］王秀莲．古今瘟疫与中医药防治．北京：中国中医药出版社，2010.

［4］马健，杨宇．温病学（卫生部"十二五"规划教材）．北京：人民卫生出版社，

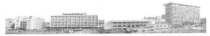

2012.（王秀莲为副主编）

　　［5］马健，杨宇．温病学学习指导与习题集（全国高等中医院校配套教材）．北京：人民卫生出版社，2013.（王秀莲为副主编）

　　［6］马健．温病学（iCourse 教材）．北京：高等教育出版社，2015.（王秀莲为副主编）

　　另外，王秀莲教授还参编《中医纲目》《实用中医内科学》等论著、教材 10 部。

范英昌

名家传略

一、名家简介

范英昌，男，汉族，1951年12月21日出生，河北平山人，中国共产党党员，教授、博士研究生导师，中西医结合基础学科博士点学科带头人，国家级优秀教师，国家中医药高等学校教学名师，天津市科学基金科技成果优秀人才。曾担任天津市病理学优秀教学团队和天津市病理学创新团队的带头人，天津中医药大学病理教研室主任、病理学市级精品课程负责人，国家中医药管理局病理学三级科研实验室主任。现任天津中医药大学教学指导委员会主任委员、资深教授。

二、业医简史

范英昌教授1978年毕业于天津医学院（现天津医科大学）医疗系，毕业后在天津中医学院（现天津中医药大学）从事病理学与病理生理学的教研工作，并致力于中西医结合基础专业的相关科研工作。他从一个医学生到国家级优秀教师、国家中医药高等学校教学名师，三十多年如一日地在艰难的医学道路上探索求知，为教学和基础研究做出了较为突出的贡献。

教学之初，踏上三尺讲台，面对莘莘学子，如何将西医学与传统中医的基础理论知识有机结合？范英昌教授无时无刻不在思考着这个问题。跨进中医这个门槛，就要真学、真懂。工作后，他以饱满的热情参加了学校的夜校学习中医知识，利用业余时间自学了《黄帝内经》《伤寒杂病论》等经典中医著作，中西医相互参证，读而思，思而再读，反复多遍之后，领会各自的原始思想，并将自己的体会、理念融入其中，传授给学生们。他对自身严格要求，1984年考取天津医学院病理学及病理生理学专业研究生继续深造，深入学习病理学专业知识，以提高自身专业水平，为提高教学水平及科研能力打下了坚实的基础。1987年起，他还得到了国医大师阮士怡先生的悉心指导，汲取知识营养，努力学习中医理论，深得教诲，受益良多，奠定了良好的中西医结合理论基础。

1978年，天津中医学院恢复重建，在原病理教研室主任徐东琴教授的带领下，范英昌教授受委派负责病理学科筹建工作，从零开始并倾尽全力于此。在实验室建设中，他奔波于天津医科大学总医院、天津市肿瘤医院、天津市第一中心医院等临床医疗单位，并从中搜集了800件病例齐全的病理标本，制作了3000余张病理切片，与此同时，还与附属医院达成共建合作外检基地。

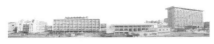

在教学改革方面，范英昌教授先后多次赴台湾、汕头等高校进行"以问题为中心的学习"（problem-based learning，PBL）教学经验交流，从中拓展视野，丰富教学经验，并结合中医院校基础医学教学的特点，积极将该教学方式引入中医院校基础医学的教学中，效果显著。在科研方面，他充分利用自身的专业优势积极探索中医药理论内涵，以研究张伯礼院士提出的"调肝导浊"大法为指导的中医科研理论，确立了系列课题，探索防治高脂血症和动脉粥样硬化（AS）发生发展的作用机制。通过多年的教学、科研实践，在诸位中西医界前辈的指导帮助下，范英昌教授成为一位治学严谨、追求卓越的中医药院校教学名师。

三、主要贡献

（一）搭建第一个细胞实验平台，开启体外研究的先河

中西医结合要发展，平台是关键。学校建校之初，实验条件较差，严重影响学生的科研思维能力和动手实践能力的发挥。为了改变这种现状，范英昌教授以提高师生的能力为核心，1987年向学校正式提出筹建首个细胞学实验室的申请，并亲自设计实验室方案，购买学校首批显微镜、超净台、培养箱等细胞培养的基本设备，成功建成学校第一个细胞培养室，为中医药的体外研究搭建了第一个平台。该平台成为学校硕士研究生和博士研究生实验研究的重要摇篮，培养出数百名研究生，许多毕业生相继成为当前中医药研究的中流砥柱。

（二）建成第一个形态学实验室，搭建形态学观察平台

西医课程是中西医结合专业学生的必修课，也是学好中医课程的关键。其中病理学是基础医学与临床医学的桥梁课程，形态学观察是学习病理学的重要手段。构建形态学实验室，提供宏观和微观形态学标本，是学习病理学的前提。学校恢复重建之初，诸多因素及条件的限制，没有较为系统完善的实验室，严重影响了病理学课程的实验教学，也不能为研究生提供采用西医学手段进行中医药研究的平台。为了培养学生良好的观察思维习惯，范英昌教授在教学工作中不断摸索，整合出一手抓科研平台建设、一手抓实验教学平台建设的思路，培养学生由形态到微观、由表及里的观察方法，从而让学生在观察中活跃思维，提高实践能力，培养创新精神。他借助兄弟医院的临床病理资源，长年累月，亲力亲为制作大体和镜下标本，完善了病理学教学实验室的资源积累初级阶段，为开设学校形态学观察的本科实验教学课程做出了突出贡献。此外，范英昌教授与各大医院沟通并收集大量病理标本，制作了种类多样的病理切片，以供学生使用，拓展了学生的学习视野，填补了教学方面以病理学为中心的实验标本空白。以形态学实验室为雏形，经过多年的积累与拓展，实验室已经完善为细胞培养区、分子生物学实验区、形态切片实验区、动物留观区等系统实验区域，具有配套价值超过2500万元设备构成的实验平台，搭建起了一个包括形态学、分子生物学、功能、生化等较完善、开放共享的实验教学平台。在范英昌教授的努力下，2002年病理学实验室被国家中医药管理局评为第一批面向全国开放的病理学三级科研实验室；2004年，病理学课程被评为天津市普通高校精品课程。在教研室建设过程中，他作为学科带头人，培养了一批又一批优秀的青年教师和大量的硕士、博士研究生，为各类科研院所、医院临床方向源源不断地输送人才，也由此带起来一支高水平、高层次、梯队合理的病理学教研团队，并于2009年获得"天津市级优秀教学团队"称号，

2013 年荣获天津市"'十二五'综合投资教学创新团队"称号。

（三）主编中医药院校第一本病理 PBL 教程

范英昌教授主编了中医药院校第一本病理 PBL 教程，使 PBL 教学有本可依；倡导并促成中医院校相对完善的课程整合教学模式。

病理学 PBL 教学有利于提高教师教学水平和学生的综合思维能力。完善的临床案例是病理学 PBL 教学的良好蓝本，改善以往中医药院校在此方面一直处于相对滞后的状态。范英昌教授协同全国 17 所兄弟院校率先编写创新教材《病理学 PBL 教程》，为 PBL 教学提供了规范的教学蓝本，填补了中医药院校缺乏 PBL 相关教程的空白。他主持并完成天津市及国家中医药管理局"十二五"中医药教学改革课题"中医院校病理学教学模式的改革与实践"，以上述教程作为核心成果，荣获天津市级教学成果一等奖。目前，PBL 教学模式已成功融入中医院校病理学课程的常态教学过程，范英昌教授所编写的教程在全国范围得到广泛应用。

传统医学教学以课程为主线，然而，医学教育的目的则是以培养临床医生为主，临床患者的患病规律往往是以系统为主线的，当前的教学模式严重阻碍学生系统思维的建立。因此，范英昌教授在汲取西医院校经验基础之上，开启了中医药院校系统的西医学基础课程的整合教学。他凭借多年的教学经验和持之以恒的教学热情，对教学改革形成独到见解，并在全国核心期刊上多次发表教育教学改革论文，其提出的病理学"问题式学习方法"教学、"案例式"教学、"以科研促教学"等改革意见皆已纳入课堂教学。他带领团队首次在中医药院校研究并尝试了病理学 PBL 的教学模式，区别于传统教学中的以教师讲授为主，着重于引导学生自主学习，这就需要教师在备课中，根据授课内容查阅大量的教材、文献、临床资料等编写教学案例，结合教学案例设定相关的问题，同时能够带领教学团队利用业余时间查漏补缺，不断提升业务水平，成功地在教学中不断尝试新方法，努力营造出主动活跃的学习氛围，收到了良好效果。范英昌教授所推崇的这一教学新模式也带动了全国中医药院校病理学科随之效仿，有效发挥了教育领域的引领示范作用。

范英昌教授教学思路敏捷开放，方法灵活多样。他革新教学理念，带领团队尝试课程整合教学模式，打破学科界限，突出医学课程的整体性，将各西医课程融入整体课程中，改变课程结构，变革整个课程体系。他坚持"以学生为中心"的教学理念，提出将解剖学、生理学、生物化学、病理生理学、药理学等课程分解再重构的变革思路，将以往课程分科改革为以人体九大系统为单元的授课方式，集中对人体某一系统进行正常异常、粗略微观的学习，让呆板孤立的知识片化作整体的知识链，触类旁通，从而构建更全面、更系统、更科学、更符合自然规律、更便于学生接受、获取新知识的教学体系。目前，西医课程已顺利整合完成，且纳入我校正式的教学运行模式。随着教学改革的不断深入，范英昌教授参加了各中医药院校病理学课程标准的审定，提出了许多真知灼见。此外，他还大胆尝试大型开放式网络课程（MOOC）教学等多种教学模式，先后主持开展教学改革课题 6项，并收到良好效果。

（四）严谨治学，辛勤耕耘

范英昌教授三十年如一日，始终兢兢业业，接踵而至、当之无愧的荣誉称号是其真实状态的写照；领航兄弟院校，主编、副主编多本全国统编教材。在学术浮躁之时，不乏追

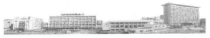

逐名利、卑贱之徒，他却始终如一保持着严谨的工作态度。作为教研室主任，在教学上从未有所懈怠，总是潜心钻研专业知识，力求完美，反复修改讲稿教案，大到整个章节，小到一词一句，都批注修改了无数遍。近年来，尽管年事已高，他的教学工作量仍达到年均400学时，并坚持讲好每一堂课。正是这种追求精致的境界、严谨治学的态度和一丝不苟的精神，使得他的教学水平得到学生和专家的一致好评，在学校历年的教学评估中均获得"优秀"评价，并创下"十年学生评教及综合评分第一名"的佳绩。基于范英昌教授在教学方面的执着进取和取得的优异成绩，1992年，他获得了"霍英东教育基金会"教学类三等奖，2004年被推荐为市级优秀教师并荣获国家级优秀教师称号，2006年获得天津市名师奖，2016年获得国家中医药高等学校教学名师称号。

范英昌教授多年来奋战在教学第一线，不断自我发展，自我完善，自我提高，一直坚持笔耕不辍。在全国中医药院校的病理学同行中，范英昌教授具有很高的声望。2002年作为副主编完成了新世纪全国高等中医药院校规划教材《病理学》，该教材被评为江苏省优秀教材；2007年作为副主编完成了新世纪全国高等医药院校中西医结合专业规划教材《病理学》；2012年作为主编撰写了全国统编教材《病理学》；2013年以自编《病理学PBL教程》为蓝本，带领全国19所兄弟院校，主编完成首部中医院校《病理学PBL教程》，为PBL教学提供了良好的参考；2016年主审《病理学》教材1部，并且担任《天津中医药》《中华中西医杂志》等多家医学杂志的编委。他在全国病理学领域享有较高的学术地位，得到了同行们的认可。

（五）立足教学，潜心科研，教研相长，良性发展

范英昌教授始终以病理学的教学为根本，与此同时，潜心科研，并且注重将科研成果不断转化，反哺教学。他在教学之余，始终以实事求是的科研态度为指引，沿着稳定的研究方向，以身作则，做一个踏踏实实的科研工作者。各级课题支撑着范英昌教授不断进取，各级奖励体现了他兢兢业业的工作态度，桃李满天下使其学术思想有了大量的继承者和发扬者。

在科研中，范英昌教授始终围绕"中医药防治动脉粥样硬化和高脂血症"这一研究方向，运用西医学技术手段，探讨中医理论与西医学理论的内在联系，以及中医药发挥作用的物质基础和作用机理。他开展了防治动脉粥样硬化现代科学机制的系列研究，完成了以"中医药防治动脉粥样硬化的实验研究"为代表的国家自然科学基金在内的国家级及省部级科研课题20余项，获得省部级科技进步奖8项、厅局级科技进步奖3项；发表相关论文100余篇、SCI收录4篇。

在科研工作中，范英昌教授始终追求踏实求实的科学态度，反对浮躁。他坚持每周开一次实验进展研讨会，要求学生细致认真地讨论实验方案的设计、报告国内最新研究进展、汇报实验进展，严格审核每一项实验数据，鼓励学生提出有创新性、思考性的问题。他十分注重培养团队务实、严谨的工作态度，以及团结协作、勤于思考、勇于创新的学术氛围，"实事求是的科学态度、扎实深厚的文献功底、科学严谨的实验设计，全面细致的对照设置"始终都是范英昌教授对自身和学生的最基本要求。他务实、严谨的工作态度和开放、创新的科研精神深深影响着团队的每一个成员。2002年，他被评为"天津市科学基金科技成果优秀人才"。

多年来的勤奋耕耘、忘我工作，使范英昌教授赢得了师生的一致赞誉，先后荣获了天津五一劳动奖章、天津市教育系统优秀共产党员等荣誉称号。此外，他还培养了硕士、博士研究生40余人，指导本科生参与第十一届"挑战杯"天津市大学生课外学术科技作品竞赛并获得二等奖。如今，他培养的学生已经遍及全国各地，并成为病理学专业的中坚力量。

（六）研究持之以恒，收获累累硕果

1. 教学改革项目及获奖

（1）中医院校病理学教学模式的改革与实践，国家中医药管理局"十二五"中医药教学改革课题，荣获2009年高等教育天津市级教学成果一等奖。

（2）医学形态学课程"三环渗透"教学法改革探索，天津市高校本科教学改革与质量建设研究计划项目。

（3）以问题为导向的西医基础课程整合建设初探，国家中医药管理局"十二五"中医药教学改革课题。

2. 科研成果及获奖

（1）益肾健脾、涤痰散结法补肾抗衰片延缓衰老的临床及实验研究，荣获1991年天津市科学技术进步二等奖，第4完成人。

（2）五参保乾（坤）方防治老年前期虚证的临床及实验研究，荣获1993年国家中医药管理局科学技术进步二等奖，第3完成人。

（3）心复康对心肌梗死发病过程中细胞生物学的影响，荣获1997年天津市科学技术进步三等奖，第1完成人。

（4）调肝导浊中药对脂蛋白代谢主动脉平滑肌细胞增殖调控的影响，荣获2000年天津市科学技术进步三等奖，第1完成人。

（5）中药防治动脉粥样硬化的实验研究，荣获2001年教育部高校科学技术奖励二等奖，第1完成人。

（6）调肝导浊法中药对脂蛋白受体途径及氧化修饰反应的影响，荣获2002年天津市科学技术进步三等奖，第1完成人。

（7）心复康和丹酚酸B干预干细胞增殖和向心肌细胞定向分化的研究，荣获2008年天津市科学技术进步三等奖，第1完成人。

（8）丹酚酸B干预内皮系统及心肌细胞重建的应用机理研究，荣获2014年天津市科学技术进步三等奖，第1完成人。

（9）疏肝活血方药对动脉粥样硬化细胞生物学影响的实验研究，荣获1996年天津市卫生局科技进步一等奖，第1完成人。

（10）心复康对心肌梗死发病过程中细胞生物学的影响，荣获1996年天津市卫生局科技进步二等奖，第1完成人。

3. 科研课题

（1）丹酚酸B干预功能性血管再生对心内移植骨髓基质细胞存活和分化的影响，国家自然科学基金项目，项目负责人。

（2）心复康协同骨髓间充质干细胞旁分泌功能促心脏干细胞存活分化的机理研究，

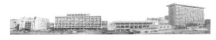

国家自然科学基金项目，项目负责人。

（3）高糖高脂介导内皮细胞凋亡诱发斑块糜烂的研究及丹酚酸 B 的保护作用，高等学校博士学科点专项科研基金项目，项目负责人。

（4）丹酚酸 B 协同腺病毒转染的 MSCs 向心肌细胞分化过程中 Wnt 信号通路的研究，高等学校博士学科点专项科研基金项目，项目负责人。

（5）心复康对心肌梗死发病过程中细胞生物学的影响，天津市自然科学基金资助课题，项目负责人。

（6）调肝导浊法中药对脂蛋白受体途径及氧化修饰反应的影响，天津市自然科学基金资助课题，项目负责人。

（7）丹参单体对 AS 中 NF－κB、黏附分子的多靶点调控，天津市自然科学基金资助项目，项目负责人。

（8）从 Wnt 信号入手探讨丹酚酸 B 促 MSCs 向心肌细胞分化机制研究，天津市自然科学基金资助项目，项目负责人。

（9）调肝导浊法中药调控脂质代谢及对肝脏保护作用的实验研究，天津市高等教育委员会基金资助课题，项目负责人。

（10）疏肝活血方药对动脉粥样硬化细胞生物学影响的实验研究，天津市卫生局科研基金资助课题，项目负责人。

（11）调肝导浊中药对脂蛋白代谢及主动脉平滑肌细胞增殖调控的影响，天津市卫生局科研基金资助课题，项目负责人。

（12）救心胶囊对血管内皮细胞生物活性调控及保护作用的临床与实验研究，天津市卫生局科研基金资助课题，项目负责人。

（13）中药干预骨髓基质细胞的心肌再生的实验研究，天津市卫生局科研基金资助课题，项目负责人。

（14）糖尿病足辨证分型与病理学研究，国家自然科学基金项目，第二参与人。

（15）糖尿病足的病理、分子机制与中医辨证分型相关性研究，国家自然科学基金项目，第 2 参与人。

（16）调肝导浊方调控内皮细胞 AMPK 通路防治动脉硬化的机制，国家自然科学基金项目，第 2 参与人。

（17）基于 RAGE－Aβ 途径探讨解毒通络复方保护内皮细胞防治 AD 的分子机制研究，国家自然科学基金项目，第 2 参与人。

（18）中药干预骨髓基质细胞的心肌再生的研究，天津市自然科学基金资助项目，第 2 参与人。

（19）中药干预移植骨髓基质细胞的心肌再生和分化过程中基因表达的研究，天津市科技发展计划项目，第 2 参与人。

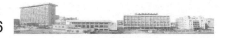

学术思想

一、宏观与微观相互结合，中医与西医相互贯通

中西医是在不同的历史文化背景中发展形成的两种医学体系，在基本理论、思维方法、诊断标准的解释上均有很大不同。中医博大、宏观，西医精细、微观。将两者融会贯通，各取所长，一直是范英昌教授努力的方向，中西医结合吸收了中医与西医的优点和特色，势必会促进医学的进步和发展。多年来，他一直用西医学阐释、探究中医药的理论内涵和机制。中医整体观认为，人体是一个内外密切联系的有机整体，构成人体的各个部分、各个脏腑功能上相互协调、相互为用，病理上相互影响。内脏有病，可反映于相应的形体官窍，即所谓"有诸内，必形诸外"（《孟子·告子下》）。任何外在形体官窍的病理表现，都与内在的脏腑功能失常密不可分。如中医讲的"上火"，或出现咽喉肿痛、小便赤黄、便秘等症状，既可能是三焦火证，也可能是脏腑火证所致的表现。再如对目的病变，不能单从目之局部去分析，它可能是肝之功能失调的表现，也可能是五脏功能失常的反应，因此，探讨目病的病机，应从五脏的整体联系去认识。这与西医学的稳态，神经－体液的调节，电解质，酸碱平衡，神经调节的反馈与负反馈、增生与凋亡、激活与抑制等本质是一致的，西医学对于脏器功能、代谢之间的有机联系和调节，也正是对中医藏象学说内涵的阐释。

二、重视基础教育，不断深入改革

中医教育是医学教育的重要部分，无论是西医学还是传统的中医学，其教育目的都是使学生通过所学知识预防和治疗疾病、维护人民健康。加强中医学生的西医学基础教育，其目的是使学生毕业后，更好地适应中医教学、科研、临床等工作，更好地传承和发扬中医药事业。

（一）以学生为中心：转变理念－大信息量－自主学习

现阶段，全国各中医药院校普遍存在着西医学学时少、内容多、教材内容与科技发展相对滞后的问题。围绕这些矛盾，范英昌教授发现 PBL 教学模式适合在病理教学中应用。PBL 教学模式改变了传统的教学理念，其核心内容是以问题为基础，以学生为中心，以教师为引导。学生自主发现问题、解决问题，更利于启发学生主动思维和综合分析能力。但是在进行 PBL 教学模式的尝试过程中，他也发现，面对我国的教育现状，特别是中医药院校，病理学课程的教育现状及传统教育的惯性影响，PBL 教学模式并不能生搬硬套，而要在教学改革过程中改变教学理念，即以学生为中心，培养学生理论联系实际综合分析的能力，从而达到自主创新的目标，这才是教学改革成败的关键。

范英昌教授开始从大信息量教学法入手，通过理论课与实验课相结合，提出反复强化的教学理念，并精选大量临床大体标本，转化为图片和镜下切片，并加以图片佐证，将枯燥的理论知识结合形象生动的病理图片，增强学生对理论知识的理解，提高病理学教学质量。借此，他提出了理论课的大信息量以突出重点、实验课则反复强化重点，多层次强调重点内容的理论与实验紧密结合的教学模式，逐步加深学生的认识和理解，并达到良好的教学效果。

范英昌教授深知，这种方法并没有脱离灌注式教学，于是又将讨论案例引入教学，体现"学生在教学中的中心地位"的理念，培养学生理论联系实际的能力，解决理论教学与临床实践脱节的问题。他提出，理论课按照"案例引入－授课－案例解惑"的教学思路，使学生更加清楚地认识到病理学知识对将来临床实践的重要性，增强学生理论联系实际和综合分析问题的能力；在实验课上，通过对相关章节的案例进行分析、讨论，增强学生的沟通能力和团队合作精神，体现了学生在教学中的中心地位。

在中医药院校课时有限的情况下，范英昌教授运用《病理学辅助教材》，启发学生们利用各种方式查阅文献，自主学习，解决并回答问题。通过学生的锻炼适应，让学生自己提出问题，自行查阅资料，提高了自主学习的能力。在课堂外，他督促学生阅读该教材编入的疑难案例，提前接触临床，深刻体会医学普遍问题中存在的特殊性，培养学生理论联系实际的能力，解决理论教学与临床实践脱节的问题。他进而提出通过教学寻找科研创新点，在课堂上引入相关学科的新进展和相应的科研思路，让学生用发展的眼光看问题，激发学生的创造性；在课堂外，还指导学生直接参与科研设计和实验操作，提高学生的思维能力和科研素养。

经过多年实践，范英昌教授发现 PBL 教学重视学生综合分析能力，在提高学生主观能动性方面效果明显，但在中医药院校课时有限的情况下，全程使用 PBL 教学法并不现实。因此，他首先确定实施的班级，然后采取了结点式分章节使用 PBL 教学法，比如选择休克和血管内弥散性凝血两种疾病，以一个病例为载体，依据教学大纲和临床实际，由浅入深提出问题，让学生带着问题自主学习进而分析问题。将班级分成小组，每个小组 6～8 人，每个小组配一个教师，起引导作用，让学生自己分析病例，在自主学习时，掌握理论课的知识点。该方法应用后学生积极性较高，反馈效果好，并已向全校推广。

（二）以服务临床为宗旨：从宏观到微观－从正常到异常－三环渗透－层层深入

随着教学改革的不断深入，范英昌教授对西医学基础课程授课内容进行了结构式调整，开创了形态学"三环渗透"的教学方法。他集合了人体解剖学、组织胚胎学和病理学三门形态学课程，从"三环渗透，服务临床"出发，改革课程思路，扭转以往中医药院校教学中，西医学基础课程对临床课程支撑不足的局面，开展以某一系统、器官为核心的模块式教学。

范英昌教授召集任课教师讨论会，将三门课程中需共同强调的基本知识点及重点、难点进行汇总，构建医学形态学课程"三环渗透"教学法知识平台，以此为依据，形成一条贯穿整个西医形态学课程的教学主线。他提出，突出对心、脑、肾、肝、肺等重要器官的介绍，为学生进入临床后，能够深入理解中医药治疗效果显著的常见病、多发病，为学校培养善于利用中医药治疗此类疾病的优秀临床人才打下坚实基础。经过反复多次召开教师研讨会，统一了形态学课程教学内容的基本衔接点。

以肝脏为例，人体解剖学以介绍肝脏的大体形态（体积、质量、分叶）为重点，组织胚胎学中将介绍其镜下肝小叶正常结构作为重点，病理学在肝脏部分主要介绍肝脏在病毒性肝炎和肝硬化病例情况下镜下和大体形态的改变，在人体解剖学和组织胚胎学教学中，及时将病毒性肝炎和肝硬化的概念传输给学生，并简单介绍其临床表现（肝功能不全、黄疸、门脉高压等），依据临床表现引导学生思考器官可能出现的形态改变。病理教学中，范英昌教授带领学生回顾肝脏正常形态，同时引导学生理解在此病理条件下可能出现的临床表现，将形态学改变与病理表现相联系，将病理表现与临床症状相联系，由始至终围绕临床，教学以服务临床为核心，不仅提高了学生由基础到临床的纵向思维能力，而且对于学生建立立体的医学思维模式起到了重要作用，是建构主义思想在医学学习、实践中的具体体现。

此外，在教学改革之前，学校本科教学中分配人体解剖学课时 90 学时、组织胚胎学 36 学时、病理学 72 学时，仅为西医院校相应课程学时的 1/3 左右，因此教学难度更大，不利于学生对医学基础知识的掌握，为后期接触临床课程也设置了障碍。范英昌教授认为，"三环渗透"教学方法不仅完成了这三门课程间信息的共享与关联，更有助于学生快速汲取疾病所涉及的正常、异常形态学基础知识，一定程度上解决了中医药院校内西医学基础课程课时较少、授课内容相对较多、更新较快的问题。他还组织任课教师将各门课程的教学资源、相关临床病例进行共享，互通有无，带领团队将三门课程教学内容自主开发，研制"医学形态学课程三环渗透教学软件"，不仅实现了各门课程教学资料在平台上共享，还将原本孤立的知识点以服务临床课程为核心，形成一条贯穿教学内容的知识主线。教学软件为学生自主学习提供了更广泛的时间、空间，更加有效地解决了授课内容较多与课时分配较少之间的矛盾。

在范英昌教授的不懈努力下，三门课程相互融会贯通，教学内容相互关联印证，使学生在学习西医学形态学前期课程的过程中就认识到，器官所具有的形态是完成其相应生理功能的基础，当其形态出现异常时，就会出现相应特征性的功能障碍或临床表现，帮助学生形成构建主义思维方式。

（三）以 PBL 教学和建设校外基地为抓手，促进中西医有机结合

范英昌教授经过多年的摸索和探讨，同时借助兄弟院校教学的经验，形成了"以学生为本，培养学生自主、实践、综合能力，构建科学知识体系"的教学理念。在此理念指导下进行了一系列实践，如在本科教学中广泛开展 PBL 教学、积极建立校外实践基地、教学中重视结合中医特色等，使教学过程由以教师为中心转变为以学生为中心，由灌输式教学转变为学生自主学习，目的是提高学生综合分析问题、解决问题的能力，将学生培养成为医学学科可塑性较强的"通才"，同时在教学改革与实践中也形成了稳定的教学团队。

1. 开展 PBL 教学

范英昌教授带领教研室全体教师以传统教学和 PBL 教学相结合进行优势互补，拓展以问题为导向的自主学习，提高学生综合分析、解决问题的能力，实现病理学的桥梁作用；并立足于中医药院校，以科研促教学，同时注重西医学与中医学的有机结合。他从临床不断搜集病理案例，并将其引入教学。他依托两所附属医院为校外基地，并与天津医科大学合作，搜集住院死亡病例及尸检病例共 485 例，经教师筛选、整理，最终 49 例被编入《PBL 辅助教材》，作为开展 PBL 教学的素材，在理论课及实验课中广泛开展讨论式教学，并开设病理学病例分析选修课程，以提高学生学习兴趣，增强学生学习自主性。

2. 建立校外实践基地

为贯彻"培养学生自主、实践、综合能力"的宗旨，范英昌教授带领团队以学校两

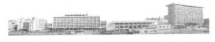

所附属医院病理科为校外实践基地，加强理论与实践相结合，并实现了教师、医师轮流授课，实习课参观病理切片制作过程，允许学生代表参观病理诊断、尸检过程等。通过校外基地的建设，学生能够更早接触临床实践，改善以课堂为中心、死记硬背的教学模式，帮助其实现感性认识到理性认识的升华。

3. 重视授课过程中与中医相结合

范英昌教授将西医学与中医学有机结合，凸显中西合璧。他强调，西医学与中医学在学习和应用中相互贯通，在教学中体现二者有机结合，以引导学生构建"中西医结合""中西医并重"的思维模式。如西医学的"肝肾综合征"与中医学的"肝肾同源理论"、西医学的"微循环病变"与中医学的"络病理论"、西医学的"肾功能衰竭时出现钙磷代谢紊乱及肾脏产生 EPO"与中医学的"肾主骨生髓理论"等均存在异曲同工之妙。将"同病异证"组织切片引入病理学实验教学，将病理学与中医核心问题相结合。"证候"是中医理论的核心问题，其主观性相对较强，学习掌握有一定的难度。他借助病理学形态具有客观性的特点，通过观察"同病异证"病变组织切片的实验观察，尝试病证结合，揭示中医内涵。

三、对中医药防治动脉粥样硬化和高脂血症的认识

研究之初，范英昌教授采用以临床研究、离体与在体相结合，证明中医药对高脂血症、动脉粥样硬化斑块的发生发展具有抑制作用。进而，他根据动脉粥样硬化发生发展的现代机制，对中药干预平滑肌细胞、内皮细胞及骨髓间充质干细胞的分子机制及作用靶类进行研究，通过形态、功能、生化、分子生物学多种指标相互印证中医药防治动脉粥样硬化和高脂血症的机制，这一研究成果还被写入了大专院校的规划教材。

（一）高脂血症是动脉粥样硬化的始动因素

中医学认为，高脂血症、动脉粥样硬化的发生是由多脏腑功能失调所致，病性为本虚标实。诸多医家认为本虚以脾、肾为主，标实以痰、瘀为先，病位在血脉，所以传统治法集中在补脾阳、益肾精以治本，化痰除湿、活血化瘀以治标。范英昌教授根据中医基础理论，同时解读了国医大师阮士怡先生的多年临床经验，认为高脂血症、动脉粥样硬化患者或由于嗜食肥甘，聚湿生痰，阻滞气机，气化失常，造成痰浊凝聚，进而影响血液运行而成血瘀证候；或由于情志所伤，肝失疏泄，条达失畅而致气滞血瘀；或两者相杂为患。瘀血阻滞日久，失去正常血液的濡养作用，影响全身或局部血液的运行，且瘀血不去，新血不生，并见阴血亏虚之证，所以动脉粥样硬化发病过程中存在着"痰浊阻滞、瘀血内停"的病理机制。

在西医学中，动脉粥样硬化最重要的病理所见为胆固醇蓄积，其中血浆总胆固醇、甘油三酯和低密度脂蛋白过高等均为动脉粥样硬化的危险因子，高密度脂蛋白因能移除外周组织的胆固醇而具有防治动脉粥样硬化发生发展的作用。平滑肌细胞在氧化低密度脂蛋白的作用下使平滑肌细胞发生表型转变，即在基因的调控下，由收缩型转为合成型，游走至内膜，促进了斑块的形成。因此，高脂血症就是动脉粥样硬化的始动因素。

（二）内皮细胞是防治动脉粥样硬化发生发展的始动环节

血管内皮细胞是血管内腔表面的一层内皮细胞衣，是维持生命正常运转和物质代谢的物质基础之一。内皮细胞起着保护血管壁的重要作用，血管的内皮细胞类似于中医学所讲

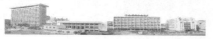

的"正气"，而高脂更像"邪气"。若内皮细胞完好无损，高脂就不能进入内膜，这与中医学认为的"正气存内，邪不可干"观点是一致的。因此，如何保护内皮细胞，使其能充分发挥作用，是防治动脉粥样硬化的重要因素。

内皮细胞在动脉粥样硬化形成过程中，对于血脂向内膜渗透起着重要的屏障作用，还能分泌多种血管活性物质，调节血管内多个系统的平衡，如血管的舒张和收缩、血小板的黏附和清除、凝血和纤溶等。范英昌教授认为，内皮细胞完好，即使血脂偏高，也不会发生动脉粥样硬化，即内皮细胞是防治动脉粥样硬化发生发展的始动环节。内皮细胞的损伤及功能障碍与动脉粥样硬化及斑块的发生发展密切相关，通过不同的途经改善血管内皮功能对于其防治有着重要的意义。

（三）骨髓间充质干细胞是治疗冠心病的关键因素

应用干细胞学说，范英昌教授开展了协同中药抑制 Wnt 信号通路传导使骨髓间充质干细胞向心肌细胞定向诱导分化的系列研究。

心肌梗死基本病理基础为冠状动脉粥样硬化，而动脉粥样硬化的形成开始，是内皮细胞首先出现功能紊乱。当心肌细胞由于缺血时间过长导致死亡，加上不稳定粥样斑块破裂和糜烂，继而出血和管腔内血栓形成造成冠脉血管部分或完全急性闭塞，而侧支循环未充分建立，冠脉相应供血部位心肌严重而持久地急性缺血达 20 ~ 30 分钟以上，即可发生心肌梗死。

由于心肌细胞近乎永久性细胞，几乎不具有再生功能，因而动脉粥样硬化则成为冠心病、心衰等心肌细胞缺失所致的心脏疾病的基础病变，选择合适的干细胞进行自体移植，并促进干细胞分化为心肌细胞，为治疗冠心病提供实验依据，范英昌教授带领他的团队在这一方向，立题多年潜心于此。骨髓间充质干细胞是一类存在于骨髓中的具有多种分化潜能的非造血多能干细胞，它不仅取材方便、培养容易、增殖较快，而且免疫原性也较低。因此，骨髓间充质干细胞是组织工程、细胞及基因治疗理想的靶细胞。

中药复方心复康和单体丹酚酸 B 对骨髓间充质干细胞向心肌细胞分化具有一定诱导或促进作用，其机制可能与上调心肌早期特异性转录因子和（或）肌源性分化基因表达有关。利用分子生物学作为创新发展的奠基石，为应用中医药治疗心肌梗死提供新的理论依据。

教 研 经 验

一、教学经验

（一）教无定法，教学有方

课堂教学是一个动态的过程，范英昌教授善于根据不同的教材、不同的对象、不同的时机，创造不同的条件，全面发展学生的创造性思维。他讲课的特点是知识面广、重点突出、形象生动，学生反映听他的课不但能够掌握重点知识，还能学到许多相关的专业知识，拓展知识面。他讲课循循善诱，耐心认真地回答学生提出的问题。范英昌教授还常常提出一些医学问题，然后和学生展开讨论，既加深了认识，又培养了兴趣，使枯燥的理论知识变得生动有趣，深受学生欢迎。范英昌教授在教学中努力改革，大胆创新，率先在教

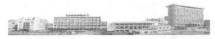

学中开展多媒体教学、双语教学的授课方式，并且结合中医药院校的特色，将中医学理论与现代病理学理论相结合，为本科生和研究生开设中西医结合实验选修课，培养了学生浓厚的科研兴趣。他坚持"以学生为中心"的理念，着重培养学生的创新意识和综合素质。他大胆提出"淡化形态学，为中医临床服务"的主导思想，要求学生认识形态学大致变化，突出西医学技术为中医临床服务的科学定位。

（二）诲人不倦，为人师表

范英昌教授在教学中把"学知识"和"学做人"结合起来，加大学生的学习动力，把课堂知识内化为学生的认知、情感和自觉的行动。他经常跟学生强调："不论做什么首先要学会做人，严谨踏实的品格是做好医生的前提。"在课堂上，他不仅讲延误治疗患者的病理特征，而且分析误诊误治的原因，告诉学生要刻苦学习，学好本领，为患者服务。他常以此作为学生道德品质的教育，激发其学成回报社会的责任心和使命感。范英昌教授与学生建立了深厚的师生情谊。2002年，一名外地学生突然生病，他得知后立即赶到把他送到医院，经诊断这名学生需立即手术，他当机立断，以家长身份代为签字，并交纳了5000元住院押金，争取了时间，使这名学生的疾病得到了及时治疗。他还多次为患病学生和贫困学生捐款捐物，经常把不能回家过年的学生接到家中一同过年。2003年夏天，其母亲病危住院，而此时正是学生期末考试和研究生毕业论文答辩的时候，繁重的工作使他难以分身。他常常白天在学校坚持工作，晚上在医院为研究生修改论文，夜以继日，始终如一地坚持在工作岗位上，直至其母去世也没有请一天假。

二、学科建设经验

范英昌教授常说："只有团队在，个人才能获得全面发展。"作为学科带头人，他充分发扬团队精神，定期组织教研室活动，召集年轻教师开展教学经验和授课体会交流。他经常到教室听课，课后有针对性地与讲课教师交换意见。为了确保教学质量，他严把新教师的讲课关，一遍遍地听试讲，从文字准备到PPT制作，从授课语速、节奏控制到课堂提问，都提出具体要求，"过关"后才能上讲台。经过多年的努力，他带领的教研室整体教学水平显著提高，一名青年教师在全国高等中医药院校教师教学基本功竞赛中获得一等奖；教研室教师实现了博士研究生学历"全覆盖"，并形成了老中青三代团结协作的人才梯队。

范英昌教授鼓励、帮助青年教师申报科研课题，带出了一支团结奋进有朝气的科研团队。开始，有的教师不会撰写课题申请书，他就耐心地逐项指导填写；有的教师申请的课题没有经费，他就用个人的钱给予帮助共同完成课题。经过几年的教导，病理教研室青年教师均有主持的国家自然科学基金青年科学项目。范英昌教授这种严谨负责的学术态度，至今仍影响感召着大家。

三、科研经验

（一）中药防治动脉粥样硬化的实验研究

心肌梗死多为冠状动脉粥样硬化所致，西医学证明，肝脏作为脂质代谢的中心器官，在脂蛋白的合成、分泌、清除中居中心地位。动脉粥样硬化发病过程中存在着"痰浊阻滞、瘀血内停"的病理机制，使脂质调节紊乱，特别是低密度脂蛋白被氧化后可改变平滑肌细胞的基因序列发生表型转变，是纤维斑块的重要成分，使用"调肝导浊"方药能

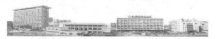

够有效抑制动脉粥样硬化的发生发展。范英昌教授采用离体与在体相结合、细胞生化和形态相结合，多指标相互印证的研究方法，对"调肝导浊"方药防治动脉粥样硬化的机理进行了系统研究。

实验表明，"调肝导浊"系列组方有效干预靶类，升高血清高密度脂蛋白及其亚型的含量，降低血清过氧化脂质二级产物丙二醛含量，提高超氧化物歧化酶活性，降低主动脉平滑肌细胞内丙二醛含量，提高平滑肌内超氧化物歧化酶活性和平滑肌细胞膜流动性，从而有效抑制动脉粥样硬化的发生发展。此外，他还对出自名医阮士怡、董晓初之手，以活血化瘀、益肾健脾、涤痰散结为大法的心复康在动脉粥样硬化发病过程中的作用机制与靶点进行了系统研究。

（二）丹酚酸 B 干预内皮系统及心肌细胞重建的应用机理研究

内皮祖细胞是血管内皮前体细胞，能定向分化为成熟的内皮细胞，在内皮修复和血管新生中起重要作用。研究表明，心血管疾病危险因素如年龄、吸烟、高血压、高脂血症、糖尿病和家族史等可引起内皮细胞死亡和功能受损。所以内皮祖细胞在促进内皮细胞修复和血管新生中起到重要作用，成为防治动脉粥样硬化的重要干预机制。

范英昌教授通过对内皮祖细胞及内皮细胞全程的研究发现：丹酚酸 B 可以有效干预内皮系统，达到"扶正"以"祛邪"的作用。其作用机制一是抑制内皮细胞凋亡，发挥"防"的作用；二是促进内皮祖细胞的黏附、增殖和趋化，发挥"治"的作用。

丹参作为一味活血化瘀药，广泛应用于防治动脉粥样硬化领域，疗效确切。丹酚酸 B 作为丹参的主要药效学物质基础，是重要的水溶性成分之一。丹酚酸 B 能够清除自由基、抑制脂质过氧化反应，通过促进内皮细胞生长因子、碱性成纤维细胞生长因子的分泌，完成对受损血管内皮细胞的补充修复，同时干预内皮细胞的凋亡信号系统，抑制内皮细胞的凋亡，减少动脉粥样硬化斑块糜烂及破裂的发生。

（三）中药干预骨髓干细胞移植过程中心肌再生和分化相关基因的表达研究

Wnt 信号通路在胚胎的发育过程中对细胞的增殖、分化、迁移、极性化和凋亡均起到重要的作用。Wnt 信号通路对骨髓间充质干细胞分化为心肌细胞起重要调控作用，骨髓间充质干细胞分化为心肌细胞过程中也抑制了 Wnt 信号通路。利用药物抑制经典 Wnt 信号足够使人胚胎干细胞分化为心肌细胞，且抑制经典 Wnt 信号不会诱导其他胚层细胞的出现。随 cTnT 的表达量增高，GSk3β 的表达量也增高，它是经典 Wnt 信号的关键物质。GSk3β 磷酸化 β-catenin，磷酸化的 β-catenin 被泛素降解。一旦 Wnt 与其 Lrp-5 结构，GSk3β 磷酸化 β-catenin 的过程就被抑制，β-catenin 就稳定存在，进入胞核，引起基因表达。

具有益气养阴、活血化瘀功效的中药复方"心复康"与丹参的有效活性成分丹酚酸 B 能有效减少大鼠的心肌梗死面积，促进心肌梗死周围毛细血管的形成，对心肌细胞的缺血性损伤具有保护作用。研究认为，心肌细胞的发育是一个连续的过程，其中涉及多种基因的参与和调控，而具有代表性的是 4 种心肌早期分化基因 NKx2.5、GATA-4、Desmin 和 α-actin 的表达。当分化信号提供给骨髓间充质干细胞后，引起调控骨髓间充质干细胞分化的关键基因表达改变，决定了干细胞的定向分化方向。5-aza 是目前比较公认的可以分化为心肌细胞的药物。范英昌教授通过实验表明，包括中药心复康和单体丹酚酸 B

在内的各种诱导剂均能使骨髓间充质干细胞向心肌细胞分化，联合中药心复康或丹酚酸 B 均能提高上述各基因的表达，表现出相对稳定的表达和一定的阳性分化率，说明这两种中药具有促进 5 - aza 诱导的骨髓间充质干细胞向心肌细胞分化的作用。在此类活血化瘀药物的诱导下，骨髓间充质干细胞向心肌细胞分化过程中，GSk3β 大量表达，抑制 β - catenin 进入胞核，促进了移植细胞向心肌细胞分化或促进骨髓间充质干细胞的黏附而起作用，从而对受损心肌细胞的保护起到很重要的作用。

论　　著

一、论文

[1] 毕业东，苏金玲，姜希娟，等．五田保肝液对大鼠酒精性肝病防治作用的研究．湖南中医药大学学报，2009，31（12）：34 - 36.

[2] 徐秀梅，姜希娟，周冰，等．条件培养液体外诱导骨髓间充质干细胞向心肌样细胞分化的实验研究．天津中医药大学学报，2009，28（4）：191 - 194.

[3] 姜希娟，郭茂娟，苏金玲，等．银杏内酯 B 对胆固醇和载脂蛋白 E4 损伤海马神经元胆固醇代谢的影响．中国老年学杂志，2009，26（20）：2638 - 2640.

[4] 顾立彦，王宇春，范英昌．丹酚酸 B 对 ApoE 小鼠糖尿病动脉粥样硬化治疗作用．天津中医药，2009，26（5）：420 - 422.

[5] 李广斌，苏金玲，姜希娟，等．心复康促进血管新生对移植骨髓间充质干细胞的保护作用．辽宁中医药大学学报，2009，26（10）：178 - 180.

[6] 崔广智，金树梅，范英昌．丹酚酸 B 对人脐静脉内皮细胞株细胞血管舒缩因子的影响．中国老年学杂志，2009，11（18）：2346 - 2348.

[7] 苏金玲，姜希娟，李广斌，等．TIMP - 3 基因甲基化调控与大肠癌发生发展的关系研究．现代肿瘤医学，2009，17（8）：1530 - 1532.

[8] 杨琳，冯莉，徐倩，等．双（α - 呋喃甲酸）氧钒与六味地黄丸联合应用对糖尿病大鼠血糖血脂影响的实验研究．天津中医药，2009，26（4）：320 - 322.

[9] 谭俊珍，李庆雯，南亚昀，等．丹酚酸 B 预处理内皮祖细胞在大鼠骨髓间充质干细胞分化过程中对心肌早期基因表达的影响．中国中西医结合杂志，2009，29（6）：529 - 532.

[10] 李广斌，苏金玲，姜希娟，等．中药心复康联合骨髓间充质干细胞移植对大鼠急性心肌梗死后心功能的影响．天津中医药大学学报，2009，28（2）：78 - 80.

[11] 李庆雯，南亚昀，谭俊珍，等．骨髓间充质干细胞与丹酚酸 B 预处理内皮祖细胞共移植对急性心肌梗死大鼠心功能及分化基因表达的影响．中国组织工程研究与临床康复，2009，13（23）：4417 - 4420.

[12] 华声瑜，范英昌，马轶文，等．丹酚酸 B 对大鼠骨髓间充质干细胞分化过程中 Des 分钟、α - actin mRNA 表达的影响．天津中医药，2009，26（2）：145 - 148.

[13] 李庆雯，南亚昀，姜希娟，等．丹酚酸 B 对离体内皮祖细胞黏附、趋化和增殖的影响．天津中医药大学学报，2009，28（1）：20 - 23.

［14］华声瑜，赵桂峰，郭茂娟，等．丹酚酸 B 在大鼠骨髓间充质干细胞分化过程对心肌早期基因 mRNA 表达的影响．中国老年学杂志，2009，29（4）：409－412.

［15］冯莉，徐秀梅，张艳军，等．双（α－呋喃甲酸）氧钒对糖尿病大鼠作用的实验研究．中国老年学杂志，2009，26（4）：421－423.

［16］南亚昀，李庆雯，王宇春，等．BMSc 联合淫羊藿苷预处理的 EPCs 移植对 AMI 大鼠心功能的影响．山西中医，2009，25（2）：44－46.

［17］李庆雯，谭俊珍，南亚昀，等．丹酚酸 B 干预 EPCs 对 BMSCs 移植的 AMI 大鼠心肌 VEGF、bFGF 蛋白表达的影响．天津中医药，2009，26（1）：57－59.

［18］宋星星，苏金玲，毕业东，等．五田保肝液对酒精性肝纤维化大鼠肝组织 TGF－β_1 表达影响的实验研究．天津中医药，2010，31（6）：490－492.

［19］鲍丽颖，姜希娟，郑纺，等．高糖高脂诱导脐静脉内皮细胞凋亡及对线粒体膜电位的影响．天津中医，2010，27（6）：501－502.

［20］鲍丽颖，范英昌，顾立彦．丹酚酸 B 对 STZ 联合高脂饲养 ApoE 小鼠主动脉 Bcl－2Bax 蛋白表达的影响．辽宁中医药大学学报，2010，27（11）：35－36.

［21］毕业东，苏金玲，安先凤，等．Bcl－2. Bax 和 Caspase－3 在酒精性肝病大鼠肝组织中的表达和五田保肝液的干预作用．时珍国医国药，2010，32（10）：2723－2724.

［22］郭茂娟，姜希娟，范英昌，等．2 型糖尿病和非糖尿病患者截肢腿动脉斑块成分研究．中国病理生理学杂志，2010，26（10）：1996.

［23］袁俊利，郭茂娟，郑纺，等．丹酚酸 B 对糖尿病动脉粥样硬化斑块内血栓相关因子的影响．天津中医药，2010，27（5）：423－425.

［24］鲍丽颖，张洁，姜希娟，等．丹酚酸 B 对 AGEs 诱导高脂内皮细胞凋亡的保护作用．辽宁中医药大学学报，2010，22（10）：23－24.

［25］苏金玲，毕业东，于建江，等．五田保肝液对酒精性肝纤维化大鼠肝脏过氧化物酶体增殖物激活受体 γ 表达的影响．中国实验方剂学杂志，2010，22（11）：139－142＋144.

［26］张洁，刘宇群，薛亮，等．葡萄糖和高脂诱导人脐静脉内皮细胞凋亡及丹酚酸 B 的保护作用．天津医药，2010，31（9）：781－783.

［27］郑纺，姜希娟，王宇春，等．丹酚酸 B 对糖尿病动脉粥样硬化 ApoE 基因敲除小鼠斑块面积及斑块内 AGEs 和 RAGE 表达的影响．天津医药，2010，31（9）：777－780.

［28］鲍丽颖，范英昌，郑纺．丹酚酸 B 作用不同时间对高糖高脂内皮细胞凋亡的抑制作用．中国老年学杂志，2010，26（16）：2309－2310.

［29］马轶文，范英昌，姜希娟．银杏内酯 B 对胆固醇和 apoE4 共处理海马神经元 APP 的影响．临床与实验病理学杂志，2010，33（03）：345－347.

［30］孟庆楠，李广斌，耿晓丽，等．丹酚酸 B 干预大鼠急性心肌梗死后心肌细胞失巢凋亡的研究．天津中医药大学学报，2010，27（2）：80－83.

［31］郭茂娟，马东明，卢斌，等．心脑血脉宁对家兔动脉粥样硬化易损斑块模型 MMP－2、TIMP－2 表达的影响．天津中医药，2010，27（2）：150－152.

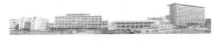

［32］耿晓丽，范英昌，李广斌，等．基质金属蛋白酶对心梗后心室重构作用及中医药研究进展．天津中医药，2010，27（2）：175－176.

［33］王强，姜希娟，范英昌，等．银杏叶提取物 EGB761 对高胆固醇血症家兔血脑屏障通透性的影响．天津中医药大学学报，2010，27（1）：30－32.

［34］张洁，郭茂娟，薛亮，等．终末糖基化产物、高脂诱导内皮细胞凋亡的作用途径及葛根素的保护作用．天津中医药大学学报，2010，27（1）：38－40.

［35］薛亮，郭茂娟，范英昌．当归补血汤立法理论及配伍应用的探析．天津中医药，2010，27（1）：28－29.

［36］甘萍，李艾珊，聂桂丽，等．多西环素对乳腺癌移植瘤小鼠 MMP－2 及 TIMP－2mRNA 表达的影响．中国老年学杂志，2010，28（2）：182－184.

［37］苏金玲，姜希娟，李广斌，等．TIMP－3 甲基化调控与大肠癌转移的关系研究．癌症进展，2010，33（1）：92－94.

［38］薛亮，郭茂娟，范英昌，等．当归补血汤立法理论及配伍应用的探析．天津中医药，2010，27（1）：28－29.

［39］赵桂峰，范英昌．射血分数正常心力衰竭的中医辨治进展．天津中医药，2011，28（6）：523－525.

［40］苏金玲，姜希娟，马东明，等．案例式教学在病理学教学中的应用初探．中国高等医学教育，2011（2）：91－92.

［41］姜希娟，卢斌，马东明，等．银杏叶提取物 EGB761 对阿尔茨海默病家兔模型 ACAT1 和 LCATmRNA 表达的影响．天津中医药，2011，28（1）：59－60.

［42］薛亮，范英昌，李庆雯，等．丹酚酸 B 对离体培养内皮祖细胞 VEGF、bFGF mRNA 表达及抗氧化酶活性的影响．中国老年学杂志，2011，31（2）：236－238.

［43］苏金玲，毕业东，姜希娟，等．五田保肝液对酒精性肝病大鼠肝细胞凋亡的影响机制．中国老年学杂志，2011，31（2）：271－273.

［44］Qing Gao，Xijuan Jiang，Maojuan Guo. Cardiomyocyte－like cells differentiation from Non β－catenin expression mesenchymal stem cells. *Cytotechnology*，2014，66（4）：575－584.

［45］华声瑜，范英昌．丹酚酸 B 预处理 EPCs 对 AMI 大鼠移植 MSCs 后心肌微环境的影响．天津中医药，2012，29（2）：117－120.

［46］张云莎，范英昌．心肌微环境下丹酚酸 B 促 MSCs 向心肌样细胞的分化研究．天津中医药，2012，29（3）：278－280.

［47］高青，季红，胡先同，等．5－氮胞苷联合丹酚酸 B 促进大鼠骨髓间充质干细胞向心肌样细胞分化．天津中医药大学学报，2013，32（1）：24－27.

［48］季红，高青，胡先同，等．丹酚酸 B 体外诱导 MSCs 向心肌细胞分化中 β－catenin 表达的实验研究．天津中医药，2013（11）：669－673.

［49］Qing Gao，Maojuan Guo，Xijuan Jiang. A Cocktail Method for Promoting Cardiomyocyte Differentiation from Bone Marrow－Derived Mesenchymal Stem Cells. *Stem Cells International*，2014（2014）：22－32.

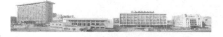

注：以上论文范英昌教授皆为通讯作者。

二、著作

［1］范英昌．心脏疾病与细胞移植．天津：天津科学技术出版社，2008.

［2］唐建武．病理学．北京：中国中医药出版社，2009.（范英昌为副主编）

［3］黄玉芳．病理学．上海：上海科学技术出版社，2011.（范英昌为副主编）

［4］李澎涛，范英昌．病理学．北京：人民卫生出版社，2012.

［5］范英昌．病理学 PBL 教程．北京：中国中医药出版社，2013.

［6］马跃荣，苏宁．病理学．北京：人民卫生出版社，2016.（范英昌为主审）

【整理者】

姜希娟 女，1972 年出生，汉族，医学博士，教授，博士研究生导师，师从范英昌教授。天津市病理学优秀教学团队、天津市病理学创新团队、病理学市级精品课程带头人，校级名师。

耿晓丽 女，1980 年出生，汉族，医学硕士，高级政工师。2004 年毕业于承德医学院，2010 年攻读中西医结合基础专业硕士学位期间，师从范英昌教授。

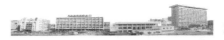

赵 建 国

名家传略

一、名家简介

赵建国，男，汉族，1952 年 12 月 9 日生于天津市，中国共产党党员，主任医师、教授、博士研究生导师，享受国务院政府特殊津贴专家，天津市名中医。学术专长为中西医结合治疗神经科疾病、心脑血管病及内科疑难杂症。主要学术职务：中国中西医结合学会神经科专业委员会副主任委员，天津市抗衰老学会理事长等。

二、业医简史

赵建国教授先后毕业于天津医学院（现天津医科大学）医疗系和天津市第八届西医学习中医研究班，自 1976 年从天津医科大学毕业后被分配到天津中医学院第一附属医院新医科（针灸部的前身）工作至今，先后在门诊、急症、电生理室、病房工作。1981 年完成了针灸科历史上的第一个动物实验"醒脑开窍针刺法针刺内关等穴对小白鼠常压缺氧耐力的影响"。自 1990 年医院搬迁到鞍山西道新址后任针灸部中风科科主任，后主持针灸部工作，使针灸部的病床数从不足 150 张发展到 300 张，急危重症患者数也成为针灸部历史之最。2000 年任国际医疗康复大厦院长，仍然每天查房并出门诊，针灸病床数发展到 600 张，门诊量也大幅度增加。自 1987 年至今先后多次被派出国研修、医疗、讲学、科研合作及学术交流，到过的国家和地区有美国、英国、德国、法国、日本、南斯拉夫、西班牙，以及非洲、亚洲的多个国家和地区，为中医学在海外的传播和西医学前沿的引进如卒中单元等起到了积极的推动作用。赵建国教授曾多次在国内外担任英语、法语翻译，1991 年在巴黎召开的第二届国际针灸大会上是唯一同时用英法两种语言主持大会的中国代表。1993 年在西班牙召开的第六届世界急救医学会议上，首次将中医学打入始终由西医垄断的世界急救医学学术领域。

参加工作 40 多年来，赵建国教授主要用中医手段从事临床、科研及教学工作，充分发挥中医学的优势，尤其突出中医治未病的理论。以"上工治未病"这个医者最高境界来指导自己的临床诊疗及教学。这种思想符合国家提出的从"治疗疾病"向"预防疾病"重点转变的前移战略。在这个理论指导下，赵建国教授的工作重点也放在疾病的预防和疾病的"既病防变"上。临床治疗的患者复发率很低，充分体现了"治未病"的学术思想。

三、主要贡献

1. 赵建国教授在临床诊疗常见病、多发病和疑难危重症方面有独特的中医诊疗技术

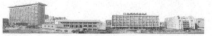

和方法。经常出席院内、市内、外省市的疑难病会诊，在中医药理论与临床研究方面成绩显著，学术上有较高造诣和创新之处。

（1）科研成果及获奖

①针刺大椎穴治疗感冒高热的临床研究，2008年获中国人民解放军总后勤部医疗成果奖三等奖，第4完成人。

②针刺治疗缺血性中风后吞咽障碍的疗效评价示范研究，2008年获中国针灸学会科学技术奖三等奖，第4完成人。

③针刺"锥体交叉区"治疗中风偏瘫痉挛状态的临床研究，2006年获天津市科学技术进步三等奖，第1完成人。

④针刺治疗急性脑卒中引发心脏损伤及心律失常研究，2005年获天津市科学技术进步三等奖，第1完成人。

⑤针刺对急性脑卒中引发心脏损伤保护作用的临床与实验研究，2003年获天津市科技进步三等奖，第2完成人。

⑥针刺治疗中风病的研究，2001年获天津市自然科学二等奖，第7完成人。

⑦板青液预防脑卒中患者医院感染的临床研究，2001获天津市科技进步二等奖，第1完成人。

⑧醒脑开窍针刺法治疗中风病临床及实验研究，1998年获天津市第三届科技兴市突出贡献奖，第7完成人。

⑨醒脑开窍针法治疗中风病临床及实验研究，1997年获国家教委科技进步（丙类）二等奖，第7完成人。

⑩针灸对缺血性脑血管病颈动脉粥样硬化患者的临床研究，天津市科学技术成果（津20040349），第2完成人。

⑪中风病与醒脑开窍针刺法，天津市科学技术成果（市20000083），第2完成人。

⑫针灸临床及基础实验研究，天津市科学技术成果（市96263），第5完成人。

⑬醒脑开窍针法对脑梗死模型大鼠脑神经递质影响的实验研究，天津市科学技术成果（津96100），第5完成人。

（2）专利

①健康振动机（专利号：ZL200820144776.0），第1发明人。

②一种用于预防医院感染的药物及其配备口服液的方法（专利号：ZL03130453－2），第1发明人。

2. 赵建国教授在繁忙的临床及科研工作中，坚持教书育人，传道授业，已培养了多名学术经验继承人，并由学生发表继承其学术经验论文2篇以上；培养硕士研究生、博士研究生130余名。

3. 多年以来，赵建国教授创出了在天津中医药大学第一附属医院的多项学术第一。

（1）1980年，第一个为来医院参观的英国医学代表团做口语翻译。

（2）1981年4月26日，第一个完成应用统计学处理的动物实验"针刺内关等穴对小白鼠常压缺氧耐力的影响"。

（3）1982年10月，创办医院第一个急症组并任组长。

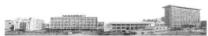

（4）1984 年，在医院第一个翻译并发表国外医学资料［赵建国摘译．过量饮水引起致死性脑水肿．国外医学·内科学分册，1984（5）：257］。

（5）1986 年，医院第一个在美国发表英文论文［Zhao Jianguo, Zhang Linying. *Review of the Current Statusof Acupuncture and Meridian Theory. Am. J. Acupuncture*，1986（2）：105 – 109］。

（6）1987 年，首先提出"脑出血不要再止血"［赵建国．脑出血不宜使用止血药．天津中医一附院院刊，1987（1）：78］。

（7）1987 年，首先提出"应激性溃疡不要胃肠减压不要禁食"［赵建国．胃出血与胃内减压之我见．天津中医一附院院刊，1987（1）：78］。

（8）1989 年，在医院第一个出版汉英病名词典《汉英·英汉常见医学病名词汇》（赵建国．汉英·英汉常见医学病名词汇．济南：山东科学技术出版社，1989）。

（9）1990 年 6 月 20 日开始，第一个在日本北里大学 Kitasato 与日本二重作教授合作开展科研实验（Brain Activity of aRat Reflects Apparently the Stimulation of Acupuncture. *Cellular and Moleaular Biology*，1995，41（1）：161 – 170）。

（10）1990 年 12 月 5 日，第一个在巴黎用英法两种语言主持世界第二届针灸大会。

（11）1993 年 6 月 13 ~ 20 日，在西班牙马德里第六届世界急救医学会上第一次将中医打入由西医垄断的急救医学领域。

（12）2013 年，第一个报告新的疾病：棘突压痛综合征［赵建国，何佳，李响，等．棘突压痛综合征——一组常见症状的新命名．中国中西医结合杂志，2013，33（7）：990 – 992］。

（13）2013 年 3 月，医院第一个在北大讲授中医的教授。

（14）医院第一个入选卫生部开展的全国相约健康社区行巡讲专家。

（15）医院第一个提出大面积脑梗死需要脑外科的支持。

（16）医院第一个明确提出若干疾病的诊断，如多系统萎缩、不安腿综合征、Meige's Syndrome、高同型半胱氨酸血症、偏侧萎缩症、亚急性联合变性、多发性硬化、Lamber – Eaton Syndrome 等。

学术思想

一、勇于探索实践，坚持中西医结合

赵建国教授在多年的诊疗过程中，始终坚持中西医治疗相结合的思路。他认为，中西医是在中西方不同的传统自然哲学思想孕育下产生的两种不同的医学科学体系。中医的整体观与现代生物全息论、系统论不谋而合，"天人合一"的整体观念是中医哲学的优势所在。中医发展史表明，古往今来的中医学家都不能摆脱哲学对他们的支配，这是把握中医自身发展规律的关键。《黄帝内经》指出，阴阳的对立统一是万物运动变化的总规律，这种哲学思想也一直影响中医学的发展，可以说没有哲学的指导就没有中医学的成功。中医的辨证观念是在辨证思维指导下展开的，运用辨证思维去捕捉现象与本质间的联系，进而创立新的治疗方法和新的学说。科学的发展使人类意识到非线性复杂系统已经成为一种成

功的求解问题的方式，是处理自然科学、社会科学和人文科学的一种跨学科的方法论，这就反证了中医所强调的整体观、系统论的科学内涵和价值所在。科学理论应当具有客观真理性、全面性、系统性、逻辑性等基本特征。中医的理论体系就具有以上特征：其一，中医是建立在实践经验基础上的，并且是可重复的。其二，中医理论能从普遍现象出发，整体而客观地反映人的生理病理变化规律，尤其是整体观念和系统方法。其三，中医理论的论证和推理方法是合乎逻辑的，它强调辨证论治，在临床实践中理、法、方、药一体。应该承认，正是这一中国的传统医学维系着中华民族上下五千年的健康繁衍，华夏大地才成为拥有数亿人口的泱泱大国。

综合以上认识，赵建国教授始终坚持在诊断上病证结合、在治疗时综合协调、在理论上相互为用。病证结合就是运用西医诊断方法确定病名，同时进行中医辨证，做出分型和分期。这样就从两种不同的医学角度审视疾病，既重视病因和局部病理改变，又通盘考虑疾病过程中的整体反应及动态变化，并以此指导治疗。综合协调是指在治疗的不同环节按中西医各自理论优选各自的疗法，不是简单的中药加西药，而是有机配合、互相补充，这样往往能获得更高的疗效。理论上相互为用是根据不同需要，或侧重以中医理论指导治疗，或侧重以西医理论指导治疗，或按中西医结合后形成的新理论指导治疗。

二、诊疗中注重整体观念、辨证论治

赵建国教授在诊疗过程中始终坚持整体观念与辨证论治相结合这一中医学独特的理论体系。

中医学认为，人体是一个有机整体，脏器、组织、器官在生理上相互联系，保持协调平衡。正常的生理活动一方面要靠脏腑组织发挥自己的功能，另一方面又要靠它们之间相辅相成的协同作用和相反相成的制约作用，才能维持生理平衡。人体各个部分是以五脏为中心，通过经络系统有机联系起来，构成一个表里相连、上下沟通、协调共济、井然有序的统一整体。因此，人体局部的病理变化往往与全身脏腑、气血、阴阳的盛衰有关。诊断时，可以通过外在的变化，判断内脏的病变。治疗时，对于局部的病变，也从整体出发，确定治疗方法。而辨证论治是中医认识和治疗疾病的基本原则，是中医学对疾病的一种特殊的研究和处理方法，也是中医学的基本特点之一。证，是机体在疾病发展过程中某一阶段的病理概括。它包括病位、病因、病性及正邪关系，反映疾病发展过程中某一阶段病理变化的本质，因而它比症状更全面、更深刻、更正确地揭示了疾病的本质。辨证，就是将四诊（望、闻、问、切）所收集的资料、症状、体征，通过分析、综合，判断为某种证。论治，就是确定相应的治疗方法。中医治病首先着眼于证，而不是病的异同。因此，同一疾病的不同证候，治疗方法就不同；而不同疾病，只要证候相同，便可以用同一方法治疗，这就是"同病异治，异病同治"。这种针对疾病发展过程中不同质的矛盾用不同方法去解决的法则，就是辨证论治的精神实质。

例如，赵建国教授在中风的诊治过程中，认为其总病机是由于患者脏腑功能失调，气血素虚或痰浊、瘀血内生，加之劳倦内伤、忧思恼怒、饮酒饱食、用力过度、气候骤变等诱因，而致瘀血阻滞、痰热内蕴，或阳化风动，血随气逆，导致脑脉痹阻或血溢脉外，引起昏仆不遂，发为中风。其病位在脑，与心、肾、肝、脾密切相关。其病机不外虚（阴虚、气虚）、火（心火、肝火）、风（肝风、外风）、痰（风痰、湿痰）、气（气逆）、血

（瘀）六端，其中以虚（肝肾精亏，气血虚少）为其本，风、火、痰、瘀为其标。中风多是在患者年老体衰、内伤积损"下虚"的基础上，由于饮食不节、劳欲过度、情志不遂、外邪侵袭等而致"上实"，进一步使本虚恶化和标实激化而发病。中风病机虽然复杂，但急性期以邪实为主，风、火、痰、瘀、毒邪合而为患，上攻脑府而发病。基于此病机的基础上施治，予以补虚泻实的治疗原则，对患者处于中风的不同时期施以不同的治疗方案。近年来对中风的预防、诊断、治疗、康复、护理等方面逐步形成了较为统一的标准和规范，治疗方法多样化，疗效也有了较大提高。

又如糖尿病的诊治，赵建国教授认为，糖尿病的产生和发展变化是在正气不足、脏腑失调、阴阳气血失和基础上，痰浊、瘀血等病理产物综合作用的结果。脏腑失调病机主要是肝、脾、胃、肾的问题，并且涉及心肺，以脾虚、肾亏、肝郁、胃热等病机为主。从阴阳气血的角度，主要有气虚、阴虚、气阴两虚、阴阳两虚等病机。在疾病不同阶段，病机不同，痰浊、瘀血伴随疾病发展的全过程，它们既是正气不足的病理产物，又作为病因损伤正气，造成疾病发展的恶性循环。故而在治疗上，赵建国教授提倡糖尿病要分期治疗，养治结合。养即是养护，养成合理的生活方式和生活习惯，主要从健康教育、生活干预、饮食、运动、心理等方面进行养护。某些糖尿病患者在降糖药物和胰岛素都已用至较大剂量后，血糖仍然难以达标，赵建国教授指导此类患者坚持适当运动，尤其练习传统功法后则能改善上述问题。再如在代谢综合征的诊疗中，赵建国教授认为主要病机可以概括为本虚标实，正虚以脾肾气虚为主，邪实则可归纳为肝郁、痰浊、瘀血、毒邪。脾为后天之本，肾为先天之本，脾肾气虚，脾失健运，肾失蒸腾加之肝失疏泄，气血津液代谢失常，瘀血、痰浊、毒邪内生。其发病机制主要集中在痰浊内生、毒邪为患、郁积化热、肝郁脾虚、脾肾气虚5个方面，应予以对证治疗。

再如在不安腿综合征的治疗中，赵建国教授认为，本病虽无确切中医命名，但相似症状论述却散见于历代中医典籍中。《灵枢·百病始生》有"厥气生足悗"，"（足）悗生胫寒，胫寒则血脉凝涩"的论述。足悗即指足部酸困、疼痛、行动不便等变化不一、难以形容的一组症状。《灵枢》《素问》中还有"胫酸""髓酸"的记载，都与本病表现类似。目前多数学者将本病归于痹证范畴。赵建国教授认为，本病主要是由于正气不足，感受风寒湿邪所致。内因主要为肝肾虚衰，气血不足，筋肉失养，是本病发生的基础。外因主要为风、寒、湿诸邪客于经脉，致隧道不利，气血运行不畅，肌肉筋脉失于濡养。本在肝肾虚衰、气血不足，标在风、寒、湿、痰、瘀诸邪留阻血脉，为本虚标实之证。针对上述病因病机，临证标本兼治，在补肾益精、柔肝舒筋的基础上，灵活运用温经散寒、化湿通络、活血化瘀等法。补益肝肾常用左归丸、补骨脂、杜仲、牛膝、黄精等；柔肝舒筋常用芍药甘草汤加野菊花、木瓜、鸡血藤、桂枝等；温经散寒常用当归四逆汤加羌活、独活、威灵仙、千年健等；活血化瘀用补阳还五汤加丹参、川芎、红花、水蛭、蜈蚣等；化湿通络用四妙散、三仁汤等。赵建国教授用药量少而精，药味一般不超过10味。他认为治病贵在辨证，如辨证明确，小方也可收良效。

三、诊疗中注重"治未病"理论与临床实践相结合

唐代医家孙思邈提出了"上医医未病之病，中医医欲病之病，下医医已病之病"，将疾病分为"未病""欲病""已病"三个层次。而其在《备急千金要方》中提出用针刺预

防中风的具体方法是"唯风宜防尔，针耳前动脉及风府神良"。元代朱丹溪指出："与其求疗于有疾之后，不若摄养于无疾之先。盖疾成而后药者，徒劳而已。是故已病而不治，所以为医家之法。未病而先治，所以明摄生之理。夫如是，则思患而预防之者，何患之有哉？"这是提出了预防与养生的重要性。明代杨继洲的《针灸大成》中也有艾灸预防中风的详细记载："但未中风时，一两月前，或三四月前，不时足胫发酸发重，良久方解，此将中风之候也，便宜急灸三里、绝骨四处，各三壮……如春交夏时，夏交秋时，俱宜灸，常令二足灸疮妙。"清代温病学家叶天士根据温病的发展规律和温邪易伤津耗液的特点，提出对于肾水素虚的患者应防病邪乘虚深入下焦，损及肾阴，在治疗上主张在甘寒养胃的同时加入咸寒滋肾之品，以"先安未受邪之地"，是既病防变法则的典范。以上皆为古代著名医家对"治未病"理论的独到见解与应用。

到了近代，"治未病"思想已逐渐成为广大医务工作者关注的重点之一，存在着巨大的临床意义和社会效益。对于个体患者，可以通过提高生活质量，增加个体为社会做出贡献的时限与数量，创造更多的社会价值；还可以为国家节省大量的治疗费用和医疗资源。随着医学的发展，这一范围在不断扩大，"治未病"思想主要体现在未病先防、有病早治、治病防变、已变救急防危等四个主要方面，而注重培扶正气以防病祛邪是各个环节中治未病的根本。这些理论和经验是中医学遗产的一部分，有其重要的科学价值和实践意义，对防治疾病具有很高的实用价值。因此，根据中医学"治未病"的思想，采用中医药方法，在疾病的预防与已病防变方面显出了巨大的优势。

正是基于以上对"治未病"理论的深刻认识及理解，赵建国教授在临床工作中，时刻将"治未病"作为疾病治疗的目标，将未病、欲病、已病各阶段预防为主的思想贯彻始终。通过对临床患者耐心细致的"望、闻、问、切"，来收集临床资料，为诊治夯实基础，尤其在诊治过程中，对于细微症状的捕获，更有独到之处。针对细微症状的诊疗，往往对于疾病的诊治能起到意料之外而又意料之中的效果，可谓"防微杜渐"。

例如，在中风的诊治中，"防微杜渐"这一思想就得到了充分体现，在治疗过程中按照未病先防、既病防变、瘥后防复这几个阶段对症治疗。

（一）未病先防

1. 中风

赵建国教授认为，中医学将中风的病因分为外风和内风两类。外风是由外界风邪引起的，当人体亏损，营卫空虚，虚邪贼风入侵人体发为本病；内风是内因引起的，主要是由于生活、饮食失调或元气虚弱，导致风火痰瘀交相肆虐，突然上升所引起。其具体有劳逸过度、情志过极、饮食不节、积损正衰、气候变化等因素。这与西医学对中风危险因素的认识一致，经过大量的调查发现，年龄、遗传、高血压、心脏病、糖尿病、高脂血症、血液黏稠度高、高同型半胱氨酸血症、吸烟、酗酒、肥胖、低血压、口服避孕药、不良饮食习惯、不良情绪等均是中风的危险因素，其中 H 型高血压是最常见也是最重要的因素。了解了中风的危险因素，就可以有效地预防中风。其中年龄与遗传是我们无法左右的，但是可以通过调控血压、降低同型半胱氨酸水平、降低血脂、控制糖尿病、戒烟限酒、改变不良饮食习惯、倡导健康生活方式、调畅情志、劳逸适度、顺应四时气候变化等来控制。而其中注意多饮水，不造成血液浓缩，多食新鲜蔬菜是简易可行的有效方法之一。正如

《素问·上古天真论》所云："虚邪贼风，避之有时，恬淡虚无，真气从之，精神内守，病安从来。"《金匮要略》亦云："若人能养慎，不令邪风干忤经络。"又说："更能无犯王法，禽兽灾伤，房室勿令竭乏，服食节其冷、热、苦、酸、辛、甘，不遗形体有衰，病则无由入其腠理。"

中风的发生是一个从量变到质变的过程，在量变过程中所表现的征兆称之为中风先兆。了解中风的先兆症状对预防中风也非常重要，将使绝大多数患者幸免于中风的危害。中医学对中风先兆早有论述。如朱丹溪指出："眩晕者，中风之渐也。"明代张三锡强调："中风病必有先兆，中年人但觉大拇指时作麻木不仁，或手足少力，或肌肉微掣，三年内必有暴病。"近代名医张锡纯在《脑充血可预治》一文中也进行过详细论述，指出中风先兆有五："一为其脉必弦硬而长，或寸盛尺虚，或大于常脉数倍，而毫无缓和之意。二为其头目时常眩晕，或觉脑中昏聩，多健忘，或常觉痛，或耳聋目胀。三为胃中时觉有气上冲，阻塞饮食，不能下行，或有气起自下焦上行作呃逆。四为心中常觉烦躁不宁，或心中时发热，或睡梦中神魂飘荡。五为或舌胀，言语不利，或口眼歪斜，或半身似有麻木不遂，或行动脚踏不稳，时欲眩仆，或自觉头重足轻，脚底如踏棉絮。"西医学认为，中风的先兆症状多见于中年以上人群，以突然发生的、反复发作的、不同程度的眩晕、肢麻、短暂性瘫软、语涩、晕厥发作、单眼发黑、剧烈头痛、哈欠不断、鼻出血等为主要临床表现，部分表现为嗜睡、精神状态发生变化等，其中一部分人可发展为中风，但大部分人经过治疗、调养，可防止或延缓中风的发生。因此，掌握了中风的先兆症状对预防中风非常重要，即"知微"很关键，能够发现疾病发生发展过程中的"微"才能走好治疗疾病的第一步。

2. 可逆性缺血性神经功能缺失

赵建国教授对可逆性缺血性神经功能缺失的治疗则更加体现了"治未病"这一经典中医思想在现代的应用。可逆性缺血性神经功能缺失（reversible ischemic neurological deficit, RIND）是缺血性脑血管病的一种，目前根据病程普遍将其归类于脑血栓形成的一种。该病发病率较低，有资料表明约占脑卒中患者的 4.1%，通常发生在颈内动脉系统、基底动脉系统，发病率较低。通常急性起病，患者意识清，很少伴有意识障碍，核磁弥散成像未见责任病灶，血管 CTA 或造影提示存在动脉狭窄或闭塞。在初次发病时，神经功能缺损症状不严重，并且在数日至 3 周内基本恢复正常。资料表明：本病椎－基底动脉系统发生率为 21.5%，颈内动脉系统发生率为 78.5%。发病形式上可呈急性表现，也可缓慢进行，多数表现为运动障碍、感觉障碍、失语、构音障碍等，伴意识障碍者少见。

赵建国教授于 20 年前开始关注此病，并将此病的治疗归类至中风先兆。他认为实际上 RIND 和 TIA 具有相同的性质，没有根本区别，只不过是在人为的规定时间内能够完全康复。所以赵建国教授提出，该病归类于 AICS（acute ischemic cerebrovascular syndrome, 急性缺血性脑血管综合征）更为准确。对此类疾病的治疗，赵建国教授认为非常有价值，甚至其治疗价值高于急性脑卒中，恰恰因为该病造成的损伤一般不遗留或只遗留轻微后遗症，并且对急性脑卒中有很高的预警性。因此对于本病，基于辨病与辨证结合的思路，赵教授在治疗上特别强调整体观念，辨证论治，针药并用，重视未病先防。

3. 医院感染

赵建国教授在临床诊疗过程中继承发展治未病的思想，尤其注意防治疾病可能出现的并发症，例如医院感染。

医院感染是指住院患者在医院内获得的感染，包括住院期间发生的感染和在医院内获得出院后发生的感染。其中脑卒中患者医院感染部位与侵入性操作的相关性十分明显，以呼吸道和泌尿道感染所占比率较高。脑卒中患者呼吸道的高感染率除了侵入性操作以外，患者卧床少动、中枢神经系统不同程度的受损，甚至呼吸肌麻痹和呼吸运动减弱、咳嗽反射抑制而导致的误吸、缓解高颅压的脱水剂使痰液更加浓稠等不良因素均为细菌的繁殖提供了有利条件，也是其易发生感染的原因。

（1）创立板青液预防脑卒中患者医院感染　目前中医在治疗医院感染方面显示出一定优势和发展前景，赵建国教授研制的板青液对于预防医院感染有很好疗效。大青叶性寒、味苦咸，归心、肺经，功善清热解毒、凉血消斑，《本草正》中曾记载："治瘟疫热毒发斑，风热斑疹，痈疡肿痛，除烦渴，止鼻衄，吐血……凡以热兼毒者，皆亦蓝叶捣汁用之。"板蓝根性寒、味苦，归心、胃经，功善清热解毒、凉血利咽，主要用于温热病热炽毒盛，见发热、头痛、咽痛，或发斑疹，以及痈肿疮毒等症。由此可见，大青叶、板蓝根性味苦寒，归心、肺、胃经，善清热解毒凉血，可清肺胃之热，对肺部感染有一定效果。

赵建国教授课题组根据多年来对医院中老年脑卒中住院患者医院感染情况的总结和观察，结合中西医结合临床经验进行了"板青液预防脑卒中患者医院感染的临床研究"，通过对大量中老年脑卒中住院患者的临床观察，结果显示，板青液可以控制脑卒中住院患者的医院感染，有效控制脑卒中住院患者的体温变化，调节人体免疫功能，控制白细胞、中性粒细胞的异常变化，有效调节免疫球蛋白 IgA、IgM、IgG、IgE 的变化，调节补体系统 C3 及 C4 的变化，有效调节 T 细胞亚群 CD3、CD4、CD8 及 CD4/CD8 比值的变化；同时，板青液可以节约住院费用，大大削减因医院感染而导致的住院开支，平均每人节省1000～2000元，与西药相比，节省 4000～5000 元。

（2）与时俱进，开创电针预防脑卒中患者医院感染　赵建国教授除了利用中药汤剂预防脑卒中患者的医院感染，还创立了扶正固本、祛邪防病的针刺治疗医院感染的方法，其主要穴位为足三里、气海、关元。赵建国教授在研究古籍的基础上，提出了正气与免疫的关系，创立了电针足三里、气海、关元穴治疗院内感染。电针具有较好的扶正固本、祛邪防病的功效，能有效降低脑卒中患者的感染率，稳定脑卒中患者补体水平，降低脑卒中患者免疫球蛋白 IgG 水平，改善其体液免疫的功能，从而起到预防医院感染的作用。

①发岐黄精微，立扶正固本针法：《素问·刺法论》云："正气存内，邪不可干。"中医的正气是指人体内防御、抵抗和再生的能力，是人体功能的总称，与邪气相对而言；而西医的免疫是指机体识别并清除抗原性异物的能力，以维持机体的平衡及内环境的稳定。中医的正气具有多样性，包括肾中先天之精气和脾胃后天生化之气；而机体免疫功能包括个人出生就有的固有免疫功能，也包括受病原体入侵后产生的适应性免疫功能。由此可见，"正气"与"免疫"有着密切的关系。《素问·评热病论》云："邪之所凑，其气必虚。"中风的病因病机中，气虚在发病中处于重要地位，而免疫功能的改变是脑卒中发生

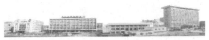

的基础之一，免疫功能低下容易出现感染。

《针灸资生经》云："若要安，丹田三里莫要干。"足三里穴出自《灵枢·本输》，为足阳明胃经合穴，是胃气之大会所，土中之真土，精气之枢纽。孙思邈《千金要方》指出：非灸不精，灸足三里，称为"长寿穴"。足三里有升清降浊之功、化积行滞之力，补之则升，泻之则降，为调理脾胃、补益气血、温养元阳之强壮要穴。

关元穴出自《灵枢·寒热》。"关"有闭藏的含义，"元"指元真之气。关元穴位于小腹，为任脉与足三阴经之会，小肠经经气汇聚之募穴，乃元气之所藏，三焦气之所出，肾间动气之所发，十二经脉之根，五脏六腑之本，是全身各脏腑器官功能活动之原始动力、生命之根本。关元穴为补肾壮阳之第一要穴，功善温肾壮阳、培元固本、大补元气。

气海穴首见于《针灸甲乙经》，一说出自《灵枢·九针十二原》。穴居脐下，为元气之所会，生气之海，呼吸之根，凡气化蒸动之机均由此所发。气海穴主一身之气疾，功专大补元气、温振肾阳，既能温脾助运化，又能蒸动膀胱气化，使气化升腾，津液四布。气海穴与关元穴同居下焦，共奏大补元阳之功。

气海、关元、足三里共用，可补益正气，发挥扶正固本、祛邪外出的作用。

②不拘于古，电针疗法增进疗效：神经电刺激疗法与中医针灸疗法相结合形成了针灸电针疗法，是将针刺入腧穴得气后，在针灸针具上通以接近人体生物电的微量电流，利用针和电两种刺激相结合，代替手捻针刺，提高针刺的治疗效果，以达到止痛或防治疾病目的的一种方法。

针灸及电针以物理刺激手段，在机体特定的时期刺激人体相关的腧穴，通过经络系统对多靶点和疾病过程的多环节进行调节，达到激发经络之气、协调阴阳、启动机体自身内在整体调节能力的目的。在这个过程中，适宜的刺激具有良性应激源的特点，既调动机体的潜能，启动机体内源性保护机制，提高机体自身内在的抗病和应变能力，又不造成组织器官的损伤或机体、功能代谢障碍等副作用。

赵建国教授在中医理论基础上，结合西医学，创立了电针预防脑卒中医院感染的治疗方法。研究提示，电针足三里、关元、气海穴能有效地降低脑卒中患者的感染率，稳定脑卒中患者补体水平，降低脑卒中患者免疫球蛋白 IgG 水平，改善其体液免疫功能，从而起到预防院内感染的作用。

（二）既病防变

《金匮要略》云："适中经络，未流传脏腑，即医治之。四肢才觉重滞，即导引、吐纳、针灸、膏摩，勿令九窍闭塞。"赵建国教授则认为，该段表述提示人们若一时不慎感受外邪，必须及早治疗，防微杜渐，以防病邪深入，疾病进一步发展。告诫人们在疾病初发、邪位浅表之时，要善于抓住疾病的典型病证，及早诊断，并早治已成之病，以免贻误病情，防止疾病由浅入深、由轻至重。中风的早期治疗尤为重要，除了采用西医学的手段，如规定时间窗内溶栓、抗血小板、神经保护剂的使用，减轻周围组织水肿，侧支循环的建立外，赵建国教授还非常重视以下几个方面。

1. 便秘

中风后便秘不仅严重影响患者的生活质量，还可出现腑气不通，浊气上逆，使脑出血及脑梗死症状加重、再发，影响疾病的康复。因此，保持大便通畅对中风患者尤为重要。

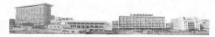

在临床治疗中，赵建国教授告诫不可妄用攻下，正如《兰室秘藏·大便结燥论》所言："大抵治病必究其源，不可一概用巴豆、牵牛之类下之，损其津液，燥结愈甚。"因此，治病必须求本。为防止便秘的发生，赵建国教授统计病例，多数依据患者舌苔、脉象予方中加用润肠通便、软坚散结之郁李仁、火麻仁等药物；或采取针刺治疗，选取中脘、天枢、太渊、太白、下巨虚、支沟等穴位，针用泻法。中脘为胃之募穴，八会穴之腑会，有和胃健脾、通降腑气之功。天枢为大肠之募穴，可升清降浊，调畅气机，以通腑实，畅利三焦，为治便秘、泄泻之主穴。太渊为肺经原穴，主宣发肃降，而与大肠相表里。太白为脾经原穴，脾与胃相表里，胃之降浊有赖于脾之升清，故刺太白健脾气，而胃气遂降。下巨虚为大肠之下合穴，合治内腑，大肠之排泄糟粕功能可赖此穴达成。支沟为手少阳经之络穴，有清热、润肠之功能。根据辨证选取配穴，加强主穴的治疗作用。诸穴相配，使肺气得降，脾气得升，大肠传导正常，大肠得通，从而推陈致新，安和五脏，共奏通腑降浊、健脾升清之功。故治疗中风后便秘效果较佳。

2. 肺感染

中风后肺感染的发生率亦不低，赵建国教授认为，中风病卒中期患者由于长期卧床，久病耗气；或调护不当，失治误治，使正气亏损，卫外不固，极易感受外邪。若外邪侵犯肺卫，则肺气闭塞，呼吸不利，出现咳嗽、憋喘、发热、恶寒等一系列症状。故而赵建国教授依据多年临床经验及上述理论，研发板青汤剂用于临床肺感染的预防，获院内制剂批号和专利。这正是"防微杜渐"学术思想的体现。

3. 应激性溃疡

应激性溃疡属于中医的"胃痛""内疡"等范畴。中风后由于进食少或初期禁食，往往导致水谷精微断绝，古人云"人绝水谷则死"，"有胃气则生，无胃气则死"。人以胃气为本，胃气乃脾气和胃气的总称，因上述原因而精血无以生致精血亏虚，阴虚则生内热，热邪迫血妄行。气血均为水谷化生，水谷既绝，气无以化，血无以统，气虚无力推动血液运行，脾虚不统血，使血外溢，发为呕血、黑便。因此认为应激性溃疡出血与胃气衰弱有关，赵建国教授在治疗上除据原发病风火痰瘀为患为标、脏腑气血阴阳升降失常为本外，还根据溃疡及出血的证型酌情治疗，如清胃泻火、化瘀止血、清热止血、行气止血等，并嘱患者注意饮食，包括少食多餐、忌食生冷油腻及辛辣之品，注意情绪调控，最重要的一点，尽量避免发生再中风后应用药物对应激性溃疡进一步损伤。赵建国教授总结归纳：其一，顺应自然规律，保持机体内外环境协调。其二，重视精神调养，避免各种不良的精神刺激，做到心情舒畅、精神愉快，思想上安定清静，不贪欲妄想，正如《素问·上古天真论》所说："恬淡虚无，真气从之，精神内守，病安从来。"其三，加强体育锻炼，正所谓"流水不腐，户枢不蠹"，经常锻炼身体，不仅可以促进气血流畅，使人体筋骨强劲，肌肉发达结实，脏腑功能健旺，还能以动济静，调养精神情志活动，促进身心健康，提高抗病能力，减少和防止应激性溃疡的发生。其四，注意生活起居，包括饮食有节、起居有常、劳逸适度。只有保持正常规律的起居生活，才能精力充沛，身体健康，预防应激性溃疡的发生。其五，药物及饮食预防，在中医理论指导下将饮食与药物相结合，服用应季食物，尽量避免服用对胃肠道有刺激作用的西药或长期服用中药治疗。

(三) 瘥后防复

瘥后防复是指在疾病稳定期或间歇期预先采取巩固性治疗或预防性措施，防止疾病的复发，与未病先防和既病防变密切相关。疾病刚有好转或治愈，若调理不当，很容易复发或产生后遗症。《伤寒论注解》言："病有劳复，有食复，伤寒新瘥，血气未平，余热未尽，早作劳动病者，名曰劳复；病热少愈而强食之，热有所藏，因其谷气留搏，两阳相合而病者，名曰食复。"赵建国教授认为，瘥后防复同样属于"治未病"范畴，高血压、糖尿病、吸烟、酗酒、颈动脉粥样斑块形成、高甘油三酯、高 HCT、高 MPV、性别、高龄、缺乏锻炼均为脑梗死复发的危险因素，其中除年龄与性别无法干预外，加强对其他因素的干预，并适当锻炼有助于减少脑梗死复发。对脑出血来说，很好地控制血压，避免情绪激动，非常重要。对人群进行相关中风病的健康教育，使人们充分认识其危险因素及对个人、家庭、社会的影响，加强保健意识，自主控制危险因素，是预防中风病及"复中"的根本措施。"治未病"作为中医学一项最高的治养原则，具有丰富的内涵和广泛的指导意义。其理论对中风整个防治过程都有重要意义，其"治"和"养"的指导思想是预防"复中"即中风病二级预防的重要理论基础，易行且有效。

赵建国教授对不安腿综合征的治疗思想也体现着"瘥后防复"的理念，即纠正生活方式，以养代治。赵建国教授治病倡导汇通中西，不安腿综合征患者常继发于其他内科疾病，如缺铁性贫血、叶酸及维生素 B_{12} 缺乏、脑血管病、代谢综合征及腰椎间盘突出症等。赵建国教授在中医辨证与西医辨病的基础上，既积极治疗原发疾病，又十分重视患者生活习惯等方面的问题，在施予对证方剂的同时，嘱咐患者根据自己的情况调整生活方式，重视日常的生活细节，调治和食养相结合。例如，通过进食新鲜蔬菜来补充叶酸、B 族维生素，降低血同型半胱氨酸水平，从而预防脑血管病；通过调整饮食结构，戒烟限酒，鼓励患者"管住嘴、迈开腿"，少坐多动，从而改善代谢综合征糖脂代谢紊乱，减少并发症；生活习惯的改变使部分患者在稳定控制病情的基础上，逐渐减少药物用量，以养代治。治病调神并重，以神为先。患者久病不愈，常合并焦虑、抑郁等精神症状。赵建国教授在诊病过程中非常重视对患者精神状态的观察，并常以拉家常、开玩笑等方式帮助患者放松心情、缓解焦虑情绪，在方剂中也常常加入安神定志的药物，诸如酸枣仁、合欢花、远志等。另外，如有郁结较重的患者，赵教授还会嘱咐其通过按揉穴位、沐浴阳光等方式随时随地进行自我调整。通过积极的精神调摄，患者往往豁然开朗，神清气爽，疾病自愈三分。

临证经验

一、棘突压痛综合征

(一) 棘突压痛综合征的命名

四十余年的临诊工作中，赵建国教授逐渐发现临床中患者常见的"眩晕""乏力""胸闷""胸痛""心悸""失眠""肩背痛""关节疼痛""胃脘不适""耳鸣"等症状，多数常被诊断为"冠心病""颈椎病""慢性胃炎"及某器官"自主神经功能紊乱"或"神经官能症"等，但常疗效不佳，以致症状反复，迁延数月乃至数年、数十年难愈。经过长期观察与仔细探索，赵教授发现上述症状皆可以由脊柱中局部的"风湿活动"引起，检查按压脊柱棘突相应部位时，患者会出现异常压痛，故赵建国教授在2013年首次将这些由脊柱局部"风湿活动"引起的症状群命名为"棘突压痛综合征"。该病发病年龄无明显特异性，儿童、成人皆可发病，临床误诊率高。

（二）棘突压痛综合征的中西医病因病机

从西医学角度来理解，赵教授认为"棘突压痛综合征"是由风湿活动导致脊柱棘上或其周围韧带的无菌性炎症而引起的一系列症候群，多以胸闷、心悸、胸背痛、眩晕、乏力为主诉，也常伴关节疼痛、胃部不适、耳鸣等症状。按压椎体棘突相应的体表部位，会出现不同程度的压痛，多数情况下，影像及血液等客观理化检查并无明显阳性发现。其病因多与慢性炎症（无菌性）引起的局部风湿活动有关，常侵犯颈胸腰椎棘突。同时，棘突无菌性炎症所致的纤维组织变性、粘连形成的瘢痕或条索状纤维组织可能压迫或反射性刺激其周围的神经。此外，神经根、椎动（静）脉、脊髓或交感神经等直接或间接受到刺激或压迫，且常由此发展而致自主神经功能紊乱，从而引起所支配的脏器出现功能失调性临床症状，而在临床上可见单一症状或是各种症状混杂出现。因此"棘突压痛综合征"应属于风湿免疫性疾病的范畴，且为常见的慢性损伤性疾患之一。

从中医学角度来看，本病的发生多是在人体因各种原因致正气不足的情况下，六淫之邪侵犯人体督脉及膀胱经所致。因督脉循行于脊柱正中且贯穿脊柱全程，足太阳经行走于脊柱旁1.5寸、3寸之长侧线，并夹脊同行。督脉和膀胱经（背部）穴位与相关脏腑器官病变也有密切的联系。因此，本病常见的症状为正气不足的气虚乏力与涉及多个脏腑失调的表现。患者的整体表现是常自觉疲劳乏力，背部不适，如背部发沉、压迫感。有些患者症状可自行缓解，但会反复出现。如果"风湿活动"侵犯至颈段督脉，会引起头晕、头痛、恶心、呕吐、肢体麻木等；如果侵犯至胸段督脉，不仅会出现后背压迫、发沉感，且可引起类似冠心病、心绞痛的症状，如胸闷、心悸、憋气、心前区痛等。

（三）棘突压痛综合征的辨证治疗

1. 风寒湿痹

临床表现：眩晕，胸闷，憋气，心悸，胸背痛，乏力，可兼见肢体关节疼痛或屈伸不利。舌苔薄白。按压脊柱棘突处可有相应的体表部位存在压痛。

治法：祛风散寒除湿。

方药：自拟"祛痛仙活汤"（黄芪、威灵仙、羌活、独活、地龙、桂枝）加减。湿重者加白术、苍术、藿香、佩兰；寒重者加桂枝、干姜、附子；头晕者加川芎、白芍、白芷；乏力者加党参、黄芪、白术。

2. 风湿热痹

临床表现：眩晕，胸闷，憋气，心悸，胸背痛，乏力，可兼见发热、恶风、汗出等全身症状。舌苔黄或黄腻，脉数。按压脊柱棘突处可有相应的体表部位存在压痛。

治法：清热祛风通络。

方药：自拟"祛痛仙活汤"加减。热重者加黄芩、赤芍、牡丹皮、知母、石膏；湿重者加白术、苍术、生薏苡仁；热盛伤津者加生地黄、石斛、沙参、麦冬；经络不通加络石藤、海风藤、青风藤。

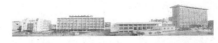

3. 痰瘀痹阻

临床表现：痹证日久，眩晕，胸闷，憋气，心悸，胸背痛，乏力，可兼见肌肤紫暗、面色黧黑或胸闷多痰。舌紫暗或有瘀斑。按压脊柱棘突处可有相应的体表部位存在压痛。

治法：化痰祛瘀通络。

方药：自拟"祛痛仙活汤"合二陈汤加减。湿重者加白术、苍术、生薏苡仁；经络不通者加络石藤、海风藤、青风藤；瘀阻明显者加当归、川芎、三棱、莪术、桃仁、红花；痰瘀化热者加黄柏、牡丹皮。

4. 肝肾不足

临床表现：痹证日久，眩晕，胸闷，憋气，心悸，胸背，乏力，可兼见腰膝酸软、畏寒肢冷或心烦口干。舌薄白或少津。按压脊柱棘突处可有相应的体表部位存在压痛。

治法：滋补肝肾，舒筋活络。

方药：自拟"祛痛仙活汤"合独活寄生汤。肾阳虚者加续断、狗脊、补骨脂；肝肾阴亏者加熟地黄、女贞子；心烦口干者加石斛、麦冬、生地黄。

赵建国教授认为，在日常生活中要祛除体内的慢性炎症如鼻炎、鼻窦炎、牙周炎、牙龈炎、咽炎等，慢性胃炎、慢性附件炎、泌尿系感染等也不容忽视；同时劝阻患者尽量远离狗猫等小动物，避免所有致敏原；尽量减少脊柱的局部活动，使局部风湿水肿尽快消除，特别需要注意的是要避免局部刺激，如局部按摩、针灸、刮痧和拔罐等；暂停各种运动锻炼，使局部水肿尽快消除。如果症状较重，短期内酌情加用一些抗风湿药，如尼美舒利和新癀片等，严重者短期使用激素可明显缓解症状，用药前应仔细询问患者用药史和药物过敏史。新癀片具有清热解毒、活血化瘀、消肿止痛的功能，且能抑制炎症过程中升高的血管通透性，为防止胃肠反应，应在饭后口服，严禁空腹服用且应避免长期及大剂量用药。尼美舒利是磺酰苯胺的衍生物，属非甾体抗炎药，建议餐后给药，使用不超过 15 天，以减少不良反应的发生。

二、代谢综合征

代谢综合征是以胰岛素抵抗为核心所引起的一系列以糖、脂、蛋白质等多种物质代谢紊乱为主要病理机制，主要表现为糖代谢障碍（糖耐量异常，2 型糖尿病）、脂代谢异常（血浆甘油三酯浓度升高和极低密度脂蛋白浓度升高、高密度脂蛋白胆固醇水平降低、低密度脂蛋白以小而密颗粒为主）、高血压，以及中心性肥胖等一大组综合征。

（一）代谢综合征诊断标准

代谢综合征必须具备中心性肥胖：在亚洲人种中定义为亚洲男性腰围 >90cm，亚洲女性腰围 >80cm。另加下列 4 因素中的任意两项：

1. 甘油三酯（TG）水平升高 >150mg/dL（1.7mmol/L），或已接受针对此脂质异常的特殊治疗。

2. 高密度脂蛋白胆固醇（HDL－C）水平降低：男性 <40mg/dL（1.03mmol/L），女性 <50mg/dL（1.29mmol/L），或已接受针对此脂质异常的特殊治疗。

3. 血压升高：收缩压 >130mmHg，或舒张压 >85mmHg，或此前已被诊断为高血压而接受治疗。

4. 空腹血糖升高：空腹血糖 >100mg/dL（5.6mmol/L），或已被诊断为 2 型糖尿病；

 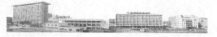

如果空腹血糖＜100mg/dL（5.6mmol/L），则强烈推荐行口服葡萄糖耐量试验（OGTT），但 OGTT 在诊断 MeS 时并非必需。

（二）代谢综合征的危害

1. 代谢综合征为糖尿病的预告指标——代谢综合征对糖尿病的发生有很高的预告意义。

2. 代谢综合征为脑血管疾病的预告指标——据有关资料显示，单有代谢综合征预告新发生冠心病总数约为25%。无糖尿病者具有代谢综合征的一般人群10年冠心病危险不大于20%。

3. 代谢综合征加速粥样硬化性血管病的发生发展和死亡危险。

（三）代谢综合征的中医认识

中医对代谢综合征虽无系统论述，但据其临床表现，多属于"湿阻""肥满""消渴""眩晕"等范畴。临床多能见到患者主诉眩晕、耳鸣、少寐多梦、急躁易怒、咽干口燥、面色潮红、头昏头痛、胸闷恶心、形体肥胖、四肢倦怠等症状。

1. 中医对病因的认识

赵教授认为，代谢综合征的病因主要与以下几方面有关。

（1）过食肥甘 《丹溪心法·消渴》曰："酒面无节，酷嗜炙煿，于是炎火上熏，脏腑生热，燥热炽盛，津液干焦，渴饮水浆而不能自禁。"饮食结构不合理，长期醇酒厚味，肠胃积热，化燥伤津，发为消渴；或痰热湿浊阻滞脉络，上扰清窍，则清阳不升，浊阴不降，发为眩晕。饮食失宜直接影响食物消化、吸收和排泄，可加重肝对脂类、糖类的代谢负荷，进而导致代谢综合征。

（2）运动过少 《素问·宣明五气》曰："久卧伤气，久坐伤肉。"久坐少动，气机不行，血行不畅；同时脾主四肢，活动减少必然影响脾的健运，脾不能为胃行其津液，脾不散精，化为痰、湿、浊、脂，堆积体内，日久成瘀，阻塞气血，加重病情或变证百出。另外，现代生活方式的变化，机体缺少运动，气血运行受限，肝脏调节血液的功能随之减弱，肝细胞消除或减少有害物质的能力下降，从而影响机体的代谢功能。

（3）年龄增长 《素问·上古天真论》曰："七八肝气衰，筋不能动，天癸竭，精少，肾脏衰，形体皆极。"随年龄的增长，脾肾气虚无力推动血脉的运行或津液的流通，使血液瘀滞，津停为痰，痰瘀互结，进一步加剧衰老。在脾肾气虚、痰瘀互结基础上容易形成体胖肥满、消渴、眩晕及胸痹等一系列病证，最终导致代谢综合征。

（4）禀赋薄弱 父母生殖之精气的盛衰，决定着子代禀赋体质的厚薄强弱。胖人大腹便便，形厚气虚，难以周流，每易郁滞聚湿生痰，所谓"肥人多气虚，肥人多痰湿"。"痰湿"为高血脂、高脂蛋白的临床病理体现，高脂血症是痰湿之体的病理基础，两者相辅相成。

2. 中医对病机的认识

赵教授认为，代谢综合征的主要病机可以概括为本虚标实，正虚以脾肾气虚为主，邪实则可归纳为肝郁、痰浊、瘀血、毒邪。脾为后天之本，肾为先天之本，脾肾气虚，脾失健运，肾失蒸腾，加之肝失疏泄，气血津液代谢失常，瘀血痰浊毒邪内生。其发病机制主要集中在以下几方面。

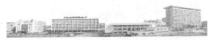

（1）痰浊内生　《景岳全书·痰饮》指出："痰即人之津液，无非水谷之所化，此痰亦既化之物，而非不化之属也，但化得其正，则形体强，营卫充，而痰涎本皆血气，若化失其正，则脏腑病，津液败而血气即成痰涎。"胰岛素抵抗的病理过程即为痰涎形成的过程。胰岛素抵抗是代谢综合征各临床特征的共同发病基础，符合"无处不到而化为痰者，凡五脏之伤，皆能致之"的致病特点。

（2）毒邪为患　由于代谢障碍，超出其生理需要量而转化为致病物质，如"糖毒""脂毒""火毒""痰浊""瘀血"等，形成毒邪为患。代谢综合征临床表现中糖尿病或糖耐量受损的病机，"糖毒"壅塞是其根本；血脂紊乱或肥胖，是由于过食肥甘，超出了肝脾的条达与运化，致"脂毒"为害；高血压的基本病机为气机郁结化火，日久而成"热毒""火毒"为患。此外"糖毒""脂毒""痰浊"也可郁积化火，成"痰毒""瘀毒"及"火毒"。这些"内毒"的产生、堆集是代谢综合征的发病基础。从西医学的微观角度看，代谢综合征发病核心为慢性炎症因子诱发的胰岛素抵抗；从中医学的宏观角度看，其核心是"毒邪为患"。代谢综合征发病的毒邪主要有痰毒、瘀毒和热毒，常形成痰、瘀、热毒相互交结的病理状态，机体的慢性低度炎症状态及其诱发的胰岛素抵抗、糖毒性、脂毒性就成了"毒邪"致病的物质基础。

（3）郁积化热　病理产物如瘀滞、积聚等均易生热化火。所以，代谢综合征在辨证施治中当着重虚与热，其清热意在祛邪，而补虚意在扶正，祛邪扶正乃治疗根本。

（4）肝郁脾虚　代谢综合征患者胃的受纳功能正常甚至过度，但脾的运化、散精功能出现障碍，精微物质进入体内，不能为机体所利用。脾不散精，物不归正化则为痰、为湿、为浊，临床出现高血糖、高血脂，伤及脉道，则还会引起高血压。中焦气机失常，导致脾气郁结；肝主疏泄，助脾运化，情志不舒，所思不遂，则导致肝气郁结，此为肝脾气郁；脾不散精，积食难化，此为食郁；气虚行血无力而致瘀，郁久化火而成火郁。总以脾失健运为代谢综合征之本。

（5）脾肾气虚　《景岳全书》谈到"盖痰即水也，其本在肾，其标在脾"。又说："五脏之病，但能生痰，故痰之化，无不在脾，痰之本，无不在肾。"因此，可以把脾肾不足、痰浊内停等证候与西医的糖类、脂类代谢能力下降，以致形成高糖、高脂、高黏、高凝血症等相比拟。

（四）代谢综合征的治疗

代谢综合征的常规治疗：非药物治疗包括改善生活模式，控制体重，控制热量，控制饮食，戒烟酒，合理运动等；药物治疗包括不同的代谢综合征根据具体病情选用相对应的药物治疗。下面主要介绍赵教授的中医治疗特色。

1. 中药茶包

针对以上代谢综合征患者常见的问题，赵教授整理了以下几种平价实用的茶包，方便患者服用。

（1）减肥茶包　甘草2g，荷叶3g，山楂1g，玉米须1g，玫瑰1g，决明子3g。

本方通过调节机体糖脂代谢改善脂肪堆积，避免了通过泄泻等不良途径瘦身，作用平稳，疗效甚好。1日2次，上午1次，下午1次。1个月为1个疗程，3个疗程评估疗效，对于肥胖较重的患者，应该增加疗程。

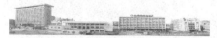

（2）降压茶包　天麻 5g，菊花 1g，罗布麻 2g，决明子 5g，黄精 3g。

高血压发病逐渐年轻化，其与诸多生活工作压力有关。本方针对轻度高血压或中度高血压的辅助治疗效果明显，通过中医手段改善机体阴阳平衡，缓解高血压状态，改善症状，力求减少高血压的西药用量。1 日 2 次，上午 1 次，下午 1 次。

（3）通便茶包　决明子 5g，菊花 3g，丹参 5g，甘草 1g，木香 2g，加入适量蜂蜜。

本方尤其针对中老年人的便秘问题，纯中药制剂，久服对身体无损伤。1 日 2 次，上午 1 次，下午 1 次。半个月为 1 个疗程，3 个疗程评估疗效。对于老年便秘的患者，应该增加疗程。

（4）降脂茶包　荷叶 3g，丹参 5g，泽泻 3g，补骨脂 3g，山楂 2g。

本方是针对没有肥胖的单纯血脂异常患者研制的，化痰降浊，活血化瘀，用于高脂血症尤其属痰浊血瘀者。本方山楂、丹参活血化瘀，散积消浊；荷叶清热凉血，兼能化瘀；补骨脂补肾壮阳。诸药合用，共奏化痰降浊、活血化瘀之功效。1 日 2 次，上午 1 次，下午 1 次。

（茶包制作方法：药物按剂量配比后打碎、混匀，装袋，封口。）

2. 针灸治疗

赵教授选穴以腹部腧穴为主，配合远端腧穴，共奏益气健脾、化痰利湿消脂的功效。主要选取中脘、梁门（双侧）、下脘、天枢（双侧）、大横（双侧）、气海、关元、水道（双侧）、丰隆（双侧）、阴陵泉（双侧）。①从选穴部位角度：腧穴作用的一大特性就是任何腧穴都可以治疗腧穴所在部位的局部病症和邻近病症，即"腧穴所在，主治所在"，故以腹部穴位为主；同时人体任何脏腑器官部位都有一条或多条经脉分布，当这一部位发生病变时，凡是与之有联系的经脉上的腧穴，基本上都有治疗这一病变部位的作用，即"经脉所过，主治所在"，故配合远端的丰隆、阴陵泉，其分属足阳明胃经和足太阴脾经，两条经脉循行均经过腹部。②从穴位的功效角度：中脘、梁门、气海、关元益气健脾化痰，天枢、大横、水道等通肠利便，丰隆、阴陵泉消痰利湿。

针刺方法：按先上后下、先左后右的顺序，选用直径 0.30mm、长 40mm 的毫针，直刺，针刺深度 0.6~1.2 寸。进针后，以有酸麻胀重感为佳，予以留针 30 分钟。疗程为 2 周，针刺 1 日 1 次。视疗效可增加疗程，中间间隔 1 周时间。

三、口僻

口僻，又称"面瘫""口㖞""卒口僻""吊线风""歪嘴风""口㖞僻""口眼㖞斜"等，以一侧面部表情肌突然瘫痪、口眼㖞斜、目闭不全、眼泪外溢、额纹消失、鼻唇沟平坦、口角下垂、口角流涎、面部被牵歪向健侧为主要特征，为临床常见病之一。本病多为急性起病，数小时或一两天内症状达高峰。绝大多数面瘫为一侧性，双侧者甚为少见，一年四季皆发病，以春季、冬季为多见，任何年龄均可发病，以 20~40 岁最为多见，通常在 1~2 周内开始恢复，约有 75% 的患者如及时治疗，1 个月左右可基本恢复。少数患者经治疗 6 个月以后，面部仍难以复原，常留下瘫痪肌挛缩、面肌痉挛，或联动症的后遗症，给患者造成很大的痛苦。

（一）对于病因病机的认识

1. 病因病机

《灵枢·经筋》首次阐明此病之病因病机，并载有治疗方法："卒口僻，急者目不合，热则筋纵，目不开。颊筋有寒，则急引颊移口，有热则筋弛纵缓，不能收，故僻。治之以马膏。"《诸病源候论·偏风口㖞候》提出正气虚则易感受风邪致病的基本病机："偏风口㖞是体虚受风，风入于颊口之筋也。足阳明之筋，上夹于口，其筋偏虚，而风因乘之，使其筋脉偏急不调，故令口㖞僻也。"

可见风邪为主要致病因素。当人体正气不足，卫外不固，脉络空虚，风邪乘虚入侵；风邪袭人，又每易夹寒、热、暑湿等邪，邪客脉络，经脉失养，发为口僻。由于风邪致病善行数变，故而起病急，口僻面瘫诸症在数小时或 1~2 天内达高峰。其病位在患者颜面左侧或右侧，因手、足三阳经络走行于头面，六经营卫气血失调，病邪侵之而发病。故其病位在表、在经络、在筋脉、在皮肤腠理。在病性方面因风邪常夹他邪致病，故有风寒、风热、风痰阻络之别。早期多为实证；病久不复，邪气内居筋肉，痰瘀阻滞，而正气内虚，形成虚实夹杂之证。

2. 病机转化

初期多见风寒客于面部经络，当误治失治或正气不足，无力祛邪外出，则风寒郁久化热，转现热证。若患者痰湿素盛，又因病久瘀血内停，气血循行阻滞，则风邪与痰瘀互结，致面瘫迁延不愈，甚则痰瘀蕴热，热灼营血，热盛生毒。顽痰、死血、热毒伤损筋膜及血络、神经，致面部瘫痪难以复原，见患侧面部经脉绌急之后遗症。

赵教授认为，本病乃正气不足，络脉空虚，卫外不固，风邪单独或夹他邪乘虚入侵一侧脉络，引起经脉失养，肌肉纵缓不收而发生，即正气亏虚是口僻发病的前提。正气存内，邪不可干；邪之所凑，其气必虚。阳气内虚，不能散布于经脉，以致经络空虚，是邪中经络引起面瘫的前提。口僻多发于青壮年体盛之时。体盛之时，虚从何来？邪何以入？口僻多于夜间或晨起发病，是静时阳气归藏于内，邪气乘虚而入；壮年体盛之时，若不惜身，烦劳过度，卫外不固，汗出当风；或饮食失节，将息失宜；或邪盛之时，正气相对不足，正不敌邪，皆可谓因虚致病。

风性轻扬，"风为百病之长"，口僻发病以风邪为主因，而头面为诸阳经总汇。手三阳经和足三阳经络的走向与头、面、颈、耳、口皆联属之，六经营卫气血失调，风邪必犯之而病发，故口僻的病变主要在六阳经络。因早期病位在表，病邪较浅，有风寒、风热之别；久之则外邪内踞筋肉，与痰瘀相杂，形成痰瘀内阻之证。风邪为本病的主要发病因素，故以搜风化痰、养血活血通络为主要治则，初期以疏散风邪行血通络为法，后期应标本兼顾，益气养血行血活血为主。无论初期或后期，都应采用内外合治法提高疗效。

（二）注重分期治疗，结合辨证论治

赵教授在临床中按期用药，注重辨证，根据口僻的发病时间，将其分为急性期、静止期和恢复期。急性期即发病 1 周以内，此期为面神经炎症水肿进展期，多由风邪客络所致。静止期即发病 1~2 周，此期是治疗口僻的关键阶段，因此时是神经纤维再生的关键时期。恢复期为发病 2 周至 1 个月。

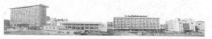

1. 中药治疗

（1）分期论治　在急性期一般辨证为风寒或风热袭表，治宜疏风散寒或疏风清热，佐以利水渗湿，予荆防败毒散或银翘散加减，并加茯苓、竹叶、冬瓜皮等少量利水渗湿药。处方：金银花30g，连翘15g，板蓝根30g，大青叶30g，车前草30g，木通15g，萹蓄15g，瞿麦15g，六一散30g，茯苓15g。

现临床医生多习惯用牵正散加减治疗，且从发病开始即用，一直用到病情痊愈。赵教授认为，牵正散专为风痰阻于头面经络而设，牵正散中白附子、白僵蚕祛风化痰、散结止痛，全蝎息风止痉、通络止痛，并不适于所有患者。本方偏于温燥，三药力专效著，药效峻猛，且白附子、全蝎均为有毒之品，量不宜大，也不宜久服，尤其发病早期应用，更易引邪内陷，延误病情。

静止期治疗以中药辨证为主，此期病以气血瘀滞为主，法当祛风化痰、行气活血通络，予桃红四物汤合二陈汤加减。处方：黄芩20g，生栀子15g，大黄10g，牛蒡子12g，黄芪20g，当归15g，川芎15g，茯苓15g，车前子30g，丹参30g。

恢复期一般辨证为风痰阻络，气血亏虚，治宜祛风化痰、补气养血，予牵正散加黄芪、当归、鸡血藤等。在中药治疗上适当增加补气药，并加用一些具有深搜络脉功能的虫类药。处方：黄芩20g，黄芪10g，远志12g，赤芍15g，炙黄芪20g，川芎15g，茯苓15g，益母草30g，丹参30g，甘草8g，地龙9g。

治疗过程中要准确把握病机，精确辨证，分期与辨证论治相结合，注意用药宜忌。

口僻是以虚、风、痰、瘀四者为病理基础的本虚标实之证。正气亏虚是发病的前提，邪气入侵多以风邪为先导，风邪中人，经络气血运行不畅，气津因之不行，风痰、瘀血痹阻，筋脉失养，发为口僻。在病之早期（急性期）以风痰、瘀血痹阻经络为主，属实证，此期必须辨清风邪所夹，风寒袭络、风热袭络或风痰袭络之不同证型，分别施治。按"治风先治血，血行风自灭""百病兼痰""痰瘀互结"之理论，在治疗中常选用川芎、僵蚕等行血祛痰之药。活血化瘀按证型不同，可选用温经活血药、凉血通络药、养血活血药。祛痰可选用温化寒痰药、清热化痰药、燥湿化痰药配用在各证型的治疗方药中。早期治疗用药，切忌过于寒凉，即使风热袭络证也当注意，以免风痰滞留经脉，延误病机。静止期为治疗的关键性阶段，由于本病之发生多由脉络经气虚弱所致，治疗中在加大搜风祛痰、活血化瘀力度的同时，还要注意补气养血，促使气血流畅，这样经脉得以濡养，促使面瘫全面复正。恢复期甚至后遗症期风痰、瘀血胶着不去，正气已虚，多为虚中夹实之证，应注意在补气养血的同时，多选用虫类搜风涤痰通络药，如全蝎、僵蚕、蜈蚣、地龙等，同时适加健脾和胃药，以防脾胃之损伤。

（2）分证论治

①风寒袭络：症见突然口眼㖞斜、眼睑闭合不全，可有恶风寒、发热、肢体拘紧、肌肉关节酸痛等兼症，舌质淡红，苔薄白，脉浮紧。治以疏风散寒、温经通络，予牵正散加味。

②风热袭络：症见突然口眼㖞斜、眼睑闭合不全，伴恶风、发热、口咽干燥、口苦、肌肉关节酸痛、耳下有压痛等兼症，舌边尖微红，苔薄黄，脉浮数或弦数。治以疏风散热、活血通络，予牵正散合银翘散加减。

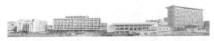

③风痰袭络：症见突然口眼㖞斜、眼睑闭合不全、口角流涎，常伴颜面麻木作胀、头重如裹、胸脘满闷、呕吐痰涎，舌苔白腻或滑，脉弦或滑。治以疏风祛痰、活血通络，予牵正散合二陈汤加减。

④经虚络滞：症见病久迁移不愈、口眼㖞斜、面部拘紧或时有抽动，舌淡黯，苔薄白，脉细涩或细弱。治以益气养血、搜风通络，予补阳还五汤加减。

2. 针灸治疗

（1）分期论治　赵建国教授认为，在急性期（通常指发病1周内）过早使用针刺治疗会激惹病变神经，加重神经组织的水肿，延缓水肿的消退，从而影响预后，故主张急性期内不用针灸及可能有增加水肿作用的任何手段；若确有必要加用针灸，也应避免强刺激，或者以循经远取穴为主治疗，禁用电针治疗以激惹病变神经，加重神经组织的水肿，延缓水肿的消退，从而影响预后。

急性期过后，大多患者症状开始改善，为促进神经传导功能的恢复和加强肌肉的收缩，此时可给予瘫痪面肌针灸治疗，并可用电针刺激。针刺治疗以局部取穴为主，配合循经远取穴。针刺处方如下：循经取患侧上星、太阳、下关、阳白、地仓、颊车、巨髎、颧髎、口禾髎。有些穴位可以一穴多针或用透刺法以增强针感，如阳白四透、丝竹空与攒竹分别透刺向鱼腰穴等。远端穴取双侧合谷施以提插泻法，双侧风池施以捻转泻法，每次留针20分钟，每日1次。也可使用电针治疗，一旦麻痹恢复运动，即应终止电理疗，否则可能引起面肌痉挛。

（2）分证论治

①风寒袭络

选穴：阳白（患侧）、四白（患侧）、地仓（患侧）、下关（患侧）、风池、合谷、外关。

针法：下关进针后轻刺激，1寸为度，温针灸2壮，风池、合谷、外关用泻法，其余穴平补平泻，留针30分钟，以疏风散寒、温经通络。

②风热袭络

选穴：阳白（患侧）、四白（患侧）、地仓（患侧）、翳风（患侧）、中渚、曲池、合谷、外关。

针法：中渚、曲池、合谷、外关用泻法，其余穴平补平泻，留针30分钟，以疏风散热、活血通络。

③风痰袭络

选穴：阳白（患侧）、四白（患侧）、地仓（患侧）、下关（患侧）、足三里、阴陵泉、脾俞、风池。

针法：下关温针灸2壮，其余穴平补平泻，留针30分钟，以祛风化痰通络。

④经虚络滞

选穴：阳白（患侧）、四白（患侧）、地仓（患侧）、下关（患侧）、足三里、太冲、膈俞、血海、合谷。

针法：下关、足三里温针灸2壮，太冲用泻法，膈俞、血海、合谷用补法，其余穴平补平泻，留针30分钟，以益气养血、搜风通络。

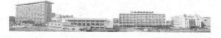

（三）注重全方面综合治疗

赵教授认为，医生不应以自己的专业来决定对患者采取何种治法，要从患者的病情和疗效出发，只要是对患者症状改善有好处的治疗方法都应尽可能采用。对于面瘫的患者，中医、西医及各种理疗辅助手法可以共同使用，以期达到最好的疗效。在临床上主要采取激素疗法及中药辨证施治，过了急性期，病情稳定后可视恢复的情况考虑是否针刺。针刺时机的选择十分重要，选择合适的时期可减少"倒错"现象、联动、面肌痉挛等后遗症。急性期不宜针刺治疗，尤其不宜在面部患侧强刺激或电针治疗，因为针刺可能会促进面神经水肿与变性，应待面神经水肿及炎症恢复再行针刺。赵教授在临床上经常不用一针就可以使患者完全恢复，既减轻了患者痛苦，又缩短了疗程。同时，他注重患者的心理疏导，指导患者做好自我防护及自我恢复训练等也十分重要。

1. 心理治疗

多数前来就诊的面瘫患者有情绪变化，担心治不好而留下后遗症。应对患者耐心解释、缓解其紧张的心理状态，稳定患者的情绪。正确对患者进行启发疏导，使其消除顾虑，增强战胜疾病的信心，促进疾病的康复。治疗期间，鼓励患者合理安排好工作、学习、生活、休息，调整饮食，避免情绪激动和不良因素的刺激。

2. 护理与调摄

本病常突然发病，发病后面容不正，生活不便，心情紧张，焦虑不安，应主动关心体贴患者，多与其交谈，使患者增强战胜疾病的信心，积极配合治疗，促进康复。眼睑闭合不全患者应保持眼球湿润，防止异物灰尘坠入眼内，取消毒纱布或眼罩包眼，可用氯霉素眼药水滴眼，每天3~4次，临睡前用红霉素眼膏局部涂用。面瘫患者食物残渣易于滞留，有利细菌繁殖，嘱进食后多漱口，应避免吹风，减少户外活动，外出时常戴防护眼镜、口罩，患病期间勿用冷水洗漱，发病早期饮食宜清淡，少吃过硬或不易消化食品。

3. 预防与康复

促进康复除了采用各种综合疗法外，患者自己还可用温湿毛巾热敷患侧，以改善血液循环。对着镜子做皱眉、闭眼、吹口哨、示齿等运动，每个动作锻炼20下，每天进行2~3次。自我按摩也可帮助康复，可按照健侧肌运动方向按摩患侧，每日早晚各进行1次，手法要柔和，上述康复措施一般应在发病1周后进行。锻炼时循序渐进，要注意适度。对本病的预防主要是防止面部受寒，要注意夜晚或旅途，尤其在炎热夏季勿贪凉，勿迎风而坐，不夜卧当风。

四、可逆性缺血性神经功能缺失

（一）强调整体观念

赵建国教授认为，任何疾病都是以局部为主要表现的全身性疾病。机体与外界环境必须和谐统一，治疗可逆性缺血性神经功能缺失决不能将注意力仅仅放在脑部，而应首先考虑该患者与自然界及周围环境的关系，以及整个机体内部的协调统一。整体观念是指人与自然界的和谐统一及人本身就是一个有机整体两方面。任何疾病的处理原则都应在整体观念前提下进行，否则会事倍功半，顾此失彼，甚至引起不良后果。在考虑人与外界环境和谐统一的基础上，再考虑机体本身内部的统一。因为人体是一个有机整体，整个人体的生理活动并不等于心、肺、肾等器官生理功能的简单总和，而是在各种生理功能之间体现着彼此相互联系、相互制约的完整而协调的过程。任何疾病的发生发展也都不仅仅是某一个器官的问题，这对于可逆性缺血性神经功能缺失同样适用。因此，谈到治疗，应该站在全局的高度，找出问题，分清主次，各个解决。

（二）辨证分型及治疗

1. 中药治疗

（1）肝阳上亢证　兼见面红目赤，眩晕头痛，口苦咽干，尿黄便秘，舌红或绛，苔黄或燥，脉弦。

治法：平肝潜阳。

方药：天麻钩藤饮加减。

（2）风痰上扰证　兼见肢体麻木，头晕目眩，苔白腻或黄腻，脉弦滑。

治法：化痰息风。

方药：半夏白术天麻汤加减。

（3）痰热内蕴证　兼见口黏痰多，腹胀便秘或大便不爽，舌红，苔黄腻或灰黑，脉弦滑。

治法：清热祛湿

方药：大承气汤加减。

（4）气虚血瘀证　兼见肢体痿软，气短乏力，面色淡白，心悸自汗，舌淡暗，舌下络脉紫黯，苔淡白或白腻，脉细涩。

治法：益气活血。

方药：补阳还五汤加减。

（5）阴虚风动证　兼见肢体麻木，心烦失眠，眩晕耳鸣，手足拘挛或蠕动，舌红，苔少，脉细数。

治法：滋阴息风。

方药：镇肝熄风汤加减。

2. 针刺治疗

参照醒脑开窍针刺法取穴并随症加减。肝阳上亢加太冲、太溪；风痰上扰加合谷、丰隆；痰热内蕴，针刺加行间、丰隆；气虚血瘀，针刺加气海、血海；阴虚风动，针刺加太溪、风池。

医案选介

一、分期辨证治疗口僻

金某，女，61岁，2013年4月6日初诊。

主诉及病史：因"右耳后疼痛2天，口眼歪斜半天"来诊。患者近几天搬家较劳累，于前日开始出现右耳后疼痛，今晨洗脸时突然发现右侧面颊动作不灵、口角歪斜，漱口时右口角漏水，即来就诊。原有高血压病史15年、糖尿病史6年。

查体：体温36.9℃，血压135/90mmHg。右侧额纹消失，眼睑不能闭合，鼻唇沟变浅，口角下垂、露齿时口角向左侧偏歪，右侧不能做皱额、登眉、闭目、鼓气和吸嘴等动

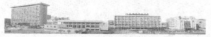

作，右乳突有压痛。神经系统未见其他阳性体征。舌质红，苔薄黄，脉弦。

西医诊断：面神经麻痹。

中医诊断：面瘫。风热袭络。

治法：疏风清热，佐以利水渗湿。

处方：银翘散加减。

金银花25g，连翘25g，牛蒡子9g，荆芥9g，薄荷9g，桔梗9g，芦根25g，黄芩25g，大青叶25g，板蓝根25g，茯苓15g，冬瓜皮12g，甘草6g。水煎服，每日1剂，共5剂。

嘱注意监测血压、血糖；若较平时升高则将降压、降糖药适当加量。

予以强的松30mg，每日晨起顿服，连用5天。

二诊：2013年4月11日。耳后疼痛已消失，血压、血糖与平时基本相同。

查体：面瘫较初诊时稍重，舌质淡红，苔薄白，脉弦。

考虑患者脉络经气虚弱，治疗中在加大搜风祛痰、活血化瘀力度的同时，还要注意补气养血，促使气血流畅，经脉得以濡养，促使面瘫全面复正。

中药改桃红四物汤加减：桃仁12g，红花9g，当归12g，熟地黄12g，赤芍12g，川芎9g，泽泻12g，鸡血藤15g，益母草15g，甘草6g。水煎服，每日1剂，5剂。

强的松减量，每日减5mg。

三诊：2013年4月16日。患者述症状有所好转，查右侧额纹已有但仍浅，眼睑已能部分闭合，舌质淡红，苔薄白，脉弦。

考虑患者风痰瘀血胶着不去，正气已虚，为虚中夹实之证，停用强的松。中药改四物汤加减：当归12g，熟地黄12g，赤芍12g，川芎9g，泽泻12g，鸡血藤15g，益母草15g，黄芪30g，白术12g，甘草6g。水煎服，每日1剂。

四诊：4月21日。患者症状又较前减轻，继服前方5剂。

五诊：4月28日。患者基本恢复正常。

二、祛风活血、舒筋通络法治疗棘突压痛综合征

贺某，女性，54岁，2014年6月17日初诊。

主诉及病史：主因"头晕，伴颈肩后背疼痛时轻时重两年余，加重伴心悸1周"前来就诊。就诊时患者头晕、心悸，颈肩后背酸沉疼痛，疲乏，影响日常生活及情绪，无头痛及视物异常，纳可，寐差，小便调，大便干，两日一行。否认高血压、冠心病等病史。

查体：C7~T5棘突压痛（+），尤以T3~T5压痛明显。舌暗红苔白，脉弦细。

辅助检查：各项实验室检查无阳性发现。

西医诊断：棘突压痛综合征。

中医诊断：痹证。风寒湿痹。

治法：祛风散寒除湿，活血通络。

处方：黄芪30g，威灵仙15g，独活12g，羌活12g，蜈蚣2条，当归30g，党参20g，川芎9g，白术15g，炙甘草9g。7剂，日1剂，水煎服，取汁300mL，分两次温服。

同时予新癀片0.64g，1日3次。嘱停止局部按摩拔罐等治疗。

二诊：6月24日。头晕疲乏明显减轻，颈肩后背疼痛缓解，仍时有心悸，但较前减轻，睡眠改善，无他不适。舌暗红苔薄白，脉弦细。继予中药汤剂：黄芪45g，威灵仙

15g，独活 12g，全蝎 9g，当归 15g，红花 9g，党参 20g，白术 15g，川芎 6g，炙甘草 9g。7 剂，煎服方法同前。嘱减新癀片至 0.32g，1 日 3 次。

1 周后患者已无明显不适症状，嘱停药，注意休息，避风寒（空调）。随访半年未再发作。

三、行气化痰法治疗 Meige 综合征

陈某，女，57 岁，2014 年 5 月 8 日初诊。

主诉及病史：双眼睁开困难，右眼严重，伴畏光两年余。当时患者眼眶按压痛，偶伴有口角不自主抽动，双侧面部无明显症状，无感觉异常。诉平时走路时偶有眼睑下垂，无法睁眼，导致功能性失明。右手拇指突发性不能伸直 1 年余。曾就诊于多家医院的眼科、神经内科，曾诊断为眼痉挛、干眼症。曾注射肉毒素治疗 2 次，效果不明显。平素脾气急躁，纳可，偶有胸脘满闷，寐欠安，多梦易醒，二便调。

查体：病理反射（－）。舌暗，苔白腻，脉弦滑。

辅助检查：眼底、脑电图、脑 CT 均无异常。

西医诊断：Meige 综合征（眼睑痉挛－口下颌肌张力障碍型）。

中医诊断：痉证。痰气交阻。

治法：疏肝解郁，理气化痰。

处方：加味逍遥丸每次 1 丸，每日两次，另处中药汤剂。

陈皮 10g，半夏 10g，茯苓 15g，枳壳 10g，石菖蒲 15g，竹茹 15g，当归 10g，合欢花 15g，炙甘草 10g，徐长卿 10g，白芍 15g。7 剂，日 1 剂，水煎服，早晚分服。

复诊：患者诉眼眶周围疼痛较前减轻，右眼睑下垂，双眼睁开费力，走路时症状明显，右眼周及右口周时有痉挛。近日吃面时自觉吞咽费力，咽干，需饮水助咽，双眼畏光，无复视。纳可，寐欠安。大便时干，1～2 日一行，需服用助便药物。小便可。舌两侧暗，少量白苔，脉弦。

中药汤剂前方去半夏、陈皮、茯苓，加木香 10g，香附 10g，苏木 10g，当归加至 30g，徐长卿加至 20g。另给予胶藕胶囊每次 2 粒，每日 2 次。症状很快得到控制。

【按】本病例患者属于 Meige 综合征中表现尚轻的眼睑痉挛合并口下颌肌张力障碍型（完全型）。患者主诉为眼睑下垂，睁眼困难，只有轻度的眼睑痉挛和面部肌张力失调，故多家医院均诊断为眼痉挛、干眼症，而未能整体考虑进一步诊断为 Meige 综合征。Meige 综合征早期症状不典型时，易与干眼症相混淆。若对患者应用针对干燥综合征和干眼症的治疗而疗效不理想时应考虑 Meige 综合征。赵建国教授辨证后给予温胆汤加味，治以理气化痰，加入石菖蒲、合欢花，增加其化湿解郁安神作用，加当归、白芍增加其养血活血、祛瘀通络作用。徐长卿能够祛风化湿止痛。复诊减轻其化痰祛湿之药，加入木香、香附增加疏肝行气之功，苏木、当归加量，增强其活血祛瘀通络作用，更配合加味逍遥丸、胶藕胶囊等药物疏肝解郁安神。整体治疗体现了辨证论治为主，配以疏肝解郁安神的治疗思路。

四、标本兼治补肾通络治疗不安腿综合征

张某，男，65 岁，2014 年 11 月 5 日初诊。

主诉及病史：主因"夜间双下肢麻胀不适 2 月余"就诊。患者白天双下肢感觉正常，

每于夜间麻胀不适发作，卧床目瞑则加重，需按揉捶打方可减轻，停止按揉则又出现，每夜索性坐待天明。情绪焦躁，自觉头部沉重，纳食二便可。既往脑梗死、高血压、糖尿病病史，遗留左侧肢体活动不利。平素性情急躁，烟酒史多年。

查体：血压 140/92mmHg，心率 85 次/分，律齐。双下肢色素沉着，稍肿胀，皮温低，足背动脉搏动减弱。舌暗红，苔白厚腻，脉弦。

西医诊断：不安腿综合征。

中医诊断：痹证。肝肾阴虚，肝风内动。

辨证：肝肾阴虚，经筋失养。

治法：补益肝肾、柔肝息风为主，兼以活血通络。

处方：羌活 15g，川芎 15g，狗脊 15g，补骨脂 10g，僵蚕 10g，野菊花 15g，决明子 15g，白芍 15g，甘草 10g，厚朴 15g。7 剂，日 1 剂，水煎服。

嘱患者饮食清淡，适度锻炼，怡情养性。

二诊：11 月 12 日。患者夜晚腿部麻胀感较前减轻，可间断入睡 4～5 小时，头部仍觉沉重不适，家属代诉情绪较前平稳，大便偶不成形，舌暗红苔白腻，舌苔较前变薄，脉弦。前方去决明子，减厚朴用量，加酸枣仁、茯神、远志。

处方：羌活 15g，川芎 15g，狗脊 15g，僵蚕 10g，野菊花 15g，白芍 15g，甘草 10g，酸枣仁 20g，茯神 20g，远志 10g。7 剂，日 1 剂，水煎服。

三诊：11 月 19 日。患者夜晚可睡 6～7 小时，偶有夜间腿部不适感，头部沉重感消失，二便调，舌暗红苔白腻，脉弦。

上方继服 7 剂，腿部不适感大为缓解。

【按】不安腿综合征是脑梗死患者容易出现的症状，依据患者舌脉，赵建国教授认为以肝肾不足为本，肝阳上浮为标，以芍药甘草汤加减。方中白芍、甘草合用舒筋止痛；狗脊、补骨脂补益肝肾；菊花、川芎、僵蚕清利头目；羌活、厚朴燥湿。全方补益肝肾、柔肝息风。二诊时患者因长期夜寐差而致情绪焦躁，加入安神定志的酸枣仁、远志；因大便偶不成形去决明子、厚朴；为减少毒性，补骨脂不可长用，故减掉；茯神既可宁心安神，又可健脾渗湿。因本病患者易出现焦虑、抑郁等精神症状，应鼓励患者多进行怡情养性的活动，如养花、养鱼等活动能平稳情绪。赵教授治病求本，善抓主症分析，遣方灵活，用药配伍严谨，药味少，剂量轻，收效明显。

论　著

一、论文

赵建国教授发表学术论文 198 篇，现择要列目如下。

[1] 赵建国，张琳瑛. 针刺与调整. 云南中医杂志，1984（3）：31-35.

[2] 赵建国译. 耳针压法减轻体重. 天津中医一附院针灸科论文汇编（第一集），1984：137-139.

[3] 赵建国摘译. 针刺术在西方研究一瞥. 天津中医一附院院刊，1984：94.

[4] 赵建国译. 急性粒单细胞性白血病并发低血糖. 国外医学·肿瘤学分册，1985，

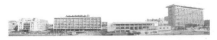

12 (4): 24.

[5] 赵建国摘译. B 细胞衍生的介素-1 样因子. 国外医学·分子生物学分册, 1986, 8 (4): 198.

[6] 赵建国摘译. 一种高效方法制备 cDNA 文译. 国外医学·分子生物学分册, 1986, 8 (4): 197.

[7] Zhao Jianguo, Zhang Linying. Review of the Current Status of Acupuncture and Meridian Theory. *Am. J. Acupuncture*, 1986 (2): 105 – 109.

[8] Zhao Jianguo. Clinical Analysis of 227 Cases of Pseudobulbar Paralysis Treated by Acupuncture. *Ⅱnd World Conference on Acupuncture Moxibustion*, 1990 in Paris.

[9] Zhao Jianguo, et al. Clinical and Experimental Research on the Treatment of Apoplectic Pseudobulbar Paralysis (APP) by Acupuncture Method of Activating Brain and Regaining Consciousness. *Ⅱnd World Conference on Acupuncture Moxibustion*, 1990 in Paris.

[10] Zhao Jianguo. Shi Xuemin et al. Influence of Xingshen Kaiqiao Acupuncture on Acute. Cerebral Infaction. *The 6th World Congress on Intensive and Critical Care Medicine Madrid*, 1993 (7): 14 – 18.

[11]: Zhao Jianguo. Brain Activity of a Rat Reflects Apparently the Stimulation of Acupuncture. *Cellular and Moleaular Biology*, 1995, 41 (1): 161 –170.

[12] 赵建国, 李岩, 张琳瑛. 以醒脑开窍针法为主治疗烟雾病. 针灸临床杂志, 1996, 2 (9): 29.

[13] 赵建国, 赵红, 靳宇, 等. 灯盏花注射液对脑梗死患者血流变学改变的临床观察. 中国中医急症, 1997, 6 (1): 3 –4.

[14] 赵建国. 中风患者血清总唾液酸含量测定及针刺对它的影响. 中国医药学报, 1997, 12 (5): 54.

[15] 赵建国, 李晓康, 傅立新. 针刺治疗兰勃-伊顿综合征 1 例报告. 中国针灸, 2000, 20 (8): 487 –488.

[16] 赵建国, 李晓康, 傅立新, 等. 中西医结合治疗脑卒中合并上消化道出血的临床观察. 中国全科医学杂志, 2000, 3 (5): 351.

[17] 赵建国, 周继曾, 李金波, 等. 针刺治疗外伤性截瘫 50 例疗效观察. 现代康复, 2000, 4 (11): 1752.

[18] 赵建国, 王立波, 傅立新, 等. 尿比重及其相关因素对脑梗死治疗疗效的影响. 中国中西医结合急救杂志, 2001, 8 (6): 378 –380.

[19] 赵建国, 王立波, 傅立新, 等. 摄水量及其相关因素对脑梗死治疗疗效的影响. 中华神经科杂志, 2001, 34 (4): 236.

[20] 赵建国, 张琳瑛. 脑梗死临床处理中的若干问题. 中国中西医结合急救杂志, 2001, 8 (2): 67 –70.

[21] 赵建国, 张琳瑛, 王涛, 等. 多系统萎缩的近期研究. 现代康复, 2001, 5 (1): 78 –79.

[22] 赵建国, 肖蕾. 口服阿莫西林胶囊致全身重症药疹 1 例. 中国现代应用药学杂

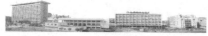

志，2002，19（1）：65.

［23］赵建国，傅立新，李岩，等．针刺治疗急性脑卒中引发心脏损伤疗效研究．中国针灸，2002，22（2）：75－78.

［24］赵建国，肖蕾．Meige 综合征临床研究近况．中国实用内科杂志，2002，22（6）：381－383.

［25］赵建国，程宇，韩力．板青合剂预防医院感染的临床研究．天津中医，2002，19（5）：16－18.

［26］赵建国，牛亚利．脑梗死后高血糖的治疗思考．中国临床康复，2003，7（28）：3881.

［27］赵建国，牛亚利．脑梗死患者低血糖与神经功能缺损的相关性探讨．中国临床康复，2003，7（27）：3738.

［28］赵建国，张向宇．有中国特色卒中单元的建立．中国康复医学杂志，2003，18（10）：633－635.

［29］赵建国，王伟志，戴晓乔，等．针药合治中风后应激性溃疡 100 例疗效观察．中国现代实用医学杂志，2003（7）：3－4.

［30］赵建国，徐振华，曹辰虹．针刺锥体区治疗卒中偏瘫痉挛状态的临床研究．中国中医药信息杂志，2003，10（7）：10－12.

［31］张向宇，赵建国．糖尿病与脑卒中相互关系研究进展．中国临床医药研究杂志，2003（9）：8853－5.

［32］赵建国，马涛．LH－多功能激光治疗前列腺增生 39 例的临床观察．针灸临床杂志，2003（4）：22.

［33］赵建国，肖蕾．脑卒中假性延髓麻痹咽反射的变化规律．中国临床康复，2003，7（5）：790－791.

［34］赵建国，曹辰虹，徐振华．中医治疗中风偏瘫痉挛状态的现状．中西医结合心脑血管病杂志，2004，2（2）：96－98.

［35］赵建国，傅立新，赵红，等．针刺治疗急性脑卒中引发心脏损伤及心律失常研究．天津中医药，2004，21（3）：262.

［36］赵建国，高长玉，顼宝玉，等．脑梗死和脑出血中西医结合诊断标准（试行）．中国中西医结合杂志，2006，26（10）：948－949.

［37］赵建国．如何提高急性脑梗死的疗效．中西医结合心脑血管病杂志，2006，4（4）：323－325.

［38］赵建国．如何提高脑梗死的疗效．华夏医药，2007，2（4）：265－269.

［39］赵建国，郭颖．影响脑卒中临床疗效的八大因素．中西医结合心脑血管病杂志，2009（3）：253－254.

［40］赵建国，苏全喜．中国中西医结合学会神经科专业委员会第七次学术会议纪要．中国中西医结合杂志，2009，29（10）：953－954.

［41］Zhao Jianguo, Cao Chenhong, Liu Cunzhi, et al. Effect of acupuncture treatment on spastic states of stroke patients. *Journal of the Neurological Sciences*, 2009（276）：143－147.

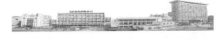

［42］赵建国，张培，牛博真．针刺干预代谢综合征短期疗效的临床研究．中西医结合心脑血管病杂，2010，8（10）：1168－1170.

［43］赵建国，张向宇，牛博真，等．500 例脑卒中患者代谢综合征各组分的分布调查研究．中国综合临床，2011，27（1）：32－34.

［44］赵建国，何佳，李响，等．棘突压痛综合征一组常见症状的新命名中国中西医结合杂志，2013，33（7）：990－992.

［45］李海萧，赵建国．针刺治疗动眼神经麻痹验．中国中医急症，2011，20（6）：1035.

［46］张根利，赵建国．赵建国教授治疗 Meige 综合征，吉林中医药，2013（11）：1098－1099.

［47］王丽媛，赵建国．中药治疗多发性硬化误诊为视神经炎 1 例报告，湖南中医杂志，2014（12）：91.

［48］赵亮，赵建国．针刺治疗舞蹈病 19 例，上海针灸杂志，2014（7）：670.

［49］王丽媛，赵建国．中医药治疗 Meige 综合征进展，山西中医，2014（12）：44－45.

［50］郭娜，赵建国．关于"热证可灸"与"热证忌灸"的思考．针灸临床杂志，2013，29（2）：46－48.

二、著作

［1］赵建国．中风病防治指南．天津：天津科学技术出版社，1995.

［2］赵建国．汉英医学病名词汇．天津：天津科学技术出版社，1996.

［3］张文康．中西医临床急症学．北京：中国中医药出版社，1998.（赵建国为编委）

［4］石学敏．中风病与醒脑开窍针刺法．天津：天津科学技术出版社，1998.（赵建国为第一编者）

［5］赵建国．脑梗死．北京：人民卫生出版社，2006.

［6］赵建国．中风病大讲堂．天津：天津科学技术出版社，2007.

［7］赵建国．脑梗死．2 版．北京：人民卫生出版社，2012.

【整理者】

王海荣 女，1970 年出生，中医学硕士，主任医师。毕业于天津中医药大学，赵建国中医传承工作室负责人。现就职天津中医药大学第一附属医院，从事中医针灸临床、教研等工作。

赵颖 女，1974 年出生，中医学硕士，副主任医师。毕业于天津中医药大学，师从赵建国教授，获中医针灸学硕士学位。天津中医药大学首届师带徒学员，赵建国中医传承工作室成员。现就职天津中医药大学第一附属医院，从事中医针灸临床、教研等工作。

林翠茹 女，1976 年出生，中医学硕士，副主任医师。毕业于天津中医药大学，师从赵建国教授，天津市第一批名师学术经验继承工作室成员。现就职天津中医药大学第二附属医院，从事中医针灸临床、教研等工作。

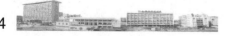

赵亮 男，1979 年出生，中医学硕士，副主任医师。毕业于天津中医药大学，师从赵建国教授，获中医针灸学硕士学位。天津中医药大学首届师带徒学员，赵建国中医传承工作室成员。现就职天津中医药大学第一附属医院，从事中医针灸临床、教研等工作。

蔡春茜 女，1984 年出生，毕业于天津中医药大学中医学中西医结合专业，医学硕士，主治医师。师从赵建国教授，天津市第一批名师学术经验继承工作室成员。目前博士研究生在读，现就职天津中医药大学第一附属医院，从事中医针灸临床、教研等工作。

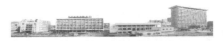

颜红

名家传略

一、名家简介

颜红，女，1955 年 8 月 25 日出生，汉族，浙江慈溪人，九三学社社员，天津中医药大学第一附属医院心身科主任医师、教授、硕士研究生导师。擅长中西医结合治疗抑郁症、焦虑症、失眠等心身疾病。曾任天津中医药大学第一附属医院心身科主任，神志病学科、学术带头人。天津中医药大学首批"名医师带徒"导师，天津市卫生和计划生育委员会"天津市中医药专家学术经验继承工作"导师，被评为第二届天津市人民满意的"好医生"、天津市中青年名中医、天津市名中医、天津中医药大学第一附属医院优秀管理者、天津中医药大学第一附属医院优秀教师、九三学社"优秀社员"。主要学术职务：曾任中华中医药学会神志病分会副主任委员，天津市中西医结合学会精神疾病专业委员会副主任委员，中国中西医结合学会精神疾病专业委员会委员等。现任中华中医药学会亚健康分会常务委员，世界中医药学会联合会中医心理学专业委员会常务理事，世界中医药学会联合会睡眠医学专业委员会理事，世界中医药学会联合会亚健康专业委员会理事，中国睡眠研究会睡眠障碍专业委员会委员，天津市康复医学会亚健康专业委员会副主任委员，天津市康复医学会康复心理专业委员会副主任委员，天津市医学会精神病学分会副主任委员，天津市医学会心身医学专业委员会副主任委员，天津市抗衰老学会健康教育与管理专业委员会副主任委员，天津市中西医结合学会心身医学专业委员会副主任委员，天津市心理卫生协会副理事长等。

二、业医简史

颜红教授 1983 年于天津中医学院（现天津中医药大学）中医专业毕业，被分配到天津中医学院第一附属医院内科任住院医师，在前辈的指导下从毕业生中脱颖而出，迅速成长为中医功底扎实、西医专业技术精湛的青年骨干，先后在内分泌科、急诊科工作，积累了丰富的多学科临床经验，为临床诊治奠定了坚实的基础。1998 年参加蓟县中医院急救医疗帮扶工作，因工作能力突出，受到好评。1998 年担任天津中医药大学第一附属医院心身科主任，在岗位上兢兢业业工作近二十载。在颜红教授的带领下及全科同仁的努力下，科室从无到有，从小到大，飞速发展，2011 年被评为天津市卫生和计划生育委员会中医重点专科，2012 年成为国家中医药管理局重点专科，从日门诊量只有 20 余人次、默默无闻的小科室，发展到年门诊量超 16 万人次、年出院人数超 800 人次，成为门诊、病房齐备，集医疗、教学、科研和预防为一体的心身疾病中医诊疗中心。从医 30 余年，颜红教授始终不忘初心，对医疗技术精益求精，刻苦钻研，以仁者之心，悉心耐心对待每一位患者。颜红教授的精湛医术及高尚医德为人称道，但是她从未放松过对自己的要求，一直坚守岗位，积极投入临床及教学工作中，为发展中医心身医学做出了突出贡献。

三、主要贡献

颜红教授在长期的临床工作中，不断总结提炼自己的学术思想与临床经验。她首先提出气郁神伤理论，开创"三位一体"特色疗法，研发多种中药制剂协定处方，从多层次、多靶点整体调节机体功能紊乱，广泛应用于临床，获得了满意的临床疗效。其保持中医优势，突出中西医结合，安全、无毒副作用的综合治疗方案，填补了天津市中西医结合治疗心身疾病的空白。她擅长中西医结合治疗抑郁症、焦虑症、强迫症、恐惧症、疑病症及顽固性失眠、头痛、植物神经功能紊乱、更年期综合征、心理障碍等各种心身疾病。

除了临床工作以外，颜红教授还承担天津中医药大学本科生、硕士研究生、博士研究生、留学生及外院进修生的课堂教学及临床带教工作，培养硕士研究生 30 余名，其中包括 2 名留学生。作为天津中医药大学首批"名医师带徒"导师，培养继承人 1 名并成为心身科学科带头人。作为天津市卫生和计划生育委员会"天津市中医药专家学术经验继承工作"导师，培养徒弟 3 人。颜红教授通过自己的言传身教，不但传承学术，更是将自己的治学态度及大医精诚的精神传承下去。

作为心身科学科、学术带头人，颜红教授带领学科跻身天津市精神疾病专业领域领先水平，其中医独特治疗特色为同行专家认可和称道，心身科于 2010 年被批准为天津市首批卫生局中医重点专科，2012 年成为国家中医药管理局"十二五"重点专科和国家中医药管理局重点学科（培育学科）。颜红教授牵头并参加多项新药临床研究，以科学、求实、严谨的作风赢得了同仁们的肯定。她承担或参加国家级及省市级科研课题 10 余项（其中国家自然科学基金 3 项），参与编写专著 7 部，获天津市科技进步三等奖 2 项。

（一）科研成果及获奖

1. 针刺治疗郁证的临床和基础研究，2004 年获天津市科技进步三等奖，第 3 完成人。

2. 虑烦汤剂对焦虑症神经 – 免疫系统影响的临床研究，2007 年通过天津市科技成果鉴定，课题负责人。

3. 高三教师心理健康调查及中医心理干预，2008 年通过天津市科技成果鉴定，第 4 完成人。

4. 三位一体综合疗法对亚健康人群失眠干预效果的临床对照研究，2009 年通过天津市科技成果鉴定，课题负责人。

5. 解郁合剂改善抑郁症患者心理及躯体症状临床观察，2010 年通过天津市科技成果鉴定，课题负责人。

6. 舟楫饮对糖尿病胰岛修复作用影响的研究，获天津市科技进步三等奖，第 6 完成人。

（二）参加科研项目

1. 天津市卫生局课题"腹部推拿治疗焦虑症的临床研究"，第 3 名。

2. 天津市卫生局课题"互动式疗法治疗肝气郁结型抑郁症近期疗效的研究"，第

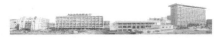

3名。

3. 2009年国家自然科学基金课题"加味温胆汤对抑郁模型大鼠海马CaMK信号转导通路的影响",第4名。

4. 2012年国家自然基金课题"基于cAMP和cGMP信号转导通路探讨交泰丸抗抑郁的作用",第2名。

5. 2012年天津市卫生局科技基金重点攻关项目"扩展内表型在抑郁症早期诊断中的应用"。

6. 2012年天津市应用基础与前沿技术研究计划(青年基金项目)"从致炎因子对中枢的影响探讨丹参方干预心梗预后的机制",第2名。

学术思想

一、神志病病机为气郁神伤,虚实夹杂

(一)"气郁"为病之源

1. 对"气郁"的认识

"气郁"的概念首见于《内经》,《素问·举痛论》曰:"百病生于气也。"《三因极一病证方论》曰:"郁不离乎七情。"可见气郁为临床常见的病机类型之一。"气郁"病机理论通过历代医家不断应用与总结提炼,已成为一个完整的系统理论体系。古代医者认为"气郁"的病位主要在肝、肺、脾胃,与其他脏腑相关;病机以"脏腑气郁、经络阻滞"为主;治疗以疏肝理气为主,若化热则应"火郁发之"。"气郁"的形成,一是由外界致病因素所致,二是由情志内伤所引起,三是因食、痰、湿、血等郁积所成。人体在各种致病因素作用下发生气化失司、气机失调,脏腑经络、气血津液失调,久之则形成疾病。正如《丹溪心法·六郁》中所说:"气血冲和,万病不生,一有怫郁,诸病生焉,故人身诸病,多生于郁。"

2. "气郁"在神志病中的发展变化

随着对疾病认识的不断加深,古代医家从"气郁"逐步演化出"气郁化火""气滞血瘀""气郁痰阻"等理论。颜红教授根据神志病患者的不同病程、不同时期的临床表现提出以下观点:在抑郁症发展过程中,初起以气机郁滞为主,渐次或交叠可见气郁化火、痰湿凝聚、气滞血瘀、气血亏虚,最终导致精津耗损、心神失养、髓海不足。正如《类证治裁·郁证》曰:"七情内起之郁,始而伤气,继必及血,终乃成劳。"肺气主降,肝气主升,即左升右降;脾气主升,胃气主降,脾胃位居中焦,为气机升降之枢纽,均在气的升降出入运动中发挥至关重要的作用,故临证常见肺、肝、脾胃失衡而致的郁病。

(二)"神伤"为病之归

《素问·上古天真论》曰:"精神内守,病安从来。"《内经》将人的精神思维活动总括为"神","得神者昌,失神者亡",故"神伤"为五脏病理变化的基础。颜红教授以"神伤"概括五脏神的病理变化,五脏藏神即心藏神、肺藏魄、肝藏魂、脾藏意、肾藏志。人之精神思维活动分属于五脏,人的情志活动亦属于五脏,人有五脏化五气,以生喜、怒、悲、忧、恐。精神活动异常可致五脏发病,而五脏发病亦可致精神意识异常变

化，此谓之"形病有神变，神病亦有形变"，神病日久可造成脏腑损伤，如心血不足、肝气郁结、脾肾亏虚等。心血虚则神不安；肺气不足则精神不振；肝藏魂失司则见神魂不定；脾愁忧不解则伤意，意伤则见孤僻、郁闷、健忘；肾藏志失和则多见不能集中精神，注意力分散。可见神伤贯穿神志病的各种演变过程。

（三）"气郁神伤"理论的应用

1. 气郁神伤，虚实夹杂

颜红教授提出神志病病位在肝，涉及脑、胆、心、脾、肾、肺等多个脏腑，以气机郁滞为始，脏腑虚损为本；病证初起多实，久则由实致虚，由气及血，导致虚实夹杂。因此神志病的病机可归纳为"气郁神伤，虚实夹杂"。在临床治疗神志病时，颜红教授根据"气郁神伤"理论，重用理气安神同时兼以活血、化痰之法，行气活血化痰使气、血、痰蕴结得散，五脏气机调畅，从而五脏平和，神有所藏，神机得化，病症得治。

2. "理气安神"辨证论治

精、气、神为人体生命活动的根本，为人身"三宝"。古代文献认为，神的活动是有物质基础的，精的化生赖于气，精气足则神旺，精气虚则神衰。故精、气、神三者关系非常密切，存则俱存，亡则俱亡。精脱者死，失神者亦死。颜红教授将"精气神"调护运用到神志病的治疗中，重在调气、调神，"精神内守，病安从来"。

《素问·举痛论》言："百病皆生于气也。"气机失调不外乎气虚、气郁、气逆，临床多为五脏气机失调、虚实夹杂并见，其病机之复杂不能以肝气郁结一证概括。颜红教授在辨虚实、辨脏腑的基础上，善用理气之品，注重和法，治疗用药理气不耗气、活血不破血、清热不损胃、祛痰不伤正、补而不燥、滋而不腻，正如《临证指南医案·郁》华岫云按语指出，其治疗"不重在攻补，而在乎用苦泄热而不损胃，用辛理气而不破气，用滑润濡燥涩而不滋腻气机，用宣通而不揠苗助长"。颜红教授根据病情特点、气滞程度，灵活运用理气药物。花类药较轻灵，用于气滞轻者，如合欢花、白梅花、玫瑰花、佛手花、厚朴花等；气滞甚则用柴胡、枳壳、厚朴等；气逆上冲者用旋覆花、沉香、柿蒂等；气郁横逆犯胃者用苏梗，气结者用枳实、青皮等破气之品。

病久伤及正气，出现虚实夹杂证，根据"气郁神伤"理论，气郁日久即会造成神伤，故颜红教授极为重视安神之品。补虚安神主要用酸枣仁、柏子仁、夜交藤、菖蒲、远志等；重镇安神主要用煅龙牡、煅磁石、珍珠母等；若失眠日久则加朱砂冲服，中病即止，不可久服。

由于神志病纯虚之证少见，颜红教授多是在各种治法中佐以填精之法。如女性患病日久肾阴亏虚，不能化生经血，或老年患者肝肾亏虚，不能濡养筋脉，重在滋补肝肾、填精养血，效果显著。

二、治疗抑郁症，振奋阳气

（一）抑郁症之阳气不振病机探讨

1. 抑郁症与阳虚密切相关

抑郁症属于中医学"郁病"范畴，一般认为郁病主要病机为"肝气郁结"，治疗以疏肝解郁为主。颜红教授认为重度抑郁症或病程绵长患者多表现为虚实夹杂证，以阳虚为主。抑郁症患者有三低和六无：三低即思维迟缓、情绪低落和意志减退；六无即无趣、无

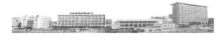

助、无能、无力、无望和无价值，此为阳气不振的表现。阳气发越、温煦、兴奋，阴气凝聚、凉润、抑制、宁静，阴阳二气相互作用以维护人体动态平衡，正如《素问·生气通天论》所说："凡阴阳之要，阳密乃固……阳强不能密，阴气乃绝。阴平阳秘，精神乃治，阴阳离决，精气乃绝。"人体各种生理活动均有赖于阳气的推动、振奋作用。《素问·生气通天论》曰："阳气者，精则养神。"王冰注："阳气者，内化精微，养于神气。"张景岳在《景岳全书》中也提出"阳主神也"。根据"气郁神伤"理论，颜红教授认为，郁病日久，虚实夹杂，以虚为主，由气及血，最终脏腑阳气不能温煦推动气血运行，导致形神俱损。因此，颜红教授治疗重度抑郁症提出"振奋阳气"的治疗思路。

2. 脏腑阳气不振易致抑郁诸症

五脏藏五志，脏虚则志衰，志衰则抑郁主症现矣。上焦阳气不振，阴寒邪气乘虚上乘胸阳之位，凝聚于心胸，阳气痞结可致胸痹、心悸；中焦阳气不振，脾胃失于运化，痰湿内阻，纳少、懒言少语；下焦阳气不振，怠惰嗜卧，四肢不收，沉困懒倦，甚则阳虚神疲乏力、精神不振、形寒肢冷。故临床遇抑郁症见阳气不振者，需振奋阳气，使阴平阳秘，精神乃治。

（二）振奋阳气治疗抑郁症

阳气不振轻者，见抑郁症情绪低落、兴趣缺失等，颜红教授治疗不拘泥于温补，而是常用升麻、细辛、麻黄、桂枝等辛温发散药物，注重宣阳开郁、振奋阳气，使精神得以调畅。现代药理学研究表明，此类药物中所含化学成分具有兴奋中枢神经的作用，由此扩大了中药运用范围。阳气不振重者，见抑郁症表情淡漠、倦怠困乏、形寒肢冷等阳虚症状，颜红教授辨之为"少阴之为病，脉微细，但欲寐也"，以附子、肉桂、巴戟天、山萸肉等振奋阳气、温经散寒，并佐以理气之品，效若桴鼓。

三、治疗神志病脏腑辨证、分期论治

（一）神志病从肝论治

1. 肝体阴而用阳，主疏泄

肝藏血，血为阴，故肝体为阴；肝主疏泄，内寄相火，为风木之脏，易动风化火，故功能能属阳。《临证指南医案·肝风》说："故肝为风木之脏，因有相火内寄，体阴用阳，其性刚，主动主升，全赖肾水以涵之，血液以濡之。"颜红教授认为，肝的生理特性中，"体阴而用阳""以血为体，以气为用""喜条达，恶抑郁"这三点最为重要，要充分认识肝的生理特性，方能治肝得法。体阴是藏血，用阳是主疏泄。因此，肝郁和血虚关系密切，一旦肝郁气滞，即影响肝的藏血功能，易生血虚；而一旦肝血虚，则疏泄失常而出现肝郁。

肝脾在生理、病理上联系密切，肝病时脾土最易受损，而致肝郁脾虚，即所谓"见肝之病，知肝传脾"。而脾虚又易致肝木乘土，即所谓"土虚木贼"。肝郁与脾虚常相兼并见，木不疏土，土虚木乘，遣方用药要辨肝郁与脾虚之轻重，灵活用药。

2. 治肝六法

颜红教授根据肝体阴而用阳、肝主疏泄的理论，在临床实践中总结了治肝六法，即疏肝、平肝、柔肝、清/泻肝、温肝、和肝，通过组合、配伍，灵活应用，涵盖神志病从肝论治的基本法。

（1）疏肝法 肝失疏泄，气机郁滞，致足厥阴肝经循行之处经气阻滞，治宜疏肝行气；木乘脾土，脾胃不和，治宜疏肝健脾和胃。

（2）平肝法 肝阴不足，阴不制阳，即出现肝阳上亢证，肝气上逆，宜疏肝降逆、平肝潜阳；肝肾阴液精血亏虚，血不养筋，易导致肝风内动，治宜平肝息风。

（3）柔肝法 《类证治裁》曰："肝为刚脏，职司疏泄，用药不宜刚而宜柔，不宜伐而宜和。"故肝脏以柔为补，以甘缓养血育阴之药以益肝体，使其用条达和畅。

（4）清/泻肝法 气有余便是火，肝气不疏，郁久化热；或邪热蕴结肝经，气机阻滞，治宜疏肝泄热。初期肝郁化火用清法，日久肝火上炎用泻法。

（5）温肝法 肝阳虚衰，寒凝厥阴肝经，脏腑失于温煦，多以虚为主而兼郁。在治疗肝病中用温法，少用附子、干姜，常用桂枝、细辛、吴茱萸，尤其虚证多用肉桂，因其入肝走血分，能鼓舞血气生长。

（6）和肝法 晚清医学家周学海《读医随笔》云："凡治暴疾、痼疾，皆必以和肝之法参之。"七情内伤，肝先受病，继而累及他脏，多为虚实夹杂、寒热错杂，宜调和肝脾。

临床施治时，当充分辨明气血阴阳关系，治肝六法既可单独运用，又可据病证之变，数法合用。数法合用时，当细辨病证之寒热虚实，恰当选方用药，以切合其证。

（二）神志病从心论治

1. 心主神明与神志病

在以五脏为中心的人体生命活动中，神志活动由"心"主宰。《素问·灵兰秘典论》谓："心者，君主之官，神明出焉。"《灵枢·本神》谓："所以任物者谓之心。""心"为身体最高统帅，在脏腑中位居最高，是人体的调控中枢。"心"有所不适，五脏六腑皆会受到牵连。"心"是可接受外界客观事物并做出反应，进行心理、意识、思维活动的脏器，这一复杂的精神活动实际上是在"心神"的主宰下，由五脏协作共同完成的。心为藏神之脏，君主之官，生之本，五脏六腑之大主，故情志所伤，累及心神，刺激相应脏腑，导致脏腑气机紊乱。神志病多为情志所伤，首伤心神，心神受损，则会出现一系列心系症状，同时心不能推动血液运行，全身脏腑形体官窍得不到濡养，则功能异常，出现相应的临床症状。

2. 心主血脉与神志病

《素问·五脏生成》云："诸血者，皆属于心。"心主血脉，即心主持血液循经脉运行流注全身，全身脏腑经络、四肢百骸皆赖其濡养。《灵枢·本神》曰："心藏脉，脉舍神。"指出心主血脉与心主神明的功能密切相关。血液是神志活动的物质基础，而神志是血液的功能表现，只有气血充足，神志思维才正常，表现于外则精神饱满、意识清楚、思维敏捷，即《灵枢·营卫生会》所谓"血者，神气也"。如心血不足，心神失养，必然出现神志的改变，如怔忡、恍惚、失眠多梦等，《景岳全书·不寐》中指出："劳倦思虑太过者，必致血液耗亡，神魂无主，所以不眠。"《圣济总录·心脏门·心健忘》曰："健忘之病，本于心虚，血气衰少，精神昏聩，故志动乱而多忘也。"《济生方》云："夫怔忡者，此心血不足也。"阐述了心血不足与不寐、健忘及怔忡的关系，同时提示了心血与神志病的关系。

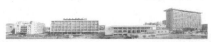

3. 通补结合，调神从心入手

颜红教授治疗神志病注重从心论治，在此基础上提出治疗神志病中的双相情感障碍需从源头着手、温通心阳与滋补心阴双管齐下的治疗思路。心阳能推动和鼓舞人的精神活动，使人精神振奋，神采奕奕，思维敏捷。若心阳受损，则无以振奋精神，出现情绪低落、懒动乏力，同时血液不能濡养脏腑形体官窍，则周身不适；心阴的宁静作用，能制约和防止精神躁动，若损心阴，失于凉润宁静，则血行加速，精神亢奋，心烦焦躁，坐卧不宁。心阳与心阴的作用协调，则精神内守。故颜红教授治疗双相情感障碍从心论治，辨阴阳，抑郁相时重温阳轻滋阴，躁狂相时重滋阴轻温阳，阴平阳秘则情志得以调畅。

（三）神志病从肺论治

1. 肺主气、主悲忧

《难经·八难》曰："气者，人之根本也。"气运行不息，推动和调控着人体内的新陈代谢，维系着人体的生命进程。当气的运动出现异常变化，升降出入失去协调平衡时，病症乃生。《素问·举痛论》云："百病皆生于气。"《素问·调经论》曰："血气不和，百病乃变化而生。"疾病的出现皆因于气，或气机不畅，或气滞，或气逆，或气陷，或气脱，或气闭。而抑郁症的基本病机为气机不畅，《医方论·越鞠丸》云："凡郁病必先气病，气得流通，郁于何有？"《素问·至真要大论》言："诸气膹郁，皆属于肺。"

抑郁症常表现为悲哀、委屈易泣、兴趣丧失和能力下降，七情属悲，而悲忧在五脏的归属上由肺所主。《素问·阴阳应象大论》说："在脏为肺……在志为忧。"《素问·宣明五气》则曰："精气……并于肺则悲。"说明悲忧为肺之本志。

2. 情志之变亦可导致肺气郁结

情志所伤，五脏受损，可导致肺气郁结。一是心神被伤累及肺气成郁，《素问·举痛论》曰："悲则心系急，肺布叶举，而上焦不通，营卫不散。"二是肝气郁结横逆犯上，木郁金亦郁，张锡纯云："肝气忿急，可透膈以干大气。"三是情变影响于肾，如恐为肾志，恐则气陷影响肺气成郁，《素问·举痛论》云："恐则精却，却则上焦闭，闭则气还，还则下焦胀，故气不行矣。"

3. 宣肺理气调神志

叶天士《临证指南医案·郁证》中记载以清肺化痰理气之法治郁的医案，王孟英以紫菀、白前、马兜铃、射干、石菖蒲等治郁病，体现"轻可去实"的特点。颜红教授在前人经验的基础上提出"情志郁结，肺失治节，华盖壅塞，脉道不利，宜宣肺理气，气行则志愈"。治疗抑郁症见肝失疏泄，气机不畅，脾胃不和，木火灼金证，方用麻杏石甘汤宣通肺气。若见情绪低落、悲恸欲哭等症，根据"肺主悲"，在疏肝解郁基础上药用桔梗、杏仁等开宣肺气，效果显著。

（四）神志病从脾胃论治

1. 中焦脾胃为气机升降枢纽，升降失司易致神志病

胃主受纳，脾主运化，为气血生化之源，被称为"后天之本"。脾主升，胃主降，同居中焦，故为脏腑气机升降之枢纽，在人体气机调节中起至关重要的作用。脾在志为思，"思则气结"（《素问·举痛论》），"胃不和则卧不安"（《素问·逆调论》），脾胃升降失司可导致气机失调，继而引发郁病。

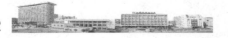

脾胃为相表里的脏腑，就人体而言是消化系统的总称，胃肠道被称为"情绪感应器"，西医学认为，胃肠道同时受中枢神经、肠神经、自主神经系统的共同支配，肠道还可以合成和释放多种脑肠肽，其中包括5－羟色胺，这是导致抑郁症的一种重要神经递质，也是现代抗抑郁治疗的病理生理基础，因此西医学中脑－肠轴的理论与中医学脾胃致郁的理论相符合。

2. 神志病亦可导致脾胃病变

神志病患者的心理特点是偏内向、神经质的，换言之，平素喜静、多思多虑、思维闭塞者易患病，"久思伤脾"临床可见患者多有脾胃功能异常。

3. 神志病从调理脾胃论治

颜红教授在治疗神志病中注重调理脾胃，标本兼顾，自拟"健脾开胃方"调理脾胃气机，针对厌食、胃脘胀闷，药用砂仁、藿香、鸡内金、莱菔子等醒脾开胃。针对木郁土虚，症见肠鸣、腹痛、腹泻等，自拟"健脾止泻方"，加以针刺足三里、三阴交、解溪等脾胃经的腧穴，不仅通过改善患者体质有效缓解症状，还能减缓抗抑郁西药对消化系统的不良反应，提高患者治疗的依从性，在抑郁症、焦虑症临床治疗中取得了显著疗效。

（五）分期论治神志病

1. 初期以疏散肝郁、理气为主

颜红教授认为，神志病初期由七情所伤致肝失条达，疏泄失司，累及他脏，以气郁为主，应"木郁达之"；肝郁化热，母病及子，心火炽盛，应"火郁发之"；木不疏土，脾虚湿胜，应"土郁夺之"；木火刑金，肺气不宣，应"金郁泄之"。

2. 久病注重补益心脾、养血固本

神志病虽大多病位在心肝，但与脾胃密切相关，正如《金匮要略·脏腑经络先后病脉证》所云："见肝之病，知肝传脾，当先实脾。"气郁日久，木不疏土，土失健运，久则脾虚，气血生化渐少，木无以滋养，疏泄失职，则郁结不散。如《临证指南医案·郁》中说，"郁则气滞，久必化热，热郁则津液耗而不流，升降之机无废，初伤气分，久延血分，而为郁劳沉疴"，应补益心脾求固本。故治疗心肝病必兼顾于脾胃，且"脾主中央，灌溉四旁"，脾胃健运，生化有源，亦可滋养心肝，缓解情志病。

颜红教授认为病久入血分，出现心肝血虚之象。盖肝为刚脏，体阴而用阳，喜柔而恶刚；心其充在血脉，故治疗注重养血柔肝、宁心安神，以柔克刚，顺应肝条达之性，避免伐肝，损耗其阴，致阳亢损及他脏；又养血以充盈心之血脉，使神有归所而逐渐精神如常。

临证经验

一、创立神志病诊疗单元

颜红教授根据多年临床经验，借鉴西医学管理模式，突出中医诊疗特色，创立了神志病诊疗单元，制定了规范的"诊断－治疗－随访"流程，应用于临床。

（一）辨证诊断，舍脉从症

神志病在古代文献里的记载并不系统与集中，多散在于各个段落，且症状多样，病机

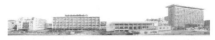

复杂，常见的相关病名有郁证、百合病、脏躁、梅核气、不寐、心悸怔忡等。因此对于神志病的诊断，颜红教授主张症状诊断，以患者主诉作为中医诊断标准，辨证论治，体现了颜红教授的独特诊疗思路。在临床辨证中，当脉症不符时，舍脉从症，以缓患者之所苦为先，先治标后治本，以提高患者依从性。

（二）投药之先，宜畅怀开导

随着人类社会的发展，疾病谱日益发生变化，医学模式也相应地从生物医学向生物－心理－社会医学模式转变。由生活、精神、环境因素导致的多因素疾病成为现代社会的主要疾病谱群，这类疾病往往难以找到疾病产生的直接因素，而是多种因素相互影响、互为因果，并导致机体多系统代谢与调控失常。

心理活动与人体的气血运行有密切关系，既可以引起疾病又可以治疗疾病。颜红教授认为，在疾病的发生和发展过程中，心理因素所起的作用与心理治疗效果成正相关。正如《灵枢·本神》强调："凡刺之法，先必本于神。"叶天士《临证指南医案·郁》亦指出"郁证全在病者能移情易性"，强调了心理治疗对神志病的重要意义。

临床中，颜红教授注重对患者的心理疏导，使患者在服用药物的同时调整心态，在充分了解疾病的同时建立起战胜疾病的信心，更好地面对疾病，从而积极配合医者治疗，加强治疗的依从性。例如首先"告之患者以其败"，指出其致病的主要原因，加强与家人及亲友的沟通，以收到事半功倍的效果；其次，"语之以其善"，帮助患者正确认识事物，使其找到生活平衡点；再次，"导之以其所"，告诫其家属和亲友，给患者多些关爱，使患者病情好转；最后，"开之以其所苦"，帮助患者树立信心，鼓励其从不良的精神状态中解脱，真正地战胜疾病。

（三）"三位一体"特色疗法

颜红教授遵循中医形神合一、整体观念等理论，经过不断深入探索研究和临床实践创新，首创"针灸－中药敷贴－离子导入"三位一体综合疗法治疗神志病。本疗法继承和发扬传统中药、针灸治疗手段，并结合现代物理疗法新技术，对治疗神志病、防治亚健康状态具有深远的实践意义和广阔的应用前景。

颜红教授认为，抑郁、失眠、焦虑等神志病是精神紧张、心理压力大、不良生活习惯、体质、社会环境等诸多因素造成脏腑功能紊乱，气血运行失常，形不养神，神不摄形，形神不能互养，两者互为因果，恶性循环的结果。机体内在稳态被破坏，因涉及各系统功能失调，故采用"针灸－中药敷贴－离子导入"三位一体综合疗法，实现多方位、多层次、多靶点调节，达到改善体质、调摄精神和改善生存质量的目的。

1. 针灸——调理脏腑、平衡阴阳

针灸治疗中取督脉要穴百会升调阳气、健脑宁神，印堂亦属督脉，二穴合用调节督脉经气，以达到调神的目的。配以神庭、四神聪、内关、神门、足三里、三阴交等穴，共奏调理脏腑、平衡阴阳之功。

现代临床研究证实，针刺足三里、三阴交、关元、百会穴，可显著改善慢性疲劳综合征患者的临床症状，调节患者异常的体液免疫和细胞免疫，可增强中老年人低下的免疫功能。实验研究表明，电针足三里可提高正常大鼠和免疫抑制大鼠的细胞免疫功能和红细胞免疫黏附功能。针灸三阴交能提高脾阳虚家兔 T 淋巴细胞转化率和红细胞 C3b 受体花

环率。

2. 中药敷贴——疏肝理气、安神定志

自制解郁贴敷贴于双手劳宫穴，方用郁金、丹参、磁石等，以疏肝解郁、镇惊安神。劳宫穴为手厥阴心包经之荥穴，具有安神宁心、镇惊治癫的作用。

3. 离子导入——透皮吸收、安全有效

以直流电离子导入机将敷贴药物有效成分通过穴位、经络途径，快速透皮吸收，调节机体内环境及各脏腑系统功能。

中医学注重人体的功能反应状态，应用调整阴阳、扶正祛邪的治疗理念，善于运用综合调理的方法以补偏救弊，调节平衡，以多靶点、多途径的整合调节作用达到治疗目的。目前国内外学者倡导综合疗法，三位一体综合疗法秉承这一理念，具有改善抑郁、焦虑及多系统亚健康临床症状的优势，还可提高患者的免疫功能，安全无副作用，临床值得推广应用。

（四）研发协议处方，辨证辨时

颜红教授治疗神志病以经方为主，辨证论治，遣方用药，灵活加减，经过探索研发了系列协议处方，由医院煎药室制成统一规格院内成方，根据患者具体情况辨证辨时服用，白天重在调神，夜间重在安神，其简便廉效的特点使其在临床中得到广泛应用。

1. 虑烦方——清热除烦

组成：柴胡、淡豆豉、栀子、远志等。焦虑症是一种常见的心理障碍，随着社会竞争压力增大，生活工作节奏加快，焦虑症发病率有逐年上升趋势。对于本病的治疗不仅成为精神科也成为临床许多学科的研究热点。广泛性焦虑障碍（GAD）是临床常见的焦虑症类型，它以慢性焦虑为特征，容易复发，难以自愈，严重影响了患者的生活质量。

中医理论认为，焦虑症属情志疾病范畴，辨病为郁病，总因思虑劳倦，内伤心脾，以致血不养心或心肾不交而发病。《素问·举痛论》中有"思则心有所存，神有所归，正气留而不行，故气结矣"的论述。焦虑症因情致病，因郁伤身，《古今医统大全·郁证门》曰："郁为七情不舒，遂成郁结，既郁之久，变病多端。"这些均说明了情志与脏腑密切相关。颜红教授经过长期临床观察也发现焦虑症病久常出现心、脾、肝、肾亏损的症状，与目前西医学认为精神心理调节失调可出现内脏自主神经系统紊乱、内分泌免疫系统失调相一致。

方中柴胡、栀子、豆豉为君药，疏肝清心除烦；远志、磁石、首乌藤、生龙齿为臣药，宁心潜阳安神；茯苓、枳壳宽中理气健脾，百合、生地黄、赤芍、白芍滋阴清热、养血柔肝，牡丹皮、莲子心、黄连清热，共为佐药。全方共奏疏肝理气、清心除烦之效。

2. 畅郁方——疏肝理气

组成：柴胡、白芍、炒枳壳、甘草等。抑郁症是一种危害全人类身心健康的情感性疾病，以显著而持久的心境低落为主要特征的综合征，其具有高患病率、高复发率、高致残率及高自杀率等特点。随着现代社会工作、生活压力逐渐增加，抑郁症的发病率在逐年上升，并越来越受到重视。

肝主疏泄，性喜条达，经脉布胸胁。肝的疏泄功能失常，肝气郁结，经脉气机不畅，则见情绪不宁、郁闷烦躁、胸部胀满、胁肋胀痛等症。木不疏土，则见脘闷嗳气、不思饮

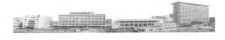

食、大便不调。肝郁日久而化火，则可见性情急躁易怒、口苦而干、舌红苔黄、脉弦数。肝火上炎则头痛、目赤、耳鸣。肝火犯胃，则可见嘈杂吞酸。正如《丹溪心法·六郁》中指出："气血冲和，万病不生，一有怫郁，诸病生焉，故人身诸病，多生于郁。"

本病以疏肝理气为大法。方中用柴胡疏肝解郁，为君药；白芍养血柔肝，缓急止痛，为臣药；枳壳理气疏肝，助柴胡以解肝郁、理气行滞，为佐药；甘草兼调诸药，亦为使药之用。方中重用白梅花，意在疏肝解郁、提升阳气。诸药相合，共奏疏肝理气、养血止痛之功，使肝气条达，血脉通畅，营卫自和，痛止而寒热亦除。

3. 定神方——化痰开窍

组成：青礞石、生龙骨、生牡蛎、大黄、黄芩、莪术等。精神障碍在中医学属癫病的范畴。癫病是以沉默痴呆、语无伦次、静而多喜为特征。其病因病机大抵不外乎阴阳失调，情志抑郁，痰气上扰，气血凝滞。《丹溪心法·癫狂》认为"癫属阴，狂属阳……大率多因痰结于心胸间"，提出癫狂与"痰"有密切关系。又如《论治要诀·癫狂》说："癫狂由七情所郁，遂生痰涎，迷塞心窍。"《临证指南医案·癫》说："狂由大惊大恐，病在肝胆胃经，三阳并而上升，故火炽则痰涌，心窍为之闭塞。癫由积忧积郁，病在心脾包络，三阴蔽而不宣，故气郁则痰迷，神志为之混淆。"以上皆说明癫病病因病机与痰有关。

癫病多为情志不遂所致，肝气郁结，脾气不升，气郁痰结，阻蔽神明，导致表情淡漠，神志痴呆，不思饮食，舌苔腻，脉弦滑。所欲不遂，思虑过度，肝气郁结，损伤心脾，心虚则神耗，脾虚则不能化生气血，所以心神失常，神无所主，导致精神异常。

颜红教授根据临床经验研发定神方治疗精神分裂症或伴有精神病性症状的抑郁症疗效显著。本方重用青礞石坠痰下气，平肝镇惊；龙骨、牡蛎两药搭配可镇静安神，龙骨入肝敛魂，收敛浮越之气，牡蛎入肝，有平肝潜阳、益阴之功；佐以大黄攻下泻火、活血化瘀；黄芩泻实火，除湿热。全方化痰开窍、活血化瘀，治疗癫病实证者往往能达到效若桴鼓之功。

（五）发挥中医优势，中药干预减副增效

目前广泛应用于临床治疗精神类疾病的西药，包括抗抑郁药、抗焦虑药、抗精神病药及镇静催眠药等，虽然一线用药具有良好的药代学、药效学特点，疗效肯定，但其常见的不良反应及长期服用后产生的副作用也困扰着患者。颜红教授在积累多年内科诊治经验的基础上，提出中药干预减副增效理论，辨证论治，提高西药疗效，减轻或预防西药常见的不良反应及副作用，使患者治疗的依从性大大提升。颜红教授强调中西医结合治疗神志病，师古而不泥古，优化治疗方案，体现个体化治疗。

女性激素失调：精神科药品，尤其是典型的抗精神病药物或非典型的抗精神病药皆可导致内分泌系统不良反应，女性患者表现为月经周期异常、溢乳、体重增加等。目前认为，不良反应源于抗精神病药物所致高泌乳素血症。颜红教授认为责之肝肾不调，气郁痰阻，兼有瘀血，针对此类情况，治疗主症的同时加入炒麦芽、桔梗理气回乳，益母草、红花、三棱、莪术等活血化瘀。若长期月经未至，则为肝肾不足，予熟地黄、山萸肉等少佐活血化瘀药，滋补肝肾、补而不滞。对于内分泌紊乱导致的燥热汗出症状，则为气阴两虚，给予益气养阴敛汗之品。

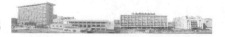

锥体外系反应：锥体外系是人体运动系统的组成部分，其主要功能是调节肌张力、肌肉的协调运动与平衡，当服用抗抑郁药、抗精神病药导致多巴胺减少或乙酰胆碱相对增多时，则可出现胆碱能神经亢进的症状，出现肌张力增高、面容呆板、动作迟缓、肌肉震颤、流涎等类帕金森样症状、急性肌张力障碍、静坐不能、迟发性运动障碍等，即锥体外系反应。针对肌张力增高，筋惕肉𣊬，颜红教授认为肝脾不和，善用芍药、甘草酸甘化阴、调和肝脾，有柔筋缓急之效；针对震颤、口颊综合征、流涎等类帕金森样症状，辨证为肝风内动，遵循"治风先治血，血行风自灭"原则，予以镇肝息风加虫类药、活血药以搜剔脉中风疾，缓则治本；考虑"脾开窍于口，其华在唇，在液为涎"，予温阳化饮、健脾利湿之法，方用苓桂术甘汤加减。

胃肠道反应：胃肠道反应为抗抑郁药物最常见的不良反应，严重影响患者的治疗依从性，患者在服药初期多表现为不耐受的恶心呕吐、纳差、口干口苦、便秘、腹泻等。颜红教授重用降逆和胃、理气健脾之法以改善胃肠道副反应，如代赭石、柿蒂、良姜等，培土固本，标本兼顾。

（六）随访机制

神志病的复发率较高，且易受社会环境、不良应激事件影响，故加强患者宣教、制定随访机制也是诊疗单元的重要部分。颜红教授通过"心的家园"患友会、卫生主题日宣传、社区讲课等形式指导患者怡情养性、修养身心，以保持情绪舒畅，提高依从性，减少复发。

颜红教授将自己数十年的经验提炼为神志病诊疗单元向基层医院进行推广，获得了满意的临床疗效，通过讲座、联络会诊等方式提高综合医院对于神志病的识别率，提升基层医院医师对于神志病的诊疗水平。这种保持中医优势，突出中西医结合，安全、无毒副作用的综合治疗方案填补了天津市中西医结合治疗神志病的空白。

二、神志病治疗经验

1. 抑郁症

抑郁症是一种常见的心境障碍，可以由多种原因引起，主要临床特征是显著而持久的、与处境不相称的心境低落，具有典型的三低症状。

在中医学中，抑郁症属情志疾病中的"郁证"范畴。一般认为，因情志所伤而致肝失疏泄，脾失运化，心神失养，主要以肝、脾、心受累及气血失调所致。临床表现为情志抑郁，易怒易悲，胁肋疼痛，胸闷而善太息，或嗳气，脘腹胀满，脉弦。以"气郁"最为多见，病位主要在肝，因此，疏理气机是中医药治疗抑郁症最根本的治疗原则。

颜红教授自拟疏肝解郁方，以疏肝理气解郁为大法，临床治疗肝气郁结型抑郁症，屡获佳效。根据个体差异，在此治法基础上各有侧重，初期抑郁症以邪实为主，予化痰、清热、化瘀，后期虚实夹杂，顾护中焦脾胃、养血柔肝。治疗产后抑郁以疏肝养血为主，而老年性抑郁则注重疏肝固本为先。

2. 焦虑症

广泛性焦虑障碍是临床常见的一种精神障碍类疾病，属于焦虑障碍的一种亚型，临床表现为显著而持续的紧张不安，担忧、恐惧及过分警觉，但是缺乏具体而明确的对象，常伴有植物神经功能亢进，消化系统症状如口干、吞咽困难、胃部不适等，心血管系统症状

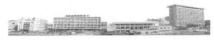

如心慌、心悸，其他诸如多汗、呼吸困难、失眠、尿频尿急、性功能减退等症状。

颜红教授认为，焦虑症发病多因情志不遂，导致肝气郁结，郁久化火，上扰心神，临床常见情绪不宁、焦虑心烦、急躁易怒、胸胁胀痛、头晕、耳鸣等症状，以气郁化火为主，病位主要在肝和心。自拟清热除烦汤用于临床治疗广泛性焦虑障碍，显示出良好的临床疗效。

清热除烦汤疏肝解郁、泻火安神、清心除烦，其中柴胡疏肝解郁，生龙骨、生牡蛎镇惊安神，生栀子、淡豆豉清热除烦，共奏疏肝泻火、清心除烦之功。

3. 精神分裂症

精神分裂症多表现为精神抑郁，表情淡漠，沉默痴呆，语无伦次，喃喃自语，静而少动，多疑善虑，秽洁不知，甚或妄见、妄闻、妄想等，可有不同程度认知功能障碍。在中医学中属癫病范畴，多由七情内伤，致使气滞、痰结、血瘀或先天遗传致虚与脑神异常所致，以脏气不平，阴阳失调，神机逆乱为病机关键。

颜红教授自拟的化痰开窍方效果颇佳。该方重用青礞石，咸能软坚，为祛顽痰之要药，兼可平肝镇惊，治顽痰胶结，咳逆喘急，癫痫发狂，烦躁胸闷，惊风抽搐；黄芩能清理胃中邪热；大黄能荡涤胃中有形之质；沉香为点睛之笔，既能纳气归肾，又能疏通肠胃之滞，肾气流通则水垢不留，而痰不再作，且使礞石不黏着于肠，二黄不伤及于胃，一举而三善备；加以菖蒲、郁金、远志化痰开窍；胆星、浙贝母、半夏皆为化痰药，根据临床辨寒热而有所侧重；茯苓、百合合用为安神之常用药；莲子心清心安神，交通心肾；颜红教授认为痰郁日久必有血瘀，故每见病症日久者必酌情加活血药，佐鸡血藤化络中之瘀，该药苦而不燥，温而不烈，行血散瘀，较为和缓。

4. 失眠症

失眠在临床较为常见，主要表现为入睡困难，或睡而易醒，醒后不能再睡，重则彻夜难眠，连续4周以上，常伴有多梦、心烦、头昏、头痛、心悸、健忘、神疲乏力等症状。病情有轻有重，轻者入睡困难，睡而易醒，醒后不能再睡，也有时寐时醒的，重者可彻夜不能入寐。失眠多由脾胃失调、心肾不交、肝失疏泄等脏腑失调，导致阳盛阴衰，阴阳失交，病位在心，同时与肝、脾、胃、肾等脏腑关系密切。治疗当以补虚泻实、调整脏腑阴阳为原则，泻其有余，补其不足。

颜红教授治疗失眠，自拟养心安神汤，重用酸枣仁、柏子仁养心安神，一则止心悸，二则安神助眠，正如柯琴云："凡果核之有仁，犹心之有神也。清气无如柏子仁，补血无如酸枣仁，其神存耳！"丹参清心活血，除烦安神；五味子敛心气，补肾阴，安心神，使心肾相交；合欢皮、五味子、夜交藤三味药为治疗心肾不交之失眠最常用的组合，交通心肾，养心安神；柴胡、菖蒲、郁金行气解郁化痰；茯苓、百合注重宁心安神，远志、龙眼肉加强安神之功；煅磁石、紫石英镇惊安神，温肾助阳，治心悸怔忡。此方重用各类安神药，性平，因此适用于各种心失所养之心悸、失眠多梦证，随证辨寒热虚实再行加减。

医案选介

一、焦虑症

阎某，男，63岁，退休，2016年1月19日初诊。

主诉及病史：精神烦闷，焦虑心烦，多思多虑伴失眠2月余。2个月前因情志不遂而致焦虑心烦，未予重视，近日症状逐渐加重，遂来我科就诊。患者现精神烦闷，急躁易怒，多思多虑，纳差，食后胃胀，呃逆，二便可，寐欠安，舌暗红苔薄黄，脉弦。

既往体健，否认家族史。

精神科检查：意识清晰，定向力完整，接触可，仪表正常，感知正常，注意力下降，思维顺畅，记忆力下降，智力正常，自知力完整，情感焦虑，未引出幻觉妄想，无自杀、自伤行为。

西医诊断：焦虑症。

中医诊断：郁病。肝郁化火。

治法：疏肝解郁，清心安神。

处方：淡豆豉10g，栀子15g，陈皮10g，枳壳10g，厚朴15g，半夏30g，鸡内金30g，焦槟榔10g，莱菔子30g，柴胡10g，当归10g，柿蒂10g，赤芍10g，竹茹6g，煅赭石30g，铁落花30g，丹参30g，瓜蒌20g，香附10g，鸡血藤30g。10剂，日1剂，水煎服，早晚分服。

二诊：2016年1月30日。患者服药后症状较前缓解，焦虑心烦减轻，未发胃胀、呃逆，仍食欲差。舌暗苔白，脉弦。

前方去柿蒂，加焦神曲10g，代代花10g，继服14剂。

三诊：2016年2月13日。患者诸症基本消失，纳寐均可，时有心烦可自行缓解。

【按】该患者病机为肝气郁结，肝郁乘脾，日久化火，颜红教授治以清热除烦、解郁安神，随证加味，患者病情很快明显好转。《伤寒论·太阳病脉证并治》中提出："发汗吐下后，虚烦不得眠，若剧者必反复颠倒，心中懊恼，栀子豉汤主之。"此证的症状表现为明显的烦躁不安，"虚烦不得眠""反复颠倒，心中懊恼""心烦腹满，卧起不安""微烦"，栀子豉汤虽仅有两味药，但栀子苦寒，既可清透郁热、解郁除烦，又可导火下行；淡豆豉气味皆轻，既能清表宣热，又能和胃降气。两药相伍，既宣且降，可清宣胸膈郁热，为治疗虚烦不寐的良方。

二、精神分裂症

楚某，女，40岁，职员，2015年2月9日初诊。

主诉及病史：凭空闻声，伴咽堵、口苦半年余。患者半年前因压力及情志不舒而出现情绪不稳定，易激惹，易怒，凭空闻声，自觉有人与自己说话，评论自己，时辱骂自己，行为怪异，其家属随即将其送往当地精神专科医院就诊，诊断为躁狂型精神分裂症，予丙戊酸钠、喹硫平、佳静安定等药物至今，患者凭空闻声略有缓解，但仍敏感多疑，咽堵，咯白痰，月经延期，故寻求中药治疗。现患者表情淡漠，时急躁，凭空闻声，敏感多疑，咽堵，有痰，口苦，手麻，夜寐尚可，大便干，纳可，舌暗苔白腻，脉弦。

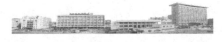

既往体健，有精神病家族史。

精神科检查：意识清晰，定向力完整，接触被动，不修边幅，感知正常，注意力下降，思维迟缓，记忆力下降，智力正常，自知力部分存在，情感敏感多疑，评论性幻听，无自杀、自伤行为。

辅助检查：心电图示正常心电图。

西医诊断：精神分裂症。

中医诊断：癫病。痰气郁结。

治法：清热化痰，重镇安神，活血化瘀。

处方：青礞石30g，菖蒲10g，郁金10g，厚朴15g，半夏30g，胆星10g，浙贝母15g，柴胡10g，生龙骨、牡蛎各30g，桔梗10g，玉蝴蝶6g，龙胆草10g，牡丹皮10g，夏枯草10g，浮小麦30g，大枣3枚，鸡内金30g，火麻仁30g，酒大黄15g。7剂，日1剂，水煎服，早晚分服。

二诊：2015年2月16日。患者服药后幻听减轻，咽堵好转，月经未至，舌暗苔白腻，脉弦。

继服前方去鸡内金，加鸡血藤30g，冬瓜子30g，以活血化瘀、清热化痰。

服药期间时发胸闷憋气，考虑痰气阻于胸，予瓜蒌、木香等宽胸行气化痰。患者服药3个月后未再发凭空闻声，月经正常。服药5个月后能问答切题，沟通顺畅，已恢复工作。

【按】该患者初诊时凭空闻声、易怒、易激惹，行为举止怪异，诊断为精神分裂症，中医属狂病范畴，预后较差。在治疗过程中，颜红教授以礞石滚痰丸合甘麦大枣汤为主方，降火逐痰，养心安神，随症酌加宽胸、化痰之品，临床症状改善较快，疗效令人满意。

三、抽动-秽语综合征

陈某，女，15岁，学生，2013年4月17日初诊。

主诉及病史：四肢抽动，亵词秽语，易激惹间作2年余。患者2年前无明显诱因出现亵词秽语，四肢抽动，频繁眨眼、耸肩，易激惹，注意力不集中，吐涎。辗转就诊于多家医院，行脑电图及头颅CT检查均未发现异常，确诊为抽动-秽语综合征，因治疗效果不佳，遂来就诊。现症：亵词秽语，频繁眨眼、耸肩，时四肢不自主抽动，易激惹，甚至打人毁物，注意力不集中，记忆力下降，吐白色涎沫，胸闷憋气，胃脘疼痛，泛酸，纳寐可，二便调。舌红苔薄黄，脉弦滑。

既往体健，否认精神疾病家族史。

精神科检查：意识清晰，定向力完整，接触可，仪表正常，感知正常，注意力下降，思维顺畅，记忆力下降，智力正常，自知力部分存在，情感急躁易怒，未引出幻觉妄想，激惹行为。

西医诊断：抽动-秽语综合征。

中医诊断：抽动症。痰火扰心，肝风内动。

治法：化痰平肝，安神清热。

处方：煅青礞石30g，清半夏30g，茯苓30g，生龙骨30g，生牡蛎30g，鸡血藤30g，百合 30g，浮小麦 30g，石菖蒲 10g，郁金 10g，柴胡 10g，远志 10g，胆南星 6g，大枣 3枚。28 剂，日 1 剂，水煎服，早晚分服。

二诊：2013 年 5 月 16 日。服药后秽语、吐涎、狂躁易怒及四肢抽动较前均减轻，偶觉周身乏力，头胀，纳寐可，二便调。舌淡暗苔薄白，脉弦。

前方加莲子心 6g，薄荷 10g，黄连 10g，沉香 5g，继服 14 剂。

三诊：2013 年 5 月 25 日。四肢抽动、眨眼、耸肩等均进一步改善，急躁易怒、秽语减轻，头晕头胀缓解，注意力较前明显集中，纳可，二便可。舌红苔薄黄，脉弦。

继服前方，随症加减，5 个月后症状基本消失，随访半年未复发。

【按】颜红教授认为本病主要病因为脾虚肝旺，脾虚生痰，肝旺生风，致痰浊流窜或上扰，故见肌肉抽动、衮词秽语。自拟化痰开窍方，方中重用化痰之品，辅以平肝、安神、清热之法。诸药相合，相得益彰，共奏消痰浊、疏气机、通清窍之效。此外，颜红教授亦注重心身同治，重视强调个体和环境之平衡，嘱家长为患儿营造宽松温馨的家庭生活环境，避免其承受过重的学习压力，鼓励患儿适当放松，可行健身运动、聆听音乐等方式改善精神紧张，并嘱注意培养患儿健康的生活习惯，按时作息，饮食均衡，故取得满意的临床疗效。

四、躯体形式障碍

刘某，女，61 岁，退休，2016 年 11 月 25 日初诊。

主诉及病史：周身不适伴焦虑心烦，失眠间作 5 年余，加重 1 个月。患者 5 年前开始每遇事之后便出现焦虑心烦、多思多虑、周身不适、难以名状、失眠等症状，曾就诊于某医院，服用中药汤剂，情绪略有改善，但兴趣较低，平素自服舒乐安定缓解睡眠，近 1 个月因情志刺激而出现症状加重，前来就诊。现患者焦虑心烦，紧张恐惧，自觉自左脚至全身蚁行感，后背发凉，时有胸闷、憋气、心悸、气短，纳少，夜寐欠安，入睡困难，二便可，注意力不集中。舌暗苔少，脉弦涩。

既往冠心病史 20 余年，现服扩冠药物，症状较平稳。

精神科检查：意识清晰，定向力完整，接触被动，仪表正常，感觉敏感，注意力下降，思维顺畅，记忆力下降，智力正常，自知力完整，情感焦虑心烦，未引出幻觉妄想。

西医诊断：躯体形式障碍。

中医诊断：郁病。气滞血瘀。

治法：疏肝理气，活血化瘀。

处方：丹参 30g，降香 10g，柴胡 10g，鸡血藤 30g，陈皮 10g，枳壳 10g，香附 10g，肉桂 6g，瓜蒌 20g，薤白 10g，半夏 30g，莱菔子 30g，酸枣仁 30，柏子仁 10g，五味子 10g，首乌藤 30g，浮小麦 30g，大枣 3 枚，生龙骨 30g，生牡蛎 30g。10 剂，日 1 剂，水煎服，早晚分服。

二诊：2016 年 12 月 8 日。患者心烦、紧张不安、胸闷憋气减轻，时有心悸，气短，后背痛，咽干，纳可，早醒，二便可，舌暗苔少，脉弦涩。心电图示偶发室性早搏。

前方加炙甘草 10g，紫贝齿 30g，继服 14 剂。

三诊：2016 年 12 月 23 日。患者未发胸闷、心悸等症，时有心烦，两肩部时有紧张感，夜寐安，舌暗苔薄白，脉弦涩。

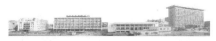

前方去宽胸理气、安神药，加葛根 30g，络石藤 30g，白芍 30g，甘草 6g，以活血舒筋、柔肝缓急，治疗 3 个月后症状基本消失。

【按】该患者病史较长且未系统治疗，因情志刺激，肝气郁结，气机不畅，血行瘀滞，日久神伤。颜红教授注重辨证论治，根据"气郁神伤"理论，疏肝理气、活血化瘀同时加安神之品，从而形与神俱，形神合一。

五、老年抑郁症

王某，男，72 岁，退休，2015 年 3 月 5 日初诊。

主诉及病史：情绪低落伴心烦，周身不适半年余。患者平素性格内向，半年前丧偶后逐渐出现情绪低落，悲观自责，家属带其于某医院就诊，考虑抑郁症，予抗抑郁西药治疗，但患者自觉服用西药后胃脘不适，故未坚持治疗，症状逐渐加重。为进一步系统诊治，遂来就诊。现患者神清，情绪低落，悲观自责，心烦紧张，周身不适，胸胁满胀，腰酸背痛，纳差，夜寐欠安，早醒多梦，小便清冷，大便不畅。舌暗淡苔白，脉沉弦。

既往高血压病史 30 年，冠心病病史 20 余年，慢性胃炎病史 8 年，否认精神病家族史。

精神科检查：意识清晰，定向力完整，接触被动，仪表正常，感觉敏感，注意力下降，思维迟缓，记忆力明显下降，智力正常，自知力完整，情感低落，焦虑心烦，未引出幻觉妄想。

辅助检查：心电图示窦性心律，广泛导联 T 波低平。胃镜示慢性萎缩性胃炎，十二指肠溃疡。

西医诊断：老年抑郁症。

中医诊断：郁病。肾虚肝郁。

治法：固本疏肝。

处方：熟地黄 10g，山萸肉 10g，柴胡 10g，香附 10g，五味子 10g，杜仲 10g，枸杞子 10g，当归 10g，白芍 10g，枳壳 10g，合欢花 10g，牛膝 15g，石菖蒲 10g，郁金 10g，远志 10g，柏子仁 15g。7 剂，日 1 剂，水煎服，早晚分服。

二诊：2015 年 3 月 12 日。患者服药后夜寐好转，精神萎靡不振，周身不适减轻，胸胁胀闷缓解，纳食差，小便可，大便不畅，舌暗淡苔少，脉沉弦。

原方加鸡内金 30g，焦槟榔 10g，细辛 3g，生黄芪 30g，以健脾消食、振奋阳气，继服 14 剂。

三诊：2015 年 3 月 26 日。患者情绪较前平稳，心烦减少，未发胸胁胀满，纳可，夜寐好转，仍早醒，二便调。舌暗苔薄白，脉弦。

继服原方 1 个月后面露笑容，记忆力明显好转，自觉周身无明显不适。

【按】颜红教授认为，老年抑郁症病位在肝、肾。其病机特点为本虚标实，肾精亏虚为本，气机郁滞为标。肝肾同源，肝为木脏，肾为水脏，木生于水，其源于癸。母实则子壮，水涵则木荣，若水不涵木，则肝不得滋养而枯。肾阳不足，水中阳微，则五脏之阳不能发，从而导致肝阳虚，以致肝用难展，疏泄无权，而发郁证。治法应从肾论治，固本疏肝，体用并举。此方补肾调气，解郁安神，标本兼顾，使肾精得固，肝气条达，气机得畅，心神得安。

论　著

一、论文

颜红教授发表论文80篇，其中第一作者11篇，第二作者52篇，第三作者17篇，现择要列目如下：

[1] 沈莉，程坤，颜红．针刺配合音乐疗法治疗失眠86例．中国针灸，2002（10）：34.

[2] 杜元灏，李桂平，颜红，等．针刺治疗郁证的临床和基础研究．天津中医药，2004（2）：171.

[3] 李桂平，杜元灏，颜红，等．调神疏肝针法治疗抑郁症的临床疗效观察．天津中医药，2004（5）：382－385.

[4] 颜红．综合疗法治疗考试焦虑症的临床体会．天津中医药，2004（6）：511－513.

[5] 颜红．三位一体疗法治疗失眠症体会．中国中医药信息杂志，2004（12）：1108.

[6] 程坤，颜红，段可杰．针灸治疗抑郁症的临床与机理研究进展．中国针灸，2005（3）：77－79.

[7] 杜元灏，李桂平，颜红，等．调神疏肝针法治疗郁证的临床研究．中国针灸，2005（3）：7－10.

[8] 汪瑜菡，陈立伟，颜红．中药制剂与苯二氮卓类药物治疗焦虑症疗效及副反应的汇后分析．时珍国医国药，2006（5）：806－807.

[9] 黄立芳，颜红，陈清刚，等．高三教师心理健康水平与人格特征的相关研究．中国行为医学科学，2006（8）：732－733.

[10] 黄立芳，颜红，陈清刚，等．高三教师心理健康状况与人格特征的相关分析．中国临床心理学杂志，2006（5）：518－519＋522.

[11] 颜红，汪瑜菡，陈立伟．理气活血汤治疗慢性紧张性头痛的临床研究．辽宁中医药大学学报，2006（6）：9－10.

[12] 颜红，汪瑜菡，田菲．虑烦汤剂治疗广泛性焦虑障碍疗效观察．辽宁中医杂志，2007（1）：43－45.

[13] 颜红，段可杰，田菲，等．虑烦汤剂治疗广泛性焦虑障碍及对神经免疫系统影响的临床对照研究．天津中医药，2007（1）：38.

[14] 沈莉，颜红，冯辉．针药结合治疗广泛性焦虑症临床观察．上海针灸杂志，2007（3）：3－4.

[15] 程坤，沈莉，颜红．针刺为主结合心理疗法治疗惊恐障碍21例．中国中医急症，2007（5）：609－610.

[16] 姜艳，颜红．口服盐酸帕罗西汀引起口舌颊运动综合征例析．实用中医内科杂志，2007（3）：86.

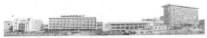

［17］沈莉，颜红．祛湿化痰法治疗抑郁症 33 例．新中医，2007（7）：66－67.

［18］汪瑜菡，颜红，陈立伟．自拟安神解郁汤治疗亚健康人群失眠临床观察．中医药临床杂志，2007（4）：367－368.

［19］沈莉，颜红．中医药治疗抑郁症的研究进展．辽宁中医药大学学报，2007（5）：43－45.

［20］沈莉，颜红．针刺配合耳压治疗失眠 135 例疗效观察．天津中医药，2007（5）：418.

［21］沈莉，颜红．电针配合认知疗法治疗抑郁症 68 例疗效观察．新中医，2008（1）：66－67＋8.

［22］程坤，颜红，段可杰．针刺为主综合治疗焦虑症 32 例疗效观察．针灸临床杂志，2008（6）：29－30.

［23］程坤，颜红，段可杰．自拟中药方对抑郁症治疗作用的观察．中医药临床杂志，2008（4）：375－376.

［24］张丽萍，颜红，侯冬芬．心身医学中医研究进展．天津中医药大学学报，2008（3）：206－208.

［25］张静，颜红．中西医结合治疗青少年精神分裂症伴边缘智力 1 例．现代中西医结合杂志，2009（12）：1418.

［26］沈莉，颜红．针药结合治疗失眠症临床观察．辽宁中医杂志，2009（7）：1208－1209.

［27］孔莉，颜红．解郁合剂联合氟西汀治疗抑郁症 50 例临床观察．中医杂志，2009（8）：699－701.

［28］颜红，沈莉，汪瑜菡．三位一体综合疗法对亚健康人群失眠干预效果对照研究．辽宁中医杂志，2009（11）：1909－1911.

［29］孙亚霜，颜红．栀子豉汤加味治疗焦虑症 50 例．湖南中医杂志，2009（6）：46－47.

［30］程坤，沈莉，颜红．龙胆泻肝汤加减治疗气郁化火型焦虑症 58 例．中医杂志，2009（12）：1127.

［31］黄立芳，颜红．针药结合治疗焦虑症 36 例．中医研究，2010（5）：70－71.

［32］沈莉，颜红．中西医结合治疗惊恐障碍 30 例临床研究．北京中医药，2010（8）：617－618.

［33］黄立芳，张新军，颜红，等．高三教师压力水平及与人格特质的关系．中国心理卫生杂志，2010（11）：878－879.

［34］杨建，颜红．从《金匮要略》中探讨甘草的使用方略．辽宁中医药大学学报，2011（4）：124－125.

［35］沈莉，颜红．中药穴位贴敷联合解郁合剂治疗肝气郁结型轻度抑郁症的疗效观察．新中医，2011（5）：112－113.

［36］李倩，颜红．古术"祝由"的起源及心理学意义．黑龙江中医药，2011（3）：14－15.

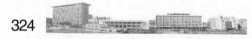

［37］杨建，颜红．抑郁症从肺论治．天津中医药，2011（3）：230－231.

［38］孔莉，颜红．解郁合剂配合认知行为疗法治疗卒中后抑郁疗效分析．天津中医药，2011（6）：459－460.

［39］杨建，高莹，颜红．从发病时间规律探讨抑郁症病位．上海中医药杂志，2012（2）：24－25.

［40］孔莉，颜红．针药结合治疗惊恐障碍50例．光明中医，2012（4）：748－750.

［41］周博，颜红．中西医结合治疗肝郁脾虚型抑郁症30例临床疗效观察．天津中医药，2012（4）：329－331.

［42］程坤，颜红，张军平．综合疗法治疗惊恐障碍30例临床疗效观察．天津中医药，2012（5）：443－444.

［43］刘延颖，满斌，颜红．中医心理治疗学渊源与中西医结合治疗心理疾患之展望．天津中医药，2013（8）：479－481.

［44］颜红．脑象图学及其临床应用．现代电生理学杂志，2013（3）：174－176.

［45］陈晓鸥，颜红．半夏厚朴汤联合电针治疗癔球症45例临床观察．中医杂志，2014（5）：408－411.

［46］杨建，高莹，颜红，等．浅论郁证从肺论治．辽宁中医杂志，2014（10）：2100－2101.

［47］袁卓，颜红．小胶质细胞活化及中药干预机制的研究进展．辽宁中医杂志，2015（2）：425－428.

［48］李鸿娜，颜红．中医药对抑郁动物模型海马结构影响的研究进展．世界中医药，2015（11）：1802－1805.

［49］颜红，纪宇．心身医学与中医"形神合一"论．天津中医药，2016（5）：285－287.

［50］纪宇，颜红，沈莉．"心主神明"的内涵与外延浅析．中医杂志，2016（10）：819－821＋837.

二、著作

［1］崔乃杰，石学敏．中西医临床急症学．北京：中国中医药出版社，1998.（颜红为编委）

［2］张露凡．中医内科护理．北京：中国医药科技出版社，1998.（颜红为编委）

［3］杜钰生，张庚扬．临床中医证治手册．天津：天津科技翻译出版公司，1999.（颜红为编委）

［4］李仲廉，华勇．慢性疼痛治疗学基础．北京：人民军医出版社，2003.（颜红为编委）

［5］赵建国．脑梗死．北京：人民卫生出版社，2006.（颜红为编委）

［6］张有寯．中国养生大全．北京：天津人民出版社，2007.（颜红为副主编）

［7］石学敏．针灸临床精要．香港：学术专业图书中心，2018.（颜红为编委）

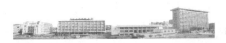

【整理者】

　　高雅　女，1986 年 2 月出生。医学硕士，毕业于天津中医药大学，现于天津中医药大学第一附属医院心身科任主治医师。

　　沈莉　女，1970 年 11 月出生。医学博士，硕士生导师，毕业于天津中医药大学，现于天津中医药大学第一附属医院心身科任主任医师、科主任。

马　融

名家传略

一、名家简介

马融，男，1956年3月7日出生，汉族，山东省章丘人，中国共产党党员，教授，主任医师，博士研究生导师，全国首位中医儿科学博士研究生，享受国务院政府特殊津贴专家，卫生部有突出贡献中青年专家，全国老中医药专家学术经验继承工作指导老师，天津市政府授衔"中医小儿神经内科专家"，天津市名中医，天津市教学名师，天津市优秀科技工作者，全国卫生系统职业道德建设标兵，全国卫生系统先进工作者，全国优秀医院院长，天津市五一劳动奖章获得者，天津市第二届十佳医务工作者。曾任天津中医药大学第一附属医院院长，兼任国务院学位委员会学科评议组成员，国家卫生和计划生育委员会儿童用药专家委员会副主任委员，中华中医药学会常务理事，中华中医药学会儿科分会主任委员、量效关系分会副主任委员，儿童肺炎联盟主席，世界中医药学会联合会儿科专业委员会副会长、中成药上市后再评价专业委员会副会长，国家药典委员会委员，国家食品药品监督管理局新药审评委员会委员，全国博士后管委会评审专家，中国中医药研究促进会医院管理委员会副主任委员，全国中医药高等教育学会儿科教学研究会副理事长等职。

二、业医简史

马融教授出生于天津中医世家，其父马新云教授是天津中医学院建院元老，母亲杨玉英女士是天津中医学院附属医院推拿科医生。"文革"期间，1969年天津中医学院与河北医学院合并，更名为河北新医大学，1970年全家随父搬往石家庄。他从小耳濡目染见证其父诊病的情景，了解中医诊疗的过程，体会到中医药神奇的疗效。1974年高中毕业后，马融到河北省赵县北中马公社东王庄大队插队落户，并担任赤脚医生。期间自己也学着用中医药方法给村民治病，但由于医学知识的匮乏，疗效总是不尽人意，因此想上大学系统学习医学知识的愿望十分强烈，这也是马融教授珍惜学习深造的原因。由于当时仍在"文革"中，上大学没有高考，只能靠推荐，为了能有更大的推荐概率，他想尽快返城。正巧，在1975年底有了第一次返城的机会，在全体村民的推荐下，他回到了石家庄，被分配到利华棉织厂当工人，三个月后因厂医务室缺人，考虑到他有当赤脚医生的经历，调到医务室担任厂医。"文革"结束后，1977年恢复高考，马融教授为首批考入河北新医大学中医系的学生。1982年毕业，获医学学士学位，被分配到河北中医学院附属医院从事儿科医疗工作。1984年考取天津中医学院儿科硕士研究生，师从李少川教授，1987年毕业获医学硕士学位；同年考取南京中医学院儿科博士研究生，师从江育仁教授，1990 年毕业获医学博士学位。毕业后被分配到天津中医学院第一附属医院工作，1996 年晋升为主任医师，1998 年晋升为教授，历任副主任、主任、副院长、院长。

在马融教授的学习、工作中，有两位教授对他帮助最大，一位是他的硕士生导师李少川教授。李老是儿科临床大家，经验丰富，疗效好，且在中成药研发中造诣颇深。马融教授在跟师学习期间，得到了李老的精心指点，深得真传，无论中医理论水平还是临床经验都得到了较大提高，特别是其继承李老在 1979 年创立的小儿癫痫专病门诊，一直延续至今，并不断发扬光大，得到全国同行的认可。李老是卫生部新药审评委员，在 1998 年成立国家药品监督管理局时，李老积极推荐马融教授担任评审委员，为他在以后的中药新药研发中所取得的成绩创造了良好条件。另一位是他的博士研究生导师江育仁教授，在学期间，江老鼓励他积极申报科研课题，并出思路、凝练创新点，使他在博士研究生期间中标江苏省教育厅、卫生厅两项课题，毕业时通过成果答辩，并获得江苏省卫生厅科技进步二等奖，为他以后从事科研工作打下了很好的基础。江老还注重在学术上栽培和提携他，在 1998 年全国中医儿科学会第三届委员会换届中，将马融教授从学会委员直接提拔为副会长（后改称副主任委员），奠定了其在全国中医儿科界的学术地位，也为他在 2009 年被推选为中华中医药学会儿科分会主任委员创造了条件。

三、主要贡献

（一）精研医术，提高疗效除病痛

马融教授在小儿癫痫、儿童注意缺陷多动障碍和抽动障碍、儿童铅中毒等脑系疾病，以及小儿肺炎、反复呼吸道感染等肺系疾病方面积累了丰富的临床经验。尤其是对小儿癫痫病的研究，马融教授在继承前贤思想的基础上，重视西医学理论的应用，注重创新与发展，提出了一系列创新的学术思想及观点。他首次提出小儿癫痫脑电图的虚证波、实证波和虚实夹杂波的新概念，建立了"从肾论治"小儿癫痫伴认知损害的学术思想，提出了"益肾填精"治疗大法，研发了中药院内制剂熄风胶囊和茸菖胶囊。临床应用近二十年来，取得了显著疗效。在控制或减轻癫痫发作的同时，可显著改善认知功能，提高注意力，增强记忆力，提高学习成绩，并以其无毒副作用、安全可靠的优势深受患者欢迎。他的专科门诊量与日俱增，病源广及北京、河南、山西、内蒙古、吉林等国内多个省市，以及美国、加拿大、日本、新加坡等国家，在保障儿童心身健康发展、促进家庭社会和谐稳定方面取得了较好的社会效益及经济效益。

在儿童注意缺陷多动障碍方面，马融教授提出了"髓海发育迟缓"病机理论，开展了益肾填精中药的临床疗效及神经生化机制研究；在抽动障碍方面，建立了多维阶梯式综合治疗方案，牵头开展了中医临床诊疗指南的修订；在小儿肺系疾病研究方面，通过开展小儿反复呼吸道感染中医治疗优化方案、中医"治未病"技术提高幼儿体质水平的研究，彰显了中医药在治疗儿科临床发病率高、影响大的肺系疾病方面的优势；并通过麻杏石甘汤治疗小儿肺系疾病的临床量效关系示范研究，探索儿科中药量效关系研究的思路和方法。

（二）科教并重，促进学科建设与发展

1. 科研方面

马融教授以小儿癫痫、多动症、抽动症等脑系病证，以及小儿肺炎、反复呼吸道感染

等肺系病证为主，主持或承担国家"重大新药创制"科技专项、国家"973"项目子课题、"十一五"国家科技支撑计划项目、国家自然科学基金等国家级项目10余项，省部级项目20余项，获省部级科技进步一等奖2项、二等奖8项、三等奖13项，所在团队在《中医杂志》《中华中医药杂志》等期刊发表论文200余篇，相关内容被多次引用。科研的创新与发展，有效地促进了学科建设，作为学科带头人，马融教授所在的天津中医药大学第一附属医院儿科为国家卫生部临床重点专科，国家中医药管理局"十一五""十二五"重点学科，国家中医药管理局"十五""十一五""十二五"重点专科，科技部重大新药创制儿科中药临床研究技术平台建设单位，中医儿科学国家级精品课程建设单位、国家精品资源共享课建设单位，天津市卫生局中医药儿科脑病重点研究室。

（1）科研获奖项目

①益肾填精法治疗小儿脑病的研究，获2012年天津市科学技术进步一等奖，第1名。

②益肾填精法治疗小儿癫痫伴认知障碍的研究，获2015年中国中医药研究促进会科技进步一等奖，第1名。

③熄风胶囊治疗小儿癫痫强直－阵挛性发作的研究，获2004年天津市科学技术进步二等奖，第1名。

④茸菖胶囊抗痫益智作用及其神经生化机制的研究，获2011年中华中医药学会科学技术进步二等奖，第1名。

⑤小儿反复呼吸道感染证候规律及中医药治疗方案规范研究，获2013年中华中医药学会科学技术二等奖，第1名。

⑥"肝肾双排法"治疗儿童高铅血症及拮抗神经损害的机制研究，获2012年中华中医药学会科学技术二等奖，第1名。

⑦中医儿科学立体化教学模式的构建与实践，获2009年第六届高等教育天津市级教学成果二等奖，第1名。

⑧熄风胶囊治疗小儿癫痫强直－阵挛性发作的研究，获2003年中华中医药学会科技进步三等奖，第1名。

⑨抗痫增智颗粒治疗小儿癫痫伴智力低下的研究，获2009年天津市科学技术进步三等奖，第1名。

⑩益肾填精法治疗儿童多动症及其神经生化机制研究，获2009年获天津市科学技术进步三等奖，第1名。

⑪益肾填精法治疗儿童多动症及其神经生化机制研究，获2009年中华中医药学会科学技术三等奖，第1名。

⑫小儿反复呼吸道感染证候规律及中医药治疗方案规范研究，获2012年天津市科学技术进步三等奖，第1名。

（2）承担的国家级科研项目

①中药复方对发育期大鼠惊厥性脑损伤神经保护作用的分子机制研究，国家自然科学基金项目，项目负责人。

②基于BDNF/ERK信号通路研究中药复方改善幼年大鼠癫痫后认知障碍的突触可塑性机制，国家自然科学基金项目，项目负责人。

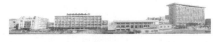

③肝肾双排法对染铅大鼠驱铅效应及拮抗海马损害的机制研究，国家自然科学基金项目，项目负责人。

④基于 DHEA 抗 NMDA 受体活化途径研究茸菖胶囊对雌激素诱导月经性癫痫的干预机制，国家自然科学基金项目，项目负责人。

⑤益肾填精对发育期大鼠惊厥性脑损伤神经保护作用的自噬调控机制研究，国家自然科学基金项目，项目负责人。

⑥以量效关系为主的经典名方相关基础研究 – 基于临床评价的经方量效关系研究——麻杏石甘汤治疗小儿病毒性肺炎的量效关系研究，国家重点基础研究发展计划（"973"计划），项目负责人。

⑦暑热宁合剂治疗儿童急性上呼吸道感染暑湿兼寒证的临床前研究，国家重大新药创制"十一五"课题，项目负责人。

⑧儿科中药新药临床评价研究技术平台规范化建设，国家重大新药创制"十二五"课题，项目负责人。

⑨小儿反复呼吸道感染的中医药治疗优化方案研究，"十一五"国家科技支撑计划，项目负责人。

⑩基于信息挖掘技术的名老中医临床诊疗经验及传承方法研究·李少川学术思想及临床经验研究，"十五"国家科技攻关计划，项目负责人。

2. 教学方面

马融教授作为国家级精品课程及精品资源共享课负责人，注重教学改革，能够有效地将临床与科研成果转化为教学资源，充实教学内容，并注重利用现代化教育手段，提高学生自主学习能力。教学成果"中医儿科学立体化教学模式的构建与实践"获天津市市级教学成果二等奖。同时注重加强教材建设，主编普通高等教育"十一五"国家级规划教材《中医儿科学》、卫生部"十二五"规划教材《中医儿科学》、全国中医药行业高等教育"十三五"规划教材《中医儿科学》、中医中西医结合住院医师规范化培训教材《中医儿科学》、研究生教材《中医儿科学临床研究》、世界中医药核心课程教材《中医儿科学》等各类规划教材，主编和参编《儿科疾病中医药临床研究技术要点》《实用小儿癫痫病学》等教材及专著26部。培养中医儿科学博士后5人，博士研究生32人，硕士研究生62人。

（三）心怀仁慈，待患者如至亲

马融教授不但有精湛的医术，而且有高尚的医德，在群众中享有崇高的声望。他常怀"见彼苦恼，若己有之"感同身受的心，不问其贵贱贫富，不论关系远近，不管其聪慧愚笨，都一视同仁，皆如至亲之想。马融教授常发大慈恻隐之心，多次为患者破例加号，为患者免费诊治、免费煎药、赠送名贵药材，甚至为外地患者邮寄药物，不一而足，举不胜举。马融教授常拥责任心、耐心及诚心，动之以情，晓之以理，耐心地为患者服务，主动与患者交心，深受患儿及家长的爱戴。

学术思想

一、抗痫增智治童痫

马融教授认为"肾精亏虚"为致痫之本，治宜益肾填精、豁痰息风，抗痫与增智并举。历代医家认为，痫病与风和痰关系最密切。风和痰不但为致痫之因，亦为痫作之症，临床抽搐表现实乃风动之象。如《素问·至真要大论》云："诸暴强直，皆属于风。"因风致痫者常由外感温疫之邪，化热化火，火盛生风，风盛生痰，痰盛生惊，发为惊风。惊风频发，未得根除，风痰相搏，扰乱神明，闭塞经络，续发为痫。正如《证治准绳》所云："惊风三发便为痫。"故治痫必息风。致痫之痰可分为有形之痰与无形之痰两类：有形之痰言发作中喉中痰鸣，口吐黏沫；无形之痰乃由神昏、抽搐之症测知。无形之痰使有形之痰阻于咽喉排出不畅；有形之痰阻碍气机，滞其升降出入之路，加重无形之痰所致神昏、抽搐。因而痰浊内伏为小儿痫证的主要因素，故有"无痰不作痫"之说，治痫必豁痰。痰和风又相互影响，相互为害，风盛可以生痰，阻滞气机，蒙蔽清阳，加重神昏之症；而痰浊郁久化热化火又可生风，加重抽搐发作。痫证之抽搐，有须臾自解、搐后如常的特点，与风善行数变、有动有静，痰气易聚易散、变化无常密切相关。因此，治痫必须豁痰息风并举，风平痰消，气机通畅，阴阳之气得以顺接，则痫可休止。

马融教授在继承李少川教授"从脾论治癫痫"学术思想的基础上，针对小儿癫痫反复发作及长期服用抗癫痫西药造成的认知功能损害问题，根据中医肾与脑的密切关系、小儿肾常虚的生理特点，经过多年临床实践及基础研究，提出"肾精亏虚"为其根本、气逆风动是其表现，主张益肾填精为主、抗痫增智并举，并逐步发展形成了"从肾论治"的理论体系及学术思想。

（一）肾与脑密切相关

肾藏精，主骨生髓，通于脑。肾中精气为各脏腑阴阳之根本，是促进生长发育的重要物质。脑为髓之海，亦为"元神之府"，统御着人的记忆、认知、思维、智力、意志功能活动，以肾精之奉养为根本。肾与脑通过督脉和足太阳膀胱经相互沟通，"肾－督脉－脑"构成了人体的"生命线"，主宰人体的精气转输、阴阳升降及生理活动。肾精化生之髓及命门之火所化真气，通过督脉上充于脑，以成脑神之用。肾与神志密切相关。肾藏志，肾志是对神志活动的高度概括，具体体现为作强和伎巧，赖于精足髓充骨健，以成脑神为用。

（二）小儿"肾常虚"的生理特点

小儿具有"肾常虚"的生理特点。肾为先天之本、一身阴阳之根，肾中精气充盛是小儿脏腑功能成熟完善、精神意识正常活动的物质基础。肾气的生发是推动小儿生长发育、脏腑功能成熟完善的根本动力。若遇早产、产伤、遗传或癫痫反复发作等因素，均可使脑髓受损，肾精耗伤，髓空精耗，产生注意力不集中、记忆力减退、学习困难等认知损害。

（三）"肾精亏虚"为小儿癫痫伴认知障碍的主要病理基础，益肾填精为其治疗大法

肾精亏虚为致痫之本。先天禀赋不足、孕产损伤等因素均可致脑髓受损，脑失所养，

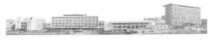

发为痫证；痫证反复发作，更易损伤脑髓，耗伤肾精，精损髓空，痫发难愈。肾为阴阳之根，肾精亏虚，阴阳失调，亦易发痫证。肾虚与风痰相互为患，加重癫痫。肾精亏损，髓海空虚，风痰易随逆乱之气乘虚上扰清窍而发痫证；肾精亏虚，气不化水，津液聚集为痰，上阻窍道，蒙蔽清阳，而作痫证。痫证久作，肾精亏虚、髓海失充或痰瘀阻窍，脑失所养，均可引起认知损害。因此，益肾填精、豁痰息风为治疗小儿癫痫的主要原则。

（四）痫证发展阶段不同，益肾填精与豁痰息风宜权其轻重

马融教授认为，"益肾填精、豁痰息风"为小儿癫痫的主要治疗法则，临床中应结合疾病发展不同阶段及不同发作类型的病机特点，遣方用药侧重不同。

如对癫痫发作频繁尚未控制者，或发作形式表现为强直-阵挛性发作、强直发作、阵挛性发作、肌阵挛性发作、痉挛性发作等，其病机特点为肾精亏虚、风痰上扰、痰瘀阻络，故在益肾填精基础上，侧重豁痰息风、化瘀通络以止痫。马融教授据此研制了熄风胶囊，组方特点：在紫河车益肾填精治痫之本，天麻、石菖蒲息风豁痰治痫之标的基础上，使用性善走窜之虫类药全蝎息风止痉、搜风剔痰逐瘀，"以动制动"，并配以川芎、郁金行气活血以助豁痰息风之力。

缓解期的治疗，由于癫痫反复发作及抗痫西药长期应用而致认知损害较突出，常伴注意力不集中、多动冲动、记忆力减退、学习困难、智力下降等表现；或患儿先天禀赋不足、脑发育不良、精神运动发育迟缓继发癫痫者，其病机主要为肾精亏虚、风痰留滞、脑窍失养，治疗着重益肾填精充髓，配以豁痰息风，以抗痫增智并举。马融教授据此研制了茸菖胶囊（原名抗痫增智胶囊），方中以鹿茸、菟丝子生精补髓；配石菖蒲辛温芳香、豁痰理气、开窍宁神，胆星豁痰开窍、清化热痰、息风定惊；清半夏、陈皮、茯苓健脾和中、燥湿化痰，以绝生痰之源；天麻、全蝎息风止痉，共奏抗痫增智之功。

二、益智宁神治多动

儿童注意缺陷多动障碍简称"儿童多动症"，是儿童时期较常见的精神行为障碍疾患，以注意力缺陷、多动、冲动、学习困难为主要表现。近来研究发现，随着年龄的增长，本病不但不会自然缓解，而且共患多种精神障碍的比例明显增加，因此日益引起医患双方广泛重视。本病隶属于中医学"躁动""失聪""健忘"等范畴。

马融教授认为，多动症与先天禀赋不足、营养不当、教育方法不正确及外伤等因素有关，并率先提出"髓海发育迟缓"的病机理论，认为病机关键为髓海发育迟缓，阴阳失调，阳动有余，阴静不足，病位主要在肾，可及心、肝、脾，临床采用"益肾填精、清心宁神"法治疗，取得了显著疗效。

中医理论认为，脑为"精明之府"，"灵机记性均在脑"，亦为"元神之府"，统帅五脏之神，因此小儿的注意力、学习能力、记忆力及智力等与脑的功能密切相关。而"脑为髓海"，大脑发育和功能正常与髓海的盈亏密切相关，髓海的充足与否直接影响脑的功能。髓充则脑力旺，反应灵敏；髓空则神无所依，记忆力欠佳。而髓之生本于肾，肾藏精，主骨生髓通于脑，且"志"与"伎巧"归肾所主，故肾中精气的盛衰，直接影响脑髓的充盈和发育。因此，肾-精-髓-脑之间密切相关，不可分割，而肾精是其中的根本所在。肾精亏虚，元神失养，可致学习困难、注意缺陷；若肾精亏虚，肾阴不足，水不涵木，肝阳偏旺，则可出现多动、冲动、任性、易怒、烦躁等症；若肾水无以制心火，心肾不交，则心火有余，心神被扰，可见心烦、急躁、兴奋等表现。马融教授根据小儿"肾常虚"的生理特点和肾－精－髓－脑之间的密切相关性，以及多动症患儿注意力及行为能力落后于实际年龄水平这一特点，结合中医及西医学理论知识，通过多年的临床实践，提出了"髓海发育迟缓致儿童注意缺陷多动障碍"病机假说，认为本病病位在脑，其本在肾，病机关键为"肾精亏虚，髓海发育迟缓，阴阳失调，阳动有余，阴静不足"，据此确立了"益肾填精、清心宁神"治疗大法，临床中采用《备急千金要方》中的"孔圣枕中丹"化裁，研制了益智宁神颗粒，取得了较好的疗效。本方君以甘咸而温的紫河车，取其益肾填精之妙。臣以甘、微温，入肝肾经之滋阴药熟地黄，针对阴静不足之症，兼有益精髓之效，可助紫河车益肾填精。石菖蒲、远志、黄连为佐药，石菖蒲入心经，舒心气，畅心神，怡心情，益心志；远志入肾经，可安神益智，祛痰，解郁治健忘；黄连苦寒，泻心肝之火，可反佐诸药之辛温。泽泻味甘淡而能渗泄，使土气得令而达养五脏之功，配熟地黄而泻肾浊，邪去则补药得力，为佐使之用。综观全方，平衡阴阳，协调脏腑功能，患儿诸症可除。

三、"肝肾双排"治高铅

铅是造成人体多系统损伤的重金属元素。儿童对铅接触途径多，易感性强，吸收率高，排泄率相对较低。由于铅是强烈的嗜神经毒物，小儿神经系统发育不完善，故铅对儿童的危害以神经毒性最为突出，也是最先表现，常见的有学习困难、认知能力下降、多动、冲动、注意力分散、记忆力下降和智力下降等。儿童铅中毒病因为铅邪，病位在肝肾，医家多从虚、瘀、毒、湿立论。马融教授根据小儿"肝常有余""肾常虚"的生理特点，结合儿童铅中毒神经损害的病理表现及铅在人体的代谢途径，认为本病病机关键在肝失疏泄、肝胆郁滞，肾气不足、气化失常。小儿"肝常有余"，铅邪内侵于肝，肝失疏泄，肝阳上亢，故见多动、冲动、急躁易怒；肝胆互为表里，肝失疏泄，胆汁分泌排泄不利，铅邪更易郁积于内，加重损害；肝失疏泄，气机不畅，气血津液代谢失常，易变生痰、瘀、湿等邪与铅邪共同为患，加重对机体的损害及气机的郁滞，形成恶性循环。小儿"肾常虚"，铅邪内侵于肾，更易致肾气不足，肾精化生乏源，髓海空虚，脑失所养，故见注意力不集中、学习困难、记忆力下降、智力下降等症；肾与膀胱相表里，肾气不足，气化失常，膀胱开阖失司，故影响铅邪的正常排泄。因此，马融教授首次提出疏肝利胆、补肾利水法，主张"肝肾双排"促进铅邪从胆－肠道及肾－尿道两条途径排泄，并据此研制出利胆补肾颗粒。其中柴胡、茵陈、大黄疏肝利胆，郁金解郁行滞，何首乌、枸杞子益肾填精，泽泻、土茯苓利湿泻浊，甘草调和诸药。诸药合用，使肝疏泄有常，肾气化充足，气机畅和，二道得利，邪自得去，临床应用取得了较好疗效。

四、苦辛通降治易感

反复呼吸道感染儿是指一年内发生呼吸道感染过于频繁，超过了一定范围，此类患儿被称为"易感儿"。古今医家大多认为其为虚证，包括肺气不足、卫外不固，肺脾气虚、枢机不利，营卫失调、自汗易感等，治疗多予补益之品。马融教授在长期临证中发现，随着时代的进步，生活水平的改善，目前的"易感儿"更要注重邪实的致病因素。首先，从发病看，当今的易感儿并非由营养不足导致体质虚弱，而是由过食肥甘厚味导致肺胃积热或胃肠积热，此时稍遇风寒即发感冒。其次，从体质看，小儿生理上生机蓬勃，发育迅速；病理上易感外邪，易化热化火。因此，马融教授在小儿反复呼吸道感染方面突破传统医家的认识，首次提出了"实证易感儿"的新观点，认为"复感非皆虚证，实证勿忘清泻"，并系统地阐述了其理法方药。他指出"实证易感儿"临床表现为素体有咽红、口臭、腹胀、厌食、大便干等肺胃积热或胃肠积热的特点，患感冒、气管－支气管炎、肺炎等呼吸道感染的次数显著增多，患病后病程较长、迁延难愈，有些患儿初期为感冒，很快发展为气管－支气管炎、肺炎等。在治疗中主张以"苦辛通降"之法，选用凉膈散为主要代表方，通过泻下清除体内蕴热，使营卫畅达则津液自和。方中连翘、荆芥、防风、金银花疏风解表，大黄、芒硝、枳实、厚朴泻火通便，牛蒡子、射干、山豆根、桔梗、玄参解毒利咽。

"实证易感儿"的观点已逐渐被全国中医儿科界所公认，并被收载于全国中医药行业高等教育"十二五""十三五"规划教材《中医儿科学》中，相关的科研成果获得中华中医药学会科技进步二等奖。

临证经验

一、小儿癫痫病情复杂，宜灵活辨证

(一) 建立小儿癫痫多元化辨证体系

癫痫是一种发作性疾病，发作时临床表现多种多样，而就诊时多为缓解期，表现如常人，给辨证带来了一定困难。古今医家及历版教材对小儿癫痫的辨证多以病因辨证为主，分为风痫、惊痫、痰痫、瘀痫、脾虚痰盛、脾肾两虚等。马融教授在多年临证的基础上，建立了包括西医发作类型辨证、脑电图辨证、症状辨证、病史及诱因辨证、体质辨证等多元化的辨证体系，丰富了小儿癫痫的辨证方法，拓展了癫痫的辨证思路，提高了临床辨证的准确率，进一步提高了临床治疗水平。

1. 西医发作类型辨证

马融教授在临床中发现，癫痫有多种发作形式，不同发作类型其病机特点不同，因此不能囿于风、痰、惊、瘀，而应将"辨病"与"辨证"有机结合，灵活选用不同的治则治法，方能取得较好疗效。

(1) 强直－阵挛性发作　临床表现以突然意识丧失、两目上视或斜视、牙关紧闭、口吐涎沫、四肢强直继而抽搐为特征，中医学称为"痫证"或"痫病"，神昏、抽搐为其两大主症。其病机关键为肾精亏虚，风痰闭阻，气机逆乱。病程日久，反复发作，久病必瘀、久病入络，瘀闭痰结，相兼为患，胶固难化，病更难愈。治宜益肾填精、豁痰息风、化瘀通络，药用紫河车、石菖蒲、胆南星、天麻、川芎、半夏、全蝎等，使肾气充，风气平，痰瘀消，脉络通，痫则止。

(2) 失神性发作　临床表现为突然双目凝视，停止正在进行的活动，持续数秒恢复，继续原来的活动，对发作不能回忆，每天数次至数十次。其病位主要在脾，为脾失健运，痰浊内生，蒙蔽清窍而致，治宜健脾顺气、豁痰开窍，药用太子参、茯苓、陈皮、半夏、枳壳、沉香、石菖蒲等，使脾健痰消，气顺痫止。

(3) 失张力发作　发作时肌张力突然丧失引起姿势改变，如头下垂、跌倒等。马融

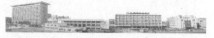

教授根据其四肢痿软甚或跌倒的主症特点及病程迁延的发病特点，认为其病位在脾，病机关键为脾虚痰伏、中气下陷、清阳不升，治宜益气升阳、豁痰开窍，予补中益气汤化裁，以参、芪等扶正益气，柴胡、升麻升发阳气以治本，石菖蒲等豁痰开窍以治标，使脾气健，痰浊消，清阳升，痫得止。

（4）精神症状性发作　临床表现为发作性精神失常（愤怒、狂笑、妄哭、恐惧，甚则毁物、打人）及幻觉、错觉、语言障碍等。其病位在肝胆，为肝失疏泄、胆气逆乱、神明失守所致，治宜和解少阳、镇惊安神，常以柴胡加龙骨牡蛎汤化裁，药用柴胡、黄芩、半夏、党参、桂枝、白芍、生龙骨、生牡蛎等，使枢机条达，阳潜阴和，神归于舍。马融教授认为，肝为"刚脏"，不可一味重镇，还须疏之、顺之、柔之，"以柔克刚"。

（5）植物神经性发作　发作时有头痛、腹痛、呕吐、面色苍白或潮红、出汗等自主神经症状。临床中以发作性腹痛为主者，其病位主要在脾胃，病机关键为脾失运化、胃失和降、痰浊内阻、气机郁滞，治宜健脾和中、顺气豁痰、理气止痛，药用茯苓、党参、胆南星、陈皮、半夏、枳壳、石菖蒲、沉香、延胡索、木香等，使脾健痰消，郁滞除，气机畅，腹痛止。以反复发作性头痛为主要表现者，其病位主要在肝脾，为脾虚痰伏，肝经风热夹痰上攻脑窍而致，治宜健脾豁痰、清热平肝、通络止痛，药用石菖蒲、天麻、川芎、菊花、苦丁茶、钩藤、半夏等。若有脑外伤病史者，还可酌加通窍活血药物。

（6）婴儿痉挛发作　临床表现为点头、弯腰、伸臂、踢腿等动作，持续1~3秒。发作频繁，短时间内可形成连续成串发作，常伴智力及运动发育障碍，与产伤、缺氧、脑外伤、大脑发育不全等有密切关系。马融教授认为疾病不同阶段，核心病机有别。发作期病机关键为"热"，由心肝火旺，夹痰夹惊，风火相煽而致，治宜清心泻肝、涤痰镇惊，常以《金匮要略》风引汤化裁，药以大黄、石膏、寒水石、赤石脂、牡蛎、紫石英、琥珀、黄连、石菖蒲等为主，并佐干姜顾护脾胃，当归、白芍护养阴血。缓解期病机关键为"郁"，因于胃肠郁热者，治宜通腑泻热、以泻代清，习用凉膈散加减，药用连翘、大黄、芒硝、黄芩、薄荷、栀子、竹叶等清上泻下，给邪热以出路；因于风痰郁阻者，以涤痰开郁、和解疏利为主，常予涤痰汤合泻青丸加减，药用石菖蒲、胆南星、川芎、天麻、半夏、茯苓、羌活、青黛、煅礞石、铁落花、僵蚕、炒枳壳等。后遗症期，病机关键在"虚"，肾元亏虚为核心病机，治宜益肾健脾、固本培元，常予河车八味丸加减，药用紫河车、鹿茸、熟地黄、山药、山萸肉、茯苓、牡丹皮、泽泻、砂仁、木香等；若脾虚证候明显者，可予六君汤合用涤痰汤化裁，补后天以益先天。

2. 脑电图辨证

通过对320例癫痫患儿的临床观察，马融教授发现脑电图表现与中医辨证分型之间有一定的规律可循，首次提出了"实证波""虚证波""虚实夹杂波"的概念，并采用脑电图辨证方法治疗小儿癫痫，取得了一定疗效。

（1）脑电图以尖、棘、快波单一出现或混杂出现为主者，辨证多属实证，治宜祛邪攻实。

西医学认为，尖波和棘波的形成是由各种原因导致神经元兴奋性异常增高而致；快波的形成主要由桥脑、延脑病变使中央脑及网状结构上行系统损害，导致功能亢进而致。马融教授认为，这种神经元兴奋与抑制状态失衡、兴奋增强的现象与中医阴阳失调、"阳亢

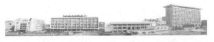

邪实"的状态极为相似，患儿临床亦多表现为"邪气盛""正气充"的实证证候，因此将此类波称为"实证波"。治疗主张采用抑制"兴奋"的攻实祛邪法，如平肝潜阳、豁痰息风、镇惊安神、清心泻火等，药用石菖蒲、胆星、天麻、川芎、朱砂、黄连、铁落花、钩藤等。

（2）脑电图以单独慢波或以慢波为主者，辨证多为虚证，治宜补虚扶正。

慢波的形成多因大脑受损，神经元代谢降低，神经纤维传导速度减慢而致，反映了皮层功能低下。尤其小儿神经元发育尚未健全，突触间联系不完善，因此慢波特点更明显。马融教授认为，这种功能低下与中医之虚证极为吻合，且患儿临床表现为一派"虚象"，因此将此类波称"虚证波"，主张治以补虚扶正为主，药用紫河车、生地黄、茯苓、山药、泽泻、牡丹皮、五味子、肉桂、熟附子等。

（3）脑电图以尖慢波、棘慢波、多棘慢波或实证波及虚证波混杂交替出现者，辨证多属虚实夹杂证，治宜攻补兼施、扶正祛邪。

马融教授将脑电图以尖慢波、棘慢波、多棘慢波或实证波与虚证波混杂交替出现者称为"虚实夹杂波"，患儿多为素体虚弱、痰瘀难祛，或素体本佳，因发作日久不愈，邪气未去，正气已伤。临床表现既有风、火、痰、惊、瘀等实象，又兼肝、脾、肾等虚损，属虚实夹杂证，治疗宜攻补兼施、扶正祛邪，药用太子参、云茯苓、清半夏、生龙骨、生牡蛎、生铁落、胆南星、石菖蒲、羌活、天麻、钩藤等。

3. 症状辨证

癫痫发作时症状各种各样，如抽搐、神昏、失神、腹痛、头痛等，休止期即如常人。因此，应牢牢抓住主症的特点进行辨证。如神昏由痰蒙清窍而致，宜豁痰醒神开窍；抽搐因肝风内动而成，宜平肝息风止痉；疼痛因"不通"或"不荣"而生，宜理气止痛或养血通络。

4. 病史及诱因辨证

由于癫痫患儿就诊时常属休止期，因此，详细的病史及诱发因素询问是诊断癫痫、判断发作分类及辨证施治的重要依据。若患儿有产伤或生后脑外伤史，或每于经期发作者可从"瘀"辨治，以活血化瘀为主；有高热惊厥史或因热诱发者，可从"热"辨治，以清心泻火为主；有发育迟缓病史者，可从"虚"辨治，以健脾补肾为主；因惊吓致痫者，可从"惊"辨治，以镇惊安神为主；因过食肥甘诱发者，以消食导滞为主。

5. 体质辨证

马融教授认为，患儿的体质与癫痫发作有密切关系。临床中素体虚弱，或病程较长，或抽搐频繁者，常有虚证表现，不可一味豁痰息风，应重视扶正补虚法的应用，或益肾或健脾或养肝，可酌加太子参、党参、黄芪、紫河车、鹿茸、白芍、当归等，既可强壮体质，又有抗惊厥作用。部分患儿虽癫痫频发，但体质属实。若形体肥胖、舌红、苔黄腻，属湿热体质者，常以清热利湿法为主，予三仁汤、甘露消毒丹类方药获效；每因外感诱发，发热、流涕、咽红者，属邪热壅于上焦之体质，每以银翘散化裁获效；若长年累月咽红、大便干，属肺胃积热体质者，多予凉膈散化裁取效；亦有患儿反复腹泻、大便臭秽、舌苔黄腻者，属湿热壅于肠腑之体质，予葛根芩连汤加味获效。

总之，多元化辨证体系丰富了小儿癫痫的辨证方法，临床可根据情况灵活选用或互参

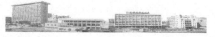

使用，而不拘泥于一法一方一药，牢记整体调节、辨证施治的中医原则，根据个体化特点，灵活辨证施治、选方用药，变中取胜是提高临床疗效的关键。

（二）总结治痫十法

马融教授临床中根据患儿不同的发作类型、体质偏颇、发作表现、脑电图特点、不同的疾病阶段、用药反应等情况，提出小儿癫痫的常用治法。

1. 豁痰息风法

痫与风痰密切相关。痫之所发责之于气机逆乱，痰随气逆，上蒙清窍，则神昏；痰浊闭阻经络，引动肝风则抽搐。风善行数变、有动有静，痰气易聚易散、变化无常，故痫证发作，可须臾自解，搐后如常。常选用涤痰汤加减。方中石菖蒲芳香开窍，安神定志，兼有化湿、豁痰、辟秽之效，合胆南星、天麻化痰开窍、息风止痉；全蝎、僵蚕为虫类药，性善走窜，可搜风剔痰逐瘀，"以动制动"，并配以川芎、郁金行气活血以助豁痰息风之力；铁落花、青礞石、磁石重镇息风。诸药配伍，共奏豁痰开窍、息风止痉之功。

2. 泻火涤痰法

小儿为纯阳之体，且生机旺盛，发育迅速。感邪则易从阳化火，然而小儿肝常有余，肝风易动，肝火易炎，则可热盛炼液成痰，引动肝风，以致癫痫发作。症见抽搐幅度较大，发作频繁剧烈，或伴高声叫喊、意识丧失、持续时间长等特点。平素精力充沛或亢奋，面色红赤，体壮肉丰，反应敏捷，好动，性格急躁，声音高亢有力，多食易饥，咽红，溲黄，大便干，舌质红、苔黄等。可选用银翘散合风引汤加减。药用金银花、连翘、黄连、生石膏、钩藤以清热解毒、平肝息风，配黄芩、赤芍、牡丹皮、知母、僵蚕等清热凉血、化痰散结，辅以赤石脂、紫石英等重镇之品以清热镇惊息风；龙骨、牡蛎等介类以潜阳；大黄泻热从浊道出。诸药相合，共奏清热平肝、豁痰开窍、息风止痉之功。

3. 疏风清热法

外感风邪，化热化火，火盛生内风，风盛生痰，痰热互结，上蒙清窍则发为痫。症见反复因外感发热诱发，两目凝视，上翻或斜视，昏倒于地，不省人事，面色潮红或苍白，或伴汗出，四肢抽搐，或伴咳嗽流涕，咽红，大便干结，舌红，苔白或黄，脉数。常用银翘散加减以疏风清热，息风止痉。方中金银花、连翘、牛蒡子、荆芥穗、薄荷、芦根疏风清热为主，佐以全蝎、石菖蒲息风安神、化痰开窍。

4. 清泻肺胃法

热性体质感受热邪，或气郁化火，或郁久化热，均可热盛酿痰，引动肝风，上蒙清窍，发为癫痫。临床可见癫痫患儿嗜食肥甘厚腻，或素体热盛，胸膈烦热，咽红，大便干。治疗大法为清热平肝、通腑泄浊、豁痰息风。常用凉膈散加减。方中在栀子清热泻肝的基础上，加入苦寒的赤芍，入肝经，走血分，可清肝火，除血分郁热；加黄连，善清心经实火及胃火，长于清中焦湿火郁结；配牡丹皮清营分、血分实热，除烦热；合硝黄二药，通腑泻热，引火下行，且硝黄得芩、豉、翘、荷之轻扬，则上热抑之而下清，以行清肝泻火之义，而清肺胃肝之脏腑邪热，使上热下行而膈自清，热清则风息痰静惊止，痫自不作。

5. 清热利湿法

嗜食肥甘厚腻、形体肥胖、舌苔黄厚腻的癫痫患儿，多为脾失健运，津液输布障碍，

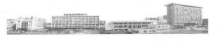

故水液不化，聚而成湿，郁而化热，上扰清窍，外闭经络，故致抽搐。常选用甘露消毒丹或三仁汤，以清热利湿，芳香化浊。

6. 疏利少阳法

少阳为枢，主疏泄，调畅一身气机，气机调畅则无病生。少阳疏泄功能失职，气机逆乱，痰蒙心窍，外闭经络则为病。症见急躁易怒，易恐易惊，头晕，腹胀，多梦呓语，狂笑妄哭，甚至毁物打人，舌红，脉弦数。可选用柴胡加龙骨牡蛎汤，以疏利少阳、镇惊安神。方中柴胡、桂枝、黄芩和里解外，以治少阳半表半里之证，调畅少阳之枢机；龙骨、牡蛎重镇安神，以治烦躁癫狂；半夏和胃降逆；地龙、僵蚕化痰止痉，以治其标；佐以党参、甘草、浮小麦、大枣，取其养心调肝、除烦安神、和中缓急之效。

7. 健脾化痰法

脾主运化，为气血生化之源。小儿脾常不足，运化失司，水湿水谷不化，凝聚为痰，痰随气逆，阻滞经络，上蒙清窍，发为癫痫。症见纳呆食少，神倦肢疲，舌苔白腻。常选用六君子汤加味，和中健脾，顺气化痰。方中太子参、茯苓、陈皮、半夏、甘草益气健脾，燥湿化痰，杜绝生痰之源。痰易聚易散，善动多变，石菖蒲、胆南星、半夏、枳壳豁痰顺气，以达治痰先理气、气顺痰自消的目的。杭芍、甘草酸甘育阴，蔻仁、木香醒脾和胃、健运中宫，龙齿镇心安魂。诸药合用，共奏和中健脾、顺气豁痰之功。常用于西医失神发作、失张力发作、感觉性发作、复杂局灶性发作、自主神经性发作或癫痫发作控制后见上述证候者。

8. 益肾填精法

小儿具有"肾常虚"的生理特点，早产、产伤、遗传或癫痫反复发作等因素，均可使脑髓受损，肾精耗伤，风痰易随逆乱之气乘虚上扰清窍致癫痫反复发作，还可致髓海失充或痰瘀阻窍，脑失所养，引起认知损害，出现注意力不集中，多动冲动，记忆力减退，反应迟钝，学习困难，智力下降等症。故临床对先天脑发育不良、精神运动发育迟缓继发癫痫者，或癫痫频发伴认知损害患儿，常选用河车八味丸，以益肾填精、豁痰息风。方中紫河车温肾补精、益气养血，熟地黄滋肾填精，共为君药。山药补脾固精，山萸肉养肝涩精；石菖蒲、远志、全蝎豁痰开窍、息风止痉；附子尤为关键，专走肾经，补肾火以助阳，助精化气，少火生气，共为臣药。又用泽泻清泻肾火，并防熟地黄之滋腻；茯苓淡渗脾湿，以助山药之健运；牡丹皮清泻肝火，并制山萸肉之温；龙齿平肝潜阳，共为佐药。诸药合用，阴中求阳，阳中求阴，补中有泻，寓泻于补，补大于泻，相辅相成。

9. 甘淡养阴法

脾为气血生化之源，后天之本。小儿"脾常不足"，癫痫反复发作，精血暗耗，气阴两伤，以及过用辛温燥脾之药物导致脾之气阴两虚。症见纳呆食少，手足心热，易激惹，小动作多，虚烦不眠，舌红，苔少，脉细数。马融教授自拟百合麦冬汤，以养心阴，益心气，心脾同治，心肝同养。方中百合、麦冬甘寒，共奏养阴清心安神之效；山药、麦芽、谷芽甘平以补脾生津，消食助运，张锡纯谓"重用山药以滋脾之阴"；黄芪甘温补中，健脾升清以运化脾阴；茯苓淡渗补脾，防滋腻碍运，少佐陈皮以健脾燥湿。常用于肌阵挛发作、强直－阵挛性发作等见上述证候者。

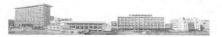

10. 活血化瘀法

难产手术或颅脑外伤，血络受损，血溢脉外，瘀血停积，血滞心窍，以致精明失主，昏乱不省人事，筋脉失养，一时抽搐顿作，发为癫痫。症见产伤或生后脑外伤引起的癫痫，发作伴头痛、部位固定，舌质紫暗或有瘀点。临床根据瘀血类型的不同，选方亦有区别：气滞血瘀者，予逍遥散合甘麦大枣汤化裁；瘀血阻窍者，予通窍活血汤化裁；瘀血阻络者，予血府逐瘀汤化裁；气虚血瘀者，予补阳还五汤化裁。

二、抽动障碍治宜平肝为主，三焦分论

抽动症是神经精神性疾病，多与学习压力大、家庭环境和心理应激密切相关。马融教授认为，多发性抽动症的病位虽与五脏均有关，但以肝风内动为核心，肝失条达，气郁化火，炼液为痰，痰火相兼而风动，内风旋动，则表现为多种症候群：①面部症候群：挤眉、眨眼、耸鼻子、弄舌、咧嘴、清嗓子等；②颈部症候群：耸肩、扭脖子、摇头等；③四肢症候群：肢体抽动，甩手、跺脚、肢体屈曲等；④腹部症候群：腹部抽动，鼓肚子、吸肚子等；⑤精神症候群：异常发声、说脏话、攻击行为等。对于以上不同的症候群，马融教授从临床实际出发，活用温病"三焦"概念，分上、中、下三焦审证，区别用药，倡导三焦分治的治疗理念，十分切合临床应用。

（一）治上焦如羽，非轻不举，重在清轻宣散

头为诸阳之会，颠顶之上，唯风可到。风为百病之长，善行而数变，变动不居，故临床症状变幻多样。头面部抽动最常见，表现为五官抽动，如挤眉、眨眼、耸鼻子、咧嘴、清嗓子等，并且其症状游走不定，非常符合风善走行的特点。同时有相当一部分抽动症状因呼吸道感染加重或复发，而感染控制后症状也可以减轻。马融教授倡导头面部抽动症候群从肺论治，风邪犯肺，风气留恋，内外相招，故宜宣肺开表，引表达邪。此时若治肝而不治肺则不愈。治上焦者，非轻不举，在用药上宗"微苦微辛"的原则。临床中选用银翘散加减。眨眼者，加密蒙花、青葙子、菊花、夏枯草以疏风清肝明目；耸鼻者，加苍耳子、辛夷、薄荷以利窍定抽；咧嘴者，加白附子以化痰制动；清嗓子者，加胖大海、射干、青果、玄参以清润利咽；扭脖子者，加葛根、木瓜以升阳舒筋。风气留恋，重在清轻宣散，发散郁热和黏滞之邪，不宜应用苦寒重坠之药。

（二）治中焦如衡，非平不安，重在和解疏调

中焦为气机升降之枢纽，清升浊降则非平不安，调理中焦重在调理肝脾之间的关系。从中焦论治抽动症候群重在治疗四肢症候群、腹部症候群、精神症候群。肝气不舒，郁而化火，肝木乘土，土虚生痰，痰火风动，痰蒙心窍，则精神乖异，出现说脏话或攻击行为；土虚木亢，土虚风动，则腹部抽动；肝风夹痰流窜四肢，脾主四肢，则出现肢体抽动，甩手或跺脚等。"木为风化，木克脾土……两肩微耸，两手下垂，时腹摇动不已……"马融教授在治疗此类抽动症时往往重在调肝与理脾，分为土虚和木亢两端。土虚为主者，尤其表现为多发性抽动症合并精神症状时，病机为痰火相兼者，多选用涤痰汤加减。此类患儿往往同时伴有纳差厌食、倦怠乏力、面色萎黄、易于外感、大便失调等脾虚症状，此时若单纯平肝息风则脾土更虚，单纯健脾则不能顾及横逆之肝气，因此需注意在健脾化痰的同时，辅以平肝息风，选用胆南星、半夏、石菖蒲、陈皮、茯苓、枳壳、桔梗、竹茹等以涤痰、开窍、息风。木亢为主者，表现为多发性抽动合并腹部抽动或四肢抽

动症候群时，方用天麻钩藤饮加减。腹部抽动时，加白芍、甘草、浮小麦以缓肝理脾；四肢抽动明显时，加葛根、木瓜、伸筋草、全蝎以舒筋柔肝通络。在用药选择上，马融教授倡导应用辛苦开降药物，斡旋脾胃气机，畅达肝气，调和肝脾；反对应用过于寒凉或重镇的药物，碍滞脾胃运化。

（三）治下焦如权，非重不沉，重在涵养濡润

肝肾同处下焦，肾为先天之本，藏精，内藏元阴元阳，而小儿肾常虚，肾精未充，肾阴不足，因肝肾同源，故不能滋养肝木，筋失濡养；同时肝阴不能敛阳，则肝阳易亢，肝风内动；脑为髓海，肾生髓，肾阴不足，无以生髓养脑。此类患儿除发声和运动症状之外，常合并多动障碍，临床可伴神不守舍、注意力不集中、多动不宁等症状，或表现多种药物控制不明显或容易反复发作的症候群。鉴于其根本是肾阴亏虚，水不涵木，脑髓失养，因此马融教授认为滋水涵木是其治疗的关键，治宜滋肾养肝、息风止动。方用六味地黄丸合泻青丸加减。若抽动频繁者，选用介石类药物，如风引汤加减以重镇息风，或选用全蝎、僵蚕等虫类药息风止痉。马融教授在药物选择上倡导使用咸寒或甘温滋润补益药，咸寒入肾，甘温益脾，益肝阴，补精血，滋水涵木；在药物的用量上偏重，且多选用重镇之品。

三、临证重视调节气机升降出入

马融教授认为，气机升降出入失常在疾病发生发展中起着重要作用，"升降息则神机化灭，出入灭则气立孤危"。因此，临床辨证及遣方用药非常重视调畅气机。如治疗小儿外感病，注重表里的关系，灵活应用解表、清里及和解半表半里的方法，常麻桂各半汤、银翘散、小柴胡汤、麻杏石甘汤等灵活使用。治疗小儿咳喘，根据不同时期灵活使用宣肺、降气、清肺、润肺、敛肺之法。初期以宣为主，常用生麻黄配桔梗、薄荷、荆芥穗等引表达邪；中期以清降为主，常用生石膏、桑白皮、地龙、苏子等清肺降气以止咳化痰平喘；后期以润肺敛肺为主，常使用乌梅、五味子之品。治疗实证易感儿，常苦辛与通降并用，如凉膈散。治疗癫痫，常以豁痰醒神开窍之石菖蒲、胆星、郁金等，与重镇息风之煅磁石、青礞石类配伍。治疗多动症，常以紫河车、熟地黄等益肾填精以治阴静不足，黄连、泽泻等清心泻肝以治阳动有余，皆体现了调节气机升降出入的作用。

医案选介

一、小儿癫痫

病案1 强直－阵挛性发作

陈某，女，15岁，2009年10月17日初诊。

主诉及病史：间断四肢抽搐1月余。患儿因压力过大于2009年9月10日寐中发生意识模糊，伴四肢抽搐，闭目，口吐痰涎，口中异声，面青，口唇发青，持续1~2分钟后自行缓解，缓解后头晕乏力，遂就诊于某医院，确诊为"癫痫"，予拉莫三嗪25mg，2次/日。口服治疗2周，未见明显好转，于9月23日、10月9日、10月14日、10月15日凌晨各发作1次，症状同前。

现患儿精神可，偶心慌，喘大气，偶口唇发白，自汗盗汗，脾气急躁，好胜心强，记

 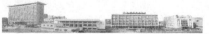

忆力可，纳一般，寐欠安，入睡难，易醒，呓语，大便质可，1～2 日一次，小便正常。

查体：神清，精神反应好，呼吸平稳，面色尚可，体态自如。头颅无异常，咽、扁桃体、心、肺未见异常。腹软，肝脾未及，脊柱、四肢无异常，生理反射存在，病理反射未引出。舌红苔白，脉弦滑。

个人史：足月剖腹产，脐绕颈（＋）。

既往史：否认高热惊厥史、惊吓史及一氧化碳中毒史。

家族史：否认家族遗传史。

辅助检查：外院查脑电图示散在及阵发尖波。脑 CT 示桥脑偏左侧线状异常信号，考虑畸形。脑 MRI 示桥脑偏左侧线状异常信号，考虑畸形。

西医诊断：癫痫（强直－阵挛性发作）。

中医辨证：痫证（痰痫）。

治法：涤痰息风，开窍定惊。

处方：涤痰汤加减。

石菖蒲 10g，胆星 12g，天麻 10g，川芎 10g，陈皮 10g，半夏 10g，茯苓 15g，羌活 10g，煅青礞石 30g（先煎），铁落花 30g（先煎），煅磁石 30g（先煎），生龙骨 15g（先煎），生牡蛎 15g（先煎），僵蚕 10g，炒枳壳 10g，甘草 6g。水煎 2 次，300mL，分 2 次，早晚服。

二诊：2010 年 5 月 29 日。服上方加减治疗半年余，患儿药后共发作 10 次，平均每月发作 1～2 次，多于睡梦中发作，表现基本同前，持续 1 分钟左右自行缓解。现患儿神清，脾气急躁，时自觉头晕、腹胀，自汗、盗汗，纳少，寐欠安，多梦，时有呓语，大便稍干，1～2 日一次，小便正常。舌红苔白腻，脉弦数。

马融教授诊查患儿后，认为属邪犯少阳，胆胃有热，痰热互结，故治以和解少阳、安神定志法，予柴胡加龙骨牡蛎汤加减：柴胡 10g，桂枝 10g，生龙骨 10g（先煎），生牡蛎 15g（先煎），党参 15g，黄芩 10g，白芍 10g，地龙 10g，僵蚕 10g，干姜 5g，大枣 3 枚，浮小麦 10g，甘草 6g。煎服法同前。

三诊：2010 年 7 月 3 日。患儿连服上方 1 月余，药后共发作 3 次，表现同前，持续 1 分钟左右自行缓解，缓解后乏力。现患儿神清，纳可，寐尚安，脾气较前好转，仍多梦，时有呓语，自汗盗汗，大便正常，小便量可。舌红苔白，脉弦数。

改服涤痰汤加减：石菖蒲 10g，胆星 12g，天麻 10g，川芎 10g，陈皮 10g，半夏 10g，茯苓 15g，羌活 10g，煅青礞石 30g（先煎），铁落花 30g（先煎），煅磁石 30g（先煎），生龙骨 15g（先煎），生牡蛎 15g（先煎），僵蚕 10g，炒枳壳 10g，生龙齿 30g（先煎），合欢花 15g，党参 15g，白术 10g，甘草 6g。煎服法同前。

患儿服上方加减治疗半年余，仅于 2010 年 7 月 31 日夜间劳累后发作 1 次，后未见癫痫发作，无明显不适。

【按】该患者的治疗过程生动反映了辨病与辨证相结合的重要性。癫痫病理因素以痰为主，每由风、火触动，痰瘀内阻，蒙蔽清窍，阻滞经络而发病，故发作时可见神昏、口中异声、口吐痰涎，治疗多以豁痰息风、醒神开窍为主。本例患儿病程较短，以神昏、抽搐、吐涎为发作特征，结合其舌红苔白、脉弦滑，辨为风痰上扰证，当以豁痰开窍醒神、

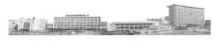

息风止痉为主，方选涤痰汤化裁。然初用涤痰汤，患儿并未见明显好转，马融教授进一步审证求因，结合患儿脾气急躁、头晕、腹胀、多梦、呓语、舌红苔白腻、脉弦数等证候特点，辨证为邪犯少阳，胆胃有热，痰热互结。马融教授认为，人作为一个以五脏为中心的有机整体，在其时间和空间的发展过程中，始终要维持一个相对的动态平衡，包括阴阳平衡、卫气营血运行敷布平衡、气机升降出入平衡等，而少阳主枢机，对气血运行、三焦气化、津液输布，维持人体的动态平衡有着举足轻重的作用。故本例治以疏利少阳为主，方选《伤寒论》柴胡加龙骨牡蛎汤加减为治。《徐氏医家六种·伤寒类方·柴胡汤类四》中云："此方能下肝胆之惊痰，以之治癫痫必效。"方中柴胡、桂枝、龙骨、牡蛎、党参、半夏、黄芩暗合柴胡加龙骨牡蛎方，取其和解少阳、镇惊安神之效；干姜温中散寒，与黄芩相配，寒热平调；地龙、僵蚕清热化痰、息风止痉，以治其标；佐以党参、甘草、浮小麦、大枣，取其养心调肝、除烦安神、和中缓急之效。诸药相合，共奏疏利肝胆、调和阴阳、镇惊安神之效。待患儿舌苔渐薄，脾气好转，少阳枢机得利，再用涤痰汤以镇惊息风、涤痰止痉，并用参、苓、术、草健脾益气，则痰无由生。本案说明疏利少阳枢机对调节脏腑、经络、营卫、气血失调，解除病邪，促进机体正常功能的恢复具有重要作用。

病案 2　失神性发作

李某，男，8 岁，2014 年 5 月 6 日初诊。

主诉：间断性愣神 1 年余。

病史及查体：患儿于 1 年前无明显诱因出现双眼凝视前方，手中持物不落地，意识一过性丧失但不摔倒。症状持续 5～6 秒后自行缓解，多日发作 1 次。家长未予重视。后患儿平均每日发作 1～2 次，持续 10～20 秒，遂就诊于外院，查视频脑电图示全导 3～3.5Hz 棘-慢波伴失神发作；头颅 MRI 未见异常。诊为失神性癫痫，患儿未服药物。平素注意力不集中，小动作多，脾气急躁，成绩可，纳多，易发口腔溃疡，眠可，二便调。现患儿愣神，双目凝视，手中持物不落地，意识丧失但不摔倒，症状持续 10 秒后自行缓解。舌红，苔白厚，脉滑。

西医诊断：癫痫（失神性发作）。

中医辨证：痫证。痰邪上逆，蒙蔽清窍，心神被扰。

治法：健脾顺气，豁痰醒神。

处方：涤痰汤化裁。

石菖蒲 10g，胆南星 6g，半夏 9g，橘红 6g，枳壳 6g，厚朴 9g，茯苓 10g，太子参 9g，川芎 6g，白芍 10g，天麻 9g，羌活 6g，煅磁石 30g（先煎），煅青礞石 30g（先煎），菊花 10g，甘草 6g。14 剂，日 1 剂，水煎 2 次，300mL，分 2 次，早晚服。

二诊：2014 年 5 月 20 日。服药后发作次数减少，持续时间缩短，注意力较前改善，体型肥胖，口腔溃疡，脾气尚可，纳多，寐安，二便调。舌红，苔白厚腻，脉滑。考虑痰邪渐化，但湿热之象渐著，故加用清热化湿之品。

处方：石菖蒲 10g，胆南星 6g，半夏 9g，橘红 6g，枳壳 6g，厚朴 9g，茯苓 10g，太子参 9g，川芎 6g，白芍 10g，天麻 9g，羌活 6g，煅磁石 30g（先煎），煅青礞石 30g（先煎），菊花 10g，杏仁 6g，白蔻仁 10g，薏苡仁 10g，藿香 10g，佩兰 6g，甘草 6g。14 剂，日 1 剂，水煎 2 次，300mL，分 2 次，早晚服。

三诊：2014年6月3日。药后患儿未再发作。注意力可，脾气可，口腔溃疡已愈，纳可，寐安，二便调。舌淡红，苔薄白，脉平。痰邪已化，湿热已去。守上方加减，近3年未再发作，病情控制良好。

【按】古有"无痰不作痫"之论。《医理真传》云："脾无湿不生痰，水道清则饮不作。痰清而不胶者，胃阳不足以行水也。"本案患儿素体脾虚，失于运化，水反为湿，谷反为滞，痰浊留著而成夙根；每因风、火触动，痰邪上逆，蒙蔽清窍，心神被扰而发病，则见意识丧失、双目凝视。痰有聚散，故发止无常。湿邪重浊而黏腻，阻碍气机运行，郁而化热，故患儿易反复口腔溃疡。患儿平素脾气急躁，肝气不舒，郁而化火，肝木乘土，土虚生痰，痰火风动，痰蒙心窍，则注意力不集中、小动作多。舌质红、苔厚腻为湿热之征象。故予涤痰汤健脾顺气，豁痰醒神。方中陈皮、茯苓、枳壳、太子参、半夏、甘草仿六君子汤之义，益气健脾，燥湿化痰，杜绝生痰之源。正如《幼幼集成》所论："唯以健脾补中为主，久服痰自不生，痫自不作矣。"痰易聚易散，善动多变，枳壳可豁痰顺气，以达治痰先理气、气顺痰自消的目的。川芎、羌活载药上行；石菖蒲芳香开窍，安神定志，兼有化湿、豁痰、辟秽之效，合胆南星、天麻、僵蚕、全蝎化痰开窍；铁落花、青礞石、磁石、菊花清肝镇肝，防止克脾犯胃；杏仁、白蔻仁、薏苡仁、藿香、佩兰加强清热化湿之功。诸药配伍，共奏健脾顺气、豁痰醒神、清热化湿之功。患儿坚持服用中药，癫痫未再发作，病情控制良好。

病案3　部分性发作

孙某，男，7岁9个月，2012年4月13日初诊。

主诉：发作性抽搐4年余。

病史及查体：患儿于4年前疑因"惊吓"后出现意识模糊，双下肢无力，双手拘挛抽搐，持续2~5秒，于外院就诊。查脑电图示：①左顶枕区棘-慢波灶伴双半球阵发棘-慢波；②左顶枕区棘波灶。诊断为"癫痫"。予奥卡西平150mg，2次/日。治疗6个多月，期间发作间隔延长，但因自行停药后症状加重，表现为刚入睡或刚睡醒时发作，意识不清，四肢僵硬，双目上视，口吐涎沫，牙关紧闭，伴口唇发绀，持续30~50秒缓解，缓解后周身乏力，偶伴头痛或遗尿，再服用西药后效果不明显，欲求中医药治疗，遂来诊。现患儿平均1~2天发作1次，表现基本相同，以部分性发作为主，智力发育可，脾气可。纳少，大便偏稀，每日2~3行。入睡困难，寐中偶有周身不自主抖动。舌淡红，苔白厚，脉滑。

既往史：否认热性惊厥史。

家族史：否认癫痫家族史。

西医诊断：癫痫（部分性发作）。

中医辨证：痫证。脾虚痰阻，风痰上逆。

治法：健脾祛痰，镇惊息风。

处方：石菖蒲15g，胆南星6g，天麻15g，川芎10g，陈皮10g，清半夏10g，茯苓15g，羌活10g，铁落花30g（先煎），煅青礞石30g（先煎），煅磁石30g（先煎），炒苍术10g，僵蚕10g，炒枳壳10g，党参15g，厚朴10g，蜈蚣1条，石决明10g，羚羊角粉0.3g（冲服），全蝎6g，甘草6g。14剂，日1剂，水煎服。西药服法不变。

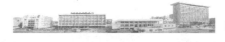

二诊：2012年4月27日。药后发作表现形式同前，持续时间有所缩短，纳眠可，二便调。舌淡红，苔白，脉滑。考虑药证相合，继予自拟涤痰汤口服，并加德巴金250mg，日1次。患儿连续就诊并服上方至第8个月，期间德巴金加量至500mg，日1次。

患儿服药初期发作次数减少，持续时间缩短，后期仍反复发作，不能得到有效控制，查VPA血药浓度65.8μg/mL。症见：平均每日1~2次发作，均于睡眠中出现全身僵硬，四肢抽搐，以右侧痉挛为主，双目上视，口吐涎沫，意识不清，持续1分钟，自行缓解，缓解后全身抖动伴乏力，甚则瘫软。平素注意力不集中，急躁，纳少，腹胀，寐欠安，大便偏干。舌淡红，苔薄少津，脉弦数。辨证为心脾阴伤，遂投以百合麦冬汤加减。

处方：百合10g，麦冬15g，山药10g，生黄芪30g，茯苓10g，炒麦芽10g，陈皮10g，砂仁6g，焦神曲10g，全蝎6g，蜈蚣1条，制远志10g，炒酸枣仁10g，石菖蒲15g，柴胡10g。28剂，日1剂，水煎服。西药服法不变。

患儿服上药后两周，发作频率逐渐降低，仍于睡眠中发作，表现基本同前，持续约30秒后缓解，缓解后入睡。两周后未见发作，遂继服百合麦冬汤治疗，西药同前。脾气急躁时加青黛，大便干结时加芦荟，伴挤眼（结膜炎）加菊花、青葙子。随访至今，患儿坚持服用中药，继用西药，癫痫未再发作，病情控制良好。

【按】马融教授认为，患儿久病，必伤脾气，脾失健运，无以灌四旁而充养六腑五脏，脏腑虚弱则病程反复缠绵。本例患儿长期间断性发作，气机逆乱，势必造成脾气虚弱，久则累及脾阴，出现气阴两虚。患儿服涤痰汤加减治疗，初期癫痫控制较好，后期发作逐渐加重，观方中多为苦温重坠之药，长期服用则伤及脾胃之阴，影响脾胃升降，故患儿多见食少腹胀、便干之症；脾虚则气血虚少，心神失养，故每于睡中发作。《素问·脏气法时论》说："脾欲缓，急食甘以缓之，用苦泻之，甘补之。"《素问·刺法论》言："欲令脾实，宜甘宜淡。"尤在泾也认为："脾具冲和之德，乃为生物之本。冲和者，不温不燥，不冷不热，乃能化生万物……"故处方以甘淡养阴立法，既和缓补益，又淡渗以防滋腻。纵览全方，诸药平和，温润相宜，从本虚入手，补脾养心，以达安神止痉之功。百合麦冬汤源于百合地黄汤，是活用经方的典型。马融教授从心脾气阴不足入手，运用甘淡平和的植物药治疗癫痫，探索了一种治疗癫痫的新思路。

病案4　早发性癫痫脑病

患儿，女，5个月，2016年4月1日初诊。

主诉及病史：反复惊厥3个月，加重2个月。

患儿系第一胎第一产，足月顺娩，围生期无异常，否认家族遗传病史。

患儿2月龄首次发作，表现为日间突然双目凝视，呼之不应，右侧肢体抖动，历时3~4秒，自行缓解后入睡，醒后如常。无发热，每日发作2次。3月龄时发作形式改变，表现为日间睡眠中突然觉醒，双目向右凝视，四肢强直抖动，并有眨眼，面部肌肉抽动，历时约1分钟缓解，无发热，每日发作2次。3个月零2周时发作形式再次改变，表现为日间睡眠中突然觉醒，双眼凝视，双上肢向上屈曲外展，双腿强直阵挛，双足内翻，成串发作，每次10余下，历时1分钟，每日2串。遂就诊于当地医院，MRI检查未见明显异常，血、尿遗传代谢疾病筛查未见异常。入院时查视频脑电图示正常。诊断：婴儿痉挛症？先后予以"左乙拉西坦、托吡酯、促肾上腺皮质激素（ACTH）、维生素B6、强的松"抗癫痫治疗，抽搐控制不理想，每日发作 2 串，每串持续 1 分钟。住院 20 余天后复查视频脑电图示睡眠期多灶性棘－尖波。

患儿来诊前 2 个月，痉挛发作加重，仍表现为日间睡眠中突然觉醒，双眼凝视，双上肢向上屈曲外展，双腿强直阵挛，双足内翻，成串发作，每次数十下，历时 5～7 分钟，每日 2～5 串，发作时患儿面红，呼吸增快，发作缓解后入睡。患儿发病前运动发育正常，发病后精神运动发育停滞，至今抬头不稳，不能翻身，不能坐，双手不能主动抓物。饮食良好，人工喂养，未添加辅食，二便可。

查体：头围 40cm，眼神交流一般，皮肤黏膜未见牛奶咖啡斑、色素脱失斑，心肺、腹部无阳性体征，咽不红，四肢肌力 5 级，肌张力稍低，右下肢活动度较左下肢小，四肢末梢温。双膝腱反射、跟腱反射对称引出，双巴氏征阳性。精神反应可，面色㿠白，无光泽、虚胖、肢体软，平时活动少，舌淡，苔薄白，指纹淡紫。

辅助检查：入院后复查脑电图示睡眠期发作 2 次，脑电图可见全导 2～3 个尖波后高波幅慢波，其上可见短阵快节律，持续约 1 秒，间隔 1～8 秒后重复出现，随间隔时间缩短，尖波波幅逐渐升高，持续 6 分钟，转为深睡眠脑电图；发作间期可见全导爆发性高幅尖波、慢波，持续 0.5～1 秒。复查颅脑 MRI 示脑外间隙稍增宽。患儿进行癫痫相关基因检测，所用基因包包含与癫痫相关的 371 个基因的编码外显子，其中包括 CDKL5 基因。结果显示：CDKL5 基因（c. 2648_ 2651 缺失）杂合突变；父母未发现该基因突变，为自发突变。

西医诊断：①早发癫痫性脑病。②婴儿痉挛症。

中医诊断：痫证（阴痫）。脾肾阳虚，痰蒙清窍。

治法：温阳豁痰，息风止痉。

处方：附子 3g（先煎），细辛 2g，鹿茸 1g，石菖蒲 6g，全蝎 6g，麸炒僵蚕 6g，制远志 6g，清半夏 6g，陈皮 6g，茯苓 10g，党参 6g，甘草 6g。

给予中药汤剂治疗期间渐停左乙拉西坦、强的松，继续口服托吡酯。

上方随症加减治疗 1 个月后，患儿发作次数明显减少，甚至长达 11 天无发作。精神状态好，活动较前增多，睡眠好，并有翻身意识，双手有主动动作。

【按】CDKL5 基因定位于 Xp22.13，有 20 个外显子，其编码蛋白由 1030 个氨基酸组成。2003 年 Kalscheuer 等首次将 CDKL5 基因与疾病联系起来，其报道 2 例女性婴儿痉挛患儿中发现 CDKL5 基因突变，临床表现为严重惊厥、全面性发育迟滞和重度智力低下。目前世界报道已有 80 多种的 CDKL5 基因突变类型，受累患儿多为散发病例，以女性自发突变为主，少见男性患儿。具有 CDKL5 基因突变的癫痫性脑病也称为 CDKL5－相关脑病，Bahi－Buisson 等对以往病例总结发现，CDKL5－相关脑病患儿的癫痫发作可以分为 3 个阶段：第 1 阶段为生后 3 个月内惊厥，反复发作，脑电图发作间期正常；第 2 阶段为婴儿痉挛，脑电图以高幅失律为特征；第 3 阶段发展至难治性强直或肌阵挛癫痫。CDKL5－相关脑病男女患儿比例悬殊，表型与性别关系密切，这应与 X－连锁显性遗传有关。本例报道女婴 CDKL5 基因发现 c. 2648_ 2651 缺失的杂合突变为新生突变。该患儿病史特点：女性，生后 2 个月起病，初期反复部分性惊厥发作，渐出现痉挛发作，伴有明显的精神运动发育迟滞，结合基因检测符合 CDKL5 基因突变的癫痫性脑病。该患儿就诊本院之前，先后应用"左乙拉西坦、托吡酯、促肾上腺皮质激素（ACTH）、维生素 B₆、强的松"以控制癫痫发作，效果欠佳。家属曾寻求当地中医治疗，以柔肝止痉为治疗大法，发作控制仍不理想。

该患儿初诊时体重10kg，头围40cm，精神反应可，面色㿠白，无光泽，肌张力稍低，右下肢活动度较左下肢小，四肢末梢温，且平时自主活动少，可因惊吓诱导发作，舌淡、苔薄白、指纹淡紫。据分析，该患儿精神较弱，精神运动发育迟滞，形体虚胖，舌淡苔白，属于脾肾阳虚的病理体质。

小儿痫证的辨证应首分阴阳，该患儿抽搐频繁发作，经久不愈，当属于阴痫范畴。痫证的基本病机为痰浊内伏、气逆风动。痰浊的来源为脾虚失运，小儿"脾常不足"易于湿聚为痰，再感受惊、恐、食积、发热等诱因而致气机逆乱。痰随气逆，蒙蔽清窍可致神昏，引动肝风可见抽搐，因此，小儿阳痫以豁痰开窍、顺气息风为主。而本例患者5月龄，发病已有3个月，且发作频繁，每次抽搐时间较长（5~7分钟），结合舌象、指纹等辨证属于脾肾阳虚，温煦乏力，痰浊日久不化，故为发作经久不愈的阴痫。治以温阳豁痰、息风止痉为大法，应用自拟方随症加减。附子为大辛大热之品，可通行十二经络，温五脏之阳；细辛搜剔，辅助附子温散深入少阴之寒邪，共温肾阳，为君药；鹿茸为血肉有情之品，味甘、咸，生精补髓，养血益阳；石菖蒲辛温芳香，豁痰理气，开窍宁神，两药合用，填精益髓，豁痰开窍；全蝎、僵蚕息风止痉、化痰通络；远志安神定志、半夏燥湿化痰、陈皮理气健脾；茯苓健脾补中，配合石菖蒲健脾顺气，涤痰开窍；党参甘平，补中益气，辅助附子温补脾阳以化痰；甘草甘平，调和诸药，并可健脾祛痰，佐制附子、全蝎、半夏的毒性。诸药合用，共奏温阳豁痰、息风止痉之效，以达标本兼施之旨。

对于不明原因的早发癫痫性脑病，基因检测既可帮助明确癫痫的病因，又可对疾病进行风险评估，不失为一种好的诊断方法。此类患儿大多对抗癫痫药物治疗效果不佳，促肾上腺皮质激素（ACTH）和生酮饮食对控制发作也未见明显疗效。有报道大剂量使用维生素 B₆似乎可改善症状，但还缺乏确切证据，因此，有必要试用中医药治疗此病，希望能取得一定的疗效。

二、抽动障碍

病案 1

患儿，男，10岁3个月，2011年12月24日初诊。

主诉及病史：间断眨眼、耸肩、喉中发声5年余。患儿5年前游泳后出现眨眼、耸肩、喉中发声，不伴秽语，每于季节变化及学习压力增大时症状反复或加重。外院确诊为"多发性抽动症"，予以"小儿智力糖浆"及中药汤剂治疗，症状好转，但病情反复不定，遂就诊于本院门诊。现患儿眨眼、耸肩，平素脾气急躁，晨起及遇冷空气后可见打喷嚏及流清涕。纳可，寐安，二便调。

查体：咽稍红，舌淡红，苔白，脉平。

家族史：患儿父亲幼时曾患抽动症。

西医诊断：抽动障碍。

中医辨证：风邪犯肺，风气留恋，内外相招，肝风内动。

治法：疏风宣肺，平肝息风。

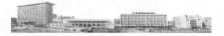

处方：银翘散加减。

金银花 10g，连翘 10g，牛蒡子 10g，薄荷 10g（后下），桔梗 10g，枳壳 10g，莱菔子 10g，荆芥穗 10g，黄芩 10g，芦根 15g，辛夷 10g，葛根 10g，木瓜 10g，青葙子 10g，菊花 10g，夏枯草 10g，全蝎 6g，天麻 10g，钩藤 10g（后下）。28 剂，每日 1 剂，水煎服，早晚分服。

二诊：2012 年 1 月 21 日。药后患儿耸肩基本消失，眨眼明显减少，现偶有眨眼，脾气尚可，偶有晨起及遇冷空气后打喷嚏及流清涕，纳可，寐安，二便调。舌淡红，苔薄白，脉平，咽不红。

效不更方，上方减木瓜、夏枯草，加炒麦芽 10g。14 剂，水煎服，嘱患儿每两日服 1 剂，巩固疗效。

三诊：2012 年 2 月 18 日。药后患儿抽动症状基本消失，偶有晨起及遇冷空气后打喷嚏及流清涕，纳可，寐安，二便调。舌淡红，苔薄白，脉平，咽不红。

嘱患儿暂停药，注意防外感，节制饮食，调畅情志。随访 3 个月未再复发。

【按】风邪侵犯上焦肺脏，外风引动内风，肝风内动，上扰清空，故患儿出现头面部肌群异常表现。治以银翘散，方中以金银花、连翘疏散外风、辛凉透邪，为君；以薄荷、桔梗、枳壳、荆芥穗、黄芩、芦根助金银花、连翘疏散外风，为臣；以莱菔子、辛夷、葛根、木瓜、青葙子、菊花、夏枯草、全蝎、天麻、钩藤对症治疗，为佐。全方共奏宣肺疏风、平肝息风之功效。二诊时患儿耸肩、眨眼症状缓解，故去木瓜、夏枯草，加炒麦芽顾护脾胃。三诊时患儿症状基本消失，故停药观察，尤其注意外感诱发因素，防止疾病复发。

病案 2

患儿，女，6 岁 4 个月，2013 年 3 月 16 日初诊。

主诉及病史：吸肚子、耸肩、甩手 1 年余。患儿 1 年多前无明显诱因出现吸肚子、耸肩、甩手症状，家长未予重视。半个月前外感后上述症状加重，新出现眨眼、吸鼻子症状，遂就诊于本院门诊。现患儿吸肚子、耸肩、甩手、眨眼及吸鼻子，每于精神紧张时加重，脾气急躁，注意力差，小动作多，学习成绩一般。纳眠可，二便调。

查体：咽稍红，舌红，苔薄白，脉弦。

西医诊断：抽动障碍。

中医辨证：肝风内动。

治法：平肝息风，佐以健脾化痰。

处方：天麻钩藤饮加减。

天麻 10g，钩藤 10g（后下），石决明 10g，栀子 10g，黄芩 10g，桑寄生 10g，夜交藤 10g，桑枝 10g，菊花 10g，僵蚕 3g，白芍 15g，甘草 10g，浮小麦 10g，葛根 10g，木瓜 10g，伸筋草 10g，全蝎 3g，党参 10g，陈皮 10g，苍耳子 6g。28 剂，日 1 剂，水煎服，早晚分服。

二诊：2013 年 4 月 13 日。患儿吸肚子、耸肩、甩手明显缓解，眨眼及吸鼻子症状基本消失，脾气、注意力及小动作稍好转，纳眠可，二便调，咽不红。舌淡红，苔薄白，脉平。

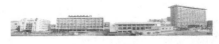

前方去全蝎、苍耳子、桑枝，加用石菖蒲 10g，远志 10g。28 剂，日 1 剂，水煎服，早晚分服。

三诊：2013 年 5 月 11 日。患儿吸肚子、耸肩、甩手症状基本消失，脾气、注意力及小动作可，纳眠可，二便调。舌淡红，苔薄白，脉平，咽不红。

嘱患儿停药观察，注意舒畅情志，节制饮食，预防感冒。随访 3 个月未再复发。

【按】肝气不舒，郁而化火，肝木乘土，土虚生痰，肝风夹痰流窜，故患儿出现腹部症候群、四肢症候群及精神症候群等中焦为病的表现。治以天麻钩藤饮加减。方中以天麻、钩藤平肝息风，为君；石决明、栀子、黄芩、桑寄生、桑枝、菊花增强平肝息风，为臣；夜交藤、浮小麦、僵蚕、白芍、葛根、木瓜、伸筋草、全蝎、党参、陈皮、苍耳子健脾柔肝，为佐；甘草为使。全方共奏平肝息风、健脾化痰之功。二诊时患儿抽动症状缓解，而脾气、注意力及小动作症状仍较重，故减全蝎、苍耳子、桑枝，加用石菖蒲、远志，增强开窍醒神之功。三诊时患儿精神症候群明显好转，故停药观察，尤其注重情志不畅及饮食不节诱发因素，防止疾病复发。

三、反复呼吸道感染

患儿，男，5 岁。

主诉及病史：反复发热、咳嗽、咯痰两年。患儿近两年来无明显诱因出现发热，热型不定，伴咳嗽，咯痰，每 1~2 个月发作 1 次，每次口服抗生素或止咳化痰药减轻，两年间患"支气管肺炎"3 次，于外院查免疫全项、T 细胞亚群、胸部 CT、风湿病抗体、PPD 示正常范围，诊断为"反复呼吸道感染"，先后口服"匹多莫德、槐杞黄颗粒"一年余，患儿仍反复性发热、咳嗽、咯痰，且每次服用槐杞黄颗粒后大便干结。患儿体胖，汗多，平素食欲佳，脾气大，喜食肉食、甜品和碳酸饮料，大便偏干。

查体：咽充血，双侧扁桃体Ⅱ度肿大，心肺腹（－）。舌红，苔黄厚，脉滑。

西医诊断：反复呼吸道感染。

中医辨证：肺胃积热证。

治法：清热和胃，导滞通便。

处方：黄芩 10g，黄连 6g，炒栀子 6g，连翘 10g，薄荷 6g（后下），大黄 6g，枳壳 10g，桔梗 10g，炒麦芽 10g，焦山楂 10g，焦神曲 10g，厚朴 6g。

此方根据症状不断调整，服用 3 个月，患儿每月发热、咳嗽次数逐渐减少，后逐渐 2~3 个月出现 1 次。随访 1 年多，患儿发热、咳嗽半年内出现 1 次，未再患肺炎。

【按】患儿系反复罹患上下呼吸道感染，次数频繁，符合反复呼吸道感染诊断。患儿体胖，系痰湿体质，嗜食肥甘厚味，食欲亢进，系脾胃积热，胃火内盛，蒸迫于外，故汗多。肺胃热邪循经上攻，故而咽充血、扁桃体大。如果从传统虚证论治则陷入虚虚实实之误。马融教授从实证论治，纠正机体偏热状态。苦辛通泄，以黄连、黄芩苦寒直折，清肠胃湿热；大黄通腑泻热，导热下行；连翘、薄荷清轻凉散，发散体内郁热；佐焦三仙以消食导滞，促进脾胃化源，以泻为补，促进机体恢复平衡状态。

四、注意力缺陷多动障碍

患儿，女，6 岁。

主诉及病史：注意力不集中 1 年。1 年前经老师反映，发现患儿注意力不集中，于

2012年9月就诊于儿童医院，查智力正常，DSC多动（11-22），中间型，注意力（9/35），考虑"注意力障碍"，间断给予小儿智力糖浆治疗至今，较前好转。为求进一步诊治，就诊于我院儿科门诊。患儿就诊时神清，注意力不集中，小动作不多，脾气急躁，任性，纳少，寐欠安，入睡困难，二便调。查NICHQ量表，分型：注意力缺陷（7+5）。

西医诊断：注意力缺陷多动障碍（注意力缺陷型）。

中医辨证：肾精亏虚，心肝火旺。

治法：辛开苦降，填精益髓。

处方：半夏泻心汤加减。

清半夏10g，干姜6g，黄芩10g，黄连5g，党参15g，大枣3个，生麻黄5g，远志6g，石菖蒲15g，煅磁石15g（先煎），生龙骨15g（先煎），生牡蛎15g（先煎），酸枣仁10g，紫河车9g。

此方根据症状不断调整，服用3个月，经老师反映，患儿注意力较前明显集中，学习成绩有所提高。

【按】注意力缺陷多动障碍病位在脑，其本在肾，与心肝密切相关；病机关键为肾精亏虚，髓海发育迟缓，阴阳失调，阳动有余，阴静不足。本例患儿阴静不足责之于肾精亏虚，阳动有余为心肝火旺所致，故治疗以益肾填精、清心平肝为主，方用半夏泻心汤化裁加生麻黄、紫河车、远志、石菖蒲、煅磁石、生龙骨、生牡蛎，共奏平衡阴阳、填精益髓、益智安神之效。

论　著

一、论文

[1] 马融．万密斋论治小儿泄泻学术思想初探．新疆中医药，1986（4）：1-3.

[2] 李少川，马融．幽门狭窄治验．四川中医，1986（7）：40.

[3] 马融．豁痰开窍法治疗发作性睡病．四川中医，1987（4）：45.

[4] 马融．抗痫散为主治疗小儿痫证73例临床观察及实验研究．北京中医，1988（1）：32-35.

[5] 马融，于越．经方治痫进展．北京中医，1988（4）：49-50.

[6] 马融，王建陵，吴彻，等．防感合剂抗病毒及诱生干扰素的作用观察．中西医结合杂志，1990，10（4）：222-224.

[7] 马融，王萍芬，郑玉梅，等．防感合剂防治小儿反复呼吸道感染的临床研究．中西医结合杂志，1991，11（10）：592-594.

[8] 马融，向阳，李新民，等．小儿癫痫421例临床观察．中国医药学报，1994，9（2）：22-24.

[9] 马融．中西医结合治疗小儿肾病综合征115例临床观察．中国中医儿科杂志，1994（创刊号）：22.

[10] 马融，张效霖，田晶，等．抗感至宝口服液防治小儿反复呼吸道感染的临床研究．中国中西医结合杂志，1994，14（10）：586-588.

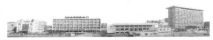

[11] 马融, 于越, 李新民, 等. 抗痫液抗病毒作用的实验观察. 中国中西医结合杂志, 1995, (特集): 308-310.

[12] 马融. 柴胡桂枝汤抗病毒及对 NDV 诱生干扰素的协同作用. 中国免疫学杂志, 1995, 11 (增刊): 110.

[13] 马融, 李新民, 胡思源, 等. 抗痫胶囊治疗小儿癫痫大发作的临床研究. 天津中医, 1996, 13 (5): 23-26.

[14] 马融. 江育仁教授防治呼吸道易感儿的学术思想研究. 新中医, 1997, 29 (4): 5-7.

[15] 马融. 顺气涤痰法治疗小儿植物神经性癫痫二则. 北京中医, 2000 (5): 49-50.

[16] 马融, 张喜莲, 刘玉珍, 等. 针刺加熄风胶囊治疗小儿癫痫强直-阵挛性发作的临床及实验研究. 中医杂志, 2001, 5 (42): 276-278.

[17] 马融, 张喜莲. 小儿癫痫的辨证分型与脑电图检测的关系——附 320 例分析. 北京中医, 2001 (5): 10-12.

[18] 马融, 李少川, 李新民, 等. 抗痫胶囊治疗小儿癫痫 930 例临床观察. 中医杂志, 2002, 43 (4): 279-280.

[19] 马融, 李新民, 魏小维, 等. 熄风胶囊治疗小儿癫痫强直—阵挛性发作的研究. 天津中医药, 2003, 20 (2): 87.

[20] 马融, 张喜莲. 熄风胶囊治疗小儿癫痫强直-阵挛性发作 200 例临床观察. 中医杂志, 2004, (45) 5: 363-365.

[21] 马融, 李新民, 张德芹, 等. 小儿抗痫胶囊治疗儿童癫痫及其神经生化机制的研究. 天津中医药, 2004, 21 (4): 340.

[22] 马融, 李亚平. 多动症儿童的脑电图变化机制. 中国临床康复, 2005, 28 (9): 158-159.

[23] 马融. 小儿癫痫病的辨证与辨病治疗. 中华实用医学研究, 2006, 2 (3): 77.

[24] 马融, 戎萍, 李新民. 中医药治疗小儿癫痫疗效评定标准体系的研究. 天津中医药, 2006, 23 (2): 98-100.

[25] 马融, 李新民, 杨常泉, 等. 儿童癫痫证候规律及中药干预神经生化机制研究. 医学研究杂志, 2006, 35 (9): 39-40.

[26] 马融, 胡思源, 李新民, 等. 健身消导颗粒治疗小儿厌食脾失健运证临床观察. 中国医药指南杂志, 2007, 34 (6): 776-777.

[27] 马融, 魏小维, 李亚平, 等. 益肾填精法治疗儿童多动症及其神经生化机制研究. 天津中医药, 2007, 24 (4): 309.

[28] 马融, 李新民, 魏小维, 等. 益肾填精法治疗儿童注意缺陷多动障碍 55 例临床研究. 天津中医药大学学报, 2007, 26 (3): 122-125.

[29] 马融. 重视增智在儿童抗癫痫治疗中的作用. 江苏中医药, 2007, 39 (9): 3-4.

[30] 马融, 施畅人, 李新民. 抗痫增智胶囊对戊四唑点燃大鼠海马苔藓纤维发芽的

干预作用．中华中医药杂志，2007，22（10）：713 - 715.

[31] 马融，古今楠，李新民，等．益智宁神颗粒对 SHR 大鼠脑组织 NE、DA、HVA 的影响．中医脑病杂志，2007，3（4）：194.

[32] 马融，古今楠，李新民，等．益智宁神颗粒对自发性高血压大鼠脑组织去甲肾上腺素、多巴胺的影响．天津中医药，2008，25（1）：6 - 9.

[33] 马融，戎萍，魏小维．小儿定风汤剂治疗小儿原发性癫痫强直 - 阵挛性发作（痰热夹惊证）30 例临床观察．中医杂志，2008，49（5）：424 - 427.

[34] 马融．小儿癫痫的辨证思路与方法．中医儿科杂志，2008，4（3）：4 - 5.

[35] 马融，张喜莲．髓海发育迟缓致儿童注意缺陷多动障碍病机假说探讨．中华中医药杂志，2008，23（8）：737 - 739.

[36] 马融，古今楠．儿童注意缺陷多动障碍的中医病机及治法探讨．辽宁中医药大学学报，2008，10（12）：29 - 30.

[37] 马融，李新民，杨常泉，等．抗痫增智颗粒治疗小儿癫痫伴智力低下的研究．天津中医药，2008，25（6）：508.

[38] 马融．应重视开展儿科中药饮片剂量的研究．环球中医药，2009，2（6）：425 - 426.

[39] 马融，李新民，张喜莲，等．构建中医儿科学立体化教学模式，提高学生综合素质．天津中医药大学学报，2009，28（4）：207 - 209.

[40] 马融，李新民，胡思源，等．儿童甲型 H1N1 流感中医药防治指南．中华中医药杂志，2010，25（1）：103 - 105.

[41] 马融，李新民，郝瑞芳，等．儿童甲型 H1N1 流感验案二则．中华中医药杂志，2010，25（1）：62 - 64.

[42] 马融，胡思源，魏小维，等．金童颗粒治疗小儿抽动障碍的临床研究．环球中医药，2010，3（1）：31 - 34.

[43] 马融，李新民，于越，等．小儿反复呼吸道感染证候规律及中医药治疗方案规范研究．天津中医药，2012，29（5）：519.

[44] 马融，杜春雁，杨常泉，等．四时辨体捏脊疗法预防小儿反复呼吸道感染的临床应用．中华中医药杂志，2012，27（5）：1315 - 1317.

[45] 马融，胡思源，贾景蕴，等．儿童中药新药临床试验的伦理学考虑．中国新药杂志，2013，22（14）：1673 - 1675.

[46] 马融，胡思源，田恬，等．息风止动片与安慰剂对照治疗小儿抽动障碍肝风内动夹痰证的临床研究．中国中西医结合杂志，2014，34（4）：426 - 430.

[47] 马融，杨常泉，刘全慧，等．熄风胶囊、茸菖胶囊、抗痫胶囊对海马神经元 NMDA 受体电流及细胞内游离钙的影响．中药药理与临床，2015，31（6）：140 - 142.

[48] 马融，胡思源，丁樱，等．小儿急性上呼吸道感染中药新药临床试验设计与评价技术指南．药物评价研究，2015，38（1）：8 - 16.

[49] 马融，胡思源，吴振起，等．小儿反复呼吸道感染中药新药临床试验设计与评价技术指南．药物评价研究，2015，38（3）：238 - 243.

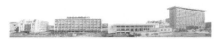

［50］马融，胡思源，王俊宏，等．小儿厌食中药新药临床试验设计与评价技术指南．药物评价研究，2015，38（3）：244－250.

二、著作

［1］马融．新编中医西医结合诊疗全书·儿科．太原：山西科学技术出版社，1997.

［2］马融．全国中医院校各科课程习题集·中医儿科学习题集．上海：上海中医药大学出版社，1998.

［3］马融．全国中医院校各科课程习题集·中医儿科学习题集．2版．上海：上海中医药大学出版社，2003.

［4］马融，梁繁荣．普通高等教育"十五"国家级规划教材·新世纪全国高等中医院校针灸专业规划教材·中医儿科学．北京：中国中医药出版社，2009.

［5］王庆文，马融．"十一五"国家重点图书·今日中医儿科．2版．北京：人民卫生出版社，2011.

［6］马融，胡思源．儿科疾病中医药临床研究技术要点．北京：中国医药科技出版社，2012.

［7］马融，韩新民．卫生部"十二五"规划教材·全国高等中医药院校教材·中医儿科学．2版．北京：人民卫生出版社，2012.

［8］马融．中华中医药学会儿科分会会史．北京：中国医药科技出版社，2013.

［9］马融．李少川儿科经验集．北京：人民卫生出版社，2013.

［10］马融，许华．国家卫生和计划生育委员会"十二五"规划教材·中医中西医结合住院医师规范化培训教材·中医儿科学．北京：人民卫生出版社，2015.

［11］马融．感染性疾病中成药临床应用指南．北京：中国中医药出版社，2015.

［12］马融．高级卫生专业技术资格考试指导用书·中医儿科学高级教程．北京：人民军医出版社，2015.

［13］马融．全国中医药行业高等教育"十三五"规划教材·全国高等中医药院校规划教材（第十版）·中医儿科学．北京：中国中医药出版社，2016.

［14］汪受传．普通高等教育"十五"国家级规划教材·新世纪全国高等中医院校规划教材·中医儿科学．北京：中国中医药出版社，2002.（马融为副主编）

［15］汪受传．普通高等教育"十五"国家级规划教材·新世纪全国高等中医院校规划教材·中医儿科学习题集．北京：中国中医药出版社，2003.（马融为副主编）

［16］汪受传，俞景茂．中医儿科临床研究．北京：人民卫生出版社，2009.（马融为副主编）

［17］王永炎，晁恩祥，王贵强．中成药临床应用指南·感染性疾病分册．北京：中国中医药出版社，2015.（马融为副主编）

［18］杨思澍，陈贵廷，胡国臣．实用中西医结合临床手册．北京：学苑出版社，1989.（马融为编委）

［19］张奇文．儿科医籍辑要·常见病分册（下册）．济南：山东科学技术出版社，1990.（马融为编委）

［20］石学敏．中医纲目．北京：人民日报出版社，1993.（马融为编委）

［21］汪受传．中医儿科学（研究生教材）．北京：人民卫生出版社，1998．（马融为编委）

［22］石学敏．中西医临床查房手册．北京：人民卫生出版社，2002．（马融为编委）

［23］郑筱萸．中药新药临床研究指导原则．北京：中国医药科技出版社，2002．（马融为编委）

［24］林庆．实用小儿癫痫病学．北京：北京科学技术出版社，2004．（马融为编委）

［25］仝小林，李平．中医博士临证精华．北京：人民卫生出版社，2004．（马融为编委）

［26］江育仁，朱锦善．上海市"十五"重点图书·现代中医儿科学．上海：上海中医药大学出版社，2005．（马融为编委）

［27］江育仁，张奇文．实用中医儿科学．2 版．上海：上海科学技术出版社，2005．（马融为编委）

［28］贺兴东，翁维良，姚乃礼．当代名老中医典型医案集·儿科分册．北京：人民卫生出版社，2009．（马融为编委）

【整理者】

张喜莲　女，1972 年 11 月出生。医学博士，毕业于天津中医药大学。现于天津中医药大学第一附属医院儿科从事医疗、教学、科研工作。

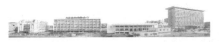

张 宗 礼

名家传略

一、名家简介

张宗礼，男，1959 年 3 月 16 日出生，汉族，籍贯河北省肃宁县，中国共产党党员，主任医师，天津中医药大学教授、硕士研究生导师。现任天津市中医药研究院副院长，天津市中医药研究院首席专家（肾病学科），天津市中医肾病研究所副主任。主要学术职务：天津市中医药学会常务理事，天津市中医药学会青年委员会副主任委员，天津市医师学会理事，天津市药品审评专家，天津市中医药学会肾病专业委员会副主任委员，天津市中西医结合学会肾病专业委员会副主任委员，世界中医药学会联合会肾病专业委员会理事，天津市中医药学会中医医院管理专业委员会委员，天津市中医医院管理质控中心委员，中国中医药研究促进会常务理事，天津市保健工作委员会第一届中医干部保健专家。被评为天津市名中医，首届中青年名中医，第三批全国老中医药专家学术经验继承工作指导老师张大宁教授的学术优秀继承人，天津市中医药专家学术经验继承指导老师，天津市劳动模范。

二、业医简史

张宗礼教授 1983 年毕业于天津中医学院（现天津中医药大学），同年就职于天津市中医医院骨科，师从苏永恒、强逸之、李尔年，从事中医骨伤临床工作。1984 年师从张大宁教授，从事中医老年病、中医肾脏病临床工作至今。三十余年来随师查房侍诊，勤奋好学，爱岗敬业，完整地继承和发扬了张大宁教授的学术思想和医疗经验。张宗礼教授还先后得到了何世英、李振华、高象新、马连珍、刘公望等诸位先辈的悉心指导，奠定了良好的临床基础。他精于临床实践研究，不断开拓创新，为推动中医药事业的发展竭尽全力、积极贡献。1993 年 8 月任天津市中医医院老年病科副主任，主持科内日常工作。1998 年 8 月任天津市中医医院副院长，党委委员。2012 年 6 月起任天津市中医药研究院副院长，党委委员。

三、主要贡献

张宗礼教授师从中医著名肾病专家张大宁教授，继承其"肾虚血瘀"是构成多种慢性疾病、老年病及人体衰老基础的理论，以"补肾活血法"为治疗多种慢性疾病、老年病及抗衰老的基本疗法。近年来，他在继承的基础上，勇于创新，提出芳香醒脾、化浊排毒法治疗慢性肾脏病的思路，选药突出轻清、宣透，使清阳上升、浊阴潜降，从而使阴阳调和，气血和顺，临床获得满意效果。他在临床实践中不断探索，注重发挥中医药特色优势诊疗各种肾脏疾患，注重强调慢性肾脏病早诊断、早干预、早治疗的重要性，积极体现中医"治未病"的理念，形成了独特的中医治疗各种慢性肾脏病的学术思想。

科研方面，张宗礼教授在临床上不断优化中医药治疗慢性肾脏病诊疗方案，通过整合优化中医、中西医结合以往研究成果，运用不同的干预措施以提高疗效。他参与了"肾衰系列方"治疗慢性肾功能衰竭的临床及实验研究、中医补肾活血法研究、补肾活血胶囊治疗老年痴呆临床观察及对血氧自由基代谢的影响等多项科研课题，进行慢性肾衰综合干预措施的临床评价研究，形成能够充分发挥中西医综合调节的综合治疗方案。使用大黄炭等药物以加强降浊排毒作用；重用冬虫夏草、生黄芪、川芎等药物加强补肾活血功效；在制剂过程中，应用脱钾工艺，克服了晚期肾衰患者因血钾升高不能服用中药的弊端。他归纳总结张大宁教授的学术思想，从中医辨证角度拓展张氏治疗方法的临床应用领域，结合西医学研究探寻其规律，进而客观揭示其有效性实质。

科研成果及获奖：

1. "肾衰系列方"治疗慢性肾功能衰竭的临床及实验研究，1991年获国家中医药管理局中医药科学技术进步二等奖。第4完成人。

2. 治疗男子性功能障碍的新药——"肾灵散"，1992年获国家科学技术委员会科技成果。第4完成人。

3. 中医补肾活血法研究，2000年获天津市科学技术成果。

4. 补肾活血胶囊治疗老年痴呆临床观察及对血氧自由基代谢的影响，2003年获天津科技进步三等奖。第2完成人。

5. 天津市科委慢性疾病防治科技重大专项：醒脾软坚化浊法对狼疮性肾炎干预方案的临床研究。第2申请人。

张宗礼教授积极承担培养中医药人才的工作，作为天津市中医药专家学术经验继承工作指导老师带徒3人，作为天津中医药大学导师培养硕士研究生30余人。

学术思想

一、师承溯源

张宗礼教授师承于国医大师、全国老中医药专家学术经验继承工作指导老师、天津市授衔专家张大宁教授。张大宁教授早在20世纪60年代即发表《试从西医学观点剖析心、肾、命门的实质及相互关系》的学术论文，首先提出了"心-肾轴心系统"学说、"肾虚血瘀论"和"补肾活血法"，强调疾病的共性与个性亦即疾病的特异性与非特异性的规律性认识，重视对疾病共性的治疗。在这一理论体系的指导下，形成了独特的中医肾病治疗体系，使其中医肾病的诊疗水平居国内同行业领先水平。张宗礼教授充分继承了张大宁教授的学术思想和临床经验，临床上从肾虚血瘀理论入手分析肾脏疾病的病因病机，并践行补肾活血法，在此基础上进行辨证论治，注重调理后天之本（脾），补后天以养先天（肾），圆机活法，临床上取得了满意的疗效。

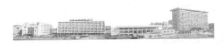

二、传承薪火

张宗礼教授继承"肾虚血瘀论""补肾活血法"的学术思想,将该思想贯穿慢性肾脏病病程的始终。近年来在补肾活血法的基础上创新地提出"醒脾通三焦法"治疗慢性肾脏病,临床上取得了满意疗效,并结合西医学诊查技术,重视早期诊治及药物远期效应的客观评价。肾脏疾患临床中尤要注重中医"治未病"理念的贯彻实施,早诊断、早治疗、早干预,未病先防,既病防变。张宗礼教授强调中医学的生命力在于临床疗效,临床疗效是硬道理。他倡导临床–理论–临床思维模式,注重发挥中医药的特色和优势,形成了独特的中医治疗肾病的学术思想和方药。在临床实践中,坚持辨病与辨证相结合,在中医辨证论治过程中,充分发挥中医整体观、强调个体化治疗,突出中药治疗特色。同时,张宗礼教授认为,中医思维具有较强的开放性、广延性,勿过分追求同一而抹杀多元化,理应异中求同、同中求异,强调共性,突出个性,才能使中医学理论体系枝繁叶茂。

(一)醒脾通三焦法治疗慢性肾脏病

张宗礼教授在长期的中医肾病临床实践中发现,慢性肾脏病中医病机存在广泛共性,即本虚标实,本虚多责之于脾气虚,标实则以湿(水湿或湿热)、浊多见。治疗方面应以醒脾健脾为驱动之力,辅以调畅三焦气机。运用此法以补益元气,调畅气机,升降有序,传化通畅,气血津液运行得复,祛邪亦是扶正。故以醒脾复运中焦为主,以轻宣上焦、通利下焦为辅,斡旋中焦气机,升降相宜,脾运得复,湿浊得化,邪去正安。

1. 轻宣上焦

当慢性肾脏病患者主要表现为邪犯卫表或肺气失宣等上焦病证时,张宗礼教授强调此时本病的治疗重点在肺。肺失宣肃,通调水道功能障碍,甚则上焦气滞水停湿阻,邪久郁而化热,临证可见咳嗽、咳痰、胸闷、气喘等表现。邪在卫表,邪浅病轻,当以解表透邪为第一要务,尽早祛除邪气,中病即止。临证选药要轻清宣透、芳化轻扬,切不可使用厚味沉降之品,凡滋腻重浊之物易恋邪气内引之,不利于邪气透达外表。正如吴鞠通提出的上焦病治则:"治上焦如羽,非轻不举。"因此,张宗礼教授认为,浅表的邪气要及时通过宣发肺气、调和营卫的方法,透邪外出;已经入里的邪气也要因势利导,使其外出而解,从而恢复肺宣发肃降的功能,促进津液输布正常,同时,肺与大肠相表里,宣发肺气亦可助大肠降浊排毒,则水肿、小便不利、便秘或腹泻等症可除。

2. 醒脾运中焦

脾胃居于中焦,脾喜燥恶湿,脾升胃降,是气机升降的枢纽。上、下两焦脏腑气机、阴阳既济之调转皆赖枢纽,启下焦之阴精阳升,捭上焦之阳气阴降,皆赖脾胃输转。正如黄元御在《四圣心源·劳伤解》中所说:"中气者,和济水火之机,升降金木之轴。"慢性肾脏病多清气不升,浊阴不降,清浊相干,湿浊困阻清窍。脾气相感多为湿困,积扰难以发挥其健运升清之力,脾爱燥喜芳香,遂以芳香药化湿辟秽,醒脾辟浊乃应其所喜,湿去清窍开,脾醒而驱力始动。广而言之,张宗礼教授认为,凡能祛湿浊,有利于脾升运化的治法都应该属于醒脾法范畴,而并不拘泥于芳香化湿类药物,也不拘于单纯以补益为主的补脾健脾之法。故他以醒脾法为本病治疗大法,以此为纲,别列健脾祛湿、芳香化湿、理气和中、温阳利水、升清降浊、清热利湿等治法,使升降协调、燥湿相济、寒热平调,从而令脾醒,中焦升降平衡,气机调畅,湿浊得去。此是张宗礼教授学习吴鞠通"治中焦如衡，非平不安"论述的心得。

3. 通腑利下焦

肾为人一身阴阳之根本，肾主水，外合膀胱，肾在水液代谢方面具有很重要的调节作用。肾阳虚衰，膀胱蒸腾气化失司，小肠、大肠的泌别清浊与传导化物失调，故慢性肾脏病患者出现小便短少甚则尿闭、全身水肿、神倦头昏、恶心呕吐、便秘或腹泻等。《灵枢·营卫生会》提出了"下焦如渎"的观点："下焦者……渗而俱下，济泌别汁，循下焦而渗入膀胱焉。"张宗礼教授认为，通利下焦腑脏、恢复其"传化物而不藏"的生理特性，亦是治疗慢性肾脏病一个必不可少的原则，而下焦治疗的重点在于通腑泄浊、补肾固元，以通利下焦，恢复蒸腾气化之功能。因此他在用药上多选用味厚之品，以沉降下焦，直达病位。

（二）辨证论治，圆机活法

张宗礼教授认为，慢性肾脏病病机错综复杂，病程冗长，正虚邪实，虚实夹杂。临床中应详辨证，抓要点，据证立法，遣方用药。在临床中，应重视辨病与辨证结合，以反复发作肉眼血尿、镜下血尿为主的可归于尿血范畴；以水肿、蛋白尿为主要临床表现时，可归于水肿范畴；当发展到肾功能不全尿毒症时，可归于虚劳、关格、癃闭等范畴，进行辨证论治。遵循实验室检验客观依据，并结合肾穿刺病理结果，各法有所侧重。慢性肾脏病的发病、病情反复，常与呼吸道、皮肤脓疮、胃肠道感染等各种感染密切相关，急则治标，以祛邪为主，邪去则正复。

慢性肾脏病患者多用激素，张宗礼教授认为激素为大辛大热之品，患者经大量激素使用后会出现胸、背及颜面痤疮或皮肤感染，以及面赤、口干、精神亢奋、烦躁、五心烦热等阴虚火旺证，配合中医药辨证治疗采用滋阴固肾法，一方面可以协同激素提高疗效，同时亦可减少激素的副作用。健脾祛湿之法，辨证时临床表现重在脾气亏虚为主，而水湿之气不甚显著，组方选药时可重用生黄芪、炒白术、云茯苓、党参等健脾益气之品，稍佐一两味渗湿利湿药，如萹蓄、车前草；芳香化湿之法，辨证时则重在湿邪胶着难祛，已成浊邪，可微有热象，但不显著，组方选药时可重用广藿香、佩兰、砂仁、白豆蔻、紫苏叶等以祛湿化浊；理气和中化痰之法，辨证时则重在湿聚为痰，口中痰涎，可伴心悸头晕、舌苔厚腻、脉滑，组方选药时则重用陈皮、半夏、莱菔子、苏子、浙贝母以化痰湿；升清降浊之法，辨证时则重在湿浊之邪困遏中焦，三焦气机不畅，在上可见呕恶，在下大便不通，形成格拒之象，组方选药时则重用苏叶、桑叶、荷叶、枇杷叶、大黄、大黄炭等药在上轻宣，在下通腑降浊；健脾利水之法，辨证时则重在水湿已停，或发在头面，或泛溢肌肤，甚则全身水肿，组方选药时则重用五苓散、五皮饮等方剂，甚至可投有毒或小毒之药如牵牛子、附子、防己、葶苈子等，但要中病即止，不可久服；清热利湿之法，辨证时则重在湿热之象并见，舌质红，苔薄黄或黄腻，脉沉数或濡数，组方选药时则重用萹蓄、瞿麦、石韦、萆薢、土茯苓、荠菜花、半枝莲、白花蛇舌草、车前子、车前草等。另外，宜治法相参，祛邪不伤正，扶正不留邪。如患者脾气虚明显，且伴湿邪久蕴，或湿聚为痰，或水泛肌肤等，应将诸法辨证相伍，攻补兼施。若湿瘀互结，或兼见其他脏腑病证，且应将醒脾法与活血法、补肾法、疏肝法、温胃法等治法相伍，灵活运用。还要注意扶正与祛邪的侧重调整，祛邪的同时正气也会随之而伤，故邪去其大半而止。治疗前期标急本虚，邪不去正不可复，应以祛邪为主，佐以扶正；而治疗后期邪去大半，正虚明显，应以扶正为主，辅以祛邪。标本兼顾，攻补兼施，机圆法活，方能"谨察阴阳所在而调之，以平为期"。

总之，慢性肾脏病多正虚邪实证，此时应以扶正祛邪为整体原则。平补固本，扶助正气，祛邪使邪有出路，邪去则正安，脏腑气机调畅，阴平阳秘，脏腑生理功能得以恢复。另外，要因人、因时、因地、因证候之转变，病证结合，灵活用药，采用同病异治与异病同治之法，以整体观指导临床，方能收到意想不到的疗效。

三、临床思维

张宗礼教授认为，临床应充分发挥中医、西医的优势，认真研习西医基础，夯实临床诊疗基础，充分利用现代诊疗技术手段，更好地为临床服务。结合西医学知识使诊断明确、清晰、条理，为下一步确定诊疗方案提供必要条件。明确诊断后，在治疗上积极运用中医思维和理念，辨证论治，发挥中医药的特色和优势。张宗礼教授始终强调，治疗上中医、西医一定要泾渭分明，不能相互交错参杂。中医在治疗上不遵循中医的理论去分析客观存在的脉证，却依据西医的诊断或思维指导用药，那是肯定不合理的，临床既不会有疗效，也很难达到四两拨千斤的效果。更重要的是，要知己知彼，清楚自身优缺点，扬长避短，有所为有所不为，提出合理的诊疗方向，不能贻误病情。实践是检验真理的唯一标准。从临床实际出发，以临床疗效验证诊疗方案的有效性，去伪存真，不断修正，并从临床中发现问题和不足，促使自己查阅文献，寻求有效解决办法，与此同时做到与时俱进，知识不断更新和完善，夯实基本功，厚积薄发，使治疗方法和理念不断更新和进步。张宗礼教授亦强调，注重临床典型个案的整理和总结，通过积累以点带面，历经时间的筛选，悟塑新理念、新思维。他更强调中医精髓在于"活"，中医思维具有深内涵、广延性特点。其具有很强的延展性，有益于思维的外展和发散，"取类比象"正是此特点的体现，思维很质朴，借鉴自然原始现象，拟象取用，运用于临床立法和用药，使中医思维得到深化和凝练，既简单形象，又深邃灵活多变，融会贯通。同时，中医辨证论治本身体现"活"的特点，也体现思维活跃性和开放性，病有兼证，各有情形，临证而熟察其情形，因人、因时、因地、因证候之转变而灵活用药，方为活法。

临证经验

一、运用醒脾法治疗慢性肾功能衰竭

张宗礼教授认为，慢性肾功能衰竭患者由于患病日久，脾肾亏虚，身体羸弱，多为虚不受补。滋肾之品恐滋腻碍胃，温肾之品又恐刚燥耗气，且常湿浊阻于中焦为标，故先调脾胃，以醒脾法为治疗大法以醒脾神、复运化、畅枢机、助纳运，使气血转复，则肾气亦渐盛，虽为治脾亦为治肾。据此，张教授以醒脾为纲，别列健脾祛湿、芳香化湿、理气和中、升清降浊、健脾利水、清热利湿等治法，以复脾运，恢复脾肾功能及三焦气机。

（一）健脾祛湿，补土制水

脾为后天之本，肾为先天之本，先天生后天，后天养先天。本病中虽脾肾同虚，若脾气健旺，运化有常，气血得复，肾中精气才能得以充养，如李东垣《脾胃论·脾胃虚实

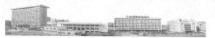

传变论》说："……元气之充足，皆由脾胃之气无所伤，而后能滋养元气。"而脾气虚弱，不能输布运化水液，水湿不化，可引起脾虚湿停、脾虚生痰和脾虚水肿等方面的变化。故临床上出现面色㿠白或萎黄、短气乏力、少气懒言、体倦肢软、脘腹痞闷、纳食量少、大便稀溏、舌淡苔白、脉虚无力或虚缓等症时，处方用六君子汤或参苓白术散加减，以健脾祛湿，此即"补土"之法，通过健脾达到祛湿目的，药选党参、太子参、陈皮、清半夏、砂仁、炙黄芪、炒白术、茯苓、山药等。

（二）芳香化湿，推陈出新

脾为阴脏，喜燥恶湿。本病中，脾气亏虚，运化失常，水谷精微之气不能濡养全身反聚而为湿，日久则胶滞难祛，临床可见面色淡黄、胸闷不饥、不思饮食、倦怠乏力、口腻不渴或渴不多饮、舌质淡苔白或淡黄、脉濡缓等。处方以藿香正气散加减，芳香轻宣气机，祛湿化浊。《本草正义》有"芳香能助中州清气，胜湿辟秽"之说，湿浊蕴结得散，则诸症悉消，药选广藿香、佩兰、砂仁、苍术、厚朴、紫苏叶、茯苓、清半夏、大腹皮、生薏苡仁等。

（三）理气和中，化痰助运

脾位居中州，主运四旁，脾不运湿，土不制水，水湿停聚，易生痰浊，痰浊即成，又反困遏脾气，阻滞脾之气机，加重脾气郁滞。临床可见胸膈痞闷，恶心呕吐，肢体倦怠，头晕心悸，不思饮食或饮食不消，或头晕心悸，痰多色黄，舌苔厚腻，脉滑等。治宜理脾气，化痰浊，和中焦，正如《医宗必读·痰饮》所言"脾为生痰之源，治痰不理脾胃，非其治也"。处方以越鞠保和丸或二陈汤加减，药选陈皮、青皮、清半夏、广木香、砂仁、茯苓、浙贝母、枳壳、焦三仙、炒鸡内金、炒莱菔子等。

（四）升清降浊，畅调枢机

脾与胃相表里，为气机升降之枢，脾气以升为健，胃气以降为和，一升一降相反相成，脾胃在推动脏腑精气上下流行、循环化生中具有重要作用。今脾失健运，湿邪内生，阻于中焦，而致脾胃升降失司，清阳不升，不能上荣心肺、头面诸窍；浊阴不降，废浊糟粕不能泄于二阴，临床可见面色萎黄、倦怠乏力、气短懒言、食少纳呆、恶心呕吐、口中黏腻、大便秘结或黏腻不爽、舌质淡、苔厚腻、脉沉细无力或沉滑等。处方以四叶汤加减，升清降浊，畅调枢机，以使"清阳出上窍，浊阴出下窍，清阳发腠理，浊阴走五脏，清阳实四肢，浊阴归六腑"，药选紫苏叶、桑叶、荷叶、枇杷叶、生黄芪、大黄、大黄炭、大腹皮、半枝莲等。

（五）健脾利水，斡旋中州

脾为土脏，在水液代谢中起着重要作用。今脾气虚，不能运化水液，土不制水，水湿不能下输于膀胱，而泛溢肌肤，浸淫脏腑，临床出现颜面及双下肢浮肿甚则全身水肿、肢体困重、乏力少气、小便不利、心腹胀满、上气喘急、舌淡苔白滑、脉沉或沉滑等。处方以五苓散合五皮饮加减，健脾利水，其意亦为"补土制水"。如《景岳全书·肿胀》指出"水唯畏土，故其制在脾"，药选生黄芪、茯苓（带皮）、猪苓、白术、泽泻、桂枝、大腹皮、桑白皮、冬瓜皮、怀牛膝、水红花子等。

（六）清热利湿，分别清浊

湿为长夏之主气，常与热合，而为湿热，然其所生与脾胃密切相关，湿热久蕴，影响

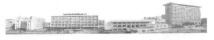

脾胃气机运行，临床可见面浮肢肿、脘痞呕恶、厌食嗳气、纳呆腹胀或见烦热口渴、小便频数短赤、尿道灼热不适、肛门灼热、大便秘结或黏腻不爽、舌红、苔黄腻、脉沉数或濡数等。处方以八正散、萆薢分清饮或四妙丸加减，清热利湿，使邪有出路，归于二阴，药选萹蓄、瞿麦、石韦、萆薢、土茯苓、荠菜花、半枝莲、白花蛇舌草、车前子、车前草等。

二、慢性肾小球肾炎

张宗礼教授认为，慢性肾小球肾炎出现的水肿、尿液异常为全身气化功能障碍，水液输布异常的表现。本病乃虚实夹杂之证，本虚为脾肾阳虚、肺肾气虚、肝肾阴虚，标实为风邪、水湿、血瘀、湿浊。而本病以正虚和标实相兼多见，本虚以脾肾阳虚多见，标实以湿浊、瘀血多见。外邪侵袭是主要诱发因素，脾肾亏虚是病理基础，湿浊、瘀血是主要病理产物。治疗方面，张宗礼教授主要根据以下5个证型进行辨证论治，随症加减。

（一）脾肾阳虚证

肾为先天之本，肾阳乃一身阳气的根本，脾为后天之本，运化水谷精微以营养全身。由于年老体弱、外邪侵袭、劳倦内伤等因素或可引起脾阳虚或可致肾阳虚，但终会形成脾肾阳虚证。脾肾两脏阳气虚衰，温煦、运化、固摄作用减弱，可见下利清谷、泄泻滑脱或五更泄泻；阳气亏虚，不能蒸化水液，水湿内停或泛溢肌肤，发为头面肢体水肿之症，甚则水聚腹中则腹胀如鼓；阻滞脉络致湿浊、瘀血内停，则腰痛、舌色紫暗；阳气亏虚，阴寒内盛，则面色㿠白、形寒肢冷；肾阳亏虚，膀胱气化不利，则腰膝酸软、小便不利；脾虚气陷，肾虚封藏失职，固精无权，则精微物质流失于外而致蛋白尿；舌淡胖，苔白滑，脉沉细，均为阴盛之象。治宜温补脾肾。脾阳虚者，以自拟方加减，药用生黄芪、大黄炭、白术、当归、茯苓、桂枝、川芎、生甘草、人参；肾阳虚者，以自拟方加减，药用熟地黄、淫羊藿、肉桂、山茱萸、菟丝子、芡实、石韦、萆薢、杜仲炭。

（二）肝肾阴虚证

肾为先天之本，肝肾同源，肝藏血，肾藏精，肝属木，肾属水，二者功能上关系密切，常"一荣俱荣，一损俱损"，两脏相互影响，肾失濡养，出现腰膝酸软、眩晕耳鸣、多梦、遗精；肾失开阖，发为水肿，肾失固摄，尿中出现蛋白等精微物质；肝体阴而用阳，肝阴不足，易肝阳上亢，阴血亏虚或肝疏泄失职也可致血行不畅，瘀血阻络。治疗宜补益肝肾、滋阴潜阳，以自拟方加减，药用生黄芪、大黄炭、熟地黄、桑椹子、女贞子、枸杞子、山萸肉、菊花、桑叶、川芎、白芍、丹参。

（三）肺肾气虚证

肺肾气虚，肃降失司，摄纳无权，以咳嗽无力、喘息短气、吐清稀白泡沫痰、夜尿频数、舌淡（或紫暗）苔白、脉沉细或结代为主。治宜益肺补肾，以自拟方加减，药用人参、生黄芪、五味子、熟地黄、金樱子、枸杞子、当归、白芍、桑白皮、紫菀。

（四）痰湿内阻证

脾胃虚弱，运化失司，痰湿内盛，阻滞气机。痰湿阻于中焦，清阳不升，浊阴不降，清浊相壅中焦，血行不利，加之外邪侵袭，肺失宣肃，酿湿生热，则出现眩晕、咳嗽气喘、咽痛、乳蛾肿大、恶心呕吐、痞满不舒、倦怠乏力、身重嗜睡、心悸气短、肢体关节屈伸不利等症，苔白腻，脉舌胖，脉濡缓。治宜化痰祛湿降浊，以自拟方加减，药用生黄

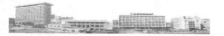

芪、茯苓、桂枝、白术、檀香、砂仁、浙贝母、枇杷叶、石韦、萆薢、川芎、大黄炭。

（五）瘀血阻络证

气虚或气郁日久导致血行不畅，血瘀阻络，瘀血内停，血行不利，血溢脉外，水湿泛溢肌肤，以患处固定刺痛，或见紫斑、肿块，或出血色暗，面色晦暗，舌紫或有斑点，脉涩等为常见证候。治宜活血化瘀、通络止痛，以膈下逐瘀汤加减，药用生黄芪、大黄炭、五灵脂、当归、川芎、桃仁、牡丹皮、赤芍、乌药、延胡索、生甘草、枳壳。

三、糖尿病肾病

糖尿病肾病是糖尿病常见并发症之一，临床表现为水肿、蛋白尿、高血压，进一步发展可至氮质血症、尿毒症。张宗礼教授强调本病的治疗应中西合璧，分期论治，活血化瘀，诸法合参。

（一）中西合璧，病证结合

针对糖尿病肾病，张宗礼教授主张将现代西医知识与传统中医理论巧妙结合，才能发挥最大的诊疗作用。明确疾病的西医诊断可以对疾病的轻重、缓急、治疗难易、疗效指标做到心中有数；治疗时则以中医的辨证论治为主，对应本病发展过程中的各个阶段分型论治，可使治疗具有明确目的性。辨病与辨证相结合、中西合璧诊疗在临床可大大提高疗效，以防失治、误治，延误病情。

（二）立足分期，明确辨证，遣方用药

张宗礼教授认为糖尿病肾病的发生发展具有一定的规律可循，治疗当先明确糖尿病肾病分期，了解疾病发展程度；次之关注患者临床症状，在中医理论指导下，辨证论治，遣方用药，三因治宜。

1. 早关注，治未病

糖尿病肾病的Ⅰ、Ⅱ期患者多无明显的症状、体征，仅以肾小球高滤过、肾体积增大、少量间歇性蛋白尿为特征，临床理化检查亦不被重视，故病情得不到有效控制，极易迁延。张宗礼教授认为此期中医"治未病"的思想尤为适宜。"未病先防"，在DM（糖尿病）发病一开始就应着手针对糖尿病肾病的防治，严格控制血糖，定期检测尿微量白蛋白。治疗时考虑该病多属气阴两虚，临床症见口干咽燥、多饮多食、消瘦、尿频清长、舌质淡红、苔干、脉细数，治法当以益气养阴为主，重用黄芪益气扶正，兼加滋阴清热之生地黄、知母、麦冬、石斛、天花粉等；"既病防变"，阳虚是糖尿病肾病气阴两虚发展的必然结果，故滋阴药中应适当佐以肉桂、威灵仙等温阳之品，达"阴中求阳""阳中求阴"之效，在一定程度上延缓糖尿病肾病的发展。

2. 重先天，平滋补

糖尿病肾病进一步迁延，阴损及阳，阴阳两虚，肾脏亏虚，固摄失常，精微外泄；肾脏气化无能，脾运失司，水湿不化，积滞泛滥，发为水肿。故本期的基本病机为本虚标实、虚实夹杂，重点责之于肾脏，症见尿中多泡沫、腰酸腰痛、乏力、头痛眩晕、水肿、舌淡胖、苔薄白或厚腻、脉沉滑等，此属糖尿病肾病的Ⅲ、Ⅳ期，治疗当以补肾利水为主。张宗礼教授认为，久病伤肾，肾精亏虚，在温肾阳、补肾阴之时，强调平和，温阳之药不宜辛燥，补阴之品不宜滋腻，药宜女贞子、旱莲草、金樱子、菟丝子、杜仲、牛膝等。邪实郁遏正气，平补固本固然重要，利水祛浊亦不可忽视，祛邪使邪得以有出路，气

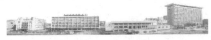

机得以通畅，邪去正安，脏腑气机亦趋阴平阳秘，方选五皮饮或五苓散加减。

3. 醒脾神，畅气机

若病情持续发展，脾肾俱衰，久则阳衰浊毒瘀阻，内生之湿浊痰瘀，胶结化毒，浊毒犯胃，脾胃功能失司，纳而不化，纳而不行，则见纳差、恶心呕吐、乏力、水肿，证似关格，此为糖尿病肾病的Ⅴ期及肾功能衰竭期。张宗礼教授认为，此时主要为脾胃功能失调，三焦气机失常，清气不升，浊阴不降，湿浊秽毒之邪不得外泄，蓄于体内而为病，治则当先调脾胃，以醒脾法为纲领，方选四叶汤加减，升清降浊，畅调枢机，以使"清阳出上窍，浊阴出下窍，清阳发腠理，浊阴走五脏，清阳实四肢，浊阴归六腑"（《素问·阴阳应象大论》）。

（三）圆机活法，活血化瘀，贯穿其中

张宗礼教授认为，活血化瘀之法应贯穿该病的始终，而活血之力要巧酌其度。未病先防，加一味丹参或当归等养血活血之品足矣；病久入络，可加川芎、赤芍、桃仁、红花等活血祛瘀之品；病已入经，出现瘀候，见舌上瘀斑、瘀点，女性月经见血块，此时宜加三棱、莪术、五灵脂等破血祛瘀之品；瘀之重症，见肢体色黑、麻木、疼痛及胸痹等，多加地龙、水蛭以求其通经破血逐瘀之力。活血药应用宜早，早期应用可延缓疾病的发展，在一定程度上减轻肾脏损害。应用活血法时应谨遵其禁忌证，对孕妇、有明显出血倾向者慎用或者忌用。

（四）审时度势，软坚散结，祛痰通络

糖尿病肾病的病机关键为本虚标实，虚实夹杂。气、血、阴、阳虚损为本，痰、湿、瘀、毒积聚为标，致三焦不畅，气机升降失常，日久则湿毒痰瘀，互相搏结，阻于肾络，病结难去，形成癥瘕之势，致肾体受损，肾用失司。软坚散结法可促进血活瘀化，故治疗当在活血化瘀的基础上兼以软坚散结、祛痰通络，药物多选夏枯草、海藻炭、浙贝母、煅牡蛎、三棱等。

（五）诸法合参，扶正气，起沉疴

随着糖尿病患病率的逐年上升，糖尿病肾病的患者数也相应增加，极大影响了人们的生活水平及生存质量。张宗礼教授认为，该病的主要病机，初期为气阴两伤，中期为脾肾亏虚，后期为浊毒瘀阻，气滞血瘀，癥瘕形成。在临床治疗时当以益气养阴、补肾健脾为主，无论患者瘀血及癥瘕症状明显与否，活血化瘀、软坚散结的治疗思想都必须贯穿其中，加之严格控制患者的血压、血糖等加速疾病进展的因素，临床效果显著。

四、慢性前列腺炎

张宗礼教授认为导致慢性前列腺炎的病因复杂，但不外乎湿热、肾虚及气滞等几方面。他将本病分为湿热下注证、肝郁气滞证、阴虚火旺证、肾虚不固证和心肾不交证5个常见证型，并根据不同类型的中西医病因病机特点，处以相应治法及处方。

（一）湿热下注证

张宗礼教授认为，细菌、支原体、衣原体和滴虫等微生物感染属湿热之淫毒，淫毒湿热侵犯下焦、膀胱，以及属于肝经、肾经之络的部位，导致膀胱气化不利，开阖失常，而致患者临床出现排尿疼痛、尿频、尿急，尿道灼热疼痛或尿道瘙痒，甚如虫爬，尿道有较多黏稠臭秽、混浊的分泌物，少腹拘急，会阴、睾丸、尿道口疼痛等主要症状，舌红苔黄腻，脉滑数；实验室检查可见前列腺液色白甚至浊黄或镜检有大量白细胞并脓细胞。故治宜清热利湿、分清泄浊，方宜三妙汤加减。如湿重于热，苔腻，腹胀，加佩兰、萆薢、石韦、车前子、枳壳以利湿；若热重于湿，苔黄，尿热，加生栀子、蒲公英、地丁、竹叶、半枝莲以清热。

（二）肝郁气滞证

本型可见于性格内向且病史长、症状迁延顽固的未婚患者，或合并早泄、阳痿的患者，以及合并精液异常、不育的患者。张宗礼教授认为，本病病程日久，或因思虑过度伤脾、脾虚湿郁，或因肝气郁滞、失于疏泄、三焦气机失宣、膀胱气化不利而发。因足厥阴肝经绕阴器，气郁日久若累及宗筋，甚至可发生阳痿、早泄。临床患者多症见少腹、会阴、睾丸胀痛不适，小便时有频急，伴白浊流出，胸胁胀满疼痛，善太息，精神抑郁或心烦易怒较为明显，口苦咽干，食欲不振，腹胀便溏，肠鸣矢气等，舌淡或淡红，苔白或腻，脉弦。治宜疏肝解郁、健脾祛湿，方宜逍遥散加萹蓄、瞿麦、泽泻、车前子等利湿通淋药。如肝郁较甚，胁痛、善怒，加郁金、川楝子、延胡索、香附等加大疏肝之力；若见脾虚之症，舌淡、神疲，则加黄芪、茯苓、苍术、白术以健运脾气、扶土抑木，法《金匮要略·脏腑经络先后病脉证》中"见肝之病，知肝传脾，当先实脾"之意。

（三）阴虚火旺证

张宗礼教授认为，此型多由于素体肾阴不足或后天失养，纵欲或过度，频繁手淫，恣情纵欲，肾阴亏耗，致使膀胱失养，气化不利而发。临床可见尿频、尿涩痛、淋沥不尽，伴腰膝酸软，头目眩晕，颜面时而烘热，失眠、多梦、记忆力下降，形体消瘦，阳事易兴，甚或强中不痿，精浊频出或有血精等症，舌质红，苔薄，脉细数。治宜滋肾养阴、清泻相火，方宜知柏地黄汤加减。如肝肾亏甚者，可加女贞子、旱莲草、桑椹子、熟地黄以滋肾养阴；如虚火旺盛者，加地骨皮、青蒿、白薇增强清虚热之功。

（四）肾虚不固证

肾为先天之本，对人体的生长发育、性、生殖功能的维持等具有决定性意义。张宗礼教授认为慢性前列腺炎患者，或素体禀赋阳虚，或长期不恰当服用苦寒攻伐药物或抗生素损伤肾阳，肾阳温煦无力，膀胱气化失常而发病。临床上患者除了慢性前列腺炎的一般症状外，尚可见较突出的少腹冷痛、形寒肢冷、面色㿠白、消瘦神疲、大便溏泄、腰酸膝冷、阳痿遗精等症状。典型的舌象、脉象是舌淡或淡黯，苔白或腻，脉沉。治宜温肾固本、化湿去浊，方宜二仙汤加减。如肾阳亏虚明显者，可加菟丝子、金樱子、覆盆子、肉桂增强温肾固肾之力。

（五）心肾不交证

张宗礼教授认为，病史长且迁延反复的慢性前列腺炎患者，或因久病虚劳、房事过度，或因劳神过度、五志过极致使肾水亏虚于下，不能上济于心火，心火亢于上，不能下交于肾，使两脏生理功能失于协调平衡而为害。肾亏于下，则封藏无力；心火亢盛，则心神扶摇，扰动精室下焦，故临床上除慢性前列腺炎的一般症状外，还有较突出的心烦、失眠、多梦、遗精、腰酸腿软、潮热盗汗、耳鸣目眩、心悸咽干等症。典型的舌象、脉象是舌红苔少或无苔，脉细数。治宜调补心肾，方宜桑螵蛸散加减。如心火偏盛者，加黄连、栀子、莲子心以清亢盛之热；肾水亏虚较甚者，加枸杞子、黄精、知母、熟地黄以济肾水之不足。

五、再发性尿路感染

张宗礼教授认为，再发性尿路感染的发生乃因久淋不愈，或过用通利，湿热毒邪蕴结于下焦，由腑及脏，正虚邪恋，遂成劳淋。故本病病机属本虚标实，以膀胱湿热为标，正气虚弱为本。正气虚弱，则邪易入侵，所谓"邪之所凑，其气必虚"（《素问·评热病论》），感邪之后，则难以彻底祛邪外出。湿热为标，湿热可由外邪侵入，亦可由脏腑功能失调内生，因湿为阴邪，其性黏滞，最易阻滞气机，气滞则致血瘀，二者相互影响，病情迁延难愈。

（一）健脾益肾，扶正为先

脾居中焦，斡旋气机，劳淋日久，脾气亏虚，则影响脾运化水液的功能；肾为先天之本，水火之宅，久病及肾，则肾之气化、封藏功能受到影响。张宗礼教授认为，劳淋日久则耗气伤阴，加之湿热毒邪长期蛰伏于体内，或反复使用抗生素治疗，加重了气阴的损伤，临床常见乏力倦怠、腰膝酸软、口燥咽干、小便淋沥涩痛、舌淡或红、脉细或细滑。因此治疗当以补气健脾、滋养肾阴为主，张教授强调，用药切忌温燥峻烈，以恐助阳生热，耗损气阴。选药当以平和为宜，常用黄芪、白术、茯苓、生地黄、女贞子、墨旱莲、黄精等。如肾阴不足兼有湿热，舌苔厚腻，需权衡正邪轻重，滋清并用，以免滋补不当，闭门留寇，或清利太过，阴伤更甚，多在辨证的基础上加用败酱草、半枝莲、金钱草等以清热解毒、利湿通淋；如病久阴损及阳，出现腰腹部冷痛、小便频数、四肢不温、舌质淡、脉沉细等，确为肾阳亏虚，加用乌药、益智仁等补气温阳。注意用量不可过大，中病即止。

（二）清热利湿通淋，贯穿始终

王肯堂之《证治准绳·杂病·淋》中云："淋病必有热盛生湿，湿盛则水液浑，凝结而为淋。"张教授认为，湿性重浊黏滞，湿热之邪是贯穿整个病程的致病因素，因此治疗本病，清热利湿通淋之法应贯穿始终。若以热象为主者，临床表现为小便涩痛、淋沥不尽、口干苦、口渴、舌红脉数者，喜用金银花、野菊花、白花蛇舌草、地丁等清热解毒；若以湿为主者，症见小便淋沥不爽、腰部沉重、舌苔厚腻、脉滑者，多选用车前子草、萹蓄、瞿麦、石韦等以利湿通淋。

（三）行气活血，疏肝通络

劳淋日久，湿热毒邪蕴结，阻碍三焦气机，气机不畅，则瘀血内生，气滞、血瘀互为因果，既是病理产物，又是病情缠绵难愈的病因。病程日久，出现小便淋沥不畅、腹胀、舌紫黯、脉细涩等症状，张教授常在扶正、清热通淋的同时配合行气活血药，喜用当归、川芎之品养血活血，以大血藤、忍冬藤既能活血通络又可清热解毒，并于方中佐一味柴胡，正所谓"盖津道之逆顺，皆一气之通塞为之也"（《秘传证治要诀及类方·小便血》）。

（四）自身调护，配合熏洗

再发性尿路感染病程较长，病情缠绵，因此，合理的生活调养至关重要。患者应保持舒畅的心情；注意多休息、多饮水、勤排尿，注重外阴部的清洁与清洗；饮食宜清淡，少食生冷辛辣油腻食物。此外，张教授自创外部熏洗法，嘱患者以花椒30g煎水500mL，每晚坐浴熏洗外阴部，此方简单而实用，疗效显著。花椒性温，味辛，有小毒，具有温中止痛、驱虫，外用燥湿、杀虫止痒等作用。

六、糖尿病勃起功能障碍

张宗礼教授认为，糖尿病勃起功能障碍属中医学"消渴""阳痿"范畴，对于本病的治疗，多从虚、瘀、湿、郁 4 个方面进行辨证论治。

（一）从虚辨治

1. 脾气虚

消渴日久，燥热之邪耗气伤阴，阳明之气亏损，致宗筋痿废不用，发为阳痿。张宗礼教授认为，消渴患者或素体脾胃功能虚弱，或饮食不节，或服药伤及脾胃，加之病程日久而致气阴两伤，宗筋失养，而现阳痿之症。性事亦当以胃气为本，《素问·痿论》曰"阳明者，五脏六腑之海，主润宗筋"，故"治痿独取阳明"。治疗中抓倦怠乏力、少气懒言、纳呆食少之主症，以四君子汤或补中益气汤加减，大补中焦之气，使脾胃化源不竭，则宗筋之痿渐复。重用生黄芪（60～90g），益气布津，最适于消渴病；辅以四君子汤之党参、白术、茯苓之品以加大益气之力；佐以鸡内金、焦山楂、砂仁、陈皮等以开中焦之郁，亦防补气之品壅滞之弊。

2. 肾阴虚

肾开窍于二阴，二阴之宗筋、窍道皆有赖于肾精之滋养。肾阴亏虚，则宗筋亦废。消渴之病，日久必及于肾，累及肾阴亏耗。而"肾主精髓，开窍于阴，今阴虚阳弱，血气不能相荣，故使阴冷也。久不已，则阴痿弱是也"（《诸病源候论·虚劳病诸候下》）。故历代医家治疗阳痿多从肾论治。然张宗礼教授认为滋肾之药应慎用熟地黄，其虽能"大补真水"，为滋肾阴之要药，然消渴病致阳痿之时，病程日久，耗气伤阴，加之长期服用药物，脾胃多已损伤，为防滋腻碍胃之弊，故熟地黄应慎用。张宗礼教授辨治本病，若见腰膝酸软、乏力、头晕耳鸣、舌红少苔或无苔之属肾阴亏虚者，常以固肾填精之法，方选二至丸或水陆二仙丹加减，重用女贞子、墨旱莲以益肾填精，金樱子、荔枝核、芡实、枸杞子、覆盆子、桑葚子等以固精培元。

3. 肾阳虚

肾为先天之本、水火之脏，内寓元阴元阳，五脏六腑皆仰赖肾阳的温煦，而命门火衰，精气虚冷，则发为阳痿。消渴之病，阴虚燥热，日久则阴损及阳，导致阴阳俱虚之候，而在男子，宗筋失于温煦则可见阳痿。此时之治疗则"非峻补真元不可"（《临证指南医案·阳痿》）。张宗礼教授认为补阳之法，应于"阴中求阳"，且本病应慎用附子、肉桂大辛大热之品，以防"壮火食气"，加重消渴气阴之伤。故常以二仙汤或五子衍宗丸加减，在固肾填精的基础上加仙茅、淫羊藿、巴戟天、阳起石、九香虫、菟丝子等峻补元阳、温煦宗筋，本法亦遵"善补阳者，必于阴中求阳，则阳得阴助而生化无穷"（《景岳全书·新方八略引》）之意。

（二）从瘀辨治

消渴之病，最伤气阴，燥热内结，营阴被灼，加之气伤推动血行乏力，则致脉络瘀阻。而瘀血阻络，又会造成脏腑七窍失于濡养而为病。张宗礼教授认为，消渴而致阳痿，必然存在血瘀，重则及脉，轻则及络。治疗中必用活血之剂，且应贯穿全程，唯血道通

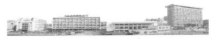

利，宗筋复荣，方能复痿起废。故以四物汤或补阳还五汤加减，补营血，通脉络。无论有无瘀之外候（脑、眼出血等有出血倾向者除外），常于方中佐用丹参、川芎、赤芍、牡丹皮等，若见舌质紫黯，或有瘀斑、瘀点，脉涩者，则酌选红花、川牛膝、三棱、莪术、蜈蚣、水蛭等以加大祛瘀之力。

（三）从湿辨治

脾胃为后天之本，脾主运化。若患者过食肥甘厚味、醇酒辛辣刺激之品，日久则脾胃受伤，运化失常，湿由内生，困遏下焦，壅塞经络，则易发为阳痿。张宗礼教授认为，消渴虽主要病机为阴虚燥热，但由于现今人民生活水平提高，以及疾病的早期干预，消渴患者大部分表现为体型肥胖。肥人多痰湿，加之过食肥甘醇美，脾胃受伤，痰湿内生，或郁而化热，湿热蕴结，肝胆失疏，脉络失和，发为阳痿。而足厥阴肝经绕阴器，湿热之邪循经下注，多见阴囊潮湿、舌红苔黄腻、脉滑等，张宗礼教授自拟三妙汤加减，以清化下焦湿热，药用苍术、黄柏、盐车前子、蒲公英、泽泻、龙胆草、怀牛膝等。

（四）从郁辨治

肝主筋，主疏泄，肝经之气的旺衰及肝主疏泄的正常与否，直接决定宗筋的起废。若患者忧思郁怒，情志不展，甚则郁而化火，致肝失疏泄，则宗筋所聚无能，而成阳痿。张宗礼教授认为，糖尿病患者需终身用药，病程长，经济、社会、心理压力重，日久则致情志不舒，气机郁滞，进而影响肝之疏泄，而肝主宗筋，肝气郁结可致阴茎勃起障碍，发为阳痿。治疗上，若见患者精神抑郁或烦躁易怒、胸胁满闷、脉弦，在心理疏导的基础上，以柴胡疏肝散或丹栀逍遥散加减，药用柴胡、郁金、香附、陈皮、枳壳、苏梗、川芎、栀子、牡丹皮等以疏肝解郁，诚如《临证指南医案·阳痿》所云："若得胆气展舒，何郁之有？"

医案选介

一、慢性肾衰竭

张某，女，55岁，农民，2009年7月9日初诊。

主诉及病史：间断倦怠乏力1年半，加重伴畏寒10天。1年半前无明显诱因出现乏力、尿中泡沫增多，就诊于当地医院，查尿常规：蛋白质（＋＋＋），血肌酐336μmol/L，经当地医院治疗后（具体用药不详），血肌酐下降到250μmol/L，后又加重，10天前查肾功能：尿素氮15.6mmol/L，肌酐374μmol/L，尿酸345μmol/L，故来院就诊。现症见：倦怠乏力，畏寒，腹胀，口中氨味，纳可，小便量可，大便不畅。

既往史：高血压病史6年余。

查体：血压160/90mmHg，贫血貌，双肺呼吸清，未及干湿性啰音，心音可、律齐，双下肢不肿。舌质暗红，苔腻，脉滑。

辅助检查：肾功能：尿素氮15.6mmol/L，肌酐374μmol/L，尿酸345μmol/L。血常规：红细胞计数3.12×10^{12}/L，血红蛋白98g/L，红细胞压积30%。

西医诊断：①慢性肾衰。②肾性贫血。③高血压。

中医诊断：虚劳。肾虚血瘀，浊毒内蕴。

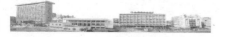

治法：补肾活血，醒脾降浊。

处方：生黄芪60g，白术15g，茯苓15g，丹参15g，桑叶10g，荷叶15g，枇杷叶15g，苏叶10g，大黄10g，大黄炭20g，土茯苓15g，大腹皮15g。水煎服，日1剂，每次180mL，2次/日，饭后温服。

成药：肾衰排毒胶囊1.05g，3次/日；包醛氧淀粉胶囊5g，3次/日；硝苯地平控释片30mg，1次/日。

二诊：2009年8月17日。服药后体乏倦怠较前缓解，面色较前润泽。8月10日查肾功能：尿素氮16.21mmol/L，肌酐344μmol/L，尿酸226μmol/L。

前方加川芎15g，枳壳15g，半枝莲15g。水煎服，日1剂，每次180mL，2次/日，饭后温服。成药同前。

三诊：2009年9月28日。无腹胀，畏寒减轻，口中氨味亦减轻，肾功能：尿素氮19.24mmol/L，肌酐308μmol/L，尿酸324μmol/L。

前方加五味子15g，侧柏叶10g。水煎服，日1剂，每次180mL，2次/日，饭后温服。

【按】慢性肾功能衰竭是多种肾脏疾病的终末表现，张宗礼教授认为"脾肾亏虚、浊毒内生、瘀血阻络"是本病病机之关键，治疗应以"益肾健脾，芳香化浊，活血降浊排毒"为基本大法。本例患者持续中医药治疗，随着时间推移，血肌酐数呈下降趋势，并相对稳定，说明此法有效，病情得到有效控制，持续4年余，连续在门诊随访，患者症状改善，在保护肾功能、延缓肾衰进程方面疗效显著。方中黄芪补脾肾之气，辅以茯苓、白术健脾除湿；大黄、大黄炭、大腹皮荡涤肠胃，推陈致新以降浊排毒；丹参活血化瘀以通络；荷叶、苏叶、枇杷叶芳香醒脾化浊，清轻上升，清气上扬。诸药合用，使清升浊降，阴阳各施其道，脏腑功能复健。

二、神经精神性狼疮

刘某，女，20岁，学生，2011年6月23日初诊。

主诉及病史：神志淡漠，反应迟钝，不识人半个月，伴面部蝶形红斑1月余（家属代诉）。患者于2011年5月12日因发热、面部蝶形红斑于当地医院就诊。查血压150/90mmHg，尿常规：蛋白质（＋＋＋），血沉42mm/h，抗双链-DNA：（＋＋），抗核抗体1∶1000，抗均质性，抗颗粒性，诊断为系统性红斑狼疮、狼疮肾、高血压，经治疗后热退好转出院（具体用药不详）。2011年5月22日起陆续出现肢体抽搐、意识障碍，再次入院，诊断为狼疮脑，治疗后未见明显好转出院。遂来就诊，现症见：神志淡漠，反应迟钝，不识人，少语，时有心悸，不抽搐，大便2～3日一行，面部红斑。

既往史：既往体检，否认癫痫病史，否认结核、肝炎等传染病史。否认外伤、手术及输血史。

查体：体温36.5℃，心率95次/分，脉搏95次/分，呼吸18次/分，血压130/85mmHg。面部见散在红斑。双侧瞳孔等大等圆，直径约3mm，对光反射正常。颈抵抗阴性。心、肺、腹查体无异常。四肢肌力及肌张力正常，双下肢不肿，腱反射对称可引出，双侧病理征阴性。舌红，苔薄黄腻，脉滑数。

辅助检查：2011年5月12日查血常规：白细胞计数3.5×10⁹/L↓，中性粒细胞比例74%↑，淋巴细胞比例18.1%↓，红细胞计数3.57×10¹²/L，血红蛋白112g/L，红细胞

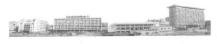

压积 31.6%↓，血小板计数 69×10⁹/L↓。尿常规：潜血（＋＋＋）↑，蛋白质（＋＋＋）↑，白细胞 12.9/HPF↑，红细胞 45.2/HPF↑，上皮细胞 2.1/HPF↑。24 小时尿蛋白定量 2.18g/24h↑。凝血全项：凝血酶原时间 9s↓，凝血酶源国际正常比值 0.78↓，凝血酶原活动度 172%↑，纤维蛋白原测定 5.26g/L↑。肝功能：谷丙转氨酶 280U/L↑，谷草转氨酶 481U/L↑，总蛋白 66.4g/L，白蛋白 32.5g/L↓，球白比 0.96↓，r－谷氨酰转肽酶 210.7U/L↑，碱性磷酸酶 128U/L↑，前白蛋白 194mg/L↓。心肌酶：肌酸激酶 109U/L，肌酸激酶同工酶 11.5U/L，乳酸脱氢酶 610U/L↑，α－羟丁酸脱氢酶 310U/L↑，谷草转氨酶同工酶 21U/L↑。肾功能：尿素氮 11.48mmol/L↑，肌酐 121.7μmol/L↑，尿酸 488μmol/L↑，胱抑素 C1.9mg/L↑。免疫球蛋白 G15.2g/L，免疫球蛋白 A2.41g/L，免疫球蛋白 M1.030g/L，补体 C3 32.2mg/dl↓，补体 C4 2.69mg/dl↓，ASO 59.3IU/mL，类风湿因子 39.6IU/mL↑，C 反应蛋白 1.12mg/dl↑，血沉 42mm↑，抗双链 DNA 阳性。查甲功八项、查肝炎标志物、梅毒抗体和电解质，均为阴性。腹部彩超：肝大（肝上界第 6 肋间，肋下 4.5cm，剑下 6.5cm，肝右叶最大斜径约 13.2cm），胆、脾、胰、双肾未见异常。胸部 CT：未见异常。

2011 年 5 月 23 日查心电图：窦性心动过速（心率 128 次/分），头部 MRI、脑电图均未见明显异常。

2011 年 6 月 20 日查尿常规：潜血（＋＋＋）↑，蛋白质（＋＋）↑，白细胞 87.6/HPF↑，红细胞 82.2/HPF↑，上皮细胞 4.97/HPF。血常规：白细胞计数 9.8×10⁹/L，中性粒细胞比例 59%，淋巴细胞比例 38%，红细胞计数 3.72×10¹²/L，血红蛋白 112g/L，红细胞压积 34.5%↓，血小板计数 226×10⁹/L。肾功能：尿素氮 9.96mmol/L↑，肌酐 55.7μmol/L，尿酸 309μmol/L。免疫：抗双链 DNA 1∶10，ANA 筛查 1∶1000，ANA 荧光模型均质型，余阴性。

现用药：醋酸泼尼松片 60mg，1 次/日；酒石酸美托洛尔缓释片 47.5mg，2 次/日；氯沙坦钾片 50mg，1 次/日；钙尔奇 D 600mg，1 次/日；甘草酸二铵肠溶胶囊 150mg，2 次/日；复方谷氨酰胺肠溶胶囊 0.4g，2 次/日；金水宝胶囊 0.99g，2 次/日。

西医诊断：①系统性红斑狼疮伴脑、肝、心、肾及皮肤的损害。②高血压。

中医诊断：癫病。痰气郁结。

治法：健脾化痰，开窍醒神。

处方：半夏白术天麻汤加减。

生黄芪 60g，天麻 15g，半夏 15g，郁金 15g，石菖蒲 15g，川芎 15g，大黄炭 15g，大黄 10g。14 剂，水煎服，日 1 剂，日 2 次，每次 150mL，饭后温服。

西药：甲泼尼龙片 48mg，1 次/日；硫酸羟氯喹片 0.2g，2 次/日；复方环磷酰胺片 50mg，3 次/日；酒石酸美托洛尔片 25mg，2 次/日；多烯磷脂酰胆碱胶囊 456mg，3 次/日；氯沙坦钾片 50mg，1 次/日。

二诊：2011 年 7 月 7 日。两周后复诊情绪较前平稳，激动时易复发，大便可，双下肢不肿，肘膝关节时有疼痛，服用骨化三醇后好转，心脏搏动明显。心率 90 次/分，尿常规：潜血（＋），蛋白（－）。

中药前方加柴胡 15g，钩藤 15g，五味子 15g。水煎服，日 1 剂，日 2 次，每次

150mL，饭后温服。

西药：盐酸普萘洛尔片 10mg，长期服用；钙尔奇 D 600mg，1 次/日。余药同前。

三诊：2011 年 8 月 8 日。上方连续服 28 剂，1 个月后复诊，神清，精神可，心悸较前减轻，已停服心得安，时有膝关节轻度疼痛（未服用骨化三醇），自诉：时有头部疼痛、发木感，反应较正常时仍慢些，舌边红苔薄白。查血压 105/65mmHg，肝功能：AST24.0U/L，ALT25.4U/L，肾功能正常。血脂全项：TG 4.1mmol/L，CHO 7.4mmol/L，HDL 3mmol/L，APOA 2.55g/L，APOB 1.31g/L。

中药前方加僵蚕 10g，白芍 15g，生甘草 10g。水煎服，日 1 剂，日 2 次，每次 150mL，饭后温服。

西药：甲泼尼龙片 44mg，1 次/日，每周减 1 片；酒石酸美托洛尔 12.5mg，2 次/日；氯沙坦钾片 25mg，1 次/日；多烯磷脂酰胆碱胶囊 456mg，2 次/日。余药同前。

四诊：2011 年 10 月 13 日。上方连续服 56 剂，两个月后复诊，症状较前好转，未诉明显不适，月经两个月未行。查血压 120/70mmHg，尿微量白蛋白 31.53mg/L。

处方：生黄芪 60g，半夏 15g，黄芩 15g，柴胡 15g，大黄炭 15g，桔梗 15g，川芎 15g，赤芍 15g，当归 15g，坤草 15g，牛膝 15g。水煎服，日 1 剂，日 2 次，每次 150mL，饭后温服。本方连续服 56 剂。

西药：硫酸羟氯喹片改为 0.2g，1 次/日；环磷酰胺片改为 50mg，1 次/日；甲泼尼龙片改为 12mg，1 次/日；停用多烯磷脂酰胆碱胶囊、氯沙坦钾片。

随诊：患者至今病情稳定，神志清楚，反应正常，已复学并参加工作，尿微量白蛋白一直处于正常范围，仍服用中药 4 日 1 剂，日 1 次，每次 150mL；甲泼尼龙片 1 片，1 次/日。

【按】患者以发热、面部红斑起病，于当地入院治疗，查血常规中白细胞、补体 C3、补体 C4 降低，蛋白尿及抗双链 DNA 阳性，结合面部蝶形红斑，根据美国风湿病学会 1997 年提出的 SLE 分类，可诊断怀疑系统性红斑狼疮，伴狼疮性肾炎。治疗 1 周后突发抽搐及意识障碍，虽然头部 MRI、脑电图均未见明显异常，但根据美国风湿病学会 1999 年修订的标准，神经精神性狼疮在系统性狼疮的基础上同时符合以下 3 项标准中的 1 项：①中枢神经系统症状，如癫发作、头痛、嗜睡、眩晕、视物模糊等，伴有脑电图、脑脊液及头部 CT 和（或）MRI 检查中 1 项或 1 项以上异常。②中枢神经系统体征，包括脑神经损害、舞蹈样动作、震颤、昏迷、偏瘫、失语、脑膜刺激征阳性、视神经盘水肿。③急性器质性脑病综合征（OBS），表现为急性意识障碍、认知功能障碍和行为异常。此患者满足条件，故诊断为神经精神性狼疮。神经精神性狼疮占 SLE 的 14%～75%，且临床表现繁多而复杂，脑血管病、癫痫及精神病为系统性狼疮临床重症，无论是作为系统性狼疮的首发症状，还是其发病的任意病程中，均可出现，而且这些症状可能由神经精神性狼疮原发，也可能是由其并发症、治疗结果或合并症所致，所以本病的治疗能取得最后的结果实属不易。患者以神志淡漠、反应迟钝、沉默痴呆、不识人就诊，属于中医学"癫病"的范畴，考虑患者患病后思虑太过，所愿不遂，心脾受损，思则气结，心气受抑，脾气不发，则痰气郁结，上扰清窍，以致蒙蔽心神，神志逆乱而成，故辨证为痰气郁结。治疗拟半夏白术天麻汤加减，治以健脾化痰、开窍醒神、理气解郁。方中重用生黄芪补气健脾为君药，脾气健旺，才能运化痰湿，另一方面，脾主思，本例患者因病思虑过度，耗伤脾气，故更应补益脾气；半夏、菖蒲、郁金、天麻化痰开窍、息风醒神为臣；患者忧思气结，致大便两三日一行，故用大黄泻下通腹；川芎、大黄炭治以活血化瘀，且川芎能够引药上行头目，可视为引经之用。复诊加减变换只是随症加减，均未离最初的治则。在西医治疗方面，激素、硫酸羟氯喹和免疫抑制剂都是不可缺少的，衷中参西，最终取得满意的疗效。

三、高血压肾病

张某，男，67岁，退休工人，2012年7月26日初诊。

主诉及病史：间断倦怠乏力3个月，加重1周。患者于2012年4月15日因倦怠乏力、食欲不振1个月在当地医院住院治疗。查血压170/100mmHg；肾功能：尿素氮14.23mmol/L，肌酐212μmol/L；尿常规：蛋白质（＋＋）。诊断为"慢性肾功能衰竭、高血压相关性肾病、高血压病"，予对症治疗（具体不详），效果欠佳。1周前患者倦怠乏力加重而来就诊。现症见：周身乏力，纳可，时有头晕头痛，怕冷，小便量可，小便泡沫多，夜尿3~4次/晚，大便日1次，不成形。

既往史：高血压病史15年，血压最高200/160mmHg，降压药物使用不规律。

个人史：生于天津，久居本地，平素嗜食肥甘厚腻，有饮酒史、每天2两，不吸烟。

查体：血压190/120mmHg，心肺正常，双下肢不肿。舌暗淡，苔白腻，脉弦滑。

辅助检查：2012年6月13日查肾功能：尿素氮14.01mmol/L，肌酐239.6μmol/L，尿酸463μmol/L。

西医诊断：①慢性肾功能衰竭。②高血压性肾病。③高血压。

中医诊断：虚劳。肾虚血瘀，浊毒内蕴。

治法：补肾健脾，化痰活血。

处方：半夏白术天麻汤合四叶汤加减。

生黄芪60g，大黄10g，大黄炭20g，白术15g，茯苓15g，槟榔15g，大腹皮15g，枳壳15g，丹参15g，川芎15g，桑叶10g，荷叶10g，苏叶10g，夏枯草10g，半夏15g。14剂，水煎服，日1剂，每次180mL，2次/日，饭后温服。

二诊：2012年8月13日。服药自觉诸症较前改善，查肾功能：尿素氮10.66mmol/L，肌酐207μmol/L，尿酸368μmol/L。

处方：生黄芪60g，大黄10g，大黄炭20g，白术15g，茯苓15g，天麻15g，大腹皮15g，枳壳15g，白芍15g，川芎30g，海藻炭30g，煅牡蛎30g，夏枯草10g，半夏15g。水煎服，日1剂，每次180mL，2次/日。

三诊：2012年9月13日。上方连续服用1个月后，自觉诸症较前改善，查肾功能：尿素氮13.5mmol/L，肌酐189μmol/L，尿酸419μmol/L。

处方：生黄芪60g，大黄10g，大黄炭20g，败酱草15g，茯苓15g，土茯苓15g，大腹皮15g，枳壳15g，丹参15g，川芎15g，当归15g，荷叶10g，桑白皮15g，夏枯草10g。水煎服，日1剂，每次180mL，2次/日。

【按】方中生黄芪益气健脾；苏叶质轻味辛，其性上行，芳香醒脾，可使脾胃恢复运化水谷之功能；荷叶、枇杷叶升清降浊；桑叶清肃肺气，可使水道自通。丹参、川芎活血化瘀，大腹皮、枳壳行气降逆，大黄、大黄炭通腑降浊。高血压是临床常见病、多发病。长期高血压引起的小动脉硬化病变可以遍及全身，但以肾脏最明显。由于缺血性肾小管病变，尿浓缩功能减退，早期患者夜尿增多，进而出现蛋白尿。相对正常的肾小球高灌注和高滤过进一步加重了肾小球硬化。随着高血压的进展，肾脏损害几乎不可避免。半夏白术天麻汤是临床上治疗头痛头晕的经典方。现代研究表明，天麻中所含天麻素成分具有镇静、安神、促进受损脑组织恢复、缓解神经性头痛等作用，张宗礼教授善用其加减治疗高血压肾病。

四、痛风性肾病

李某，男，55岁，退休工人，2010年6月24日初诊。

主诉及病史：左足关节反复发作红肿热痛8年，加重半个月。患者8年前出现左足第1跖趾关节疼痛，痛如针刺，行动受限，缓解期局部关节畸形膨大。曾在多家医院就诊，诊断为痛风，相继服用秋水仙碱、立加利仙、别嘌呤醇等药物，症状仍未得到控制。痛风反复发作，双侧手足指关节及双手各指关节、双侧肘、膝关节受累。半个月前症状复发，入夜尤其，自觉发热汗出，纳食欠佳，小便短赤，大便黏腻不爽。

既往史：既往体健，否认有高血压、糖尿病、冠心病史。

个人史：嗜食海鲜及肥甘厚味；饮酒史30年，每天3两，已戒2年。

查体：体温36.8℃，血压130/80mmHg，左足第1跖趾关节及右手第2掌指关节可见红肿，活动受限。舌红，苔黄腻，脉弦滑。

辅助检查：尿酸635.4μmoL/L，肌酐62μmol/L，尿素氮5.8mmol/L。尿常规：蛋白质（+），尿比重1.010；尿微量蛋白38mg/L。

西医诊断：①痛风。②痛风性肾病。

中医诊断：痹证。湿热蕴结，气滞血瘀。

治法：清热燥湿，活血通络。

处方：三妙汤和补阳还五汤加减。

生黄芪60g，怀牛膝15g，苍术15g，黄柏15g，萹蓄15g，瞿麦15g，络石藤15g，枳壳20g，川芎10g，当归10g，黄连10g，桑枝10g，桂枝10g。日1剂，水煎2次，取汁400mL，早晚分服。服药期间忌食高嘌呤食物，戒酒。

二诊：2010年6月28日。药进4剂后，关节红肿疼痛明显减轻，无发热汗出。

上方加土茯苓、荠菜花各15g，以增清热利湿之效。续服7剂。

三诊：2010年7月4日。跖趾关节、掌指关节红肿疼痛消失。

前方去桑枝、萹蓄、瞿麦，加地龙10g，桃仁、红花各10g，赤芍15g，活血化瘀，通经活络。再服14剂。

四诊：2010年7月18日。关节无肿痛，活动自如，纳可，二便如常，舌淡红，苔薄黄。复查血尿酸294μmoL/L，白细胞计数6.2×10^9/L，尿常规检查正常；尿微量蛋白28mg/L。嘱低嘌呤饮食。随访10个月未复发。

【按】该病属中医学"痛风""白虎历节"范畴。张宗礼教授认为患者嗜食肥甘，伤及脾胃，运化失职，致湿热内生，下注经脉蕴于关节，气血运行不畅而致内生瘀血。故以三妙汤合补阳还五汤加减，并加瞿麦、萹蓄以利尿通淋，使湿热之邪从小便而去；大剂量生黄芪以补益中气，意在气旺血行。吴鞠通有"惟引痛风在筋也，重用地龙、桂枝，引痛亦止"之训，故重用地龙、桂枝之属；《丹溪心法·痛风》谓："四肢百节走痛是也……因于血虚者，用芎、归之类，佐以红花、桃仁"，故选枳壳、川芎、当归等以行气活血。因药证相符，故收效甚捷。

五、慢性前列腺炎

姚某，男，26岁，司机，2011年3月19日初诊。

主诉及病史：尿频、尿浑、排尿不畅3月余。患者3个月前出现尿频、尿浑、排尿不畅，伴有阴囊潮湿，时腰骶小腹不适，乏力，大便不爽，纳可。

既往史：既往体健。

个人史：平素喜食辛辣食物。

查体：双肺呼吸音清，未闻及干湿性啰音，腹软，无压痛、反跳痛、肌紧张，肝脾肋下未触及肿大，双下肢不肿，舌淡红，苔黄腻，脉滑数。

辅助检查：前列腺液示白细胞18~20个/高倍视野，卵磷脂小体极少量；前列腺液细菌培养阴性；前列腺B超提示大小4.0cm×3.0cm×2.2cm，未突入膀胱腔内。

西医诊断：前列腺炎。

中医诊断：尿浊。湿热蕴结，毒瘀互结。

治法：清热利湿，活血通淋。

处方：三妙汤加减。

生黄芪30g，黄柏15g，苍术15g，车前子15g（包），瞿麦15g，萹蓄15g，川牛膝15g，败酱草15g，红藤15g，当归15g，川芎15g，柴胡10g。7剂，日1剂，水煎2次，取汁300mL，早晚分服。

治疗期间忌食醇酒厚味及辛辣炙煿食物，节房事，调情志，并用温水坐浴，每次20分钟，每日2次。

二诊：2011年3月26日。服药后阴囊潮湿较前好转，大便爽利。

中药于前方加土茯苓15g，荠菜花15g。14剂，日1剂，水煎2次，取汁300mL，早晚分服。

三诊：2011年4月9日。服药后排尿次数减少，余溺不尽较前改善，唯腰骶时有不适。

前方加九香虫10g，以理气止痛、温肾助阳。14剂，日1剂，水煎2次，取汁300mL，早晚分服。

四诊：2011年4月23日。服药后诸症皆减，舌淡红，苔白微腻，复查前列腺液镜检白细胞5~8个/高倍视野，卵磷脂小体少量。随访3个月未复发。

【按】该病属中医学"精浊"范畴。患此病者多因情志不遂、酒色劳倦致精室空虚，湿热从精道上侵，蕴结于内，气血瘀阻所致。证属湿热蕴结，毒瘀互结。张宗礼教授以清热利湿、活血通淋为法，方选三妙汤化裁。在三妙汤清热燥湿基础上，加车前子、瞿麦、萹蓄等滑利之品以利尿通阳，祛邪从水道出；败酱草、红藤清热解毒；生黄芪、苍术合用益气健脾，川牛膝利水通淋、活血通经、补益肝肾，三药合用则攻补兼施，以防滑利苦寒之品伤正；当归、川芎行气活血，调畅气机；厥阴循行绕阴器，佐以柴胡循经入络，疏肝解郁。厥阴为患，环阴之脉络易痹，采用滑利通阳、辛苦泄急，佐以循经入络之品，配伍严谨，药证相符，疗效显著。

六、再发性尿路感染急性发作

孙某，女，59岁，退休教师，2014年7月14日初诊。

主诉及病史：反复发作尿频、尿急、尿痛2年，加重3天。患者2年前因着凉后出现尿频、尿急、尿痛，伴腰疼，少腹不适，自服抗生素后症状消失。此后每遇受凉或劳累后即复发，先后多次服用抗生素及中草药治疗，病情时轻时重。3天前因劳累后出现尿频、尿急、小腹冷痛、腰部酸痛、乏力等症加重，为求进一步中医治疗来诊。

既往史：否认糖尿病、高血压、冠心病病史。

查体：双肺呼吸音清，未闻及干湿性啰音，双肾叩击痛阴性，双下肢不肿。舌淡，苔薄白，脉细弱。

辅助检查：尿常规：尿蛋白（－），潜血（－），白细胞（＋＋＋），白细胞（镜检）10～12个/高倍视野。

西医诊断：再发性尿路感染急性发作。

中医诊断：淋证。肾阳亏虚，湿热下注。

治法：清利通淋，温肾祛寒。

处方：五味消毒饮合缩泉丸加减。

金银花20g，蒲公英20g，紫花地丁20g，车前子20g，车前草20g，乌药15g，益智仁15g，当归15g，柴胡10g。7剂，水煎服，日1剂，2次分服。

嘱患者每天少量而频饮水，并以花椒30g煎水500mL，每晚坐浴熏洗外阴部。

二诊：2014年7月21日。患者自述尿频、小腹冷痛症状明显较前好转，仍感乏力，腰部酸痛。舌淡红，苔薄白，脉沉细。查尿常规：尿蛋白（－），潜血（－），白细胞（－）。

处方：金银花20g，蒲公英20g，紫花地丁20g，车前子20g，车前草20g，当归15g，生黄芪45g，白术15g，白花蛇舌草15g。7剂，水煎服，日1剂，2次分服。

三诊：2014年7月28日。诸症消失，停服中药。

【按】本例患者湿热毒邪长期蛰伏于体内，湿性重浊黏滞，湿热之邪是贯穿整个病程的致病因素，临床表现为小便涩痛，因此治疗本病需以清热利湿通淋之法贯穿始终，方用金银花、野菊花、白花蛇舌草、紫花地丁等清热解毒；但患者劳淋日久则耗气伤阴，加之反复使用抗生素治疗，更加重了气阴的损伤，病久阴损及阳，出现腰腹部冷痛、小便频数、四肢不温、舌质淡、脉沉细等，确为肾阳亏虚，故加用乌药、益智仁补气温阳兼缩尿。服药7剂后，患者尿频、小腹冷痛症状明显较前好转，仍感乏力，腰部酸痛，舌淡红，苔薄白，脉沉细。提示患者阳虚症状消失，但脾胃气虚症状仍存，故去乌药、益智仁，予生黄芪、白术补气健脾。同时合理的生活调养至关重要，即保持舒畅的心情，多休息、多饮水、勤排尿，注重外阴部的清洁与清洗，饮食宜清淡，少食生冷辛辣油腻食物。经治疗后症状消失，中病即止。

七、糖尿病肾病

陈某，女，51岁，厨师，2012年5月31日初诊。

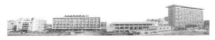

主诉及病史：间断口干渴 10 余年，伴双下肢水肿 1 个月。患者 10 年前无明显诱因出现口干渴，就诊于附近社区医院，查血糖升高，考虑 2 型糖尿病，予降糖治疗，用药不规律，血糖控制不理想。1 个月前因双下肢水肿，于社区医院查血肌酐 194μmol/L，经治疗后病情未见好转，为进一步诊治来诊。现症：双下肢水肿，口干渴，周身乏力，纳差，时感恶心干呕，手足发凉，大便干，日一行，尿中多泡沫，夜尿 3～4 次。

既往史：高血压病史 10 年，最高血压 170/110mmHg，目前服用硝苯地平控释片 30mg，1 次/日；否认肝炎、结核病史。

查体：血压 160/100mmHg，BMI 指数为 27.3，双肺呼吸音粗，未闻及干湿性啰音，腹部膨隆质软，移动性浊音阴性，双下肢水肿（+++）。舌淡胖，苔白腻，脉沉弦。

辅助检查：①肾功能：尿素氮 16.6mmol/L，肌酐 213μmol/L，血尿酸 428μmol/L。②尿常规：尿蛋白（++）、潜血（+++），尿微量白蛋白 5326mg/L；空腹血糖 8.5mmol/L。③肝功能：总蛋白 47g/L，白蛋白 22g/L，球蛋白 25g/L。

西医诊断：①糖尿病肾病（Ⅴ期）。②高血压。

中医诊断：水肿（阴水）。脾肾亏虚，水湿浸渍。

治法：健脾利水，补肾活血，通腑泄浊。

处方：五皮饮加减。

蜜桑白皮 15g，大腹皮 15g，陈皮 15g，冬瓜皮 15g，茯苓皮 15g，大黄炭 15g，麸炒白术 15g，茯苓 15g，车前子 15g，川芎 15g，生黄芪 45g，大黄 6g。7 剂，日 1 剂，水煎分 2 次温服。

西药：门冬胰岛素 30 注射液 10U，早晚餐前皮下注射；苯磺酸氨氯地平片 5mg，1 次/日。

嘱患者糖尿病饮食、肾衰饮食，卧床休息，监测血压、血糖。

二诊：2012 年 6 月 7 日。患者自觉口干、乏力症状较前好转，大便日二行，双下肢水肿较前明显好转，无恶心干呕，舌淡胖苔薄白，脉沉弦。血压 135/90mmHg，空腹血糖 6.7mmol/L。

处方：蜜桑白皮 15g，大腹皮 15g，枳壳 15g，冬瓜皮 15g，茯苓皮 15g，大黄炭 15g，生白术 15g，茯苓 15g，车前子 15g，川芎 15g，生黄芪 45g，大黄 6g，桂枝 15g，当归 15g。14 剂，日 1 剂，水煎分 2 次温服。

三诊：2012 年 6 月 21 日。患者服药后诸症好转，血压 145/95mmHg，下肢水肿（+），查肾功能：尿素氮 13.3mmol/L，肌酐 154μmol/L，尿酸 372.6μmol/L；尿常规：尿蛋白（++）；自诉空腹血糖维持在 5.3～6.5mmol/L。

前方加夏枯草、海藻炭、醋三棱各 15g。

四诊：2012 年 9 月 13 日。患者自诉偶感腹部疼痛，大便日 3～4 次，夜尿 2 次，下肢浮肿减轻，体力恢复。查血压 135/90mmHg，尿素氮 11.84mmol/L，肌酐 126μmol/L，尿酸 326.9μmol/L，空腹血糖 5.8mmol/L，尿常规：尿蛋白（+）、潜血（+），总蛋白 59g/L，白蛋白 31g/L，球蛋白 25g/L。

前方去冬瓜皮、茯苓皮，加木香、砂仁、五味子各 10g。随访至今，患者病情平稳。

【按】《素问·通评虚实论》有"邪气盛则实，精气夺则虚"之论，临床上多见虚实夹杂，虚实互为因果。本例患者消渴日久，耗气伤阴，脾肾亏虚，脾运化水湿不利，肾蒸腾气化无力，发为水肿，浊毒内蕴，水湿之邪阻于中焦，反碍气机运行，气滞血瘀，发为该证。初诊时患者标证较急，急则治其标，当以祛邪为主，故以健脾利水、通腑泄浊为主要治则。二诊时患者症状好转，理同初诊。三诊时患者病情明显好转，邪去大半，治则当标本兼顾，在健脾利水的基础上增加软坚散结之品，以提高补肾活血之效。四诊患者腹痛明显，加理气健脾之药，行气化湿，使邪祛正安，正气得复。

论　著

一、论文

[1] 杨星五，张宗礼. 老年病从肾虚论治及其临床观察. 天津中医，1990（1）：27-28.

[2] 张宗礼，司福全. 中药配合西医疗法治疗糖尿病肾病42例. 四川中医，2001，19（12）：33-34.

[3] 张宗礼. 以六草汤为主治疗肾性血尿的临床观察. 吉林中医药，2002，22（2）：21-22.

[4] 张宗礼，司福全. 阳痿从脾胃论治. 吉林中医药，2002，22（3）：7-8.

[5] 张宗礼，司福全. 糖尿病肾病理论与临床初探. 辽宁中医杂志，2002，29（6）：321-322.

[6] 张勉之，沈伟梁，张宗礼，等. 张大宁教授学术思想探讨. 天津中医药，2003，20（6）：6-9.

[7] 张宗礼，张兴坤. 浅谈糖尿病肾病的病机. 第十九次全国中医肾病学术交流会论文汇编，2006.

[8] 尹志燕，张宗礼. 黄芪在肾病综合征中的临床应用. 陕西中医，2008，29（6）：735-736.

[9] 刘亚燊，张宗礼. 温胆汤化裁治疗肾脏病2例. 现代中西医结合杂志，2009，18（19）：2309.

[10] 韩阳，张宗礼. 中西医结合治疗慢性肾炎急性发作疗效观察. 山西中医，2009，25（9）：31-32.

[11] 何学志，张宗礼. 四叶汤治疗慢性肾功能衰竭临床观察. 湖北中医杂志，2009，31（12）：60-61.

[12] 何学志，张宗礼. 三妙丸加味治疗慢性前列腺炎湿热型42例疗效观察. 河北中医，2009，31（12）：1852-1853.

[13] 尹志燕，张宗礼. 益气活血法在糖尿病肾病临证中的应用. 实用中医内科杂志，2009，23（2）：28.

[14] 张兴坤，张丽，刘亚燊等. 益元活利汤治疗糖尿病肾病的临床研究. 辽宁中医杂志，2010，37（2）：302-303.（通讯作者）

[15] 韩阳，张宗礼. 脾肾同调法治疗慢性肾功能衰竭临床观察. 辽宁中医药大学学

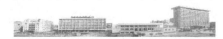

报，2010，12（5）：178 - 179.

[16] 韩阳，张宗礼. 自拟醒脾祛浊汤治疗脾肾气虚、湿浊中阻型慢性肾功能衰竭41例. 中医杂志，2011，52（6）：523 - 524.

[17] 王云汉，张宗礼. 鲫鱼冬瓜汤辅助治疗膜性肾病40例. 山东中医杂志，2012，31（11）：792 - 793.

[18] 张英杰，张宗礼. 半夏白术天麻汤加减治疗高血压肾病经验2则. 河南中医，2013，33（9）：1565 - 1565.

[19] 张英杰，张宗礼. 二仙汤加减治疗慢性肾功能衰竭上热下寒证2例. 吉林中医药，2013，33（5）：522 - 522.

[20] 王云汉，张宗礼. 中西医结合治疗慢性肾衰伴复发性口腔溃疡疗效观察. 山西中医，2013，29（3）：27.

[21] 苏浩，张宗礼. 泻心法小议. 四川中医，2014，32（4）：29 - 30.

[22] 于贺美，张宗礼. 肝癌化疗后肾损害治验1则. 湖南中医杂志，2014，30（5）：90 - 91.

[23] 梁玉婷，张宗礼. 中西医结合治疗系统性血管炎肾衰竭1例. 江西中医药，2014，45（7）：45 - 46.

[24] 尹志燕，张宗礼. 降糖保肾宁对糖尿病肾病早期干预的临床研究. 现代药物与临床，2014，29（3）：273 - 277.

[25] 董剑出，张宗礼. 中西医结合治疗痛风肾20例疗效观察. 湖南中医杂志，2014，30（7）：72 - 73.

[26] 何学志，张宗礼，张兴坤. 中西医结合治疗神经精神性狼疮病1例. 中国中西医结合杂志，2015，35（1）：116 - 117.

[27] 韩阳，王建伟，于贺美，等. 醒脾法对慢性肾功能衰竭患者生存质量的影响. 河南中医，2016，36（9）：1595 - 1597.（通讯作者）

[28] 韩阳，张宗礼，苏明. 醒脾方对糖尿病肾病的早期干预研究. 广西中医药，2017，40（1）：41 - 43.

二、著作

[1] 张大宁. 张大宁医学论文集. 北京：中国医药科技出版社，1989.（张宗礼组织校审）

[2] 张大宁. 实用中医肾病学. 北京：中国医药科技出版社，1990.（张宗礼为副主编）

[3] 张大宁. 中医补肾活血法研究. 北京：中国医药科技出版社，1997.（张宗礼组织校审）

[4] 刘公望. 现代中医临床备要丛书. 北京：华夏出版社，2000.（张宗礼为副主编）

[5] 刘公望. 方剂学. 北京：华夏出版社，2000.（张宗礼为副主编）

[6] 张宗礼. 张大宁学术思想研究进展. 天津：天津科学技术出版社，2003.

[7] 张伯礼. 津沽中医名家学术要略（第一辑）. 北京：中国中医药出版社，2008.

（张宗礼为编委）

［8］张勉之．张大宁学术思想文集．天津：天津科学技术出版社，2013.（张宗礼为副主编）

［9］张宗礼，司福全．实用糖尿病学．天津：天津科学技术出版社，2016.

［10］张勉之，范玉强．国医大师临床研究·张大宁医学丛书．北京：科学出版社，2017.（张宗礼为副总主编）

［11］张宗礼，张文柱，张勉之．国医大师临床研究·张大宁医学丛书·张大宁谈保健与养生．北京：科学出版社，2017.

【整理者】

张兴坤　男，汉族，主治医师，硕士研究生，毕业于天津中医药大学，现就职于天津市中医药研究院附属医院肾内科。

韩阳　男，汉族，主治医师，博士研究生，毕业于天津中医药大学，现就职于天津市中医药研究院附属医院肾内科。

何学志　男，汉族，主治医师，硕士研究生，毕业于天津中医药大学，现就职于天津市中医药研究院附属医院肾内科。

刘亚燊　女，汉族，主治医师，硕士研究生，毕业于天津中医药大学，现就职于天津市中医药研究院附属医院肾内科。

尹志燕　女，汉族，主治医师，在读博士研究生，中医内科学专业肾病方向，现就职于天津市中医药研究院附属医院肾内科。

吴 深 涛

名家传略

一、名家简介

吴深涛，男，1959 年 8 月 20 日出生，朝鲜族，黑龙江人，天津中医药大学第一附属医院内分泌科主任，医学博士，教授，博士研究生导师。主要从事内分泌代谢疾病的中西医结合临床诊疗、科研及教学工作。主要学术职务：中华中医药学会糖尿病专业委员会副主任委员，天津市中医药学会糖尿病专业委员会名誉主任委员，中国医师协会中西医结合内分泌专家委员会副主任委员，世界中医药学会联合会糖尿病专业委员会副会长，世界中医药学会联合会内分泌分会副会长，中国糖尿病防治康复促进会副会长，天津市中西医结合学会内分泌专业委员会副主任委员，加拿大安大略中医学院客座教授，天津市劳动保障学会医疗保险分会专家组成员，天津市首席基层糖尿病医师临床技能培训专家，天津市中医药文化与科普宣讲团专家，《天津中医药》杂志编委。曾荣获天津市中医药防治 SARS 工作先进个人、抗击非典突出贡献表彰，首批国家中医药管理局"全国优秀中医临床人才"，天津卫生系统跨世纪优秀青年技术人才，天津市"131 人才"中青年名医，天津市五一劳动奖章，天津市第四届"人民满意的好医生"，优秀共产党员，天津市名中医等荣誉称号。

二、业医简史

吴深涛教授 1983 年毕业于黑龙江中医学院（现黑龙江中医药大学），获中医内科学士学位，同年在黑龙江省牡丹江市中医医院任住院医师。其本科阶段的扎实学习，为临床工作奠定了基础，吴深涛教授很快在同级别医师中崭露头角，时任牡丹江市青年联合会常委，医务界别组负责人。为进一步深造，吴深涛教授于 1987 年考取黑龙江中医学院中医内科专业硕士研究生，师从郑玉清教授，进行糖尿病中医药防治的研究，1990 年顺利获得医学硕士学位并于同年考取黑龙江中医学院中医内科专业博士研究生，师从我国著名中医学家、国医大师张琪教授，从事肾脏疾病的中医诊疗研究，于 1993 年获得医学博士学位。同年来天津中医学院第一附属医院工作。1998 年，吴教授在医院支持下组建内分泌代谢病科，担任科室主任，经全科同仁共同努力，内分泌代谢病科从无到有，从弱小到逐渐壮大，现已成为国家中医药管理局重点专科，天津市最大的内分泌代谢疾病中医、中西医结合临床诊疗中心。

2003 年，吴深涛教授考入第一批全国优秀中医临床人才研修项目学习班，侍诊中医名家路志正、吉良晨、薛伯寿、吕仁和诸教授左右，得到名师耳提面命。这些宝贵的求学经历和对名家经验的继承，使吴深涛教授在临床中逐渐形成了自己的特色，临证过程中运用《伤寒杂病论》对比分析方法、辨病辨证有机结合及"随证治之"三大诊疗思想，坚持审证谛确，辨治精当；学术思维上强调"思求经旨，以演其所知"，擅诊以内分泌代谢病为主的常见病、多发病和疑难危重症；更是提出了糖尿病"由浊致毒"的病理机制并创化浊解毒之治法方药，丰富了中医"内毒"理论，得到国内外学者的一致认可。

吴深涛教授恒以"大医精诚"作为行医之准则，危难之时勇于担当，一心赴救，以生命济危急。2003年"非典"肆虐，吴教授作为学科带头人主动率先进入"红区"，期间颈椎病复发及感冒发烧，仍以虚弱之躯冒着风险坚持完成中医救治任务，并总结了一系列中医药治疗"非典"的理论及有效方剂，荣获天津市中医药防治SARS工作先进个人、受到抗击非典突出贡献表彰。

作为内分泌与代谢病科学术带头人，吴深涛教授多次应邀赴美国、加拿大、韩国、日本、俄罗斯等国家进行医疗讲学和学术交流，开阔了视野，丰富了临床经验。并于2015年开办国际医疗项目，收治来自俄罗斯、乌克兰、西班牙、保加利亚、哈萨克斯坦、塞尔维亚等各国患者，累计100余人次，现天津中医药大学第一附属医院内分泌科国际诊疗项目在欧洲地区已有相当影响，为发展"一带一路"倡议，弘扬祖国医药及扩大天津中医药在世界的影响做出了一定贡献。

"神圣岂能在，调方最近情。存诚慎药性，仁术尽平生。"吴深涛教授恒以此为座右铭，博极医源，精勤不倦，始终追求大医精诚之境界，为中医学的继承和发展而奋斗。

三、主要贡献

吴深涛教授从医30余年，在内分泌代谢疾病、肾脏疾病、疑难杂症等方面的中西医诊疗积累了丰富的临床经验，经长期研究提出内毒蓄损是现代病证的核心机制之一，并总结出"内毒"之"气–血–脉络辨证法"，丰富了中医"内毒"理论，创新了糖尿病的中医病机理论和辨治方法。吴深涛教授经长期临床经验总结，提出糖尿病的发生、发展存在"由浊致毒"演变规律的病机理论，并自创化浊解毒疗法及系列方剂辨证治疗，经临床及科研验证，疗效显著，并研制出"糖毒清颗粒""肾消颗粒"等院内制剂，为天津中医药大学第一附属医院内分泌科成为国家中医药管理局重点专科奠定了坚实的基础。

在繁忙的临床工作之余，吴深涛教授一直承担天津中医药大学课堂授课和临床带教任务，教书育人，力求诲人不倦，尤为重视中医人才的培养。"博学之、审问之、慎思之、明辨之、笃行之"正是吴教授教学的中庸之道。吴教授现已培养博士、硕士研究生60余名，作为天津市中医药专家，培养学术继承人3名。不论是培养中医学博士、硕士研究生，还是本科生、进修生，都主张师生之间应相互"问难"，教学相长，不断提高自身的中医学修养，方可为中医大业的栋梁之材。在吴深涛教授门下，既有国内诸多学子同道，更有从海外慕名前来学习的弟子。经他培养的诸多博士、硕士毕业生已走向社会，进入各级医院，成为医疗和科研的生力军。

在临床及人才培养的基础上，吴深涛教授不断进行科学研究，并坚持"科研源于临床，服务于临床"的原则，先后主持或参与国家及省部级、市卫生和计划生育委员会课题18项，其中主持完成国家自然基金课题2项，主持编写国内临床诊疗指南6项。三项课题、两部著作和一篇论文获奖。

（一）科研成果及获奖

1. 补脾肾化湿浊解毒活血法治疗慢性肾功能衰竭的临床与实验研究，获1993年黑龙江省中医药科技进步一等奖，第1完成人。

2. 《糖尿病慢性并发症的中医辨治》，荣获2001年"康莱特杯"全国中医药优秀学术著作评选三等奖，主编。

3. 肾消颗粒对早期糖尿病肾病影响的研究，获2004年天津市科学技术成果，第1完成人。

4. 《浊毒与糖尿病糖毒性和脂毒性的相关研究》，荣获2006年上海颜德馨中医药基金会优秀论文二等奖，第1作者。

5. 不同频率电针对周围神经再生与修复影响的临床与实验研究，荣获2006年中国针灸学会科学技术三等奖，第1完成人。

6. 电针促进周围神经再生修复的临床与实验研究，荣获2007年天津市科学技术进步二等奖，第1完成人。

7. 《中医临证修养》，荣获2015年中华中医药学会优秀著作三等奖，主编。

（二）其他课题

1. 日本后生省资助课题：经皮穴电刺激治疗糖尿病周围神经病变临床研究，子课题负责人，2005年1月~2007年12月。

2. 国家中医药行业科研专项课题：糖尿病前期的中医药干预性研究，课题分中心负责人，2006年10月~2009年10月。

3. 国家科技部课题：基于临床科研一体化技术平台的2型糖尿病并发症中医药诊疗研究，课题分中心负责人，2008年9月~2010年12月。

4. 国家中医药管理局行业专项：基于社区的糖尿病中医药干预及推广应用研究，课题分中心负责人，2011年3月~2013年12月。

5. 国家自然科学基金项目：高脂饮食诱导IR大鼠DGAT2活性与APN、Lp相关性及化浊解毒中药的干预研究，课题负责人，2010年1月~2012年12月。

6. 国家自然科学基金项目：肝脏IR大鼠PGC-1α表达与DGAT2、PPARγ的相关性及化浊解毒中药的干预研究，课题负责人，2013年1月~2016年12月。

7. 天津市卫生和计划生育委员会课题：IKK/NF-κB通路对IRS-1磷酸化的影响及化浊解毒中药的干预研究，第2研究者，2015年1月~2017年12月。

8. 天津市卫生和计划生育委员会课题：从肠胰效应探讨化浊解毒方改善IR大鼠脂毒性的研究，第2研究者，2011年10月~2014年9月。

（三）编写国内中医临床诊疗指南

1. 国家中医药管理局中医药标准化项目：甲状腺结节中医诊疗指南；课题负责人。

2. 国家中医药管理局中医药标准化项目：糖尿病高危人群中医治未病标准；课题负责人。

3. 国家标准化管理委员会公益性行业科研专项课题：糖尿病中医药临床循证实践指南——糖尿病泌汗异常中医药临床循证实践指南、糖尿病勃起功能障碍中医药临床循证实践指南、糖尿病神经源膀胱中医药临床循证实践指南；课题负责人。

4. 中华中医药学会组织：中国中医、中西医结合糖尿病防治指南——糖尿病合并脂代谢紊乱中医诊疗指南；课题负责人。

学术思想

一、现代病证的核心机制——内毒蓄损与"生生之气"失衡

吴深涛教授认为，就疾病的成因而言，凝聚先贤智慧的古之三因说仍具有相当指导意义和实用价值，但时代的发展对疾病成因的影响是巨大的，甚至会改变原有的疾病谱并赋予许多疾病病机以现代特征，是现代疾病研究中不可忽视的关键因素。如现代科学技术发展带来的副作用，化工产品对大气、水、土壤等环境的污染，加之现代人高热量饮食、少运动的不良生活方式，以及各种食品中充斥的添加剂、反式脂肪酸等，共同对人体产生毒性损害，亦使人们更加关注毒性因子在病变中的重要作用。这些毒性因子病因病理学的特征从中医学而论当属内生之毒邪，而究其病机特性则突出了毒邪的内蓄渐损之性。内毒能否蓄积进而损害为病，则取决于机体特有的适应性和修复能力即"生生之气"的作用，因而内毒蓄损与"生生之气"关系的失衡决定了疾病的发生和发展。深入探索两者间的关系对于中医学认识当今某些疾病的致病特性，进而创新和丰富中医学病机理论均有所裨益。

（一）论内毒，构筑内毒的理论体系，创"气–血–脉络"辨证思维方式

吴教授认为目前于内毒之认识，从病因而论多主毒由邪生（从化），究其实质不外乎邪盛为毒、积久蕴毒即毒为邪之渐，而对于毒邪之内涵特别是内毒的病因病机、证候特征及传变规律等仍欠明晰，未能形成系统的内毒理论和辨治体系。究其原因，与长期以来认为外毒是客观易识而内毒多隐匿而抽象，以及成毒之从化性等观点不无关系。暴烈沉疴固然为毒性之一特点，但内毒当与痰、火、湿、瘀等邪气相同，亦可引发各种慢性病证。内毒作为一独立之邪气，虽从实物性上具有其存在的相对性，但就其客观性而言是绝对存在的，是融抽象与实物为一体并具有其自身特异性的病机及传变规律。

1. 内毒，毒邪内涵之延伸

"内毒"一词最早见于桂林古本《伤寒杂病论·平脉法下》："寸口脉洪数，按之弦急者，当发瘾疹；假令脉浮数，按之反平者，为外毒，宜清之；脉数大，按之弦直者，为内毒，宜升之，令其外出也；误攻则内陷，内陷则死。"仲景虽开毒分内外之先河，然其意尚限于瘾疹类外现之毒，而内毒之内涵得以延伸与丰富则经历了漫长的历史过程。

（1）毒之演变 毒之记载始于先秦，《广雅》谓："毒，犹恶也……害也。"为医所用肇始于《内经》，以示病害之意。《内经》虽从药性到病因、邪性等扩展了毒的概念，但其内涵未离外毒和毒即邪之泛义。至《诸病源候论》始从病因病机对毒予以较系统论述，提出了"中诸物毒，随其性质而解"的排毒、解毒观，可谓奠定内毒理论之基石。而《中藏经》提出的"蓄其毒邪，浸渍脏腑"之"毒邪"论则已寓内毒观，以及孙思邈在《千金要方》中首创清热解毒法，并有黄连丸、黄连解毒汤等问世。这些虽促进毒邪内涵向狭义之毒和内毒的转变，但后世之用仍主于"夫痈疽疮肿之所作也"之范畴。内

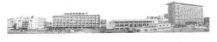

毒之定义尚无确切共识，然其实质研究一直在不断深化并演变为中医学认识疾病的一种思维方式。

（2）由重外毒向重内毒的演变　古论多外毒，创新内毒始于现代医家之探索，20世纪80年代初，由安宫牛黄丸研发的清开灵注射液以其清热解毒、化痰通络之功治疗病毒性肝炎及后续针对缺血、出血性中风病等研究，实为探索创新现代内毒之大胆实践。与古代多疫毒、瘴气等外感之毒不同，现代许多疾病如内分泌代谢性、神经免疫性等病理机制中内毒素及各种毒性因子的作用，以痰、火、瘀等传统中医病机理论认识已难免其局限。当今许多学者从毒损心络、脑络、肝络、肾络等多靶点挖掘内毒与现代病证之间的关系，以寻求疑难病防治的突破口并取得了进展，说明内毒观的兴起与疾病的时代特征及疾病谱的变化密切相关。内毒是因内外伤致脏腑气血运化失常而蕴积内生之邪气，机体升清降浊失司为主要病机而酿生浊秽腐蚀特性，并具有因果双重性的致病因素。内毒包括了本原之毒和附生之毒，上述诸多因素及相关研究都提示了内毒蓄损是当代病证核心机制之一。

（3）"本原之毒"，内毒深化的突破口　周慎斋认为"气血凝滞，毒之所由发也"，近人所论内毒多指从化为痰、湿、瘀、火等邪气的邪毒，应称其为附生之毒，而"邪盛为毒"、为病暴烈沉疴观则使内毒往往成了他邪之急危重变的代名词，导致其临床应用及研究亦多集中于毒损之"久病入络"或邪毒弥漫等病证的中末阶段。但是，中医内毒之变是否就只限于急重症领域或如毒损络脉阶段？答案显然是否定的，诸多解毒之方药提高慢性病证疗效的临床和科研之事实，亦说明内毒不只是附生于痰、火、瘀等其他邪气的甚盛之毒，还客观存在着与诸邪气并列生变，为病渐缓又具有其特异性病理规律的"本原之毒"。

正如瘀基于血、痰基于水，本原之毒亦有其自身的成毒基原——淤浊。徐延祚《医医琐言·下卷》谓"精郁则为毒，毒之所在病必生焉"，因浊源于谷，正化则如"浊气归心，淫精于脉"而养正气；异化则生浊于内，而浊易腐秽生毒之特性决定了其"由浊致毒"的病机规律。吴深涛教授概括为脏腑失和酿内毒，成毒基原浊为主。穷其根源，外则当今食居尤易涩气淤浊，内则主责脾虚气不散精，终致《诸病源候论·伤寒热毒利候》所谓"正谷不化反浊秽为毒"。研究亦发现：当全身网状内皮系统和免疫系统功能障碍或下降，会影响肠道对内毒素的清除能力，以致影响肝功能造成肠道吸收的内毒素直接进入体循环，也可致胃肠道黏膜功能障碍，使大量内毒素进入血液，与中医浊邪根源于脾胃升清降浊失司，继而由浊酿毒的病理过程类似。本原之毒和附生之毒两者源异而归同，其毒性与部分痰、瘀等邪气盛甚或久积阶段产生之毒性（如内毒素等）具有交叉或重合性，且本原之毒亦可与痰、火、瘀等邪气互生相兼为患，此亦是施以解毒之方药都能取效的共同病理基础。

2. 内毒之病因的演变

古多外毒，今内毒日渐，现代工业化所引发的环境因素和生活方式的变化，不仅与内毒蓄损密切相关，更是赋予其成因和发展的时代特性。

（1）饮食所伤　《慎柔五书·卷五》谓："肚饱者，脾胃弱不能输运毒气也。"膏粱厚味之害古已有之，然今人饮食普遍热量过剩，而各种食物之毒内伤则是时代发展特别是工业化为人类带来的副产品，且今人尤甚于二者兼而受之，导致脾胃纳化失常，壅涩气机，中焦失其升清降浊，谷气不化，精微反生浊内淤，壅涩血脉，继而腐秽酿毒。

（2）情志失调　今人困扰于情志不遂远甚古人，加之劳逸失度而"气涩血浊"者多。情志不遂，肝失条达，失其疏泄，横逆伤脾，脾运失司，气失升降，不化精微而生浊淤，由浊酿毒；或肝气不舒，郁久化热，而肝主藏血，火郁不发，亦可蕴血灼阴化毒。

（3）环境之毒　最与古之异者，属当今大气污染之毒、水污染之毒、电离辐射之毒、各种化学之毒，经口鼻皮肤而入体内，正气弱者排毒不及，则蓄积脏腑蕴毒。如已有研究发现，糖尿病患者血液中多种持久性有机污染物含量高于非糖尿病患者 2～7 倍。这种食物、环境之毒日渐内蓄或外毒内伏与他邪相合，最易浸渍蚀损脏腑、经络、百骸。

（4）积邪药毒　他邪久病日渐，病深内积，气涩血浊，甚而蓄蕴毒性，即病深不解为毒；加之今人常养生不当或滥施药物，持久蓄积血分而生毒性，亦即"气增而久，夭之由也"。

3. 内毒病机之传变规律

内毒的演变规律与外毒的由外而内相反，是由内而外，其生成并非身中另有成毒之器或排毒通道，而是与其他邪气一样，为基础物质在特定的条件（如体质等）和环境作用下产生或形成的，"皆五脏六腑蓄毒不流则生矣，非独因荣卫壅塞而发也"（《中藏经·论痈疽疮肿第四十一》）。本原之毒的病机发展是由浊致毒、由内而外的传变过程，其病变多由脏及末，耗损气血，内蚀脏腑、外溢肌肤、流注肢节。其可归纳为气机壅涩－浊淤邪生－蓄蕴血分－酿毒内损，其传变则循气－血－脉络之演变规律，故临证当分气分期、血分期、脉络期，并结合脏腑辨证论治。内毒蓄损脏腑与损脉络之分是相对的，因脉络者无器不有，内毒源于脏腑代谢失常，蓄浊或邪积酿毒内损，而气血耗伤则又促"蓄其毒邪，浸渍脏腑"，不断损蚀脏腑脉络，故而病久至毒蚀脉络者多病势较甚或痼痼难解。

（1）气分为病　以脏腑功能失调为主，以气机失和为始，生浊淤邪为其渐。此期主要是本原之毒形成的初级阶段，核心为气涩浊淤，为许多疾病的未病和初始期，虽无毒特异的外在表现，但已浊淤内蓄成邪。如糖尿病前期血糖始渐升高、高尿酸血症期尿酸升高、血脂始升等。

（2）血分为病　是浊邪蓄蕴血分，由浊酿毒，浊毒内蕴阶段。因其毒已成，有形、无形毒害已渐，无形如糖尿病的糖、脂毒性阶段，动脉粥样硬化；有形如痛风现出局部红肿热痛阶段、系统性红斑狼疮之皮损等；若毒损气血或痹阻血络新血不生，则血虚成劳损如再障等。

（3）脉络为病　叶氏《临证指南医案》胃脘痛门、胁痛门等多处强调"久病入络"，毒病至此，正如景岳谓"血脉在中，气络在外"（《类经·四卷·藏象论》），脉大络小，毒损多由脉及络，包括了大、小血管及神经系统等。脉络作为人体网络信息系统及气血流通代谢的微通路结构而无所不及，一旦毒损则犯心、脑、肾络等诸多不同部位，加之体质及兼杂邪气之异而引发各种病证并表现出复杂沉疴之性，如毒甚弥漫上下脉络的 DIC、损脑络之中风、损肾络之尿毒症等重症；渐蓄浸损则如动脉硬化狭窄闭塞、糖尿病坏疽、痛风的腐蚀骨节（骨穿凿样变）、痛风肾、神经变性坏死之多发性硬化等痼疾。

体质与病因病机条件的不同又决定了内毒之阴阳属性，其蕴酿而生之特点决定了阳毒为多，然病至终端阴毒亦不罕见，前贤多有论述。寒毒多因寒极而浸凝蓄毒，故易滞脉凝

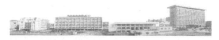

血，常现阴疽之证或耗损阳气而致厥脱，又水性寒，故寒毒又多兼湿瘀之邪，临证当详辨之。

4. 内毒之特征表现

近人所论内毒言病机多，谈表现少，而论特异性症状者更少，对原病邪与从其而化之毒区别不清，论亦多限于火、痰、瘀等原邪气表现之甚者或偏于强调毒之抽象、无形性。然而无论是无形还是有形之毒，既然是独立而客观存在之邪气，内毒必然有其特异性表现，尚待深入研究和总结，吴深涛教授通过长期临床实践和研究分析将其归纳为以下5点。

（1）外损肌肤　内毒蓄蕴的慢性过程表现可能与痰、瘀等本原邪气类同，一旦蕴酿成毒则易表现循脉络由内而外的毒溢之象，如仲景所谓"阳毒之为病，面赤斑斑如锦纹"及痤痱、痛疽、疖肿、瘙痒等。尤其是脾主肌肉，当"其热夹毒蕴积于胃，毒气熏发于肌肉，状如蚊蚤所啮，赤斑起，周匝遍体"（《诸病源候论·患斑毒病候》），出现类似糖尿病皮肤瘙痒和胫前褐斑、痛风局部红肿热痛、狼疮蝶斑、白塞病口腔黏膜溃疡等皮损症状。

（2）内蚀脏腑　内毒腐蚀脏腑脉络，其表现为有形或无形之毒，尤以无形为多。有形者如"其毒浸渗入于胃中，亦注肠下，所以便血如豚肝"（《阴证略例·论下血如豚肝》）；蚀腐肺则咳吐浊唾涎沫或脓血；蚀腐膀胱或肾则尿混浊、脓细胞或尿血等；舌苔多黄腐或焦黑或滑。无形者诸如肾衰、脑出血、心梗等致病变的复杂痼瘤之象。

（3）易攻手足　内毒之传变是由内而外、由脏及末，故发则多出手足是内毒之一大病变特征，《诸病源候论·时气毒攻手足候》有谓："热毒气从脏腑出，攻于手足，手足则灼热、赤、肿、痛也。"如痛风之结节、历节、鹤膝风、鼓槌风、糖尿病之足坏疽、多发性硬化之肢痿等。

（4）病险势甚　《慎斋遗书·卷十·外科杂证》谓"毒聚道路则成形，最恶之候也"，内毒与其他诸邪相生兼杂，助纣为虐，易致病损难复而现险恶势甚之特点。如《重订广温热论·验方妙用》所载"溺毒入血，血毒上脑之候，头痛而晕，视物朦胧，耳鸣耳聋，恶心呕吐，呼吸带有溺臭，间或猝发癫痫状，甚或神昏痉厥"之类毒漫上下清窍之象，以及中风、真心痛等诸多危急重症。

（5）元气衰败　正虚之所，便是毒留之处，《慎斋遗书·卷十·外科杂证》指出"凡毒，血气不足而成"，若调理不慎"则真元虚耗，形体尪羸，恶气内攻，最难调护"（《外科精义》）。毒蓄而不流必耗散气血，脏真元气大衰则又不能容其毒，毒、虚互为因果，恶性循环，故其人多面色晦暗无华，瘦弱无神，脉道无力，气日以衰。

5. 内毒之辨治思维

五脏六腑、经络百骸无处不生毒，亦无处不排毒，治当因势利导。唐代孙思邈对四时脏腑阴阳毒提出"凡除热解毒，无过苦酢之物"（《千金要方·卷十·伤寒下》），首创清热解毒之理法方药。清代喻昌谓"邪既入，急以逐秽为第一要义"（《尚论篇·详论温疫以破大惑》），可为浊始酿毒辨治之用，健脾化浊理气以断毒之源；毒成则以化浊解毒，疏通气血为要，使其既能借便、溺、汗、吐等排毒之径而出，亦能浊化毒解于内或益元气以适应性平衡之。系统论治当以气-血-脉络为主线，结合脏腑辨证，并据毒性、部位及兼邪不同而圆机活法，毒势衰减则适时以扶其生生之气，修复毒损为要。

（1）气分期

①气滞郁毒：胸胁闷痛，头痛头昏，口苦便秘，目赤耳鸣，或烦热抑郁，面暗或痤斑迭生，舌暗红，脉弦或沉。治法疏肝理气解毒，方药以丹栀逍遥散化裁。

②脾虚浊淤：乏力神困，脘闷气短，纳呆便溏，或肢节楚痛，口舌生疮灰暗难愈，舌淡胖嫩，苔白浊或现白涎线，脉濡或沉细。治法健脾益气、芳化浊毒，方药以七味白术散合加减正气散化裁。

③浊热淤结：脘闷腹胀，身热倦息，四肢困重，尿赤便滞，口黏牙宣，或咽痛颐肿，舌红，苔黄厚腻，脉滑数。治法清化透达解毒，方药以甘露消毒丹或普济消毒饮化裁。

（2）血分期

①浊毒内蕴：口苦烦热，胁腹满痛，身重头蒙，呕恶便结，或心痛肢麻，褐斑疖肿，舌紫暗红，苔厚腻或黄，脉弦或滑。治法化浊解毒活血，方药以化浊解毒饮或解毒活血汤化裁。

②血虚伏毒：肤色少华，干燥痒甚，心悸失眠，目糊肢麻，或妇人经少腹痛，斑疹隐隐，或疮疖风癣，舌淡苔白，脉沉细而弱。治法养血解毒，方药以当归饮子化裁。

③阴虚毒蕴：五心烦热，口燥咽干，筋骨痿软，潮热盗汗，或面赤骨蒸，或躁扰不安，斑疹暗红，舌红绛，苔燥或焦黑，脉细数。治法养阴清热解毒，方药以知柏地黄汤合清营汤化裁，可酌用土茯苓、白花蛇舌草、蒲公英、败酱草等清热解毒又不伤阴血之品。

（3）毒损脉络期

①阳毒损络：烦热口渴，肢节痛烦，局部红肿热痛，或患肢皮肤红斑或溃烂，舌红，苔黄腻，脉滑数。治法清热解毒、化瘀止痛，方药以上下通用痛风方或四妙勇安汤化裁。

②阴毒损络：恶寒蜷卧，唇青面黯，四肢厥冷或痛，或腹痛下利，或阴疽不肿或漫肿木硬，舌青紫黯，苔白滑或黑焦燥，脉沉细或微。治法祛寒解毒，方药以阳和汤或四逆汤化裁。

③正虚毒留：倦怠乏力，筋骨痿软，眩晕耳鸣，或肉脱难履，患处漫肿，疮疡不愈，舌红或紫黯斑，少苔，脉沉细数。治法扶元托毒，方药以虎潜丸合内托生肌散化裁。

④毒盛正衰：身热躁烦，头痛呕逆，神惫嗜睡，或神昏谵语，发斑出血，或痰涎壅盛，痉厥抽搐，舌绛唇焦，脉沉细数。治法泄毒救逆开窍，方药以清瘟败毒饮或紫雪丹等化裁。

（4）临证化裁　内毒兼杂他邪之机制及其时常为病无形之特点，决定其防治需辨病辨证相结合，传统与现代手段相协调，临证除需辨识毒损脏腑脉络等部位与所兼邪气不同而施治之，内毒之治还需注意防毒扩散、内陷及因补而滞等，如辛散和散结之品或有使蕴结之毒邪因元气虚陷得以弥散之嫌，临证当慎之。

（二）内毒的研究与临床实践

吴深涛教授指出，内毒不只是一个病因学概念，亦是客观存在的病理产物，其病变是因果循环动态的复杂过程，其性质与西医学内毒素和毒性因子的病理机制及致病特征有高度相通性。研究表明，脂代谢异常、血流动力学异常、遗传及物理化学等损伤刺激下，多种炎症因子、免疫机制及相关细胞因子网络交叉样作用于血管壁形成慢性炎症，启动并贯

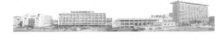

津沽中医名家学术要略

穿了动脉粥样硬化的全过程；因这些毒性因子能迅速活化不同组织器官的细胞，导致机体代谢、激素水平和神经内分泌的改变，进而造成细胞功能的异常和不同器官的进行性衰竭，从而导致其损害部位和病理的复杂性。如毒损心、脑、肾络等不同病变，其实质是内毒（毒性因子）与生生之气（保护因子）之间关系失衡。研究表明，中药对内毒素具有清除、抗其诱发的细胞因子或炎性因子等作用，随相关研究的深入将取得更多的证据，特别在内分泌代谢性疾病、神经免疫性疾病等领域或显示出其明显的优势。

综上所述，内毒蓄损不仅导致疾病谱的变化，更因其成为许多现代慢性病证的核心病机而为学界关注，如毒损络脉已成研究热点，但是邪盛、积久成毒及从化于他邪之观点使其理论与应用仍难免局限性。中医"本原之毒"观点的提出，利于内毒作为独立性邪气的研究，因其从逻辑性上自然有其初始、形成和发展的因果过程，可以针对其不同阶段的病机特点进行研究，就可能在浊淤作俑和由浊致毒之较早期及时防治，而不至于只在毒损络脉或内毒弥漫等阶段干预；从实践性上针对糖尿病、痛风、血脂异常、甲亢、系统性红斑狼疮等病证的早中期化浊解毒治疗常能取得较他法更好之疗效。近时诸多相关研究，特别是毒损络脉的深入研究使中医药解毒疗效机制进入更加微观层面，从而推动了内毒学术的发展，但应强调的是，毒损络脉并非所有病变的必经阶段，"久病入络"亦非皆因毒损，正如临床上有直因痰、瘀、火等邪气而至危殆者，更有非解毒之他法救逆回生者。内毒作为一种邪气，引发的必是与毒之病理特异性密切相关的病证，虽然毒亦可促生痰湿瘀邪或与之兼化而助纣为虐，但因此将活血化瘀或清热利湿诸法用药都冠之以解毒，则失"万病皆毒"之泛，有关内毒学术研究应避免理念上的"泛毒化"方能使之理论得以更科学地发展。

二、适应性平衡，中医药疗效的核心机制

吴深涛教授认为随着科技的发展，人们对疾病观察的手段更加多样和精确，对疾病的认识亦不断深入，但是人体是一个多变量相关联和动态开放的非线性系统，决定了疾病生变的多因关联性和复杂性。比较而言，在指标、病灶的改变上中医不如西医，但改善症状和状态方面，特别是功能失调性疾病的治疗领域则中医明显优于西医。这是由于与病因、病理及作用靶点明确的还原性思维之西医药不同，中医学是从系统关联的整体观认识疾病，其承制相因思维融天人合一、环境因素、脏腑间的奉承和制约关系，以及药物之七情和合等因素调整恢复脏腑生理功能，从而赋予其异病同治、同病异治等思维方式和治疗手段的多样性，以及中药复方个体化配伍等非线性复杂作用机制，亦成就了其辨治后即使指标未变、病灶未除，却有症状消失、状态明显改善这一疗效特性，而其核心机制则是中医药所特有的适应性平衡。无论是西医主于对抗治疗还是中医侧重自我修复，现今多数慢性病仍只是缓解病痛从而带病生存。而同样是带病生存，中医药在提高生存质量方面所具之优势已广为人瞩目。有趣的是，相对于国内患者，接受中医药治疗的西方患者体现尤为明显。在吴深涛教授曾诊治过的西方患者中，特别是合并多种慢性病、长期劳损性及神经衰弱等神经内分泌系统疾病的患者，多数都有在多国接受西医学各种方法诊治的病史，其诊断明确、病程长、指标相对稳定，但仍长期为各种病痛症状和体征所苦，而经中医综合疗法辨治后，其症状和体征均得到明显缓解，甚至完全消失。虽然可能有人种、敏感性等影响因素，但仍能显示中医药相对于西医药所具有的优势，而此优势则正是基于中医药的适应性平衡机制。吴深涛教授认为，该机制可分为两类：一是部分修复性平衡，如某些冠心病其血管堵塞的面积、程度经中医药治疗后与症状、体征同时明显改善，说明患者可能被修复部分病灶或建立了侧支循环；二是未修复性平衡，即主要指标及病灶无变化，但症状、体征等状态显著改善。两者均属于病理适应性再平衡，是一种病情延缓、稳定或改善的相对健康状态。如癌症患者的带瘤生存、慢性肾衰患者的中药维持生存等，其发展及预后则取决于适应性平衡的能力和持续时间等。适应性平衡的具体作用机理虽尚不明确，但极有可能是通过神经－内分泌－免疫系统之间的信息通路和相互反馈调节来实现的，因而也应是机体进一步自我修复和康复的重要基础。

中药的作用从宏观上讲是恢复"阴平阳秘"之衡态，具体而言则首先发挥适应性平衡作用而非以对抗和破坏为主，是助人体各系统针对病理因素的影响，调节人体功能以适应病理变化，使各系统由失衡状态到构筑新的平衡状态。适应性平衡的结果：一是恢复常态，即恢复至原来的生理健康状态，如某些能治愈的疾病和自限性疾病；二是大多情况下达到新平衡状态的相对健康状态，就是调节机体对病理影响的适应性平衡，显著提高了带病生存者的生存质量。适应性调节是平衡的基础，平衡是适应性的结果和发展。而如何使适应性平衡由相对健康之平衡达到完全康复的平衡则应是现代中医学人们不懈追求之目标。

三、化浊解毒，糖尿病防治之新理念

糖尿病（DM）因其与人类现代生活方式的密切关系及其发病率的迅速上升和各种严重并发症而日益引起人们的关注，权威机构已经认识到并呼吁糖尿病及其并发症的防治费用将成为亚洲国家经济发展的巨大障碍。我国已经是世界糖尿病发病大国，也面临着诸多问题。西医学和药物研发机构都在投入重金研究糖尿病的病理机制及治疗方法和药物，其病机理论不断创新，用药方面在胰岛素制剂更新的同时，又有 GLP－1（胰高血糖素样肽－1）、DDP－IV（二肽基肽酶－4 抑制剂）等新药不断问世。相对而言，中医药的相关研究却无明显进展。自古至今，虚与热的理论仍占据主导地位，尽管现代医者不断研究和发展了病机理论如重视血瘀、痰湿等，但仍以阴虚燥热学说影响为重。这些古今理论在推动、丰富理论体系和完善临床辨治等方面的作用毋庸置疑，但其局限性亦愈加明显，中医原有的消渴病特别是病机认识已经远落后于疾病自身的变化。如有中医流调学研究表明：2 型 DM 的中医证候分布中，痰热互结占 35.9%，气阴两虚 23.5%，热盛津伤 22.4%，肝肾阴虚 2.2%，阴阳两虚 4.9%。还有学者研究发现与 20 年前相比，DM 中医临床证型发生了明显的变化，湿热证已成为当今 DM 最常见的临床基本证型，而且现在的糖尿病患者表现"三多一少"已经成为少数，甚至许多人是在无症状的情况下查体时才被发现。目前糖尿病的特点可以归纳为下几方面：从症状而论，以乏力、体重减轻者为多；从体质而论，以肥胖者多发；找中医就诊者，以伴有各种慢性并发症者为多。由此看来，仍以传统之认识诊治可谓"古方今病不相能"了，无法指导临证辨治，必须相应调整中医的相关内容以与时俱进。

吴深涛教授在长期从事这一专业过程中，经过大量的临床和实验研究，提出了浊毒是糖尿病特别是胰岛素抵抗的启变要素并贯穿糖尿病病变之始终的假说，总结出了糖尿病早期脾不散精，临床期浊瘀血分、由浊致毒，以及后期的并发症毒损脉络的中医病机阶段理

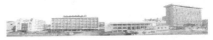

论和化浊解毒疗法，为进一步丰富糖尿病的中医病机理论、开拓有效疗法和方药，提供了实践与理论之基础。

（一）糖尿病之浊毒的内涵及成因

糖尿病之浊毒既有前文所述之共性，又具有其自身由浊致毒的特性。糖尿病之浊毒的本质是体内气机不调致水谷代谢失常，不化精微反生壅滞之气淤积于血分而化生血浊，因不能及时排解则阻滞脏腑气机而损伤其功能，继于化热耗气伤阴的过程中又酿生毒性为害，而生成之浊毒内蕴血分则再损脏腑气血，成为病机的转变因子而贯穿其病机的全程。有时甚至在糖尿病相当的阶段中，浊毒是作为病变之本而主导着病机的变化，并影响着糖尿病病理变化的规律性。

1. 血浊内淤——糖尿病及胰岛素抵抗之启动因素

西医学认为，胰岛素抵抗是多数 2 型糖尿病发病的始动原因，而血浊生成于糖尿病之始。血糖、脂肪者本为人体之水谷精微，代谢之常则"变化而赤是为血"。若失常异化则"清浊相干"转为壅滞之气留淤于血分而成为浊邪，如血中升高之糖、脂质等都是构成淤浊的基础物质，不能及时代谢则阻滞脏腑气机，与血之相搏则成血浊，血浊一旦形成，则极易蕴热或化热耗气伤阴津，并在这一过程中渐酿生毒性为害。可见，由于血浊内淤是糖尿病形成之病机中的启动因素，也使其成为胰岛素抵抗的主要启动因素，继续发展则又是持续高血糖状态并产生毒性的病理基础。

2. 临床初期表现

临证中经常会遇到这样的情况，现在越来越多的患者是因为在定期查体或其他偶然的机会发现高血糖或诊断为糖尿病，而其自身并无任何症状。其时看似无症可辨，但是此时如果细询患者，此阶段最常得到的信息是"小便时泡沫很多""尿总是很黏"，或"淋于地板上的尿常粘脚或招苍蝇"，而且许多患者此时舌苔多腻浊或伴口黏而苦。而小便泡沫与黏腻及舌苔浊腻，从中医的病邪性质分析当属于浊邪，其源于血中之水谷精微不能运化输布，反生为滞浊之物内淤或随溺外泄而致。简单而细微的信息，却是本病血浊内淤之病机的极其重要指征，从而也提示糖尿病初发时患者体内特别是血中就已经"浊淤"为患了。

3. 传统病因病机理论的通约

早于《灵枢·五变》中就有论："五脏皆柔弱者，善病消瘅。"又云："怒则气上逆，胸中蓄积，血气逆流，髃皮充肌，血脉不行，转而为热，热则消肌肤，故为消渴。"无论虚实何种病因引发的糖尿病，患者因胰岛素抵抗等因素升高之血糖特别是持续的高血糖本身已不再是精微而是内生之浊毒。其成因虽复杂但与气机失调、水谷代谢失常关系尤为密切。如《素问·奇病论》所述："此人必数食甘美而多肥也，肥者令人内热，甘者令人中满，故其气上溢，转为消渴，治之以兰，除其陈气也。"所谓"上溢"之气已非清气而是内壅之滞气，留淤于血分便生成血浊，其形成机理与叶桂的"湿与温合"之"浊邪害清"论有相似之处，因此古人以芳香化浊之法除之。可见浊邪为患的认识古已寓意之，只是未被后人所关注。

4. 浊毒的生变，现代病因使然

血浊内淤则易化热耗气伤阴进而酿生毒性，这是浊邪胶着黏滞之性决定其蕴于体内极

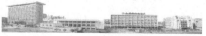

易酿生浊毒。现代研究认为，胰岛素抵抗的主要原因有肥胖和缺乏运动、一些胰岛素拮抗作用的激素、药物、高脂饮食等。有研究表明，腹腔内的脂肪越多，胰岛素的敏感性就越差，而胰岛细胞中沉积的脂肪还能产生脂毒性而促进胰岛细胞的衰亡，从而导致多种体内代谢的异常，如高脂血症、高血压、代谢综合征等，上述原因中许多因素不仅属于中医浊邪范畴如肥胖及脂代谢紊乱等，而且其发病机制与中医血浊内淤、由浊生毒的病理过程基本一致。此外，现代自然界所生之病毒和环境毒邪积久对于胰腺的伤害也是一个重要的使然因素，如已知和未知的病毒感染、基因缺陷、化学污染及农药对食物的污染等毒因，与当今人类糖尿病发病率的显著上升密切相关。因此，浊毒之成因不仅是数食甘美、七情失调，亦有外界毒邪合而为害，可见上述多因素也决定了今人罹病亦多易浊毒为患。

（二）浊毒在糖尿病病变中的演变规律及特点

1. 演变规律——由浊致毒，浊毒内蕴

初为血浊内淤，继则酿生毒性，而浊毒内蕴过程对于机体是一种慢性、渐进性的损害，使机体处于慢性中毒状态，如同从胰岛素抵抗至糖毒、脂毒性的产生过程。因此从病程而论，糖尿病早期阶段的病机多单纯以血浊内淤或淤生浊热之邪而耗气血伤阴津。但因浊邪本为害清之邪气，加之其黏滞之性与毒相类，黏滞于血分必渐淤败腐化而酿毒性。此后的阶段多浊毒内蕴，且两者常相生相助为虐，如浊毒内蕴血分，不仅可再伤脾气而生淤浊（胰岛细胞损害）；亦使肾不固藏，精微泄漏（尿糖甚至尿蛋白增多）；或致肝失疏泄，藏血不利而瘀血（肝糖原合成减少、分解增加）；亦能消肌肤（胰岛素受体缺陷）等。

临床表现可分为三个阶段。①隐匿阶段：以壅滞之气化生血浊为主要病理变化，往往临床症状不明显，或仅现尿浊多沫，或尿液黏稠，或可能伴有口黏干苦多饮等症状。②显现阶段病理变化为浊毒内蕴或化热，多伴伤阴而临床开始显现包括"三多一少"在内的各种症状。常见的浊毒之症状主要为口干苦黏腻，乏力和头身困重无力，大便不爽或干燥，双腿胫前皮肤现褐色斑，舌暗红，苔黄腻或燥，或肥胖或单腹腰肥，血糖多居高不下或脂代谢紊乱，或伴皮肤及外阴瘙痒，或伴疔疮肿痛，或伴潮热。③变异阶段：高血糖的毒性作用是引发多种并发症的重要因素，随浊毒所伤不同脏腑经络而变证多端。

2. 糖尿病并发症之机制——毒损脏腑脉络

（1）虚实夹杂为并发症期浊毒为患的病机特点　正常状态下的机体代谢具有及时和有效地排除毒性物质和解毒之功能，使机体免受其害。当机体的解毒排毒能力下降，则浊毒易停滞于内，也就是说浊毒之蓄聚有其正气内虚之基础。而作为浊毒之邪，不仅具有浊淤胶着壅滞的特点，亦因毒而其性烈善变，多直中脏腑，如浊毒蕴热上可灼肺津，中可劫胃液，下可耗肾水；亦可扰入血络，壅腐气血；或毒瘀火结，灼伤血脉；或浊毒伤阳成阴疽之证。可见由浊生毒，浊毒内蕴是糖尿病形成和进一步发展过程主要的病机因素，虽然浊毒单纯从其属性而言多为实邪，可以表现为实证，但基于许多患者病初即已正气内虚，或浊毒内蕴血分后化热化燥必耗气津伤阴血，或因阴损及阳，导致阳虚或阴阳两虚，而表现寒热错杂之证，决定了此期患者临床以虚实夹杂之证更为多见的病机特点。

（2）浊毒兼杂他邪是产生并发症的核心所在　脏腑因浊毒损伤后，则易再生浊酿毒去耗损气血阴阳，形成其浊毒的因果循环的演变规律。再者，浊毒积甚可常与其他病邪相兼为恶，如与瘀血相兼则变瘀毒；与痰相混则生痰毒等。如一旦瘀浊毒邪肆虐则引发酮症

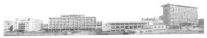

389

酸中毒，并因毒损脏腑脉络之部位不同而并发症丛生，如临床上可能毒伤肌肤，或毒损肾络，或热毒犯脑，或毒损心脉，或毒害目络，或毒侵经脉络脉等，变生多种复杂病证且多病情缠绵难愈或陷人以危地。可见浊毒的生变也是糖尿病病机转变尤其是各种并发症发生发展的重要因素。

（三）化浊解毒法实践与研究之启示

吴教授在提出由浊致毒病机理论的基础上经大量临床实践总结出化浊以断毒之源、解毒以阻浊毒内蕴、扶正以化浊解毒等法，早期以健脾运化、升清化浊为主，中晚期则以清利解毒为主。特别是化浊解毒扶正之主方，适时应用常可达气畅血行津布、热清浊化毒解之功，具有降糖和改善胰岛素抵抗的作用，对于改善糖尿病脂代谢紊乱方面更有良好疗效。化浊解毒方是以古方升降散与大柴胡汤化裁。升降散见于清代杨栗山的《伤寒温疫条辨》。亦有学者认为本方源于明代医家张鹤腾编著的《伤暑全书》，发挥于杨氏。由僵蚕、蝉蜕、姜黄、大黄（制用蜂蜜、黄酒以助升降之性）组成，"盖取僵蚕、蝉蜕，升阳中之清阳；姜黄、大黄，降阴中之浊阴，一升一降，内外通和，而杂气之流毒顿消矣"（《寒温条辨》卷四）。

我们曾系统观察了化浊解毒扶正汤对 DM 胰岛抵抗和血脂的影响及相关性，结果表明该方法能明显改善胰岛素抵抗，特别是对于改善糖尿病脂代谢紊乱方面的良好疗效，进一步验证了上述理论。临证应用时可将化浊解毒法与他法兼容应用以加强辨治的个体化和扩大治疗范围，如患者表现口大渴、易饥便秘等阳明腑热证时则当取泻阳明腑热、化浊解毒法，可以白虎加参汤化裁；而当患者表现口干多饮多尿、虚烦等阴虚燥热象时，可取养阴清热、化浊解毒法，以增液汤化裁，往往可收相辅相成之功。对于虚实夹杂之证，临床可随症将化浊解毒法融会于扶正补益之大法中。对于阴虚内热者，取益肾养阴、化浊解毒法，以六味地黄汤化裁；对兼有脾虚者，取健脾益气、化浊解毒法，以七味白术散化裁；兼有肝胆郁热者，取清肝利胆、化浊解毒法，以加味逍遥散化裁等，均能发挥中医药综合调治之优势。此外，对于糖尿病并发周围神经病变、糖尿病肾病等的治疗亦多有良效，体现了其对于高血糖毒性的防治作用，这与糖尿病患者无论虚实体内均始终有浊毒缠绵是有密切关系的，因此如果此时加减配合化浊解毒之药物，则常事半功倍。如活血通络、化浊解毒法治疗糖尿病并发周围神经病变、糖尿病肾病等，益气温阳、化浊解毒法治疗糖尿病肾功能不全等。可见，通过适时应用化浊解毒扶正法并随证变通，不仅具有较好的降血糖抗其毒性和减轻胰岛素抵抗等作用，更能阻断病情的传变，因此也是治疗糖尿病及防治并发症的关键环节。

综上所述，糖尿病由未病期（早期）脾虚失运，不能散精，到糖尿病及其并发症期由浊转毒的病机发展，虽然分为两个阶段，但其内在的病机变化是连续的，是由水谷不化精微，反生浊邪，再由浊转毒的过程。但糖尿病之浊毒作为病邪，从其本身的病理属性而言虽为实邪，但因其由浊致毒的过程贯穿糖尿病病变之始终，甚至在某一个阶段，浊毒可能成为病变的主要矛盾，即作为病机之根本主导病机的发展和变化，即使在虚证阶段亦缠绵其中。因此不能以"正虚为本，实邪为标"的观念来总括糖尿病病机变化规律。糖毒性和脂毒性的形成及实质，与中医学由浊致毒的病理基础，浊毒日久不清，痰热湿瘀互结、入络或深伏于内则变证丛生的病机转变过程之间存在明显相关性，据此提出浊毒是贯穿 DM 病变之始终的启变要素的假说和化浊解毒治疗法则。虽然化浊解毒法抗糖毒性、脂毒性及其治疗 DM 周围神经病变、糖尿病肾病等并发症的实践取得了较好的疗效，但这种相关性和假说尚需大量的工作去研究。

临证经验

一、浊毒理论辨治糖尿病

吴深涛教授经临床实践尤其是通过对糖尿病胰岛素抵抗和糖、脂毒性研究的基础上，结合中医传统病机理论和相关现代研究资料，提出糖尿病病机的新观点——"由浊致毒"理论，认为浊毒是糖尿病特别是胰岛素抵抗的启变要素并贯穿糖尿病病变的始终，而糖尿病胰岛素抵抗及其高血糖毒性和高血脂毒性的实质即是患者体内由浊致毒的病变过程。浊毒作为糖尿病病机的启动和变转因子贯穿于糖尿病病机之始终，甚至在糖尿病发展过程中的某些阶段作为病变之本而主导着病机的变化。其演变过程与糖尿病病程发展相关，将其分为脾不散精、血浊内瘀，由浊致毒、浊毒内蕴和浊毒间杂他邪三个阶段分期论治。

（一）脾不散精，血浊内瘀

此为浊毒隐匿阶段，为中医所指脾瘅期，即糖耐量减低（IGT）阶段。主因脾胃升降失司，枢机不利气机逆乱，清浊相干，精微不化反生壅滞之浊气，浊气蕴结脉道、瘀久化生血浊为主要病理变化。临床症状不明显，或见尿浊多沫，或尿黏浊，或口干，口渴，多饮，多食，体胖身重，周身困乏，倦怠无力，舌淡或舌苔黄腻，脉滑数或弦数。此阶段治以益气化浊方，以健脾益气、化浊解毒，常选用太子参、茯苓、白术、黄精、生地黄、玄参、生牡蛎、地骨皮等，加入大剂量化浊解毒中药黄连（20~50g）、黄芩（20~50g）、佩兰（20~50g），佐以干姜。可显著改善患者困倦乏力、口黏尿浊的症状，并降低血糖，截断扭转疾病向糖尿病发展。

（二）由浊致毒，浊毒内蕴

此为浊毒显现阶段，为中医所指消渴期，即糖尿病糖毒性、脂毒性形成及加重阶段。浊毒内蕴或化热，多伴伤阴而临床开始显现包括"三多一少"在内的各种症状。临床常见口干苦黏腻，乏力，头身困重，大便不爽或干燥，舌暗红苔黄腻或燥。此阶段辨证选用自拟化浊解毒方，此方即升降散合大柴胡汤，加入大剂量化浊解毒中药黄连（20~50g）、黄芩（20~50g）、佩兰（20~50g），佐以干姜，加红曲以降脂减重，藤茶、五爪龙以降脂、调节免疫功能。全方经大量临床及科研验证，可明显降低血糖、降脂、减重，并鲜有胃肠道不适症状。

（三）浊毒间杂他邪

此为浊毒变异阶段，为中医所指消瘅期，即糖尿病并发症期。脏腑因浊毒损伤后，则易再生浊酿毒进一步耗损气血阴阳，形成其浊毒因果循环的演变规律。浊毒积甚常可与湿邪、痰浊、瘀血等其他病邪相兼为恶，而成湿毒、痰毒、瘀毒等，导致糖尿病周围神经病变、糖尿病肾病、糖尿病血脂异常、糖尿病视网膜病变、糖尿病皮肤病变等多种并发症。此时治疗应抓住浊毒内蕴的病机根本，审阴阳，辨虚实，观其脉证，知犯何逆，随证治之。

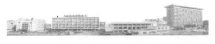

二、糖尿病合并脂代谢异常

糖尿病或糖尿病前期常会伴有血浆甘油三酯升高和高密度脂蛋白胆固醇降低，或伴有低密度脂蛋白胆固醇升高，或伴有胰岛素抵抗的一种状态。吴深涛教授将其总结为"消渴病血浊"，多因脏腑功能失调，气血运行不畅，脾不散精，升清降浊失司，谷气不化精微，反从浊生脂聚痰，以致气滞血瘀痰凝。他认为本病为本虚标实之证，本虚以五脏俱虚、脾肾不足为主，标实以痰湿、瘀血多见。辨证当先辨阴阳，分清标本虚实，治疗以扶正固本、化痰祛瘀为总则。

1. 浊毒内蕴证

临床症见头迷昏蒙，口苦黏腻，身重乏力，肌肤多疖肿暗斑，胸脘胀闷，纳呆泛恶，尿黄，大便黏滞不畅，舌红，苔黄腻或浊腻，脉濡数或沉滑。治以化浊解毒导滞，方选升降散合大柴胡汤化裁：熟大黄、黄连、丹参、柴胡、枳壳、半夏、白芍、干姜、佩兰、红曲、荷叶、炒白术等。

2. 脾虚浊瘀证

临床症见头昏蒙不清，体倦乏力，胸闷气短，或呕恶脘满，或形体肥胖，或心前区闷痛，肢体麻木疼痛，舌淡胖，或紫暗，苔白浊或滑腻，脉濡或弦滑。治以健脾化浊，方选益气聪明汤化裁：蔓荆子、升麻、葛根、太子参、生黄芪、黄柏、白芍、生甘草、茯苓、白术、砂仁、红曲、荷叶等。

3. 肝肾阴虚证

临床症见头晕耳鸣，肢体麻木，口干咽苦，心烦易怒，腰酸膝软，神倦健忘，或盗汗消瘦，舌红少苔或无苔，脉细数或弦细。治以滋水涵木、清凉化瘀，方选滋水清肝饮化裁：生地黄、当归、白芍、酸枣仁、山茱萸、茯苓、山药、柴胡、栀子、牡丹皮、炒白术、生山楂、红曲、荷叶等。

4. 脾肾阳虚证

临床症见头晕乏力，畏冷肢凉，精神萎靡，面色㿠白，腰膝酸软，腹部冷痛，脘腹胀闷，食欲不振，久泄久痢，或完谷不化，浮肿尿少，舌淡胖，苔白滑，脉沉迟无力。治以温肾补脾化浊，方选附子汤合理中汤加减：炮附片、白芍、茯苓、白术、人参、干姜、炙甘草、佩兰、荷叶、焦三仙、红曲、砂仁等。

三、糖尿病周围神经病变

糖尿病周围神经病变是糖尿病最常见的一种慢性并发症，本病中医病名为"消渴病痹证"。吴教授认为本病不仅与消渴日久、阴虚燥热、伤阴耗气致气阴亏虚有关，还与血虚寒凝、阳不导气，浊毒蕴结、瘀血阻络相关，属本虚标实之证。阳不导气，则气血进一步虚损，渐致肾虚督脉不充是其病久缠绵之根本，即"失温润而痛"，而因虚所生之痰浊瘀血寒湿再滞经脉则为其病情加重之症结所在。治疗糖尿病周围神经病变当以"温润通"为大法，辨证用药当以扶正祛邪为本，处理好补虚与祛邪的关系，即使急以散寒、化浊、活血、解毒等祛邪通络为要，亦当具体结合病情，适当施以导阳、益气、养血、补肾壮督之润燥大法，而且导阳温润之法更当贯穿本病之治疗的始终。临证治疗强调在辨证施治、遣方择药前提下，酌情选加化瘀通络之品，取其"以通为补""以通为助"之义，并自创"壮督汤"（杜仲、寄生、续断、牛膝、狗脊）取得良好的临床疗效。

1. 血虚寒凝证

临床症见患肢凉痛，触之皮温降低，皮肤苍白，遇冷则痛甚，得热则舒，午后患肢肿胀，且有沉重感，呈袜套样分布，跗阳脉搏动减弱，可见间歇性跛行，夜间加剧，甚则患肢肌肤甲错，肌肉干枯或萎缩，体倦乏力消瘦，舌淡，苔白腻，脉沉细而迟。治以温阳散寒、养血通络之法，方选当归四逆汤合壮督汤化裁：桂枝、生地黄、当归、白芍、细辛、生甘草、鸡血藤、怀牛膝、木瓜、川断、寄生、枳壳等。寒凝痛甚者，加川乌、草乌、水蛭等。

2. 气阴两虚，督脉劳损证

临床症见腰膝酸软，患肢肌肉萎缩，皮肤干燥脱屑，肢端疼痛拘挛，或麻木蚁行感，或呈休息痛，口干少饮，烦热头晕，或面色萎白无泽，身体消瘦，自汗乏力，心悸气短，舌淡胖，脉沉细无力，跗阳脉弱。治以益气养阴，壮督通络之法，方选虎潜丸合壮督汤化裁：熟地黄、生地黄、知母、炮姜、锁阳、龟板、白芍、怀牛膝、千年健、豨莶草、生黄芪、当归、狗脊、杜仲等。

3. 痰瘀阻络证

临床症见麻木不仁，常有定处，肢足有蚁行感，肢体困倦，头重昏蒙，或体多肥胖，胸闷纳呆，腹胀不适，大便黏滞不畅，舌紫暗，舌体胖大、有齿痕，苔白厚腻，脉沉滑或沉涩。治以祛痰化浊、宣痹通络之法，方选半夏白术天麻汤化裁：半夏、佩兰、白术、天麻、太子参、生黄芪、陈皮、络石藤、干姜、茯苓、苍术、六神曲、桂枝、当归等。

4. 浊毒内蕴，脉络瘀阻证

临床症见肢体局部灼痛或红肿热痛，触之患处皮温高或水肿或漫肿，甚则伴有溃烂，神疲乏力，烦躁易怒，口干多饮，舌质暗红，或红绛，苔薄黄或灰黑，脉弦数或洪数，跗阳脉可触及或减弱。治以化浊解毒、通络消肿之法，方选化浊解毒饮（自拟方）合四妙勇安汤化裁：僵蚕、熟大黄、姜黄、金银花、玄参、当归、茵陈、败酱草、怀牛膝、生地黄、忍冬藤、红藤、赤芍、桂枝等。

5. 气虚血瘀证

临床症见手足麻木，肢末时痛，多呈隐痛或刺痛，下肢为主，入夜痛甚，或伴有蚁行感，气短乏力，神疲倦怠，腰腿酸软，或面色无华，自汗畏风，舌质淡暗，或有瘀点，苔薄白，脉细涩或脉弱无力。治以补气养血、化瘀通络之法，方选补阳还五汤合壮督汤化裁：生黄芪、当归尾、鸡血藤、川芎、广地龙、桃仁、络石藤、狗脊、寄生、杜仲、怀牛膝、桂枝、枳壳等。兼有湿浊者则以自拟"四藤五草汤"（鸡血藤、青风藤、海风藤、络石藤、豨莶草、老鹳草、仙鹤草、鹿衔草、甘草）化裁之。

四、糖尿病肾病

糖尿病肾病是糖尿病常见的微血管并发症之一，中医病名为消渴病肾病。患者多素体肾脾不足，因糖尿病迁延日久，耗气伤阴，五脏受损，尤以脾肾两虚兼夹浊、痰、热、郁、瘀等致病。其中医的基本病机是本虚标实，消渴日久，本气先虚，因虚生实的病理特点，尤其是以气阴两虚、浊毒内生为根本病机。因此，扶正祛邪，固利相应而治是其重要的治疗原则。

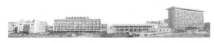

1. 心肾不交证

临床症见口苦咽干，腰膝酸软，心烦心悸，夜寐欠安，气短乏力，尿频或赤，或时有心前区隐痛，或月经不调，舌红，苔薄黄或干，脉细数或弦细，多见于早期糖尿病肾病，以大量蛋白尿为主要表现。治以交通心肾、固精化浊之法，方选清心莲子饮化裁：太子参、茯苓、石莲子、黄芩、柴胡、生甘草、生黄芪、车前子、地骨皮、丹参、芡实、麦冬、赤芍、益母草等。

2. 肝肾阴虚证

临床症见腰酸膝软，头晕耳鸣，心烦口渴，手足心热，舌燥咽干，饮不解渴，或遗精早泄，形瘦神疲，或足面微肿，夜寐不安，多梦惊扰，舌淡紫少津无苔，脉细数或弦。治以滋补肝肾、清热固精，方选杞菊地黄丸化裁：生地黄、山茱萸、山药、茯苓、牡丹皮、泽泻、枸杞子、菊花、石莲子、玄参、赤芍、益母草等。

3. 脾肾阳虚证

临床症见面浮身肿，腰以下尤甚，按之没指，畏寒肢冷，头晕目眩，少气懒言，胸闷腰酸，腹胀食少，时或腹中冷痛，肠鸣便溏，口淡不渴，尿量减少，面色少华，舌淡白而胖，苔白腻，脉沉细，此证多见于糖尿病肾病Ⅳ期。治以温肾健脾、化气行水之法，方选实脾饮或真武汤化裁：茯苓、白术、赤芍、附子、干姜、木瓜、太子参、桂枝、益母草等。

4. 膀胱湿热证

临床症见尿频、尿急、灼热、涩痛或尿混浊，或腰腹胀痛或坠痛，舌黄或腻，苔黄腻或浊，脉滑数或濡，查尿常规常有泌尿道感染。治以清热利湿理气之法，方选八正散化裁：车前子、炒栀子、滑石、淡竹叶、赤芍、萆薢、山萸肉、泽泻、土茯苓、冬葵子、生薏苡仁等。

5. 阴阳两虚，浊毒内蕴证

临床症见恶心呕吐，头晕目眩，周身水肿，小便不利，或尿少便秘，神倦乏力甚或恍惚，甚或抽搐、出血，舌质暗淡，或紫暗瘀斑，苔白厚腻或浊腐，脉沉滑或弦，或沉细无力，此证见于糖尿病肾病Ⅴ期。治以化浊解毒，活血通络之法，兼以扶正，方选解毒活血汤化裁：葛根、桃仁、红花、连翘、熟大黄、首乌、黄连、生地黄、丹参、佩兰、牡丹皮、赤芍、生甘草、益母草、水红花子、苏木、姜黄等。并配合外用中药灌肠方：生大黄、蒲公英、煅牡蛎、地榆、丹参等。

五、顽固性低血糖症

（一）益气固表，调和营卫法

对于低血糖症早期以汗出为主症者，吴深涛教授恒以益气固表、调和营卫之法，首固其卫表虚耗之阳，以防其心阳之亡脱，遏病于萌芽之始，补其形体之衰，使病无由入其腠理。临证常以玉屏风散固护卫表之阳，桂枝汤调和营卫、温通心阳，生脉散益气养阴、敛汗生脉，炙甘草汤养心血、益心阳、以固其本。四方合用，使其卫表得固、心阳得充、阴血得养、阴阳和合，多可奏立竿见影之效。

（二）补中益气，升清举陷法

低血糖发作时有以周身乏力、胸中气短难续、心悸、眩晕继而昏迷为主要表现者。吴教授认为西医名之低血糖症，可应中医大气下陷之理。大气下陷不能支撑全身，振作精神，故见周身乏力；大气下陷不主呼吸则见胸闷气短，难以接续；大气亏虚，脾胃升降失司，清阳不升，脑络失养，故头目昏沉甚而晕厥；心悸乃胸中大气下陷之明证。恒以升陷汤合补中益气汤化裁，以升清举陷，补中益气，疗效肯定。

（三）滋阴养血，补心安神法

心悸为低血糖症发作时一重要表现，亦可为其主要表现。患者常觉心跳剧烈，上至心胸，下至脐腹，悸动不安，不可自持，伴少量汗出，饥饿欲食，甚则恐惧失眠，烦躁不安，继而出现意识障碍，昏迷晕厥。此证多由阴虚血少，心失所养而来。临证常以天王补心丹化裁，以滋阴养血、补心安神。现代药理研究亦证实，此方对中枢神经系统的兴奋、抑制过程具有良好的调整作用，可显著改善心血管系统植物神经的平衡功能。

（四）化浊解毒升清法

高胰岛素血症为糖尿病患者低血糖症发作的一重要病因。2 型糖尿病患者餐后胰岛素分泌延迟，而此时血糖水平已开始下降，大量胰岛素蓄积体内，爆发性起效引起严重低血糖。吴教授认为，患者血浊内蕴进而酿致毒性是形成糖尿病的病理基础，而浊毒也是糖尿病多种变证的核心所在，糖尿病胰岛素抵抗、高胰岛素血症及其相关的病机发展是由血浊致毒的过程。化浊解毒法及方可明显减轻糖毒性，降低胰岛素抵抗，减轻高胰岛素血症，从而解决低血糖反应。化浊解毒方是吴教授自拟方，此方以升降散合大柴胡汤化裁，升清降浊，推陈致新，并合用大剂量化浊解毒中药黄芩、黄连、佩兰、马齿苋、蒲公英以清热解毒、化浊祛瘀，合《内经》"治之以兰，除其陈气"之旨。对降低患者血糖、血脂，减轻胰岛素抵抗、高胰岛素血症均有明显疗效。

六、甲状腺功能亢进症

甲状腺功能亢进症，现多认为属中医瘿病范畴。西药抗甲亢治疗过程中会出现肝损害及白细胞计数下降，吴教授临证在西药治疗基础上，或服用西药禁忌者，常辨证处以中药治疗，可起到很好的疗效。

（一）清肝平亢，疏肝解郁

甲亢早期，临床症见烦躁易怒，五心烦热，颜面烘热，易汗出，双手颤抖，或伴有眼球突出，口苦，舌红，苔薄黄，脉弦数。中医辨证属肝火旺盛证，治以清肝平亢法，处以自拟清肝平亢方，药用炒栀子、牡丹皮、柴胡、黄芩、白芍、川芎、夏枯草、当归、玄参、茯苓、白术等，其中夏枯草、白芍用量要在 30g 以上，取其清肝泻火、柔肝养阴之效。伴手颤明显者加入鳖甲、龟板，以滋阴潜阳；伴突眼者加茺蔚子、决明子；多食易饥者加生石膏、知母；大便稀溏、便次增加者加山药、炒薏苡仁等。

（二）滋阴降火，宁心柔肝

治疗甲亢证属心肝阴虚者，临床多表现为心悸不宁，心烦少寐，易汗出，手颤眼干，怠倦乏力，舌红，苔少或无苔，脉弦细数。以天王补心丹化裁；肝肾阴虚而见耳鸣、腰膝酸软，合用二至丸。

（三）滋阴养液，柔肝息风

肝肾阴虚风动者，症见手颤明显，语音颤抖，心悸不安，心中憺憺大动，舌红绛，无苔，脉细数。方以大定风珠化裁，重用龟板、鳖甲、阿胶等血肉有情之品，大补肝肾之

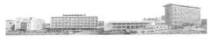

阴、潜阳息风。

（四）理气化痰，消瘀散结

部分甲亢患者伴有甲状腺肿大，或有甲状腺结节，故临证在甲亢辨证基础上，常配伍散结之品。气郁痰阻者加半夏、厚朴、苏梗、浙贝母、僵蚕等；痰结血瘀者加三棱、莪术、玄参、连翘、夏枯草等。另外，甲亢患者临证应禁用海藻、昆布等含碘量较高的药物，以防加重甲亢病情。

七、痤疮治验

1. 肝郁气滞，热郁血分证

本证多见于女性，好发于面颊两侧，多有红肿、疼痛，常伴情志抑郁，胁肋疼痛，乳房作胀，月经不调，面色不华、萎黄、晦暗甚至黄褐斑，痤疮每于月经前加剧，舌红，苔薄白，脉弦细。以加味逍遥丸化裁，多加丹参、当归、川芎等以活血化瘀、温经通络。此型痤疮痘印难以消退，常有色素沉着，治疗后期加入五白散，即白薇、白芷、白及、白蔹、白鲜皮，增强美白之效。

2. 热毒壅盛证

痤疮初期即遍布颜面，表面色红，肿大，发热，触之疼痛，或有脓疱，伴口臭、便秘、小便短赤等，舌红，苔黄稍腻，脉弦滑有力。治以清热解毒、消痈散结，方选普济消毒饮化裁，加生地黄、芍药、牡丹皮等凉血活血之品，增强疗效。

3. 肺经风热证

痤疮遍布颜面，丘疹细小，或不突出于皮肤表面，无红肿及化脓，伴有轻微皮肤瘙痒，皮下闷热感，汗出少或无汗，口干渴，舌红，苔薄白，脉浮。治以桂枝麻黄各半汤，宣发肺气，使风热之邪出表，则痒除痘消。如有肺经热盛者加桑叶、枇杷叶、鱼腥草清热宣肺，有脓疱者加蒲公英、金银花清热解毒。

4. 脾胃湿热证

痤疮常为多发，色红较大，甚至聚合成片，多见脓疱，伴有口臭、大便黏腻或干结，舌红，苔黄腻，脉滑数或洪大等。治以清热利湿、凉血消痈，以平胃散合黄连解毒汤化裁；偏于胃火亢盛者，以清胃散化裁。

5. 阴邪痰核证

本证常见于痤疮后期久治不愈者，痤疮色暗红，质硬，不觉发热，亦无明显疼痛或瘙痒，经久不愈，不见明显增大或缩小，无脓疱，舌淡暗，苔白，脉沉。此乃阳气不足，阴浊痰液凝聚于内而成痰核，发于肌表而成痤疮。法应温阳化痰、活血散结，佐以解毒，方以阳和汤化裁，加丹参、川芎等，对祛除痘痕大有裨益。

医案选介

一、糖尿病

胡某，男，47 岁，职员，2011 年 11 月 12 日初诊。

主诉及病史：发现血糖升高半月余。患者于半月前单位体检发现血糖、血脂偏高，空腹血糖 7.2mmol/L，甘油三酯 2.78mmol/L，糖化血红蛋白 6.2%，中度脂肪肝。后就诊于

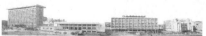

天津某医院，经相关检查后诊断为 2 型糖尿病。患者未用西药治疗，以期中药改善化验指标及症状，故就诊于吴深涛主任门诊。刻诊：周身乏力，晨起觉口干，口苦，多饮，多食，小便调，大便黏腻不爽，夜寐安，舌红苔黄腻，脉弦滑。

西医诊断：2 型糖尿病。

中医诊断：消渴病。浊毒内蕴。

治法：化浊解毒。

处方：化浊解毒汤化裁。

柴胡 20g，黄芩 15g，枳壳 20g，黄连 20g，半夏 15g，白芍 30g，干姜 10g，熟大黄 10g，僵蚕 10g，玄参 20g，丹参 20g，赤芍 20g。14 剂，日 1 剂，水煎 300mL，早晚分服。

二诊：2011 年 11 月 26 日。患者诉服药后诸症好转，口干、口苦症状缓解，大便通畅，无腹痛、便溏等症。查空腹血糖 5.9mmol/L，舌红，苔黄，脉弦细。诸症缓解，药已中的，上方加红曲 20g，以降低胆固醇，继服 14 剂，煎服法同前。

三诊：2011 年 12 月 10 日。患者诉诸症好转，期间自己检测空腹血糖 5～6mmol/L，余无明显不适，故上方加鬼箭羽 20g，以活血通络，继服 14 剂，煎服法同前。其后随访患者血糖平稳。

【按】此证乃消渴病辨证浊毒内蕴者，患者周身乏力，口干，口苦，多饮，大便黏腻不爽，舌红，苔黄腻，脉弦滑，此乃糖尿病高血糖毒性和脂毒性所致，亦为糖尿病浊毒内蕴之明证。故处以化浊解毒方以升清降浊、化浊解毒，使浊毒得以清化，脾胃枢机得利，气机升降有序，诸症缓解，血糖下降。

二、糖尿病周围神经病变

李某，女，60 岁，退休，2010 年 9 月 11 日初诊。

主诉及病史：口干、口渴间作 3 年，伴双下肢麻木疼痛 1 年余。患者有糖尿病病史 3 年，平素服用盐酸二甲双胍片 0.5g、2 次/日，格列喹酮片 30mg、2 次/日，阿卡波糖片 50mg、2 次/日，空腹血糖控制在 6～8mmol/L，餐后 2 小时血糖控制在 7～10mmol/L。患者于 1 年前无明显诱因出现双下肢麻木疼痛，近期上述症状加重，遂就诊于我院门诊。刻诊：患者口干、多饮，记忆力欠佳，时有头晕，四肢冰冷，双下肢麻木疼痛，入夜尤甚，纳可，寐欠安，二便调，舌淡苔白，脉沉细。

辅助检查：神经电图示双腓浅神经感觉传导未引出电位，双腓总神经运动传导速度减慢。

西医诊断：2 型糖尿病合并周围神经病变。

中医诊断：消渴病痹证。血虚寒凝。

治法：温经散寒，养血通络。

处方：当归四逆汤合黄芪桂枝五物汤化裁。

当归 20g，白芍 30g，赤芍 20g，桂枝 30g，细辛 6g，生甘草 10g，大枣 3 枚，生黄芪 60g，陈皮 15g，怀牛膝 20g，穿山龙 30g，威灵仙 20g，鸡血藤 30g，地龙 20g。7 剂，日 1 剂，水煎 300mL，早晚分服。并用上述药渣煮水泡脚。

二诊：2010 年 9 月 18 日。患者服用上方后四肢怕凉症状明显改善，但仍觉双下肢麻木疼痛，舌淡苔白，脉沉细。于上方加生黄芪至 90g，当归加至 30g，鸡血藤加至 50g，再

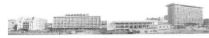

加土鳖虫 10g。7 剂，日 1 剂，水煎 300mL，早晚分服。

三诊：2010 年 9 月 26 日。患者服药后觉四肢温暖，双下肢麻木感减轻，但仍觉疼痛明显。于上方加川乌、草乌各 5g（先煎 1 小时）。7 剂，日 1 剂，水煎 300mL，早晚分服。

四诊：2010 年 10 月 4 日。患者服上方后觉双下肢疼痛稍减轻，但仍入夜疼痛。上方川乌、草乌各加至 10g（先煎 1 小时），生甘草加至 20g。7 剂，日 1 剂，水煎 300mL，早晚分服。

五诊：2010 年 10 月 12 日。服用上方后患者疼痛程度明显减轻，夜间疼痛时间减少，予原方继服 14 剂，煎服法同前。2 周后随访患者诉双下肢疼痛麻木症状基本消失。

【按】吴深涛教授治疗糖尿病周围神经病变在辨证论治基础上常加用藤类药和虫类药，以搜风剔络、宣痹止痛。对于顽固性疼痛麻木者，吴教授认为其病机属于寒凝瘀痹，治疗当用大辛大热之品以冲散阴霾，祛其寒毒。用药时选用川乌、草乌等品，每从小剂量开始，依据病情逐渐加量，并配伍等量甘草以监制其毒性，往往取到良效。

三、早期糖尿病肾病

袁某，女，40 岁，职员，1998 年 9 月 16 日初诊。

主诉：口干、口渴间作 4 年，伴尿频尿浊半年。

病史及查体：患者 2 型糖尿病病史 4 年余，近一年因工作压力加重，降糖药物服用不规律，血糖波动较大，空腹血糖最高达 17mmol/L。半年前患者出现腰部酸痛，夜尿频数、小便混浊，心烦不寐等症并逐渐加重。现患者时有腰痛，夜尿 5 ~ 6 次，小便泡沫多，心烦不寐，疲劳纳呆，双下肢无力消瘦，口干苦而不欲饮，舌暗红，苔白微黄而干，脉沉弦。

辅助检查：空腹血糖 9.7mmol/L；尿常规：尿糖（＋＋），尿蛋白（＋＋），尿潜血（＋）。

西医诊断：2 型糖尿病性早期肾病。

中医诊断：消渴病肾病。心肾不交，肝木失养兼有浊瘀。

治法：交通心肾，清肝化浊。

处方：白茯苓丸化裁。

白茯苓 20g，黄连 10g，萆薢 15g，天花粉 30g，太子参 25g，熟地黄 30g，玄参 20g，覆盆子 20g，石斛 15g，磁石 25g，蛇床子 15g，丹参 25g，川芎 12g，鸡内金 25g。7 剂，日 1 剂，水煎 300mL，早晚分服。

二诊：1998 年 9 月 25 日。患者服用上方 3 剂即尿频大减，服用 7 剂后已减至每夜 2 次，腰酸痛、心烦不寐、口苦乏力等症状亦有缓解，舌暗红，苔白，脉沉弦。查空腹血糖 8.2mmol/L，尿常规：尿糖（＋＋），尿蛋白（＋）。上方去川芎、黄连，加芡实 25g，山萸肉 20g。14 剂，日 1 剂，水煎 300mL，早晚分服。

三诊：1998 年 10 月 22 日。患者服药后自觉初诊症状明显减轻，夜尿 1 次或无，口苦消失，夜寐转安，舌红，苔薄白，脉沉细少弦。查空腹血糖 7.3mmol/L，尿常规：尿糖（＋），尿蛋白（－）。予上方继服 14 剂，煎服法同前。

后随访患者 2 个月，症状基本消失，血糖控制良好，尿常规正常，并逐渐减少降糖西药用量，改服中成药长期维持，效果良好。

【按】此患者为早期糖尿病肾病，症状表现以夜尿频繁合腰酸乏力为主，伴有口干口苦、烦躁、尿浊等，证属心肾不交、肝木失养兼有浊瘀。故治以交通心肾、清肝化浊之法，方选王肯堂治疗肾消之白茯苓丸加减。全方补益脾肾，并融养阴清热利湿化瘀于一体，扶正祛邪，既疗肾脏之疾患，又治消渴之病源，契合病机，故见捷效。

四、终末期糖尿病肾病

赵某，男，60岁，退休，2013年5月21日初诊。

主诉及病史：口干、口渴间作20余年，伴双下肢水肿3年加重1周。患者糖尿病病史20余年，平素未系统治疗及监测血糖。3年前出现双下肢水肿，曾查尿常规：尿蛋白（＋），血肌酐最高达285μmol/L，现皮下注射门冬胰岛素30注射液早22IU、晚20IU，空腹血糖控制在6mmol/L左右，餐后2小时血糖控制在8mmol/L左右。既往高血压病史，血压控制尚可。1周前患者双下肢水肿症状较前明显加重，遂就诊于我院门诊。刻诊：面色晦暗，周身乏力，双下肢水肿，偶有恶心，纳差，寐欠安，夜尿2次，大便干燥，舌暗，苔白腻，脉沉细。

辅助检查：尿微量白蛋白1657.8mg/L，24小时尿蛋白定量5.51g，血肌酐176.6μmol/L，尿素16.94mmol/L。

西医诊断：2型糖尿病性肾病（Ⅴ期）。

中医诊断：消渴病肾病。阴阳两虚，浊毒内蕴。

治法：化浊解毒，活血通络，兼以扶正。

内服方：解毒活血汤化裁。

葛根30g，连翘30g，赤芍30g，茵陈30g，生黄芪30g，桃仁20g，重楼20g，生地黄20g，牡丹皮20g，熟大黄15g，黄连10g，益母草30g，甘草10g。7剂，日1剂，水煎300mL，早晚分服。

灌肠方：生大黄30g，煅牡蛎30g，蒲公英30g，海藻30g，败酱草30g，枳实20g。3剂，每剂水煎300mL，每日灌肠150mL。

二诊：2013年5月28日。患者诉周身乏力较前好转，面露光泽，双下肢水肿减轻，纳眠可，小便调，大便日一行。效不更方，守方14剂，煎服法同前，中药灌肠每周2次。

1个月后随访，患者整体感觉良好，复查血肌酐123.5μmol/L，尿素10.65mmol/L，舌暗红，苔薄黄，脉弦细。以上方加减进退，随访1年，血肌酐、尿素均降至正常，尿蛋白亦较前明显下降。

【按】糖尿病肾病Ⅴ期患者中医病机多属脾肾亏虚为本、浊毒瘀血内停为标，本虚标实，治疗此证应注意祛邪和扶正的关系。早期应急则治其标，以祛邪为主，如过早扶正固摄则易导致关门助邪，导致肌酐进一步升高；但祛邪不能过于通利，以防进一步耗伤羸弱之正气，当祛邪佐以扶正。吴教授治疗此证常选用《医林改错》之解毒活血汤化裁，以化浊解毒、活血通络，并结合中药汤剂灌肠，使中药有效成分自肠道吸收，进一步促进毒邪的排泄，内外合治，共奏全功。

五、糖尿病下肢溃疡

王某，男，67岁，退休，2011年8月22日初诊。

主诉及病史：口干、口渴间作20余年，伴左足跟破溃2月余。患者糖尿病病史20余

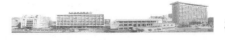

年，平素皮下注射门冬胰岛素30注射液治疗，血糖控制尚可。两月前因车祸致左足跟外伤，经外科止血、缝合治疗后伤口难以愈合，曾多次于外科住院治疗，伤口仍有破溃，遂求治于中医。刻诊：患神倦乏力，疮口颜色灰白，麻木不知痛觉，双下肢肿胀，疮口未见化脓，周围干燥，触之发凉，舌淡暗，苔薄白，脉沉细。

辅助检查：双下肢动脉彩超示双下肢动脉硬化闭塞症。

西医诊断：2型糖尿病性下肢溃疡。

中医诊断：消渴病脱疽。阳虚寒凝，浊瘀阻络。

治法：温阳润通，托毒生肌。

处方：阳和汤合当归四逆汤、补阳还五汤化裁。

麻黄10g，白芥子15g，甘草10g，熟地黄45g，鹿角胶20g，炮姜10g，桂枝30g，生黄芪60g，赤芍30g，川芎15g，当归20g，牛膝20g，鸡血藤30g，水蛭6g，地龙20g，桃仁20g。7剂，日1剂，水煎300mL，早晚分服。

二诊：2011年8月30日。患者诉服药后伤口处发热，有微痒，神疲乏力稍好转，但双下肢仍肿胀不消，舌脉同前。予上方加生黄芪至120g，制附子10g，茯苓20g，炒白术20g，益母草30g，防己20g。14剂，日1剂，水煎300mL，早晚分服。

三诊：2011年9月15日。患者自觉下肢皮温升高，疮口皮色亦转红润，少许肉芽生出，时觉疮口处发痒，且有麻木疼痛之感，双下肢水肿较前减轻。效不更方，上方继服14剂，煎服法同前。

其后随访患者半年，皆以上方化裁进退，溃疡伤口愈合如初。

【按】吴深涛教授认为，糖尿病下肢血管病变及溃疡发生的病机主要在于阳不导气，寒凝血瘀，浊毒内蕴，治疗应针对这一病机施以温阳润通、消瘀化浊之法。重用生黄芪，使气帅血行，托毒生肌；寒凝痛甚者加川乌、草乌等大辛大热之品，以毒攻毒，破寒凝，散阴霾；并加入藤类及虫类药，以引经通络，破血逐瘀。

六、亚急性甲状腺炎

王某，男，42岁，职员，2015年9月23日初诊。

主诉及病史：发热伴咽痛5日。患者平素急躁易怒，于5天前自觉咽部不适，测体温37.4℃，未予以治疗，后体温逐日升高，最高达39.4℃，午后热盛，伴咽部及牙龈疼痛，就诊于某西医院，予非甾体类抗炎药物治疗，症状未见明显缓解，建议其服用激素治疗，患者拒绝使用激素类药物，遂就诊于我院门诊。刻诊：身热无汗，咽痛，牙龈肿痛，头晕，时有心悸，大便干。

查体：体温38.7℃，心率114次/分，律齐，甲状腺Ⅰ度肿大，舌红苔薄黄，脉弦数。

辅助检查：ESR 110.0mm/h；C反应蛋白115.000mg/L；甲状腺功能：FT 313.7pmol/L，FT 457.90pmol/L，TSH 0.032mIU/L。

西医诊断：亚急性甲状腺炎。

中医诊断：瘿病。热毒郁结证。

治法：清热解毒，火郁发之。

处方：普济消毒饮化裁。

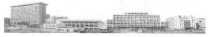

黄芩 20g，黄连 15g，牛蒡子 30g，连翘 20g，薄荷 6g，僵蚕 10g，玄参 20g，马勃 15g，板蓝根 30g，桔梗 15g，甘草 10g，陈皮 15g，升麻 10g，柴胡 15g，大黄 6g，夏枯草 15g，石斛 10g，丹参 20g，川芎 10g，生石膏 60g。14 剂，日 1 剂，水煎 300mL，早晚分服。

二诊：2015 年 10 月 8 日。患者服上方后诸症好转，咽痛明显减轻，偶有低热，体温未超过 38℃，稍感乏力，寐欠安，二便调，舌红苔少，脉细。上方去黄连、大黄、生石膏，黄芩减至 10g，加清半夏 10g，浙贝母 15g，桂枝 10g。14 剂，日 1 剂，水煎 300mL，早晚分服。

三诊：2015 年 10 月 23 日。患者低热已退，咽痛及牙龈肿痛消失，复查甲状腺功能示正常。后随访半年，诸症未见反复。

【按】吴深涛教授认为，亚急性甲状腺炎患者发热伴颈部疼痛，其病机多由于肝气郁滞，郁而化火，即朱丹溪"气有余便是火"之意，火性炎上，郁而不发，壅结于头面颈部，故见发热疼痛。此证不可一味清热解毒，应以"发"为法，透邪外出，开通郁闭，宣畅气机，火郁发之，使邪不伏留，正气自安。

七、特发性水肿

许某，女，75 岁，退休，2015 年 12 月 27 日初诊。

主诉及病史：口干、口渴间作 10 年，伴颜面水肿 1 月。患者糖尿病病史 10 年，曾多次因血糖控制欠佳于我院门诊及住院治疗。现降糖方案为皮下注射赖脯胰岛素注射液 50R 早 16IU、晚 8IU，空腹血糖控制在 6～7mmol/L，餐后 2 小时血糖控制在 11～13mmol/L。1 个月前患者无明显诱因出现进行性尿量减少，颜面浮肿，曾于燕郊人民医院查尿常规、肝肾功能示正常。遂就诊于我院门诊。刻诊：神清，精神可，口干不欲饮，周身乏力，颜面水肿，眼睑肿胀明显，时有头晕，偶心悸，双下肢疼痛怕凉，纳差，寐可，小便量少，大便调，舌淡红，苔白腻，脉沉细。

西医诊断：特发性水肿。

中医诊断：水肿。脾肾亏虚，湿浊内蕴。

治法：健脾益肾宣肺，温阳利水消肿。

处方：防己黄芪汤、真武汤合葶苈大枣泻肺汤化裁。

制附子 10g，茯苓 60g，赤芍 30g，干姜 10g，防己 30g，生黄芪 30g，炒白术 20g，甘草 10g，益母草 60g，刺五加 30g，桂枝 30g，葶苈子 30g，桑白皮 0g，车前子 20g，地龙 15g，大枣 5 枚。7 剂，日 1 剂，水煎 300mL，早晚分服。

二诊：2016 年 1 月 5 日。患者服用上方后颜面水肿较前好转，头晕、心悸症状明显减轻，小便量增多，近日觉腰部疼痛，晨起尤甚，活动后减轻，舌淡红，苔白，脉沉细。上方加川芎 15g，肉桂 10g，五爪龙 30g。7 剂，日 1 剂，水煎 300mL，早晚分服。

三诊：2016 年 1 月 13 日。服上方 3 剂后即觉腰痛明显减轻，但仍觉颜面肿胀，周身乏力，二便调，舌淡红，苔薄白，脉沉细。予上方加生黄芪至 60g，陈皮 12g。7 剂，日 1 剂，水煎 300mL，早晚分服。

四诊：2016 年 1 月 20 日。服药后颜面水肿、乏力症状消失，二便调，未诉其他不适。两个月后随访，颜面水肿症状未见反复。

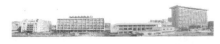

【按】吴深涛教授治疗水肿多遵《素问·经脉别论》中"饮入于胃，游溢精气，上输于脾，脾气散精，上归于肺，通调水道，下输膀胱，水精四布，五经并行，合于四时五脏阴阳，揆度以为常也"，从肺、脾、肾三脏论治。此患者水肿为特发性水肿，其辨证有别于心源性、肾源性、肝源性水肿。此类病证应三脏同调，宣肺气，益脾土，温肾阳，兼以活血利水，用药精奇，疗效显著。

八、顽固性口疮

晁某，女，32岁，职员，2010年5月10日初诊。

主诉及病史：口腔溃疡反复发作10年余。患者有口腔溃疡病史10年余，多方就诊，服用各种抗生素及清热解毒药物，效果不显。2年前患者于天津市某医院查ANA、ANCA、免疫全项、风湿病抗体等，均无异常。予以激素联合帕夫林、硫唑嘌呤等抗炎、免疫调节剂，短期能缓解，停药则口疮反复，缠绵不已。故求治于中医。刻诊：口腔黏膜及舌面多处溃疡点，四周黏膜色微红，疼痛尤甚，神疲乏力，平素畏寒，纳差，寐欠安，舌红，苔薄黄，脉沉细。

西医诊断：口腔溃疡。

中医诊断：口疮病。寒热错杂，虚火上炎。

治法：辛开苦降，寒热平调。

处方：甘草泻心汤化裁。

生甘草15g，清半夏10g，黄连10g，黄芩15g，干姜7g，大枣3枚，太子参25g，柴胡15g，玄参20g，白及25g，生姜10g。7剂，日1剂，水煎300mL，早晚分服。

二诊：2010年5月18日。患者服上方后口腔溃疡面较前缩小，疼痛明显减轻，溃疡周边色仍较红，舌淡红，苔薄黄，脉沉细。予上方加莲子心10g，五味子10g。14剂，日1剂，水煎300mL，早晚分服。

半个月后患者随诊，口腔溃疡痊愈。嘱其服用复合维生素以善后，随访数月，口腔溃疡未见复发。

【按】甘草泻心汤在《金匮要略》中用作治疗狐惑病的专方。狐惑病以口腔及生殖黏膜损害为主症。吴深涛教授常以此方移治疗顽固性口腔溃疡，吴教授认为此方可看作是黏膜修复剂。辨证要抓住患者寒热错杂的病机，施治用药时必参以解内毒，根据患者上热、中满、下寒的程度辨证加减，往往可获良效。

论　著

一、论文

[1] 吴深涛. 试论中医内科急症研究中亟待解决的几个问题及其对策. 医学与哲学，1988（10）：27.

[2] 吴深涛. 凉血化瘀法为主治疗高血压病32例. 中西医结合杂志，1990，（1）：41.

[3] 吴深涛，郑庆瑞. 中医对糖尿病黎明现象的认识及防治. 中医药信息，1990（1）：17-18.

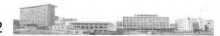

［4］吴深涛，王迎新，汪少开，等．中药慢肾合剂联合硝苯吡啶治疗慢性肾小球肾炎机理探讨．中医药学报，1993（3）：9 – 10.

［5］吴深涛，寇状玲，韩英梅．克糖饮治疗2型糖尿病（气阴两虚型）的临床研究．中医药学报，1996（6）：20 – 21.

［6］吴深涛，谢宁．补脾肾化湿浊解毒活血中药对慢性肾功能衰竭患者血中3种毒素的影响．新中医，1998（6）：36 – 38.

［7］吴深涛．辛散药在消渴病治疗中的应用．中医药学报，1999（4）：12 – 13.

［8］吴深涛，杨洪涛，金绵兰，等．白茯苓丸加减治疗早期糖尿病肾病的临床研究．中国中医药科技，1999（5）：289 – 290.

［9］吴深涛，李澎，颜红．导阳清燥固本法治疗糖尿病周围神经病变32例．中国中医药信息杂志，2000（4）：59 – 60.

［10］吴深涛，韩英梅，李静．Treatment of Incipient Diabetic Nephropathy by Clearing Away the Stomach – Heat；Purging the Heart Fire；Strengthening the Spleen and Tonifying the Kidney. *Journal of Traditional Chinese Medicine*，2000（3）：172 – 175.

［11］吴深涛，韩英梅．肾消冲剂与依那普利治疗糖尿病肾病蛋白尿的对比研究．中国中医药科技，2000（6）：360 – 362.

［12］吴深涛．对胰岛素抵抗宜用益肾化瘀、疏利少阳法．中医杂志，2001（6）：332 – 333.

［13］吴深涛．清金和木扶正法治疗慢性肾炎的体会．江苏中医药，2002（3）：35 – 36.

［14］吴深涛．糖尿病病机的启变要素——浊毒．上海中医药大学学报，2004（1）：24 – 26.

［15］吴深涛．脾不散精与糖耐量低减．中国医药学报，2004（8）：463 – 465 + 452.

［16］吴深涛，王耀光．从温病学探析SARS持续期的病机特点．中医药学报，2004（4）：4 – 5.

［17］吴深涛．论浊毒与糖尿病糖毒性和脂毒性的相关性．中医杂志，2004（9）：647 – 649.

［18］吴深涛，黄怀鹏，邬金玲，等．肾消颗粒对早期糖尿病影响的研究．天津中医药，2004（6）：473.

［19］吴深涛，武娜杰，张罡，等．化浊解毒法对2型糖尿病葡萄糖毒性作用的临床观察．天津中医药，2005（2）：119 – 120.

［20］吴深涛．对比分析为《伤寒论》辨证之要素．中医研究，2005（11）：11 – 12.

［21］吴深涛．糖尿病中医病机新识．中国中医基础医学杂志，2005（11）：13 – 16.

［22］吴深涛．壮督疏带法的临床应用——师随吕仁和教授临证心得．天津中医药，2006（3）：259.

［23］吴深涛，黄怀鹏，武娜杰，等．肾消颗粒对早期糖尿病肾病大鼠肾脏保护作用的实验研究．中国中医药科技，2006（5）：299 – 300 + 302 + 288.

［24］吴深涛．韩国传统医学教育及韩医师培养之特色——韩国设立国立韩医学研究

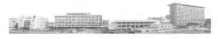

生院所感. 中华中医药学刊, 2009, 27 (3): 463 – 465.

[25] 吴深涛, 闫冬雪. 从浊毒论糖尿病血脂异常之防治. 中华中医药杂志, 2009, 24 (8): 1047 – 1049.

[26] 吴深涛, 何燕. 辨上下超越时空观的中医诊治思维. 中华中医药杂志, 2009, 24 (10): 1274 – 1276.

[27] 吴深涛. 糖尿病之浊毒论治. 药品评价, 2009, 6 (12): 474 – 476.

[28] 吴深涛. 重新审视与界定浊. 中国中医药报, 2010 – 10 – 25.

[29] 吴深涛. 承制相因——中医学防治疾病之核心思维. 中医杂志, 2011, 52 (4): 274 – 277.

[30] 吴深涛, 杨杨, 王斌. 肾消颗粒干预葡萄糖耐量低减临床研究. 中国中医药信息杂志, 2011, 200 (3): 19 – 20 + 23.

[31] 吴深涛, 梁家利, 高婧, 等. 糖尿病合并脂代谢紊乱中医诊疗标准. 世界中西医结合杂志, 2011, 6 (7): 626 – 631.

[32] 吴深涛. 论浊与湿异. 中华中医药杂志, 2011, 26 (9): 1931 – 1933.

[33] 吴深涛. 糖尿病抑郁症的中医辨治. 日本中医学杂志, 2011, 1 (3): 25 – 31.

[34] 吴深涛. 糖尿病周围神经病变的中医辨治. 日本中医学会杂志, 2011, 1 (4): 49 – 53.

[35] 吴深涛. 糖尿病肾病的中医辨治. 日本中医学会杂志, 2012, 2 (1): 23 – 27.

[36] 吴深涛. 糖尿病皮肤瘙痒症的中医辨治. 日本中医学会杂志, 2012, 2 (2): 14 – 19.

[37] 吴深涛. 糖尿病失眠症的中医辨治. 日本中医学会杂志, 2012, 2 (3): 6 – 10.

[38] 吴深涛. 中医药降血糖弱效性问题分析及对策. 中医杂志, 2012, 53 (6): 479 – 481.

[39] X. L. Tong, S. T. Wu, L. F. M. Lian, et al. The safety and effectiveness of TM81, a Chinese herbal medicine, in the treatment of type 2 diabetes: a randomized double – blind placebo – controlled trial. *Diabetes Obesity and Metabolism*, 2013 (15): 448 – 454. (SCI 5.18)

[40] 周祥, 章清华, 闫冬雪, 等. 化浊解毒方对脂代谢异常伴胰岛素抵抗大鼠肝脏组织 DGAT2 mRNA 表达的影响. 中医杂志, 2013 (5): 412 – 414. (通讯作者)

[41] 吴深涛. 中医药防治糖尿病的新理念. 中国临床医生, 2013, 41 (10): 8 – 10.

[42] 刘弘毅, 吴深涛. 对经方剂量的初步换算. 中华中医药杂志, 2014 (4): 1007 – 1009.

[43] 吴深涛. 内毒辨释. 上海中医药杂志, 2014, 48 (2): 4 – 7.

[44] 廉洁, 吴深涛. 吴深涛对浊毒的新认识. 中国中医药信息杂志, 2014 (5): 104 – 105.

[45] 周祥, 王斌, 吴深涛. 分期运用化浊解毒法治疗糖尿病心得. 中医杂志, 2014 (23): 2055 – 2056.

［46］刘弘毅，高靖，吴深涛．浅论"厚朴一尺"为"厚朴一斤"的可能性．中医杂志，2015（4）：351－354．

［47］吴深涛．适应性平衡：中医药疗效的核心机制．中医杂志，2015，56（22）：1891－1894．

［48］何百川，章清华，薛超，等．基于代谢组学对化浊解毒方治疗2型糖尿病大鼠的糖脂代谢研究．中华中医药杂志，2016（5）：1897－1900．（通讯作者）

［49］马运涛，吴深涛．吴深涛治疗糖尿病下肢溃疡经验管窥．中华中医药杂志，2016，（12）：5087－5089．

［50］吴深涛，章清华，刘弘毅，等．内毒蓄损与"生生之气"失衡——现代病证的核心机制．中医杂志，2016，57（23）：1985－1988．

二、著作

［1］吴深涛．糖尿病慢性并发症的中医辨治．天津：天津科学技术出版社，2001．

［2］吴深涛．亚健康与中医养生方药．北京：人民军医出版社，2006．

［3］吴深涛．糖尿病肾病中医辨证论治．北京：人民军医出版社，2007．

［4］孙元莹．张琪老中医临证备忘录．北京：化学工业出版社，2007．（吴深涛参编）

［5］吴深涛．中医临证修养．北京：人民卫生出版社，2008．

［6］吴深涛，姜德友．张琪学术思想探赜．北京：科学出版社，2016．

【整理者】

马运涛　男，1987年1月出生，医学硕士，毕业于天津中医药大学，现就职于天津中医药大学第一附属医院内分泌科，主治医师，主要从事内分泌代谢疾病中医临床及科研工作。

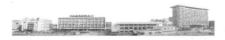

贾 英 杰

名家传略

一、名家简介

贾英杰，1960年7月24日出生，男，汉族，河北省人，中国共产党党员，教授，主任医师，医学博士，博士研究生导师，享受国务院政府特殊津贴专家，天津市名中医，长于中医治疗恶性肿瘤疾病。现任天津中医药大学第一附属医院肿瘤科主任，中国抗癌协会肿瘤传统医学专业委员会主任委员，中华中医药学会肿瘤专业委员会副主任委员，中国医师协会中西医结合医师分会肿瘤病学专家委员会副主任委员，中国中医药研究促进会肿瘤专业委员会副主任委员，天津市抗癌协会肿瘤传统医学委员会主任委员，天津中医药学会肿瘤专业委员会名誉主任委员，中国中西医结合学会肿瘤专业委员会常务委员，世界中医药学会联合会肿瘤专业委员会理事会常务委员，中华中医药学会科学技术进步奖评审专家，天津中西医结合学会肿瘤专业委员会副主任委员，天津市中西结合肿瘤研究所副所长，《中国中西医结合外科杂志》编委，《天津中医药》编委，《中草药》编委。2015年被评为天津市劳动模范，为天津市"131"第一层次人才，曾荣获天津市卫生行业"十佳"医务工作者称号。

二、业医简史

贾英杰教授1983年于天津中医学院中医（现天津中医药大学）学本科毕业，毕业后分配至天津中医学院第一附属医院工作，2012年取得博士学位。贾英杰教授勤求古训，并继承牛元起、王文翰、张金荣等前辈的学术思想，博采众名家之长，在临床工作中取得了突出成绩。他历任住院医师、主治医师、副主任医师、主任医师，1997年担任内科部副部长，1999年内科细化学科组，被任命为肿瘤内科主任。2017年担任天津中医药大学内科学教研室主任。至今贾英杰教授从事临床工作已30余年。

三、主要贡献

（一）临证思想

在总结以往经验的基础上，贾英杰教授创新性地提出恶性肿瘤的基本病机为"正气内虚、毒瘀并存"，在治疗上以"解毒祛瘀、扶正抗癌"为基本思路，首倡以中医"立体疗法"为恶性肿瘤治疗的基本模式，由此构成了贾英杰教授对于恶性肿瘤疾病治疗的学术理念，形成了一定的学术影响，并在临床治疗中取得了满意疗效，得到患者的广泛认可。

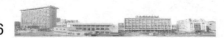

（二）科学研究

1. 科研成果获奖

（1）解毒祛瘀法对肺癌血管生长因子抑制作用的研究，2004 年获天津市科技进步三等奖，主持人。

（2）中医药治疗肺癌与疗效评价标准的临床研究，2004 年获中华中医药学会科技进步三等奖，主持人。

（3）化坚拔毒膜对癌性疼痛的干预作用及其机理研究，2005 年获天津市科技进步三等奖，主持人。

（4）消岩汤对气虚毒瘀型非小细胞肺癌化疗"减毒增效"作用的系列研究，2013 年获中华中医药学会科技进步二等奖，主持人。

（5）肿瘤扶正解毒祛瘀法临床用药规律及综合疗效研究，2015 年获天津市科技进步二等奖，主持人。

2. 科研项目

（1）扶正解毒祛瘀法防治化疗所致骨髓抑制的效应规律研究，国家自然科学基金面上项目，2013 年 1 月~2016 年 12 月，已结题，主持人。

（2）中药对非小细胞肺癌化疗所致骨髓抑制的证候学分析及临床研究，天津市科委抗癌重大专项，2012 年 10 月~2015 年 9 月，已结题，主持人。

（3）益肾养肝合剂对顺铂致体内外及体外肾毒性的拮抗作用研究及机制探讨，天津市中医药管理局中西医结合科研课题，2011 年 10 月~2013 年 9 月，已结题，主持人。

（4）消岩汤对气虚毒瘀型非小细胞肺癌化疗"减毒增效"作用的时效关系研究，天津市科技计划项目，2007 年 1 月~2011 年 12 月，已结题，主持人。

（5）外周组织氧分压及血液灌注诊断恶性肿瘤血瘀证的探讨，天津市卫生局中西医结合科研专项，2005 年 10 月~2007 年 10 月，已结题，主持人。

（6）解毒祛瘀法对肺癌血管生成的抑制作用研究，天津市卫生局中西医结合科研专项，1997 年 10 月~1999 年 10 月，已结题，主持人。

3. 发明专利

（1）获专利 3 项　一种治疗阿片性便秘的中药复方及其制备方法，专利号 CN104971196A，2015。一种含有生血丸的中药组合物及其应用，专利号 CN103495105A，2014。一种治疗非小细胞肺癌的中药复方制剂及其制备方法，专利号 CN102861284A，2013。

（2）研发院内制剂 2 种　消岩颗粒、软坚止痛膏。

（三）教书育人

作为博士研究生导师，目前贾英杰教授共培养研究生 94 名，其中包括外国留学生、台湾学生及本硕连读生等。

学术思想

一、力倡"扶正培本、解毒祛瘀"治疗癌瘤

癌瘤属于中医学"癥瘕""积聚"等范畴。关于癌瘤的病因病机，历代医家众说纷

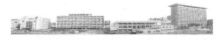

纭，至今尚未提出一个系统、明确并经临床验证为临床普遍接受的病机理论。贾英杰教授在继承前人思想的基础上，结合自己多年临床实践经验认为：虚、毒、瘀并存是癌瘤病机的关键所在，三者相互交织、相互影响、互为因果，以"正虚为本，邪实（包括癌毒、痰湿、瘀血等）为标，正邪交争"。因此，提出"正气内虚，毒瘀并存"的癌瘤病机观点，在治法上扶正、解毒、祛瘀三管齐下，自拟消岩汤方，疗效理想。

（一）历代文献有关癌瘤病因病机的论述

癌瘤的发生、发展是多因素致病的过程。中医学古籍文献中有关癌瘤的病因病机主要有以下 5 种观点。

1. 外邪

《灵枢·九针论》云："四时八风之客于经络之中，为瘤病者也。"《素问·举痛论》曰："寒气客于小肠膜原之间，络血之中……故宿昔而成积矣。"《诸病源候论》曰："积聚者，阴阳不和，脏腑虚弱，受于风寒，搏于脏腑之气所为也。"外邪侵袭，搏结于内，留而不去，日久成积。

2. 正虚

《医宗必读》曰："积聚之成也，正气不足，而后邪气踞之。"《景岳全书》曰："凡脾肾不足及虚弱失调之人，皆有积聚之病。"正气亏虚，卫外无力，癌瘤盘踞，消耗正气，形成恶性循环。

3. 血瘀

《景岳全书》曰："血积有形而不移，或坚硬而拒按。"《医林改错》曰："结块者，必有形之血也。血受寒则凝结成块，血受热则煎熬成块。"血以循环运行不息为常，血行不畅，凝滞不散，而成癌瘤之病。

4. 痰瘀互结

《丹溪心法》曰："凡人身上中下有块者多是痰，痰夹瘀血遂成窠囊。"《疡科心得集》曰："癌瘤者，非阴阳正气所结肿，乃五脏瘀血、浊气痰滞而成。""痰瘀"既是病理产物，亦是致病因素，痰瘀互结，壅塞经络，结于脏腑，渐成本病。

5. 毒结

《仁斋直指方论》曰："癌者，上高下深，岩穴之状，颗颗累垂……毒根深藏。"邪毒侵袭，深藏于内，盘踞成瘤。

中医学古籍文献的这些观点为后世辨治癌瘤留下了宝贵的经验，但也存在着局限性和片面性。

（二）正气内虚是癌瘤发生发展的内在因素

人体正气亏虚，病邪亢盛，机体无力抵抗外邪，不能制止毒邪进展，机体不断受到病理性的损害，癌瘤则发生发展。同时，癌毒内蕴，损耗正气。癌瘤为有形之邪阻碍相应脏腑功能和人体气机运行，产生痰、瘀、毒等病理产物，这些病理产物又影响人体脏腑功能和气机等，进一步使正气更虚，如此恶性循环，致病深不治。

癌瘤患者"正气内虚"主要来自以下 4 方面：①先天禀赋不足：即先天体质虚弱。张景岳《类经》云"夫禀赋为胎元之本，精气之受于父母者是也"，先天不足，则可致脏腑阴阳失调、气血功能紊乱，邪气留着。②后天外感六淫、饮食劳倦、七情内伤、房事不

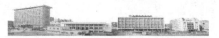

节等因素所致气血、津液、阴阳的亏虚。正如《千金翼方》所言："……不自爱惜，竭情尽意，邀名射利，聚毒攻神，内伤骨髓，外败筋肉，血气将亡，经络便壅，皮里空疏，惟招蛊疾。"③年老体弱：年老体衰，血亏气衰，脏腑、阴阳失调，癌毒乘虚而入。④病久致虚：久病多虚，癌瘤病势缠绵，不断耗伤正气，正气日渐虚衰；加之手术创伤，脏腑缺损，失血耗液，正气难复。正气虚则邪毒淫溢，癌毒流散四方，形成播散转移，进一步耗伤正气。临床上常见正气不足与癌瘤的进展互为因果，交替促进，加重病情。所谓"冲风赴林，而枯木先摧"，人之一身"最虚之处，便是客邪之地"。

（三）毒是癌瘤发生、发展的特异性因素

本文讨论的"毒"可理解为诱发癌瘤生长的外毒和癌瘤长成后产生的危害机体的内毒——癌毒。癌毒是一种内生之毒邪，毒根深藏，易致瘀滞，易耗正气，易于扩散，癌毒淫溢，变证蜂起。

癌瘤的发生、发展与毒邪密切相关。人体正气亏虚，无力抗邪，毒邪内侵，蕴结体内，与内生之毒、瘀、痰互结，日久体内积聚渐成；肿块的存在（或残留癌细胞的存在）及其浸润压迫等有形实邪阻滞气机，导致气血运行、津液输布不畅，血停为瘀，津聚为痰；同时，癌毒耗伤正气，气虚无力推动血行，血行迟缓，亦可致瘀；癌毒痰瘀互结，郁而化热，形成热毒；热毒伤阴，阴损及阳。此外，癌毒阻滞中焦，导致脾胃运化失司，无力运化水谷，可致湿浊内生，日久化生湿毒。再者，脾失健运，正气亏虚，癌瘤失去控制，异常增生，大量掠夺人体气血津液以自养，导致脏腑功能衰弱，阴阳气血亏虚，则使正虚更甚。然而，虚、毒、瘀的内环境又有利于癌瘤的迅速生长、扩散及转移，从而形成恶性循环，进一步引起机体的功能紊乱。

试想，为什么现代癌瘤越来越多发呢？因为"毒"（尤其是"癌毒"）是癌瘤发生、发展、变化的特异性因素，如果没有毒的存在，纵然存在其他再多的病理状态或诱促因素，也不会致癌。癌毒的特性是毒加热（火），故热或火是癌瘤易发的基础。现在全球气候不断趋暖，加之周围环境中的各种致癌物质，如化学品、物理辐射及食谱的改变（已由过去的以素食清淡为主变为以荤辛厚味为主）等，均可致体质偏于热性。这样，人机体内外环境皆热，癌瘤易发所需的毒、热也就具备了。

对于人体来说，"毒"的来源概括起来主要有以下三方面：

1. 现代生活环境中的毒大气、水源等环境污染、汽车尾气、化工原料、化肥、农药、动植物生长素的大量运用，食品添加剂的滥用。

2. 内生之毒邪：①嗜食烟酒，过食肥甘厚味损伤脾胃，体内毒素排除不畅，蓄积于脏腑，化生毒邪；②癌瘤产生的毒，由于癌瘤自身不断增长，压迫或侵袭脏器、组织，气血津液循环受阻，导致血瘀、痰湿等病理产物的蓄积，同时癌瘤本身血液供给不足，引起组织坏死、溃烂，向机体释放毒素。

3. 癌瘤患者放、化疗的热毒、药毒。

（四）瘀是癌瘤发生、发展的重要因素

《素问·举痛论》曰："血气稽留不得行，故宿昔而积成矣。"气与血一阴一阳，相互生化，气行则血行。若气机失调，必然导致血瘀；或邪热入血，灼阴伤血，或痰湿阻滞，致使气血瘀滞，经络受阻，孔窍难通，积久则发为癌瘤。癌瘤形成后，阻碍经络通道，影

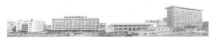

响气血正常运行，会进一步加重气血瘀滞。久病体弱，气虚毒结亦可引起血瘀加重。此外，癌瘤患者接受手术、放疗或化疗后，也会出现血瘀或使血瘀加重。而瘀滞状态又为癌毒的蓄积提供了条件。因此，气血瘀滞与癌瘤互为因果，形成恶性循环。气血瘀滞贯穿于癌瘤的全病程，是癌瘤的最主要病理变化。有学者观察了12448例癌瘤患者舌象，发现暗红舌和紫舌共占53.44%，表明血液瘀滞是癌瘤的重要病机之一。此外，血瘀亦可引起癌瘤另一病因"痰"的生成，自古有"痰瘀同源""痰瘀同病"之说，唐容川指出："须知痰水之壅由于瘀血使然，但去瘀血则痰水自消。"

西医学研究发现，癌瘤患者均存在不同程度的外周微循环障碍（与癌瘤压迫附近组织、癌组织释放的活性产物及癌细胞脱落进入血液形成的微小血栓等因素有关）、血流变异常（即血液处于浓、黏、聚状态）和凝血机制异常，这些可视为癌瘤微观血瘀证的表现。临床可见到肿块固定不移、疼痛有定处、皮色青紫、面色黧黑、肌肤甲错、出血、舌青紫或有瘀斑瘀点、脉涩等血瘀证的表现。由此可见，血瘀既是癌瘤形成发展的重要病理机制，又是重要临床表征，血瘀与癌瘤的形成与发展互为因果。

（五）"正气内虚，毒瘀并存"是癌瘤病机的关键点

贾英杰教授认为，虚、毒、瘀贯穿于癌瘤病程的始末，三者相互并存、相互交织、相互影响、互为因果，"正气内虚，毒瘀并存"是癌瘤病机的关键所在。正气亏虚是癌瘤发生、发展的内在因素，毒（癌毒）是癌瘤发生、发展的特异性因素，而毒和瘀既是致病因素，又是病理产物。人体先有内虚（先天禀赋不足或后天失养），外之邪气、邪毒乘虚而入，内之饮食劳倦、情志内伤，而致机体阴阳失调、脏腑功能紊乱、气血津液运行失常，引起局部（最虚之处）气滞、血瘀、痰凝、湿聚等相互交结，化生毒邪，蓄积于脏腑，留滞不去，郁结日久形成癥积、癌瘤。癌瘤为有形之邪，阻碍气血运行，耗伤气血津液，又进一步加重了血瘀、正虚、毒结，为癌瘤提供了适宜生长的环境，而癌瘤的迅速增长、扩散又使机体更虚，形成虚→毒→瘀→虚的恶性循环。此外，手术的创伤及放、化疗的毒性作为外因，催化着这一恶性循环。到放化疗末期则出现阴虚毒热、阴损及阳、阳虚阴竭、阴阳离决而死亡。

据贾英杰教授多年临床观察，癌瘤患者证候虚实错杂，往往是多个证型并见，其中虚、毒、瘀三证并见者几乎占80%左右。对本科门诊和住院癌瘤患者的症候群进行统计发现，出现频率较高的是：乏力，易疲倦，气短，胃肠气机呆滞（即感觉食物不往下走），食欲不振，排便无力，脉细或无力等虚象；面色晦暗无华，爪甲紫暗，舌暗红或青紫或淡暗或瘀点，苔黄厚腻，痛有定处，脉沉弦或结代，血流变异常，凝血机制异常，D-二聚体增高等瘀象；瘤体增长扩散，局部破溃，发热，口干，大便干结，舌红或绛红、裂纹，少苔或剥落苔，苔焦黑或黄腻，脉数大无力或脉洪或脉芤等毒象。可见癌瘤的发生、发展与虚、毒、瘀三者并存关系密切，这也是癌瘤病机之关键。

"正气内虚，毒瘀并存"是癌瘤发生、发展共同的病因病机，因此应抓住关键病机，统筹兼顾，以扶正解毒祛瘀为大法，结合不同体质、不同部位、不同病种，有所侧重、有的放矢，随症加减用药，根据"不同病期、不同病理阶段"以"不同途径"多层次、多环节、多靶点给药，从而调整阴阳、气血、脏腑功能，以达到新的平衡，即"阴平阳秘，精神乃治"，正复邪去。

二、权衡邪正，活用攻补

（一）辨析病机，善用攻补

有关致病论，自古以来一直存在两种说法：一是正气虚弱，二是邪气过盛。《素问·通评虚实论》中提到"邪气盛则实，精气夺则虚"。叶桂《叶选医衡》有"万病不出乎虚实两端，万方不越乎补泻二法"的说法。受到两种致病论的影响，在癌瘤的治疗上形成了攻与补两种对立方法：攻是攻邪，即祛邪，指祛除病邪对机体的不良影响；补是补正，即扶正，是指补益或扶助人体正气，抵御病邪侵袭。支持攻法的理论依据是癌瘤中医名为"癥积"，其成因为热积、气滞、血瘀、痰凝，故治疗上以攻法为主；主张补法的理论依据为癌瘤的成因为正气虚弱、气血不足，故治以补法为主。《素问·刺法论》有云："正气存内，邪不可干。"《医宗必读》曰："积之成者，正气不足，而后邪气居之。"《外证医案》指出："正气虚则成岩。"贾英杰教授认为，癌瘤的发生与正气虚损，邪气乘袭，蕴结于脏腑，气机受阻，血行不畅，痰瘀毒结有关，病机为整体虚而局部实，治疗上遵循"虚则补之""实则泻之"原则，但杜绝将攻法与补法截然分开，提倡整体辨证，攻补兼施，最终达到"以平为期"，即追求患者在"带瘤生存"情况下，机体达到平衡状态。癌瘤属因虚致实之病，病理性质以虚实夹杂为特点，总病机为本虚标实，但由于癌毒阻滞部位、肿块大小、患者禀赋不同，虚实夹杂中又有差异，故辨识机体正气多少，灵活运用攻补是中医药治疗恶性肿瘤的关键。

（二）分清虚实，酌情攻补

癌瘤病初起多见标实之象，病久则显露本虚之候。中医学认为"急则治其标，缓则治其本"。《景岳全书·积聚》对攻补法的应用做了概括："治积之要，在知攻补之宜，而攻补之宜，当于孰缓孰急中辨之。"治疗时应结合癌瘤所处时期及机体邪正盛衰情况，分清标本虚实、轻重缓急，从而酌情攻补，始终坚持祛邪而不伤正、扶正而不恋邪的原则。《医宗必读》根据病程分期特点，提出"初期者攻，中期者且攻且补，晚期者补"。癌瘤初期，正气尚盛，虚实夹杂，应以攻法为主，兼顾正气，佐以补法，祛邪存正；中期，正气渐虚，邪气深入，邪正相持，治应考虑攻补兼重，扶正祛邪；到了后期，毒邪严重耗伤人体气血及精微物质，正气大虚，而邪气留恋不去，此时提倡在补的大法上，恰当采用攻药，补正退邪。将攻法与补法完美结合运用，既能改善因攻邪使机体正气削减的情况，也不会因过度扶正，而助邪碍邪，从而发挥抑制癌瘤与增强人体抵抗力的双重作用，最终达到改善临床症状，提高患者生活质量，延长生存时间的目的。在癌瘤治疗过程中，攻法包括手术、化疗及放疗等西医中能直接杀伤癌细胞的治疗手段及中医使人体正气耗损的治疗方法。多数癌症患者血液处于高凝状态，癌细胞周围有大量纤维蛋白的堆集和血小板的凝集，中医采用攻法（包括汗、吐、下、清、消等），主要在于改善微循环，降低血小板凝集，加速毒物排泄，促进组织的修复和功能的改善。补法包括能够提高机体免疫能力及抗肿瘤能力的治疗方法，如免疫疗法、生物疗法和中医补法。中医补法作用在于改善和恢复机体的免疫功能，加强机体的抗病能力，从而遏制癌瘤的发展，促进疾病的好转。

（三）条分缕析，活用攻补

当正气已虚，邪留不解，攻补两难时，更应条分缕析，分清应扶正兼以祛邪，或者当祛邪兼以扶正，或为先扶正而后祛邪，或为先祛邪而后扶正等。根据肿瘤所处分期，分析

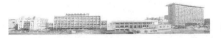

机体状态，现将建议采用的治疗方法及中药用药原则总结如下：肿瘤前期向早期发展过程中，属于围术期，支持手术治疗。手术虽然会给机体带来损伤，但"邪去则正安"，手术对早期实体瘤五年生存率已达90%以上。该期间结合中药调理可明显改善患者症状。手术前，中药考虑扶正祛邪，手术后，因"峻攻"为害，则中药调理提倡先扶正为主，待机体恢复到一定程度，继续兼顾扶正与祛邪。肿瘤早期向中期过渡过程中，在机体状态允许的前提下，可选择手术，同时重点提倡结合放化疗。现今放化疗治疗手段已不断改进和完善，可延长患者生存期。放化疗期间可配以扶正为主的中药。放化疗之后，因其"热毒"为害，中药治疗坚持扶正与祛邪兼施。到了肿瘤晚期，为放化疗不适合期。此期间，无限增殖的肿瘤组织大量耗损人体营养物质，机体会出现正气虚弱、气血津液衰竭之证候，手术成功率及患者生存率很低，放化疗不但疗效低，而且具有明显的骨髓抑制、免疫功能紊乱等副作用，这些副作用会降低患者生活质量，增加患者的痛苦，从而迫使中断治疗，甚至成为导致患者死亡的原因之一。故晚期治疗时多以先扶正为主，可选择免疫疗法或生物疗法，结合中药治以扶正兼祛邪，调动机体内在的抗病能力，发挥机体正气的抗癌作用，养正以祛邪。

（四）结合临床，解析攻补

癌瘤病机总为本虚标实，标实者不外乎气滞、痰湿、瘀血、热毒，本虚者则有气血、阴阳、脏腑之分，在治疗中，遵从辨病辨证相结合、对症施药的原则。攻药主要包括行气解郁、燥湿化痰、软坚散结、活血祛瘀、清热解毒之品，对于毒邪，重在解毒，而忌讳盲目运用以毒攻毒法；补药则以益气补血、滋阴养血、温阳补肾、健脾和胃之品为主。贾英杰教授多年临证发现，补药在调整人体阴阳平衡，补益正气时，还有助邪碍邪之疑，而攻药可以攻邪，同时也会伤正，故将攻法与补法恰当结合，方可取得显著疗效。关于攻药与补药，应辨证看待，不能拘泥于每一味中药的功效，而认为其只具有攻或者补的作用。实际用药时，"攻药"中会蕴有补效，"补药"中也寓有攻意，中药配伍、炮制、用量不同，攻与补也是可以相互转化的。事实上，中药治疗癌瘤也很难定论为攻法或补法，临床用药的实际功效也多体现为攻补兼施。中药中的某些药物自身就同时具有攻与补的双重作用：如鳖甲具有滋阴的作用，同时具有软坚散结之功效；生地黄清热凉血，也可养阴生津；连翘与金银花相配伍时，则偏向为攻药，发挥清热解毒的作用，而在保和散中，连翘的主要功效是散结以助消食和胃，攻中有补，药物的攻与补随方剂配伍而改变。此外，中药的炮制也会影响药性、归经和功效，生栀子走气分而泻火，焦栀子入血分而凉血止血，薏苡仁清热利湿宜生用、健脾止泻宜炒用。古代有种说法"一斤人参能杀人，一两大黄能救人"，清代医家徐大椿提出"虽甘草、人参，误用致害，皆毒药之类也"。药物攻与补的相对统一性，还体现在最终达到的治疗效果。如白花蛇舌草、半边莲清热解毒，攻邪作用显著，但与化疗药物的攻效又明显不同，中药抑制癌细胞生长，从而达到改善机体免疫的作用，治疗上通过祛邪以扶正，虽不属于补益药，却达到了补的效果。对于毒性较大的蛇虫类药物，如蜈蚣、斑蝥、全蝎之类，虽然攻效强大，但临证应尽量避免，若针对放疗后患者出现血管瘀滞的症状，贾英杰教授会应用少量全蝎，但主要发挥其活血功能，属辨病与辨证相结合，对症选药，而非以毒攻毒。治疗晚期恶性肿瘤时，应慎用活血化瘀药，因肿瘤组织血管丰富，活血药如三棱、水蛭等，活血破血作用显著，长期使用活血药物极易诱发血管破裂，引起出血，应当慎用。

（五）"攻"与"补"贯穿癌瘤治疗全过程

由于肿瘤的发生与发展始终存在正虚与邪实，故攻法与补法的应用贯穿治疗本病的全过程，揣度虚实消长变化，攻法与补法的实施也不断变化。贾英杰教授认为，虽然癌瘤属邪毒，但"攻邪"并非为治疗本病的主导，正气实时主要攻其邪气，正气虚时攻邪兼以补益正气的思维是片面的，辨证分清虚实轻重才是治疗的关键。因恶性肿瘤实为人体正常细胞异常增生，如果纯补不攻，增强人体免疫力时，也会促进恶性肿瘤生长，如果纯攻不补，又会在抑制恶性肿瘤生长的同时，消耗正气，使免疫力低下，反而会营造适宜恶性肿瘤生长的环境，促进病情进展。权衡机体邪正情况及个体差异，明辨虚实，攻其邪实，补其正虚，掌握各种疗法的时机和强度，攻其邪实时尽量避免损伤人体正气，补其正虚时不会助长肿瘤的发展，既不能不及，也不可太过，灵活运用攻补，最终达到控制或减小病灶、改善患者临床症状、延长患者无症状生存期、提高患者的生存质量的目的。

三、首创"立体疗法"模式治疗恶性肿瘤

近年来，恶性肿瘤的发病率迅速上升，据世界卫生组织估计，到2020年全球癌症患者将增加到近1500万。我国每年有160万人患癌症，近130万人死于癌症，癌症死亡率已占死亡人口的1/5，成为危及人类健康的主要杀手。限于目前的诊断水平，绝大部分恶性肿瘤患者确诊时已属中晚期，从历史上看，恶性肿瘤治疗的近期疗效虽然已经有了明显的进步，但远期疗效仍无大的改观。随着对恶性肿瘤防治观念的不断更新，恶性肿瘤的多学科综合治疗日益受到重视，强调提高患者生活质量成为恶性肿瘤治疗模式转变的具体体现。

从发病和治疗的角度看，越来越多的研究证实，任何一种单一手段的局部治疗，均难以彻底治愈恶性肿瘤。贾英杰教授经过不懈探索，提出了以中医药"立体疗法"治疗恶性肿瘤的新理念。所谓"立体疗法"，是以中医辨证论治为基础，针对恶性肿瘤的发病特点和演变规律，根据患者的不同临床分期、不同治疗阶段、不同病理分型、不同临床症状，运用中药系列的口服制剂、静脉点滴、中药外用，以及配合针灸、穴位注射疗法等，从多角度、多手段、多途径给药的治疗模式。中医"立体疗法"针对每位患者的不同情况辨证论治，制定出"个体化"的治疗方案，改善临床症状和体征，达到最佳的治疗效果。通过"立体疗法"，一方面可以稳定瘤灶，延长生命；另一方面可以使中西医有机地结合，充分发挥中医药、化疗药，以及放疗、手术、热疗、靶向治疗、生物治疗等多种治疗的协同作用，中西医并举，相得益彰，达到最佳的治疗效果，对于提高疗效、改善临床症状和体征、延长生存期，显示出明显的优势，是治疗恶性肿瘤的有效方案之一。

对于不能采取手术及放化疗的中晚期患者，或者病理分型对放、化疗不敏感的癌症患者，单纯采用中医药辨证治疗，调节机体的免疫功能，可以最大限度地抑制肿瘤的生长和转移，改善恶性肿瘤给患者带来的痛苦，达到延长寿命的目的。其治疗原则是早期以祛邪为主，中期扶正与祛邪并重，晚期以扶正为主。另外，中医药"立体疗法"还可以用于恶性肿瘤并发的癌性疼痛、癌性发热、癌性胸腹水、血液的高凝状态、放射性肺炎、放射性膀胱炎、放射性直肠炎、贫血等，采取活血解毒、益气复脉、滋阴清热等内外结合、针药并用的治疗方法，充分发挥独特作用，显示出明显的优势。

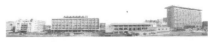

中医药"立体疗法"模式，是一种行之有效的治疗模式。针对放、化疗后脾肾亏虚、气血乏源而出现骨髓抑制等，采用补益脾肾、益气养血法以扶正补虚，可明显提高放化疗的完成率，提高患者机体免疫功能；对于化疗邪气损伤脾胃出现的恶心呕吐，采用穴位注射、艾灸等方法疏通经络、调理脾胃升降，使脾升胃降、气机条达，显著改善化疗所致的胃肠道不良反应；针对化疗后火热毒邪伤正出现的心律失常、心肌炎等，采用静脉及口服中药等方法益气复脉、解毒活血，制定个体化治疗方案，维持心脏正常功能，为化疗效果提供保证；针对化疗药物损伤肝肾出现的转氨酶升高、黄疸、蛋白尿、尿毒症等症，采用针刺、穴位贴敷、静脉及口服中药等以益肾养肝、清热解毒，可顾护正气，保护脏腑，从而有利于降低化疗药物的毒性反应；对于有些化疗药物需要水化时，可采取中药水化法，这样既达到了水化的目的，又可以改善机体的内环境；在化疗外渗所致的局部皮损时，采用中药外用也可以起到很好的解毒生肌作用。通过针药并用的立体疗法，不但增加化疗、放疗敏感性，还可减轻其毒副反应，减轻患者因放化疗而产生的痛苦，使患者体质易于恢复，以利于接受下一阶段的治疗，为最终康复奠定基础。

总之，中医药"立体疗法"从整体观念出发，注重调整患者的内环境，调节机体的免疫功能，充分发挥机体自身的抗肿瘤作用，注重调整扶正与祛邪的关系，并且使中医药与手术、放疗、化疗等治疗手段有机结合，可起到既治标又治本的特殊作用。

值得一提的是，中医药"立体疗法"不仅可有效缓解手术、放化疗等引起的不适症状和肿瘤相关性症状；更重要的是扶助正气、调整微环境，抑制恶性肿瘤的生长、扩散，长期稳定病情，甚至使患者的饮食起居趋同于正常人，形成"瘤与人和平共处"的局面。中医药"立体疗法"的特点是基于中医整体观念、辨证论治，多种治疗手段相协同，多途径给药，旨在最大限度减轻患者痛苦，最大限度控制恶性肿瘤发展，以提高患者生活质量，延长生存期。近年来，应用该"立体疗法"治疗肺癌、肝癌、乳腺癌等多种恶性肿瘤，使许多被确诊为晚期癌症的患者生活质量得到提高，生存期得到延长。

临证经验

一、从气论治恶性癌瘤经验

贾英杰教授体会到癌瘤是全身疾病的局部表现，治疗需要重视整体调理，并强调人体"气"的重要性。《素问·举痛论》曰："百病生于气。"明代张景岳明确指出："气之在人，和则为正气，不和则为邪气。"任何疾病的产生源于气，癌瘤也不例外。贾英杰教授认为癌瘤是由气不和所致，气不和无非是气虚邪实和气机失调两种。他在治疗恶性肿瘤中强调应从"气"论治，提出了气虚和气机失调致瘤说，从这两方面着手治疗各类恶性肿瘤收效颇佳。

（一）气虚致瘤说

《素问·评热病论》云："邪之所凑，其气必虚。"《外证医案》也明确指出："正气虚则成岩。"《医宗必读》谓："积之所成也，正气不足，而后邪气踞之。"正气虚弱可引起脏腑功能失调，导致机体免疫力低下，外邪趁机而入发为癌瘤，并且一经发病，各种病理产物愈伤正气，气虚愈加严重。曾有研究显示，气虚与细胞的分化有着确定的联系，气虚程度越重，分化程度越低，癌瘤恶性度越高，预后越差。气虚不仅可以导致癌瘤，而且与其恶性度呈正相关性。所以，气虚是恶性肿瘤的发病基础。气的生成与人体各个脏腑密切相关，只有各脏腑之气相互配合，人体正气才能源源不断地生成，才能得以充足旺盛，升降出入正常，进而起到奋起抗邪的功能。

（二）气机失调致瘤说

《素问·六微旨大论》曰："非出入则无以生长壮老已，非升降则无以生长化收藏。"又说："出入废则神机化灭，升降息则气立孤危。"这都充分说明了气机失调对人体伤害很大。《杂病源流犀烛》说："邪积胸中，阻塞气道，气不得通，为痰……为血，皆邪正相搏，邪既胜，正不得制之，遂结成形而有块。"《医学正传》谓："乳岩，此症多生于忧郁积忿中年妇女。"癌瘤患者在发病前多有长期郁闷忧愁，或蒙受打击而不得解脱等情志失调的现象，情志抑郁致肝气不舒，气机失调，从而导致脏腑失和，功能失调，进而引起血瘀痰凝，久不得解，郁而成疾。癌瘤发生后，由于很多患者情绪低落、悲观、意志消沉，或由于有形实邪积聚，经脉闭阻，影响气机升降出入，进而使气机升降失调更甚，机体抗邪能力下降，病情进一步加重。说明气机失调不仅可以引起癌瘤的发生，而且贯穿各个时期。临床常见肝气郁结及脾胃气滞。

（三）治气四法

贾英杰教授在治疗癌瘤过程中，重视调畅气机。《医宗必读》曰："有胃气则生，无胃气则死。"故治疗中应始终重视顾护胃气，贾教授提出了补气培本、调气助补、调气导邪、调气运中四法。补气培本是治疗的关键，常从补肺、养胃、健脾、益肾四方面着手。临床常以生脉散、益胃汤、四君子汤、归脾汤、肾气丸等为基础，常用黄芪、党参、太子参、白术、山药等。若补之不当，则有郁遏气机、恋邪助邪之虞，故提出了调气助补法。临床常应用川芎、香附、砂仁、陈皮、木香等药物。因考虑多数癌瘤由情志抑郁，肝气郁结而发，同时将吴又可提出的"疫邪首尾以通行为治"的观点引入癌瘤治疗中，常"宣通肺气，调畅肝气"，提出了调气导邪法。临床常以柴胡疏肝散、逍遥散等为基础，药用柴胡、香附、佛手花、枳壳、玫瑰花、代代花等，配以养血调肝药，如白芍、当归、川芎等。若脾气不升，胃气不降，则升降失常，气机逆乱，中焦阻滞，出现嗳气、呃逆、呕吐、腹胀、腹痛、大便不畅等症。此时很多医家只注重健脾，而忽略调气行气，健脾应先运脾，运脾必调气，贾英杰教授倡导调气运中法。肠胃气滞常选用陈皮、半夏、香附、木香、厚朴、枳壳、砂仁、大腹皮等；胃气上逆导致的呃逆、恶心、呕吐等，常选用旋覆花、玫瑰花、半夏、竹茹等。

癌瘤患者病情复杂，并非但见一证，而以多证相兼，并且行气药在取得一定疗效后，应中病即止，如一味行气，又容易耗伤元气。贾英杰教授常以补气培本与其余三法配合使用。并常配合抗癌瘤中药，如苦参、预知子、龙葵、半枝莲、半边莲、夏枯草、山慈菇、莪术、三棱等。如还兼他证，兼阴虚津亏加麦门冬汤、黄精、石斛、玉竹等，兼痰湿加二陈汤、瓜蒌、竹茹、苍术等，兼热毒加黄芩、黄连、贝母、鱼腥草、连翘、白花蛇舌草等，兼血瘀加川芎、郁金、姜黄等。

二、论治肺癌经验

（一）化疗后不同阶段辨证施治

肺癌是临床常见的恶性肿瘤之一，对于多数患者来说，仅靠局部治疗是不够的。化疗作为肺癌全身治疗方法的重要手段之一，在杀伤肿瘤细胞的同时，也在破坏机体的正常组织，侵犯消化系统、血液系统、免疫系统等，表现出一系列的毒副反应，如口干、乏力、食欲不振、恶心呕吐、口腔糜烂及外周血象下降等，严重影响着化疗疗程的完成及患者的生存质量。

贾英杰教授认为化疗药物属"药毒"之邪、"热毒"之品，其侵袭人体后会随病理演变，在不同阶段表现出不同的证型。因此，对于肺癌化疗后的治疗须根据病理演变进行的不同阶段辨证用药。化疗初期，邪毒首先直中脾胃，导致脾气虚，毒邪盛，出现脾虚毒盛证，表现为恶心、呕吐、口腔糜烂等化疗后的即刻反应，治当解毒祛邪，兼顾脾胃。嗣后，因脾虚失其健运，水湿不化，出现脾虚湿盛证，症见乏力、纳呆、脘腹胀闷、苔腻、大便溏等，治当健脾化湿。后期，随病程进展出现寒化和热化。热化表现为湿与热结，伤及气阴，症见口干、咽干、乏力、气短、面色萎黄、潮热盗汗等，治当清利湿热、益气养阴；寒化表现为寒湿日久，耗伤肺脾阳气而致肺脾两虚证，出现食欲不振、久咳不止、气短而喘、咯痰清稀、声低懒言、面色无华等，甚者出现脾肾两虚，症见面色苍白、畏寒肢冷、腰膝酸痛、全身水肿、小便不利等，治当以扶固正气为主。总之，对于肺癌化疗后的治疗须根据病理演变及病程不同阶段辨证用药。

（二）从三焦辨证论治肺癌经验

1. 肺癌中有相当数量病例的病机属火克金，符合"始上焦，终下焦"规律

吴瑭《温病条辨·上焦篇》言："温病由口鼻而入，自上而下，鼻通于肺，始手太阴，太阴金也。温者，火之气；风者，火之母；火未有不克金者，故病始于此。必从河间三焦定论。"《素问·六节藏象论》言："肺者，气之本，魄之处也，其华在毛，其充在皮，为阳中之少阴，通于秋气。"唐宗海《医易通说》中言："盖上焦肺金，即人身之冷际，下焦阳气上出遇阴，而化为津液，是人身之兑泽也。"此皆肺脏属金，属阴，火热之邪属阳，易克肺金而为病之明证。目前中医内科学中对于肺癌病性的阴阳、五行属性尚未有明确的定位。贾英杰教授认为，肺部恶性肿瘤为有形之邪，其发病非由口鼻而入的途径，但综其症状、舌脉，肺癌痰湿瘀血之邪，亦具有化燥伤津、耗损真阴的特征，其疾病发展亦符合"上焦病不治则传中焦，胃与脾也，中焦病不治即传下焦，肝与肾也"的变化规律。这与周岱翰的"癌瘤的发生发展及转归，邪毒的传变，与温病学说的论述每有殊途同归之表现"之见相类。

2. 上焦证阶段

疾病早期，病在上焦，多见以下两证。

（1）湿热阻肺证　湿热、痰热阻肺，肺失宣肃可见咳嗽，咯痰黄稠，胸痛，喘憋，或有身热；热伤血络则可痰中带血；湿热中阻可致胸闷脘痞，口苦，口干不欲饮，苔黄或黄腻，脉数或滑数。治宜清肺，行气化痰，化瘀散结。贾英杰教授在辨证归经理论基础上，惯用西医学理论研究有抗癌作用的清热药，清气分药用猫爪草、鱼腥草、芦根、黄芩、白花蛇舌草、半边莲、半枝莲等，清血分热用郁金、重楼等。行气与化痰密不可分，

所谓气行则水行，气滞则水停。用药时既用宣肃肺气止咳化痰药以助痰排出，如瓜蒌、浙贝母、胆南星、枳壳、桔梗、苏子、杏仁，又要顾及"脾为生痰之源"，加用健脾祛湿药以助脾散精，上输于肺，如陈皮、半夏、厚朴、莱菔子、佩兰等。贾英杰教授认为，痰瘀互结所生郁热是本病不同于温病温邪之热的关键，津血相对于阳气本属阴，但其形成的有形邪气进一步阻滞气机运行，使气郁化火，故治疗上必加入化瘀散结之品以去除病因，药用川芎、郁金、姜黄、山慈菇、桃仁、冬瓜子。略痰带血者暂予仙鹤草、白茅根、白及，待血止再行此法。湿热之象明显、大便黏滞不爽者加枳实导滞丸，以清利肠腑湿热。因肺与大肠相表里，故亦可使上焦症状减轻。

（2）肺胃津伤证　痰瘀互结而致热邪久羁，灼伤肺胃津液则可见干咳少痰、口干欲饮、舌红苔薄而干等肺胃津伤表现，或在湿热阻肺阶段，过用清热祛湿，亦可导致此证。治疗中，虚象为主时酌选清补肺胃之品玉竹、石斛、黄精、天花粉、百合、玄参、生地黄、麦冬、五味子，配以运脾药，以防呆补。当邪热津伤共存时，贾英杰教授注重清热以坚阴，药用知母、栀子、黄芩、黄连，辅以质偏润的止咳化痰药如百部、紫菀、川贝母、枇杷叶以缓解干咳症状。

3. 中焦证阶段

肺热腑实证：手太阴肺经经脉起于中焦，下络大肠，肺热可循经移肠；大肠主津，肺热津伤亦可致大肠津亏。临床上，肺癌发展到中期易出现此证，此时除可见肺部症状外，另有痞满、大便干结、舌红苔黄燥。贾英杰教授在治疗此证时在清肺化痰、行气化瘀的基础上，肠热腑实加用小承气汤或宣白承气汤；热结津亏时予增液承气汤使下之而不伤阴；邪热不重，津亏肠燥明显时，视程度加用五仁丸或增液汤。

4. 下焦证阶段

肺肾阴虚证：肺癌晚期，气阴耗散，金水不能互生时，可见肾不纳气，气阴大伤之象。表现为虚喘无力，短气不足以吸，消瘦，神疲乏力，口燥咽干，五心烦热，盗汗，或可低热，舌绛少苔或无苔干枯而萎，脉虚。法宜填补真阴、敛肺纳气，以左归丸壮水之主，辅以补气生精之品。《素问·阴阳应象大论》云："气归精，精归化。"药用黄芪、党参之类，加白果、蛤蚧等敛肺纳气之品。虚热明显时加白薇、地骨皮以退热除蒸。

三焦逐邪法以就近逐邪为原则，正如吴鞠通云："逐邪者，随其性而宣泄之，就其近而引导之。"临床注意审证察机，分清三焦辨治，常能以四两拨千斤。中医所见以中晚期肺癌为多，邪气深藏下焦，宜开宣疏利者十之二三，宜通降逐邪十之七八。故贾英杰教授以上病下治为主法，运用大黄斩关夺门为将军，又恐其直入下焦血分，用理气之品启动中上焦之郁结随大黄同出。理气之品畅达三焦妙不可言，在上用杏仁、桔梗、苏子、桑皮，在中用莱菔子、厚朴、柴胡、枳壳，在下用沉香、槟榔、乌药。

（三）运用肺与大肠相表里理论治疗肺癌经验

贾英杰教授认为，引起肺癌的主要病因是邪毒侵肺、痰瘀内蕴、气阴两虚等，而其主要病机是正气虚损，阴阳失调，邪毒乘虚入肺，邪滞于肺，导致肺脏功能失调，肺气郁结，宣降失司，痰凝气滞，瘀阻络脉，瘀毒胶结，日久形成肺部积块。肺脉络于大肠，大肠与肺相表里，与胃相连，腑气畅通，亦可维系肺气肃降功能；若腑气不畅，浊气上逆于肺，则见咳喘。肺气清肃下降，能促进大肠的传导，若肺气不宣，必然影响大肠排浊功能，使肠道毒素不能排出，有害物质重吸收后，加重肺的病变，故肺与大肠两者彼此相互影响，互为因果。

1. 通腑宣肺法

肺为娇脏，性喜清肃，外合皮毛，开窍于鼻，与大肠相表里，此三者皆为肺气与外界通达之道。若痰热壅肺，腑实内结，则肺气不降上逆而喘。临床观察发现，肺癌早中期常出现实热证，使肺热不得随涕而宣泄；体表无汗外窍闭，使肺热不得发越而解除；热移大肠下窍闭，使痰热不得下出而内伏，终致肺失宣降，痰热闭肺。根据肺与大肠相表里、通大肠降肺气的理论，运用化痰通腑法治疗，通下糟粕，肃降肺气，喘息自平。现代研究表明，通腑泄热法可使胃肠道积气排出体外，减少肠管充气，使肠道气体压力下降，利于肺中气体经血循环而向肠道弥散，间接改善肺循环，从而宣利肺气，促进肺部炎症吸收。

贾英杰教授治疗肺癌常选择宣肺通腑之药为主，辅以化痰止咳药。痰热阻闭肺气，肺宣发肃降功能失常而气道壅塞，腑实内结所致的咳喘哮鸣、声高气促、胸脘憋闷、腹部膨满、舌质紫暗、大便秘结或不爽、舌苔黄腻、脉象滑数等。处方加服大黄、莱菔子等通腑之品，保持患者大便通畅，则不仅可使大肠通降之性顺达，肺之痰热随之而泻，壅遏之肺气亦随之而平。朱丹溪有云："善治痰者，不治痰而治气。"故处方用药时应注重疏通气机，常配伍莱菔子、青皮、陈皮等辛苦之品理气泻肺平喘。病势较轻缓者可用清气化痰丸、小陷胸汤合火麻仁、郁李仁等泻下之品。通腑注意立足于"通"而不是"攻"，方中通腑药与行气、祛痰药同用，不仅促进相互间作用，而且能减少通腑药的副作用。治疗本病时，宣上通下并举，使肺肃降功能正常，则咳喘自止矣。

2. 通腑祛瘀法

肺癌的主要病位在肺，无论邪实或正虚，均可使肺受累而发病，"肺朝百脉""肺主治节"，肺是气体交换的重要场所，外邪侵袭影响肺之宣降，津液不布，从而凝聚为痰。痰为有形之实邪，极易阻塞肺络，肺络之血行不畅，既而形成瘀血，痰既能阻滞血络，致其血行不畅而成瘀，又可影响气机的调畅，气滞则血瘀，最终形成痰瘀互结的病理变化。由此可见，肺失宣降，血行不畅，肺络瘀阻是主要病机，肺癌患者常出现胸闷不舒、口唇发绀、舌质紫黯等症状都是瘀血的征象。痰与瘀既可互相化生又可互结为病，故灵活应用活血化瘀，既可以疏通血络，保持津血运行流畅，又有助于痰浊的消除。此外，"气为血之帅""血为气之母"，气滞则血瘀，气行则血行，故活血则气滞易消。活血化瘀有利于气机的调畅，改善肺脏血液瘀滞状态及肺气宣降功能的恢复。

三、治疗化疗后胃肠功能障碍经验

目前对于许多实体恶性肿瘤的治疗早期仍以手术切除为主，但手术同时也会使人体的正气亏虚，术后化疗不但会加重患者气虚症状，同时也会带来胃肠道的毒副作用，出现恶心、呕吐、痞满、纳呆、胃中嘈杂、倦怠乏力、大便干燥等不同程度的消化道症状，其原因是化疗药物损伤脾胃，影响脾胃正常的生理功能，导致脾胃升降失职。

贾英杰教授认为，化疗所致的胃肠功能障碍，属中医学脾胃病的范畴，在治疗中应以益气健脾、和胃降逆为大法。用药多以黄芪、太子参、白术益气健脾；茯苓、生薏苡仁健脾渗湿；湿易困脾，则脾失健运，配伍砂仁、白豆蔻、檀香以化湿行气醒脾；当归、川芎以行气养血；郁金、姜黄以行气活血止痛；焦神曲、焦山楂、焦麦芽、鸡内金以消食积、健脾和胃。若兼见恶心、呕吐者，加半夏、竹茹、陈皮以降逆止呕；兼见胸膈痞满者，加枳壳以行气宽中；兼见畏寒肢凉、腹胀有冷感，加乌药、小茴香以温中行气；兼见泛吐清水者，加干姜、吴茱萸以温中散寒。诸药合用，对各种癌症放化疗后胃气大伤导致的食欲不振、食后痞满胀痛者疗效明显。此外，嘱患者畅情志、节饮食、适起居，综合调理，从而预防化疗后胃肠功能障碍的发生。

恶性肿瘤患者晚期虽以虚证为主，化疗又为"热毒"，故患者常出现热毒瘀滞，且久病入络。因此，活血药的配伍使用也至关重要。贾英杰教授善用郁金、姜黄这一对药，二药为同一植物的不同部位，均能行气活血止痛，用于气滞血瘀之证。郁金性寒，擅凉血解郁，利胆退黄；姜黄性温，擅散寒湿，通经络，二者合用则去性存用，行气活血祛瘀止痛之功倍增。

四、善用中药药对治疗癌瘤的经验

古人云："用药如用兵。"即医家治病，应通晓药性，辨证准确，用之得当，则疾病立消，有如兵家用兵，用之得当，则旗开得胜。癌瘤患者症状错综复杂，尤其是一些中晚期的癌瘤患者，治疗颇为棘手，对症处理则能药效专一。贾英杰教授在其二十余年诊治癌瘤的临床实践中，结合前人经验，形成了中药分类药对，治疗癌瘤每每得心应手。

（一）扶正培本类

贾英杰教授认为，恶性肿瘤是人体全身性疾病的局部表现，癌症的发生与发展是一个邪正相争的过程，患者整体多表现为正虚，而病灶局部多表现为邪实；如果久病邪毒不盛而见虚损为主时，则主要表现为正气亏虚，如《医宗必读》所说："积之由也，正气不足而后邪气踞之。"《外证医案》更明确指出："正气虚则岩。"故对晚期癌瘤及气血衰败患者，主张使用扶正培本类药对。

1. 党参－黄芪

党参甘平，补脾肺气，补血，生津，补气而兼能养阴，守而不走；黄芪甘温，补气升阳，善走肌表，补气兼能助阳，走而不守。两药相须为用，一里一表，一阴一阳，补气助阳作用大增。脾胃虚弱者用之则能鼓舞中气，肺虚卫弱者用之以补气固表。临床应用能明显增强患者的身体抵抗力，抑制恶性肿瘤的浸润和转移。

2. 女贞子－墨旱莲

女贞子善补肾滋阴，养肝明目，强筋健骨；墨旱莲长于养肝益肾、凉血止血。两药合用，同入肝肾两经，作用协同，补肝益肾、强筋健骨作用明显增强。临床用于各种恶性肿瘤属肝肾阴虚者，对放化疗所致的白细胞下降有升高作用。

3. 川断－杜仲

川断杜仲两药均归肝肾两经，能补益肝肾、强筋健骨。二者为伍，名曰杜仲丸，甘温助阳，辛温散寒，相互为用，补肝肾，强筋骨，通血脉的力量增强。常用于各种癌症后期肝肾不足所引起的腰膝疼痛、下肢痿弱无力等症。

（二）清热解毒类

贾英杰教授认为，热毒乃恶性癌瘤的主要病因病理之一，恶性癌瘤患者常有邪热瘀毒蕴结体内，临床上多见邪热壅盛，常表现为持续低热、口干口苦，或高热、神昏、舌红绛、苔焦黄，或低热不退、午后潮热、盗汗、舌红少苔等。

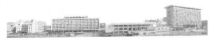

1. 半枝莲－半边莲

半枝莲能清热解毒，散瘀，止痛消肿；半边莲清热解毒，利水消肿。两药相配，清热解毒之力倍增，又能化瘀血，止疼痛，消肿满，控制癌瘤的生长，增强机体的免疫功能，适用于肺癌、胃癌、肝癌、肠癌等证属热毒血瘀、痰湿为患者。

2. 金银花－连翘

金银花质体轻扬，气味芳香，既能清气分之热，又能解血分之毒；连翘轻清上浮，善走上焦，以泻心火，破血结，散气聚，消痈肿。两药相须为用，清热解毒之力大增，既能透热解表，又能清解里热，还能疏通气血，以达到消肿散结止痛的功效，适用于恶性肿瘤晚期患者复感风热之邪，或热毒壅结气血不去者。

3. 黄连－莲子心

黄连味苦性寒，归心、肝、胃、大肠经，具有清热燥湿、泻火解毒之功；莲子心亦苦寒，善于清心火、平肝火、泻脾火，降肺火及生津止渴。二者配伍，性味相同，归心胃二经，增强了清心火和胃火之力。常用于治疗各种癌瘤放化疗热毒所导致的心烦不寐、目赤肿痛、口腔溃疡等症。

（三）活血化瘀类

贾英杰教授认为，多种原因可导致瘀血：气滞可形成瘀血；气虚也可形成瘀血；外邪入侵，伤及脉络，致使血液外溢，亦能形成瘀血，若日久不去，可结成肿块。

1. 川芎－当归

川芎辛温而燥，善于行走，有活血行气、祛风止痛之功；当归甘补辛散，苦泄温通，质润而腻，养血中有活血之力。川芎偏于活血行气，为"血中之气药"，当归善于养血和血，两药相配，活血、养血、行气三者并举，且润燥相济；另外，当归可制川芎辛燥，川芎辛燥又防当归之腻，使祛瘀而不耗伤气血，养血而不致血壅气滞。适用于血瘀证的癌瘤患者。

2. 姜黄－郁金

姜黄辛温行散，能活血通经、行气止痛，临床上以治疗寒凝气滞血瘀为好；郁金苦寒降泄，行气力胜，且可凉血，临床上适宜治疗血热壅滞者。两者合用，一寒一热，则活血破瘀、行气止痛作用明显加强。此外，还可利湿退黄、祛风疗痹。适用于肝癌和胃癌属气滞血瘀的患者。

（四）化痰祛湿类

朱丹溪云："凡人身上中下有块者多是痰。"高锦庭也说："癌瘤者……及五脏瘀血浊气痰滞而成。"痰湿既为人体内的病理产物，又是致病因素，贾英杰教授认为，许多癌瘤与痰凝湿聚有关系，痰湿为患，随气无处不到，可上犯于肺，出现咳嗽、气喘、胸闷等。

1. 陈皮－半夏

陈皮辛苦而温，长于理气健脾，燥湿化痰；半夏辛温燥烈，善于降逆止呕，燥湿化痰。两者配用，化痰祛湿之力增强，使气顺而痰消；气机通畅，更彰显理气和胃之功。临床多用于肺癌痰湿壅肺或胃癌湿浊中阻者。

2. 杏仁－川贝母

杏仁辛苦微温，善于宣肺止咳，降气平喘；川贝母长于润肺化痰，清热止咳。杏仁以宣降肺气为主，气降则咳喘止，郁滞散，痰浊消；川贝母以化痰为主，痰化则气顺，咳止喘宁。二药配用，温凉润降，痰气并治，共奏润肺降气、化痰止咳之功，适用于肺癌久咳或痰热壅肺者。

（五）软坚散结类

《内经》中早已指出"坚者消之""结者散之"，所以对癌瘤的治疗，贾英杰教授亦常用软坚散结法以软化坚块、消痰散结。

1. 玄参－牡蛎

玄参甘苦咸，微寒，泻火解毒，清热凉血，养阴润燥；牡蛎咸寒，软坚散结，平肝潜阳。玄参以解毒为主，牡蛎以散结为要。二者配用，软坚散结、泻火解毒、滋阴潜阳之力加强，适用于甲状腺癌、恶性淋巴瘤等癌瘤。

2. 蚤休－夏枯草

蚤休苦微寒，能清热解毒、消肿止痛；夏枯草辛苦寒，长于清热泻火、散结消肿。二者配用，清热解毒、散结消肿之力加强。常用于颈部恶性淋巴瘤属痰火郁结者。

（六）消食开胃类

焦三仙－鸡内金

焦三仙乃神曲、山楂、麦芽三者炒焦合用，能相互增加其消食导滞的能力；鸡内金能生发胃气、健脾消食。两者合用，可使胃气生、脾气健、胃口开、食欲增。对各种癌症放化疗后的胃阴受损，胃气大伤，以致食欲不振、不思饮食者，配合使用，疗效明显。

五、以"调"代"补"辨治乳腺癌术后疲劳综合征

手术后疲劳综合征是指手术后康复过程有一段疲倦感觉期，其特征为疲乏，嗜睡，注意力不集中，行为与思维缺乏主动并伴有某种程度抑郁的一组症候群。贾英杰教授依据乳腺癌术后疲劳综合征易疲劳、易焦虑的特点，将其归纳为"虚劳""郁证"的范畴，并结合肝脾肾三脏及冲任二脉综合辨治，认为肝畅血气调情志，脾主运化布津液，肾藏元真通冲任；冲脉为一身气血之要冲，有"十二经脉之海"和"五脏六腑之海"之称；任脉循行多次与足三阴经交会，为"阴脉之海"，调解阴经气血，故治冲任与治肝脾肾是一体的。肝脾肾三脏功能失衡是乳腺癌术后综合征的主要内在因素，也是决定预后的促动因素，而病机关键则是肝郁脾虚。贾英杰教授治肝活用疏郁，调气为主；治脾理气化湿，重在"寒热之别"。总之以"调"代"补"，并针对乳腺癌术后疲劳综合征本虚标实的病机本质，以"活用疏郁，脾肾兼顾，调理冲任"为大法，从肝郁气滞、肝郁脾虚、脾肾两虚三证辨治发挥。

（一）肝郁气滞证

朱震亨《丹溪心法·卷三·六郁》有言："气血冲和，万病不生，一有怫郁，诸病生焉。"故人身诸病，多生于郁。又乳癌患者素性忧郁，术后又因外形改变及担忧预后而更易焦虑，肝气失调更甚，变生郁结，阻滞冲任，形成无形邪气。

贾英杰教授强调"郁结"与乳腺癌的密切关系，临床擅用疏郁理气之品，诸药变化，不离其本。贾英杰教授用疏郁理气法有几个特点：一为疏郁与宽胸药同用，前者如柴胡、郁金等，后者如枳壳、厚朴等。正如开闸泄水，大道不通，疾水难下，气道宽畅，则有助气机运行，故临床多以此二类药同用，以达疏郁畅中互助之功。二为疏郁药与健脾药同用,《金匮要略》有言:"见肝知病,知肝传脾,当先实脾。"临证常以二陈汤为疏郁药的辅助方剂,既可理气和中又可抑扼横逆肝木之气。三为疏郁药与活血药为伍,贾英杰教授认为肝郁气滞证是乳腺癌术后综合征的最基本证型,初者常以气郁为主,施以疏郁理气之品可望条达;日久则入血分,变生气滞血瘀之证,非血分活络之品不可撼其一二,临证常以疏郁药配伍川芎、三棱、莪术、地龙、全蝎等活血化瘀之品,破其瘀血结气;又有气郁化火、血瘀发热者,可酌加丹皮、栀子等清热凉血。

(二)肝郁脾虚证

《金匮要略》曰:"见肝之病,知肝传脾,当先实脾。"脾主运化,实赖肝之疏泄,而肝之藏血又赖脾化生后天水谷精微,即所谓"土得木而达""木赖土以培之"。若忧郁过度,肝气郁结,疏泄失职,易致脾失健运,或脾不升清,胃不降浊,脾胃虚弱而为肝木所乘,皆可导致肝脾不和证,日久则成癥瘕积聚而为病。贾英杰教授认为针对恶性肿瘤的各种治疗在一定程度上都属于一种外来邪毒,可以直中脾胃,影响中焦运化,致脾湿不运,聚而为痰,日久痰瘀互结,阻塞经络。这种阻碍有两种发展趋势,即"寒化"和"热化"。"寒化"是指外来邪毒损伤脾胃之阳,阻碍脾之健运,出现的以寒湿困脾为主的证候。贾英杰教授多以温燥之品制其寒湿之性,药如白蔻仁、砂仁、半夏、厚朴等。"热化"指外来邪毒夹热而犯,与脾胃本湿夹聚,出现的以湿热内蕴为主的证候。贾英杰教授喜以清利之品化其湿热,药如虎杖、佩兰、藿香、薏苡仁、苍术等。贾英杰教授关注脾胃湿困的同时,也注意"郁结"对于脾胃升降的影响,临证喜以疏肝、理气药伍用,常用药对玫瑰花、代代花,对于肝气不舒所致胃气上逆之证颇有良效。

(三)脾肾两虚证

肾为先天藏精之本,脾为后天水谷化生之源,脾肾协调则先天后天相赞,气血生化有源,水液代谢输布有常,脾肾失调则会影响精、气、血、精液、阴阳的平衡。乳腺癌术后综合征涉及肝、脾、肾三脏的功能失衡,中晚期以脾肾两虚多见,李中梓在《医宗必读·肾为先天脾为后天根本论》中强调脾肾的重要性:"先天之本在肾,肾应北方水,水为天一之源,后天之本在脾,脾为中宫之土,土为万物之母。"

贾英杰教授认为,脾肾二脏在乳腺癌术后疲劳综合征的疾病发展过程中纵横关联,相互影响。横者:肾为先天之本,是人体生命活动的本源,内藏真阴真阳,通盛冲任二脉,对胞宫和乳腺的发育及其生理功能有决定作用,亦化生五脏阴阳,掌管一身阴阳平衡。肾阳虚则不能温煦脾阳,使水湿不能健运,更困遏脾气;气血无以化生,终致一身衰弱。纵者:亦有外邪直中或素后天不足者,初病在脾,运化失常,为湿所困,从寒从热,未阻遏于半途,使浊邪入络,脏腑精气渐亏,阴阳渐耗,终由末及本,影响阴阳之始,累及于肾,出现元阴元阳的失衡。贾英杰教授治疗此证由脾及肾,所谓"土强则出纳自如""脾安则肾愈安",常用太子参、白术、茯苓、山药等益气健脾,以鸡内金、焦三仙等消食健胃,培补后天脾胃以生气血,酌用川断、寄生、杜仲、淫羊藿以益肾扶正。

医案选介

一、肺癌

龚某，男，75 岁，退休工程师，2008 年 2 月 12 日初诊。

主诉及病史：间断咳血伴咳嗽咳痰半年余。患者于 2007 年 8 月主因"咳血"就诊于天津市总医院，查胸 CT 示：中央型肺癌，穿刺取病理示肺鳞癌。后于天津市胸科医院行吉西他滨＋顺铂方案化疗治疗 1 周期，末次时间为 2007 年 11 月 3 日。后因化疗后出现骨髓抑制，故考虑中西医结合治疗。既往体健，无其他内科病史，吸烟史 50 余年，2 包/日。初诊时症见：神志清楚，面色少华，周身乏力甚，神疲懒言，咳嗽，咳痰色黄质黏，喘满，时觉胸闷，胸部偶有刺痛感，纳少，眠少，多梦易醒，大便干，1～2 日一行，小便可。

查体：胸部听诊可闻及双肺呼吸音粗，余未见明显阳性体征。舌暗，苔白厚，舌边可见瘀斑，脉沉细。

西医诊断：肺恶性肿瘤。

中医诊断：肺癌病。气虚血瘀。

治法：益气健脾，解毒祛瘀散结。

处方：生黄芪 30g，太子参 15g，郁金 15g，姜黄 15g，川芎 15g，川楝子 15g，夏枯草 15g，生牡蛎 30g，白花蛇舌草 30g，大青叶 15g，铁包金 15g，蜂房 20g，厚朴 30g，枳壳 10g。水煎服，日 1 剂，早晚分服。

嘱避寒热，调情志，节饮食。

后患者以此方为基础，复诊时临证加减，顺利完成化疗 4 周期，末次时间为 2008 年 6 月 15 日。共服用中药 98 剂。

二诊：2008 年 7 月 21 日。患者化疗结束后行放疗治疗中，症见：干咳无痰，胸胁部疼痛，咽干咽痒，牙龈肿痛，纳少，寐尚可，大便干结多日未行，小便少，舌红苔黄厚有裂纹，脉弦滑。

处方：黄芪 15g，麦冬 15g，五味子 15g，花粉 15g，半夏 10g，玉竹 15g，半边莲 15g，白花蛇舌草 30g，预知子 15g，山慈菇 15g，猫爪草 15g，莪术 15g，郁金 10g，厚朴 15g，枳实 15g，生大黄 10g（后下），鸡内金 15g，焦山楂 10g。水煎服，日 1 剂，早晚各 1 次。

嘱避寒热，调情志，节饮食。

后患者以此方为基础，复诊时临证加减，顺利完成放疗 45 次。共服用中药汤药 60 剂。

【按】贾英杰教授认为肺癌的病机乃"正气内虚，毒瘀并存"。初诊时患者症见喘满、神疲懒言、倦怠乏力当属正气内虚之表象；咳吐黄黏痰、大便干结为癌毒内蕴之象；胸部刺痛感属血瘀之象。贾英杰教授认为肺癌乃正虚而致病，因虚而致实，是一种全身属虚、局部属实的疾病，根据"正气内虚，毒瘀并存"的病机，治以益气健脾、解毒祛瘀散结。用药以贾英杰教授多年经验方消岩汤为基础方加减。方中黄芪、太子参益气健脾，扶正以抗癌；姜黄、郁金、川芎、川楝子行气解郁、活血祛瘀；夏枯草、生牡蛎、白花蛇舌草、大青叶、蜂房相伍以清热解毒、软坚散结；佐以枳壳、厚朴理气条达气机。经现代药理学证实，消岩汤含有多种抗癌活性物质，且经临床和实验室研究表明对非小细胞肺癌化疗后骨髓抑制有缓解作用，疗效显著。

二诊时，患者行放疗治疗中，症见牙龈肿痛、大便干结多日未行、舌红苔黄厚等热炽盛之象，而咽干咽痒、舌苔有裂纹为阴伤之象。贾英杰教授认为放射线是"火热"性质的毒邪，为"大热峻剂"，易化燥伤阴。温病有"存得一分津液，便有一分生机"之说。放疗后热毒炽盛，肺阴受损，《温病条辨·中焦篇》云："辛凉甘寒甘咸，以救其阴。"由此贾英杰教授认为要"重阴液"，以养阴生津为大法，并重视调理脾胃。采用新加生脉散为主方加减，方中生黄芪、麦冬益气养阴，五味子、花粉、玉竹滋阴生津润肺，半边莲、白花蛇舌草、预知子、山慈菇、半夏、猫爪草清热解毒、化痰散结，莪术、郁金活血行气，大黄、枳实、厚朴通腑攻下，佐以鸡内金、焦山楂健脾开胃。全方共奏益气生津、养阴清热之功。

二、乳腺癌

孙某，女，48岁，职员，2005年5月23日初诊。

主诉及病史：左胁肋疼痛伴左乳胀痛1个月。患者于2004年10月因自检发右乳肿块，不伴疼痛，就诊于天津市肿瘤医院，查钼靶示：右乳癌，于同年11月行右乳癌根治术，术后病理示乳腺非特殊浸润性导管癌，术后行紫杉醇化疗6周期，未行其他治疗，化疗结束1月后，欲求中医药调理。初诊时症见：左胁肋部疼痛，左乳胀痛，时乏力，口苦，时腹胀，食欲欠佳，夜寐欠安，大便不成形，小便调。舌暗红，苔薄黄，脉弦细。

既往无其他内科病史，否认吸烟、饮酒史。

西医诊断：乳腺恶性肿瘤。

中医诊断：乳岩。肝郁脾虚。

治法：疏肝健脾，养血安神。

处方：逍遥散合归脾汤加减化裁。

柴胡10g，白芍10g，黄芩15g，香附10g，郁金10g，姜黄10g，漏芦10g，橘叶10g，路路通10g，川芎15g，川楝子15g，远志15g，炒枣仁15g，焦三仙各30g，茯苓15g，鸡内金15g，白术10g。7剂，日1剂，水煎服，早晚分服。

患者1周后复诊，症状尽减，遂以此方为基础，随症加减，坚持调理，病情平稳，末次随访时间为2017年3月23日。

【按】贾英杰教授认为，肝气失疏、脾虚不运是乳腺癌不可忽视的病机。患者胁肋及右乳疼痛，舌质较暗，属气血瘀滞之象；舌苔薄黄，口苦，可知其肝郁有化火之势；虽兼见乏力诸症，却以疼痛为主诉，乃虚中夹实，以实为主；患者大便溏，食欲欠佳，腹胀皆为脾虚之象。《金匮要略》云"见肝之病，知肝传脾"，可知其肝木乘克脾土，已呈伤脾之势。《素问·六元正气大论》云"木郁则达之"，方中以柴胡、香附、川楝子等疏肝解郁以条达肝气；用黄芩以遏肝郁化火之势；择茯苓、白术、内金、焦三仙消积健脾益气，实土以御木乘；取四物之芎、芍以活血养血柔肝；以远志、枣仁之属调神解郁；以漏芦、橘叶、路路通等通经活络。全方疏肝健脾同用，整体局部相结合，扶正之中寓于攻邪。临证时贾英杰教授常抓患者疼痛、大便、纳食之主症，随着治疗及病情的变化，抓矛盾之主要方面，灵活掌握疏肝与健脾权重，随症治之。

三、前列腺癌

闫某，男，70 岁，退休人员，2013 年 2 月 20 日初诊。

主诉及病史：小便不利 1 月余。患者于 2013 年 1 月无明显诱因出现小便不利症状，就诊于天津某医院，行盆腔核磁（MRI）＋骨扫描（ECT）提示：前列腺恶性肿瘤，腰椎骨质代谢改变，骨转移可能性大。肿瘤标志物示：总前列腺癌特异抗原＋游离前列腺癌特异抗原 >100ng/mL。考虑患者年龄及体质因素未行病理检查，未行手术及放、化疗治疗，仅行睾丸去势术，并间断予唑来膦酸抗骨转移治疗。初诊时症见：乏力，腰痛，纳可，寐尚安，小便不利，大便秘结，4 日未行。舌暗红苔黄，脉沉弦。未见明显阳性体征。

既往体健，无其他内科病史，否认吸烟、饮酒史。

西医诊断：前列腺癌。

中医诊断：癃闭。湿热蕴结。

治法：清热利湿，解毒祛瘀。

处方：八正散加减化裁。

柴胡 10g，川芎 20g，郁金 10g，姜黄 10，花粉 15g，猫爪草 20g，白花蛇舌草 30g，炒莱菔子 30g，枳壳 30g，石韦 30g，淡竹叶 15g，黄柏 20g，王不留行 30g，生大黄 10g，瞿麦 15g，车前草 15g，知母 15g，半枝莲 15g，半边莲 15g，生栀子 10g。水煎服，日 1 剂。

二诊：2013 年 3 月 7 日。服上方 14 剂，小便通利，大便调。唯诉腰痛不适，舌暗红苔白，脉沉弦。前方去柴胡、知母、花粉，加透骨草 15g，补骨脂 10g，杜仲 15g，寄生 10g。服上方 14 剂，腰痛缓解。

【按】贾英杰教授认为，前列腺癌多发于老年人，基本病机属正气内虚，毒瘀并存。正虚为内因，以肾、脾、肝三脏虚为主，"毒"是诱因，"瘀"和"湿"是病理产物。本案患者首诊以二便不通为著，贾英杰教授强调前列腺癌应尤重通大便、利小便，给邪以出路，故初诊处方以清热利湿、行气通便为主，使壅滞之湿浊、瘀毒由前后二阴分消走泄，邪去积自消。

二诊中分析病情可知，腰痛为肾精亏虚，无以充骨，骨体不健，不耐毒侵，骨转移所导致。投以杜仲、寄生以补肝肾、强筋骨，补骨脂以补脾肾之阳、助气化，同透骨草一道温经活血以治骨痛。

论　　著

一、论文

贾英杰教授发表论文 280 余篇，其中 SCI 论文 13 篇，第一作者 48 篇，第二作者 60 篇，第三作者 17 篇，现择要列目如下。

[1] 贾英杰 . 依托临床学科优势培养高级专科人才 . 天津中医学院学报，2004，23（4）：186 - 187.

[2] 贾英杰，田菲，陈军，等 . 解毒祛瘀法对肿瘤血管生成影响的实验研究 . 天津

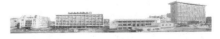

中医药, 2004, 21 (6): 467 - 469.

[3] 贾英杰, 史福敏, 贾彦焘, 等. 消岩汤剂治疗晚期非小细胞肺癌临床研究. 天津中医药, 2004, 21 (2): 108 - 110.

[4] 贾英杰, 贾彦焘, 陈军. 爱迪注射液联合化疗治疗非小细胞肺癌临床研究. 中医药临床杂志, 2005, 17 (1): 9 - 10.

[5] 贾英杰, 孙一予, 苗富来, 等. 化坚拔毒膜对癌性疼痛的干预作用及其机制研究. 天津中医药, 2005, 22 (2): 135.

[6] 贾英杰, 史福敏, 张莹, 等. 化坚丸配合中医辨证论治对中晚期肿瘤患者生存质量的影响. 天津中医药, 2005, 22 (1): 18 - 21.

[7] 贾英杰, 王晶, 张莹. 中药对中晚期恶性肿瘤患者生活质量影响. 天津中医药, 2006, 23 (4): 279 - 281.

[8] 贾英杰, 张莹, 孙一予, 等. 消岩汤不同时段参与化疗治疗非小细胞肺癌临床疗效观察. 天津中医药大学学报, 2006, 25 (3): 164 - 165.

[9] 贾英杰, 张莹, 史福敏. 复方苦参注射液对小鼠移植性 S_{180} 肉瘤血管形成抑制作用. 天津中医学院学报, 2006, 25 (1): 25 - 26.

[10] 贾英杰, 陈立伟, 陈军, 等. 康莱特与顺铂胸腔注射联合局部热疗治疗恶性胸水的临床观察. 辽宁中医杂志, 2007, 34 (5): 607 - 608.

[11] 贾英杰, 张鹤. 通过测定外周组织氧分压及血液灌注诊断恶性肿瘤血瘀证的临床观察. 辽宁中医杂志, 2008, 35 (12): 1793 - 1795.

[12] 贾英杰, 李小江, 孙一予, 等. 癌热宁栓剂直肠给药对家兔非感染性发热体温、血清 TNF - α、IL - 1β 及下丘脑 PKA 含量的影响. 肿瘤防治研究, 2008, 35 (8): 543 - 546.

[13] 贾英杰, 李小江, 张莹, 等. 中药癌热宁栓剂治疗癌性发热 30 例临床观察. 中国中西医结合杂志, 2008, 28 (4): 318 - 321.

[14] 贾英杰, 张莹, 孙一予, 等. 化坚拔毒膜对内脏疼痛模型大鼠的镇痛作用及其机理探讨. 现代肿瘤医学, 2008, 16 (4): 518 - 520.

[15] 贾英杰, 张莹, 孙一予, 等. 化坚拔毒膜对癌性疼痛镇痛机制的实验研究. 天津中医药, 2009, 26 (1): 68.

[16] 贾英杰, 孙一予, 章伟, 等. 癌热宁栓剂直肠给药对癌性发热内源性致热源影响的研究. 天津中医药, 2009, 26 (3): 221.

[17] 贾英杰, 陈军, 孙一予, 等. 降逆宽肠汤治疗阿片类药物相关便秘的临床观察. 辽宁中医杂志, 2009, 36 (2): 233 - 234.

[18] 贾英杰, 李小江, 杨佩颖, 等. 消岩汤不同时段参与化疗对 Lewis 肺癌小鼠胃肠道毒副反应的影响. 江西中医药, 2010, 41 (334): 59 - 61.

[19] 贾英杰, 陈军, 孙一予, 等. 化疗后脱发防治方法的临床及实验研究进展. 现代中西医结合杂志, 2010, 19 (19): 2458 - 2460.

[20] 贾英杰, 李小江, 黄敏娜, 等. 益气化瘀法治疗中晚期肺癌研究进展. 江西中医药, 2010, 41 (327): 74 - 75.

［21］贾英杰，李小江，杨佩颖，等．择时给药在恶性肿瘤化疗中应用的研究进展．天津中医药大学学报，2010，29（3）：161－163.

［22］贾英杰，李小江，杨佩颖，等．消岩汤不同时段联合化疗对 Lewis 肺癌小鼠免疫功能的影响．天津中医药，2010，27（4）：312－314.

［23］贾英杰，李小江，杨佩颖，等．消岩汤对减轻气虚毒瘀型非小细胞肺癌化疗毒副反应时效关系的临床研究．天津中医药大学学报，2010，29（4）：183－185.

［24］贾英杰，李小江，毕炜．中医药对分子靶向治疗的增效减毒作用．天津中医药，2010，27（5）：439－440.

［25］贾英杰，李小江，孙一予，等．中医药防治奥沙利铂神经毒性的临床研究进展．中医药临床杂志，2010，22（7）：645－646.

［26］贾英杰，李小江，陈军，等．中医药联合热疗治疗恶性肿瘤的研究现状．陕西中医，2010，31（7）：931－932.

［27］贾英杰，李小江，陈亮，等．中医药在治疗癌性疼痛中的研究进展．天津中医药大学学报，2011，30（1）：58－60.

［28］贾英杰，李小江，张丽丽，等．中药复方的拆方研究进展．实用中医药杂志，2011，27（8）：578－580.

［29］贾英杰，李小江，张丽丽，等．中医药结合血管内介入治疗原发性肝癌的临床研究进展．天津中医药，2011，28（1）：87－88.

［30］贾英杰，张蕴超，李小江，等．消岩汤联合^{125}I 粒子及热疗治疗中晚期肺癌疗效观察．中医杂志，2011，52（9）：755－759.

［31］贾英杰，谢广茹，姚嫱，等．消岩汤对气虚毒瘀型非小细胞肺癌化疗"减毒增效"作用的时效关系研究．天津中医药，2011，28（4）：封三．

［32］贾英杰，张蕴超，陈军，等．探讨中药消岩汤联合重组人内皮血管抑制素配合化疗治疗乳腺癌作用机制研究．癌症进展，2011，9（3）：336－342.

［33］贾英杰，李小江，李超，等．益气解毒祛瘀方联合内分泌治疗晚期前列腺癌临床疗效分析．中国中西医结合杂志，2013，33（4）：448－451.

［34］贾英杰．扶正解毒祛瘀法治疗恶性肿瘤探析．中医杂志，2013，54（24）：2145－2146.

［35］Ruixian Han, Xu Liu, Pan Pan, et al. Effectiveness and Safety of Chemotherapy Combined with Dendritic Cells Co－Cultured with Cytokine－Induced Killer Cells in the Treatment of Advanced Non－Small－Cell Lung Cancer：A Systematic Review and Meta－Analysis. *Plos one*, 2014，（9）：1－8.

［36］贾英杰，于建春，杨佩颖，等．扶正解毒祛瘀法防治化疗后骨髓抑制的探讨．中医杂志，2014，55（3）：198－201.

［37］贾英杰，陈军，李小江，等．前列腺癌中医证候研究的文献分析．辽宁中医杂志，2014，41（9）：1850－1852.

［38］贾英杰，赵林林，李小江，等．理气药类中药对生血丸辅助作用的疗效观察．辽宁中医杂志，2014，41（8）：1648－1651.

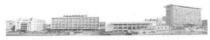

［39］Qi Y，Kong FM，Deng Q，et al. Clinical significance and prognostic value of Vav1 expression in Non－small cell lung cancer. *Am J Cancer Res*. 2015，5（8）：2491.

［40］Li X，Li B，Jia Y. The Hepatoprot ective Effect of Haoqin Qingdan Decoction agains Liver Injury Induced by a Chemotherapeutic Drμg. *Evidence－Based Complement and Alternative Med*，2015，978219.

［41］Kong F，Gao F，Liu H，et al. Metformin use improves the survival of diabetic combined small－cell lung cancer patients. *Tumour Biology*，2015，5（8）：8101.

［42］Kong F，Shi X，Li H，et al. Increased expression of iASPP correlates with poor prognosis in FIGO IA2－ⅡA cervical adenocarcinoma following a curative resection. *Am J Cancer Res*，2015（3）：1217－24.

［43］Liu H，Liu Y，Kong F，et al. Elevated Levels of SET and MYND Domain－Containing Protein3 Are Correlated with Overexpression of Transforming Growth Factor－β1 in Gastric Cancer. *Journal of the American college of surgeons*，2015，221（2）：579－90.

［44］Guo S，Jiang X，Chen X，et al. Theprotective effect of methylenetetrahydr of olate reductase C677 T polymorphism against prostate cancer risk：Evidencefrom 23 case－control studies. *Gene*，2015，565（1）：90－95.

［45］Kong F，Gao F，Chen J，et al. Overexpressed LAPTM4B－35 is a risk factor for cancer recurrence and poor prognosis in non－small－cell lung cancer. *Oncotarget*，2016，35（7）：56193－56199.

［46］Kong F，Gao F，Chen J，et al. Elevated serum C－reactive protein level predicts a poor prognosis for recurrent gastric cancer. *Oncotarget*，2016，34（7）：55765－55770.

［47］Kong F，Qi Y，Liu H，et al. Surgery combined with chemotherapy for recurrent gastric cancer achieves better lon－term prognosis. *Clin Transl Oncol*，2016，11（17）：917－24.

［48］Ma S，Li X，Dong L，et al. Protective effect of Shen－MaiYin，tratraditional Chinese preparation against doxorubicin－induced cardiactoxicity in rats. *BMC Complementary and Alternative Medicine*，2016，16（1）：1－10.

［49］Liu H，Zhang Y，Hao X，et al. GPRC5A overexpression predicted advanced biological behaviors and and poor prognosis in patients with gastric cancer. *Tumor biology*，2016，1（37）：503－510.

［50］贾英杰. 论重剂黄芪在恶性肿瘤治疗中的运用. 中国中医基础医学杂志，2016，22（4）：540－541.

二、著作

［1］顾学箕. 中国医学百科全书. 上海：上海科学技术出版社，1991.（贾英杰参编）

［2］张熙曾. 纵隔肿瘤学. 北京：中国医药科技出版社，2004.（贾英杰参编）

［3］周英杰. 抗癌最新理念丛书. 天津：天津科技翻译出版公司，2004.（贾英杰参编）

［4］贾英杰. 中西医结合肿瘤学. 武汉：华中科技大学出版社，2009.

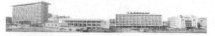

［5］侯恩存，梁健，邓鑫．中西医结合肿瘤临床．上海：第二军医大学出版社，2014.（贾英杰参编）

［6］贾英杰，王卫，徐立．常用方剂配伍与功效手册．北京：人民军医出版社，2015.

［7］徐巍，许玲．中西医结合肿瘤临床研究．北京：人民卫生出版社，2016.（贾英杰为副主编）

【整理者】

李小江　女，1980年10月出生，毕业于天津中医药大学，医学博士。现为天津中医药大学第一附属医院肿瘤科副主任医师，主要从事中医肿瘤临床及科研工作。

王晓群　女，1987年10月出生，毕业于天津中医药大学，医学硕士。现为天津中医药大学第一附属医院肿瘤科住院医师，主要从事中医肿瘤临床及科研工作。

张瑶　女，1989年7月出生，毕业于天津中医药大学，医学硕士。现为天津中医药大学第一附属医院肿瘤科住院医师，主要从事中西医结合治疗恶性肿瘤研究。

易丹　女，1991年3月出生，毕业于天津中医药大学，医学硕士。现为天津中医药大学第一附属医院肿瘤科住院医师，主要从事中医肿瘤临床及科研工作。

林立森　男，1989年12月出生，毕业于天津中医药大学，医学硕士。现为天津中医药大学第一附属医院肿瘤科住院医师，主要从事中医肿瘤临床及科研工作。

李 庆 和

名家传略

一、名家简介

李庆和，男，汉族，1961年3月生，天津市宁河人，中共党员，医学博士，教授、主任医师。现任教育部本科教学质量审核评估专家、中国中西医结合学会理事、天津市中医药学会会长、天津中医药大学学位委员会副主任和学术委员会副主任、天津中医药大学党委书记。曾任第三、第四届中国中西医结合学会心身医学专业委员会主任委员，天津市心理卫生协会副理事长兼秘书长，天津市医学伦理学协会副理事长，天津市中西医结合学会常务理事，日本医用电子与生体工学学会会员（会员号：084 - 938 - 0556），日本医疗信息学会会员（会员号：094 - 843 - 1435）。

二、业医简史

1978年是恢复高考制度实行全国统一考试的第一年，李庆和教授以全校第二名的成绩考入天津中医学院（现天津中医药大学）。他学习刻苦，品学兼优，各科成绩名列前茅，五年本科学习期间是全校唯一获得天津市市级三好学生的人。1983年7月本科毕业留校任教并从事临床实践工作，在天津中医学院第二附属医院跟师陈瑾、任宝成、高金亮、田芬兰、邵祖燕、李慧吉、武成、刘公望、李树琦、阴斌等名家，博采众家之长。后拜师著名心身医学专家李慧吉教授，攻读硕、博士研究生，潜心研究中医情志病的病因病机、证候学及神经内分泌免疫机制，并观察中药对心身疾病的干预效应，以"慢性心理应激诱发大鼠'气机失调证'的免疫功能改变及中药心舒2号的调节作用"的论文获得医学博士学位和博士研究生毕业。临床上，在天津中医药大学附属保康医院主要从事失眠症、郁证、躁郁症、焦虑症、植物神经功能紊乱症、躯体形式障碍、慢性胃炎、消化性溃疡、哮喘、高血压、糖尿病等心身疾病的内科诊疗工作。现已从医35年。

1987年6月~1988年6月，李庆和教授经国家GRE外语考试获教育部奖学金赴日本千叶大学医学部附属医院进修，在日本的研究论文"针灸治疗数据库的开发与应用"发表于日本《医疗信息学》杂志，其成果被多家日本医疗机构应用，并受到《东京日报》《日经新闻》《健康与生活》等多家媒体报道。1990年10月~1991年10月获日本世川医学奖学金（第七期生），再赴日本福井医科大学附属医院研修，在日发表"从诊疗上评价住院患者的药方控制系统""中医学诊断治疗系统在妇科疾病上应用的研究"等5篇学术论文，受到同行专家高度评价。李庆和教授还曾赴白求恩医科大学、美国密西根大学、澳大利亚墨尔本皇家理工大学等高校进修学习。

三、主要贡献

李庆和教授主持或参与国家级、省部级等课题 17 项。曾获中国中西医结合学会科学技术奖三等奖 1 项；天津市科学技术进步奖一等奖 1 项、三等奖 2 项；天津市科技成果鉴定 3 项。在国内外发表学术论文 40 多篇，出版专著 20 余部。国家精品课——中药学的负责人和主讲教师。2009～2010 学年度，获学生和督导专家课堂教学综合评教全校前十名。另外，主持或参与人文科教研究课题 10 余项。曾获教育部全国高校校园文化建设成果一等奖 1 项；中国教科文卫体工会第十二届优秀调研成果二等奖 1 项；天津市级教学成果一等奖 1 项；天津市高校校园文化育人项目一等奖 1 项；天津市优秀调研成果三等奖 1 项；天津市教育系统优秀调研成果一等奖、三等奖各 1 项。

(一) 探究心与身关系的新机制，指导临床实践

李庆和教授多年来从多学科渗透交叉出发，利用现代科学技术手段研究心与身的病因病机关系。从宏观表征与微观机制两方面，将医学心理学和行为学方法引入中医情志病的研究中，并探讨了慢性心理应激导致"气机失调"的中医证候学特征、免疫功能改变及其神经内分泌系统的相关性。同时，他证实了具有理气降逆散结作用的复方中药的干预效应，证明了中医药对中医情志病、心身疾病等"心身双调"的作用和辨证论治的有效性。这些研究为阐明中医病因病机学中的情志致病机制、心身疾病的中药干预及其神经内分泌免疫机制研究提供了更科学的依据；对临床治疗，特别是中医情志病、心身疾病、心理疾病的防治具有明显的社会意义和临床应用价值。

(二) 承前启后，推动心身医学学术交流与梯队建设

2010 年 5 月，李庆和教授接任中国中西医结合学会心身医学专业委员会主任委员一职，接过该专业委员会创始人李慧吉教授手中的接力棒，在吴咸中院士、张伯礼院士的指导下，积极搭建平台，促进学术交流和人才梯队建设。

1. 梯队建设

在李庆和教授的带领下，中国中西医结合学会心身医学专业委员会广泛吸纳和培养各省市心身医学相关专业的优秀人才，委员人数翻番，83% 为正高职称，老中青梯队合理，西医、中医与心理学科交叉融合，为心身医学的未来发展做好人才储备。

2. 举办学术交流会

自 2010 年始，李教授作为学术会议主席，组织召开了以"心身合一，促进全面健康""中西并举，促进心身医学创新与发展""形神具备，身心健康"等为主题的第五至第八届全国中西医结合心身医学学术交流会议，邀请了中国工程院院士吴咸中教授，天津中医药大学校长张伯礼院士，中国中西医结合学会原副会长、中山大学中西医结合研究所所长吴伟康教授，澳大利亚和新西兰皇家精神病学院荣授院士、英国皇家精神科医学院荣授院士菲利普·米切尔博士，国际中华应用心理学研究会名誉理事长李振涛教授，首都医科大学附属北京安定医院王传跃教授，陕西师范大学王勇慧教授等专家学者做报告；收录论文 300 余篇，编纂论文集 4 部，内容涵盖中西医结合心身医学的基础理论探讨、实验研究、临床报道、古籍研考等科研成果。

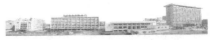

3. 聚焦学科方向研究

李教授组织专家资源，建立协作研究组，对心身疾病的病因病机、诊断标准及其治疗与预防开展专项研究，探讨中西医结合心身医学研究的理论框架，为以多学科交叉融合的方法研究心身医学提供多元方向的可能性。

（三）组织开展天津中药资源普查，成果显著

2010 年 5 月，在天津中医药大学校长张伯礼院士的指导下，由李天祥副教授、李庆和教授等组成专家组和考察队，依托天津市重大科技支撑计划"天津中药资源普查及开发的基础研究"，开展了为期 4 年的天津中药资源普查并建立了"天津中药资源数据库"。此次考察查清了天津中药资源品种达 882 种，新增 26 种植物药；拍摄生境、植株等照片 10 万多张和 600 多个影像短片；开展了 30 种重点药材的品质评价，筛选出天津优质药材 19 种，从无机元素角度对蓟县山区土壤进行分析；于天津静海、蓟县引种药材 1200 亩。开展了绿色中药标本的研制，制作中药标本 2526 份，首次建立了"天津中药资源中药标本信息库"和"天津中药资源品种分布信息库"。

李庆和教授亲自组织中药资源考察项目组，推动项目各部分工作进程，参与师生考察队赴山区现场取样，采集野生中药材，研制中药生态标本，并对药用植物进行种属分类鉴别；对津产部分药材进行品质评价。主编《天津本草彩色图鉴》《天津中药资源分布地图集》《天津中药资源分布集》等 8 部书籍，参与建设"天津中药资源数据库"。

本次中药资源考察摸清了天津中药资源的状况，确定了品种分类归属、分布区域及规模等，为建立野生资源濒危预警系统和培育、种植中药的生产信息咨询系统，提出相关开发利用和资源保护措施和政策，为有目的、有计划地合理开发天津中药资源的药用价值提供了科学依据；筛选出了适宜在天津种植的优质药材；为促进天津道地药材大面积的规范化种植及天津中药农业的发展奠定基础；制作的系列中药生态标本，为学术研究及实训教学提供资料，为天津中医药博物馆和中药标本馆建设提供丰富资源；同时，培养了一批相关专业优秀人才，壮大了中药资源学科队伍；对推进第四次全国中药资源普查及开发研究具有示范作用。此项目获得天津市科技进步一等奖。

（四）为促进中日中医学术交流当先锋

20 世纪 80 年代改革开放初期，李庆和教授作为学校首位被教育部公派到日本留学的青年教师，不辱使命，圆满完成研修任务后如期回国。回国后，发挥本人在中医学专业与日语结合的优势，在中国传统医药国际学院承担日本留学生班的中医基础理论、中医诊断学、中药学及方剂学的教学任务和临床实习工作。

李庆和教授积极参加中日间在中医药、针灸的学术交流和临床合作，参与组织策划了第一至第五届"中国天津国际中医学术交流会"并承担大会及论文的翻译工作，参加以国医大师张大宁教授为主席的"第一届国际中医肾病学术交流会"，以国医大师石学敏院士为主席的第一、二届"天津国际针灸学术研讨会"等并做大会同声传译。

他曾多次赴日讲学，1998 年赴日本后藤学园，为与天津中医药大学共同举办的硕士研究生班讲课，用日语讲授《黄帝内经》，撰写的讲稿成为该研究生班的第一版教材。参加中日共同编写的《中医学の基础》《针灸学の基础篇》《针灸学の经穴篇》等多部专著，由日本东洋学术出版社出版，被日本文部省定为日本针灸学校的全国通用教材。至今

20 余年再版数次，其版税 2000 余万日元，作为天津中医药大学与日本后藤学园合作交流基金使用。

（五）参与创建勇搏励志班，立德树人取得实效

2009 年金秋，在天津中医药大学校长、中国工程院院士张伯礼教授的大力倡导下，成立勇搏励志班，张校长亲自担任班主任并根据勇搏励志班的育人宗旨提出"责任、坚韧、克己、奉献"的班训。由李庆和教授带领学生处、团委和各学院组织推动实施。

树人先树德。勇搏励志班是坚持"学生为本、道德为先、能力为重"的教育理念，为培养学生坚忍的意志品质，良好的学习与生活习惯，激发学生勤奋刻苦、勇于争先、拼搏进取的内在动力，增强学习能力、实践能力和创新能力，提高身体素质和思想品德的一项素质教育育人工程。

李庆和教授从研究制定育人工程实施方案、管理规定、学生行为规范，到面对面地参加勇搏学子的"勇搏讲堂"、学术交流会、演讲会、读书会，到跟他们一起晨读、晨练、社会实践活动与志愿服务等都亲力亲为。他协调成立科研小组、争取科研经费，并组织专家、教授及辅导员老师积极参与指导各项活动，举办"中医医籍研习班"、"科研雏鹰班""雏鹰论坛"、"挑战杯"竞赛、"创新基金"立项等一系列丰富多彩的学术科技类品牌活动，为勇搏学子全面发展搭建平台，有效提高了学生的综合创新能力，确保了勇搏励志班各项教育实践活动的有序开展。

勇搏励志班经过 8 年的创新与实践取得了可喜的成效。大批勇搏学子脱颖而出，讲公益、讲奉献、讲责任已经成为学子们的一种"习惯"，一封封感人至深的表扬信、一面面充满敬意的锦旗，见证了勇搏励志班素质育人工程的成果，彰显了勇搏学子突出的综合素质。他们意志坚定、志存高远、拼搏进取、品质优秀，在校园中发挥了良好的示范和带动作用。

勇搏励志班的成功经验被各高校和社会所关注。2012 年勇搏励志班作为天津市重大典型被天津市委宣传部、市委教育工委联合调研组在《天津日报》、《今晚报》、天津电视台、天津人民广播电台重点报道；同时得到《中国青年报》《中国教育报》《中国中医药报》《新民晚报》《扬州晚报》等多家媒体宣传推广；2014 年 2 月，《天津中医药大学以"勇搏励志班"为载体探索素质教育育人新模式》被天津市委教育工委、市教委予以报道；2014 年 5 月，以勇搏励志班为载体《中医药大学生发展能力培育体系的建设与实践》的研究成果，获得天津市教学成果一等奖和国家级教学成果二等奖。2014 年 12 月，"立德树人，勇搏出彩人生"——勇搏励志班素质育人创新与实践，荣获天津市高校校园文化育人项目一等奖；2015 年 6 月，荣获全国高校校园文化建设成果一等奖。勇搏励志班在社会和全国高校中产生强烈反响。

勇搏励志班是从人才培养的战略高度进行的一场创新大学生素质教育的试验。在这片"试验田"里，播撒下的是成才的氛围、精神的激励、规范的管理和锻炼的平台，收获的是理想坚定、甘于奉献、意志坚强、能力突出、身心健康的秉承中国传统文化与现代人文精神的高素质人才。为了总结和推广勇搏励志班的育人经验，李庆和教授牵头编写《一位大学校长的励志试验》，由高等教育出版社在全国出版发行。

（六）不畏风险，积极参与抗"非典"工作

2003 年 4 月 20 日，天津市发生第一例 SARS 感染者。面对突如其来的凶险疫情，在张伯礼教授的带领下，立即组织赴红区抢救患者的医疗队，积极投入到抗"非典"的工作中。为了发挥中医药的优势挽救 SARS 患者的生命，在抗击"非典"的攻坚阶段，天津市委、市政府决定成立中医治疗"非典"指挥部，张伯礼校长任组长、李庆和教授任办公室主任，并负责信息组工作。张伯礼教授、李庆和教授多次深入附属医院发热门诊了解疫情，研究制定防御措施，提出工作要求，并看望战斗一线的医护人员；多次带领有关技术人员赴天津市肺科医院将急需药品、医用影像设备等物品送到一线医护人员手中。

疫情就是命令，校园也是战场。在疫情肆虐的那段日子里，先后有 40 余名同学出现发烧，为了阻断"非典"进入校园。李教授亲自处理原因不明发烧的同学，为患病同学分诊、隔离。例如，中医系一名同学因高烧在天津中医药大学第一附属医院发热门诊隔离治疗，当这名同学被确诊为疑似病例移送传染病医院时，对与其密切接触的辅导员和同学，特别是在发热门诊陪护 8 个日夜的刘祥涛同学需要隔离观察。李教授立刻带领有关人员消毒，准备一切隔离时的用具。同时，冒着被感染的风险把刘祥涛同学从发热门诊接回学校隔离。李教授说，"惊心动魄的 2 个多月，作为一名医务工作者和领导干部磨炼了意志，净化了灵魂，增强了责任感、使命感和应对突变、驾驭局面的能力。在大疫面前，就要站在前、干在前，就要付出和牺牲。"

（七）主要科研课题及获奖项目

1. 主持或参与的科研课题

（1）天津市科委科研课题，情志病（心身疾病）致病机理及中药干预的研究，1996 年 9 月~1998 年 9 月，第 6 名。

（2）天津市卫生局中医、中西医结合科研专项基金课题，情志应激与 2 型糖尿病的基因表达及中药干预，2000 年 4 月~2002 年 4 月，第 3 名。

（3）天津市科委科研课题，心理应激诱发实验性糖尿病机理及中药干预的研究，2002 年 10 月~2004 年 10 月，第 3 名。

（4）天津市科委科研课题，心理应激对神经内分泌免疫网络机制的影响及复方中药干预的研究，2003 年 9 月~2005 年 10 月，第 4 名。

（5）国家自然科学基金项目，心身疾病的中医证候学评价及复方中药干预的生物学基础，2002 年 1 月~2004 年 12 月，第 3 名。

（6）天津市教育科学"十五"规划课题"青年基金"课题，大学生心理问题的"健康教育法辅助健康调整法"干预模式的设计与实施，2003 年 11 月~2004 年 12 月，第 4 名。

（7）中国高等教育"十五"建设"重点学科网络资源导航库"子项目，中医学重点学科网络资源导航库，2004 年 8 月~2006.9 月，第 1 名。

（8）天津市科委科研课题，情志（心理因素）致病的心身相关机制及复方中药干预的研究，2004 年 9 月~2006 年 10 月，第 3 名。

（9）天津市高等学校科技发展基金项目，心理应激引发免疫失调的机制及中药干预效应，2004 年 9 月~2006 年 12 月，第 1 名。

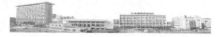

（10）天津市卫生局中医、中西医结合科研课题，行为干预对贫困大学生心理的影响，2005 年 9 月～2007 年 9 月，第 1 名。

（11）天津市卫生局中医、中西医结合科研课题，心理应激对实验性 STZ 大鼠行为学、神经内分泌的影响及中药干预效应，2005 年 10～2007 年 12 月，第 1 名。

（12）天津市卫生局中医、中西医结合科研课题，关于大学生心理健康状况及心理干预效果的纵向研究，2005 年 9 月～2007 年 9 月，第 6 名。

（13）天津市卫生局中医、中西医结合科研课题，关于大学生心理状况及心理干预效果的纵向研究，2005 年 9 月～2007 年 9 月，第 7 名。

（14）国家自然科学基金项目，加减温胆汤调控抑郁型大鼠海马神经可塑性的胞内信号转导机制，2010 年 1 月～2012 年 12 月，第 3 名。

（15）天津市科技支撑重大项目，天津中药资源普查及开发的基础研究，2010 年 10 月～2013 年 9 月，第 3 名。

（16）科技部环保部生物多样性调查项目，天津生物多样性保护专项，第四次全国中药资源普查天津试点，2013 年 6 月～2015 年 6 月，第 1 名。

（17）天津市教育系统重点调研课题，关于提高人才培养质量的研究，2014 年 8 月～2015 年 9 月，第 1 名。

2. 获奖项目

（1）情志病（心身疾病）致病机理及中药干预的研究，1999 年天津市科委科学技术成果鉴定，第 6 完成人。

（2）心理应激诱发实验性糖尿病机理及中药干预的研究，2005 年天津市科委科学技术成果鉴定，第 3 完成人。

（3）心身疾病心身相关的神经内分泌免疫网络机制及复方中药干预的研究，2005 年获中国中西医结合学会科学技术奖三等奖，第 3 完成人。

（4）心理应激对神经内分泌免疫网络机制的影响及复方中药干预的研究，2006 年获天津市科委科学技术进步奖三等奖，第 4 完成人。

（5）情志（心理因素）致病的心身相关机制及复方中药干预的研究，2007 年获天津市科委科学技术进步奖三等奖，第 3 完成人。

（6）大学生职业创业和能力教育的方法与实践，2008 年获天津市第十届优秀调研成果三等奖，第 2 完成人。

（7）关于发挥中医优势，促进社区卫生服务的调查研究，2010 年获天津市教育系统第六届优秀调研成果一等奖，第 1 完成人。

（8）关于实施"助困－育人－成才"工程的实证研究，2010 年获天津市教育系统第六届优秀调研成果三等奖，第 1 完成人。

（9）天津市高校教职工对工会工作的满意度与新期待调查研究，2012 年获中国教科文卫体工会优秀调研成果二等奖，第 1 完成人。

（10）加味温胆汤抗抑郁作用机制及临床应用研究，2013 年天津市科委科学技术成果鉴定，第 2 完成人。

（11）"立德树人，勇搏出彩人生"——勇搏励志班素质育人创新与实践，2014 年获

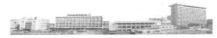

天津市高校校园文化育人项目一等奖，第 2 完成人。

（12）天津中药资源普查及数据库的建设，2015 年获天津市科委科学技术进步奖一等奖，第 2 完成人。

（13）医学生职业道德教育教学新模式的构建与实践，2014 年获第七届高等教育天津市级教学成果一等奖，第 3 完成人。

（14）"立德树人，勇搏出彩人生"——勇搏励志班素质育人创新与实践，2015 年获全国高校校园文化建设成果一等奖，第 2 完成人。

学术思想

一、倡导中西医结合是心身医学的发展方向

心身医学科学体系自 20 世纪 30 年代确立以来，已经走过了 70 年余的历程。我国在 20 世纪 80 年代开始意识到了心身疾病正以惊人的高发病率与高病死率冲击和改变着疾病谱，所以，有越来越多的学者投身于心身疾病的研究。近 20 年来，经过西医、中医各学科，以及心理学专家、社会工作者的携手努力，取得了可喜的成绩或进展。例如，开展了对各类心身疾病在城乡居民中的患病率和心身疾病在综合医院发生状况的调查研究；开展了心身疾病的病因及其心身相关机制研究；围绕临床上部分常见的心身疾病，如高血压、消化性溃疡、糖尿病、哮喘、甲状腺功能亢进等进行了重点研究；对心身疾病的防治进行了有益的探索。但是，众所周知，随着人们生活节奏的日益加快和竞争意识越来越强，心身疾病的患病率逐年升高。在一些发达国家的综合医院门诊患者中，略高于 1/3 的是躯体疾病，不到 1/3 的是神经症，其余 1/3 是心身疾病。在上海，心身疾病占门诊量约 33.2%；在北京，心身疾病占门诊量约 40%。因此进一步加强对心身疾病的发病机制、临床防治的研究具有重要意义。

心身医学是关于生物的、心理的和社会的关联的学科，它阐明的是生物、心理及社会方式的过程对包括躯体疾病在内的各种疾病的发生、发展或者治愈共同起怎样的作用。心身医学强调"心身合一"整体观，从生物、心理、社会、环境角度全面系统地认识患者个体，从整体、综合、平衡、协调的角度来认识健康和疾病，并在疾病的发生、发展、防治和预后中发挥越来越重要的作用。李庆和教授指出，现代社会的各种矛盾和压力带给人们越来越沉重的精神负荷，因长期不良的精神刺激、心理冲突所引起的疾病也日益增多。人类疾病中约有 75% 与不良心态、恶劣情绪有关。因而寻找有效途径减轻心身负荷是医学界在 21 世纪面临的重大课题。医学实践也不断地昭示：理解、把握生命的复杂性已超出了任何单一学科的能力范围。中医学的整体观、辨证论治及特有的情志致病理论的优势和特点为心身疾病的预防、治疗、康复及情志致病理论的发展提供了广阔的前景。

"心身医学这一名词更能接触到心理过程、社会活动与生理功能的互动"，而心身医学的目标本身就体现着生命的整体性与系统性，心身医学体现着未来医学多学科交叉融合的发展趋势。李庆和教授认为，心身医学领域是中医现代化的一个突破口，是中西医结合的一个最佳领域，也为心身疾病的病因学多元回归、多轴诊断、综合防治开辟了新的途径。中西医结合心身医学作为一门新兴学科，其独特的理论视角及突出的临床疗效已经引

起了世界医学界的广泛关注。

二、宗法《内经》，溯源辨流，注重挖掘心身医学思想

（一）提出"形神合一"是中医心身医学思想的核心

中医学对心身关系之研究发轫于《黄帝内经》时期，其"形神合一"的整体观念，调平承制的治疗原则，很好地契合了当今生物－心理－社会医学模式，在心身疾病发病率日趋升高的今天，其身心并治的优势更加彰显出蓬勃的生命力。中医学情志理论源远流长，产生于博大精深的中国传统文化。早在春秋时期《礼记》已提出了"喜、怒、哀、惧、爱、恶、欲"七种不学而能的情绪变化。其后，《内经》在阴阳整体论、七情五志论、水火五行论的基础上，对七情进行了系统的阐发，形成了完整的独具特色的理论体系。从心主神明、形神合一、五脏情志等理论学说，到情志相胜、移精变气、以情易性、暗示解惑、顺性从欲等具体实践方法，内容颇为丰富。

中医学认为：形即形体、机体，包括五脏六腑、奇恒之腑、五官九窍和四肢百骸；神有多种表达形式，诸如"神气""神明""精神""神机"等。神归纳起来有三方面的含义：一是指整体生命活动的外在表现，是脏腑气血盛衰的外露征象。二是指精神意识活动。其基本范畴相当于现代心理学的全部心理过程，也与个性心理特性有关，包括人的认知、情感、意志活动的全过程。三是指机体的内在机能。总之，神不仅是人体的一种属性和功能，还是一种运动者的物质或者说是物质的运动状态。正如《素问·八正神明论》云："血气者，人之神。"《灵枢·平人绝谷》曰："五脏安定，血脉和利，精神乃居，故神者，水谷之精气也。"

《灵枢·天年》指出："血气已和，荣卫已通，五脏已成，神气舍心，魂魄毕具，乃成为人。"说明人从父母那里得到两种物质机能：形体机能，如气血营卫等；心理机能，如七情五志活动等。这两种相统一的生命机能，统一于一身，构成了人的心身活动。"形神合一"正是《内经》在唯物主义一元论的基础上，吸取二元论的唯物思想，对形与神关系的高度概括。强调形体机能与精神（心理）活动相互依存，相互影响而又处于动态平衡之中，并将其应用到医学理论中，逐步升华为医学理论的重要指导思想之一，《内经》中的心身医学思想正是在这种认识下形成的。中医学的心身医学思想认为在整个生命的过程中，物质的和精神的两根支柱是缺一不可的，形与神相互为用，形体依仗精神来支撑，而精神靠形体才能依存。同时，形的某些组织和神的某些因素还具有一种相应的特定关系。例如，五脏与五志，心－喜－神，肝－怒－魂，脾－思－意，肺－悲－魄，肾－恐－志。《素问·阴阳应象大论》指出："人有五脏化五气，以生喜怒悲忧恐。"《素问·宣明五气》又指出："心藏神，肺藏魄，肝藏魂，脾藏意，肾藏精。"表明了形者神之体，神者形之用，无神则形不可活，无形则神无以生。

《灵枢·本神》曰："故生之来谓之精，两精相搏谓之神。"说明先有身形，后有精神，精神是机体脏腑功能活动的结果。"心者，五脏六腑之大主也，精神之所舍也，其藏坚固，邪弗能客也。客之则心伤，心伤则神去，神去则死矣"（《灵枢·邪客》）指出了精神活动对形体脏腑机能又起着主导作用，即所谓"得神者昌，失神者亡"（《素问·移精变气论》）。李教授认为这就是中医心身医学的核心思想，即"形神合一"。也就是说，形与神俱，乃成为人；如形与神离，则形骸独居而终。

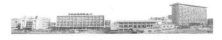

（二）强调情志过激是导致心身疾病的主要病因病机之一

中医学通常称的情志包括情绪、情感、意志等心理精神状态。早在两千多年前的《内经》中就有关于情志致病的记载。《素问·举痛论》说："百病皆生于气也，怒则气上，喜则气缓，悲则气消，恐则气下……惊则气乱……思则气结。"《素问·阴阳应象大论》指出：情志源于五脏精气的活动，是五脏功能的外在表现，疾病发生时，"怒伤肝、喜伤心、思伤脾、忧伤肺、恐伤肾"，以及"肝气虚则恐，实则怒……心气虚则悲，实则笑不休"（《灵枢·本神》）。这些论述明确身心之间存在着辩证关系的同时，还指出了情志过激可导致体内气机失调，脏腑功能紊乱而发生疾病。

心身疾病指的是心理社会因素影响对疾病的形成或发展起决定性作用的躯体器质性疾病和躯体性功能障碍。有研究表明，不良的心理因素对人体身心健康的影响是巨大的。暴怒是最强烈的一种心理变化。大怒不止，精神呈高度亢进，则往往造成血压升高，气血并走于上，轻则头痛眩晕，剧则暴厥、卒中，甚至死亡。情绪激动、精神紧张可使人体潜在性疾病急剧进展，发生形态、功能、代谢方面的突变，甚至迅速死亡。心血管疾病在急死的内因中占首位，尤其以冠心病为最多，其他还有脑血管疾病、消化道出血、过敏症等多种疾患。过度悲痛带给人体的损伤也十分严重，有人曾对 55 岁以上的丧妻者进行调查，半年内死亡率比同龄未丧妻者高出 40%。这说明心理创伤导致生理上的崩溃。悲伤可以直接作用于中枢神经系统，使交感神经兴奋，血和尿中儿茶酚胺及其代谢产物含量增加，心跳加快。长期悲痛不已，神经、血管经常处于紧张状态，胆固醇和脂质易于在血管壁上积聚，从而导致高血压、冠心病、肺心病、脑血管病等。在战争时期，由于人们精神紧张、过度焦虑、心理冲突，因此糖尿病患者增加，且在情绪忧郁时病情恶化。

著名的生理学家巴普洛夫曾说："一切顽固沉重的忧郁和焦虑，足以给各种疾病大开方便之门。"后人大量的研究和临床实践也证实：许多疾病如高血压、冠心病、糖尿病、溃疡病、肺结核、月经不调、遗精症、结肠炎、哮喘病、类风湿关节炎、荨麻疹、神经衰弱症以及癌症等，它们的发病、转归和治疗都与情志变化有着密切关系。

李庆和教授指出，情志过激作为重要的致病因素之一，直接影响心身疾病的发生发展及转归。从《内经》的许多论述可以看出，情志致病可导致心理和躯体两方面的病症，如癫狂、喜笑无常、惊悸、健忘、不寐、烦躁等心理精神及神志的异常；另一方面，可以引起躯体脏腑功能失调，如头痛、耳聋、目疾、吐血、喘息、阳痿、月经不调、胸胁胀满、脱发、痛疽等。同时，应该强调的是，脏腑阴阳气血功能失调也常引发情志失度，这种情志异常反应又可作为一种病理因素不断地影响着脏腑功能，使疾病进入恶性循环。例如，中风和糖尿病的患者常伴有抑郁、焦虑情绪；癌症和冠心病患者多有恐惧、焦虑、绝望、孤独等不良心理状态。

（三）阐释"消瘅"，提出禀赋情志为患，治以兰草除陈

糖尿病可归入中医学"消渴病"，《内经》称其为"消瘅"。中医学对其有丰富的论述和悠久的认识历史，应该整理挖掘《内经》关于"消瘅"的精辟论述，探析其成因、病机、治疗及预后，以借鉴于对心身疾病之临证。

1. 禀赋情志为患，中满气结乃成

糖尿病是一种常见的、有一定遗传倾向且病因未完全阐明的内分泌代谢疾病。《内

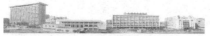

经》指出本病与先天体质相关。《灵枢·本脏》认为五脏脆"则善病消瘅"。《灵枢·五变》亦云:"五脏皆柔弱者,善病消瘅。"又说:"夫柔弱者,必有刚强,刚强多怒,柔者易伤也。"意为五脏柔弱、禀质不强与本病发病密切相关,强调了体质对消瘅为病的影响。这些论述对研究本病的遗传影响具有重要的现实意义。

《灵枢·五变》还指出:"怒则气上逆,胸中蓄积,血气逆留,臗皮充肌,血脉不行,转而为热,热则消肌肤,故为消瘅。"说明情志失调,气血上逆,胸中蓄瘀,内热结滞,伤津耗液,可成消渴病。《素问·举痛论》对"悲则气消"的病机也进行了分析:"悲则心系急,肺布叶举,而上焦不通。营卫不散,热气在中,故气消矣。"姚止庵注曰"心有哀戚则悲,悲虽属肺而原于心,故悲则心系急,急则气敛涩而不外达","肺司上焦而主气也。肺既主气,性实畏火,气不外达,则热内烁金,肺气痿弱而消散矣"(《素问经注节解·内篇·卷之三》)。因"肺病则津液无气管摄,而精微者亦随溲下,故饮一溲二"(《医学纲目·消瘅门》),此为产生消渴的机理之一。李教授认为:本病在发病前或发病初,常为抑郁悲怒等情志所伤。郁和怒均可伤肝,肝气郁结,脾胃升降失常,运化不利,精微不布,故多食而消瘦;肝郁化火,下汲肾水,肾虚失固则尿多而甜;肝郁气滞血瘀,还与消渴病的多种并发症有关。七情失调,不仅是诱发消渴病的重要因素,同时也是加重消渴病的重要条件。《素问·举痛论》云:"怒则气上,喜则气缓,悲则气消,恐则气下……惊则气乱……思则气结。"情志失调伤脏,涉及脏腑广泛,肝、心、肺、肾、脾五脏均可受损。刘完素《三消论》指出:"夫消渴者,或因饮食服饵失宜……或因耗乱精神,过违其度。"西医学认为,紧张的情绪可使植物神经功能紊乱、交感神经兴奋,通过神经-下丘脑-肾上腺髓质轴,分泌儿茶酚胺,作用于胰岛 B 细胞受体,抑制胰岛素分泌;作用于 A 细胞,使胰高血糖素分泌增多,所以血糖随之相应改变,此与经文暗合。

糖尿病的基本病理是胰岛素的相对或绝对缺乏,葡萄糖不能充分利用,大量蓄积在血中,超过了肾糖阈而产生渗透性利尿,发生糖尿、多尿,继发失水而口渴多饮,蛋白质、脂肪代谢进一步紊乱而消瘦多食。《素问·脉要精微论》的"瘅成为消中",王冰注曰:"瘅,谓湿热也,热积于内,故变为消中也,消中之证,善食而瘦。"《新校正》云:"详王注以善食而瘦为消中,按本经多食而数溲,为之消中。善食而瘦,乃是食鰤之证,当云善食而溲数。"《素问·举痛论》云:"瘅热焦渴,则坚干不得出。"善病消渴者,因五脏禀质柔弱,加之过食肥甘,以致内热、中满,脾病失运,升降失司,陈气有余,津液渗泄而为溺。《素问·奇病论》认为:"此肥美之所发也,此人必数食甘美而多肥也,肥者令人内热,甘者令人中满,故其气上溢,转为消渴。"《内经》中脾瘅的病理主要是"中满气结"。喻嘉言在《医门法律》消渴论中认为经文中之论消瘅"高粱之疾也,此中消所由来也","食饮酿成内热",深刻地揭示了本病"中满气结"的发病机理。

2. 调理脾胃顾本源,治以兰草除陈郁

《素问·生气通天论》云:"阴之所生,本在五味;阴之五宫,伤在五味。"饮食五味是人类赖以生存的基本条件,是五脏精气的本源。若脾胃失调,可成为损伤五脏精气的重要原因。消渴病的治疗亦与脾胃息息相关,《内经》十分重视顾护脾胃。

《灵枢·本脏》云:"脾脆,则善病消瘅易伤。"《灵枢·邪气脏腑病形》认为:"脾脉,微小为消瘅。"明确指出脾虚是消渴病发病的重要原因。脾为后天之本,饮食物在人

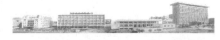

体的吸收与输布，主要靠脾的运化功能。《素问·奇病论》云："五味入口，藏于胃，脾为之行其精气。"若脾虚不能输精于胃，胃中燥热则消谷善饥；脾虚不能输精于肌肉、四肢，则多食消瘦、倦怠乏力；脾虚不能"散精，上归于肺"，肺热则口渴多饮；脾虚清阳不升，清浊混杂而下则尿甘浊。后世用参苓白术散治消渴，现代药理研究证实黄芪、山药、苍术、鸡内金等益气健脾药都有降血糖作用。另外，调理脾胃包括饮食调理，应该做到饮食定时定量，避免暴饮暴食，克服不良嗜好，少吃辛热，慎食生冷。对消渴病患者，还应尽量做到少食多餐，以减少精微的流失。

《内经》中的许多病证基本未提出具体的治疗措施，但对许多病证的描述，却内寓治疗方法。消渴病《内经》不仅提出了治疗方法，而且对其发展预后亦作了论述。在《素问·奇病论》中明确指出："消渴，治之以兰，除陈气也。"兰即兰草，《神农本草经》谓："味辛平，主利水道，杀虫毒，辟不祥，久服益气，轻身，不老，通神明。"王冰注曰："言兰除陈久甘肥不化之气者，以辛能发散故也。"除陈气，陈谓久也。《儒门事亲》云："《内经》治渴，以兰除其陈气，亦辛平之剂也。"《景岳全书》载："以兰香叶、白葵花、黄柏、知母少加升麻，以引清气升而渴自止，此说亦可酌用。"马莳注云："治之者以兰草除陈郁之气，则辛能发散，病愈矣。"用兰草辛散芳香辟秽之性，以发越陈气，利湿豁痰，使湿去而热孤易除，与"火郁发之"有相近之意，较之一味清泻，有本质区别。

至于预后，《素问·气厥论》云"肺消者饮一溲二，死不治"，说明当消渴病出现"饮一溲二"的症状时，属病危重之象，很难治愈。《素问·通评虚实论》亦云："消瘅……脉实大，病久可治；脉悬小坚，病久不可治。"张志聪注云："脉实大者，精血尚盛，故为可治，脉悬小者，精气渐衰，故为难治。"（《黄帝内经素问集注·卷四》）姚止庵分析较彻，注曰："消瘅之病，实火者少，虚火者多，其源起于肾亏无水，津液枯槁，欲得外水以自救。脉实大，病虽久而可治者，火近于实，非尽水亏，故犹可救；脉坚小而悬绝者，明属真水干槁，故病愈久，愈不可治也。"（《素问经注节解·内篇·卷之三》）强调了该病的预后与精气的盛衰、肾水的盈亏密切相关，治疗时就应注重益精补水、培扶正气。

李庆和教授认为：糖尿病属心身疾病范畴。中医学按照"消渴病"施以辨治，应当"有者求之，无者求之，盛者责之，虚者责之""观其脉证，知犯何逆，随证治之"。其治法除药物治疗、饮食控制、适度运动、心理疏导等综合治疗外，还应及时纠正阴虚、气虚、气滞、血瘀等病证，防止并发症的发生。不应片面强调一点，忽略其余。从《内经》对"消瘅"的论述足以窥见，中医学的情志致病理论包含着丰富的心身医学思想。

三、强调中医情志学说与心理应激理论的相通性

中医学的情志是指喜、怒、忧、思、悲、恐、惊，也包括神、魂、魄、意、志、思、虑、智。情志学说是中医整体框架中不可缺少的组成部分，随着生物-心理-社会医学模式确立，其科学性和有效性得到验证和公认。中医学认为，情志变化本身具有双重效应，可对疾病的产生、发展、转归及预后形成巨大影响。一方面正性的情志变化可促进疾病好转，即调畅和顺的情志活动是有益于机体保持健康的；另一方面，长期不良的负性情志刺激则会引发或加重疾病，即突然的、过激的、持久的情志变化，则可形成病因而使人发病。

现代心理学认为，心理应激是由于个体在生活适应过程中，因环境要求与自身应付能力不平衡的认识所引起的一种身心紧张状态，这种紧张状态倾向于通过非特异的心理和生理反应表现出来。所以，机体的心理应激机制与许多疾病的发生、发展和转归有着密切的关系。

由此看来，中医情志学说与现代心理应激理论在认识方法和致病因素上有着极大的相通之处，二者都认为人体对外界刺激的反应是必需的，只有在过激、过久、过量的情况下，才导致疾病的产生，只是二者所观察层面侧重点不同而已。中医学注重主观体验的描述而表达为情志，心理应激理论多侧重于躯体反应的生物学变量，二者的思维方式是极相似的，而且心理应激理论从最早观察机体的生理反应而逐步注意到心理社会因素所产生的心理生理综合反应，说明二者是相通的。

四、情志致病的实验研究是探究心身疾病机制的有效途径之一

李教授认为，将中医情志学说同心理应激理论进行有机结合，作为研究的切入点和突破点，使得从心理应激角度研究中医情志致病成为一条新的科研思路。

（一）建立符合中医情志致病理论的心理应激动物模型是关键

情志致病的动物模型制作理论依据主要来源于中医学的情志学说和藏象理论及心理应激理论。由于动物的情态不易观察和判断，给研究带来困难，所以模拟情志刺激，建立尽可能可靠而有效的心理应激动物模型，对于开展这方面的研究是至关重要的。迄今为止，比较成熟的动物模型还很少，七情中"悲忧伤肺""思结伤脾""暴喜伤心"的动物模型尚未见报道。在实际动物造模工作中，要完全制作出符合中医情志分类的动物模型是极其困难的。从应激源讲，躯体性应激与心理性应激还难以彻底分开，所以尽可能地排除躯体性应激反应因素的干扰，研制出相对纯粹的心理应激反应的动物模型是非常重要的。

（二）情志致病的微观机制和宏观证候研究缺一不可

关于情志致病理论的实验研究，主要集中在从机体神经－内分泌－免疫网络系统、皮层与内脏相关学说、中枢递质的行为化学等方面，寻找气机失调证的生理病理基础，分析探讨心身相互作用的机制。近年来，随着现代分子生物学的迅速发展，对情志致病机制进行更深入、更微观的研究，逐步将气机失调证的研究从系统水平、器官水平、组织水平推向细胞分子水平，为阐明情志致病机制提供了更科学的依据。但是在这些实验研究中，多注重情志致病或心理应激的生物学基础研究，而对中医证候的形成及宏观整体反应特点的研究较少。

李教授指出，中医有关"七情辨证"目前尚未有统一和规范的标准。以往的研究中，多偏重情志致病或心理应激反应时的生物学指标的改变，而忽视了中医证候的形成及特点。从心理应激理论入手，结合情志致病理论和藏象学说，突出"七情辨证"的研究是今后的主要任务。以不同的心理应激源的性质为病因，动物在应激下的一般状态、行为的异常表现、实验室检测（微观辨证）和中药治疗效能的反证作为证候形成的主要要素进行辨证尝试。这些研究对今后中医药防治心身疾病有着重要的现实意义。

（三）慢性心理应激可建立有效的"气机失调证"动物模型

李教授认为，要依据中医情志致病理论中的"形神合一"观，结合心身医学"心身

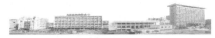

相关"的基本观点，吸取和借鉴现代心理应激理论和方法，以慢性心理应激模拟情志刺激引发大鼠行为的改变，制作气机失调证动物模型，并从宏观行为学的角度，探讨中医情志致病的病机特点、证候形成的规律及中药的调节作用，才有可能体现中医学整体观和辨证论治的特色，为研究中医情志致病的辨证用药提供客观依据。

他通过实验观察指出，行为是心理的外在表现。慢性心理应激可以导致大鼠行为的改变，说明了动物对心理应激的反应状态。而中医的辨证正是对这种反应状态的动态分析归纳过程。不论是对大鼠采取拥挤、限制还是旋转等方法，从中医来讲，都会违背大鼠的正常生命活动，造成所愿不遂、七情郁怒，形成气机失调证。

通过慢性心理应激对大鼠行为影响的分析指出，中医情志学说是基于构成论的方法，更重视外显行为活动及症状的表征，即所谓"有诸内，必形于外"，所以，用经典的行为测试方法研究行为改变，既体现中医学整体观和辨证论治的特点，又为研究中医情志致病提供新途径。

李教授亲身实验研究发现：通过观察大鼠一般状态的改变和评定其对新异环境的自发活动和探究行为的次数，发现造模组动物在旷场实验中的穿行格数、直立次数明显减少，从而推断造模组大鼠有抑郁倾向。这些行为的改变，说明了应激大鼠存在着气机失调证的病理改变，反映了气机失调证的外在变化。避暗实验是利用鼠类的喜暗习性设计而成的，用来测定动物行为异常和情绪改变的经典方法。在实验中，动物进入暗室的潜伏时间较短、避暗次数减少、逃避时间延长，反映了应激大鼠行为的异常，也表明了应激大鼠呈抑郁状态的情绪变化。

从实验研究结果可以看出，虽然慢性心理应激的方式不同，但是对大鼠行为的异常改变都产生了一定的影响。尽管各组大鼠的行为改变各有侧重，但是模拟不同的慢性情志刺激所引起的病理机制是一致的。总之，慢性心理应激诱发大鼠的宏观状态和行为异常改变，主要表现为抑郁倾向，呈现了"气机失调证"的外在征象；同时，引起血清 CORT、血浆 ACTH 水平明显升高，表明 HPA 轴（下丘脑-垂体-肾上腺轴）被激活，佐证"气机失调证"动物模型制作成功。

（四）情志致病（心理应激）的生物机制研究为中医药防治心身疾病提供依据

心理应激理论以神经-内分泌-免疫系统调节网络为核心。在神经、内分泌与免疫系统之间，存在着多种神经递质、神经肽、激素，以及免疫因子所介导的相互作用与调节。所以，许多现代研究表明，情志异常可影响机体神经内分泌系统、免疫系统、循环系统、消化系统等多系统、多脏器变化。心身医学研究认为，情志致病是通过神经-内分泌-免疫网络系统为中介机制，在情志致病中存在着多种神经介质异常变化，尤其以儿茶酚胺类改变为显著，如去甲肾上腺素、肾上腺素分泌增多。目前，现代分子生物学技术的迅速发展，有关情志致病机制的研究已上升到分子、基因水平，如关于 c-fos、c-jun 等即刻早期基因在心身疾病中表达作用的研究，为在分子、基因水平阐明情志致病机制做了有益的探索。

李教授认为，情志致病机制与气机失调有关，而从中医学、心理应激理论和西医学结合的角度分析，气机失调与神经-内分泌-免疫网络功能紊乱有关。慢性心理应激（气机失调证）状态下，大鼠 HPA 轴与 SAM 轴功能亢进、免疫功能受抑，NIM 网络调节失调，处于全身应激反应失调。理气解郁的复方中药能通过下调血中 CORT、ACTH 浓度，参与调控应激反应状态，从而改善和调节动物行为学指标的异常改变和情绪障碍。通过有效抑制 HPA 轴与 SAM 轴的高活性状态，改善部分免疫功能的抑制状态，尤其是对特异性体液免疫和 T 淋巴细胞功能的抑制具有显著的调节作用。这提示多层次、多学科相互结合阐明情志致病机制对于中药发挥"心身双调"作用具有临床应用价值。

临证经验

一、"拮抗配伍"的临床应用

中药的"拮抗配伍"是指药性、功用相反的药物在一起配伍、组成方剂使用，从而有效治疗疾病的一种药物配伍方法。纵观古今名方验方中有许多将性能、功效相反的药物在一起配伍使用的案例，从而产生相互制约、相互弥补、相反相成的作用。李庆和教授在临床上法度阴阳，缜密辨证，巧配灵变，以此治疗错综复杂的疾病，效验显著。

（一）"拮抗配伍"的中医理论基础

李教授认为，中医学理论中阴阳的相互资生、消长、转化是"拮抗配伍"应用的基础。阴阳学说认为阳中有阴、阴中存阳，重阳则阴，重阴则阳，阴与阳能相互资生、消长、转化和相互依存。《伤寒论》的六经辨证就是应用上述理论，阐述了热病的阴阳寒热转化规律。所以，药物的寒热并用、攻补兼施等"拮抗配伍"的应用是以中医学理论作为指导的。

（二）疾病的证候属性是"拮抗配伍"应用的依据

寒证郁久化热可转变为热证，也可出现寒热错杂之证。痰湿虽为阴邪，但被体内阳气所郁遏化生内热，终成痰热蕴结之证。胃虚之人稍有过食，便饮食停滞胃脘，而成胃弱食积之证；或者食积日久，终伤胃气，而成虚实错杂之证。少阴病的恢复期，易见便秘或发热，亦属阴阳虚实错杂之证。癥积聚属于实证，因极度耗伤人体的气血阴阳而呈现虚证。瘀血阻滞经脉，血不循经而致出血，出血过多又致血虚，形成血瘀血虚之证。气虚不能推动血行，造成瘀血，属气虚血瘀之证。疾病的寒热虚实错杂证在临床上是常见的，并在一定条件下可以相互转化。所以，将寒与热、补与泻、润与燥、升与降等性能功效相反的药物配伍在一起使用，以治疗临床上表里同病、虚实并见、数病相兼、阴阳转化、寒热错杂之情。由此可见，"拮抗配伍"是依据疾病的性质所决定的。

（三）"拮抗配伍"中药应用的规则

补而不滞、滋而不腻、泻不伤正、扶正祛邪、标本同治、攻补兼施及反佐是"拮抗配伍"的用药原则，而寒热同用、补泻同用、升降同用、散敛同用、润燥同用、动静同用、刚柔相济这些方法都是"拮抗配伍"应用的具体体现。

应用补益药时，有"补而不滞""滋而不腻"的原则。即补气药物用之不当或用之过量，会导致气滞不舒，出现胸闷填膺等症状；而一味地重用滋阴养血药，会因其药性寒凉滋腻阻碍脾胃的运化、吸收功能，出现脘腹痞满、纳呆等症状。所以，在应用滋补药物时配以芳香行气、醒脾开胃之品。

对于实邪未除、正气已虚的患者只补不攻，招致闭门留寇，邪实愈壅；但攻不补，则

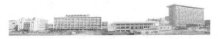

正气更虚，虚无可济。所以，在祛邪药之中，适当地选用补益药，以扶正祛邪，攻补兼施。同样，对于标病与本病并重、标本俱急者，治本不能缓其标，医标不能救其本，治宜"标本兼顾"，如"泻下与滋阴"同用、"益气与解表"同用即是。应用泻药时要遵循"泻不伤正"的原则，即使用逐水、清热、攻下、活血、破气等药物时，适当加一些补益药，以防耗伤正气。"反佐"，即病重邪甚发生拒药时，配用与君药性味相反而又能在治疗中起相成作用的药物。

（四）"拮抗配伍"的常用药对

1. 动静同用（发表与敛阴、通腑与止泻、开窍与安神、行气与补气、活血与补血等）

大黄与黄连通腑止泻或用槟榔与黄芩导滞止泻，治疗湿热痢；川芎与白芍相伍的四物汤行血活血、酸敛补血，治疗血虚血瘀证；同时，川芎与白芍相配伍可活血止痛、养血柔肝，治疗肝气郁结证；川楝子与生龙骨合用可以疏肝清肝、镇肝潜阳，治疗肝阳上亢之证。

2. 刚柔相济（补阴与补阳、补气与补血、攻下与润下、养血与理气、理气与补气等）

附子与熟地黄助阳补阴，治疗肾气虚证；肉桂与熟地黄温阳补精，治疗命门火衰证；人参与当归补气补血，治疗气血两虚证；大黄与麻仁攻下润下，治疗肠燥便秘；大黄与麦冬增水行舟，治疗津伤便秘；白术与陈皮补气理气，治疗脾胃虚弱证。

3. 散敛同用

细辛与五味子的五味细辛汤，治疗肺寒咳喘（宣肺敛肺）；桔梗与诃子相伍的诃子汤治疗失音不语；麻黄与白果相伍的定喘汤，治疗哮喘证；桂枝与白芍相伍的桂枝汤，治疗太阳中风；防风与黄芪相伍的玉屏风散，治疗气虚外感证；麻黄与五味子相伍的小青龙汤，治疗风寒客表，水饮内停之咳喘。

4. 润燥同用

麦冬与半夏的麦门冬汤，治疗肺胃阴虚，气火上逆证；知母与苍术用以治疗湿热痿证；芦根与陈皮用以治疗肺燥咳嗽；熟地黄与砂仁用以治疗肾虚证、血虚证。

5. 补泻同用

人参与羌活相伍的败毒散，主治气虚外感（汗补）；白术与枳实相伍的枳术丸，主治胃弱停食（消补）；人参与生石膏相伍的清燥救肺汤用治肺燥咳（清补）；人参与黄连相伍的连理汤主治外感暑湿内伤饮冷；阿胶与黄连相伍的黄连阿胶汤主治阴虚心烦不寐；鳖甲与青蒿相伍的青蒿鳖甲汤主治阴虚内热证；人参、当归与大黄、芒硝相伍的黄龙汤主治阳明腑实，气血不足证（下补）；黄芪与防己相伍的防己黄芪汤主治气虚水停证（利补）；人参与槟榔相伍的四磨汤主治肝郁喘满（行补）；人参与代赭石相伍的旋覆代赭汤主治胃虚痰阻气逆（降补）。

6. 升降同用

桔梗与枳壳，桔梗开提肺气，宣肺祛痰，枳壳苦泄下气消痰，二药配伍，一升一降，桔梗开肺气之郁，并可引苦泄降下之枳壳上行入肺，枳壳降肺气之逆，又能助桔梗利膈宽胸。所以无论因寒因热或肝郁气滞导致肺气不利，见咳嗽痰喘、胸膈满闷、咳引胁痛等症均有佳效。升麻与半夏相伍的禹功散主治小便不利（升清降浊）；紫苏与杏仁相伍的杏苏散主治外感凉燥（宣降肺气）。

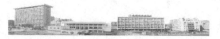

7. 寒热同用

黄连与肉桂相伍的交泰丸主治心肾不交证；黄连与干姜相伍的泻心汤治疗寒热错杂之痞证；黄连与吴茱萸相伍的左金丸治疗肝火犯胃证；大黄与附子相伍的温脾汤用于攻下冷积；生石膏与桂枝相伍的白虎加桂枝汤用于风湿热痹；栀子与干姜相伍的栀子干姜汤治疗热扰胸膈兼中寒下利证；黄柏与肉桂相伍的滋肾通关丸的用于肾虚及湿热淋证；黄柏与黄芪相伍的清暑益气汤用治元气本虚，伤于暑湿证；黄柏与苍术相伍的二妙散主治湿热下注证；知母与桂枝相伍的桂枝芍药知母汤用于风湿历节，渐次化热证；柴胡、黄芩与桂枝、干姜相伍的柴胡桂枝干姜汤治疗少阳病兼水饮内停证。

二、半夏厚朴汤化裁在心身疾病的临床应用举隅

半夏厚朴汤是医圣张仲景所创，始见于《金匮要略》，原是为治疗妇人咽中如有炙脔而设。方由半夏、厚朴、生姜、茯苓、紫苏叶组成。该方半夏燥湿化痰、散结除痞、和胃降逆；厚朴降气平喘除满，茯苓甘淡渗湿健脾，生姜辛散温行，和中止呕，苏叶芳香顺气，诸药合用有升有降，行气开郁，理气宽胸，化痰散结，使气行痰消，常用治梅核气。李庆和教授传承前人经验，灵活加减运用，将半夏厚朴汤用于治疗西医学的多种"心身疾病"。例如慢性支气管炎、支气管哮喘，慢性胃炎、消化性溃疡、胃肠神经官能症（胃痛、胃脘痛、呃逆），慢性结肠炎、慢性溃疡性结肠炎（泄泻、休息痢）及慢性咽炎、妊娠恶阻、癔病等属于中医气机阻滞、痰湿内蕴者，每获良效。

（一）半夏厚朴汤与麻杏甘石汤等方合用治疗咳嗽兼喘证

中医学认为，咳嗽、气喘、哮病为不同的三种病证。咳嗽多因外感或内伤及肺引起肺气不清，失于宣肃，迫气上逆所致。气喘为咳嗽证的兼症。外感咳嗽多伴气急喘促；内伤咳嗽多见气短或喘憋。《素问·五常政大论》云："金不及……其发咳喘，其脏肺……金太过……其病咳。"《中藏经·论肺脏虚实寒热生死逆顺》亦云："肺病，实则上气喘急咳嗽，身热脉大也。虚则力乏喘促，右胁胀，语言气短者，是也。"其病因病机，《素问·咳论》认为是"皮毛先受邪气，邪气以从其合也""五脏六腑皆令人咳，非独肺也"。对于本病的治疗，《金匮要略·痰饮咳嗽病脉证并治》指出："咳逆倚息不得卧，小青龙汤主之。"《金匮要略·肺痿肺痈咳嗽上气病脉证并治》认为："肺胀，咳而上气，烦躁而喘，脉浮者，心下有水气，小青龙加石膏汤主之。"《伤寒论》在太阳病变证中说："……汗出而喘，无大热者，可与麻黄杏仁甘草石膏汤。"麻杏甘石汤辛凉宣泄、清肺平喘，是治疗热邪壅遏于肺，咳逆气急，痰黄口渴，脉滑数的常用方。与半夏厚朴汤二方合用，适用于感冒后痰咳气喘迁延不愈，或因风寒风热袭肺或情志不遂而诱发的慢性支气管炎急性发作之咳嗽痰喘。若黄稠痰者加竹茹、竹沥、海浮石、黄芩，同时痰多者再加葶苈子泻肺中痰饮壅盛，痰液黏稠胶着难咯者再加皂角刺。燥热伤肺见咳而少痰者本方与桑杏汤或清燥救肺汤加减。风寒客表，水饮内停的，可用该方配以小青龙汤以解表蠲饮、止咳平喘。若痰白稀薄者加陈皮、五味子；痰多者亦可加苏子、莱菔子以化痰降气平喘。若咳喘伴有恶风自汗者可用本方与玉屏风散合用再加百合、紫河车以补肺固本。

（二）半夏厚朴汤与定喘汤等方合用治疗哮证

哮证是由宿痰伏肺，遇诱因或感邪而引发，以至痰气交阻，肺失肃降，气道挛急所致发作性的痰鸣气喘疾患。发作时喉中哮鸣有声，喘促气急，或兼咳嗽，胸闷，甚则喘息不

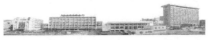

能平卧。本病包括西医学的慢性支气管哮喘、喘息性支气管炎，以及其他过敏性疾患引起的哮喘病。哮喘患者多因久病不愈、苦闷不堪致情志郁结，木郁犯金，气滞痰凝于肺，每遇外邪袭肺或过敏或情志刺激或因劳累而反复发病，治疗时应疏肝行滞，肃肺降气以平喘。元代朱丹溪首创"哮喘"病名并指出：哮喘"未发以扶正气为主，既发以攻邪气为急"的治疗原则。半夏厚朴汤中的半夏与茯苓健脾化湿以杜绝生痰之源，痰成者可以燥湿化痰；厚朴与苏叶芳香宣散以行气降气平喘。定喘汤以宣、清、降三用并兼，两方共奏行气化痰、宣降肺气、止哮平喘之功。若新喘热哮，呼吸急促，胸闷息粗，可再加地龙、桃仁等。痰多者肺脾同治，可用该方加苏子降气汤。风寒袭肺者，可配小青龙汤或射干麻黄汤。哮病反复发作，久病必虚，素以平补肺、调补脾、温补肾为主。肺脾气虚者半夏厚朴汤加黄芪、党参、白术，气阴两虚者宜沙参、百合、玉竹；肾不纳气，肾虚精气亏乏作喘者，可用本方与右归丸化裁，再酌加五味子、蛤蚧、补骨脂、紫河车。李教授认为，肾不纳气之喘慎用麻黄，若必须用时以炙麻黄少许，配伍五味子，一散一敛起到相互制约的作用。或以本方与保元汤化裁，酌加炙麻黄、五味子、枸杞子，肺肾同治，标本兼顾有效；对老年肺气肿、肾虚作喘及心气虚作喘者，用本方合生脉散、葶苈大枣泻肺汤。哮喘病阳虚易治，阴虚难医，阴虚患者缓解期可用左归丸和人参胡桃汤扶正治本。

（三）半夏厚朴汤与玉女煎等方合用治疗胃脘痛

中医学认为，胃脘痛多由饮食不节、情志不遂所致。特别是情志刺激，气郁伤肝，肝失疏泄，横逆犯胃，气机阻滞，胃失和降而致。如《临证指南医案》说："宿病冲气胃痛，今饱食动怒痛发，呕吐，是肝木侵犯胃土，浊气上踞，胀痛不休，逆乱不已……夫痛则不通。"中医学的胃脘痛包括西医学的浅表性胃炎、萎缩性胃炎、胃和十二指肠球部溃疡等疾病。若饮食不节，脾胃不和而生湿生痰，再遇忧思恼怒，肝气郁结、肝胃不和者，半夏厚朴汤最适宜。肝胃气滞，胃胀痛甚，游走气窜者加四逆散或沉香降气散以理气除胀止痛；呕吐者加旋覆代赭石汤以下气降逆；若泛酸作痛，饥则痛剧，得食则痛减者，加海蛤壳、煅瓦楞及左金丸，辛开苦降，以制酸；若伴有便秘，舌苔厚，脉滑者，加瓜蒌薤白汤及大黄以通腑泻热；若肝胃郁热，伤及胃阴，见口燥唇焦、饥不欲食者，合用玉女煎养胃清热；其痛爆发，手足厥冷，喜热畏寒，脉沉细者，加良附丸或附子理中丸；病久不愈，耗气伤阳者，气短乏力，隐痛按之痛缓者，合并黄芪建中汤以温中益气，和里缓急；久病入血入络，痛有定处不移或刺痛者，加手拈散及芍药甘草汤或金铃子散以活血化瘀行气止痛。

（四）半夏厚朴汤与逍遥散合用治疗郁证

宋代《和剂局方》将半夏厚朴汤中加大枣改名四七汤，局方以四味药为主，另加姜枣，顾名思义，用于七情气郁之证。因有舒郁宽膈、燥湿祛痰之效，主治气滞不畅、痰湿内阻证，故为治疗郁证的方法之一。但药偏辛燥，阴虚之体、肝阳偏亢或气郁化火之证，则不宜用。郁证多由情志不畅而起，朱丹溪在《丹溪治法心要·郁·第十一》中云，"血气冲和，万病不生，一有怫郁，诸病生焉"，"凡郁皆在中焦"。故创气、湿、痰、热、血、食六郁之说，指出六郁之中，当以气郁为先。郁证的病机以肝木克土为主，肝气郁结，最易影响中焦，而致脾失健运，胃失和降，生痰生湿。半夏厚朴汤与逍遥散化裁合用，主治肝郁气滞、痰湿郁结所致的胸闷、咯痰不爽、咽干异物感、抑郁或焦虑、脉弦滑效佳。本方还可以加白芍、陈皮、人参、桂心组成七气汤以行气化痰燥湿兼调肝益气，治疗七情郁结所致的吐利、寒热交作、眩晕、痞满噎塞。本方加陈皮、砂仁、白芍为解肝煎（《景岳全书》），功可解郁行气化痰兼调肝敛逆，治疗气郁痰滞所致的胸胁胀痛、头晕目眩、呕吐吞酸、呃逆、脘腹胀满等症。

李教授认为半夏厚朴汤是治疗气郁痰结的主方。人体的阴阳升降、血液的运行、水液的代谢、脏腑功能的协调发挥，无一不是依赖气机的升降出入。一旦气机郁滞就可引起湿阻、痰生、血瘀、脏腑功能紊乱。而痰湿又可成为病理产物导致多种病症，正所谓"百病皆由痰作祟"。所以，气与湿及痰关系密切，若气郁犯胃则脘腹胀痛，夹湿上逆则呃逆、呕吐；气逆夹痰湿上犯于肺则咳喘；气滞湿阻，影响脾胃运化，清浊不分则出现泄泻；气郁夹痰浊或寒随冲脉之气上逆，便可发生奔豚气、妊娠恶阻等证。由此可见，气郁与痰结、湿阻发病机制复杂多变，见证多端，临床上只要辨证严谨，审因论治，巧配妙用，就会取得满意的疗效。

三、心身疾病中医治疗的则与法

中医学依据整体观和辨证论治的基本要求，治疗疾病时有治未病、治病求本、扶正祛邪、调整平衡（气血、阴阳、脏腑功能）及三因制宜的法则。中医对心身疾病的治疗也积累了丰富的经验，具有一定的规律遵循和独特的治疗方法。李庆和教授结合自己的临床实践，归纳总结古代医家治疗心身疾病的原则及常用方法，提出了"医患相得"和"形神并治"的原则。李教授认为，"调神"的气功导引法、移精变气法、心理暗示法、顺情从欲法、情志胜情法、行为及音乐疗法等，往往能获"不药而愈"的效果。但是，心身疾病是精神心理（情志）因素在疾病发生、发展及转归过程中起重要作用的躯体疾病。尤其是病程较长的心身疾病，往往导致气机紊乱、脏腑功能失调、阴阳偏盛偏衰，以及瘀血、痰湿等新的病理产物停滞与交织，正确选用中药治疗，通过"治形"而"调神"或"形神同调"是非常重要的。

（一）治疗原则

1. "医患相得"原则

张景岳在《类经》中强调：治疗情志所伤的病症必须"病与医相得，则情能相侠，才能胜任，庶乎得济而病无不愈"。所谓"病医相得"即医患充分交流沟通，相互信任理解。要求医者对待患者无论身份高低贵贱皆应一视同仁，耐心倾听、细心疏导，给予患者精神上的支持与鼓励，帮助其建立治愈疾病的信心。如是则病愈，否则"病为本，工为标，标本不得，邪气不服"病不能愈。

2. "形神并治"原则

中医学认为，"形与神俱""形神合一"，形与神在生理上、病理上相互作用，神情之伤是形体病变发生的先导，治病要"形神并治""心身双调"。所以，从治病求因求本的角度，尤其强调治神。《素问·八正神明论》曰："故养神者，必知形之肥瘦，荣卫血气之盛衰。"强调调神不忘养形，养形必须调神。

（二）治疗方法举隅

1. 调心以安神

心藏神，为五脏六腑之大主。《素问·灵兰秘典论》指出："心者，君主之官，神明

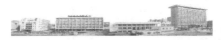

出焉。"《灵枢·大惑论》曰:"心者,神之舍也。"强调心是心理精神活动和人体整个生理活动的主宰,在脏腑中居于首要地位,五脏六腑必须在心的统一指挥下才能进行统一协调的正常的生命活动。《类经》指出:"心为脏腑之主,而总统魂魄,兼赅意志。"说明中医概念的心,并非单一的血肉之心,同时具有主宰及统领精神、意识、思维活动的功能。如果心藏神的功能障碍时,就会出现惊悸、恐惧、不寐等的病症,所以,通过补心气、养心血、滋心阴、温心阳、清心火、通心脉等,达心神得安的目的。

(1) **养血安神法** 天王补心丹滋阴降火、养血安神,用于心肾不足,阴虚血少,心失所养,虚阳扰动,心神不安之证。酸枣仁汤滋阴养血、补心安神、清热安神,主治肝血不足,血不养心,阴虚内热之虚烦失眠症。柏子养心丸养心安神、补肾滋阴,善治心肾失常所致的精神恍惚、健忘、惊悸、多梦、盗汗者。仲景设百合地黄汤润养心肺、凉血清热,主治百合病。

(2) **清心安神法** 朱砂安神丸对于心神不安可以清之、镇之、养之,标本兼治,有清心泻火、重镇安神、滋阴养血之功,主治心火上炎、阴血不足所致的神志不安之证。泻心汤主治热毒炽盛,神明被扰,狂躁不安之证。栀子豉汤善治虚热内扰,虚烦不寐之证。

(3) **补气安神法** 定志丸以人参为主药,补养心气,镇惊,安神定志,善治心气不足的心怯善恐善惊、夜卧不安、多梦易惊醒、气短心悸症。天王补心丹中也重用人参、五味子等补气养心安神。甘麦大枣汤养心安神、和肝缓急,主治心气虚肝气郁所致的精神恍惚、夜寐不安、悲伤欲哭、不能自主,甚至言行失常、哈欠频作之脏躁证。归脾汤治以补益气血、养心安神,用于心脾气血两虚所致的心悸失眠、多梦易醒、头晕目眩、面色萎黄、神疲乏力、食欲不振等症。

(4) **镇心安神法** 桂枝加龙骨牡蛎汤重镇安神、调和阴阳,主治阴阳两虚,心肾不交之遗精多梦症。朱砂安神丸如上所述,方中以朱砂为主药,也有良好的镇心安神之功。磁珠丸交通心肾、重镇安神,主治心肾不交之心悸失眠、耳鸣耳聋、视物昏花及癫痫等症。

2. 调肝以安神

《素问·灵兰秘典论》谓:"肝者将军之官,谋虑出焉。"说明人之精神思维情绪变化等活动与肝脏关系最密切。心与肝是以气血为用,心肝相通,"肝气通则心气和"(明代《薛氏医案·求脏篇》)。肝主疏泄,性喜条达,能使气机调畅、情志和悦。若肝疏泄不及,肝气郁结,引起情志抑郁,胸胁苦满,以及梅核气、奔豚气等;肝疏泄太过,肝气上逆,引起情志活动的亢奋。肝藏血,主谋略,肝血不足,不能舍魂摄阳,虚阳浮越则发焦虑、失眠多梦;若肝火上炎,扰乱神明则头晕目眩、烦躁易怒,甚至狂躁不安、幻听妄闻。所以,通过理肝气、解肝郁、养肝血、滋肝阴、清肝火、平肝阳等方法,可以达到安神的效果。

(1) **疏肝解郁法** 是治疗心身疾病最常用的一种方法。代表方药:逍遥散有疏肝解郁、健脾养血、调畅情志之功,为心身疾病的首选方剂。柴胡疏肝散有疏肝行气,活血止痛之功,因其疏泄力强,主治肝郁气滞血瘀者。金铃子散疏肝泄热,行气止痛,用于肝郁化火,气滞作痛者。越鞠丸可行气解郁,主治六郁证气郁为主者。小柴胡汤疏肝利胆,和解少阳,主治邪入少阳半表半里证。

（2）清肝解郁法　用于肝疏泄太过或肝郁化火或乘侮他脏的病证。代表方药：泻青丸升降兼用，清散肝经郁火，主治肝火郁结证。龙胆泻肝汤清肝利胆化湿，主治肝郁化火，肝火上炎，肝胆湿热证。清肝解郁汤清肝解郁，行气散结，主治肝气郁结，痰凝积聚证。左金丸以清肝调胃，主治肝旺犯胃证。蒿芩清胆汤疏肝清胆，利湿和胃，主治湿热郁遏少阳证。当归龙荟丸：主攻肝胆实火，主治肝胆实热证。

（3）平肝抑阳法　镇肝熄风汤集镇肝、平肝、柔肝、疏肝于一方，有滋阴潜阳、镇肝息风之功，主治肝阳化火伤阴，肝阳上亢证。建瓴汤滋补肝肾，镇肝潜阳兼安神，主治肝肾阴虚，肝阳上亢证，可用于西医学的高血压、神经衰弱症、神经性头痛症、更年期综合征等。七物降下汤养血疏肝，主治血虚肝郁，肝阳上亢证。钩藤散功能凉肝息风、清热化痰，兼养阴安神，主治肝热生风，风痰上扰证，还可用于西医学的神经官能症、高血压、更年期综合征等。天麻钩藤饮平肝息风，清热活血，补益肝肾，主治肝阳偏亢、肝风内动之头痛、眩晕、失眠等。

3. 补肾以安神

肾藏精主志，通于脑，而脑为元神之府，情志失调伤及肾之阴阳，累及脑府，则有思维、情感及精神障碍。如肾阴不足则发烦躁，不寐；肾阳虚衰则痴呆抑郁，嗜睡，意识昏蒙。根据肾阴阳亏虚的偏倚分别治以滋肾阴及温肾阳之法，可以通过调肾而达到安神定志的目的。

（1）滋补肝肾安神法　代表方剂有知柏地黄丸、大补阴丸、左归丸等，补益肝肾、填精益髓、滋阴降火以安神，治疗肝肾阴虚之失眠多梦，遗精盗汗，烦躁易怒，头晕耳鸣，健忘，腰膝酸痛等症。

（2）交通心肾安神法　心与肾是阴阳相济，水火相交，失于平衡则虚烦不寐。孔圣枕中丹交通心肾，宁心安神，益肾健脑，主治过度思虑，心阴亏耗，肾阴不足，水不济火，心肾不交之证。交泰丸功能交通心肾，主治心火偏亢，心肾不交之失眠症。黄连阿胶汤滋阴降火以安神，善治肝肾阴虚，虚火上炎所致心烦不寐，入睡困难，头晕耳鸣，五心烦热，心悸不安，腰膝酸软等症。

（3）温补肾阳定志法　代表方为金匮肾气丸、右归丸等，温补元阳，填补肾精，振奋情绪，主治肾阳不足，命门火衰之阳痿早泄，神疲嗜睡，腰膝酸冷，情绪郁闷，精神萎靡不振，甚则神志恍惚昏沉等症。

总之，《内经》提出"五脏藏神"，说明神的功能和五脏的功能相互为用，密切相关。临床上，需要辨视神与形在疾病的发展变化中孰轻孰重，决定采取"调神"为主，还是"治身"为先。

医案选介

病案1　不寐

李某，男，65岁，天津市人，退休干部，2013年3月5日初诊。

主诉：失眠、多梦四五年，近数月加重。

病史及查体：5年前，退休后无所事事，逐渐自觉郁闷不舒，性情急躁，周身不适，

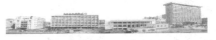

继而入睡困难，夜寐不安，寐而易醒。半年前，因老伴去世，情绪更加易于波动，噩梦纷纭，时寐时醒，亦有醒后不能再寐，严重时整夜不能入睡。伴有眩晕、面红、口苦、痰多，两胁胀痛，烦躁易怒，胸闷，脘痞。舌红，舌苔黄腻，脉弦滑。血压：收缩压138～145mmHg，舒张压85～92mmHg。

西医诊断：植物神经功能紊乱症。

中医诊断：不寐。肝郁化火，痰热内扰。

治法：疏肝泻火，清化热痰，宁心安神。

处方：丹栀逍遥散、柴芩温胆汤与龙胆泻肝汤加减。

柴胡10g，黄芩15g，香附10g，龙胆草10g，竹茹10g，制半夏10g，胆南星10g，茯苓15g，枳实10g，炒栀子8g，淡豆豉10g，生龙骨30g（先煎），牡丹皮15g，钩藤15g（后下），刺蒺藜10g，酸枣仁20g。7剂，水煎服。每次服180mL，日服3次，空腹服。

二诊：2013年3月12日。服上药，入睡有所改善，眩晕减轻，心烦意乱，余症及舌脉如前。减刺蒺藜，加黄连10g，磁石30g（先煎），继续服药14剂。

三诊、四诊：入睡可，醒后再寐不难，两胁胀痛、烦躁易怒均明显减轻。余症均有好转，仍有梦，痰多，胸闷，脘痞。舌红，舌苔白腻根黄腻，脉弦滑。

上方加瓜蒌皮12g，石菖蒲12g，远志12g。续服28剂。

五诊：2013年4月23日。临床症状基本痊愈。舌质淡红，舌苔白略厚，脉弦细。血压：收缩压140mmHg，舒张压86mmHg。

上方减钩藤，龙胆草，加陈皮10g，菊花10g，续服14剂。同时，将上方药制作水丸，待汤剂服完后，每次服10g，日服2次，继续服用2个月，以巩固疗效。

【按】中医学认为，不寐与心脾肝胆肾及脑海功能失调关系密切。其病理机制以阴血不足或阳热亢盛或水火失济为主。临床所见有虚实之别。虚证多由阴虚火旺、心肾不交、心脾两虚、心胆气虚，引起心神失养所致，治疗分别以滋阴降火、交通心肾、补益心脾、益气镇惊为法，佐以养心安神。实证则以心火炽盛、肝郁化火、痰热内扰多见，治当清心安神、清肝泻火、清化痰热，佐以镇静宁心安神，常用朱砂安神丸、龙胆泻肝汤、温胆汤等治疗。李教授认为，老年人失眠多属心脾不足，当以归脾汤补益心脾；也有属于阴虚火旺之失眠心烦、头晕耳鸣、心悸健忘者，可以补心汤送交泰丸；还有长期情志抑郁、肝郁化火、痰火扰心、心神不安者。本例即为此类失眠，治宜丹栀逍遥散与柴芩温胆汤、龙胆泻肝汤加减可以取效。此外，治疗不寐须注重调畅情志，消除焦虑及紧张情绪，每每起到药物所难以达到的疗效，应当予以重视。

病案2 休息痢

廉某，女，63岁，天津市人，农民，2012年11月14日初诊。

主诉：大便脓血，时瘥时发，近1个月加重。

病史及查体：6年前，伏暑时节食生冷瓜果引起腹痛，便脓血，伴高热，经某医院诊断为急性痢疾。治疗后热退，腹痛及便脓血等症痊愈。但从此之后稍有贪凉饮冷，即腹泻3～5次/日，且逐渐加重。近3年来，经常性大便含黏液，呈黏稠冻状，时见便脓血，排便4～6次/日，时伴腹痛、里急后重感。平素纳差腹胀，体倦乏力，形体日渐消瘦。舌质淡胖，舌苔白腻根部黄腻，脉沉细。

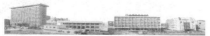

辅助检查：大便常规：深褐色，黏液（＋＋＋），便潜血（＋＋＋），白细胞（＋＋）。纤维肠镜及活检病理检查：结肠黏膜充血糜烂，见弥漫不规则浅表溃疡和小的出血点，伴有上皮轻度不典型增生，黏膜上皮有脱落，中性白细胞浸润黏膜。

西医诊断：慢性痢疾、慢性溃疡性结肠炎。

中医诊断：休息痢。脾虚湿盛，寒热互结。

治法：温阳散寒，清热燥湿，行滞止痢。

处方：温脾汤与脏连丸加减。

炮附子 12g，炮姜 10g，黄连 10g，败酱草 30g，清半夏 12g，茯苓 12g，生地榆 15g，仙鹤草 30g，熟大黄 12g，木香 12g，薤白 15g，马齿苋 15g，芡实 12g。

7 剂，水煎服。每次服 200mL，日服 3 次。忌辛辣油腻和生冷饮食。

二诊：2012 年 11 月 21 日。服上药后，大便次数未减，仍日 4~6 次，呈灰白色，黏液减少，未见便血，腹胀好转，里急后重不减。舌脉如前。上方加枳壳 12g，五味子 12g，石榴皮 15g，继服药 14 剂。

三诊：2012 年 12 月 5 日。服上药后，大便次数减少 2~3 次/日，大便无血，里急后重减轻，余症变化不明显，上方续服 28 剂。

四诊：2013 年 1 月 5 日。服上方后，大便成形 1~2 次/日，但偶有大便 3~4 次/日，余症逐渐好转。加生薏苡仁 30g，肉豆蔻 12g，续服 1 个月。

五诊：2013 年 2 月 2 日。服上方后，大便成形，1~2 次/日，余症好转。上方续服 1 个月。

六诊：2013 年 3 月 6 日。腹胀腹痛、里急后重均消失，大便基本正常，食欲增加，体重略增，舌质淡红体胖，舌苔薄白，脉细缓。纤维肠镜复查：黏膜未见充血、炎症和溃疡。大便常规：（－）。

原方去败酱草、仙鹤草。加芳香化湿、健脾开胃之苍术 12g，砂仁 10g，焦山楂 15g，制作水丸，每次服 10g，日服 2 次，服用 3 个月，以巩固疗效。1 年后，因患其他病又来就诊时询问得知未复发。

【按】本病初期因饮食不节致湿热内蕴，脾失健运，传导失司，引起清浊不分，气滞血瘀，脉络受损，化为脓血而痢下赤白；日久则伤及脾阳，寒湿中阻，致寒热交结、虚中夹实。本方重用炮附子、干姜温脾阳散寒湿以治大便白冻黏液多者；若大便赤多白少则以黄连、败酱草、马齿苋、生地榆等清热化湿止血为主。木香、薤白以行气化滞。李教授在本方中灵活运用中药的"拮抗配伍"原则，附子与黄连寒热并用，石榴皮与熟大黄涩通并施，以达到进温涩药排便反爽、用清通药泄痢止的效果。

病案 3 五更泄

陈某，男，46 岁，天津市人，干部，2013 年 12 月 7 日初诊。

主诉：晨起腹泻 10 余年，近数周加重。

病史及查体：每日晨起急需如厕，大便溏薄，便前伴有肠鸣，轻微腹痛。大便 2~3 次/日，多时 4~5 次/日，时轻时重，间歇性发作 10 余年。今年入冬以来，因饮食不洁，复受寒凉，黎明作泄，肠鸣腹痛加剧，每日大便 2~4 次，多时 7~8 次。食欲不振，形体消瘦，倦怠乏力，面色萎黄，畏寒肢冷，腰膝酸软，阳痿早泄，少腹冷痛，夜尿频。舌质淡胖大有齿痕，舌苔白腻而厚，脉象沉迟无力，双尺尤甚。既往史：慢性肾小球肾炎20余年。

辅助检查：纤维肠镜检查示乙状结肠、直肠局部黏膜充血、水肿、轻度糜烂。大便常规：黏液（＋＋）、白细胞（＋）、潜血（－）。

西医诊断：慢性结肠炎。

中医诊断：五更泄。脾肾阳虚。

治法：温肾健脾，化湿涩肠。

处方：右归丸与四神丸、半夏厚朴汤加减。

炮附子12g，肉桂6g，补骨脂12g，吴茱萸6g，肉豆蔻12g，五味子12g，清半夏12g，厚朴10g，茯苓12g，党参15g，干姜12g，白术12g，白芍15g，薤白12g，芡实15g，怀山药15g。7剂，水煎服。每次服200mL，日服3次。忌食肥甘厚味油腻及生冷。

二诊：2013年12月14日。服上药，肠鸣、少腹冷痛好转，余症无变化，舌脉如前。上方加石榴皮15g，诃子肉15g，继续服药14剂。

三诊：2013年12月28日。服上方，大便次数减少，腹痛减轻，但夜尿增多，去白芍，加益智仁10g，覆盆子15g，继续服药14剂。

四诊：2014年1月11日。服上药，晨起大便成形，肠鸣腹痛明显好转，舌淡苔白腻带黄，脉细弱，守方调治1个月。

五诊：2014年2月8日。服上方时正值春节期间，自主停药10天，并贪食油腻肥甘厚味、饮啤酒，致黎明泻、肠鸣腹痛等症状复发。舌质淡胖，舌苔白腻，脉沉细无力。上方加焦山楂15g，继续服药1个月。

六诊：2014年3月15日。晨起如厕不急，大便基本成形，便前伴有肠鸣，轻微腹痛，每日大便1~2次。食欲有增，畏寒肢冷、腰膝酸软、夜尿多明显好转。诉阳痿早泄。舌淡苔白稍厚，脉沉细而弱。上方加巴戟天12g，继续服药1个月。

七诊：2014年4月12日。服上药，大便基本正常，面色少华，倦怠乏力，其他临床症状消失。复查纤维肠镜：肠黏膜光滑，未见明显充血、水肿。

嘱继续服用上方1个月。再服用金匮肾气丸和参苓白术散两个月，以巩固疗效。

半年后随访，病未复发。

【按】五更泄又称鸡鸣泄或肾泄，为难治之症。张景岳指出，"泄泻之本，无不由于脾胃""久泻无不伤肾""久泻无火，多因脾肾虚弱也"。《济生方》亦云："此皆真火衰虚，不能蒸蕴脾土而然。"治疗上，《济生方》强调："补脾不如补肾，肾气若壮，丹田火经上蒸脾土，脾土温和，中焦自治。"李教授在前人的经验基础上有所发挥，除了将温补肾脾作为治疗五更泄的根本遵循外，还将益气健脾、化湿涩肠、行滞止痛多法有机结合，随证应用。本例的治疗中，既用附子、肉桂、补骨脂、吴茱萸等温肾阳以助脾阳，又配肉豆蔻、五味子、诃子肉、石榴皮以涩肠止泻，再配党参、白术、山药以补气健脾，益增厚朴、薤白、白芍行滞止痛，并用半夏、茯苓、芡实以化湿健脾。李教授认为，凡慢性泄泻者有用健脾法可以取效的，但多有疗效不及者；而久泻必伤脾肾，需用右归丸之类升肾火以蒸发脾阳，温运中土，或脾肾双治，才能收到良好的效果。

病案4 胃脘痛

王某，女，62岁，重庆市人，退休教师，2013年4月27日初诊。

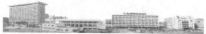

主诉：胃脘隐痛，时伴腹胀 10 余年，近半年加重。

病史及查体：有胃病史 20 余年。半年前来津照护孙辈，因饮食生活不习惯，加之婆媳不睦，致使胃脘隐痛或胀痛时发，伴有烧心、泛酸、嗳气频作，甚时胸胁脘腹胀痛，食欲不振，饭后饱胀尤甚，口干口渴，大便干，面色萎黄，体瘦，夜寐不安。舌质暗红少津，舌苔花剥，脉沉弦细。

辅助检查：3 月 28 日胃镜检查及病理示胃窦黏膜萎缩伴中度肠上皮化生。

西医诊断：慢性萎缩性胃炎。

中医诊断：胃脘痛。肝气犯胃，胃阴不足。

治法：疏肝和胃，行气止痛，兼养胃阴。

处方：四逆散与芍药甘草汤、金铃子散、玉女煎加减。

柴胡 10g，川楝子 10g，香附 10g，延胡索 10g，白芍药 24g，炙甘草 10g，木香 10g，厚朴 10g，紫苏梗 10g，砂仁 10g，沙参 10g，麦冬 12g，炒稻芽 10g，海浮石 30g（先煎），怀山药 10g。7 剂，水煎服。每次服 180mL，日服 3 次，空腹服。饮食忌辛辣油腻寒凉。

二诊：2013 年 5 月 4 日。服上药后，胸胁脘腹胀满、胃脘隐痛及嗳气好转，但余症未见明显改善，舌脉如前。上方加黄连 10g，吴茱萸 3g，继服药 14 剂。

三诊：2013 年 5 月 18 日。偶见胃脘胀或隐痛，仍时有烧心、泛酸，大便干，3 ~ 4 日一行，夜寐不安，多梦。舌质红少津，舌苔花剥，脉沉细。上方减柴胡，加当归 12g，柏子仁 12g，浙贝母 12g，续服 14 剂。

四诊至十诊：诸症日渐好转。胀满、嗳气消失时，减紫苏梗，香附，厚朴；大便正常减当归；体倦乏力明显加党参 12g，口干口渴加石斛 10g，天花粉 10g；食欲不佳加焦山楂 12g。同时，上方渐加入煅牡蛎 30g（先煎），夏枯草 10g，橘核 30g 以清热散结。连续服用三个半月，临床症状基本痊愈。

十一诊：2013 年 9 月 7 日。临床症状消失，胃中无不适，大便通畅有形，体重增加。舌质淡红，苔少，脉沉细。8 月 29 日复查胃镜及病理报告：浅表性胃炎，未见肠化。

上方减川楝子，继续服药 14 剂。因患者国庆节回重庆，后期无法联系，效果不得而知。

【按】本例为脾胃久病，耗阴伤气，胃络瘀阻，又逢情志不遂，肝气郁滞，肝失疏泄，横逆犯胃，胃失和降。李教授认为，虽然胃脘痛成因很多，但病初在气，日久入血，虚实夹杂。所以，治疗上以四逆散疏肝和胃降逆、芍药甘草汤柔肝缓急止痛、金铃子散行气化瘀止痛、玉女煎养阴清胃，左金丸辛开苦降以制酸，再加用夏枯草、牡蛎、橘核等以化滞散结。五方合用，随症加减，疗效显著。连续服药 5 个月，不仅能缓解、消除临床症状，而且使萎缩的腺体好转、肠腺化生逆转。

论　著

一、论文

[1] 李庆和，本多正幸，里村洋一，等．針灸学の知識データベースの作成．日本医療情報学，1989，9（1）：51 - 59.

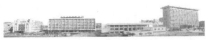

[2] 山本和子，山下芳範，李庆和，等．退院時サマリ—の必要十分条件．診療録管理，1991，3（2）：44－49.

[3] 山本和子，山下芳範，李庆和，等．福井医科大学附属病院におけるオーダ支援システマについて．第18回日本 mumps 学会大会，1991：10.（論文集41－42）

[4] 山本芳範，李庆和，山本和子，等．電子カルテを核とする電子診療システムの開発．日本第11回医療連合大会，1991：11.（論文集369－370）

[5] 李庆和．论中药"拮抗配伍"．山东中医学院学报，1995，19（5）：306－308.

[6] 李庆和，宋新波．张仲景用酒方法的研究．美国中华医药杂志，1999，5（5）：129－130.

[7] 朱晓薇，李庆和，吴高媛，等．盆炎康胶囊的质量控制研究．中草药 2001，32（4）：323－324.

[8] 刘艳民，李杰，李庆和．情志应激与2型糖尿病的基因表达及中药干预的实验研究．天津中医药，2001，18（5）：56－56.

[9] 李杰，刘长江，李庆和，等．心理应激对大鼠下丘脑、胃粘膜 CRF 基因表达的影响及中药干预的实验研究．中医杂志，2002，943（9）：699－700.

[10] 李杰，刘艳民，李庆和，等．心理应激诱发对实验性2型糖尿病大鼠的行为学改变及中药干预．天津中医药，2003，20（4）：72－73.

[11] 李庆和，李慧吉，李杰，等．慢性应激对气机失调证大鼠行为的影响．中国中西医结合急救杂志，2004，11（4）：251－252.

[12] 李庆和，李慧吉，李杰，等．情志致病与心理应激相关性研究概况．华夏医药，2004，8（1）：57－58.

[13] 李庆和，李慧吉．马莳《内经》学术思想初探．天津中医学院学报，2004，23（3）：113－114.

[14] 李庆和．营造先进的校园文化培养高素质中医药人才．天津中医学院学报，2004，1124（2）：84－86.

[15] 李庆和，李慧吉，步怀恩，等．慢性应激引发大鼠行为改变及复方中药的调节．天津中医药，2005，22（1）：62－64.

[16] 陈泽林，李庆和，李正全，等．大学生心理问题的"健康教育辅助穴位刺激调整"干预模式的设计与实施．天津中医学院学报，2005，24（2）：84－86.

[17] 张陆，陈泽林，李庆和，等．大学新生心理健康状况分析及对策探讨．天津中医学院学报，2005，24（1）：40－42.

[18] 李庆和，李慧吉．慢性心理应激诱发大鼠脾脏细胞亚群改变及中药心舒2号的干预作用．中国天津第5届国际中医药学术交流会议论文集，2006（10）：78－79.

[19] 李庆和．高校"助困－育人－成才"工程实证研究．天津师范大学学报，2009，20（2）：178－179.

[20] 刘艳民，李杰，李庆和，等．心理应激对实验性2型糖尿病倾向大鼠下丘脑室旁核 c－fosmRNA 和 CRFmRNA 表达的实验研究．天津中医药大学学报，2010，29（3）：142－144.

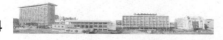

［21］刘艳民，李杰，李庆和，等．慢性应激对实验性 2 型糖尿病倾向大鼠血浆去甲肾上腺素、肾上腺素含量影响的实验研究．天津中医药，2011，28（6）：497 – 499.

［22］刘艳民，李杰，李庆和，等．慢性应激对 2 型糖尿病倾向大鼠血浆去甲肾上腺素、肾上腺素含量影响的实验研究．世界中医药，2012（2）：169 – 170.

［23］张丽萍，李庆和，夏猛，等．加味温胆汤对抑郁模型大鼠八臂迷宫空间学习记忆能力的影响．辽宁中医杂志，2013，40（4）：611 – 613.

［24］张春艳，李国辉，李庆和，等．市场上常见伪劣饮片品种的归类分析．天津中医药，2013，30（6）：365 – 368.

［25］刘群，李天祥，李庆和，等．药用植物细胞悬浮培养产生次生代谢产物的研究进展．天津中医药大学学报，2014，33（6）：375 – 377.

［26］吴晶晶，李天祥，李庆和，等．抱茎苦荬菜化学成分和药理作用的研究进展．天津中医药，2015，32（4）：247 – 252.

［27］李鹏慧，李庆和．《太平圣惠方》"三消"解析．天津中医药大学学报，2016，35（3）：149 – 151.

二、著作

［1］刘公望．针灸学经穴篇（中日共编教材）．东京：日本東洋学术出版社，1990.（李庆和为编委）

［2］刘公望．中医基础理论篇．东京：日本东洋学术出版社，1994.（李庆和为编委）

［3］刘公望．《伤寒论》方证研究（中英日对照）．北京：中国医药科技出版社，1995.（李庆和为编委）

［4］张有俊．家庭实用养生大全．北京：航空工业出版社，1996.（李庆和为副主编）

［5］孙中堂．尤在泾医学全书．北京：中国中医药出版社，1999.（李庆和为副主编）

［6］王璟．陆懋修医学全书．北京：中国中医药出版社，1999.（李庆和为副主编）

［7］陈熠．喻嘉言医学全书．北京：中国中医药出版社，1999.（李庆和为编委）

［8］包来发．李中梓医学全书．北京：中国中医药出版社，1999.（李庆和为编委）

［9］刘公望．针灸学基础篇（中日共编教材）．东京：日本东洋学术出版社，1999.（李庆和为编委）

［10］刘公望．现代针灸全书技法篇．北京：华夏出版社，2000.（李庆和为编委）

［11］刘公望．现代针灸全书经穴篇．北京：华夏出版社，2000.（李庆和为编委）

［12］刘公望．中药学．北京：华夏出版社，2000.（李庆和为副主编）

［13］刘公望．中药学——现代中医临床备要丛书．北京：华夏出版社，2000.（李庆和为副主编）

［14］刘洋．徐灵胎医学全书．北京：中国中医药出版社，2000.（李庆和为编委）

［15］李刘坤．吴鞠通医学全书．北京：中国中医药出版社，2000.（李庆和为编委）

［16］刘公望．Chinese Herbal Medicine．北京：华夏出版社，2001.（李庆和为副主

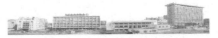

编)

[17] 刘公望. 方剂学——现代中医临床备要丛书. 北京：华夏出版社，2002.（李庆和为副主编）

[18] 刘公望. Fundamentals of Formulasof Chinese Medicine. 北京：华夏出版社，2002.（李庆和为编委）

[19] 刘公望. Development of Formulasof Fchinese Medicine. 北京：华夏出版社，2002.（李庆和为编委）

[20] 于虹. 临床常用百药精解. 天津：天津科技出版社，2003.（李庆和为编委）

[21] 刘公望. 传世名方. 北京：华夏出版社，2007.（李庆和为副主编）

[22] 刘公望. 按病索方. 北京：华夏出版社，2007.（李庆和为副主编）

[23] 王弘午. 农村医疗卫生适宜技术. 北京：中国中医药出版社，2009.（李庆和为编委）

[24] 李庆和，杨清海. 一位大学校长的励志试验. 北京：高等教育出版社，2013.

[25] 李天祥，李庆和. 天津本草彩色图鉴. 天津：天津科学技术出版社，2013.

【整理者】

李经纬 男，生于1996年6月，天津中医药大学中医学院2014级传承班学生，本科在读。跟随李庆和教授在保康医院出门诊。

李鹏慧 女，生于1988年5月，天津中医药大学硕士研究生毕业。现供职于天津市听力障碍专科医院中医科，从事中医内科的诊疗工作。

张 智 龙

名家传略

一、名家简介

张智龙，男，1961 年 8 月 27 日出生，汉族，天津市人，主任医师，博士研究生导师，为享受国务院政府特殊津贴专家，被评为全国优秀中医临床人才，中国首届百名杰出青年中医，天津市名中医。现任农工民主党天津市委员会副主任委员，全国人大代表，天津市政协常委，天津市红桥区政协常委，天津市中医药研究院副院长，《天津中医药》副主编，中国针灸学会常务理事，中华中医药学会理事，世界中联中医外治操作安全研究专业委员会副会长，中国民族医药学会针灸分会副会长，全国中医脑病专业委员会委员，中国针灸学会脑病学科专业委员会第二届委员会常务委员，国家医师实践技能考试天津考区中医类首席考官。天津市针灸学会副会长，天津市中医脑病专业委员会副主任委员，天津市针灸学会腧穴专业委员会主任委员，天津市中医重点专科质量控制中心主任委员，天津市中医病案质控中心副主任委员，天津市中西医结合糖尿病专业委员会、神经内科专业委员会常务理事。荣获全国五一劳动奖章、天津市劳动模范、天津市优秀科技工作者、天津市首届十大青年科技先锋、天津市新长征突击手、天津市"十五"立功先进个人等称号。被聘为全国临床药物评价专家、国家自然科学基金项目评审专家、中华中医药学会科学技术奖励评审专家、天津市卫生计生委高级专业技术职称评审专家、天津市医学会医疗事故鉴定专家、天津市食品药品监督管理局医疗器械技术专家、天津市健康教育专家、天津市干部保健工作委员会第一届中医保健专家。

二、业医简史

张智龙主任于 1984 年毕业于天津中医学院，获得学士学位，期间师从津门名医李毓麟教授，毕业后任职于天津市中医医院；1992 年公派到土耳其伊兹密尔市市立医院任援外专家一年；分别于 1998 年、2002 年破格晋升为副主任医师、主任医师；并于 1999 年任针灸科主任；2004 年考取天津中医药大学唯一一名硕博连读研究生，师从石学敏院士；同年考取全国首届优秀中医临床人才研修项目，师从张伯礼院士；2013 年至今任天津市中医药研究院副院长；从事医教研工作 34 年。

三、主要贡献

张智龙主任自 1999 年担任科主任以来，带领全科医护人员，将只有 18 张病床的弱势科室，逐步建设成为"天津市针灸重点专科""天津市糖尿病针灸证治规律研究室""天

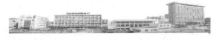

津市工人先锋号""国家中医药管理局针灸重点专科""国家卫生和计划生育委员会临床重点专科""全国卫生先进集体"。

张主任在繁忙的医疗工作同时，坚持教学育人，培养了硕、博士研究生 111 名，师承传授学生 6 名。

张智龙主任在科研上坚持"四位一体"的研究方法，即以 Meta 分析等文献研究找出欲研究病种的当前研究瓶颈；以流调研究方法分析欲研究病种的中医证候分布特征；以临床研究方法验证研究病种干预措施的安全有效性；最后以临床或动物实验研究方法，探寻研究病种干预措施的取效机理。主持及参加完成国家级、省市级、局级课题 26 项，获奖励 9 项。

(一) 科研获奖项目

1. ZYM 滴眼液治疗老年性白内障临床实验研究，荣获天津市卫生局 1993 年度科技进步二等奖，第 1 完成人。

2. 针刺调理脾胃法治疗非胰岛素依赖糖尿病合并脑梗死的临床研究，荣获天津市卫生局 1994 年度科技进步三等奖，第 1 完成人。

3. 调理脾胃针法对 2 型糖尿病胰岛素抵抗影响的临床和实验研究，荣获天津市卫生局 2000～2001 年度科技成果二等奖，第 1 完成人。

4. 针刺血海穴化瘀功能的研究，荣获天津市卫生局 2002～2003 年度科技成果三等奖，第 1 完成人。

5. 电针支沟穴治疗便秘之气秘的临床研究，荣获 2008 年度北京中医药大学科技进步一等奖，第 1 完成人。

6. 针灸单穴主治作用临床评价的系列研究，荣获 2009 年度北京中医药大学科学技术奖一等奖，第 28 完成者。

7. 针灸治疗缺血性脑血管病的研究，荣获 2010 年度天津市科学技术进步奖一等奖，第 1 完成人。

8. 针刺修复糖尿病肾病患者淋巴细胞损伤的研究，获 2013～2014 年度天津市北辰区科技进步奖一等奖，第 1 完成人。

9. 基于糖尿病肾病患者免疫损伤修复的针刺干预机制，获 2015 年度天津市北辰区科技进步奖一等奖，第 1 完成人。

(二) 主持在研课题

1. 调理脾胃针法促进淋巴细胞修复防治糖尿病肾病作用及其机制研究，国家自然科学基金课题，2014 年 1 月～2017 年 12 月，主持人。

2. 调理脾胃针法干预 DN 大鼠足细胞损伤作用机制的研究，天津市自然科学基金课题，2015 年 4 月～2018 年 3 月，主持人。

3. 醒脑开窍针刺法治疗中风后睡眠障碍的临床研究，国家中医药管理局国家中医临床研究基地业务建设科研专项课题，2016 年 1 月～2018 年 12 月，主持人。

(三) 院内制剂

1. 通脑灵颗粒，第 1 完成人。

2. 六藤水陆蛇仙颗粒，第 1 完成人。

 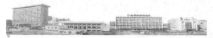

3. 八妙柔筋颗粒，第 1 完成人。

4. 定志益聪颗粒，第 1 完成人。

5. 调中降糖颗粒，第 1 完成人。

学术思想

一、重脾胃思想

（一）倡脾虚湿盛说，从脾胃论治糖尿病

通过临床实践和流调研究，张智龙主任总结出脾虚湿盛是 2 型糖尿病的易患因素，在激惹因素作用下，导致脾胃升降功能失常。脾不散精上输于肺，肺无以输布，出现口渴多饮、消瘦乏力、四肢倦怠；脾不能为胃行其津，燥热内盛，出现消谷善饥；脾不能转输水谷精微，水谷精微下流膀胱，出现尿多而甘，形成 2 型糖尿病。脾胃升降运化功能失常日久，湿聚成痰，因痰致瘀，痰瘀互结，痰湿瘀血阻滞于经脉，导致各种并发症的出现。因此，他提出脾胃升降运化失常是 2 型糖尿病的病机关键，调理脾胃是治疗 2 型糖尿病的基本大法，以健脾化湿、和胃降浊、调理升降枢机为主，随证施治，总结出"调理脾胃针法"和"调中降糖方"。

（二）重中焦升降运化，从清浊论治痴呆

张智龙主任认为，痴呆的病位在"脑"，生理上，脑为奇恒之腑，精髓之海，贮藏精血，宜实宜满；同时脑为元神之府，清静之所，宜清宜静，清则神藏，静则神安。病理上，髓海空虚，空则神浮，虚则邪害，浊邪害清，元神受损，神机失用。所以精血亏虚为致病之本，痰浊瘀血为致病之标。而精血化生于脾胃，脾胃亦为痰湿之源，若脾胃虚弱，升降转输功能失常，则不能将清气上输脑窍，髓海空虚，神明失养；痰浊内停，上蒙清窍，神机失用，灵机记忆皆失，发为痴呆。故治疗应从脾胃入手，养精益髓，清浊开闭，以复元神清净之府，总结出"调神益智针法"和"定志益聪汤"。

（三）秉治痿不忘阳明，从脾胃论治肢体瘫

阳明经多气多血，为人体气血津液生化之源，治痿取之阳明，调理脾胃，调五脏六腑之气血。再有，阳明经脉总会于宗筋，宗筋主束骨而利关节，阳明经盛，则气血旺盛，诸筋得以濡养，关节滑利，运动自如，故治痿当不忘阳明。张智龙主任针灸重取阳明经腧穴，以疏调阳明经气血；中药以补中益气汤补阳明之气，人参养荣汤益阳明之血，沙参麦冬饮滋阳明之阴，白虎汤泄阳明之实热，八妙散清阳明之湿热，随证施治。

（四）宗脾胃后天之本，从脾胃论治诸虚证

张智龙主任非常推崇周子干《周慎斋遗书·卷二·辨证施治》中"万物从土而生，亦从土而归，补肾不如补脾，此之谓也，治病不愈，寻到脾胃而愈者甚多"之论，诚如《素问·玉机真脏论》所言："五脏者皆禀气于胃。"脾胃功能正常与否关乎全身功能的正常，常把"保胃气"作为重要的治疗原则，在疾病治疗过程中，调理脾胃，使气血生化有源，气机得以正常运行是非常重要的，故"治病当以脾胃为先"，临床上应用调理脾胃针法合补中益气汤治疗五官病、面瘫、眩晕、泄泻、肾病等诸虚证疗效显著。

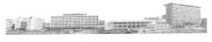

二、重阳思想

张智龙主任认为，阳气是人体脏腑功能活动的原始动力，在人体生、长、壮、老、已的生命过程中起着重要作用。若阳气虚弱，则会导致人体脏腑经络生理活动减弱、失调而变生诸疾。他根据《素问·四气调神大论》"春夏养阳，秋冬养阴"之训，常在春季，对于施治非阳热实证之患者时，用药加入少量炮附子或柴胡，针刺加用关元、阳陵泉以顺应阳气春生之势。强调欲保养生命，尤当爱惜阳气，提出"养阳长寿法"，重灸关元、气海、命门、足三里。结合《素问·生气通天论》"阳气者，精则养神，柔则养筋"的理论，认为人之神得到阳气的温养，才能思维敏捷，精力充沛；脑得到阳气的温养，才能五官灵敏，耳目聪明；筋得到阳气的温养，肢体才能柔和而活动自如。通过临床流调研究，总结出痴呆病机为本虚标实，本虚不单精血不足，髓海空虚，还有阳虚不化，浊邪害清，神机失用，因此创立了"温阳调神益智针法"，中药以定志汤合回阳救急汤加减治疗。对中风偏瘫痉挛状态，张智龙主任提出阳气虚衰、湿阻血瘀为基本病机，以温阳益气、祛湿化瘀为治疗偏瘫痉挛状态的基本大法，创立了"项腹针"。对截瘫病提出"治痿首取督脉"，因督脉为"阳脉之海"，能统摄全身阳气；又因督脉行于脊里，络肾，上行入脑，脑为"元神之府"，人体的一切功能活动皆赖神之所主，若督脉损伤，阳气不能上升下达，阴血瘀闭，气血运行不畅，筋脉失养，则痿废不用。故治痿当首先"扶持"督脉，使阳气旺盛，则神有所养，筋有所柔。对胸痹治疗，他推崇"阳微阴弦"之说，认为胸痹是上焦阳虚，阴邪乘虚，胸阳不展，痰浊瘀血闭阻心脉所致。处方喜用瓜蒌薤白桂枝汤为基础方，或配以血府逐瘀汤、宣清导浊汤等。针灸以取至阳，从阳引阴，振奋胸中之阳气，配以宽胸理气之内关为基础方。对五官、咽喉、前后二阴之"窍病"，主张"从阳引阴"。他认为窍位为阴，只有得到清阳之气的温养，诸窍才能发挥其正常功能。《素问·生气通天论》曰："阳不胜其阴，则五脏气争，九窍不通。"如果阳气虚衰，失于温煦，不能制约阴寒之气，则气机失和，九窍不通，故治窍病当从阳引阴。"从阳引阴"一指取阳经腧穴治疗阴分病证，二指针刺手法由浅入深，引导阳部经气，深而留之，疏利阴分经气，纳阳以和阴。张智龙主任创立了"深刺纳阳针法"，从阳引阴，通关利窍。如针刺风池、风府治疗复视、飞蚊症；针刺聋中治疗耳鸣、耳聋；针刺崇骨治疗吞咽困难等。对于神经性痛证日久者，张主任提出要根据《素问·调经论》所论"血气者，喜温而恶寒"的特点，治在"温通"，常外施温灸或烧山火针法，内服麻黄附子细辛汤加减化裁等，均体现了其重视阳气的辨证施治思想。

三、重神思想

张智龙主任重视针刺治神。他强调针刺施术应谨遵"治神"之旨，将"意念"融于针法之中，以意行针，以意领气，使针法形神合一；强调针刺施术贵在得神取气，得气即是神应，神应而有效；强调治病疗疾应时刻关注患者神气的盛衰，以治神为首务，以神调气，以神运药，从而发挥针药攻邪祛病之佳效。张主任同时倡施术治神，效必求神应，认为疗效的有无以神气的有无为前提，"得气即是神应"，神应而有效，即如《灵枢·九针十二原》所言"气至而有效"，气速为神旺，神旺而效速，气迟为神弱，神弱而效迟。宗治病治神，以调神为先，他认为"神不使"则病难治，故疾病的治疗必以患者神气的盛衰为依据，以调神理气为根本，此为治病取效之关键。张智龙主任先后创立了意气针法、调神益智针法、调神止痛针法等。此外，他还强调以神辨针下气、留针中的实神、出针时的用神及针后的养神等。

四、重视平和

张智龙主任推崇张景岳的动静论。张景岳在临床上非常强调"动与静"的关系，其在《类经附翼·医易篇》中云："以动静言之，则阳主乎动，阴主乎静，天圆而动，地方而静，静者动之基，动者静之机，刚柔推荡易之动静也，阴阳升降，气之动静也；形气消息，物之动静也；昼夜兴寝，身之动静也；欲详求夫动静，须察乎阴阳，动极者镇之以静，阴亢者胜之以阳。"张景岳认为"动"与"静"是一切事物发生发展变化的根源与形式，所谓"天下之万理，出于一动一静"（《类经附翼·医易篇》）。天地间一动一静而成万事万物，"静"是"动"的物质基础，"动"是"静"的功能表现。两者互根互用，相互制约，协调平衡，以维持人体的正常生理功能活动，一旦这种平衡被破坏，就会导致阴阳失调，百病由生，所以要保持这种动态平衡，就必须"谨察阴阳所在而调之，以平为期"（《素问·至真要大论》）。张主任本着"动极者镇之以静，阴亢者胜之以阳"的原则，创立了"动静针法"，动针法主要用于治疗人体功能活动低下的一系列证候，如瘫痪、痿证、痴呆、神昏等；静针法主要用于治疗人体功能活动亢进而表现出一系列妄动的证候，如面肌痉挛、癫痫、眩晕、抽动症等。

张智龙主任同时非常推崇"和也者，天下之达道也"（《中庸》）的中庸思想，认为"和"是人们追求机体内部各脏器之间或人体与自然之间的一种"和谐"状态，即所谓的"身心健康"。遣方施针就要升降相因、寒温并用、攻补兼施，不偏不倚组成"有制之师"。

此外，张智龙主任重视升降平衡。《素问·六微旨大论》曰："升降出入，无器不有。"升降出入是气的运动形式。气是构成人体脏腑组织器官的基本物质，又是人体脏腑经络一切活动的体现。气活动正常就是生理，反之就是病理。《珍珠囊补遗药性赋·卷一·总赋·用药发明》曰："升降浮沉之辨，豁然贯通，始可以为医而司人命也。"故临证重视"调气"。在治病规律上，他主张：①"治风先调气，气行风自灭"：言中风之初，当以调理气机为先，日久病症稳定时，再以活血之法治之。然气为血之帅，无论外感六淫还是内伤七情所致的中风，治疗都应先调理气机，使气顺血和，再随证施治。正如《严氏济生方·中风论治》所云："治疗之法，当推其所自，若内因七情而得之者，法当调气，不当治风，外因六淫而得之者，亦先当调气，然后根据所感六气，随证治之，此良法也。"所以，张智龙主任主张治风先调气，气机通畅则风易息。如治疗真中风之面瘫，必以支沟调理周身气机；治类中风时，各型均主以阳陵泉、太冲疏肝理气、调肝平肝，方药主以顺风匀气散顺气疏风。②"治痰先治气，气行痰自消"：痰的产生主要是脏腑功能失调，气不化水，水聚成湿，湿聚成痰。正如戴思恭《推求师意·痰饮》所云："津液不行，易于攒聚，因气成积，积气成痰。"说明气机不畅是痰产生的重要原因。痰饮一旦产生，可随气流窜全身，内达脏腑，外络肌肤，无孔不入。其内可影响脏腑气机的升降，导致胸闷憋气、咳嗽、呕吐等症的出现；外可影响肌肤经络气血的运行，出现肢体麻木、半身不遂等症。所以，治疗上张智龙主任主张治痰先治气，调畅气机，既可除生痰之源，又可助气行痰消之力。如治疗痰气交阻之哮喘发作，主以支沟、肺俞调气豁痰；治痰浊内扰之失眠，主以温胆汤调理中焦气机升降，理气化痰。③"治水当理气，气化水自行"：水液代谢运行必赖气之所主，若气机升降失调，气不化水，可致水液停聚。正如《景岳全书·杂证谟·肿胀》所云："水气本为同类，故治水者当兼理气，盖气化水自化也；治气者亦当兼水，以水行气亦行也。此中玄妙，难以尽言。"所以在治疗水液代谢障碍疾病时，张智龙主任主张治水当理气，气化水自行，调理气机，使脏腑气化功能恢复正常，水液得以正常代谢输布。如治疗水肿等水液代谢疾病，主以支沟、委阳疏调三焦之气，助膀胱气化；治疗妊娠肿胀，主以天仙藤散行气利水。

在用药方面，张智龙主任常以枳壳、桔梗调理上焦，半夏泻心汤调理中焦，枳实、厚朴调理下焦；以麻黄、杏仁、炙甘草调和肺脏，导赤散调和心脏，四逆散调和肝脏，痛泻要方调和脾脏，六味地黄丸调和肾脏。在施针方面，他主张"用针之类，在于调气"（《灵枢·刺节真邪》），以支沟调理周身气机、丝竹空调理三焦气机、阳陵泉疏肝等。

五、重守经隧

《素问·调经论》曰："五脏之道，皆出于经隧，以行血气，血气不和，百病乃变化而生，是故守经隧焉。"张智龙主任认为，十二经脉流注次序反映了脏腑经脉表里相偶的属络关系，反映了人体阴阳互根、消长转化和气血多少平衡协调的变化关系，以及疾病的虚实病理变化，因而，明辨十二经脉气血多少、流注规律是行针施药的基础。他据此提出：①脏腑经脉表里相偶，治病应须兼顾互求。如提壶揭盖以通腑气为相表里之经脉和脏腑的兼顾互求（肺与大肠相表里），金水相生法、心脾同治法为阴经之表与阴经之里间的兼顾互求，利小便所以实大便亦可理解为阳经之表与阳经之里间的兼顾互求等。②阳道实而阴道虚，实证泻在阳经，虚证补在阴经。其认为五脏藏而不能泻，泻则失藏，失则虚，故阴经阴脏易虚；六腑泻而不能藏，藏则积滞，积则实，故阳经阳腑易实，治疗应"顺其性者为补，逆其性者为泻"（《类经·疾病类·五脏病气法时》）。所以补益法则多用于阴经五脏，通降法则多用于阳经六腑。阴经、阳经脏腑之虚证，补其阴经阴脏；阴经、阳经脏腑之实证，泻其阳经阳腑。如泄泻，病在阳明大肠经。若实性者，当取阳经天枢、上巨虚、下巨虚治疗；若虚性者，当取足太阴脾经三阴交、太白、阴陵泉治疗。③经脉气血平衡协调，治病当明气血多少。气血运行于经脉之中，不仅是构成人体的物质基础，也是对脏腑经脉功能活动状态的高度概括，气血多少是指导临床施针调气的原则。临床施针就当根据经脉气血的多少，本着"实则泻之，虚则补之"的原则，采用适宜的针刺手法来调整经脉的气血，恢复其平衡状态。凡多气多血之经，可采用毫针泻法或刺络放血法；多血少气之经，可采用刺络放血法，少用或不用毫针泻法；多气少血之经，采用毫针泻法，不宜刺络放血。

六、重穴性针法，强调精穴疏针

张智龙主任主张"用穴如用兵"，医者必须知穴之属、晓穴之性、辨穴之长、熟穴之伍、明穴之用，才能发挥穴性之能，各尽其长，克敌制胜而愈疾。腧穴虽各有归经，都能治疗其所归属脏腑经络的病证，但因其特性不同而有别，临床运用针灸治病，因证施穴。然穴有个性之特长，方有合群之妙用，一药难治诸证，一穴难解百病，必须配伍精当，从其性而用之，根据穴位的特定性能和治疗作用而选穴、配穴，以穴尽其用，提高临床疗效。此外，他非常重视手法，强调"大道至简"，针刺手法以简便实用、可重复为原则。

如其所创"意气热补凉泻针法",就是根据《灵枢·九针十二原》"徐而疾则实,疾而徐则虚"而立。即得气后重而慢下插,快速轻提三次,然后持针,守气聚气,保持针体不颤动,就是"实"(补);反之,就是"虚"(泻)。总之,临证施针,必须在辨证论治思想的指导下,法因证立,方随法出,穴简法纯,根据腧穴的特性和功能,精穴疏针。

临证经验

一、中风病(脑梗死)

(一)提倡脏腑功能失调为中风致病之本,风火痰瘀为发病之标

张智龙主任认为,中风起因于脏腑功能失调。若为肝肾阴虚之体,则阴不制阳,阴亏于下,阳亢于上,遇诱因触动,使肝阳暴张,内风动越,或风火夹痰内窜经络;或气血逆乱,上犯脑脉,清窍闭塞发为中风。若为气血亏虚之体,或气虚运血无力,血脉瘀滞,闭阻脑脉;或气血亏虚,血流不畅,脑脉失养发为中风。若为痰湿内蕴之体,或痰浊内生,瘀血内停,因痰致瘀,痰瘀互结,上壅脑脉,内滞经络,闭阻气血;或痰湿内生,当肝风内动之时,痰湿借风阳上逆之势,闭塞清窍;或痰湿蕴久化热,痰热互结,夹风阳上扰清窍,闭阻脑脉而发为中风。

(二)主张谨守病机辨证论治,临证分期施针遣方

1. 针刺治疗规律

(1)风中脏腑,治宜分清闭脱 风中脏腑有闭证和脱证之分,二者皆属危候,病机迥异。脱证治宜益气固脱、回阳救逆,先重灸神阙、关元以回阳固脱,然后针泻水沟、内关以醒脑开窍,继则针泻风池以平肝息风。闭证治宜平肝息风、开窍醒神,先雀啄水沟,针泻内关、风池、太冲,点刺放血十二井穴或十宣以启闭开窍。若属风火上扰清窍之中风闭证者,加泻风府、合谷、劳宫以清热息风;痰热内闭清窍之中风闭证者,加泻曲池、合谷、丰隆以清热化痰;痰热上蒙清窍之中风闭证者,加刺中脘、阴陵泉、丰隆以豁痰息风。

(2)风中经络,亦当调理脏腑为先 风中经络,虽病在肢体经络,但急性期亦当调理脏腑。因中经络之证,乃由于脏腑功能失调,复感诱因,内外相合,气血运行受阻,闭阻经络所致。故治宜首先调理脏腑功能,使脏腑阴阳平衡,气机调畅,升降有序,则气血运行如故。取健侧井穴点刺放血,以燮理阴阳,针泻风池以平肝息风,并按脏腑辨证加减配穴。其中肝阳暴亢者,配补三阴交、泻太冲;精血不足者,配补太溪、足三里;风痰瘀阻者,配泻丰隆、血海;痰热腑实者,配刺丰隆、支沟、天枢。

(3)中风虽久,治亦勿忘祛邪 中风恢复期,肝风痰火已平定,虚证本质显露,痰瘀留滞经络,而以气血瘀阻为其病理关键,此期应以针刺配合推拿疗法、电针疗法,重在通调经络,促进康复,但亦不要忘记祛除经络之风邪,取八邪、八风点刺放血,意在活血散邪,使邪随衄解,如此则邪去瘀散,经脉自通。

(4)中风并病,治分主次先后 中风病常合并其他病症,病情复杂,临证应抓住疾病的主要矛盾,先治疗关键的病症,后再治疗他病。如中风与消渴常并病,理应先治消渴,然后再治中风。因为中风乃筋脉失于濡养,肢体废痿不用之证,而消渴一病,常使人

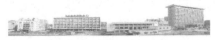

气血精微耗损。因此，若消渴不除，则水谷精微生化乏源，气血无以运化濡养四肢百骸，肢体得不到濡养，运动功能何以恢复。故中风与消渴并病时，当首先治疗消渴证。

2. 中药治疗规律

（1）急性期

1）中经络

①风痰瘀阻型：以痰瘀闭阻经脉为其病机关键，临证时，当据舌脉、症状以辨别痰浊、瘀血之轻重，或以化痰为主，或以祛瘀为主，或二者并重，皆以祛除痰瘀为首务。以化痰宣窍通络汤加减（瓜蒌、胆南星、石菖蒲、远志、郁金、全蝎、天麻、白附子、法半夏、天竺黄、白芥子）治疗。用药不宜过于辛温燥烈，以免生火动风。

②风痰火亢型：以肝火偏旺，阳亢风动，横窜经络为病机关键，治疗以平肝息风为先。以天麻钩藤饮加减（天麻、钩藤、黄芩、栀子、夜交藤、茯神、生石决明、川牛膝、杜仲）治疗。应注意合理应用金石介类等重镇降逆之品，若阳亢风动之重症，非金石介贝之重镇，不能潜其阳、息其风。此型患者情绪易于波动，要注意避免情志过激加重病情。

③痰热腑实型：以痰热阻滞，腑气不通为病机关键。治疗虽以清热化痰为所必需，但往往难取速效，唯通下法可迅速荡涤腑中积滞，腑气通畅，则邪热下泄，痰火随之而去，气血疏布，诸症好转，所以正确掌握和运用通下法是治疗本证的关键。一要掌握通下的时机，下不厌早；二要掌握通下不宜过度，以大便通畅，痰热消除为度；三要知晓此证此法易伤津耗气，故当少佐甘平、滋阴、益气之品。本型可予星蒌承气汤加减（胆南星、瓜蒌、大黄、芒硝、炙甘草）治疗。

④阴虚风动型：本证风动之因在于肝肾阴虚，故在加用金石介类潜镇之药的同时，应重用滋补肝肾精血之品，使肾精得充，肝得涵养，则肝阳不致亢而为害，内风之源得以澄清。故可予育阴潜阳通络方加减（生地黄、白芍、枸杞子、天麻、钩藤、石决明、生牡蛎、川牛膝、杜仲、蜈蚣、全蝎、丹参、鸡血藤）治疗。同时还要时时牢记肝为刚脏、非柔不克，肝喜条达、非顺不调的特点，灵活用药。

2）中脏腑

①闭证：

风火上扰清窍型：以风阳火邪上扰神明为基本病机，常有逆传心包、内闭清窍之趋势。因此，祛邪以防窍闭是治疗的关键。待病情稳定，神志转清，再重点调理气血，以促进半身不遂等症的好转。治疗可先灌服或鼻饲安宫牛黄丸，后以羚羊钩藤汤加减（羚羊角、钩藤、茯苓、菊花、桑叶、贝母、白芍、地黄、竹茹、炙甘草），配以清开灵注射液40mL加入5%葡萄糖或生理盐水500mL静滴。

痰热内闭清窍型：本证为阳闭之重症，既可初发，也可由痰热腑实与风火上扰传变而来。病以邪热、痰浊、瘀血等实邪为主，故以祛邪为主。治疗可予羚角钩藤汤配合灌服或鼻饲安宫牛黄丸1~2丸，每6~8小时1次，再以清开灵注射液40mL加入5%葡萄糖注射液或生理盐水500mL中静滴，每日2次。若神昏重者加郁金以通窍开闭，痰多者加竹沥、胆南星、天竺黄、川贝、远志或猴枣散以清热豁痰开窍，若抽搐者加全蝎、蜈蚣、僵蚕以息风止痉。

464

痰湿上壅清窍型：本证属阴闭，邪为痰湿，非辛不散，非温不化，但辛温燥烈，易伤阴动风，故不可过用，中病即止。治疗可予涤痰汤配合灌服或鼻饲苏合香丸（半夏、陈皮、枳实、竹茹、茯苓、胆南星、菖蒲、远志）。

②脱证：脱证为脑卒中之急危重症，常由闭证转化而来，若治疗及时，尚有化险为夷、转危为安之希望。对于脱证的治疗，历代医家多用参、附、桂之类，以回阳固脱救逆。但中风之病，多因阴虚阳亢为害，或以气阴两虚为本，若用辛温大热之桂、附，更易耗阴伤津，致动风、动血、助火，甚则火助风威，演生变证。当以西洋参、玄参、枸杞子、黄精等药合参脉注射液等静滴，以补益固摄元气，养护真阴，阴中求阳，使阴复阳回。

（2）恢复期

①以语言不利、口舌㖞斜为主者，可以解语丹为主方加减治疗。若痰浊甚者，加半夏、陈皮、茯苓；痰热偏盛者，加川贝、竹茹、天竺黄；肝阳上亢者，加夏枯草、钩藤、石决明；口舌㖞斜甚者，加地龙、僵蚕、蜈蚣；吞咽困难，饮食水返呛者，加牛蒡子、射干。

②以半身不遂为主者，依病机之不同，施以不同的主方。若为气虚血瘀，脉络闭阻，则以补阳还五汤加减；若为阴血亏虚，脉络瘀阻，则以四物汤为主方。但因恢复期的病机关键为脉络瘀阻，故在主方的基础上，佐海风藤、络石藤、鸡血藤、乌蛇、威灵仙等以通络，病久瘀甚者可加水蛭、全蝎、僵蚕等虫类药以增强逐瘀通络之力。

二、筋痹（中风偏瘫痉挛状态）

（一）提倡阳气虚衰、湿阻血瘀为中风偏瘫痉挛状态的基本病机

《素问·生气通天论》云："阳气者……柔则养筋。"说明筋得到阳气的温养，肢体才能柔和而活动自如，脉得到阳气的温养，才能气血畅通，提示"阳气虚衰"是筋脉痉挛的致病根本。《内经》还认为"诸痉项强，皆属于湿"（《素问·至真要大论》），"因于湿，首如裹，湿热不攘，大筋软短……软短为拘"（《素问·生气通天论》），"邪气恶血，固不得住留，住留则伤筋络骨节，机关不得屈伸，故拘挛也"（《灵枢·邪客》）等，提示湿邪瘀血是筋脉痉挛的致病因素。偏瘫痉挛状态的发生就是由于中风日久，过度锻炼，过度应用平肝潜阳、活血化瘀之品，伤阳耗气。一则阳气虚衰不能温养筋脉，筋失温煦；二则阳气虚衰，阳不化气，津停血阻，酿湿生痰，因痰致瘀，痰瘀互结，壅塞脉络，筋失柔养，发为痉挛。

（二）主张温阳益气、祛湿化瘀是治疗偏瘫痉挛状态的基本大法

由于阳气虚衰是偏瘫痉挛状态的致病之本，湿邪瘀血是偏瘫痉挛状态的致病之标，阳气虚衰、湿阻血瘀贯穿于其病程始终。所以法当温阳益气、祛湿行瘀，温通经脉而疏其机；振奋士气，健脾助运而绝湿源；补后天益生化之源，养血而柔筋之体，随证施治。在治疗过程中要时时注意顾护阳气，顺从阳气喜温而恶湿、喜润而恶热的特性，抓住筋脉喜润喜柔这一环节，辨证施治，有的放矢。

（三）创立四方调其内，项腹针治其外

1. 四方调其内

张智龙主任认为，阳气虚衰、湿邪瘀血在痉挛发病中互为因果，各有偏重。若以痰湿

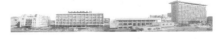

为主，治宜祛湿化瘀，方选八妙散化裁（苍术、薏苡仁、黄柏、川牛膝、萆薢、通草、滑石、车前子、桂枝）；若以阴血亏虚为主，治宜养血柔肝，方用芍药甘草汤化裁（白芍、生地黄、川芎、僵蚕、炙甘草）；若以阳气虚衰为主，治宜温阳通络，方用黄芪桂枝五物汤化裁（黄芪、桂枝、白芍、炙甘草）；若以热盛伤筋为主，治宜清热养阴，方用白虎加赤芍汤化裁（生石膏、知母、赤芍、生地黄、玄参、炙甘草）。各型可酌加当归、桃仁、红花、地龙、鸡血藤、络石藤等。

2. 项腹针治其外

根据经脉所主所生之理，筋脉痉挛的病位主要责之于足太阳膀胱经和督脉，督脉总督诸阳之气以温煦全身，足太阳膀胱经为十二经之长，主筋所生病。中医经络标本根结学说认为，十二经脉的"根"与"本"部位在下为经气始生始发之地，"结"和"标"部位在上为经气所结所聚之处，头项、胸腹部属标，四肢属本。故临证据本病取标的治疗原则，取项部的风府、风池、天柱、百劳、大椎，腹部的中脘、关元、滑肉门、天枢、外陵治疗四肢筋脉痉挛之病。

三、痴呆（血管性痴呆）

（一）提倡脑髓空虚、痰瘀闭阻、神机失用为血管性痴呆的病机关键

大脑的精神、意识和思维活动是人体生理功能对外界事物的反映，其有赖于大脑精髓的濡养。血管性痴呆是由于中风日久，若体瘦阴虚之人，则肾精更耗，使髓海空虚，脑髓失养，神机失用；若脾虚湿盛之人，其气血亏虚，则精不化气，精从浊化，痰瘀互结，蒙蔽清窍，窍闭神匿，神机失用，灵机记忆皆失而形成的。其病本在于肾精不足，脑髓空虚；其标在于痰瘀浊毒内蕴，虚实夹杂，相兼为病。病位虽然在脑，但与五脏功能失调有关，而与肾的关系尤为密切。

（二）主张养精益髓、清浊开闭、调神益智为血管性痴呆的基本法则

临床实践表明，脑为髓之海，非养不满，脑病易虚，非养不实；脑为元神之府，非清不静，脑病易闭，非清不开。故脑病易虚易闭，治疗当牢记"清""养"二字。血管性痴呆以本虚标实、虚实错杂为病证特点。虚者多因肾精不足，脑髓空虚；实者多因痰浊蒙窍，瘀阻脑络。因此，临床辨证施治时，既要注意肾精亏虚，髓海不足的一面，又要注意痰瘀蒙窍的一面。根据病程发展的不同阶段，病情虚实之偏重，养精益髓补其虚，清浊开闭泻其实，或攻补兼施，祛邪不伤正，补虚不碍邪，总以"调神益智"为首务。同时，因中风发生于痴呆之前，还应注意中风一病的治疗。

（三）以定志益聪汤调其内，调神益智针法治其外

血管性痴呆的病机关键是"阴虚为本，痰瘀为标"，精亏髓少，痰瘀浊毒，贯穿于疾病全过程。故以定志益聪汤（党参、茯苓、菖蒲、远志、女贞子、枸杞子、益智仁、熟地黄、当归、赤芍、川芎、桃仁、红花）调其内；以"调神益智针法"治其外，取水沟、四神聪、神庭、大陵、内关、然谷、血海、太冲。若髓海不足，精亏髓少偏重者，加补太溪、三阴交；若痰浊蒙窍，瘀阻脑络偏重者，加泻阴陵泉、丰隆。此外，神机失用常伴有诸多兼症，所以临床除在辨证论治原则指导下，按常法施治外，尚需随兼症之异，选穴治疗。如兼有强哭强笑者，配刺水沟、前顶；兼有言语不利者，配刺哑门、廉泉、通里；兼有吞咽困难者，配刺崇骨、廉泉、旁廉泉等。

 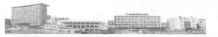

四、喑痱（假性球麻痹）

（一）提倡阳虚失煦、窍道不通是假性球麻痹的病机关键

假性球麻痹是由于痰浊瘀血，搏结窍道，阳气虚衰，失于温煦，不能制约阴寒之气，则气机失和，窍道不通，致使舌体、咽喉失其所用。其病在"窍"，而窍位为阴，只有得到人体清阳之气的温养，才能发挥其正常功能，故治窍病当从阳引阴。

（二）主张深刺崇骨，"内阳以和阴，从阳引阴"治疗假性球麻痹

崇骨穴（第6颈椎棘突下凹陷处）位于项部督脉之上，故属阳分。针刺阳分的崇骨穴，治疗阴分之吞咽困难，即取法从阳引阴，振奋阳气，祛痰逐瘀，使气血得通，窍道得养，则吞咽功能得以恢复。在针刺崇骨穴时，要由浅入深，在浅部得气后再推至深部，将阳分之气引至阴分，深而留之，疏利阴分经气，通关利窍。

五、消渴（2型糖尿病）

（一）提倡脾虚湿盛是2型糖尿病易患因素，脾胃升降失常是其病机关键

脾虚湿盛之人，在激惹因素作用下，导致脾胃升降运化功能失常，脾不散精上输于肺，肺无以输布，出现口渴多饮、消瘦乏力、四肢倦怠；脾不能为胃行其津，燥热内盛，出现消谷善饥；脾不能转输水谷精微，水谷精微下流膀胱，出现尿多而甘，形成2型糖尿病。

2型糖尿病患者，若脾胃升降运化功能失常日久，湿聚成痰，因痰致瘀，痰瘀互结，痰湿瘀血阻滞于脑脉，发为脑梗死；阻滞于心脉，发为糖尿病冠心病；阻滞于眼脉，发为糖尿病视网膜病变；阻滞于肾脉，发为糖尿病肾病；阻滞于足部经脉，发为糖尿病坏疽；瘀阻络脉，发为糖尿病神经病变；瘀阻宗筋，发为糖尿病性功能障碍等。多种并发症亦是脾胃升降运化失常，水谷不化精微，生湿生痰，变生脂浊，壅塞脉道，血滞成瘀的系列反应。所以说，脾胃升降运化功能失常是2型糖尿病产生的根本，日久则湿聚成痰，因痰致瘀，痰瘀互结，壅塞脉络，成为2型糖尿病血管并发症的致病因素。

（二）主张调理脾胃是治疗2型糖尿病的基本大法

由于脾胃升降运化失常是2型糖尿病及其并发症的基本病机，并贯穿于2型糖尿病之始终，所以调理脾胃，恢复其升降运化功能，是治疗2型糖尿病的基本大法，以健脾化湿、和胃降浊、调理升降枢机为主，随证施治。治以"调理脾胃针法"和"调中降糖方"，在此基础上，根据不同病证进行加减。

1. 调理脾胃针法

取中脘、曲池、合谷、足三里、阴陵泉、三阴交、丰隆、血海、地机、太冲。合并糖尿病肾病者，配刺肾俞、白环俞、膏肓、中极；合并糖尿病视网膜病变者，配刺风池、四白、瞳子髎、睛明；合并冠心病者，配刺大陵、内关、至阳；合并周围神经病变者，配刺外关、委中、阳陵泉、悬钟、丘墟；合并便秘者，配刺支沟、天枢，腹泻者配刺天枢、上巨虚；合并脑梗死者配刺风池、臂臑、外关、环跳、伏兔、阳陵泉、悬钟等。

2. 调中降糖方

生黄芪、党参（玄参）、丹参、葛根、苍术、黄连、僵蚕、蝉蜕、姜黄、大黄。合并肾病，加土茯苓、山药、益母草、蒲公英、白花蛇舌草；见血尿者，加生荷叶、生侧柏叶、仙鹤草、地榆炭；若尿少水肿者，加车前子、带皮茯苓、大腹皮、萆薢、泽泻；合并

高血压者，加川牛膝、桑寄生、夏枯草、钩藤；贫血严重者，可合用四物汤加女贞子、桑椹、枸杞子、白术；合并视网膜病变者，加木贼草、野菊花、青葙子、谷精草；合并冠心病者，加降香、延胡索、丹参、五灵脂，亦可合用血府逐瘀汤；合并周围神经病变者，佐以六藤水陆蛇仙汤；合并腹泻者，基本方去玄参加白术、生薏苡仁、肉豆蔻、芡实，重症者可合用四神丸。

六、周围性面瘫

（一）提倡遵循中西医对面瘫病理治则的认识

中医学认为，面瘫发病多由于络脉空虚，外邪乘虚侵入面部筋脉，闭阻经气，使筋脉失于濡养，肌肉纵缓不收而为病。本病初期外邪始中络脉，正盛之时，以邪盛为矛盾的主要方面，故应以祛邪为首务。后期邪气羁留络脉日久，络脉瘀阻日甚，经气已虚，以正虚为矛盾的主要方面，当此之时，只靠疏散外邪已无济于事，唯以鼓动面部络脉之经气为首务，使经气调畅，以行气血、通经络，濡养筋脉。

西医学认为，面瘫多由于面神经的营养血管因受风寒或局部炎症因素刺激导致其痉挛，造成面神经本身微循环障碍或微血栓形成，使该神经缺血、缺氧、水肿，发为本病。本病急性期主要以病变局部炎症、水肿为主，面神经兴奋性异常升高，治疗应以控制炎症、消除水肿、促进局部血液循环、改善组织营养为首务，应避免各种强烈刺激。恢复期炎症水肿大多消除，而以神经细胞变性为主，面神经兴奋性降低或失去支配作用，治疗应以提高神经兴奋性、恢复其支配作用为首务，需适当加大刺激量，以提高神经的兴奋性，改善神经的营养。

（二）主张面瘫针刺分期论治

1. 取穴规律为"先远端、后局部"

"先远端、后局部"是指面瘫初期应重取具有疏散外邪、调整经气作用的远端穴，如风池、合谷、支沟等穴。若发病前有耳垂后疼痛者加翳风；素体阳亢者加太冲，少佐局部腧穴，如丝竹空、听宫、颊车、地仓即可；后期重取面部腧穴，如听宫、下关、颧髎、丝竹空、阳白、鱼腰、地仓、颊车等，以疏调局部经气，少取远端穴（如合谷、足三里、阳陵泉）或不取远端穴。

2. 针法规律为"先浅刺，后透针"

"先浅刺，后透针"是指面瘫初期针刺面部穴时采用浅刺或点刺，施以徐疾泻法；后期采用浅刺横透，施以迎随补法。远端穴则根据病情而辨证施刺，或用补法，或用泻法，或平补平泻，针刺深度以得气为度。

3. 留针规律为"先不留，后宜留"

"先不留，后宜留"是指面瘫初期局部针刺宜"针小而入浅""浅则欲疾"（《灵枢·根结》），不留针或留针宜短；后期须加强刺激量，故宜留针，以加强感应和感应的持续时间。

（三）主张面瘫早期应配合中药调其内

本病初期当根据患者体质，察舌按脉，辨明病邪，断不可以其为病毒所致而投以一派清热解毒寒凉之品，徒增病害。将面瘫初期分为四型：一为风寒证，主以牵正散；二为风热证，主以银翘散；三为热毒炽盛证，主以普济消毒饮；四为脾虚火盛证，主以补中益气汤。四型皆辅以桃红、川芎等活血化瘀之品和虫类药。

七、痛证

张智龙主任主张痛证之治，以调神为主、为先，以通经为辅、为用。疼痛病因虽然复杂，但不离乎心所主，故当调神导气以止痛。《灵枢·本神》云："所以任物者谓之心。"一切感觉都是心感受刺激传导后发生的反应，所以疼痛也是心感受病机反应传导至心的感觉。抑制疼痛反应，需要"心"对其病理变化——气血运行障碍有所感受，所以，阻断和转移心神对疼痛性病理变化的感知，使疼痛消失，也是针灸治痛的机理之一。也就是说，疼痛是神的生理病理表现，疼痛虽因气血运行涩滞，脉络闭阻不通而致，但其气血的运行赖乎心神的调节，若神机失用，神不导气，气血涩滞，痛证作矣。因此治疗当先调其神，以意通经，使气血调和。临床常以水沟、内关及耳穴神门作为治疗各种痛证的基本方，重在调神，以神导气，疏理气机，使气行痛止。并根据疼痛的性质和部位，辨证取穴辅以循经取穴，以调神为主为先，以通经为辅为用，共奏调神导气、住痛移疼之效，用于治疗各种痛证。

临床在治疗痛证时，张智龙主任常采用辨证取穴合以分症循经取穴的方法。辨证取穴是根据疼痛的病因、病性等来选穴配方，此法多以治本。如气滞胀痛者，针支沟、阳陵泉、太冲；瘀血刺痛者，刺膈俞、血海、地机或刺络放血；实热切痛者，针大椎、曲池、合谷或刺络放血；风寒掣痛者，刺灸风市、风门、风池或拔以火罐；湿浊重痛者，针阴陵泉、丰隆；虚寒隐痛和绵绵作痛者，刺灸中脘、关元、足三里；精血不足疼痛者，针太溪、三阴交、足三里；筋伤者，针阳陵泉；骨伤者，刺大杼；脏病取俞，腑病取募等。分症循经取穴是根据疼痛症状的病位，按其经脉所过主治所及来选穴配方，此法多以治标。如头痛之颠顶痛，取百会、太冲；前额痛，取攒竹、头维、合谷；侧头痛，取风池、丘墟；后头痛，取风府、昆仑、后溪；眉棱骨痛，取攒竹、丝竹空；头风，取至阴。目赤肿痛者，取睛明、太阳、太冲；麦粒肿者，取臂臑。上牙痛，取下关、内庭；下牙痛，取颊车、合谷。齿龈肿胀者，加风池、曲池；齿龈松动者，加太溪、太冲。三叉神经痛取听宫，第一支痛者，加至阴、丝竹空；第二支痛者，加内庭、下关；第三支痛者，加合谷、颊车。急性咽喉痛者，取大椎及少商、商阳点刺放血；慢性咽喉痛者，取天突、太溪、照海。颈项强痛不能向左右回顾者，取风池；头左右歪斜，不能挺直，取列缺；头向左下或右下倾斜者，取金门；头不能向前俯者，取风府、悬钟；头不能向后仰者，取水沟、落枕穴。急性肩部肿痛者，取阳陵泉及肩髃、肩髎、肩贞点刺放血；慢性肩痛者，取天宗、臂臑、阳陵泉；肩凝证者，取肩髃、肩髎、肩贞、条口透承山。肘关节疼痛者，取曲池、健侧对应点；腕关节疼痛者，取外关、健侧对应点。胸胁胀痛者，取太冲、阳陵泉、支沟；血瘀者，加章门；肋软骨炎，加健侧对应点；心绞痛者，取至阳、内关、大陵；乳房胀痛者，取乳根、肩井、内关、梁丘；胆绞痛者，取胆囊穴、阳陵泉；胆道蛔虫痛者，取迎香透四白。上腹痛者，取中脘、内关、足三里；侧腹痛者，取阳陵泉、曲泉、太冲；下腹痛者，取关元、中极、三阴交、太冲；绕脐痛者，取百虫窝；脐中痛者，取公孙。实证痛经者，取中极、次髎、地机、中都；虚证痛经者，取关元、脾俞、命门、足三里。急性脊柱痛者，取水沟、风府；急性腰痛者，取腰痛点、扭伤穴、委中；慢性腰痛者，取肾俞、大肠俞、委中、昆仑。坐骨神经痛太阳经痛者，取肾俞、大肠俞、殷门、委中、承山、昆仑；少阳经痛者，取耳穴神门、风池、环跳、阳陵泉。膝关节疼痛者，取内膝眼、犊鼻、阴陵泉、阳陵泉、足三里、鹤顶、承山、委中；膝关节鼠者，取同侧手三里。足跟痛者，取大陵（针尖随足跟疼痛放射方向确定大陵的针刺方向）等。另外，根据《灵枢·经筋》中"以痛为输"的原则，临床上还可以循经探寻压痛点以治之。

八、高血压

（一）提倡辨脉证，从肝论治

高血压见症虽然繁杂，或头晕目眩，或颈项拘强，或头痛失眠，或腰膝酸软，但其舌诊多见舌红苔薄黄或干黄，脉之多弦，或兼细、兼数、兼滑，而舌红苔黄为阳热之象，弦脉为肝脏之脉，故观其症，察舌按脉，知其病变在肝。张智龙主任认为其病变之机，总不离乎肝阳上亢，因此治疗应随证从肝论治。

（二）主张潜镇柔顺，顺肝之性而调之

肝为风木之脏，其性刚劲，内寄相火，体阴用阳，易升易动，故张主任主张其病阳亢升动宜潜镇，风木刚劲宜柔顺。

1. 肝阳易亢，时时潜藏

肝脏体阴而用阳，其阴易虚，其阳易亢，故应时时注意滋阴潜阳。当其阳亢之时，亢阳上越，蒙蔽清窍，非得沉潜之力，不足以引阳归宅，潜阳之法，莫如介类。介类药其性自下而上具有潜降之力，应用石决明、珍珠母咸寒入肝，体重沉潜，以镇其动，而平肝潜阳药为治肝阳上亢必用之药；针刺可取风池、太冲，以潜降亢盛之阳。

2. 亢阳之降，必当重镇

肝阳上亢，气火升腾，有升无降，而石类药其性沉重，有自上而下沉降之力；化石类药其性收摄而潜镇，有安神镇惊、收摄浮阳之功。磁石、赭石性寒质重，寒能泻热，重可镇降，重镇浮阳；生龙骨质重沉降，平肝潜阳。介类石类同用，潜镇同施，融自下而上之潜降与自上而下之沉降于一炉，浮阳焉能不降乎！针刺可取百会、印堂，以通督镇静，重镇肝阳。

3. 肝为刚脏，非柔不克

肝阳鸱张，无不由于水不涵木，肝藏血而属木，肾藏精而主水，肝肾同源，精血互生，滋肾水所以柔养肝体，肝之阴阳能否达到相对平衡，取决于肾水之充足与否，故有"欲阳之降，必滋其阴"（《静香楼医案·上卷》）之说。正如张伯礼院士所言："镇摄潜阳属急则治标之法，而亢阳之降，当滋阴养血培其本。"滋阴可用玄参、女贞子、旱莲草等性凉滋阴之品，补而不腻，滋而润燥，并佐一味杜仲，阳中求阴，补益肝肾；用当归、杭芍养血和血而柔肝平肝，以固肝体。同时亦应重视心胃调补，以麦冬、葛根甘润养阴生津，通过滋养胃阴以荣肝体。阳亢之时，当镇静安神以制亢阳，以夜交藤、炒枣仁养心安神，生心之血，助阴以柔肝。如此滋阴养血以固肝体，柔肝从肾水、胃阴、心血，子母土荣而虑，使肝木柔润，柔肝之体可制其亢，肝阳可无再动之虞。针刺取穴当选太溪、三阴交以滋阴，并佐关元，阳中求阴，补益肝肾；配伍血海、地机养血和血而柔肝平肝，以固肝体；阳亢之时可取内关、大陵镇静安神以制亢阳。

4. 肝喜条达，非顺不降

阳亢火升，皆肝气上逆为患，不顺其气，则火无下降之理，阳无潜藏之道，故欲治亢

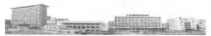

阳，必当顺其气。选用苦辛兼有之药，如佛手、独活、刺蒺藜、野菊花、夏枯草等，辛开苦降，畅达气机，使肝气冲和，条达舒畅，而无冲逆之变。然顺气之法，亦非此一途，肝藏血，血液运行失畅，气亦因之而紊乱，故常佐以辛温之降香、延胡索等理气血之药，辛散血中之气，温通行瘀而调气。又"疏肝当通胃阳"（《沈绍九医话》），腑气一通，肝气肝阳得以随之下降。故凡兼便秘者，以少量生大黄通腑以折其上亢之势（不便秘者用熟大黄），腑通气顺，血压亦因之而降，所以润大便，即降压也。此外，方中必以性善下行之川牛膝，引诸降药协同下行，直达病所，顺肝之用可养其性。针刺取穴可选支沟、阳陵泉以畅达气机。兼便秘者，当辨证治之，实秘者支沟配天枢，热秘者支沟配丰隆，血虚便秘者支沟配照海，气虚便秘者支沟配足三里，虚寒便秘者支沟配气海。

九、痿证（截瘫）

（一）倡痿证属静病，法当以动制静

痿证所表现的肢体痿废不用，属于中医学"静病"范畴。中医学认为"静（阴）"是人体功能活动的基础，反之"静极（阴亢）"就会反侮人体功能活动，使功能活动低下，而表现出一系列功能低下的证候（静病）。根据动静平衡的理论，应采取"以动制静"的方法。故取"动静针法"之"动针法"治疗本病。①取具有兴奋作用的腧穴或反应点；②采用重、深、强的强刺激手法；③留针中不停地运针；④针感宜强，以产生感传为宜。

（二）主张取阳经腧穴为主

1. 治痿首取督脉

督脉为"阳脉之海"，又行于脊里，络肾，上行入脑，脑为"元神之府"，人体的一切功能活动皆赖神之所主。故治痿当首先"扶持"督脉，使阳气旺盛，则神有所养，筋有所柔。临床常取百会、风府、大椎、身柱、筋缩、悬枢、命门、腰阳关，施以捻转提插补法，配以电针，以为君方。

2. 辅以华佗夹脊穴

华佗夹脊穴功善调理脏腑，能疏导阳气，扶督脉之阳，助膀胱经气，使督脉之气能从两侧循环，得以通达，为辅助治疗之臣方。临床常从第2胸椎棘突下旁开0.5寸开始取穴，隔一椎一穴，直至第4腰椎，一侧8穴，共计，16穴。

3. 佐以五脏俞加膈俞

五脏俞和膈俞为脏腑经气输注之处，脏腑气血之盛衰，皆可由此显示出来，故刺之可调理脏腑气血功能，以疏通气血，濡养四肢百骸。

4. 佐以膀胱经和胆经之穴

足太阳膀胱经主筋之所生病，善治筋病；足少阳胆经主骨之所生病，善治骨病。临床常以筋之会阳陵泉与髓之会悬钟相伍，组成强筋壮骨之基本方，配以环跳、肩井、八髎、承扶、委中、承山、昆仑。

5. 治痿不忘阳明

因为阳明经多气多血，为人体气血津液生化之源。阳明经脉总会于宗筋，宗筋具有约束和滑利关节的作用，所以治痿不忘阳明。针灸重取阳明经腧穴，辨证施针，"各补其荥，而通其俞，调其虚实，和其逆顺，筋脉骨肉，各以其时受月，则病已矣"（《素问·

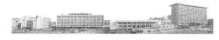

痿论》)。

十、哮喘

1. 先兆期治在风

张智龙主任认为，哮喘乃由于风邪外袭，肺失宣降所致。其先兆期病机关键在于一个"风"字，故治宜祛风散邪为主，辅以宣肺解痉。针刺取大杼、风门、合谷以祛风散邪；肺俞、列缺、鱼际以宣降肺气。中药以炙麻黄、防风、荆芥、苏叶祛风散邪；杏仁、地龙、蝉蜕解痉平喘。

2. 发作期治在气或痰

张智龙主任认为，哮喘之发作主要是由于内有伏痰，复感外邪，当此之时，痰随气升，气因痰阻，互相搏击，阻塞气道，使肺失宣降，引发喘证。此期病机关键在于"痰""气"二字，法当"调气豁痰"，针刺取支沟以调气，与肺俞相伍，以调理肺脏，宣降肺气；取功善化痰之丰隆和功善健脾利湿之阴陵泉相伍，既绝生痰之源，又祛标实之痰。中药以杏仁、白果、枳壳、桔梗宣降肺气，下气定喘；紫菀开肺化痰，款冬花润肺化痰，茯苓健脾化痰，热痰者可加川贝、全瓜蒌，寒痰者加半夏、白芥子。

3. 缓解期治在虚

张智龙主任认为，哮喘缠绵反复，常常病损肺肾，使精气内伤，纳气无权，宣降失司。此期病机关键在于一个"虚"字，即肺肾之气虚，法当补益肺肾、纳气定喘。重灸肺俞、肾俞、关元、膏肓四穴，意在补虚损之气，更借重灸法温热之气以助阳气，增强抗病之能力，防止哮喘之复发。中药以四君子汤加黄芪、五味子补后天，肾气丸、蛤蚧、虫草补先天。

此外，哮喘反复，常恐内有瘀血阻塞气道，宜酌加桃仁、当归、坤草、地龙等养血活血之品。另外，肺与大肠相表里，治喘之要，务使大便通畅，使腑气通则肺气降。

十一、八种针法简介

张智龙主任从医30余年来，致力于脑血管病和糖尿病并发症的研究，研发了"调理脾胃针法""调神益智针法""项腹针法""动静针法""深刺纳阳针法""养血柔肝针法""调神止痛针法""意气针法"等针法和"通脑灵颗粒"等5个院内制剂，以及"复脑膳"和"分级功能训练法""移情易性护理法"等调护方法。现将8种针法简介如下。

(一) 调理脾胃针法

取穴：中脘、曲池、合谷、足三里、阴陵泉、三阴交、丰隆、血海、地机、太冲。

操作：中脘、血海、太冲施以平补平泻之法；足三里、阴陵泉、三阴交施以徐疾提插补法；曲池、合谷、丰隆、地机施以徐疾提插泻法。

(二) 调神益智针法

取穴：水沟、四神聪、神庭、大陵、内关、然谷、血海、太冲。

操作：针刺深度以得气为度，四神聪、神庭、血海、然谷、太冲施以平补平泻之法；内关施以徐疾提插补法；水沟、大陵施以徐疾提插泻法。

(三) 项腹针法

取穴：风府、大椎、风池、天柱、百劳、滑肉门、天枢、外陵、中脘、关元。

操作：各穴采用重、深、强的刺激手法。针感宜强，留针中不停地或间断施以手法，

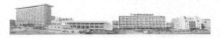

可选用电针以加强针感和感传；针刺手法宜重，可采用提插捻转等强刺激手法；针刺深度宜深。

（四）动静针法

1. 动针法

取穴：取具有兴奋作用的腧穴或反应点，如水沟、百会、足三里、至阳、关元、命门等穴；或者于瘫痪肢体的上部寻按反应点，以按之瘫痪肢体有抽搐跳动现象为是。

操作：要采用重、深、强的强刺激手法。针感宜强，留针中不停地或间断地施以手法（动留针）。具体来说，动针法操作时，针刺手法宜重，可采用雀啄术、捣针法、透穴针法、提插捻转等多种强刺激手法。针刺深度宜深，针感宜强，以产生感传或肢体抽搐跳动为佳。留针中不停地或间断地行针施以手法，可接电针以加强针感和感传。

2. 静针法

取穴：取具有镇静作用的腧穴或反应点，如督脉的印堂、神庭、风府、大椎、身柱、筋缩，以及具有镇静作用的后溪、申脉、合谷等穴；或者于痉挛抽搐的部位寻按反应点，以按之痉挛抽搐停止减轻为是。

操作：要采用轻、浅、微的弱刺激手法。针感宜轻微，似有似无；留针时间宜长，留针中不施手法（静留针）。具体来说静针法操作时，针刺手法宜轻，进针出针，徐入徐出，同精导气。针刺深度宜浅，针感宜微，似有似无。行针留针中不施手法。

（五）深刺纳阳针法

取穴：崇骨、廉泉、旁廉泉，其中旁廉泉为双侧取穴。

操作：廉泉、旁廉泉刺向舌根方向，深度以得气为度，施以提插捻转平补平泻法；针刺崇骨穴时，要把握"由浅入深，深而留之"的针刺方法，是取得良好疗效之关键。首先，要"由浅入深，推内之阳"，即针刺时针向咽喉方向，意守针尖，徐徐下针寻气，得气后，以意领气，将针由浅入深推进，使阳分之气引至阴分。其次，要"深而留之，疏利阴分"，即针刺崇骨穴，不仅要由浅入深，而且针刺深度要达到 50～75mm，只捻转不提插。

（六）养血柔肝针法

取穴：支沟、阳陵泉、血海、足三里、阴陵泉、三阴交、太冲。

操作：支沟、阳陵泉、太冲施以平补平泻之法；血海、足三里、阴陵泉、三阴交施以徐疾提插补法。

（七）调神止痛针法

取穴：水沟、内关、耳穴神门。

操作：进针深浅以得气为度，水沟向上斜刺 0.3～0.5 寸，并施以雀啄术；内关、耳穴神门施以平补平泻。

（八）意气针法

1. 意气进针法

术者端正姿态，调整呼吸，心神内守，押手中指垂按于所选腧穴之旁，拇、食二指夹持针体，刺手拇、食二指夹持针柄，属意病者。待押手感到欲刺处"气血宣散"后，属意刺手指端与针之着力点，然后刺手一捻一插，使针尖迅速刺透表皮，同时押手中指抬离皮肤。最后意守针尖，稍待方可徐徐下针。

2. 意气行针法

进针后，术者意守针尖，针入所欲深度后，使之得气，守气勿失，继而拇指向前捻针（约180°），紧捏针柄，保持针体挺直不颤动，意守针尖，静引气聚（待针下有跳动感时，说明经气已聚），然后以意行气，将经气缓慢输送到病所（病处有酸、麻、胀或舒适轻松之感，说明经气已达病所）。

3. 意气热补法

术者先施以意气进针法，针入得气后，慎守勿失，全神贯注于针尖，将针小幅度徐进疾退提插3~5次，最后以插针结束，不分天、地、人。继而拇、食指朝向心方向微捻其针（约180°），紧捏针柄，保持针体挺直不颤动，意守针尖，以意行气至病所，而后守气，使气聚生热（阳盛则热）。

4. 意气凉泻法

针入得气后，慎守勿失，全神贯注于针尖，将针小幅度疾进徐退提插3~5次，最后以提针结束，不分天、地、人。继而拇、食指朝离心方向微捻其针（约180°），紧捏针柄，保持针体挺直不颤动，意守针尖，以意将气四散之，使气散而凉。

医案选介

一、喑痱

王某，男，47岁，中学校长，2006年1月9日初诊。

主诉及病史：吞咽困难1月余。患者于1个月前因劳累及饮酒后出现饮食水返呛，不能咽食水，步态不稳，查头颅CT及核磁共振示右侧小脑及脑干梗死，经1个月治疗后，肢体症状改善，但仍不能咽食水，故来我科诊治收入院。现症：神清，饮食水返呛，吞咽困难，每日鼻饲流质约500mL，吐大量白色痰涎，胃脘部烧灼感，右侧肢体活动乏力，寐可，大便7日一行，小便量少。

查体：咽反射减弱，软腭上提欠灵活，舌肌无萎缩及震颤；左侧肢体肌力4级，痛触觉减弱，左巴氏征（＋）、右霍夫曼征（＋）。舌暗苔白微腻，脉弦滑。

辅助检查：头颅核磁共振示右侧小脑、脑干梗死。

西医诊断：①脑梗死（恢复期）。②假球麻痹。

中医诊断：①中风（中经络）。②喑痱。风痰瘀阻。

治法：豁痰息风，化瘀通络。

处方：温胆汤加减，合调理脾胃针法。

清半夏15g，陈皮15g，竹茹10g，枳实10g，茯苓20g，桔梗15g，川朴15g，大黄15g，牛蒡子15g，射干15g，炙甘草30g。7剂，日1剂，水煎服400mL，早晚分服。

针刺取穴：中脘、曲池（双）、合谷（双）、血海（双）、足三里（双）、丰隆（双）、阴陵泉（双）、三阴交（双）、太冲（双），加崇骨、廉泉、旁廉泉、支沟（双）、天枢（双）。

所选穴位常规消毒，针刺深度以得气为度，得气后太冲、丰隆、血海、支沟、天枢施以徐疾提插泻法；余穴均施以平补平泻法；崇骨施以深刺纳阳针法。留针 30 分钟，每日 2 次。

二诊：2006 年 1 月 16 日。患者饮食水略有改善，胃部烧灼感减轻，大便 3 日一行，舌红苔白，脉弦滑。继以前法治疗，上方加槟榔 15g。针刺同前。

三诊：2006 年 1 月 23 日。患者可进半流质饮食，咳吐痰涎减少，大便 2～3 日一行，胃脘部无不适感，舌暗苔白，脉弦细，效不更方，继以前法治疗。

四诊：2006 年 2 月 6 日。患者经近 1 个月治疗，诸症尽除而告愈。

【按】喑痱属窍病，乃阳失温煦，痰浊瘀血搏结窍道所致。故以温胆汤合调理脾胃针法恢复脾胃升降运化之功，以绝痰湿生化之源，治其本；深刺崇骨，"内阳以和阴，从阳引阴"，通关利窍，治其标。

二、面肌痉挛

贾某，女，46 岁，教授，2012 年 12 月 12 日初诊。

主诉及病史：左侧颜面部不自主痉挛 3 年。患者 3 年前无明显诱因出现左面部肌肉不自主抽动，近日因抽动加重来诊。现症：左面部肌肉不自主抽动，劳累和情绪激动时明显，纳可，寐安，二便调。舌淡苔薄，脉弦细。

西医诊断：原发性面肌痉挛。

中医诊断：面肌润动。血虚风动。

治法：养血柔肝，息风止痉。

针刺取穴：风池（双）、攒竹（左）、四白（左）、下关（左）、听宫（左）、血海（双）、足三里（双）、阳陵泉（双）、三阴交（双）、申脉（双）、照海（双）、太冲（双）。

以上穴位采用静针手法，留针 50 分钟，每日 1 次。

患者经过 3 个月的治疗，面部肌肉抽动频率、幅度大为减轻，现偶有面部肌肉抽动。

【按】面肌痉挛属"动病"范畴，"动极者镇之以静"，故采用静针法，每获效验。临证时当注意辨别"真动"与"假动"，真动者采用静针法以静制动，假动者采用动针法以动制动。此例属于真动者，故施以静针法而收功。

三、眩晕

刘某，男，65 岁，离休，2015 年 8 月 2 日初诊。

主诉及病史：头晕，周身乏力 1 年余。患者 1 年前无明显诱因出现头晕嗜睡，周身乏力，曾经多方治疗，效果不显，经人介绍来诊。现症：头晕乏力，嗜睡懒言，心烦易怒，腰膝酸软，步履蹒跚，口干欲饮，纳呆，大便干。

既往史：脑梗死病史 2 年。

查体：血压 170/100mmHg。舌红少苔，脉沉细。

西医诊断：①高血压 3 级。②脑梗死。

中医诊断：眩晕。阴虚阳亢。

治法：滋水涵木，平肝潜阳。

处方：熟地黄 20g，玄参 30g，麦冬 15g，女贞子 15g，旱莲草 15g，白芍 30g，石斛 15g，生龙骨 30g（先煎），生牡蛎 30g（先煎），珍珠母 30g（先煎），石决明 30g，丹参

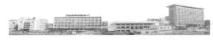

15g，川牛膝60g，鸡血藤30g，大黄10g，炙甘草15g。7剂，日1剂，水煎服400mL，早晚分服。

二诊：2015年8月9日。患者经1周治疗后，头晕嗜睡、心烦易怒明显改善，余症同前，舌暗红苔薄，脉沉弦。效不更法，继前治疗。

三诊：2015年8月23日。患者诸症基本消失，步履轻盈，饮食、二便正常，舌暗红苔薄，脉沉细。原方去石斛、大黄、珍珠母、鸡血藤，加山药15g，枸杞子15g，诸药提纯研末，每次1匙，每日2次，以巩固疗效。

【按】眩晕其病在肝，"诸风掉眩，皆属于肝"，故治从肝论。阳亢升动宜潜镇，风木刚劲宜柔顺，当时时注意滋阴潜阳，介石类同用，潜镇同施。又肝阳鸱张，无不由于水不涵木，故欲阳之降，必先滋其阴，滋阴养血柔肝之体，以制其亢。

四、消渴

谢某，女，60岁，退休，2015年10月20日初诊。

主诉及病史：周身乏力，口渴一月余，加重1周。患者素有高血压、糖尿病史，1个月前无明显诱因出现周身乏力，口渴，自服二甲双胍，症状未见明显好转而来诊。现症：神疲乏力，多寐易醒，口渴多汗，纳呆便溏。舌淡暗苔白腻，脉沉细。

辅助检查：空腹血糖8.4mmol/L，餐后2小时血糖16.26mmol/L。

西医诊断：2型糖尿病。

中医诊断：消渴。脾虚湿盛。

治法：健脾和中，化湿降浊。

处方：调中降糖方加减，合调理脾胃针法。

生黄芪30g，丹参15g，黄连30g，苍术10g，葛根15g，党参15g，姜黄15g，茯苓20g，僵蚕10g，蝉蜕5g，佩兰15g，柴胡15g，炙甘草15g。7剂，日1剂，水煎服400mL，早晚分服。

针刺取穴：中脘、曲池（双）、合谷（双）、血海（双）、足三里（双）、阴陵泉（双）、地机（双）、丰隆（双）、三阴交（双）、太冲（双）。

所选穴位常规消毒，针刺深度以得气为度，得气后诸穴均施以平补平泻法，留针30分钟，每日1次。

二诊：2015年10月27日。患者乏力，纳呆便溏，多汗症状明显减轻，夜寐尚可，舌暗苔白，脉沉滑，继前治疗。

三诊：2015年11月4日。患者乏力、口渴多汗症状消失，纳可口苦，夜寐可，二便调，舌暗红苔薄，脉弦细。空腹血糖6.8mmol/L，餐后2小时血糖7.8mmol/L。

上方去佩兰、茯苓，加枳壳15g，赤芍15g。

四诊：2015年11月11日，患者诸症消失而告愈。

【按】脾虚湿盛是2型糖尿病的易患因素，在激惹因素作用下，可导致脾胃升降功能失常而发消渴。调理脾胃，恢复其升降运化功能，是治疗2型糖尿病的关键。故以调中降糖基础方合调理脾胃针法，健脾燥湿，恢复脾胃运化和升清降浊之功能，针药并用而奏效。

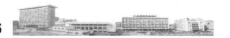

五、痫证

蔡某，男，16 岁，学生，2004 年 10 月 6 日初诊。

主诉及病史：阵发性昏仆，四肢抽搐 6 年。癫痫病史 6 年，先后就诊于多家大医院，予以妥泰、德巴金等治疗，病情未能明显控制，每于劳累、精神紧张后发作。现症：精神正常，智力较前略有下降，癫痫每于夜间睡时发作，发时啼鸣，四肢抽搐，5～8 分钟后自行缓解，无不适，饮食、二便正常。舌红苔薄黄，脉弦细。

西医诊断：原发性癫痫。

中医诊断：痫证。气郁痰阻。

治法：疏肝豁痰，安神定痫。

处方：柴桂温胆定志汤加减。

柴胡 15g，黄芩 15g，党参 15g，半夏 15g，茯苓 20g，陈皮 15g，枳实 15g，竹茹 10g，菖蒲 30g，郁金 30g，桂枝 10g，赤芍 15g，钩藤 30g（后下），炙甘草 15g，川牛膝 30g，远志 30g，炒枣仁 30g，夜交藤 30g，生龙骨 30g（先煎），生牡蛎 30g（先煎），生姜 4 片，大枣 4 枚。14 剂，日 1 剂，水煎服 400mL，早晚分服。

二诊：2004 年 10 月 20 日。经服前方 14 剂后，日夜癫痫未发，继以原方 10 剂，服如前法。

三诊：2005 年 4 月 14 日。患者经近半年中药治疗，癫痫一直未发，虽经考试、运动等精神紧张、劳累之诱因，癫痫一直未再发作，舌质微红苔薄，脉弦细。

停用得理多，妥泰改为 100mg，德巴金 1 片。中药原方去茯苓、陈皮、枳实、竹茹，加黄连 10g、阿胶 12g（烊化）以安神。

四诊：2005 年 6 月 22 日。患者又经两月余治疗，癫痫一直未发，学习生活一切如常，舌淡红苔薄，脉弦。

德巴金 1 片，每晚 1 次；妥泰 50mg，每晚 1 次。继守前方，中药改为 1 剂药三煎，分 4 次 2 日服用。

五诊：2005 年 9 月 20 日。患者又经 3 个月治疗，癫痫仍未发作，舌淡红苔白，脉弦。停用德巴金，只服用妥泰 50mg，每晚 1 次。中药原方研末服用，每日 2 匙，以巩固疗效。

【按】该患者癫痫之发，始于其母难产，发作每于夜间啼呼、抽搐，故知病在肝，《素问·阴阳应象大论》云"肝在声为呼"，"在体为筋"，且其舌红苔薄黄、脉弦细，亦为肝郁之征象。故当从肝论治，以柴桂温胆定志汤和枢机、解郁结、畅三焦，平肝豁痰，安神定痫而收效。

六、不育症

Halip Yuuans，男，28 岁，1993 年 1 月 4 日初诊。

主诉及病史：结婚 5 年不育。患者结婚 5 年不育，其妻检查正常，曾多方在国内外治疗，未效。听闻中国医生来土耳其医院工作，而求针灸治疗。现症：性生活时阳强不倒，须进行第二次时方正常，伴头重体倦，多痰自汗，饮食二便正常。舌红，苔黄腻、中根部剥脱，脉沉弦。

辅助检查：精液检查精子数 4200000/mL，mikta 2.5～3mL，viskozito（黏度）yapis-

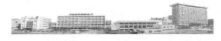

kan（黏）。pH 7.3，snilamazamani 15。

西医诊断：不育症。

中医诊断：不育证。湿热痰阻。

治法：清热利湿，化痰通络。

针刺取穴：中极、足三里（双）、阴陵泉（双）、丰隆（双）、三阴交（双）、太冲（双）。

所选穴位常规消毒，针刺深度以得气为度，得气后中极、丰隆、太冲施以徐疾提插泻法，余穴施以平补平泻法，留针30分钟，每日1次。

二诊：1993年1月19日。患者经15次治疗后，性交正常，头重体倦、多痰自汗消失，腰膝酸软，舌淡红苔薄，脉沉细。此湿热痰浊已去，而肾虚显现，法当补肾益精，原穴去中极，加关元、气海、大赫（双）、太溪（双）。其中关元、足三里施以意气热补法。

三诊：1993年2月18日。患者经月余治疗，无不适感，精液检查精子数23000000/mL，mikta 3.2mL，viskozito normal，pH 7.4，snilamazamani 20。效不更方，继前治疗。

四诊：1993年3月24日。患者又经月余治疗，精子数升至34000000/mL，未再来治疗。

五诊：1993年5月13日。患者来谢，述其妻检查已怀孕2个月。

【按】该病初期责之于湿热痰阻，故针泻中极以"洁净府"，使湿由小便而去；刺足三里、阴陵泉、三阴交健脾化湿，以绝痰湿之源；泻丰隆以化痰；泻太冲以理气通络。诸穴合用，湿热痰浊速去。而湿热蕴久易伤阴，湿盛则阳微，使后期肾虚显现，治当补肾益精。故独去清利之中极，而留健脾诸穴补后天以养先天；加补关元、气海、大赫、太溪补肾益精，阴阳并调。法因证立，穴随法出，痰湿得化，精窍通利，精血充足，阴阳调和，故能孕育。

七、儿童抽动症

季某，男，8岁，学生，2016年11月15日初诊。

主诉及病史：左侧面部不自主抽动2个月。患儿六七岁时常坐立不安，于某医院就诊，诊为多动症，予理疗等治疗，效果不佳。现症：上课精神不集中，左侧面部不自主抽动，反复出现眨眼、吸鼻动作，自幼常有湿疹，多发生在束腰处，近期右腋下皮肤瘙痒，后搔抓破溃，多食，寐可，动则汗出，二便调。舌暗苔白，脉沉滑。

西医诊断：儿童抽动症。

中医诊断：慢惊风。脾虚肝旺。

治法：息风化痰，健脾化湿。

处方：天麻6g，钩藤10g，炒僵蚕10g，生龙骨30g（先煎），生牡蛎30g（先煎），珍珠母30g（先煎），清半夏10g，胆南星10g，茯苓15g，石菖蒲15g，制远志10g，赤芍10g，白术10g，山药10g，北柴胡10g，乌梅10g，防风10g，蝉蜕5g。7剂，日1剂，水煎服400mL，早晚分服。

二诊：2016年11月22日。患儿经1周治疗后，右腋下皮疹消退，局部抽搐频率减少，易饥多食，余可。舌暗红，苔薄，脉沉细。

前方去柴胡、乌梅、蝉蜕、防风，加木贼10g，玄参15g，野菊花10g。继以7剂。

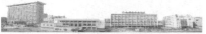

三诊：2016 年 11 月 29 日。患儿局部抽搐频率明显减少，注意力较前集中，纳食仍偏多，偏嗜甜食，寐可，二便调。舌红，苔白滑，脉沉细。

前方去山药，加黄芩 10g，威灵仙 5g。

四诊：2016 年 12 月 13 日。患儿经 14 剂治疗后，面部抽搐症状已基本消失，纳可，寐安，二便调。继以前方 7 剂巩固治疗。

五诊：2016 年 12 月 21 日。来诊看皮肤湿疹，诉抽搐之症未再复发。

【按】《小儿药证直诀·肝又风甚》指出："凡病或新或久，皆引肝风，风动而上于头目，木属肝，肝风入于目，上下左右如风吹，不轻不重，儿不能任，故目连劄也。"脾虚则肝旺，肝风夹痰上扰走窜，故出现面部肌肉抽动。审证求因，从肝脾论治，故以健脾化湿，息风化痰之法治之而告愈。

八、多发性硬化

宋某，女，59 岁，退休，2015 年 1 月 5 日初诊。

主诉及病史：四肢乏力伴感觉异常 2 周余。患者 2 周前无明显诱因出现肢体麻木乏力，并伴有肢体感觉异常，诊为多发性硬化，予以静滴甲基泼尼松龙注射液及口服泼尼松等治疗，上述症状无明显改善，遂转诊于我科。现症：神清困乏，四肢末端麻木及寒凉感，纳可，便秘，夜寐欠安，留置导尿。

查体：双上肢肌力 4 级，双下肢肌力 3 级，肌张力可，左上肢、双下肢肌容量减少，双侧肱二头肌反射亢进，双巴宾斯基征阳性，双足痛觉减弱。舌淡暗，苔白腻，脉沉细。

辅助检查：胸腰椎 MRI 示 C2～C7 颈髓异常信号影，T4、T8、T9 脊髓异常信号影，符合多发性硬化改变。

西医诊断：多发性硬化。

中医诊断：痿证。阳虚血瘀。

治法：温阳祛湿，活血通络。

针刺取穴：大椎、身柱、命门、腰阳关、夹脊穴（双）、脾俞（双）、肾俞（双）、膈俞（双）、阳陵泉（双）、悬钟（双）、环跳（双）、委中（双）、承山（双）、足三里（双）、丰隆（双）。

颈夹脊、腰夹脊采取电针通电，余穴施以平补平泻法，留针 30 分钟，日 1 次。

二诊：2015 年 1 月 19 日。经 2 周治疗后，四肢困乏、麻木及寒凉感明显改善。

三诊：2015 年 3 月 9 日。经 6 周治疗后，大便能自行排下，无需助便。

四诊：2015 年 4 月 7 日。又经 1 个月治疗后，撤除尿管，可自行排尿，余症状基本消失。双下肢肌力 4⁺级，肌容量可，随访半年未见复发加重。

【按】《素问·生气通天论》曰："阳气者，精则养神，柔则养筋。"此患者阳气虚损，筋无以濡养，阳虚失煦，故出现一系列病症，根据"治痿首取督脉，辅以华佗夹脊穴，佐以五脏俞加膈俞，佐以膀胱经穴和胆经之穴，治痿不忘阳明"的观点而收效。

论 著

一、论文

张智龙主任发表论文 100 余篇，择要列目如下：

[1] 张智龙．透穴针法初探．中医杂志，1987（1）：52 - 54．

[2] 张智龙．从东垣针法看李东垣对《内经》的继承和发展．天津中医院学报，1988（1）：8 - 11．

[3] 张智龙．意气热补法治疗坐骨神经痛 60 例．山西中医，1988，4（1）：39 - 40．

[4] 张智龙．面瘫针刺规律愚见．贵阳中医学院学报，1988，39（3）：17 - 18．

[5] 张智龙．支沟穴在临床上的应用．山西中医，1988，4（5）：47 - 48．

[6] 张智龙．对丝竹空穴临床应用的体验．天津中医学院学报，1989（2）：30 - 32．

[7] 张智龙．刘方英治喘经验．江西中医药，1989，20（4）：7 - 8．

[8] 张智龙．肺经经穴主咳之辩．天津中医学院学报，1989（3）：36 - 37．

[9] 张智龙．平补平泻针法治疗中风后遗症 206 例．针灸临床杂志，1989（4）：22．

[10] 张智龙．意气针法治疗癫痫 35 例临床观察．天津中医，1990（1）：30 - 31．

[11] 张智龙．意气热补法治疗类风湿性关节炎 66 例临床观察．天津中医，1990（4）：23 - 24．

[12] 张智龙．刺络放血法治疗肺心病急发期 60 例疗效观察．中国针灸，1990，10（5）：11 - 13．

[13] 张智龙．浅谈意气针法．山西中医，1990，6（2）：31 - 33．

[14] 张智龙．针灸防治慢性肾病患者激素副反应之规律探讨．天津中医学院学报，1991（2）：40 - 41．

[15] 张智龙．刘文泉老中医偏针止痛经验．中医文献杂志，1991，24（3）：34，12．

[16] 张智龙．"动极者镇止以静"的临床应用体会．山西中医，1991，7（4）：35 - 36．

[17] 张智龙．针刺臂臑穴治疗麦粒肿 32 例临床观察．新中医，1991（6）：33 - 34．

[18] 张智龙．血海穴活血化瘀功能的临床研究．中国针灸，1992，12（4）：24 - 27．

[19] 张智龙．针刺血海对脑梗死血液流变学影响的临床观察．实用中西医结合杂志，1992，5（9）：518 - 520．

[20] 张智龙．支气管哮喘分期针治规律管见．天津中医学院学报，1993，12（1）：16 - 17．

[21] 张智龙．李毓麟教授治疗中风病经验．山西中医，1993，9（增刊）：2．

[22] 张智龙．针刺加强药物降低脑卒中颅压作用的临床研究．中国针灸，1995，15（4）：1 - 3．

[23] 张智龙．针刺治疗慢性肾炎 54 例临床观察．天津中医，1996，13（2）：

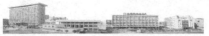

13 – 15.

[24] 张智龙. Acupuncture + Medication Versus Medication Alonein Lowering, International Pressurein Apoplectic Patients. 国际临床针灸杂志, 1996, 7 (1): 17 – 21.

[25] 张智龙. 景岳动静论在针灸临床应用. 中国针灸, 1996, 16 (3): 49 – 50.

[26] 张智龙. Observationon Therepeutic Effects of Blood – Letting, Puncture with Cupping, in Acute Frigeminal Neuralgia. 中医杂志（英文版）, 1997, 17 (4): 272 – 274.

[27] 张智龙. Acupuncture Treatment of Type Ⅱ Diabetes Complicated CerebralInfarction: AClinical Study. 国际临床针灸杂志, 1997, 8 (1): 5 – 12.

[28] 张智龙. 雀啄术初探. 中国针灸, 1998, 18 (8): 501 – 503.

[29] 张智龙, 赵淑华. Effects of Middle Jiao – Regulation Acupuncture on NIDDM Patients with Lipodystrophy. 国际临床针灸杂志, 1999, 10 (2): 113 – 117.

[30] 张智龙. Categorial Identification of Disorders of Spleen and Stomach. 国际临床针灸杂志, 1999, 10 (4): 389 – 391.

[31] 张智龙. 针刺对 2 型糖尿病胰岛素抵抗影响的临床研究. 中国针灸, 2002, 22 (11): 723 – 724.

[32] 张智龙. 中风病（2）——中风早期的辨证施治. 中国针灸, 2004, 24 (6): 409.

[33] 张智龙. 浅谈截瘫针刺治疗规律. 中国针灸, 2004, 24 (10): 738.

[34] 张智龙, 吉学群, 薛莉. 针刺治疗哮喘急性发作期临床观察. 中国针灸. 2005, 25 (3): 158 – 160.

[35] 张智龙. 针灸治疗面瘫何时介入最好. 中国针灸, 2005, 25 (8): 555.

[36] 张智龙. 石学敏院士御神思想管窥. 中国针灸, 2005, 25 (12): 867 – 869.

[37] 张智龙, 吉学群, 张文柱, 等. 通脉降糖胶囊治疗 2 型糖尿病合并脑梗死 60 例临床研究. 中医脑病杂志, 2005, 2 (3): 275 – 278.

[38] 张智龙, 张玉红, 于颂华, 等. 调理脾胃针法治疗糖尿病视网膜病变对照研究. 中国针灸. 2006, 26 (2): 839 – 842.

[39] 张智龙. 《素问》"凡刺之真，必先治神"临床发微. 中医杂志, 2007, 48 (6): 498 – 499.

[40] 张智龙. 电针支沟穴治疗便秘之气秘多中心随机对照研究. 中国针灸, 2007, 27 (7): 475 – 478.

[41] 张智龙. "司外揣内"的意义与临床应用. 天津中医药大学学报, 2007, 26 (4): 176 – 178.

[42] 张智龙, 吉学群, 张萍. 调理脾胃针法对糖尿病肾病早期干预及对肾脏保护机制: 随机对照研究. 中国针灸, 2007, 27 (12): 875 – 880.

[43] 张智龙. 张伯礼教授治疗高血压病经验. 天津中医药, 2008, 25 (1): 4 – 5.

[44] 张智龙. 调理脾胃针法治疗 2 型糖尿病合并冠心病: 随机对照. 中国针灸, 2008, 28 (9): 629 – 633.

[45] 张智龙. 十二经脉气血盛衰变化临床意义初探. 中国针灸, 2010, 30 (10):

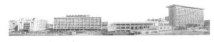

859 - 862.

［46］张智龙，赵淑华，陈国华，等．深刺崇骨穴为主治疗中风后吞咽困难：随机对照研究．中国针灸，2011，31（5）：385 - 389.

［47］张智龙，陈宏，吉学群，等．2 型糖尿病慢性并发症中医证候特点分析．中医杂志，2011，52（16）：1379 - 1382 + 1386.

［48］张智龙，赵淑华，李鑫，等．调理脾胃法对糖尿病肾病患者淋巴细胞损伤的修复．中国针灸，2013，33（12）：1065 - 1070.

［49］张智龙，杨元庆．《黄帝内经》五脏苦欲补泻理论临床应用举隅．中医杂志，2013，54（18）：1602 - 1604.

［50］张智龙，赵淑华，吉学群，等．项腹针治疗脑卒中后偏瘫痉挛状态的随机对照研究．天津中医药杂志，2014，31（1）：8 - 13.

二、著作

［1］张智龙．汉英对照针灸治疗糖尿病．上海：上海科学技术出版社，2007.

［2］张智龙．针灸临床穴性类编精解．北京：人民卫生出版社，2009.

［3］张智龙．五味斋医话医案．天津：天津科学技术出版社，2009.

［4］张智龙．细说经络辨证．北京：人民军医出版社，2015.

［5］张智龙．名中医教你开药方 2．北京：北京科学技术出版社，2016.

［6］张智龙．针法秘钥．北京：北京科学技术出版社，2018.

【整理者】

丁娅杰　女，1989 年出生，天津中医药大学硕士研究生在读，师从张智龙教授。

毛 静 远

名家传略

一、名家简介

毛静远，男，1962年2月5日出生，汉族，山西柳林人，中国共产党党员，医学博士，天津中医药大学第一附属医院主任医师、教授、博士研究生导师，主要从事中医、中西医结合心血管内科临床、教学及科研工作。现任天津中医药大学第一附属医院院长，教育部"中医药防治心血管疾病研究"创新团队带头人，冠心病国家中医临床研究基地执行负责人，国家中医药管理局心血管重点学科、重点专科带头人。先后获得国家中医药管理局首批"全国优秀中医临床人才"、天津市中青年名中医、天津市"十五"立功奖章获得者、天津市优秀科技工作者、天津市有突出贡献专家、享受国务院特殊津贴专家等荣誉称号。目前兼任国务院学位委员会第七届中医学学科评议组成员，中华中医药学会科学技术奖励评审专家，中华中医药学会心血管病分会、中国中西医结合学会心血管疾病专业委员会、中国医师协会中西医结合医师分会心血管病学专家委员会副主任委员，世界中医药学会联合会介入心脏病专业委员会副会长、天津市中医药学会心血管病专业委员会主任委员、天津市心脏学会副会长等职务，同时兼任《中华心力衰竭和心肌病杂志》副主编、《中西医结合心脑血管病杂志》编委及 *Journal of Chinese Integrative Medicine* 审稿人等。

二、业医简史

毛静远教授1976年高中毕业，1977年参加工作，在县建筑公司当工人。1978年考入山西医学院（现山西医科大学）中医大学班，在5年本科学习期间，从医学史到各家学说，从解剖组胚到三理一化，从中医基础到四部经典，无不精心钻研，全面把握，为今后的临床学习工作奠定了扎实的中西医理论基础；同时，还特别注重相关知识的拓展，不但参阅中西医专业相关书籍和杂志，对哲学、逻辑学、系统论、控制论、信息论、思维科学方法、科研方法学等也进行了广泛学习，记录了大量的卡片、笔记，为后来的科研工作奠定了知识、思维和方法基础；从中西医学习需求出发，在古汉语、英语方面也狠下工夫，除了教材外，自己订购了相关的杂志、书籍，语言能力迅速提升，对后来从事医、教、研工作受益良多。在1年的生产实习中，他认真参加内、外、妇、儿、皮等各科中西医临床实践，合理规划时间，夜以继日坚持在临床。一方面勤学苦练，充实自己；另一方面在各科中西医专家老师的悉心指导下，不断地学习–实践–请教–揣摩–总结，把所学知识与临床实践融会贯通，让所学知识得到系统活化，让自己的中西医临床实践能力得到锤炼。

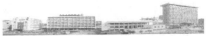

1983 年 12 月毕业后,他被分配到山西省吕梁地区人民医院做医生,在没有处方权的半年内,主动要求在医院中西药房工作,通过药房工作不但熟悉了中西药物调剂,更对全院医生的能力水平有了全面了解,其后参与组建了医院的中西医结合科,凭借对疾病诊断技能的精准把握,在全院多次病例讨论中,能够全面分析疾病的诊断思路及治疗方法,赢得了全院前辈及同事的认可、尊重和赞扬。1986 年,毛静远教授考取天津中医学院(现天津中医药大学)研究生,主修中医内科学心血管病专业,师从伊永禄教授,期间根据自己的学习体会,提出中医临床研究生知识结构建立的模型;参加了"全国中医研究生学术研讨会",提出"同证异治"的论治观;参加了第一届中西医结合心血管会议,在会议讨论中得到与会中西医名家的好评;根据冠心病危险因素相关文献资料和临床体会,提出"阴虚是冠心病发生、发展的始动因素"的学术见解;参加研究生辩论赛,取得优胜团队和最佳辩手的表彰,在校期间写出并先后发表论文 3 篇,并开始为《国外医学——心血管疾病分册》译文。

1989 年研究生毕业后,留天津中医学院第一附属医院工作,先后在伊永禄、阮士怡等教授的指导下,在内科部从事临床工作,因工作能力较强,得到同事的一致肯定。1992 年,调入急症部,在卢绍强、罗莉等主任的指导下,作为主治医生负责 ICU 的日常工作,建立相关工作规范,得到了前辈及上级医师的认可。1995 年,调回内科部,担任主治医师负责医疗小组的工作,在此临床工作期间,受中西药物合用较为普遍的启发,开始关注中西药物相互作用问题,由此切入中药药代动力学等问题的思考和探索,并得到刘昌孝教授的指导,形成了中西结合药动学的研究思路。1997 年,应医院发展需要,利用半年多时间编译了近 40 万字的《中医基础》《中国医学史》英文讲义,被派往挪威用英语进行中医教学工作,为中医药的普及及传播做出了一份努力,为医院赢得了荣誉。回国后,一直保持追踪国内外心血管研究的新进展,认识到医院在心血管疾病现代诊疗技术方面的欠缺,于 1999 年申请赴北京阜外心血管病医院进修,见识了著名心血管内外科专家的临床思维和诊疗水平,学习了包括冠心病、心律失常、先心病(先天性心脏病)等疾病的介入诊疗技术。2000 年医院分立心血管病专科,她被任命为科主任后,及时开展了心血管疾病介入诊疗工作。2001 年赴日本进修心血管疾病介入诊疗等技术,进一步提升了自身的技术能力。2003 年攻读天津中医药大学博士研究生学位,师从张伯礼教授;2004 年获得全国首批优秀中医临床人才研修项目资助,得到王永炎教授、任继学教授等前辈的指导,使个人的临床和科研能力得以进一步提升。

三、主要贡献

毛静远教授从事中医药防治心血管疾病工作 30 余年,在冠心病、心力衰竭、心律失常、血压病(高血压、低血压)等疾患的中医及中西医结合诊疗方面,积累了丰富的临床经验。

(一)疾病研究

冠心病诊疗方面,毛静远教授在全国范围内组织了冠心病中医病因及证候临床流行病学调查研究,构建了中西医结合冠心病单元的规范诊疗体系,提出了"养血、活血、通络"防治冠心病 PCI 术后并发症的治疗方法;心力衰竭诊疗方面,研制了心力衰竭中西结合分期辨治方案,提出了"补虚泻实是常法,用药方略要平和"的用药理念;心脏 X

综合征诊疗方面，提出了"理气、化痰、活血"的新治法，取得了良好的临床效果。

(二) 学术创新

毛静远教授提出了"中西结合药动学"系列研究思路并付诸实践，从中西药物配伍应用的角度探讨中药和西药在药代动力学方面的影响，既为中西药物合用的临床安全性提供依据，亦丰富了中药制剂的药动学内容；提出并建立了"病证结合、系统分段、多维指标"的中医临床效应综合评价方法，并通过中央随机、多中心国际注册研究证实了其有效性和安全性；基于心力衰竭相关研究成果，在张伯礼教授的指导下，作为主要执笔人会同行业学会专家达成并发布《慢性心力衰竭中医诊疗专家共识》，规范了慢性心力衰竭的中医诊疗。

(三) 平台建设

作为学科带头人，毛静远教授搭建了医院心血管疾病介入诊疗平台，培养了心血管疾病防治和研究团队，组织成立了全国冠心病中医临床研究联盟。目前学科成为冠心病国家中医临床研究基地、教育部"中医药防治心血管疾病研究"创新团队、教育部中医内科学重点学科方向之一、国家中医药管理局"十一五"重点学科、国家中医药管理局"十二五"重点专科、天津市中医内科临床医学研究中心、天津市科委"重中之重"学科、天津市卫生和计划生育委员会中医重点专科，跻身国内中医心血管疾病防治研究的先进行列。

(四) 科研项目及获奖

1. 科研获奖

(1) 心力衰竭中医分期辨治方案建立及疗效评价方法研究，2015 年获中华中医药学会科技进步二等奖，第 1 完成人。

(2) 治疗心衰常用中药静脉制剂对地高辛药动学影响及减毒增效机制研究，2014 年获中国中西医结合学会科技进步二等奖，第 1 完成人。

(3) 理气宽胸活血法治疗心脏 X 综合征的临床随机对照研究，2014 年获天津市人民政府科技进步三等奖，第 1 完成人。

(4) 心力衰竭气阴两虚证及参麦注射液干预的代谢组学研究，2012 年获中国中西医结合学会科技进步三等奖，第 1 完成人。

(5) 心力衰竭中医分期辨治方案建立及疗效评价方法研究，2012 年获天津市科技进步三等奖，第 1 完成人。

(6) 芪参益气滴丸对心肌梗死二级预防的临床试验研究，2010 年获教育部科学技术进步奖一等奖，第 12 完成人。

(7) 中医内科疾病治疗方案建立及评价方法的示范研究，2010 年获中华中医药学会科技进步二等奖，第 1 完成人。

(8) 中医内科疾病治疗方案建立及评价方法的示范研究，2009 年获天津市科技进步三等奖，第 1 完成人。

(9) 生脉注射液对心力衰竭患者地高辛 EDLS 血浓度和地高辛肾排泄的影响，2005 年获天津市科技进步三等奖，第 1 完成人。

(10) 生脉注射液对心力衰竭患者地高辛代谢的影响，2002 年获天津市科技进步三等

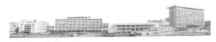

奖,第1完成人。

2. 主持项目

(1) 基于互联网的慢病智能管理云平台建设与示范推广,2016年度,天津市科技重大专项与工程项目,第1位。

(2) 基于生活质量改善效应的慢性稳定性冠心病以证驭病辨治方案研究,2014年度,国家中医药行业专项,第1位。

(3) 中医药防治心血管疾病研究,2013年度,教育部"创新团队发展计划",第1位。(2017年度获得滚动支持)

(4) 慢性心力衰竭病证结合干预的疗效研究,2013年度,"十二五"国家科技支撑计划,第1位。

(5) 基于对心衰大鼠AQPs/ENaCmRNA表达调控探讨新生脉散方治疗心衰机制的研究,2013年度,教育部博士点基金,第1位。

(6) 冠心病古今文献数据库建设及相关数据挖掘研究,2012年度,国家中医临床研究基地业务建设科研专项,第1位。

(7) 冠心病心衰中医药辨治方案的临床评价与推广应用研究,2010年度,国家中医药行业专项,第1位。

(8) 治疗心力衰竭(气虚血瘀水停证)中药新生脉散片临床前研究,2010年度,"重大新药创制"科技重大专项,第1位。

(9) 心力衰竭气阴两虚证及生脉注射液干预的代谢组学研究,2008年度,国家自然科学基金重大研究计划,第1位。

(10) 中医药临床效应评价研究,2006年度,"十一五"国家科技支撑计划(首席),第1位。

(11) 宽胸活血法治疗心脏X综合征随机对照研究,2006年度,上海颜德馨中医药基金,第1位。

(12) 中西医结合冠心病单元建设及关键问题研究,2005年度,天津市重大科技发展计划项目,第1位。

(13) 参麦注射液对心衰犬地高辛药动学的影响及机制研究,2004年度,国家自然科学基金,第1位。

(14) 生脉注射液对心衰患者地高辛血浓度影响机制研究,2003年度,国家中医药管理局,第1位。

(15) 参附注射液对心衰大鼠地高辛药动学的影响,2003年度,天津市教委,第1位。

(16) 化瘀通脉注射液对大鼠主动脉内膜损伤增殖影响的实验研究,2002年度,天津市卫生局,第1位。

(17) 化瘀通脉注射液对大鼠主动脉球囊损伤后内膜增殖影响的机制研究,2003年度,天津市卫生局,第1位。

(18) 生脉注射液对心力衰竭患者地戈辛代谢的影响,2001年度,天津市教委,第1位。

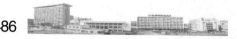

3. 申请专利

治疗心力衰竭的中药组合物及其制备方法与应用，2015 年度，专利号 ZL201110413471.1。

（五）人才培养

毛静远教授已培养研究生 98 名，其中博士研究生 26 名，硕士研究生 72 名。

学术思想

一、注重学术传承，创新继承模式

传承是中医学术顽强生命力之所在，也是现代中医创新、发展的重要源泉。中医经典著作和理论是几千年来临床经验的总结与升华，名老中医则是承载中医学术精髓的重要载体。毛静远教授认为作为一名中医人，只有谙熟经典，博览各家，精勤不倦，方可开阔视野，见病知源，掌握中医的整体观念、辨证论治和理法方药的运用技巧。

毛静远教授认为，开展名老中医经验传承研究，绝不应仅限于随诊抄方、总结病案，传承研究不是孤立地传承，应以所研究名中医学术为中心，从学术思想、思辨特点、临证经验、医案医话、成才轨迹、师承授受等多角度进行总结和继承，不仅需要纵向研究其师承、传授弟子的相关资料，从整体把握学术沿革与思想脉络，还应横向比较同时代、同地域及不同地域名老中医学术思想的异同点，着重分析同地域医家学术思想的不同点及不同地域医家学术思想的相同点，并通过临床流行病学调查研究，把握疾病在名中医所处地域背景下的病因及证候特征，明确证因特点有助于更深刻理解和领会名中医学术渊源与辨治精髓。在此理论基础之上，他提出了"以名老中医学术为中心，以其师承授受的学术沿革为纵轴，以同时代、同地域或不同地域其他名医学术特点的对比分析为横轴，以所处时空环境疾病证因特征为背景"的名中医学术传承研究模式。运用此模式进行学术思想与临床经验传承研究，可以避免传承过程的孤立性与断续性，围绕所研究名中医形成相互关联的整体构架，对名中医临床经验和学术思想进行深层次挖掘，提炼、总结名中医诊治疾病的辨证思维规律及学术思想特点，更准确、更全面地从多方位、深层次认识和体会其学术精髓与思想内涵。

二、探寻证候特点，把握时空规律

中医诊疗疾病是一项系统工程，从四诊信息采集，到证候类型辨别，再到理法方药确定，辨证论治思想贯穿诊疗过程始终，而其中又以"证"最关键。毛静远教授强调，辨证是决定治疗方法的前提和依据，只有明察证候特点，才能准确辨证，论治时方能知常达变，左右逢源。诚如《神农本草经》所论："欲疗病，先察其源，先候病机。"将证候置于具体的时空大环境中进行考察，有助于精准把握疾病的中医证候特点，提高疾病的诊疗水平。

得益于张伯礼教授的启发和指导，毛教授对 1970～2010 年发表的冠心病中医证候相关文献进行全面检索，结果发现冠心病中医证候特征随着时代变迁具有动态变化，血瘀、痰浊等实性证候随时代的发展而逐渐增多，气虚、阴虚等虚性证候则逐渐减少。不同地域之间冠心病中医证候分布存在地域差异，比如东北地区多见气虚血瘀证，华北地区多见痰瘀互结证，华东地区多见痰阻心脉和气虚血瘀证，华中地区多见气虚血瘀及气阴两虚证，华南、西南和西北地区多见痰阻心脉证。为准确把握冠心病中医证候的时代特征，毛静远教授联合全国23个省市自治区的40家三级中医或中西医结合医院，开展了多地域、大样本的临床流行病学横断面调查。8129例冠心病患者调查结果提示，冠心病中医证候多属本虚标实、虚实夹杂的复合证型，本虚以气虚为主，标实以血瘀、痰浊为主，同时可兼见阴虚、气滞、阳虚等证候要素。证候类型则以气虚血瘀、气虚痰瘀、气阴两虚、血瘀痰瘀互结最为多见；关联规则提示，气虚、血瘀、痰浊之间的关联度最强；就严重程度而言，血瘀、痰浊（标实证）表现程度重于气虚、阴虚（本虚证）。

三、重视病证结合，提倡精准辨治

《赵锡武医疗经验》中有"有病始有证，而证必附于病，若舍病谈证，则皮之不存，毛将焉附"的论述，强调了辨病和辨证的重要性。明代李中梓在《医宗必读·辨治大法论》指出，"病不辨则无以治，治不辨则无以痊，辨之之法，阴阳、寒热、脏腑、气血、表里、标本先后、虚实缓急七者而已"，强调了辨病与辨证相结合的重要性。毛静远教授认为，在西医学背景下，病证结合是将西医的病与中医的证相结合，既考虑了疾病定位的特异性和发生发展规律，又表达了辨证定性的灵活性和阶段性特征，体现了中医整体观念与辨证论治思想。在心系疾病中，西医辨病，能够明确疾病的基本病因病理，判断患者心脏功能状况和预后；中医辨证，能在辨病基础上，从整体审视全身功能状况，详查心脏病变与他脏的相互影响。辨病有助于把握疾病发展的基本变化规律，辨证则侧重于了解疾病某一阶段的病情状态。病证结合综合考虑了疾病因人、因地、因时等因素所表现出的不同证候来确立治法方药，能够更准确地对病情做出判断，从而选择最恰当的中医和中西医结合治疗措施，在实现个体化治疗的同时，提高了论治水平，使疗效最大化。

在病证结合理论指导下，结合疾病主症与客观理化检查结果，可对"病"进行明确诊断及危险度分层；在辨病基础上，对具有证候诊断意义的特征性条目进行定量分析，则可明确其证候要素及所占权重值，这些特征性条目多是除主症之外的兼伴症状，虽对疾病诊断并无大益，但却是中医精准辨证的关键因素。方证相应是辨证论治的必然要求，法随证立，方随法出，有是证而用是方，方与证之间存在着高度的契合关系。方证相应不仅仅指方和证简单的"对号"，还表现为同一证候因程度不同而致方药在剂量、配伍上的不同变化，即同一组四诊信息由于表现程度不同，对应的方药用量也会有所不同。毛静远教授指出，构建"主症辨病，兼症辨证"病证结合定量评价体系，可以有效指导方证的量化相应，达到精准辨治，从而提高临床疗效。

四、辨清标本虚实，慎审轻重缓急

《金匮要略·脏腑经络先后病脉证》云："虚虚实实，补不足，损有余，是其义也。"毛静远教授认为心系疾病多由年老体衰，或劳思过度，或久病体虚而致病，正所谓"邪之所凑，其气必虚"，心气虚损则感召内外之邪，故心系疾病多见本虚标实、虚实夹杂之证。本虚可为气、血、阴、阳之虚，标实则以血瘀、痰浊、气滞、热蕴、寒凝、水饮为主。由于心系疾病常迁延日久，气血阴阳易相兼为病，毛静远教授主张在临床实践中要权衡阴阳的偏盛偏衰，辨清标本虚实，强调顾护本虚基础，注重痰瘀热邪标实之变。治疗时应把握"急则治其标，缓则治其本"的原则，明确本虚与标实的侧重，分清缓急，辨识轻重，谨守病机，虚则补之，实则泻之，扶正祛邪，补泻适度，调和阴阳，以平为期。失代偿的急性加重期多表现为本虚不支，标实邪盛，甚至阴竭阳脱，常需要住院治疗，积极固护气阴或气阳以固本，有效地施以活血、利水、化痰、解表、清里以治标，必要时需急救回阳固脱。代偿的慢性稳定期则多表现为本虚明显，标实不甚，可在门诊调养，补益气阴或扶阳固本，重在调理脾肾，顾护先天后天，酌情兼以活血化瘀、化痰利水治标。

五、善于审症求因，明察痰瘀热变

心系疾病以本虚标实、虚实夹杂的证候最为多见，毛静远教授在临床实践中，注重结合患者临床表现，察色按脉，审辨阴阳，推求病因病机，排除假象干扰，力求准确辨证、精准用药。例如，很多心系疾病的患者除胸痛、胸闷、心悸等主症外，还常伴有气短乏力、神疲懒言、口燥咽干、手足心热、潮热盗汗、心烦失眠、舌红苔少、脉细数等表现。审症求因，这些症状多由于患者罹病日久，年老体衰，气血亏虚，阴液耗伤，或因五志过极、劳损过度，气血阴液暗损亏少，机体失去濡养推动所致。同时由于阴不制阳，阳热之气相对偏盛，故表现出一派虚热干燥不润、虚火躁扰不宁的证候表现。相关文献及流行病学调查显示，血瘀、痰浊等冠心病标实证候较前明显增多，或因素体阴虚内热，或因瘀血与痰浊从阳化热，或因用药不当均会形成痰瘀与热邪相裹结之势，痰热瘀结已成为冠心病很常见的中医证候表现，临床辨治当明察痰、瘀、热孰轻孰重，谨慎用药。随着病情的发展，痰瘀之邪和热邪也有轻重的不同演变，用药应适时而变，把握清热和祛瘀化痰的时机，勿使病邪反复。

六、提出分期辨治，主张用药平和

在把握心力衰竭中医证候特征及用药规律的基础上，毛教授提出了气虚为主，再分阴阳的证型分类方法，即将其中医证型概括为气虚血瘀、气阴两虚血瘀、阳气亏虚血瘀三种基本证型，均可兼见痰饮证。结合心力衰竭可分为急性加重期和慢性稳定期的特点，集成建立了心力衰竭中医分期辨治方案。由毛静远教授牵头执笔的《慢性心力衰竭中医诊疗专家共识》通过冠心病中医临床研究联盟、中国中西医结合学会心血管疾病专业委员会、中华中医药学会心病分会、中国医师协会中西医结合医师分会心血管病学专家委员会联合发布，并且在行业内进行了推广。

毛静远教授非常推崇徐灵胎先生的观点："用药如用兵，处方如布阵。"药之于人，损益皆备，若处方调度不精，用药不审，盲于冲锋于前，不顾其后，定得败北，草菅人命。人体所产生的机体失衡是相对而言，如同天平，稍予增损即能补偏救弊，使之平衡，如果重剂猛攻猛打，往往会造成人为的阴阳失调，顾此失彼。心系疾病的治疗大多数时候是长期的、慢性的过程，不可求一方一药而全其功。毛静远教授在临证时强调谨守病机，据情变通，灵活施治，顾虑周全，无论祛邪还是扶正均应补泻适度，阴阳调和，以平为期，以和为贵，切勿乱用重剂猛剂。

七、总结学习方法，融会提出新知

在临床辨治过程中，毛静远教授提出"五到学习法"，即心到、眼到、口到、手到、腿到，主张多想、多看、多问、多干、多记。多想，就是要多思考，对学习、实践中的问题反复想，要做的事情放心上；多看，就是多看书，多学习，既学中医，也学西医，要读经典，也看杂志，从而奠定扎实的中西医功底；多问，就是多动嘴，勤于请教，不耻下问，临床要仔细询问病史，认真分析推敲；多干，就是要深入临床实践，多接触患者，从患者身上学习；多记，就是要多动笔，点滴积累，不断丰富自己。毛静远教授尤其重视和强调四诊采集时必须采取正确的方法，去粗取精，去伪存真；只有熟练掌握中医理论，逐步领会辨证论治的步骤与内涵，才能正确地辨证，取得满意的效果。

在多年学习及临床实践中，毛教授善于总结，博采众家之长，勤于思考，融会提出新知。在研究生期间，发现学位课程设置不尽合理，即提出了中医临床研究生知识结构建立的见解；学习中，发现同一中医辨证的相同或不同疾病，临床可用不同的治疗方法取得效果，认识到同证同治的认识论局限，提出了"同证异治"的发展论治观；结合《黄帝内经》"年四十，阴气自半"的经典论述，发现冠心病发生、发展中多种危险因素具有阴虚特征，提出"阴虚是冠心病发生发展的始动因素"的学术观点；在对心力衰竭患者的诊疗和研究中，总结发现心力衰竭中医病机以气虚为本，可分阴、阳，以血瘀、水饮为标，或可相兼，提出了"补虚泻实是常法，用药方略要平和"的用药理念；基于中医临床疗效评价方法已成为制约中医药发展瓶颈的现状，在集成、整合、吸收既往中医临床疗效评价研究成果基础上，提出并建立了"病证结合、系统分段、多维指标"的中医临床效应综合评价方法。

临证经验

一、治疗心力衰竭经验

心力衰竭（简称心衰）有多种临床分型，根据射血分数是否正常可分为射血分数减少的心衰（HFREF）和射血分数正常的心衰（HFNEF）。毛静远教授认为心衰基本中医证候特征均为本虚标实、虚实夹杂。本虚是心衰的基本要素，决定了心衰的发展趋势；标实是心衰的变动因素，影响着心衰的病情变化，本虚和标实的消长决定了心衰发展演变。结合临床实践中的体会，毛教授总结心衰用药原则为"泻实不忘虚，养阴不滋腻，温阳须适度，活血不宜凉，利水不攻逐，苦寒不过度，以平为期"，尤其强调谨守病机，据情变通，灵活施治，顾虑周全。不同类型心衰的中医证候特征、演变规律存在较多差异，即使是同一类型心衰，其病因病机也并不完全相同，在辨治时既要把握共性，又要注重个体差异。

（一）射血分数减少的心力衰竭

1. 证候特征

本虚以气虚为主，常兼阴虚、阳虚；标实以血瘀为主，常兼痰、饮等，每因外感、劳累等加重。心衰中医基本证候特征可用气虚血瘀统驭，在此基础上可有阴虚、阳虚的转化，常兼见痰、饮。HFREF中医证型可概括为气虚血瘀、气阴两虚血瘀、阳气亏虚血瘀3种基本证型，均可兼见痰饮证。

2. 辨证施治

针对HFREF，毛静远教授认为应在西医学规范化治疗的基础上辨证加载中医药：表现仅为气虚者，多以生黄芪、刺五加皮为用，酌情配用党参、太子参、人参等；表现为气阴虚证者，其阴虚多因疾病本身阴损及气或气损及阴的病理演变所致，或因利水（利尿）

伤阴而成,因此在选择养阴药物时多应用麦冬、山萸肉、黄精等不致碍胃的药物,避免使用生地黄、熟地黄等滋腻之品;表现为阳气虚证者,益气温阳是其治疗常法,常用淫羊藿、补骨脂等,附子、桂枝亦是可用之药,但须注意适度,用药忌猛。《黄帝内经》谓"少火生气,壮火食气",壮火虽指邪热,但温药过度也可食气、耗气;心衰危症,阴竭阳脱之际,急救回阳固脱可力挽狂澜,而慢性心衰,不需回阳救逆,投予重剂不但欲速不达,而且易致中毒。心衰者血瘀多为因虚致瘀,非"得热而煎熬成瘀",是偏阳气虚不能温运之"寒瘀",故宜温通,活血药物的选择常以当归、丹参、川芎、红花等药性温和、无明显寒凉偏性者为主,当少用凉血的牡丹皮、赤芍,久病入络者常选用地龙、全蝎、水蛭,很少用破血的三棱、莪术。心衰患者常见水饮证,多是阳气亏虚、脾肾失用的病理产物,治当温化利水,用茯苓、泽泻、猪苓、葶苈子、车前草(子)等即可,具攻逐作用的甘遂、大戟之类,利少弊多,不用为当。

结合临床实践中的体会,毛静远教授认为感受外邪,或外邪入里化热,是心衰常见诱发加重因素。心衰患者气虚体弱又易感外邪,临床症见咳喘痰多、胸闷胀满、大便不通,此时应酌情应用解表清肺,甚或通腑泄热之法,药用荆芥、防风、桑白皮、杏仁、全瓜蒌、葶苈子、黄芩、鱼腥草等。但同时应当注意,心衰患者体质多弱,正气亏虚,此时的外感、邪热均在正气内虚的基础上发生,解表、清里应在扶正的基础上应用,或短暂使用,中病即止,不可过剂久用。

(二)射血分数正常的心力衰竭

1. 证候特征

毛静远教授早年便开始关注心脏舒张功能异常,认为HFNEF本虚以阴虚为主,日久损及气、阳,标实以血瘀、痰浊、热蕴多见,或兼水饮,临床上各种证素间常互为因果,恶性循环。《素问·阴阳应象大论》云:"年四十,而阴气自半也,起居衰矣。"随着年龄增长,人体的物质基础阴精逐渐耗乏,而HFNEF好发于高龄、女性患者,阴精更易损伤,滋养不足,甚或阴不涵阳,虚热内生。同时,西医治疗HFNEF常用利尿剂,尿多更易伤阴,使阴虚更甚。如阴虚日久,必会损及气、阳,而见气阴两虚、阳气亏虚之证,甚有阳虚欲脱之证。血瘀、痰浊、热蕴、水饮既是病理产物又是致病因素,其与气血阴阳虚损互为因果,从而影响心衰的形成、演变与预后。

2. 辨证施治

针对HFNEF的治疗,毛静远教授在临证用药时常以养阴活血、化痰清热为基本大法,注重补虚泻实以调和阴阳。

(1)重视养阴 以虚实论,HFNEF正虚为本,邪实为标;以气血阴阳论,阴虚为本,阳虚为标。因此,治疗时尤其应重视养阴,阴虚时固宜养阴,然即使在阴虚不显,以气虚、阳虚为主要表现时,也应时刻注意是阴损及气、阳,治疗不忘阴中求阳;而邪实则多是在本虚的基础上发生,故泻实同时,亦当顾护本来不足之阴。在具体用药上,毛静远教授主张养阴务须顾护脾胃。HFNEF患者年老体衰,常伴脾胃虚弱,故养阴药多用麦冬、黄精、山萸肉等不致碍胃的药物,常加用鳖甲以滋阴潜阳、软坚散结;兼气虚者常用太子参、生黄芪;兼阳虚者可用淫羊藿、补骨脂、菟丝子,用药忌猛,注意适度,慎用附子等大辛大热之品,以防伤阴。

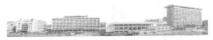

（2）攻邪有度　HFNEF患者的标实证以血瘀、痰浊、热蕴多见，或兼水饮，极易互相胶着。在治疗上，活血药常用丹参、红花，丹参性微寒，还能清心除烦，养心安神；红花性辛温，与丹参配伍，协同增效；血瘀甚者可加地龙、全蝎、水蛭等入络之品，地龙尚具平喘、利水、消肿之功。化痰药常选用半夏、陈皮、瓜蒌皮等药，半夏、陈皮可化痰散结；瓜蒌皮既能化痰理气，又能清热。清热药常选用黄连、竹叶等药，黄连燥湿，配伍半夏辛开苦降，清化痰热，调理中焦气机，但须注意苦寒伤胃，用量不宜过大。兼水饮者常加茯苓、泽泻、葶苈子、车前草以利水渗湿。久病、血瘀、痰饮必兼气滞，故常加枳壳以理气行滞，既防滋阴碍脾，又助行气活血化痰，正如《济生方·痰饮论治》所云："人之气道，贵乎顺，顺则津液流通，决无痰饮之患。"

二、治疗冠心病经验

《金匮要略·胸痹心痛短气病脉证治》云："夫脉当取太过不及，阳微阴弦，即胸痹而痛，所以然者，责其极虚也。今阳虚知在上焦，所以胸痹、心痛者，以其阳微阴弦故也。""阳微阴弦"被历代医家奉为胸痹心痛中医病机的经典阐释。时至今日，生活环境及饮食习惯较仲景之时已有明显变化，以冠心病为代表的心系疾病"阳微阴弦"中医病机具有了新的时代内涵。

1. 证候特征

（1）阴虚是冠心病发生的重要病理基础　《素问·阴阳应象大论》云"年四十，而阴气自半也，起居衰矣"，提示人随着年龄增长，生长壮老，阴气有自然耗乏的规律，到40岁左右时，阴气之耗乏已趋明显。冠心病主要发生于40岁以上的人群，提示与人体阴精的耗乏有关。西医学研究表明，高血压、糖尿病、高脂血症、A型性格等是冠心病的主要易患因素，而这些疾病均以阴虚为主要病理改变。冠心病发病后，可以有阴阳气血不足及寒凝、痰阻、血瘀等诸多证型，但心肝肾之阴的不足，却为其发生的病理基础。

（2）气虚血瘀是目前最常见的证候表现形式　通过对1970～2010年国内发表的冠心病中医证候相关文献的分析，发现冠心病的基本病机特点为本虚标实，本虚以气虚、阴虚为主，标实以血瘀、痰浊、气滞多见，血瘀、痰浊等实性证候随时代的发展而逐渐增多，气虚、阴虚等虚性证候则逐渐减少。8129例冠心病患者横断面流行病学调查结果提示，冠心病中医证候多属本虚标实、虚实夹杂的复合证型，证候类型以气虚血瘀最为多见，气虚痰瘀、气阴两虚血瘀、痰瘀互结亦不在少数。

（3）气损及阳是本虚证重要转归途径　气血阴阳是相互依存的，气虚之甚易发展为阳虚，阴虚至甚亦会导致阳失阴配而上亢，甚至出现阴不敛阳，阴竭阳脱之变。气、阴虚日久，必会损及阳，而见阳虚或阴阳两虚之证，甚可有阳虚欲脱之险。冠心病在气虚、阴虚的基础上发病，其病之初以气虚、阴虚或气阴两虚为主，阴损及阳而病情加重。

（4）痰瘀热变是标实证重要转归途径　相关文献及流行病学调查显示，标实以血瘀、痰浊最为多见，且随着时代变迁而有动态增多之势。痰有寒痰与热痰之分，临床实践证实，痰浊热化越来越多见。血瘀日久亦多夹热，瘀与热互相搏结，互为因果，导致病情不断发展变化，即《温热逢源》所云："热附血而愈觉缠绵，血得热而愈形胶固。"本虚与标实之间亦可相互影响，相互转化。

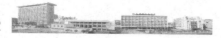

2. 辨证施治

冠心病患者本虚系禀赋不足、年迈肾衰、内伤劳倦等引起心之气血、阴阳亏虚，以气虚、阴虚为主，标实则为痰浊、血瘀、气滞、热蕴的形成，痹阻气机，阻遏胸阳，闭塞心脉，以血瘀、痰浊最为多见。证候类型以气虚血瘀证最多见，故治疗上以益气活血为主，辅以养阴、温阳、固脱、化痰、清热、理气等法。毛静远教授临证体悟，冠心病虽多以气虚血瘀证型为主，然而在临床中，由于受个人体质、环境因素、气候变化及病情演变等多方面影响，冠心病患者的证候类型呈现多样化，而且在治疗中，药物对疾病的干预也会影响疾病证型的发展。例如瘀热俱甚之人可用凉血活血之药，如牡丹皮、赤芍；热轻瘀重之人可用红花、当归、姜黄等温经活血药；热重痰瘀轻者可选黄连、栀子、知母、地骨皮等苦寒清热，或甘寒清热药；痰热俱盛者可用全瓜蒌、浙贝母等清热化痰药；痰重热轻者可用半夏、苍术等燥湿化痰药。清热药性偏寒，易冰伏其邪；化痰祛瘀药性偏温燥，易伤津助热。临床治疗中不能仅拘泥于一法一方，应贯彻"辨证施治，随证治之"的思想，在治疗过程中随患者证型变化多次辨证，调整用药，这样才能充分发挥中医药治疗冠心病的特色和优势。

三、治疗心脏 X 综合征经验

心脏 X 综合征是指具有典型劳累性心绞痛症状、心电图和（或）平板运动试验阳性，而冠状动脉造影正常并可排除冠脉痉挛的一组临床症候群，又称为微血管性心绞痛。中医学并无此病名，但就该类患者有典型胸痛的临床表现而论，可归属于中医学"胸痹""心痛"的范畴。

1. 病因病机

（1）情志不遂是重要发病原因　生命活动靠气的正常升降出入运动，人体之气以通为贵。《素问·六微旨大论》谓："故非出入则无以生长壮老已，非升降则无以生长化收藏，是以升降出入，无器不有。"着重强调了气机通畅对人体正常生理活动的重要意义。若情志不遂，气机不畅，则妨碍气血正常运行和影响心主血脉藏神的功能活动，所谓"百病生于气"。《灵枢·口问》指出："心者，五脏六腑之大主也……故悲哀忧愁则心动。"心脏 X 综合征患者多因家庭、社会因素诱发情志不遂在先，疾病发作后又生恐惧，加之疾病长期不能明确诊断和正确治疗，症状反复发作，常常导致肝气郁结，气机不畅。

（2）气滞痰阻血瘀是主要病机　心脏 X 综合征患者多见胸痛、胸闷、脘闷腹胀，舌紫暗有瘀斑，脉弦、滑、涩等象，提示辨证分型以气滞痰阻血瘀型为主，随着病情的动态发展，在气滞痰阻血瘀基础上，又可兼见一些本虚证，临床还可见到神疲乏力，自汗，倦怠懒言，舌苔少津，脉虚、细、缓等象，但标实证比例大于虚实夹杂证。气滞、痰阻、血瘀三者又可相互转化，痰浊内生，壅于脉中，血行不畅即为瘀，有形之邪，阻于体内，易郁遏气机，气机不畅，而气机不畅又可导致痰湿、血瘀。

2. 辨证施治

气滞痰阻血瘀是心脏 X 综合征主要证候表现，故确定理气宽胸活血作为其主要治法。对于气滞治疗，《血证论》谓："肝属木，木气冲和条达，不致遏郁，则血脉得畅。"反之，情志不遂即可致"气留不行，血壅不濡"，故疏肝理气颇合病机；对于痰浊治疗，《景岳全书》提出了"善治者，治其生痰之源"的精辟论说，《医宗必读》云"治痰不理脾胃，非其治也"；对于血瘀治疗，王清任指出"气通血活，何患不除"，气顺、血活、痰消则血脉得通，胸痹心痛自愈。治疗上多采用理气宽胸活血方（柴胡、枳壳、川芎、瓜蒌、丹参、云苓、白术、陈皮等）。方中柴胡、枳壳、瓜蒌皮解郁理气宽胸，为君药；川芎、当归、丹参，行气活血化瘀，为臣药；佐以云苓、白术、陈皮健脾化痰。诸药相伍，理气而不伤气，化痰而不刚燥，活血而不损血，共奏理气宽胸活血之功。

通过随机对照研究进一步评价理气宽胸活血法治疗心脏 X 综合征的临床疗效，结果显示，该法在改善患者心绞痛症状及中医证候、提高患者运动耐量的同时，尚能抑制血管壁的炎性反应，保护血管内皮功能。

四、治疗高血压经验

高血压是以体循环动脉压升高为主要临床表现的心血管综合征，是冠心病、脑卒中及肾损害的重要危险因素，属于中医学"眩晕""头痛"等范畴，与心、肝、脾、肾四脏相关。

1. 病因病机

高血压多发于中年以上人群，天癸渐衰，肝肾渐亏，肾水不足，水不涵木，肝阳上亢，"无虚不作眩"，而出现头痛、头晕、目眩，甚至黑蒙、晕厥，属于临床常见病、多发病。该病辨证以阴阳为纲，注重虚实两端，基本病理变化分为虚证、实证及虚实夹杂证，虚者为肾气亏虚、清窍失养，实者为风、痰、瘀、热扰乱清空，虚实夹杂则为阴不制阳，阴虚而阳亢。常见临床证候为肾气亏虚、阴虚阳亢、肝火亢盛、痰瘀互结。肾气亏虚之眩晕兼见胫酸膝软或足跟痛、耳鸣或耳聋等症状；阴虚阳亢之眩晕可兼见腰酸膝软、面色潮红、五心烦热等症；肝火亢盛之眩晕兼见头痛、急躁易怒、面红目赤等症状；痰瘀互结之眩晕兼见头如裹、形体肥胖、面色晦暗、胸闷胸痛等症。

2. 辨证施治

毛静远教授在高血压的治疗中，注重补虚泻实，调整阴阳，虚者当补益肾气、调和阴阳，实证当平肝潜阳、清肝泻火、化痰行瘀。既要重视西药的降压疗效，也擅用中药的调理功效，常将西药的直接降压比作治标，中药的滋补调理视为治本，两者应当扬长补短，协同增效。比如对于阴虚阳亢型的高血压，毛静远教授擅用六味地黄丸加减进行治疗，临床效果颇佳。六味地黄丸被誉为"补阴方药之祖"，费伯雄《医方论》说："此方非但治肝肾不足，实三阴并治之剂。有熟地黄之腻补肾水，即有泽泻之宣泄肾浊以济之；有萸肉之温涩肝经，即有丹皮之清泻肝火以佐之；有山药收摄脾经，即有茯苓之淡渗脾湿以和之。药止六味，而大开大合，三阴并治，洵补方之正鹄也。"本方配伍具有"三补""三泻"的特点，肝脾肾并补，重在滋补肾阴。"三泻"为清泻肾浊、渗脾中湿热、清泄虚热，用意妙绝。如《医方集解》所云："古人用补药必兼泻药，邪去则补药得力，一阖一辟，此乃玄妙，后世不知此理，专一于补，必致偏盛之害矣。"对于肾气亏虚证者，常加用淫羊藿、菟丝子、巴戟天、补骨脂、狗脊等；肝火亢盛者，常用龙胆泻肝汤合天麻钩藤饮化裁；痰瘀互结者，常以血府逐瘀汤合半夏白术天麻汤化裁。

医案选介

一、益气温阳法治疗冠心病心力衰竭

江某，男，54岁，工人，2013年11月12日初诊。

主诉及病史：间断心前区疼痛6年，伴心慌2个月。患者于6年前无明显诱因出现心前区疼痛症状，未予重视，后疼痛间作，于2013年8月22日心前区疼痛症状加重，就诊于天津市某三甲医院，诊断为"冠心病，急性心肌梗死，心功能Ⅱ级（Killip分级）"，入院行急诊冠脉造影示：冠脉三支病变，前降支近段100%闭塞，回旋支自起始段100%闭塞，右冠脉中段100%闭塞。急于回旋支行血栓抽吸2次，近端残余狭窄70%，干预前降支未成功，患者待症状稍缓减后出院。2013年10月7日就诊于某专科医院，查心脏彩超示左室收缩末期前后径（LVESD）49mm，左室舒张末期前后径（LVEDD）58mm，左室射血分数（LVEF）34%，肺动脉压53~58mmHg，B型钠尿肽（BNP）1272.16pg/mL，考虑冠心病心力衰竭诊断，建议行冠状动脉旁路移植术，患者担心手术风险而拒绝，坚持西医规范药物治疗，因症状改善不明显求治于我院门诊。现患者胸闷、心慌，稍活动后即感乏力，易汗出，咳少量白色痰，口干、口苦，否认明显胸痛、喘息，睡眠欠安，饮食、二便尚可。既往高血压病史。现口服药：阿司匹林100mg，1次/日；贝那普利2.5mg，1次/日；倍他乐克缓释片47.5mg，1次/日；可定5mg，1次/晚；呋塞米20mg，1次/日；螺内酯20mg，1次/日；单硝酸异山梨酯片30mg，1次/日；地高辛0.25mg，1次/日。

查体：血压110/70mmHg，体形消瘦，颈静脉无明显怒张，双肺未闻及明显干湿啰音，心率92次/分，律齐，双下肢不肿。舌暗淡，苔薄白，脉沉细。

辅助检查：ECG示Ⅱ、Ⅲ、avf导联q波，$R_{v1~v4}$递增不良。

西医诊断：①冠心病，冠脉三支病变。②PCI术后。③陈旧性心肌梗死。④心力衰竭，心功能Ⅱ级（NYHA分级）。

中医诊断：心衰。阳气亏虚兼血瘀证。

治法：益气温阳活血。

处方：生黄芪30g，太子参10g，茯苓12g，白术12g，刺五加皮15g，淫羊藿10g，熟地黄15g，山萸肉12g，当归12g，丹参10g，炒酸枣仁20g，桔梗20g，陈皮12g，枳壳12g。水煎服，日1剂，7剂。

停用地高辛。

二诊：2013年11月19日。患者诉心慌较前明显改善，口干口苦消失，日常活动后仍感乏力，较前有所改善。平素畏寒，偶有胸闷，咳少量白痰。纳可，夜寐安，二便调。

查体：血压100/70mmHg，心率84次/分，律齐。舌暗淡，苔薄白，脉沉细。

予原方去淫羊藿，加生黄芪至60g，肉桂6g，太子参15g，以增益气温阳之效。水煎服，日1剂，7剂。

三诊：2013年11月26日。患者诉心慌症状较前明显好转，仍偶有少量白痰咳出，未诉有胸闷、心慌等不适，日常活动后未出现乏力不适，纳可，夜寐安，二便调。

查体：血压110/68mmHg，心率82次/分，律齐。舌淡边有齿痕，苔薄白，脉沉细。

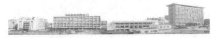

予前方去生黄芪，加炙黄芪30g。水煎服，日1剂，7剂，以巩固疗效。

四诊：2013年12月3号。患者症状较前明显好转，未诉有特殊不适。

查体：血压108/72mmHg，心率80次/分，律齐。舌淡，苔薄白，脉沉细。守上方加炙黄芪至60g，生晒参5g（另炖兑服）。水煎服，日1剂，7剂。

此后以上方为基本方加减，经6个月的中医药加载间断治疗，病情平稳，日常活动不受限。

【按】本例患者病机为阳气亏虚兼血瘀之证，治疗首重补气，以益气温阳活血为主。在选方用药上，全方以黄芪、党参、白术诸甘温之品补脾益气，当归、丹参养血活血，茯苓、酸枣仁宁心安神，刺五加皮、淫羊藿温补肾气，陈皮、枳壳二药合用行气醒脾以运诸药。全方共奏益气温阳活血之效。二诊患者症状缓解，口干口苦消失，可知阳气得复，津液上承，然仍可见畏寒等阳气亏虚之象，故在原方基础上加生黄芪至60g、肉桂6g、太子参15g，以增强益气温阳之力。肉桂少量以温阳，以达少火生气之效。另方中生黄芪30g→生黄芪60g→炙黄芪30g→炙黄芪60g的用药变化，盖因黄芪生用长于固表、祛痰、利水，炙用则补肺健脾、益气生血，用药变化充分体现了标实渐去，重补本虚之意。

二、养阴活血、清热化痰法治疗射血分数正常心力衰竭

周某，女，81岁，退休，2015年9月30日初诊。

主诉及病史：间断胸闷、气短、乏力2年，加重1个月。2年前患者间断出现胸闷、气短、乏力，每于劳累后加重，遂于住院治疗，冠脉造影示"冠脉三支病变"，于右冠状动脉植入支架2枚，诊断考虑"心力衰竭，冠心病PCI术后，心律失常阵发心房颤动，高血压病"，给予抗血小板聚集、抗凝、调脂、降压、利尿等治疗。初期症状曾有所改善，近1年因体弱易于感邪每致症状反复，平常规律口服"波立维75mg，1次/日；华法林2.5mg，1次/日（INR控制于2.0左右）；立普妥10mg，1次/日；海捷亚1片，1次/日"等。1个月前患者无明显诱因上述症状加重，不愿下地活动，且时常感到焦虑，曾服用益气温阳、活血利水类汤药，症状未见明显改善，烦躁、焦虑更甚，遂至门诊。刻诊：神疲倦怠，步履不稳，间断胸闷、气短、乏力，伴心慌、汗出，情绪激动及劳累后均可加重，易感冒，平常不敢外出活动，口干欲饮，纳少，双下肢沉重，寐差，夜梦多，小便调，大便干，2日一行。

查体：血压131/69mmHg，形体肥胖，双肺底未闻及干湿啰音，心率92次/分，律绝对不齐，心脏各瓣膜听诊区未闻及明显病理性杂音，双下肢未见水肿。舌紫暗苔微黄腻，脉结代、弦滑。采用明尼苏达心力衰竭生存质量量表评估为15分。

辅助检查：BNP 632pg/mL；超声心动图示左室射血分数（LVEF）59%，左心房前后径（LA）33mm，左室舒张末期前后径（LVEDD）49mm，右心房左右径（RA）34mm，右心室前后径（RV）15mm，肺动脉收缩压（PASP）24mmHg，室间隔厚度/后壁厚度（IVSD/LVPW）1.2，E/e' 12.32，E/A 0.57，E峰减速时间（DT）275毫秒，等容舒张时间（IVRT）183毫秒。

西医诊断：射血分数正常心力衰竭。

中医诊断：心衰。阴虚血瘀痰热。

治法：养阴活血，清热化痰。

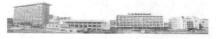

处方：山萸肉 15g，麦冬 20g，黄精 15g，丹参 20g，地龙 15g，鳖甲 15g（先煎），黄连 10g，瓜蒌 20g，半夏 12g，枳壳 12g。14 剂，水煎服，日 1 剂。

原西药治疗方案维持使用。

二诊（2015 年 10 月 7 日）：患者服药 2 周后，自觉心中舒适，胸闷、气短、心慌及汗出明显减轻，口干欲饮、咽干、睡眠较前改善，仍有乏力，便干较前改善，日一行，舌暗红，苔腻略减，脉弦滑。

查体：双肺底未闻及干湿性啰音，双下肢水肿（-）。

辅助检查：心电图示窦性心律，心率 55 次/分。明尼苏达心力衰竭生存质量量表总分降至 11 分。复查 BNP 185pg/mL，较前明显下降；心脏彩超：LVEF 59%，LA 31mm，LVEDD 47mm，RA 35mm，RV 16mm，PASP 22mmHg，IVSD/LVPW 1.18，E/e' 9.60，E/A 0.57，DT 232 毫秒，IVRT 141 毫秒，左室舒张功能较前稍有改善。

患者痰热、血瘀渐祛，气机调畅，气血冲和，阴液得复，则诸症渐轻，且阳入于阴则寐。效不更方，原方继服 2 周。

三诊：2015 年 10 月 14 日。服药后患者乏力进一步改善，未诉明显胸闷、气短、心慌、口干、咽干，可于天气晴朗时下楼活动，纳寐可，二便可。舌暗红苔薄，脉弦。

患者痰热、血瘀之实证已祛，维持在病理状态下的阴阳平衡，则病情好转。原方继服 2 周。

服药 2 周后患者病情稳定，后因天气转冷，患者未再来院就诊。电话随访，自行服用原方已有 1 年余，至今未再住院治疗。

【按】本例 HFNEF 患者采用西药规范治疗后心衰症状仍反复发作，活动耐量、生活质量明显下降，并因此而焦虑、担忧，以益气温阳、活血化瘀法治疗疗效欠佳，辨证时未明辨阴阳、治疗时未抓住核心病机是主要原因。患者高龄、久病，口干欲饮、咽干，为心阴耗伤、阴津亏耗之象。舌紫暗为血瘀之象，亦由阴虚脉络不利，血行迟滞而致。体形肥胖，为素有痰湿之体，痰湿之邪困脾则脾失健运，而见胸闷、纳少、下肢沉重等症。痰郁而生热，痰热、瘀血互结为患，则见苔微黄腻。其心悸、不寐仍为阴虚水不济火，虚火扰动心神而致，正如张锡纯云"心者火也，痰饮者水也，火畏水刑，故惊悸至于不寐也"。久病、少动则"气不周流"，气血失于冲和，五脏失于濡养，在肝则失于疏泄，气机失畅、情志失调而为焦虑、抑郁。辨治时紧紧抓住阴虚血瘀痰热这一核心病机，不仅临床症状明显减轻，相关理化疗效指标及生存质量也明显改善。

三、益气活血利水法治疗慢性心力衰竭伴低血压

患者，男，71 岁，退休，2013 年 5 月 8 日初诊。

主诉及病史：间断反复加重胸闷、气短、乏力 3 年。患者 3 年前无明显诱因间断出现胸闷、气短，伴有喘息、乏力，就诊于天津市某专科医院。心电图示窦性心动过缓伴室上性早搏；心脏彩超显示：全心扩大，左室收缩功能减低，左室射血分数（LVEF）40%，三尖瓣轻中度反流。诊断为心力衰竭，窦性心动过缓。予双腔起搏器（DDD）植入及口服呋塞米 20mg，螺内酯 20mg，洛丁新 5mg，每日 1 次，经治疗后患者胸闷、喘息症状较前略改善出院。此后患者气短、乏力症状常有反复加重，伴有头晕，尝试增减、更换各种西药，效果不满意，转诊至我院门诊治疗。现主要表现为气短、喘息、乏力间作，活动后

尤甚，晨起口干，无口苦，夜间盗汗，虚烦不眠，偶有头晕，纳可，寐欠安，二便调。

既往史：低血压病史 20 余年，平素血压多波动于（85~90）/（60~70）mmHg。糖尿病病史 6 年，口服阿卡波糖片（拜糖平）50mg，每日 3 次；瑞格列奈片（诺和龙）0.5mg，每日 3 次；胰岛素（优泌乐）6 IU，每日 2 次；空腹血糖（FPG）控制在 6~8mmol/L，餐后 2 小时血糖（2hPG）控制在 8~11mmol/L；陈旧性脑梗死病史 4 年，无明显后遗症。

查体：体温 36.1℃，脉搏 60 次/分，呼吸 17 次/分，血压 90/60mmHg。神清，精神可，双肺呼吸音粗，双肺底可闻及少量湿啰音，心音正常，心率 60 次/分，律齐，双下肢水肿（－）。舌紫暗，舌边有齿痕，少苔，脉弦细。

辅助检查：心电图提示起搏心律（AAI）伴室上性早搏、V_4 ~ V_6 导联 ST 段压低 0.1mV，T 波低平。心脏彩超显示全心扩大，左房左右径×上下径为 46mm×61mm，右房左右径×上下径为 42mm×52mm，左室收缩末内径（LVESD）49mm，左室收缩功能减低（LVEF35%）。6 分钟步行总距离 270m。

西医诊断：①心力衰竭。②起搏器植入术后。③心功能Ⅲ级（NYHA）。④低血压。⑤2 型糖尿病。⑥陈旧性脑梗死。

中医诊断：心衰。气虚血瘀水饮。

治法：益气活血利水。

处方：优化新生脉散方。

生黄芪 15g，党参 15g，刺五加皮 15g，丹参 15g，鳖甲 15g（先煎），茯苓 12g，葶苈子 10g，麦冬 15g，枳壳 10g。水煎服，日 1 剂。

维持原使用西药：呋塞米 10mg，每日 1 次；螺内酯 10mg，每日 1 次；拜糖平 50mg，每日 3 次；胰岛素（优泌乐）6IU，每日 2 次。

患者服药 2 周后气短、乏力症状较前明显改善；4 周后，日常活动后气短、乏力症状也明显减轻，未见喘息、胸闷等不适，6 分钟步行距离可达 360m，复查心脏彩超，左房左右径×上下径为 47mm×48mm，右房左右径×上下径为 40mm×52mm，LVESD46mm，左室收缩功能减低（LVEF40%）。

【按】随着西医学的不断发展和进步，心力衰竭的治疗理念发生了根本改变，已由单纯利尿、强心、扩血管等缓解症状为主的治疗模式转化为兼顾改善患者长期预后的治疗，抑制神经内分泌成为主要治疗目标，最新的心力衰竭诊断治疗指南都进一步确立了 ACEI 与 β 受体阻滞剂在心力衰竭治疗中的地位。然而，对于基础血压偏低的心力衰竭患者而言，ACEI 与 β 受体阻滞剂的应用无疑会加重其低血压情况，因而成为西药规范治疗中的一个难点。

中医辨证治疗重视整体观念，尽管心力衰竭的临床辨证主要为气虚血瘀、阳气亏虚血瘀、气阴两虚血瘀或兼水饮。而低血压的临床辨证多见气血两虚型、气阴两虚型、中气不足型、阳气亏虚型等。两者虽属不同疾病范畴，但皆有本虚的一面。此例患者病机是气虚血瘀水饮，故可用益气活血利水的自拟优化新生脉散方整体治疗。该方历史溯源于古代经典方生脉散，优化于我院常用益气活血、利水化痰之新生脉散方，针对原方处方过大、补气及利水之力尚不足等缺陷，经过文献检索研究并结合专家意见，去除了易耗伤正气之三棱、莪术，加用补气利水之生黄芪。纵观全方，以黄芪、党参、刺五加皮益气，丹参、炙鳖甲、茯苓、葶苈子活血利水，枳壳行气，麦冬防伤阴。提示对于合并低血压状态且不能耐受西药治疗的心力衰竭患者，中医益气活血利水治疗是可选之法。

四、理气宽胸化痰法治疗心脏 X 综合征

张某，男，58 岁，工人，2013 年 10 月 24 日初诊。

主诉及病史：心前区疼痛间断发作 1 月余。患者 1 个月前无明显诱因出现心前区疼痛，每次发作持续 30 分钟左右，舌下含服硝酸甘油后 3 分钟左右症状可缓解，患者曾就诊于某医院，查心电图提示 ST 段水平下移 0.1～0.5mV，运动平板试验阳性，超声心动图未见心脏结构异常，2013 年 9 月 30 日冠脉造影示未见明显冠脉狭窄。经对症治疗，症状较前稍改善，但仍间断发作。诊见心前区疼痛间断发作，时有胸闷、心慌，平素性情急躁，纳少，寐欠安，二便调。舌质黯苔薄黄，脉弦滑。

西医诊断：心脏 X 综合征。

中医诊断：胸痹。气滞痰阻兼血瘀。

治法：理气化痰活血。

处方：柴胡、薤白各 10g，枳壳、茯苓、白术、陈皮、黄连、当归各 12g，丹参、延胡索、红花、瓜蒌皮各 15g。7 剂，水煎服，日 1 剂。

二诊：2016 年 10 月 31 日。患者诉心前区疼痛较前减轻，胸闷心慌缓解，遂投原方继服 7 日。

三诊：2016 年 11 月 7 日。患者未诉心前区疼痛，偶有胸闷，纳可，寐欠安，在原方基础上减黄连加夜交藤、酸枣仁各 15g。半年来患者病情稳定，心前区疼痛及胸闷心慌症状未发。

【按】本病可归于中医学中"心痛""胸痹"等范畴，其病位在心，与肝脾关系密切，气滞痰阻血瘀是本病的主要病机。治疗当随气滞、痰阻、血瘀之轻重，随证加减。以柴胡、枳壳、瓜蒌皮宽胸解郁，川芎、当归、丹参行气活血，茯苓、白术、陈皮健脾化痰。诸药共奏理气宽胸化痰之功。

五、滋养肝肾法治疗高血压

何某，女，63 岁，2014 年 6 月 15 日初诊。

主诉及病史：间断头晕、头痛 4 年余。高血压病史 4 年余，最高血压曾达 180/110mmHg，服用波依定治疗，血压控制在（130～140）/（70～90）mmHg，但患者仍时觉头晕头痛，偶有胸闷，心慌，咽干，手足心热，盗汗，纳少，寐安，二便调。舌暗红，苔薄白，脉弦细。

西医诊断：高血压病 3 级。

中医诊断：眩晕。肝肾阴虚。

治法：滋养肝肾。

处方：熟地黄 15g，山萸肉 12g，山药 15g，牡丹皮 10g，茯苓 15g，泽泻 15g，女贞子 15g，旱莲草 15g，淫羊藿 10g，天麻 20g，地龙 15g，丹参 20g，红花 20g，陈皮 12g。7 剂，日 1 剂，水煎服。

二诊：2014 年 6 月 22 日。药后诸症缓减，诉仍烦热明显，偶有头痛，加地骨皮 20g，

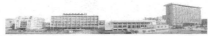

川芎10g，7剂。

三诊：2014年6月29日。诸症明显改善，以上方为基础加减调理1月余好转，监测血压130/70mmHg左右。

【按】该高血压患者中医辨证属肝肾阴虚，水不涵木，发为眩晕。阴不敛阳，故有盗汗等症状。舌暗红，提示伴有血瘀。治以六味地黄丸滋补肝肾，并加二至丸增加滋养之功，配天麻平肝定眩；以地龙、丹参、红花活血化瘀；淫羊藿温补肾阳，取"阴无阳则无以生"之配伍；佐以陈皮理气健脾，顾护后天；地骨皮甘寒清润，善清虚热；川芎"上行头目"，活血行气止痛效佳，如李东垣言"头痛须用川芎"。诸药合用，配伍合理，标本同治，患者诸症得以改善。

论　著

一、论文

毛静远教授发表论文235篇，其中SCI收录5篇；第一作者47篇，通讯作者188篇（培养研究生及学术经验继承人为第一作者），译文4篇。现择要列目如下：

［1］毛静远．内经论胸痛．天津中医学院学报，1988（3）：4－6.

［2］毛静远．对《金匮要略》胸痹病的认识．国医论坛，1989（6）：4－6.

［3］毛静远．阴虚与冠心病初探．中医药研究，1998（5）：3－4.

［4］毛静远，徐为人，王恒和，等．生脉注射液对充血性心力衰竭患者地戈辛血药浓度和药动学参数的影响．中国中西医结合杂志，2003（5）：347－350.

［5］张玉辉，毛静远，王占武，等．冠心病心绞痛气阴两虚及兼痰瘀证平板运动试验结果对照分析．中国中西医结合杂志，2005（4）：315－319.

［6］毛静远，王恒和，葛永彬，等．51例心脏X综合征患者证候特点分析．中医杂志，2007（12）：1111－1112.

［7］毕颖斐，毛静远，刘昌孝．中草药及其制剂对地高辛药动学影响的研究近况．中国中西医结合杂志，2008（7）：662－665.

［8］毛静远．心力衰竭的中医辨证治疗要点．中国中西医结合杂志，2008，12：1063－1064.

［9］Jingyuan Mao, Yazhu Hou, Hongcai Shang, et al. Study on the evaluation of the clinical effects of traditional chinese medicine in heart failure by complex intervention: protocol of SE-CETCM－HF. *Trials*, 2009（10）：122.

［10］王恒和，毛静远，王贤良，等．中医药整体效应综合评价方法的建立．中医杂志，2009（11）：1036－1038.

［11］侯雅竹，毛静远，王贤良，等．参附注射液治疗心力衰竭的系统评价．中国循证医学杂志，2011（3）：292－299.

［12］Bi YF, Mao JY, Wang XL, et al. Contemporary treatment of Western and Chinese medicine for cardiac syndrome X. *Chin J Integr Med*, 2011（4）：314－320.

［13］毛静远，牛子长，张伯礼．近40年冠心病中医证候特征研究文献分析．中医杂

志，2011（11）：958 – 961.

［14］毕颖斐，毛静远，张伯礼．基于文献的冠心病中医证型地域性分布特征研究．中医杂志，2012（3）：228 – 230.

［15］张妍，毛静远，王占武，等．慢性心力衰竭患者全血脑钠肽水平及心脏超声心功能相关参数对临床心功能分级的评估价值．中国医学科学院学报，2012（1）：62 – 65.

［16］毕颖斐，毛静远．冠心病中医病因层次分析模型的初步构建．北京中医药大学学报，2012（2）：99 – 102.

［17］毕颖斐，毛静远．层次分析法与 Delphi 法相结合的中医临床研究方法初探．中国中西医结合杂志，2012（5）：689 – 692.

［18］毕颖斐，毛静远，张伯礼，等．"冠心病中医病因及证候临床流行病学调查"的研究方案（英文）．中西医结合学报，2012（6）：619 – 627.

［19］毕颖斐，毛静远．对中医证候要素定量评价与方证对应的思考．中华中医药杂志，2012（8）：1580 – 1584.

［20］毕颖斐，毛静远．冠心病中医证候要素特征性条目的专家调查．中医杂志，2012（18）：1580 – 1584.

［21］毕颖斐，毛静远．浅议冠心病的现代中医病因体系．中华中医药杂志，2012（11）：2940 – 2943.

［22］王贤良，毛静远，侯雅竹．病证结合、系统分段、多维指标中医临床效应评价方法建立初探．中国中西医结合杂志，2013（2）：270 – 273.

［23］Yingfei Bi，Jingyuan Mao，Xianliang Wang，et al. Traditional Chinese Medicine syndrome patterns and Qi – regulating，chest – relaxing and blood – activating therapy on cardiac syndrome X. *Journal of Traditional Chinese Medicine*，2013（4）：194 – 199.

［24］王贤良，毛静远，崔小磊，等．基于病证结合的心力衰竭中医分期辨治方案集成研究．中医杂志，2013（6）：475 – 477.

［25］Yazhu Hou，Shuai Wang，Zhi Qiang Zhao，et al. Clinical assessment of complementary treatment with Qishen Yiqi dripping pills on ischemic heart failure：study protocol for a randomized，double – blind，multicenter，placebo – controlled trial（CACT – IHF）. *Trials*，2013（14）：138.

［26］赵志强，毛静远，王贤良，等．病证结合治疗慢性心力衰竭理法方药刍议．中医杂志，2013（7）：561 – 563.

［27］郝丽梅，毛静远，王贤良．中医学对心力衰竭认识的历史脉络考略．中医杂志，2013（8）：637 – 639.

［28］毕颖斐，毛静远．基于层次分析法与 Delphi 法的冠心病中医病因及危险因素调查．中医杂志，2013（10）：825 – 828.

［29］赵志强，毛静远，王贤良，等．慢性心力衰竭急性加重期中医证候特征的多中心调查分析．中医杂志，2013（12）：1038 – 1042.

［30］毕颖斐，毛静远，王贤良，等．名老中医学术传承研究模式的思考——以名老中医学术为中心的纵横系统研究模式建立探讨．中医杂志，2013（17）：1444 – 1446.

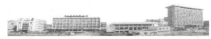

[31] 郝丽梅，毛静远，毕颖斐，等．冠心病中医常用治法古今文献分析．中医杂志，2013（22）：1964－1968.

[32] 王拴虎，毛静远，侯雅竹，等．西药常规加用芪参益气滴丸治疗慢性心力衰竭随机对照试验的系统评价．中国中西医结合杂志，2013（11）：1468－1475.

[33] 赵志强，毛静远，王贤良，等．中医药在慢性心力衰竭治疗中的应用及评价．中国中西医结合杂志，2013（12）：1701－1704.

[34] Ying Zheng，Lei Shao and Jing yuan Mao. Bilaterally symmetrical congenital absence of radial artery：a case report. *BMC Surgery*，2014（14）：15.

[35] 毕颖斐，毛静远，王贤良，等．基于 Delphi 法的冠心病不同临床分型中医证候特征专家调查．中国中西医结合杂志，2014（10）：1192－1196.

[36] 唐娥，侯雅竹，毛静远，等．加载中药对急性心肌梗死患者冠脉介入治疗术后心肌血流灌注影响的系统评价．中国中西医结合杂志，2014（12）：1425－1431.

[37] 毕颖斐，毛静远，王贤良，等．中医药防治冠心病临床优势及有关疗效评价的思考．中医杂志，2015（5）：437－440.

[38] 王贤良，袁杨，毛静远，等．优化新生脉散方联合西药治疗慢性心力衰竭单病例交叉随机对照研究．中医杂志，2015（21）：1849－1853.

[39] 毕颖斐，李红，毛静远，等．炙甘草汤加减配合西药治疗Ⅲ度房室传导阻滞验案．中医杂志，2015（18）：1619－1620.

[40] 孟建晓，毛静远，侯雅竹，等．血压昼夜节律与子午流注时辰规律的相关性．中医杂志，2015（16）：1378－1381.

[41] 毕颖斐，毛静远，王贤良，等．中医药防治冠心病临床优势及有关疗效评价的思考．中医杂志，2015（5）：437－440.

[42] 毛静远．中医药在心力衰竭治疗中的应用研究述评．中西医结合心脑血管病杂志，2015（1）：3－5.

[43] 王贤良，刘洪伟，毛静远，等．基于中国文化改良明尼苏达心力衰竭生存质量量表的测评．中国中西医结合杂志，2016（9）：1072－1075.

[44] 王贤良，苏立硕，毛静远，等．理气化痰活血方药对大鼠冠脉微血管血栓形成及阻塞的影响．中国医学科学院学报，2016（3）：260－264.

[45] 马宁，侯雅竹，毛静远，等．基于文献的中医治疗高血压病阴虚阳亢证用药规律探析．中国中西医结合杂志，2016（4）：403－410.

[46] 赵志强，毛静远，王贤良，等．基于患者报告的心力衰竭中医临床结局评价量表的科学性考评．中国中西医结合杂志，2016（3）：300－305.

[47] 王贤良，马宁，毛静远，等．注射用益气复脉（冻干）联合西药常规治疗慢性心力衰竭疗效的 Meta 分析．中医杂志，2016（5）：391－395.

[48] 王贤良，刘洪伟，毛静远，等．基于中国文化改良明尼苏达心力衰竭生存质量量表的条目筛选．中医杂志，2016（1）：22－24.

[49] 毕颖斐，毛静远．基于证候要素的病证结合辨治研究思路浅探．中华中医药杂志，2017（2）：648－650.

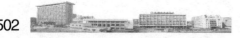

[50] 于潇涵，毕颖斐，毛静远，等．心肺运动试验在心血管疾病中应用的研究进展．中西医结合心脑血管病杂志，2017（2）：176–179.

二、著作

[1] 沈绍功．心血管病名医验案集．北京：台海出版社，2008．（毛静远为编委）

[2] 张开滋．临床心力衰竭学．长沙：湖南科学技术出版社，2014．（毛静远为副主编）

[3] 周华．中医心脏病学．北京：人民卫生出版社，2016．（毛静远为副主编）

[4] 薛博瑜，吴伟．中医内科学．北京：人民卫生出版社，2016．（毛静远为副主编）

[5] 毛静远，张伯礼．当代名中医诊治冠心病临证经验集要．北京：中国中医药出版社，2017.

【整理者】

毕颖斐　男，1981年出生，医学博士，主治医师，毕业于天津中医药大学，现就职于天津中医药大学第一附属医院心血管科工作。

王贤良　男，1981年出生，医学博士，副主任医师，毕业于天津中医药大学，现就职于天津中医药大学第一附属医院心血管科工作。

赵志强　男，1979年出生，医学博士，副主任医师，毕业于天津中医药大学，现就职于天津中医药大学第一附属医院心血管科工作。

贾 建 伟

名家传略

一、名家简介

贾建伟，男，1962年3月22日出生，汉族，天津市人，中国共产党党员，天津市第二人民医院（原天津市传染病医院）中医、中西医结合1科主任，主任医师，教授，硕士研究生导师。全国第二批优秀中医人才，天津市中青年名中医，天津市名中医，天津市五一劳动奖章获得者。擅长治疗肝癌、肝硬化、自身免疫性肝病、酒精性脂肪肝和非酒精性脂肪肝及脾胃病、各类感染性疾病和中医杂症。现任：中华中医药学会肝胆病分会副主任委员，中国中西医结合学会传染病分会常务委员，中国中医药学会感染病分会常务委员，中国中西医结合学会肝病分会委员，中国中西医结合学会天津传染病分会副主任委员，中国中西医结合学会天津肝病专业委员会副主任委员，天津中药临床药理专业委员会委员，天津仲景学说专业委员会常务委员，《中西医结合肝病杂志》编委，国家基本医疗保险、工伤保险和生育保险药品目录调整咨询专家，天津市中医干部保健专家。

二、业医简史

贾建伟主任1980年参加高考，在并无家传授受的前提下，本着荫护家人、悬壶济世的质朴思想，毅然选择学医之路，考入天津中医学院（现天津中医药大学）。贾建伟主任在学期间任班长，并加入中国共产党，1985年毕业。其深感中医温病学之奥义，认识到中医温病学学术理论及临床经验在诊治传染病方面有独到的优势。虑及我国是肝炎大国，毕业之际，他主动报名前往当时天津市传染病医院供职。时周遭确有诸多不理解，然而，贾建伟主任自来到天津市传染病医院，便潜心治学、耕耘医术、不慕仕途，期间经历医院中医人才不济，中医科室消弭之变故，仍秉持恒心，临证十余年，于1999年被委任重新组建医院中医科（现中医、中西医结合1科），任科主任。临床上，贾建伟主任先师从西医重肝专家袁桂玉主任，在中西医结合治疗传染病和重型肝炎方面积累了丰富的经验；2003年"SARS"肆虐期间，贾建伟主任带领中医、中西医结合1科全体医护人员坚守在抗击非典的第一线，是应用中西医结合方法治疗非典型肺炎的践行者；2008年考取第二批全国优秀中医临床人才，并先后拜中医肝病泰斗北京国医大师钱英教授、天津著名中医肾病学专家黄文政教授、中医儿科专家马融教授及温病学专家王秀莲教授、伤寒论专家宋俊生教授、内经专家王玉兴教授、金匮专家吴仕骥教授为师，随诊跟师，值不惑之年而潜心笃志，不断学习，精进医术，继承了钱老"截断逆挽法""体用同调"治疗慢性重型肝炎的思想，以及黄老"三焦理论"体系。贾建伟主任博采众方，临证不拘泥一家之论，长于温病又不局限于温病，至今业医三十余载，发皇古义，融汇新知，中西医互参，怀仁心施仁术，尤善传染性疾病的诊治。

三、主要贡献

（一）临证施治，精于临床

贾建伟主任悬壶以来，始终奋战在中西医结合防治传染病的第一线，不断探索和发挥中医药在现代传染病防治中的作用，在中医辨证治疗慢性肝病、肝衰竭、肝癌方面积累了丰富的临床经验，将中医应用于临床危急重症治疗中。在病机方面，贾建伟主任认识到痰、瘀两者在肝纤维化进展方面的关键作用，并以温阳活血祛痰法治疗病毒性肝炎所致之肝纤维化，延缓肝硬化之发生发展，降低肝癌发生率，效果显著。在中西医结合治疗肝癌方面贾建伟主任有其独到的经验，辨证遣方强调扶正与祛邪之主次轻重，大大延长了患者生存期，提高患者生活质量，倡导带瘤生存。他尤其重视肝病患者肠源性内毒素血症，重视柴胡与芍药之配伍，将体阴用阳之理论贯穿肝病诊治之始终；在现代新发、突发传染病的诊治中，他基于中医辨治温热病之经典认识，结合现代传染病特点，形成了一套以温病卫气营血辨证为基础与脏腑辨证相结合的独有的辨证论治体系。

（二）搭建中医传染病学科人才梯队

20世纪末期，时医院中医学科人才寥寥无几，青黄不接，难以存续，贾建伟主任潜心耕耘，推陈致新，探索和发挥中医学在现代传染病诊治方面的优势，努力培养中医传染病学人才，为中医科室在传染病专科医院的建立和发展奠定基础。作为天津市第二人民医院（原传染病医院）中医、中西医结合学科带头人，贾建伟主任搭建了完整的中医传染病学科人才梯队，为医院创建综合医院中医示范单位，中医科被评为国家中医药管理局重点肝病、传染病专科、国家中西医结合传染病基地，以及医院中医药防治传染病重点研究室的建立做出重要贡献。

（三）培养中医药后继人才

贾建伟主任为天津中医药大学硕士研究生导师，任传染病学教研室主任，负责传染病学日常教学工作，参加"十三五"《传染病学》教材的编写，迄今已培养徒弟及硕士研究生共计27名，完成了数千名本科生临床带教工作。

（四）科学研究

1. 科研获奖

甜瓜蒂经鼻黏膜给药治疗顽固性黄疸，2004年获天津市卫生局科学技术进步三等奖，项目负责人。

2. 已完成科研项目

（1）甜瓜蒂经鼻黏膜给药治疗顽固性黄疸，天津市卫生局课题，第1完成人。

（2）中西医结合临床诊疗系统，天津市卫生局课题，第1完成人。

（3）鲜生地黄治疗重肝内毒素血症（营血证）的临床研究，天津市卫生局课题，第1完成人。

（4）慢性乙型肝炎舌象动态变化的研究，天津市卫生局课题，第2完成人。

（5）鲜生地黄对肠黏膜屏障的保护作用及临床研究，天津市卫生局课题，第1完

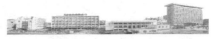

成人。

（6）鲜生地黄对慢性乙肝枯否细胞功能调节作用的研究，天津市卫生局课题，第1完成人。

（7）布氏杆菌病中医症候规律与治疗的研究，天津市卫生局课题，第2完成人。

（8）难治性黄疸患者肝纤维化分析及温阳活血治疗，天津市卫生局课题，第1完成人。

（9）治肝实脾法治疗肝衰竭前期患者临床研究，天津市卫生局课题，第2完成人。

（10）慢性重型肝炎症候规律及中西医结合治疗方案研究，国家"十一五"多中心课题牵头单位：中国人民解放军第三〇二医院，分中心第2负责人。

（11）中医药防治艾滋病、病毒性肝炎等疾病临床科研一体化技术平台体系构建及应用研究，国家"十一五"多中心课题牵头单位：首都医科大学附属北京佑安医院，分中心第1负责人。

（12）中医药治疗甲型H1N1流感高危人群轻症和甲型H1N1流感重症的临床研究，国家"十一五"多中心课题牵头单位：首都医科大学附属北京佑安医院，分中心第2负责人。

（13）腹泻症候群诊疗预案和重症救治临床研究，国家"十二五"多中心课题牵头单位：上海中医药大学附属曙光医院，分中心第1负责人。

（14）慢加急性肝衰竭中西医结合治疗方案优化研究，国家"十二五"多中心课题牵头单位：中国人民解放军第三〇二医院，分中心第2负责人。

3. 院内制剂

（1）参与研制"健脾利湿合剂"批准文号：津药制字z20070192号。

（2）参与研制"清热解毒合剂"批准文号：津药制字z20070230号。

（3）参与研制"益肾软肝合剂"批准文号：津药制字z20070294号。

学术思想

一、痰瘀致病，久病入络

贾建伟主任在临床诊病过程中，总结出痰瘀互结是慢性肝病发生发展过程中的病机关键；强调温法在慢性肝病治疗中的应用。《素问·经脉别论》曰："饮入于胃，游溢精气，上输于脾，脾气散精，上归于肺，通调水道，下输膀胱，水精四布，五经并行。"其总结了人体的津液代谢过程，明确指出了肺、脾、肾三脏在其中的重要作用，若津液运化输布异常，则形成病理之痰饮。痰浊影响气机升降、气血运行，导致瘀血内生，痰凝血瘀。不论痰凝、血瘀，日久皆可化热，而瘀热又耗伤津液，进一步影响津液化生输布，则成痰、成瘀，导致痰瘀相互化生、互为因果，形成恶性循环，是为肝病患者慢性化发展的病机演变。既然考虑痰瘀互结致病，在治疗上当祛痰瘀，贾建伟主任认为祛痰瘀即是调气血的过程；《金匮要略》言"病痰饮者，当以温药和之"；《素问·调经论》云"血气者喜温而恶寒，寒则泣而不能流，温则消而去之"；《校注医醇賸义》认为"营血遇寒则凝"，"得温则行"。贾建伟主任指出血非温不行、水饮非温不消、痰湿非温不化、瘀滞非温不通，故而合理运用温法，能使痰化、瘀消、气行、血畅。他在临证治疗难治性黄疸、肝硬化、肝癌时，不离温法，祛痰活血并重，配合养肝柔肝之法，注重脾胃后天之本，临床上往往应手而瘥。同时，他也指出，慢性病后期病机多见痰瘀作祟，非肝病独此，肾病、肺病亦是如此，是以慢性迁延性疾病皆可审证推而用之。

叶天士提出"初病在经，久病入络，以经主气，络主血"，络者，络脉也。《灵枢·脉度》言"经脉为里，支而横出者为络，络之别者为孙"；《医学真传》曰："夫经脉之外，更有络脉，络脉之外，更有孙络。"又有十二经脉别出之络脉加任、督脉之络脉，再加脾之大络，共十五络脉；叶桂《临证指南医案》中可见"肝阳直犯胃络""肝络凝瘀胁痛"等描述。贾建伟主任认为，肝藏血，主疏泄，体阴而用阳，西医学认识到肝脏具有肝动脉和门静脉两套供血系统，中西医互参，两者都认识到肝脏具有丰富的血运，所谓肝络即肝内之微循环系统，久病入络，肝病后期痰瘀互结于肝络，气血凝滞，瘀血阻塞络脉，此即西医认为的微循环供血不足，肝细胞缺血缺氧缺营养，不通则痛。这也能解释肝病患者多有胁痛症状的现象，而肝细胞缺血缺氧缺营养，出现坏死及坏死后纤维化，肝内正常结构破坏，导致微循环进一步障碍，从而又出现肝细胞缺血缺氧缺养，形成恶性循环，加速了肝细胞凋亡及肝纤维化进程，最终导致肝硬化，这也与中医痰瘀互结病机认知相互呼应。治疗上，气为血之帅，血为气之母，根据关幼波教授气血辨证理论，贾建伟主任以柴胡、郁金等疏肝理气，同时根据患者正气盛衰及瘀血轻重程度，或采用疏肝理气与养肝柔肝药物配伍以行气活血，或全蝎、蜈蚣等虫类之品以活血通络。有部分临床医师在治疗肝病患者过程中，往往不敢使用虫类药物，一方面担心具有肝毒性，另一方面担心活血太过恐伤正气。而他认为，在治疗肝病患者时，非谈虫类药物色变，对于正气尚充而瘀血深重、沉疴难起的患者，由于虫类药物破气行血之力专，可用之，即使是久病体虚的患者，也可在扶正基础上用之。

钱英教授十分注重诊察舌下络脉的情况。舌下络脉作为中医舌诊的重要内容，最早源于《黄帝内经》，称之为"舌下两脉""足少阴舌下"，并有邪入络则"络脉盛而色变"等叙述。但是舌下络脉的诊察却时常被临床医生所忽略，根据中医学见微知著之观点，其颜色、粗细、充盈与否可反映患者气血盛衰、瘀血的严重程度。贾建伟主任在钱老经验的基础上，强调舌下络脉对于反映患者血瘀程度非常直观有效。肝硬化患者往往表现出舌下络脉的迂曲紫暗，反映其血瘀的程度。同时，肝硬化患者出现门静脉高压，侧支循环开放，可引起舌下静脉的瘀血曲张，是舌下络脉反映肝病患者瘀血严重程度的生理学基础。

二、寒温并用，体用同调

"热者寒之，寒者热之"，此治之常法也，然当代社会浮躁，人们生活节奏紊乱，病机乖张，临床病症纷繁多变，以寒热错杂、虚实夹杂之证居多。《素问·玉版论要》言："阴阳反他（按《素问·阴阳应象大论》为"阴阳反作"），治在权衡相夺，奇恒事也，揆度事也。"《灵枢·官能》言："寒与热争，能合而调之。"提出了寒热并用治疗之法，在乎于"权衡""揆度"。仲景《伤寒论》所创半夏泻心汤等方剂又将寒热并用之法体现得淋漓尽致。东垣先生以脾胃为中心，拟制寒热并用、攻补兼施之方剂，临床用之效如桴鼓。贾建伟主任认为，阴阳失乖，水火不济，此时寒热并用，一字记之曰调，也即调和。人体作为一个有机整体，阴阳失调，寒热不相融合，出现诸般病症，在用药上采用寒热并

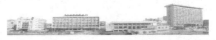

用之法，投药以调和。非独以寒药治热证、热药治寒证，乃是以寒热并用之法，启迪机体自身调和寒热阴阳，着眼于调畅气机。临床上，他认为狭义之寒热并用理论，即指治疗上热下寒、寒热错杂等证时，寒热药物并投之法；广义上，在用药之时，若患者一派热象，也应在偏寒凉方剂中加入一两味温热之品，如肉桂、干姜；若患者虚寒象明显，也应在整体偏温热方剂中加用一两味寒凉之品，如黄连、黄柏、知母，使方剂在对症治疗同时，始终蕴含调和阴阳寒热之功。而在降镇之中，投以升发之品；在升发之时，酌加沉降药物，调畅气机，皆是同理。此即遣方用药之时反佐之法的体现和应用。

《临证指南医案·肝风》提出"肝为风木之脏，因有相火内寄，体阴用阳，其性刚，主动主升，全赖肾水以涵之，血液以濡之"，贾建伟主任认为体阴用阳之理论高度概括了肝脏生理、病理、病机演变及疾病诊疗之特点。"体阴"即肝主藏血之本体，"用阳"即肝主疏泄之功用，两者存在着互根互用之关系。在病理状态下，肝体常不足、肝用常有余，常常出现肝脏疏泄太过，阴血不足，形成阴虚阳亢之状态，见肝阴不足、肝伐太过等，治疗上应注重养肝阴、疏肝气。对于慢性肝病患者，痰瘀互结，耗伤阴血，出现肝阴不足，故而养肝阴在慢性肝病后期治疗中十分重要。在方剂配伍上，如四逆散中，柴胡、枳实，一升一降，可加强疏肝理气之功效，使木郁达之；芍药柔肝敛阴，且能和血脉，与柴胡相伍，一血一气，一体一用，一散一收，相反而相成，既能增强柔肝疏肝之效，又能监制柴胡辛散伤阴和升发之性。逍遥散、柴胡疏肝散等疏肝理气方剂皆同。临床在治疗肝病时，疏理肝气已被普遍认识，但往往容易忽略滋养肝阴，叶天士提出"柴胡有劫肝阴之弊"也反映出不可只注重疏肝气，而忽略滋肝阴。在慢性肝病中，由于其后期瘀热伤阴，养肝柔肝之法尤为重要，是缓解肝细胞缺血缺氧缺营养、逆转肝纤维化的中医基本治疗思想之一。

门静脉高压症是肝硬化患者常见症候群，肝脏具有门静脉和肝动脉两套供血系统，其中门静脉供血占70%～75%，肝动脉供血占25%～30%，而门静脉属支包括肠系膜上静脉、肠系膜下静脉、脾静脉、胃左静脉、胃冠状静脉、胃右静脉、胆囊静脉，门脉系统收集了消化道大部分富含营养的血液。贾建伟主任认为，门脉高压症的形成与肝内纤维组织增生，肝脏微循环障碍，导致门脉血难以入肝，门脉系统血流动力学发生改变，出现门静脉压力增大以代偿，表现为门静脉主干直径增宽。甚至当肝硬化进一步加重时，本该入肝的血液更加难以入肝，在门脉形成湍流，导致肠系膜上静脉、肠系膜下静脉、脾静脉血液淤滞，出现肠淤血及脾淤血。肠淤血日久可导致肠道正常屏障通透性发生改变，使肠源性内毒素入血，进一步加重导致肝脏的损害；脾淤血可表现为脾大，长期慢性淤血的脾脏易发生炎性反应，刺激纤维结缔组织增生，最终导致脾脏变大、质地变硬，进而导致脾功能亢进；难以入肝的血液，也可通过侧支循环回心，这又会继发食道胃底静脉曲张，是消化道出血的病理基础，恰如《血证论》言"吐衄便漏，其血无不离经，凡系离经之血，与荣养周身之血，已睽绝而不合，其已入胃中者，听其吐下可也"，其意一也。贾建伟主任总结出，导致肝硬化门静脉高压症发生发展的最重要病理改变是门静脉血液难以入肝，持续的肝细胞缺血缺营养状态。治疗上，应当着眼这两点，以增加门静脉入肝血流量，改善肝细胞缺血缺营养状态为根本。临床上，肝病科医师十分注重患者门静脉主干直径和脾脏大小的指标变化，关注预防门脉高压症所导致的消化道出血，但只认识到强调降低门脉压力预防消化道出血，而忽视了门脉高压症所提示的肝缺血状态。他则强调认识疾病应深究医理，从病理变化上认识疾病的发生发展，在注意预防门脉高压症患者消化道出血发生的同时，也应注重调节门静脉血流动力学，减小门静脉入肝血流阻力，增加门脉入肝血流量，改善肝缺血状态。从这一角度出发，恰恰可以发挥中医药的优势。

肝硬化治疗中的养肝柔肝之法，也即是滋肝阴、养肝血、顺肝气之法，其根本在于增加肝脏门静脉血供，改善肝细胞缺血缺氧缺养状态，减少肝细胞凋亡与坏死后纤维化的发生，这既是肝硬化患者养肝柔肝之法的实质，也是中西医互参和互通的体现之处。

三、调脾胃，通腑气

脾胃为"后天之本""气血生化之源"。《灵枢·玉版》云"人之所受气者，谷也。谷之所注者，胃也。胃者，水谷气血之海也"；《素问·玉机真脏论》言"五脏者，皆禀气于胃，胃者，五脏之本也"；《素问·六节藏象论》曰："五味入口，藏于肠胃，胃有所藏，以养五气，气和相生，津液相成，神乃自生。"东垣先生提出"脾胃内伤，百病由生"，可见脾胃在疾病发生发展及预后中发挥的重要作用，故贾建伟主任认为在治疗疾病之时，应始终注意调补脾胃。《金匮要略·脏腑经络先后病脉证》曰："见肝之病，知肝传脾，当先实脾。"肝主疏泄，可促进胆汁的排泄和脾胃之精微物质的消化与输布，疾病中又常常出现"肝木克脾土""肝胃不和""土败木贼"等病机，临床上肝病患者常常有恶心、纳差等消化道症状，故在肝病诊治过程中，注重脾胃、顾护脾胃尤为重要。黄疸作为肝病患者常见症状，西医学根据其发生机理将黄疸划分为肝细胞性黄疸、梗阻性黄疸、溶血性黄疸，其中肝细胞性黄疸较为常见。《金匮要略·黄疸病脉证并治》云"脾色必黄，瘀热以行"，指出黄疸的发生与脾脏密切相关，黄疸的治疗也多从"脾"、从"湿"论治，效果显著。针对肝衰竭的治疗，钱英教授提出"截断逆挽法"，其中补益脾肾是其核心内容之一，贾建伟主任在继承钱英教授"截断逆挽法"的基础上，根据自己临证体会，提出了"治肝理脾法"，对于发生肝衰竭的患者，中医认识到脾胃为后天之本、气血生化之源，强调"有胃气则生，无胃气则死"，在重症患者中当顾护脾胃。但他强调，此处的"理脾"非单纯之补脾，而是指健脾利湿、助消导、通腑泻热并举，在祛邪的同时使脾升胃降、腑气通畅，脾胃恢复主运化腐熟水谷精微的功能，肠道恢复泌别清浊的功能，使水谷精微化生充裕，邪祛而正盛，病情得以缓解。从西医学的角度来说，肝衰竭时，大量肝细胞坏死，胆汁及各种消化酶生成受阻，患者消化功能降低，出现胃肠积滞，甚至水谷不入，导致胃肠功能衰竭，而肝细胞损伤后再生需要充足的营养物质供给，此时肠营养不足是患者治疗失败、走向死亡的重要因素，所以强调注重肠营养；胃肠积滞，患者大便不通，又是肠源性内毒素血症发生的重要原因，也多采取灌肠及结肠透析等手段清理肠道，减少毒素吸收，可见"治肝理脾法"中"理脾"的含义融汇了中西医的治病思路，契合临床。同时，贾建伟主任注意到，临床上存在"肝衰竭前期"状态，此时尚未进展到肝衰竭，然而肝脏损伤较重，病情进展迅速，此时采用"治肝理脾法"，往往能阻止疾病进展，逆流挽舟。用药上，他善用黄芪以顾护脾胃。黄芪，甘，微温，归脾、肺经，功擅补气健脾、升阳举陷、益气固表，李东垣独创"益胃升阳"之法，曰"脾胃一虚，肺气先绝，必用黄芪温分肉，益皮毛，实腠理，不令汗出"（见《本草纲目·草部第十二卷·草之一·黄芪》），提出黄芪在调补脾胃方面的独到作用。在治疗肝衰竭患者时，贾建伟主任曾重用生黄芪煎水代茶饮，峻补一身之气，为治病求本之意。他喜用炒麦芽、炒谷芽、焦神曲等药物健脾消食，改善消化道症状。

六腑传化物而不藏，以通为用，以降为顺，贾建伟主任十分重视腑气畅通与否，在诊病和治疗上，注意询问患者大便情况，擅用下法。他认为，人体正常祛邪途径包括大便、小便、排汗，临床上存在大部分大便不调的患者，尤以大便秘结多见，宿便不去，则气机上下不通，患者食欲也往往受影响，治疗上通下法为常用的祛邪之法。《素问·热论》指出："其未满三日者，可汗而已；其满三日，可泄而已。"仲景书中即有汗、吐、下、和、温、清、消、补八种治法；吴又可在《温疫论》中十分推崇下法，提出"夫疫者胃家事也，盖疫邪传胃十常八九，既传入胃，必从下解，疫邪不能自出，必借大肠之气传送而下，而疫方愈"，指出下法在疫病治疗中的作用，故而临床上每每以通泻大便以祛邪，达到通畅气机的目的。反推演之，对于纳差的患者，贾建伟主任认为纯是脾胃虚寒所致的情况较少，多是由于湿热困脾、饮食积滞所致的实证或虚实夹杂证，对于此类患者，在调脾胃的同时，予以通泻大便之法，往往起到釜底抽薪之效果，可使患者中焦畅达，食欲改善显著。肝脏作为人体的化工厂及最大的消化腺，在终末期肝病患者中，各种消化酶及胆汁的合成和分泌不足，患者消化功能弱，饮食切记应清淡易消化，一旦摄入油腻难消化食物，即中医所云肥甘厚腻之品，就会加重胃肠道负担，非但不能消化吸收为机体提供营养，反而使胃肠积滞，在肠道形成毒素，加重肝脏负担。对于此类患者，应当"急则治其标，缓则治其本"，以通下之法，通腑泻热。其目的主要有以下五方面：①祛除胃肠宿食积粪，减轻肝脏消化功能负担。②减少肠道毒素吸收，减轻肝脏解毒功能负担。同时，氨中毒学说认为，肠道毒素的吸收可能是导致肝性脑病的主要原因。③恢复胃肠正常消化吸收的功能，再给予易吸收的食物，保证患者营养物质摄入。④保护肠黏膜，恢复肠道内环境，保持优势菌群比例，防止细菌易位、机会性感染及肠源性内毒素血症的发生，尤其对于合并门静脉高压症的患者，由于肠淤血存在，肠道屏障功能脆弱，更应该注意保护肠黏膜。⑤解决患者便秘、胃肠胀气、纳差等症状，改善患者生存质量，给予机体休养生息的机会。综上，贾建伟主任强调通下法在临床中的应用，诸般证候，均可"一泻而了之"，并认为泻下药非独承气类，其应用中成药"胃肠安"泻下通便经验独到，"胃肠安"组分中有含有巴豆霜、木香、枳壳、大黄、厚朴、麝香等药物，本立意于"通因通用"，治疗湿浊中阻之腹泻，且含有巴豆霜，峻下力猛。他在临床中以其行气导滞之功治疗食滞胃脘、腑气不通的患者，小丸为药，服用方便，但当注意中病即止。

四、明病遣方，融汇中西

贾建伟主任认为，治病本不应该拘泥于一家之言，更不应该筑起中西医学之间的藩篱，这无异于各自为营、闭门造车。中西医学分别从不同角度、不同思维模式认识和阐述疾病，都是具有科学性和社会实践性的。尤其是西医学检测手段的进步，如病原学检测、影像学检测等的发展和革新使得中医学对疾病的认识更加深刻，更好地指导临床治疗，即"明病遣方"，而中医学提倡的辨证论治思路又弥补了西医学个体化治疗的不足。他强调，所谓的中西医结合也不是简单的西医治疗加上中医治疗，其结合应当是贯穿于疾病诊断、病因认识、病理变化、治疗用药的全过程，将中西医理论互参，对于疾病的认识会更加全面深刻，对于疾病的治疗手段更加丰富。譬如，对于肝纤维化认识，西医学认为肝纤维化作为一种损伤愈合反应，是由于各种原因导致肝细胞坏死，激活肝星状细胞，引起基质蛋白聚集，导致细胞外间质的过度合成，而这种细胞外基质的沉积与中医病因病机认识中的"痰湿""湿热"相呼应；在细胞外基质过度沉积基础上，引起正常肝窦结构消失，影响肝细胞血液供应，造成肝细胞缺血缺氧，这又从病理角度阐述了中医学认为的"痰瘀相搏"；而肝细胞缺血缺氧又进一步引起肝细胞凋亡，导致持续的损伤愈合反应，即所谓"瘀热在里"，使这一病理过程持续进展，最终导致肝硬化的发生。由此可见，西医学关于疾病病理变化的认识与中医学病机阐述渐趋一致，殊途同归。当代中医发展，一方面必须依托于西医学在微生物学、免疫学、重症医学等方面的技术和手段；另一方面，中医学的继承和发扬应该秉持衷中参西的思想，大方向不动摇。临床上，部分中医医生，尤其是接受西医学教育模式培养的年轻中医医生，往往容易被西医理论所支配，被各种实验室检查所迷惑，完全以西医思路治病。贾建伟主任曾见一治疗男性不育（精子成活率低）的病例，接诊医生投之以淫羊藿、鹿角胶、肉苁蓉等一派补肾壮阳的药物，而他观其舌质鲜红苔黄腻、脉实有力，慨叹前者四诊不参，只知单纯壮阳，以犯"虚虚实实"之弊。故而，中医医生不可不"衷中"，应当坚持中医学整体观念、天人相应、辨证论治的诊疗特色。目前西医学对于药物有效成分的提取和分析，为临床用药提供了一定的依据，但是辨证论治仍是中医特色，不可失却。同时贾建伟主任认为应当进行中医文献挖掘，只有回归中医经典原文，通晓原意，才能明晰内涵。其中尤应重视药物煎服法，世人重方剂药味配比，却失之煎服之法，往往不能发挥药效。徐灵胎《医学源流论》言："煎药之法，最宜深讲，药之效不效，全在乎此。"譬如《伤寒论》提到茵陈蒿汤当"以水一斗，先煮茵陈减六升"，明确指出茵陈当先煎。清代徐灵胎在《伤寒论类方》中言："先煮茵陈……此秘法也。"《本草思辨录》记载："茵陈发扬芳郁，禀太阳寒水之气，善解肌表之湿热，欲其祛邪由小便而去，必得多煮，以厚其力。"茵陈先煎去其轻扬外散之气，以厚其味，使其专于苦降，不达表而直入里，以利湿热从小便而出。另外，茵陈质轻而用量大，煎煮时多蓬松漂浮在药液之上，先煎可使其浸透令药力析出。世人多知茵陈蒿汤治疗黄疸，然而注意到茵陈应先煎者寥寥，是以每每难以起效，反认为汤剂不效，此种偏颇临床比比皆是。

临证经验

一、肝硬化逆转治疗经验

肝硬化是慢性肝病过程中各种因素导致肝细胞不断变性、坏死，肝纤维化不断进展引起肝小叶和肝内血管系统广泛破坏和改建，使肝脏变形、质地变硬的疾病。临床可见肝功能障碍和门静脉高压症表现，严重影响患者的生存质量，部分患者死于肝硬化的并发症，如消化道出血、肝性脑病、肝肾综合征等。如何延缓和逆转肝硬化的发生发展是诊疗过程中的难点。贾建伟主任在多年临证过程中总结出痰瘀互结、瘀热在里是肝硬化的主要病机，并提出治疗肝硬化过程中的三要点，临证注意，往往效验。

（一）调气血，祛痰瘀

《素问·调经论》云："人之所有者，血与气耳。"气与血作为人体重要的生命物质基

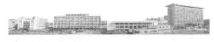

础，"气血正平，常有天命"。肝藏血，主疏泄，体阴而用阳，在肝病治疗过程中，始终要注意气血的关系，著名肝病大家关幼波教授更总结出在肝病治疗中的气血辩证体系。近年来关于肝硬化的病机认识，"血瘀"已成圭臬，贾建伟主任从关教授气血辨证体系出发，提出痰瘀互结，影响气血运行，痰瘀又生是肝硬化发生发展的主要病机；而从现代生理学角度，肝硬化时期，由于肝纤维化及假小叶形成，肝内正常结构破坏，肝内血管系统迂曲，肝细胞缺血缺氧缺营养，进一步导致肝细胞损伤后凋亡及纤维化进展，形成恶性循环，推动肝硬化疾病进程。治疗上，当注重调气血，祛痰瘀。气为血之帅，血为气之母，气行则血行，调畅气血，即改善肝细胞供血，改善其缺血缺氧缺养状态，维护有效肝细胞数目，减少损伤后纤维化形成。痰瘀作为病理产物与致病因素，治疗上，贾建伟主任常以桃红四物汤为基础方，适量佐肉桂、干姜等温药及藤类、虫类药物。

（二）调理脾胃

《金匮要略·脏腑经络先后病脉证》云："见肝之病，知肝传脾，当先实脾。"贾建伟主任总结临床所见，认为肝病日久，脾胃必定虚弱，脾胃乃后天之本，运化水谷精微，化生气血津液神，充养先天，而慢性肝病患者，或肝木克脾土，或肝病及脾，治疗上，因根据患者脾胃虚弱、正气不足，或是脾胃壅滞、运化不能，酌以补益脾胃、温阳补脾、健脾醒脾运脾、消导，其主旨皆在于调理、顾护脾胃，恢复其正常生理功能，不全在补。若脾胃虚弱，他多用太子参、党参、黄芪等益气扶正；脾胃不运，则多用炒麦芽、炒谷芽、鸡内金等消食导滞之品健运脾胃；若胃肠积滞的患者，擅用熟大黄清除肠胃积滞，通腑泻下，力不峻猛，而又兼以活血，推陈致新。以上是肝硬化患者调补脾胃常用之法。

（三）养肝柔肝

肝体阴而用阳，主藏血，主疏泄，喜条达恶抑郁，肝病患者往往肝气不舒，或疏泄太过，以肝硬化患者痰瘀互结、瘀热在里病机理论，必然肝阴、肝血耗伤，故养肝柔肝法是治疗肝硬化基本大法。东方肝木，木曰曲直。"柔"，《说文解字》谓："凡木曲者可直，直者可曲曰柔。"养肝柔肝之法，广义上即恢复肝木曲直之性，养肝阴、疏肝气；狭义讲，即是滋养肝血、肝阴，使肝血充足。肝硬化时期正常肝细胞坏死，纤维组织增生，假小叶形成，肝脏形态学发生改变。西医治疗主要在于祛除病因，减少肝细胞炎症坏死，减少肝星状细胞的活化，抑制细胞外基质沉积，促进胶原纤维降解。在此基础上，贾建伟主任提出增加门脉入肝血量，改善肝细胞缺血缺氧状态的治疗思路。中医则是以养肝柔肝之法，滋肝阴、养肝血、疏肝气，清·陈士铎《辨证论》言"肝中有血则肝润而气舒，肝中无血则肝燥而气郁"，代表方剂为四物汤、一贯煎，滋养肝阴。贾建伟主任认为，肝硬化患者多虚实夹杂，每用生地黄易熟地黄，《药性论》认为"生地黄，味甘，平，无毒，解诸热，破血，通利月水闭绝，亦利水道，捣薄心腹，能消瘀血。患者虚而多热，加而用之"。生地黄能滋阴血，又清热凉血活血，不似熟地黄之滋腻，是以适用之。

贾建伟主任在临证中观察到，部分肝硬化患者，转氨酶虽正常，然微微黄疸日久不退，胆红素始终高于正常值。《金匮要略·黄疸病脉证并治》中记载："黄疸之病，当以十八日为期，治之十八日以上瘥，反剧为难治。"可见黄疸一病当求速退，迁延则难愈，为邪盛正衰，预后较差。此类黄疸多见于终末期肝病。西医学认为由于肝纤维化形成，有效肝细胞数目减少，合成和分泌胆红素能力减退的同时，肝细胞对胆红素的摄取及排泄能力下降，肝内胆管因肝纤维化迂曲狭窄，出现黄疸难以消退，经年存在。针对此类难治性黄疸，西医目前尚无有效的治疗手段。王肯堂《证治准绳》中提出："治疸须分新久，新病初起，即当消导攻渗……久病又当变法也。脾胃受伤，日久则气血虚弱，当用补剂……使正气盛则邪气退，庶可收工。"贾建伟主任认为，黄疸日久难瘥，仍当责之痰瘀。痰瘀阻络则黄疸胶结难解，不易消退，而难治性黄疸患者多属阴黄。《景岳全书·黄疸》认为"阳黄证多以脾湿不流，郁热所致"，"阴黄证，多由内伤不足……但宜调补心脾肾之虚以培补血气，血气复则黄必尽退"，并指出"大多阳证多实，阴证多虚，虚实弗失，得其要矣"，阴黄多虚，当培补血气。贾建伟主任认为难治性黄疸因迁延而来，乃是虚实夹杂，痰瘀毒虚作祟，当补虚祛邪。《素问·生气通天论》云："阳气者，若天与日，失其所则折寿而不彰。"从中医痰瘀论治，总结出当以温阳活血之法治疗此类难治性黄疸，主方以茵陈术附汤加减。瘀血阻滞甚者，加川芎、白芍、土鳖虫等；寒湿困脾甚者，加茯苓、泽泻、通草、薏苡仁等；脾失运化甚者，加鸡内金、焦曲、神曲等；脾阳不足者，加干姜、肉桂等，可有效改善慢性肝病后期稽留难退之黄疸。

二、肝衰竭治疗经验

肝衰竭是由多种因素引起的严重肝脏损害，导致肝脏合成、解毒、分泌、排泄、生物转化、能量代谢等多种功能发生严重障碍或失代偿，出现以黄疸、凝血功能障碍、肝性脑病及腹水等为主要表现的一组临床症候群，病情危笃，病死率高。隋·巢元方《诸病源候论·黄病诸候》称"脾胃有热，谷气郁蒸，因热毒所加，故卒然发黄，心满气喘，命在顷刻"，此谓"急黄"；明·王纶《明医杂著》曰"若时气发热，变为黄病，所谓瘟黄也"；清·沈金鳌《杂病源流犀烛·诸疸源流》曰："有天行疫疠以致发黄者，俗谓之瘟黄，杀人最急。"贾建伟主任在继承钱英教授"截断逆挽法"的理论基础上，又提出了"治肝理脾法"，运用中西医结合方法治疗肝衰竭，改善患者临床症状，提高患者生存率，挽救了大量患者生命。

（一）继承钱英教授"截断逆挽"法

钱英教授为肝病泰斗关幼波先生入室弟子、国家中医药管理局认定的国家级名老中医、第三批全国老中医药专家学术经验继承工作指导老师、享受国务院政府特殊津贴专家，其在重型肝炎治疗上经验颇丰，独创"截断逆挽"法治疗肝衰竭，救患者于危难。"截断逆挽"法即"截断法"与"逆流挽舟法"的结合。"截断法"即截断病情进展。肝衰竭时，由于瀑布样炎症反应的启动，肝细胞大量坏死，炎症因子释放，又导致肝细胞坏死，治疗难度巨大，故而肝衰竭患者要早期治疗，直捣病巢，迅速祛除病原，快速控制病情，阻止病情进展，此乃"截断"之意；"逆流挽舟法"即"逆流中，挽舟楫上行"。由于肝衰竭因虚致实的病机，治病求本，采用扶正祛邪的方法，不使正气虚而更虚，邪气炽盛如顺风之船急流直下，强调应当尽早采用温补脾肾之阳、滋补肝肾之阴等扶正补虚法，使正气充足，有与邪相争之力，以鼓邪外出，从而力挽狂澜，逆流挽舟，是为"上工治未病"的另一种阐释，为肝衰竭等危急重症的治疗启迪了思路。

（二）提出"治肝理脾"法

《临证指南医案》提出"肝为起病之源，胃为传病之所"；《医学衷中参西录》曰"肝脾者，相助为理之脏也"；《金匮要略·脏腑经络先后病脉证》曰"见肝之病，知肝传

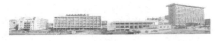

脾，当先实脾"，临床上常见"肝木克脾土""肝胃不和""土败木贼"等病机。基于钱老"截断逆挽法"中顾护脾胃、防传防变的核心思想，以及危急重症治疗中"有胃气则生，无胃气则死"的理论认识，贾建伟主任提出了肝衰竭"治肝理脾"的治疗理念，主张肝病当理脾，"理脾"不拘泥于健脾益气之上的"实脾"，当是清下、消导、温补三法灵活应用，以达到"实脾"而顾护脾胃的效果。其理论出发点一方面在于先安未受邪之地，防止肝病传变及脾；另一方面，脾胃为后天之本，运化水谷精微，化生精气血津液神，通过"理脾"，使精气血津液神化源充足，正气充沛，切合钱老逆流挽舟之思想；同时，他认为，肝衰竭的发生与剧烈的免疫应答相关，黄疸来势汹汹，猝然发黄，虚实夹杂，早期以实证为主。治疗上，贾建伟主任在继承"截断逆挽"法的基础上，强调早期应注重清下、消导，后期则更注重温补。相关临床研究也证实了"治肝理脾"法清下、消导、温补三法的合理应用确实可以提高肝衰竭患者的临床疗效，主要表现在改善肝衰竭患者临床症状、营养状态（血糖、白蛋白、胆碱酯酶）、降低血清内毒素水平等方面，从西医学角度论证了"治肝理脾"法的有效性和科学性。

三、肝癌带瘤生存治疗经验

原发性肝癌作为消化道常见恶性肿瘤，起病隐匿，治疗困难，预后差。世界范围内，肝癌的发病率仅次于肺癌和胃癌。慢性肝炎终末期多进展为肝硬化、肝癌，在治疗上，西医可采取手术切除、介入治疗、射频消融等手段。贾建伟主任认为，临床上大部分肝癌是在肝硬化基础上发生的，是肝硬化逐渐进展的一个阶段和结果。过去肝硬化的患者多死于消化道出血、肝性脑病、肝肾综合征等并发症，而近年来，由于治疗手段的进步，能够有效地治疗肝硬化并发症，使其生存期延长，但又带来另一个问题，即肝脏缺血缺氧状态持续存在，肝细胞不断发生凋亡及增殖，这样也增加了异常增殖的概率，从而导致肝癌的发生，所以，医生和患者都不应该"谈癌色变"。近年来提出的"带瘤生存"观点应当是目前中西医结合治疗肿瘤的思路。采用中医药治疗肝癌也并不在于运用某些药物去攻伐肿瘤细胞，而是通过调整患者自身阴阳寒热的偏颇，使得阴平阳秘，气血和调，正气存内，祛邪外出。从西医学角度来说，就是调理患者机体内环境，提高免疫力，增加正常肝细胞再生，减少肿瘤细胞增殖，增强机体抗肿瘤的能力，同时，配合介入、射频消融等治疗手段来延缓肿瘤进展，改善患者生存质量，延长患者生存期。在此思路指导下，贾建伟主任治疗的许多肝癌患者都可实现带瘤生存，保持较良好的生存质量，使患者生存期不断延长，逐渐向3年、5年甚至10年迈进。

（一）扶正祛邪并举

贾建伟主任认为，肝癌的发生本为脏腑气血亏虚，致使气、血、湿、热、瘀、毒互结于肝而发病。其病机复杂，虚实夹杂，但初起多以肝郁脾虚、气滞血瘀为主。然日久则气郁化火，蕴而成毒，热毒结肝，阴血暗耗，致气阴两伤。此时则正气亏损，本为虚而标为实。肝癌的发生还是责之于因虚致实，因虚因寒成积成形而化瘀热。治疗上，他认为，必须把握扶正与祛邪之轻重主次，根据患者情况，四诊合参，辨证论治，攻补兼施，两相权衡，间补间攻，以图长久，正如《素问·六元正纪大论》所言："大积大聚，其可犯也，衰其大半而止。"《医宗必读·积聚》说："屡攻屡补，以平为期。"《临证指南医案·积聚》云："经年病久，正气已怯，观东垣五积，必疏补两施，盖缓攻为宜。"

（二）中西医治疗并重

贾建伟主任一直倡导中西医结合治疗应优势互补。在原发性肝癌治疗方面，西医多采用手术直接切除肿瘤、介入治疗阻断肿瘤血供、射频消融毁损肿瘤组织等手段，都属于"攻伐"之法，目前肝癌治疗的靶向药物索拉菲尼通过抑制动脉血管再生而起效，从某些方面可以起到控制肿瘤的目的，但也存在一定的副作用。他认为，肝癌患者多具慢性肝病史，病情迁延日久，本虚标实，不耐攻伐。中药在扶正固本的同时，也可缓解患者的临床不适。西医的姑息性手术切除、介入、消融等手段，在一定程度上可抑制肿瘤快速生长，但是反复多次的抑制也带来正常肝组织进一步损伤、有效肝细胞数目进一步减少，从而使异常增殖更加活跃，恰似"野火烧不尽，春风吹又生"。而中医以温阳活血之法改善门脉高压，增加门脉富含营养之血供，改善肝脏缺血缺氧缺营养状态，预防肝硬化基础上的肝细胞损伤，从而减少异常增殖的发生概率，同时在抗纤维化治疗方面发挥作用，均是中医药治疗的优势所在。贾建伟主任在临床上治疗肝癌患者时，提倡中药缓慢调理，辨证论治，定期监测影像学及肿瘤标志物的情况，必要时予以介入、射频消融等手段干预肿瘤的快速生长，中西医相辅相成，各自发挥所长，为原发性肝癌患者保驾护航，使患者获得良好的生存质量，延长生存期，不断提高患者 5 年以上的带瘤生存率。迄今为止，他治疗的患者中有 1 例已达到 9 年的生存期，且保持了较好的生活质量。

医案选介

一、急黄案

陈某，男，35 岁，工人，2011 年 5 月 9 日初诊。

主诉及病史：间断乏力、纳差 4 年，不断加重，伴尿黄 5 周。患者自觉间断乏力、纳差 4 年，未予重视及诊治，不适症状间断存在，5 周前自觉症状较前加重，且尿色加深如浓茶，收入中西医结合科，予以西医抗病毒、保肝、促进肝细胞再生、退黄及支持治疗，患者黄疸持续深重，遂请贾建伟主任诊治。刻下症见：乏力，纳差，偶有皮肤瘙痒，大便溏泄，1 日 3～4 次。患者既往乙肝后肝硬化基础。

体格检查：身目俱黄如烟熏，黄疸深重。舌淡红，苔白厚腻，脉弦滑。

辅助检查：乙肝五项：HBsAg、HBeAb、HBcAb 阳性，余皆阴性。肝功能：ALT 113U/L，AST 94U/L，GGT 32U/L，CHE 2683U/L，TBIL 450.2μmol/L；凝血功能：PT 22.4 秒，PTA 40%；腹部超声提示腹水；余检查未见明显异常。

西医诊断：慢加急性肝衰竭。

中医诊断：急黄，阴黄。寒湿困脾。

治法：温阳化湿，健脾和胃，顾护中气。

处方：茵陈术附汤合保和丸加减。

茵陈 90g（先煎），炒白术 30g，制附子 15g（先煎），熟大黄 15g，枳壳 15g，清半夏 15g，茯苓 30g，生山药 15g，莱菔子 15g，炒麦芽 30g，焦神曲 15g，鸡内金 15g。7 剂，日 1 剂，水煎服，每次 150mL，日服 2 次。

二诊：2011 年 5 月 16 日。患者皮肤瘙痒改善不明显，大便日行 2 次，为稀软便，食

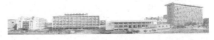

欲转佳，进食量稍增，仍乏力明显。身目俱黄，舌淡暗，苔白厚，脉弦滑。查总胆红素436μmol/L。

《景岳全书》认为"阴黄证，则全非湿热，而总由血气之败"，该患者又有久病耗伤气血，故在原方的基础上，加黄芪、当归、泽兰以补血活血。继服14剂，煎服法同前，嘱其饮食少食多餐，注意休息。

三诊：2011年5月30日。患者诉食欲佳，大便成形，1日2次，体力渐增，身目黄染较前稍退，舌质淡红，苔白，脉弦。查总胆红素324μmol/L。

患者食欲佳、体力复提示脾胃健，正气复。然"黄家所得，从湿得之"，治疗上不忘祛邪，以原方去山药，加金钱草、海金沙、白蔻仁加强除湿退黄之功，同时注意扶助正气，合以四君子汤。继服14剂，煎服法同前。

四诊：2011年6月13日。患者食欲及进食量恢复如常，体力恢复，身目黄疸渐退，大便成形，1日1~2次。舌质淡红，苔薄白，脉弦。查总胆红素324μmol/L，效不更方。

【按】肝衰竭病情危笃，属中医学"急黄""瘟黄"范畴。此案患者四诊合参，身目发黄如烟熏，便溏，结合舌脉，属阴黄。湿邪困阻中焦，脾胃升降失常，故纳差；肝失疏泄，胆汁外溢，发为黄疸；湿困脾土，升降失职，清浊不分而溏泄。临床辨证阴阳寒热不可失之偏颇，此案贾建伟主任从阴黄论治，灵活运用温阳健脾、益气补血、利湿退黄三法，辨虚实，攻补兼施，效验。同时根据"有胃气则生，无胃气则死"的理论，治疗上，当顾护脾胃后天之本，且根据患者胃气存续、渐复与否，也能判断其预后的好坏。此案中，患者食欲渐复，考虑胃气得生，故而预后较好。熟大黄具有清除肠胃积滞、通腑泻下之功，《本经》云："下瘀血，血闭寒热，破癥积聚，留饮宿食，荡涤肠胃，推陈致新，通利水谷，调中化食，安和五脏。"熟大黄其通腑之力较缓，又可祛瘀生新，安和五脏，临床上用之颇多。贾建伟主任遵仲景之意，强调茵陈先煎，对于药效发挥尤为重要。

二、积证案

杨某，男，61岁，工人，2016年6月12日初诊。

主诉及病史：胁痛10余年。患者于10余年前无明显诱因出现胁肋部胀痛，当时查肝功能异常（具体不详），乙肝标志物阳性，予以保肝对症治疗，胁痛间断存在，先后应用拉米夫定、恩替卡韦抗病毒治疗，5年前腹部超声提示肝硬化。后就诊于贾建伟主任门诊，刻下症见：胁肋胀痛，体倦乏力，纳差，夜眠欠佳，口干、口苦，大便秘结，平均2~3日一行，质硬。

体格检查：面色晦暗，身目微黄染，左胁下可触及一积块，质韧、边界清晰。爪甲稍青紫，舌暗红，苔黄腻，舌下络脉迂曲紫暗，脉弦细。

辅助检查：肝功能：ALT 33U/L，AST 49U/L，GGT 59U/L，CHE 3003U/L，TBIL 55.8μmol/L；血常规：白细胞计数4.8×10⁹/L，中性粒细胞计数1.0×10⁹/L，血小板计数101×10⁹/L；腹部超声提示肝内异常结节，肝硬化，脾大（门脉直径12mm，脾脏大小49mm×125mm）。余检查未见明显异常。

西医诊断：①乙肝后肝硬化。②脾功能亢进。

中医诊断：积证。气滞血阻。

治法：理气消积，活血散瘀兼以扶正。

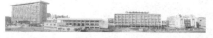

处方：桃仁四物汤合升降散加减。

生地黄30g，川芎10g，当归30g，白芍30g，延胡索10g，大黄6g（后下），肉桂10g（后下），僵蚕10g，蝉蜕10g，姜黄10g，桃仁10g，生黄芪30g，白术10g，蜈蚣1条，红景天6g。14剂，日1剂，水煎服，每次150mL，日服2次。

二诊：2016年6月28日。患者自觉胁痛、乏力症状较前好转，食欲、夜眠可，大便1日2次，舌暗红，苔白腻，舌下络脉迂曲紫暗程度较前减轻，脉弦细。以熟大黄易生大黄，余方不变，继服，煎服法同前。

后患者坚持门诊中药汤剂治疗半年余，诸症悉减，左胁下积块较前缩小。2017年3月复查腹部超声提示：肝内异常结节，肝硬化，脾大（门脉直径11mm，脾脏42mm×120mm）。

【按】肝硬化患者纤维化逆转一直是临床慢性肝病治疗的难点和重点，也是中医药治疗的优势所在。此案中，患者年逾六旬，经长期活血软坚散结中药改善肝脏供血，降低门脉压力治疗后，实现门静脉直径缩窄、脾脏缩小，且肝脏门脉血流阻力的减小、门脉入肝血流量的增加，提示增加门脉入肝血流量、改善肝缺血状态可能是延缓和逆转肝纤维化进展的一个治疗思路。此案中贾建伟主任以桃红四物汤合升降散加减，桃红四物汤为养血活血的代表方剂，升降散本是升清降浊、散风清热之方剂，主治温病表里三焦大热。僵蚕、蝉蜕可宣阳中之清阳，大黄、姜黄可降阴中之浊阴，两两相伍，一升一降，内外通和，故可用以调节一身之气机。肝体阴而用阳，主藏血，主疏泄，遣方用药的思路必须从此出发。桃红四物汤和升降散相组合，一治血，一治气，即是如此。

三、瘀血阻络之黄疸案

沈某，女，47岁，翻译，2011年1月1日初诊。

主诉及病史：身痒3年，尿黄1年，加重1周。患者3年前于产后出现身痒，无明显尿黄，未重视。1年前身痒较前加重，伴有尿黄，就诊于外院，明确诊断为原发性胆汁性肝硬化，加用熊去氧胆酸治疗2个月，症状未改善。后加用甲泼尼龙治疗，临床症状得到缓解。但因患者不能长期接受激素治疗，曾先后3次自行停药，病情有反复。1周前患者再次停用甲泼尼龙，身痒、尿黄较前明显加剧，来我院求助中西医结合治疗。刻下症见：身痒剧烈，入夜加重，甚则夜寐不安；胁痛隐隐，痛处不移；口燥眼干，口渴；小便自利，色黄如浓茶水，大便日一行。

查体：精神不振，身目淡黄，色晦暗，形体消瘦，前胸蟹爪纹。舌紫苔白厚，舌边有瘀斑，舌下络脉怒张，脉涩无力。

辅助检查：肝功能：ALT 217 U/L，AST 143.5 U/L，GGT 1305 U/L，ALP 1093.9 U/L，ALB 35.4g/L，TBIL 64.8μmol/L；肝脏病理示PBC Ⅱ–Ⅲ期；腹部彩超示肝、胆、胰、脾未见异常；自身抗体AMA阳性，余阴性。

西医诊断：原发性胆汁性肝硬化。

中医诊断：黄疸。瘀血阻络。

治法：活血化瘀，养血安神。

处方：血府逐瘀汤合甘麦大枣汤加减。

茵陈60g（先煎），浮小麦30g，大枣6枚（擘），生甘草10g，桃仁15g，红花10g，

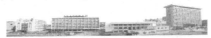

柴胡15g，川芎10g，牛膝15g，熟大黄10g，白蔻仁30g，生薏苡仁30g，路路通30g，海金沙15g，秦艽30g。7剂，日1剂，水煎服，每次150mL，日服2次。

西药予以熊去氧胆酸胶囊，口服，250mg，日服3次，7天。

二诊：2011年1月8日。患者身痒、夜寐不安、胁痛等症状有所缓解，仍有口燥眼干。大便日行2～3次，质稀，小便颜色较前变浅，见身目仍轻度黄染，舌紫苔白，舌边有瘀斑，脉涩无力。查TBIL 46μmol/L。

病机未变，原发继服14剂，煎服法同前。

西药：继续予以熊去氧胆酸胶囊，用法用量同前。

三诊：2011年1月22日。患者述自首诊服药20余天，身和，夜安，大便成形，尿色如常，仍口燥眼干。舌紫苔白，舌边有瘀斑，脉沉细无力。查TBIL 28.5μmol/L。

口燥眼干，此阴血不足，津液无以上承所致，故加玉竹养阴润燥，去白蔻仁、生薏苡仁防其伤阴，并合甘麦大枣汤，共奏养血活血、滋阴润燥、祛风止痒之功。

桃仁20g，生地黄30g，杭芍15g，当归15g，川芎10g，红花10g，茵陈60g（先煎），金钱草15g，海金沙15g，路路通15g，凌霄花30g，秦艽30g，玉竹15g，浮小麦30g，生甘草15g，大枣10枚（擘）。14剂，日1剂，水煎服，每次150mL，日服2次。

西药仍予以熊去氧胆酸胶囊，用法用量同前。

四诊：2011年2月5日。患者气色好转，饮食二便如常。舌暗苔白，舌边瘀斑青紫色较前略浅，脉沉细无力。

黄疸已去，防苦寒伤胃，去金钱草、海金沙，茵陈减半，加白术、赤小豆健脾利湿、顾护胃气。

患者经治疗，黄疸基本消退，TBIL稳定在20～30μmol/L间，余症状基本消除，面色较前略光泽，舌淡暗苔白，脉沉细。

【按】原发性胆汁性肝硬化以黄疸、胆汁刺激皮肤引起的瘙痒症状为主，疾病缓慢进展，既往文献报道确诊后存活期在5年以内，属临床难治性疾病，终末期常常需要肝移植。西医目前应用熊去氧胆酸治疗有一定疗效，但治疗手段单一，中西医结合治疗可以标本兼治，既利胆退黄，又行气活血养血。此案患者平素多虑，常致气机不畅，又值七七之期，气血亏虚，日久必因虚致瘀，瘀血阻碍气机，胆汁疏泄不利，不循常道，外溢肌肤发为本病。程钟龄《医学心悟》言："瘀血发黄，亦湿热所致，瘀血与积热熏蒸，故见黄色也，去瘀生新，而黄自退矣。"关幼波教授提出："治黄必治血，血行黄易却。"贾建伟主任辨治此类黄疸，从气血入手，补气养血，行气活血，疗效显著。

四、百合病并发奔豚气病案

张某，女，45岁，银行职员，2009年6月10日初诊。

主诉及病史：烘热汗出、头晕4个月，加重伴胸胁胀痛半个月。自述4个月来烘热汗出、心烦，恶听嘈杂声响，头晕甚则不能行走，失眠多梦，入睡后易惊醒。半月前因与同事争执，上症加重伴呕恶，胸胁胀痛，甚则坐卧不安，苦不堪言，就诊于附近医院，测血压180/95mmHg，余检查结果未见异常，诊断为高血压。经硝苯地平降压治疗半个月，血压下降至150/90mmHg，症状缓解不理想，遂求诊于贾建伟主任。刻下症见：善太息，烘热汗出，心烦，头晕如坐舟车，纳呆，口苦，口渴，喜冷饮，尿灼热，大便难。月经史：

12 岁初潮，$\dfrac{5 \sim 6}{21 \sim 40}$，2009 年 6 月 1 日，量中等、色鲜红，近半年月经先后不定期。

体格检查：血压 145/90mmHg，面色微红，舌质偏红，苔薄白，脉弦细数。

辅助检查：血常规、生化学检查及腹部超声、妇科超声均未见明显异常。

西医诊断：更年期综合征。

中医诊断：百合病。心肺阴亏燥热。

治法：养心润肺，柔肝理气。

处方：百合地黄汤合逍遥散加减。

鲜百合 40g（浸渍一宿），生地黄 20g，柴胡 15g，当归 15g，白芍 15g，茯苓 15g，白术 15g，生姜 5 片，薄荷 9g（后下），甘草 15g。7 剂，日 1 剂，水煎服，每次 150mL，日服 2 次。

二诊：2013 年 5 月 27 日。患者头晕、胸胁胀痛缓解，夜寐安，余症犹存。2 日前因与他人发生争吵，诸症加剧，伴胸腹上下窜痛，自觉喉中有物，吞之不下，吐之不出。舌红，苔薄黄，脉弦细数。查心电图未见异常。此肝郁化热，引动冲脉经气上冲于胸，谓之奔豚病。

西医诊断：更年期综合征。

中医诊断：百合病合奔豚病。心肺阴虚。

治法：疏肝泄热，降逆平冲。

处方：奔豚汤合百合地黄汤加减。

葛根 30g，桑白皮 20g，鲜百合 40g（浸渍一宿），生地黄 20g，当归 10g，芍药 10g，甘草 10g，川芎 10g，黄芩 10g，制半夏 20g，生姜 5 片。7 剂，日 1 剂，水煎服，每次 150mL，日服 2 次。

嘱其调畅情志。

三诊：2009 年 6 月 24 日。患者头晕，胸腹窜痛好转，偶有烘热汗出，心烦，二便调，舌红，苔薄白，脉细数。

此肝气冲逆之症已平，心肺阴伤仍在，治当润肺养阴，兼以条达肝气，以防郁火灼伤心肺之阴，故仍以百合地黄汤合逍遥散加减，继服 14 剂，煎服法同前，并嘱其调畅情志。

四诊：2009 年 7 月 9 日。患者诸症好转，舌红，苔薄白，脉细。

效不更方，再予上方 14 剂，并嘱患者调畅情志，平日熬粥（百合 60g，枸杞 20g），早晚各服 1 次。

【按】此案患者烘热汗出，心烦，头晕如坐舟车，纳呆，口苦，口渴，喜冷饮，尿灼热，大便难等，症状错综复杂。考虑其为女性，《素问·上古天真论》言："七七任脉虚，太冲脉衰少，天癸竭，地道不通，故形坏而无子也。"女子七七阴精衰减，患者正值七七之年，肾精不足，乙癸同源，肝血不充，肝体阴而用阳，阴血不足，疏泄失常，气机不利，郁而化火，煎熬心肺之阴，致心肺阴虚燥热，正所谓"百脉一宗，悉致其病也"，考虑百合病诊断。又有情志郁怒，肝火引动冲脉之气上冲于胸，引发自下而上的胸腹窜痛，为标实之证，系奔豚病。治疗上当分清疾病虚实主次，先投百合地黄汤，后投奔豚汤，甚效。

论　著

一、论文

贾建伟教授发表论文 113 篇，其中第一作者 15 篇，第二作者 32 篇，第三作者 23 篇，通讯作者 43 篇，现择要列目如下。

[1] 贾建伟．中药治疗肾虚血瘀型慢性病毒性肝炎 90 例．天津中医，1998，15（3）：108－109．

[2] 贾建伟．中医药治疗慢性病毒性肝炎－谷丙转氨酶升高临床观察．河北中医，1998，20（5）：260－261．

[3] 贾建伟，刘剑华，袁桂玉．中医辨证用药治疗病毒性肝炎的临床观察．中医学院学报，1999，18（2）：6－7．

[4] 贾建伟，杨积明．中医辨证治疗原发性肝癌概况．天津中医，1999，16（6）：41－43．

[5] 贾建伟，杨积明，袁桂玉．鲜生地黄汁配合中西医综合疗法治疗重症型病毒性肝炎 38 例临床观察．中医杂志，2001，42（10）：611－612．

[6] 段毅力，贾建伟．肾虚血瘀型慢性肝病患者低氧血症的发生及预后探讨．中医药结合肝病杂志，2003，3（2）：110－111．

[7] 李俊萍，周福军，贾建伟．不同贮藏条件对地黄中梓醇含量的影响．中草药，2003，34（3）：273．

[8] 贾建伟，赵洁，马莹，等．中西医结合治疗 SARS．天津中医药·非典专辑，2003，20（3）：28－30．

[9] 赵洁，贾建伟，宋伟，等．SARS 的治疗体会．天津中医学院学报，2003，22（3）：53－54．

[10] 贾建伟，杨积明，袁桂玉，等．苦参素治疗慢性乙型肝炎的疗效及其影响因素讨论．中草药，2003，34（11）：1030－1031．

[11] 贾建伟，王淑慧，袁桂玉．肠道微生态变化在慢性肝病中的研究进展．医学综述，2004，10（1）：63－64．

[12] 贾建伟，杨积明，袁桂玉，等．甜瓜蒂经鼻黏膜给药治疗顽固性黄疸．天津医药，2004，32（6）：345－346．

[13] 贾建伟，李俊平，马莹，等．鲜生地黄保鲜技术的研究．中草药，2005，36（10）：1569－1570．

[14] 赵洁，贾建伟．内毒素血症的治疗进展．医学综述，2006，12（1）：49－51．

[15] 赵洁，贾建伟，韩贵兰，等．奥肝肽治疗慢性乙型肝炎 31 例临床观察．天津医药，2006，34（1）：57－58．

[16] 赵洁，贾建伟，高丽英，等．鲜生地黄治疗慢重肝营血症临床观察．辽宁中医杂志，2006，33（8）：952－953．

[17] 高丽英，贾建伟，张华伟．自身免疫性肝炎中医辨治探微．黑龙江中医药，

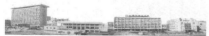

2007 (1): 27 - 28.

[18] 李秋伟, 贾建伟. 肠黏膜通透性的研究进展. 医学综述, 2007, 13 (18): 1384 - 1385.

[19] 贾建伟, 赵洁, 李谦, 等. 慢性重型肝炎营血症的鲜生地黄汁治疗., 中西医结合肝病杂志, 2007, 17 (1): 7 - 9.

[20] 赵洁, 李秋伟, 贾建伟, 等. 慢性乙型肝炎中医证型与拉米夫定抗病毒疗效关系研究. 辽宁中医杂志, 2008, 35 (10): 1529 - 1530.

[21] 马莹, 贾建伟, 赵洁, 等. 84 例病因未明肝功能异常患者的肝组织病理分析. 天津医药, 2008, 36 (9): 706 - 707.

[22] 马莹, 李润琴, 贾建伟, 等. 注射用黄芪多糖联合肝动脉栓塞化疗治疗原发性肝癌疗效观察. 中草药, 2008, 39 (12): 1856 - 1858.

[23] 雷金艳, 贾建伟. 血府逐瘀胶囊治疗慢性乙肝后肝纤维化临床观察. 北京中医药, 2010, 29 (2): 126 - 127.

[24] 贾建伟, 郭丽颖. 从《内经》"饮入于胃"引发的思考. 天津中医药, 2010, 24 (2): 135 - 136.

[25] 李秋伟, 雷金艳, 贾建伟. 慢性乙型重型肝炎免疫学指标分析. 传染病信息, 2010, 23 (10): 285 - 286, 290.

[26] 雷金艳, 贾建伟, 李秋伟, 等. 影响慢性重型乙型肝炎患者转归的因素分析. 山东医药, 2010, 50 (41): 78 - 79.

[27] 贾建伟, 郭丽颖. 茵陈蒿糖加减方治疗慢性乙型重型肝炎临床分析. 中西医结合肝病杂志, 2011, 21 (2): 120.

[28] 董爱爱, 赵洁, 贾建伟, 等. HBsAg 定量检测在慢性 HBV 感染患者肝脏储备功能评价中的作用. 世界华人消化杂志, 2012, 20 (31): 3033 - 3036.

[29] 张林庆, 贾建伟. 从营卫气性论五味化生. 河南中医, 2012, 32 (6): 777 - 778.

[30] 曹广秋, 贾建伟. 贾建伟医案 2 则. 江苏中医药, 2012, 44 (9): 50 - 51.

[31] 雷金艳, 贾建伟, 李秋伟, 等. 鲜生地黄对肝损伤大鼠肠道生物屏障及机械屏障功能的影响. 山东医药, 2012, 52 (45): 28 - 30.

[32] 高丽英, 贾建伟, 赵洁. 聚乙二醇干扰素联 α - 2a 联合利巴韦林治疗慢性丙型肝炎合并血友病 2 例. 世界华人消化杂志, 2013, 21 (2): 193 - 194.

[33] 王丹, 郭丽颖, 贾建伟. HBV 肝硬化患者肝脏储备功能与肝纤维化的相关性研究. 湖北中医杂志, 2013, 35 (3): 19 - 21.

[34] 李澎, 贾建伟. 从瘀热在里讨论阳明发黄诸证. 河北中医, 2013, 35 (5): 699 - 700.

[35] 李晨龙, 贾建伟, 郭丽颖, 等. 鲜生地黄冻干粉制备工艺与指纹图谱研究. 辽宁中医药大学学报, 2013, 15 (11): 68 - 70.

[36] 李晨龙, 贾建伟, 李秋伟. 鲜生地黄 (冻干粉) 对肝损伤模型大鼠长生物屏障的影响. 天津中医药, 2014, 31 (3): 165 - 167.

[37] 李晨龙, 贾建伟. 贾建伟治疗慢性重型肝炎. 河南中医, 2014, 34 (3):

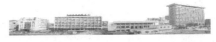

439 - 440.

[38] 石斌豪，郭丽颖，贾建伟．中医辨证运用截断逆挽法结合治肝理脾法治疗肝衰竭气虚瘀黄证验案 1 例．四川中医，2014，32（5）：152 - 153.

[39] 贾建伟，郭丽颖．探讨《金匮要略方论》对黄疸的论治．北京医学，2014，36（3）：166，170.

[40] 高丽英，马萍，贾建伟．贾建伟诊治自身免疫性肝炎经验．中国中医基础医学杂志，2014，20（5）：635 - 636.

[41] 李晨龙，郭丽颖，贾建伟．贾建伟教授巧用枳术丸验案 1 则．四川中医，2014，32（5）：144 - 145.

[42] 时海艳，赵洁，贾建伟．贾建伟运用治肝理脾三步法治疗肝衰竭经验．河南中医，2014，34（7）：1294 - 1295.

[44] 石斌豪，郭丽颖，贾建伟．非霍奇金淋巴瘤合并乙型肝炎病毒感染的研究进展．中国病毒杂志，2015，5（1）：72 - 76.

[44] 雷金艳，贾建伟，郭丽颖，等．茵陈术附汤加减治疗肝衰竭导致的难治性黄疸临床疗效观察．中西医结合肝病杂志，2015，25（1）：24 - 26.

[45] 崔涛，郭丽颖，贾建伟．2014 年天津地区 144 例麻疹患者中西医结合治疗的临床分析．光明中医，2016，31（2）：256 - 257.

[46] 李秋伟，贾建伟．Toll 样受体 4 与 HBV 相关肝病研究进展．中西医结合肝病杂志，2016，26（4）：255 - 256.

[47] 袁晨翼，贾建伟．刍议肝硬化"瘀热在里"病机．湖北中医杂志，2016，38（6）：52 - 53.

[48] 吴素琼，郭丽颖，贾建伟．从脾肾阳虚论治肝癌癌性腹泻举隅．四川中医，2016，34（6）：137 - 138.

[49] 吴素琼，石斌豪，贾建伟．从失眠论治自身免疫性肝炎 1 例．亚太传统医药，2016，12（18）：100 - 102.

[50] 李秋伟，贾建伟．内科基础治疗联合中药敷脐治疗肝硬化腹水 18 例．中西医结合肝病杂志，2017，27（1）：55 - 56.

二、著作

[1] 崔乃杰．中西医结合实用临床病毒学．天津：天津科技翻译出版公司，1999.（贾建伟参编）

[2] 曹武奎．中西医结合使用传染病学．天津：天津科学技术出版社，2007.（贾建伟为副主编）

[3] 吴咸中．实用老年中西医结合治疗学．北京：人民军医出版社，2010.（贾建伟参编）

【整理者】

袁晨翼　女，1990 年 12 月出生，毕业于天津中医药大学，硕士研究生。现就职于天津市第二人民医院，从事慢性肝病及常见传染病的中西医结合临床和科研工作。

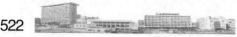

刘　维

名家传略

一、名家简介

刘维，女，1962 年 10 月出生，满族，天津市人，中国共产党党员，医学博士，主任医师，教授，博士研究生导师。第八届"国家卫生计生突出贡献中青年专家"、第六批全国老中医药专家学术经验继承工作指导老师、天津市名中医、天津市中青年名中医。现任天津中医药大学第一附属医院风湿科行政主任。主要学术职务：中国中西医结合学会风湿病专业委员会候任主任委员，中华中医药学会风湿病专业委员会副主任委员，世界中医药学会联合会中医药免疫专业委员会副会长，国家中医药管理局重点专科专病"燥痹"协作组组长，中华中医药学会内科分会常务委员，天津市中医药学会风湿病专业委员会主任委员，天津市中西医结合学会风湿免疫类疾病专业委员会主任委员，天津市医学会风湿病学分会副主任委员，中国中西医结合学会、中华中医药学会科学技术奖励评审专家，《中华中医药》《天津中医药》编委。

二、业医简史

刘维教授 1985 年毕业于天津中医学院（现天津中医药大学），5 年中医专业系统学习奠定了她坚实的中医理论基础，毕业后于天津中医学院方剂教研室任教。1987 年考取硕士研究生，师从已故津沽名老中医王云翿教授，作为王老关门弟子，在应用"和解法"治疗内科疑难杂病及情志病方面尽得其真传。硕士毕业后任天津中医学院第一附属医院内科医师，期间受到曹克光、郭庆常、李秀华等老一辈内科专家指点，积累了丰富的临床经验。1993 年赴天津外国语学院进修英语，开阔国际视野。1996 年于北京协和医院进修风湿免疫学基础与临床，学成归院后创立天津中医学院第一附属医院风湿科，作为学科带头人，带领其团队，逐渐将科室发展为华北地区最大的中西医结合风湿病诊疗基地，国家中医药管理局痹病重点学科、风湿病重点专科。2003 年考取博士研究生，师从中国工程院院士张伯礼教授，进一步学习科研思路方法及中医内科临证经验。2009 年考取国家中医药管理局第二批全国优秀中医临床人才，师从国医大师路志正教授及石学敏院士，在从脾论治疑难病和风湿病、针灸治疗风湿病等方面颇得真传。在 30 余年的从医过程中，不断受到医学前辈的指导和关怀，经过大量临床实践、读书思考、科学研究，学术水平逐渐提高，最终形成以"毒痹论"为理论核心的学术思想，成为一名优秀的临床医生。

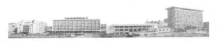

三、主要贡献

(一) 创毒痹论，建立中医治疗痹病新体系

刘维教授长期致力于中医、中西医结合治疗内科疑难病症、风湿病研究，积累了丰富的临证经验。她创立"毒痹论"，确立祛风胜湿、活血化瘀、解毒通络为治痹法则，研制院内制剂"清痹片"，形成理、法、方、药齐备的毒痹治疗体系，取得了显著的临床疗效；并从"毒痹"理论扩展、延伸，针对干燥综合征的病因病机提出了该病的"虚瘀毒论"，以益气养阴、清热解毒、活血化瘀法治疗该病，同时又提出了扶正解毒法治疗系统性红斑狼疮，清热解毒、利湿化浊法治疗痛风；负责风湿科90张病床的主任查房及疑难重症处理，近十年来每年门诊量达10000余人次，不遗余力为百万余患者解除了病痛。

(二) 薪火相传，全力培养下一代中医药人才

在教学工作上，刘维教授作为天津中医药大学博士研究生导师、首批"名医师带徒"导师；担任国家教育部中医内科学精品课程主讲教师，承担了天津中医药大学本科、七年制、硕士研究生、博士研究生、留学生的教学工作；主编、副主编《中医内科学》《西医内科学》《中西医结合内科学》《中西医结合风湿免疫病学》《内科危重病中西医结合诊疗对策》等；培养博士、硕士研究生68名，师带徒16名，留学生、进修生多名，其中多人已经成为风湿病专业学科带头人和骨干。她还担任天津市"文化与科普宣讲团宣讲专家"，2009年被评为校级"优秀教师"，2016年获第七届"天津市优秀科技工作者"称号。

(三) 开拓创新，风湿病领域科学研究成绩斐然

刘维教授在科学研究上，完成"十二五"国家中医药管理局痹病学重点学科单位的建立，领衔完成国家科技支撑计划项目、国家自然科学基金、教育部博士点基金博导项目、国家中医药管理局等多项科研课题，获国家科技进步二等奖等科研奖励9项，填补天津市新技术空白项目7项。

1. 科研获奖

(1) 雷公藤多苷治疗类风湿关节炎增效减毒作用机制研究，2006年获天津市科学技术进步奖三等奖，第1完成人。

(2) 雷公藤多苷治疗类风湿关节炎增效减毒作用机制研究，2006年获中华中医药学会科技进步奖三等奖，第1完成人。

(3) 中西医结合治疗系统性红斑狼疮临床及实验研究，2007年获中国中西医结合学会科学技术奖三等奖，第1完成人。

(4) 基于类风湿关节炎的中医诊疗评价体系建立及应用，2010年获中华中医药学会科技进步奖二等奖，第1完成人。

(5) 从毒瘀虚论治系统性红斑狼疮的增效减毒方案构建与应用，2011年获国家科技进步奖二等奖，第6完成人。

(6) 中西医结合风湿免疫病学，2015年获中华中医药学会学术著作奖，第1完成人。

(7) 补肾活血法治疗骨关节炎的系统性研究，2015年获中华中医药学会科技进步奖三等奖，第1完成人。

(8) 清热解毒、利湿化浊法治疗痛风的系统性研究，2016年获中国中西医结合学会

科学技术奖三等奖，第 1 完成人。

（9）基于"虚瘀毒论"的干燥综合征中医诊疗与评价体系构建，2016 年获天津市科学技术进步奖三等奖，第 1 完成人。

2. 获奖论文

（1）2005 年获中华中医药学会第十届风湿病学术会议优秀论文一等奖。

（2）2006 年获中国中西医结合学会第六届风湿病学术会议优秀论文三等奖。

（3）2008 年获中华中医药学会第十二届风湿病学术会议优秀论文二等奖。

（4）2009 年获中华中医药学会第十三届风湿病学术会议优秀论文三等奖。

（5）2011 年获中华中医药学会第十五届风湿病学术会议优秀论文二等奖。

3. 科研项目

（1）扶正解毒方对系统性红斑狼疮淋巴细胞凋亡及基因表达的影响，国家中医药管理局项目，1997～2000 年，项目负责人。

（2）基于二次临床研究的中医治疗类风湿关节炎的临床评价，国家科技支撑计划重大疑难疾病中医防治项目，2006～2009 年，项目负责人。

（3）中医药治疗强直性脊柱炎规范化及疗效评价研究，国家科技支撑计划重大疑难疾病中医防治项目，2006～2009 年，项目分中心负责人。

（4）风湿正痛丸对类风湿关节炎黏附分子的影响，天津市高校科技发展基金立项课题，2008～2013 年，项目负责人。

（5）解毒通络法对类风湿关节炎 KLF6－FRP 调控体系的干预作用，国家自然科学基金面上项目，2008～2010 年，项目负责人。

（6）燥痹（干燥综合征）临床验证方案，国家中医药管理局重点专科建设项目，2009～2012 年，项目负责人。

（7）类风湿关节炎中医病证规律与综合治疗方案研究，国家科技支撑计划立项课题，2013～2016 年，项目分中心负责人。

（8）白塞病中医临床诊疗指南修订研究，国家中医药管理局项目，2013～2014 年，项目负责人。

（9）痛风中医临床诊疗指南修订研究，国家中医药管理局项目，2013～2014 年，项目分中心负责人。

（10）Seprase 调控体系在类风湿关节炎发生发展中的作用及解毒通络法对其的干预机制，国家自然科学基金面上项目，2013～2016 年，项目负责人。

（11）解毒通络法对类风湿关节炎滑膜细胞成纤维细胞活化蛋白调控体系的干预作用，教育部高等学校博士学科点专项科研基金，2014～2016 年，项目负责人。

（12）免疫系统紊乱中医"治未病"临床方案标准制订研究，国家中医药管理局项目，2015 年，项目负责人。

（13）成人斯蒂尔病中医临床诊疗指南制修订研究，国家中医药管理局项目，2015 年，项目负责人。

（14）反应性关节炎中医临床诊疗指南制修订研究，国家中医药管理局项目，2015 年，项目负责人。

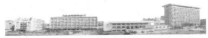

（15）中医治未病实践指南未分化关节炎，国家中医药管理局中医药标准化项目，2015～2016年，项目负责人。

（16）巨噬细胞焦亡在痛风病理中的作用及清热解毒、利湿化浊法对其的干预机制，国家自然科学基金面上项目，2017～2020年，项目负责人。

学术思想

毒痹论

（一）"毒痹论"产生背景

远在《内经》中就已将"毒"作为一种"强烈的致病因素"进行阐述。如《素问·征四失论》说："诊病不问其始，忧患饮食之失节，起居之过度，或伤于毒……何病能中。"《素问·五常政大论》云："少阳在泉，寒毒不生……阳明在泉，湿毒不生……太阳在泉，热毒不生……厥阴在泉，清毒不生……太阴在泉，燥毒不生。"《素问·五常政大论》王冰注："夫毒者，皆五行标盛暴烈之气所为也。"

"痹"最早出现在长沙马王堆汉墓出土帛书中，《足臂十一脉灸经》中有"疾痹"的记载，《内经》系统论述痹证，"痹病"病名首见于《扁鹊心书·痹病》。《素问·痹论》提出"风寒湿三气杂至，合而为痹也"。外邪入侵在古代作为痹病发病的一个重要原因。

随着社会变迁，"古今异轨"导致痹病发病复杂化，病情反复难愈。其一，气候变暖，社会进步，人民生活水平提高，取暖改善，风寒之邪避之有方，而夏季使用空调导致空气流通不畅，感受湿热毒邪者增多，为其外因；其二，饮食结构改变，膏粱厚味致湿热浊毒内生，且现代社会竞争激烈，忧郁焦虑导致气机郁结，阻滞脉络，瘀毒乃生，为其内因；其三，更有各种环境毒邪，如大气、水源污染，农药、化肥、房屋装修、电磁辐射、噪声等理化毒素刺激或由病毒微生物诱发痹病者大有上升趋势，为其不内外因。痹之发病，多因外邪引动内邪，合而为病。根据多年临证，刘维教授逐渐体会到当今痹病之所以缠绵不愈，反复发作，难以根治，终因一个"毒"字作祟，因此提出"毒痹论"。

（二）毒、痹概念阐释

何谓毒？《康熙字典》："博雅：恶也。一曰害也。"《说文解字》："毒，厚也。害人之草，往往而生。"段玉裁《说文解字注》说："往往犹历历也，其生蕃多则其害尤厚。"引申为聚集、偏盛，即邪气的聚集、偏亢可成毒邪，危害人体。《素问·五常政大论》王冰注："夫毒者，皆五行标盛暴烈之气所为也。"尤在泾《金匮要略心典》曰："毒者，邪气蕴蓄不解之谓。"依上述之论，凡风、寒、暑、湿、燥、火，抑或瘀血、痰浊等邪蕴结难解或致病暴烈者皆可谓之"毒"。毒邪浸淫人体，造成诸多危害，导致脏腑、经络、营卫、气血之间关系失常，引起人体阴阳失衡，诸病蜂起。毒邪致病具有暴烈、迁延、复杂多变、内伤脏腑等特点。因此，"毒"可泛指对机体生理功能有不良影响的物质，有外来之毒和内生之毒：外来之毒如细菌、病毒、各种污染等；内生之毒系机体新陈代谢中产生的废物堆积、停滞，久积不去，所滋生之物。

何谓痹病？"痹病"病名，首见于《扁鹊心书·痹病》。中医学将痹病按病因分为风痹、寒痹、湿痹、热痹，按病变部位分为五体痹（皮痹、肌痹、脉痹、筋痹、骨痹）和

 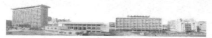

五脏痹（肺痹、心痹、肝痹、肾痹、脾痹），历代医家对此阐述丰富。"痹"泛指病邪闭阻，气血不利，或脏器不宣所导致的各种病证。在中医学发展中，或称痹病，或称痹证（症），其基本概念是相同的，近年来趋向称为痹病，西医学的风湿病与之基本相符。

《中藏经·论痹》："痹者闭也，五脏六腑感于邪气，乱于真气，闭而不仁，故曰痹也。"即因正气虚弱，卫外不固，触冒风寒湿热等邪气，日久内生痰浊、瘀血、毒热，正邪相搏，纷乱失衡使经络、肌肤、血脉、筋骨，甚则脏腑的气血痹阻，失于濡养，而出现肢体疼痛、肿胀、酸楚、麻木、重着、变形、僵直及活动受限等症状，甚则累及脏腑的一类疾病。其特点为病势缠绵，迁延难愈。受《素问·痹论》名句"风寒湿三气杂至，合而为痹也""所谓痹者，各以其时重感于风寒湿之气"的影响，传统治痹多从风寒湿论。刘维教授基于多年临证中对毒、痹二者之探究，发现风寒湿等仅为痹病诱因，而随着社会环境与生活方式的改变，痹病反复发作、难以根治，其核心病机应责之于毒。其中包括风毒、湿毒、热毒、寒毒、浊毒、瘀毒、痰毒等，诸毒交错为患令病情复杂多变，直至深入骨髓，侵犯脏腑，形于肢节。

（三）痹病病因从毒论

回溯痹病相关论著，虽"风寒湿为痹病病因"这一经典理论影响甚广，然仍有医家对其病因提出了许多独到见解，邪毒致痹即其中之一。《中藏经·论脚弱状候不同》便有关于毒邪致痹的描述："风寒暑湿邪毒之气，从外而入于脚膝，渐传于内者，则名脚气也。"所言脚气虽由感受风寒暑湿引起，但渐传于内，人体自身正气不能驱逐的毒邪才是实质的致病因素。

"人生本天亲地，即秉天地之五运六气以生五脏六腑"（《本草问答·卷上》），正常时风寒暑湿燥火并不会对人体造成损伤。而风寒暑湿如何成毒而致痹？孙思邈《千金要方·论风毒状》云："论得之所由，凡四时之中，皆不得久立久坐湿冷之地，亦不得因酒醉汗出，脱衣靴袜，当风取凉，皆成脚气。"又说："凡常之日，忽然暴热，人皆不能忍得者，当于此时必不得顿取于寒以快意也，卒有暴寒复不得受之，皆生病也。"又云："世有勤功力学之士，一心注意于事，久坐行立于湿地，不时动转，冷风来击，入于经络，不觉成病也。"简言之：长期处于湿冷之处，或骤冷骤热，均可致风寒暑湿热蕴结人体成毒致痹。今人常以空调取凉，或暴热下顿取于寒，或久处湿冷环境，风寒湿热渐积体内，形成风毒、湿毒、寒毒、热毒等阻滞经络。故毒为痹病发生之外因。

《中藏经·论脚弱状候不同》最早论及人体因内伤七情而产生邪毒之气，故而为痹，曰："喜怒忧思、寒热邪毒之气，流入肢节，或注于脚膝，其状类诸风、历节、偏枯、痈肿之证。"现代社会竞争激烈，忧郁焦虑纷繁困扰，导致气机郁结，阻滞脉络，瘀毒乃生，此为痹病内因之一。

不良的膳食结构导致人体阴阳失衡，毒邪内生。《外台秘要·卷第十一·叙菜等二十二件》中有"酒有热毒""醋咸并伤筋骨"，今人饮食失当，阴阳不平，膏粱厚味等致湿热浊毒内生，亦为痹病发生不可忽视的内因。

此外，更有各种环境毒邪，如大气、水源污染，农药、化肥、房屋装修、噪声、电磁辐射等理化毒素，因其刺激诱发痹病者逐年增多，此亦致痹之重要病因。而临证所见痹病，多因外邪引动内邪，内外因合邪，蕴毒为痹。

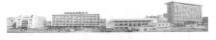

（四）痹病病机从毒论

《素问·刺法论》云："正气存内，邪不可干。"《素问·评热病论》："邪之所凑，其气必虚。"《医学心悟·痹（鹤膝风）》认为，痹病由"三阴本亏、恶邪袭于经络"所致。人体正气不足，营卫失调，风寒湿热毒邪由此乘虚侵袭，合而为痹。正如王焘《外台秘要·卷十三·白虎方五首》云："白虎病者，大都是风寒暑湿之毒，因虚所致，将摄失理，受此风邪，经脉结滞，血气不行，蓄于骨节之间。"巢元方《诸病源候论·脚气疼不仁候》认为痹病由"风湿毒气与血气相搏，正气与邪气交击"而致。邪壅经络，邪不得散，血不得行，津不得布，津血停留，化生痰浊瘀血，阻滞关节，不通则痛。日久痰浊、瘀浊相互搏结，蕴结成毒，浊毒流注全身，导致恶性循环。毒邪传变可由皮肤深入肌肉、血脉、筋骨，也可由表入里，还可以在脏腑间传变。

毒邪顽劣难驯，或致病迅猛、传变快速，或病势绵延、羁留消灼。故毒邪致痹反复发作，有突然发病，病势重、病程长者；亦有病情阶段性缓解，而余毒未尽，蛰伏体内，伺外邪杂至或正气虚弱则毒邪复炽，沉疴再犯。尤其久病入络之毒，颇难搜剔，为患更甚。如《中藏经·论脚弱状候不同》所述："从外入足，入脏""本从微起，渐成巨候，流入脏腑，伤于四肢、头项、腹背。"毒邪传变可自皮肤至肌肉、血脉、筋骨，久之遍及头项、腹背、四肢；可由表入里，由经络入脏腑，并可在脏腑间传变，即"内舍其合也"。可见毒邪正是痹病如此复杂难愈之病机关键。

（五）痹病临床表现从毒论

痹病主要临床表现为肢体疼痛、肿胀、酸楚、麻木、重着、变形、僵直及活动受限等，甚则累及脏腑。对于疼痛、麻木，《诸病源候论·脚气疼不仁候》曰："风湿毒气与血气相搏，正气与邪气交击，而正气不宣散，故疼痛，邪在肤腠，血气则涩，涩则皮肤厚，搔之如隔衣不觉知，是名为痹不仁也。"而痹病常见之肿胀，《诸病源候论·诸肿候》释之："肿之生也，皆由风邪寒热毒气，客于经络，使血涩不通，壅结皆成肿也。"《证治汇补·卷之三·体外门》亦云："结阳肢肿，大便秘结者，热毒流注也。"

痹病患者常见的发热、斑疹，更与毒难脱干系，正如《诸病源候论·患斑毒病候》所言："斑毒之病，是热气入胃，而胃主肌肉，其热夹毒，蕴积于胃，毒气熏发于肌肉。"

各种常见结节，古籍描述为风痰，《痰疬法门·痰总论》曰："风痰者，风湿之毒，伏于经络，先寒后热，结核浮肿。"

痹病亦常见眼症，如眼睑红肿、赤眼生翳等，《诸病源候论·时气毒攻眼候》曰："肝开窍于目，肝气虚，热毒乘虚上冲于目，故目赤痛，重者生疮翳、白膜、息肉。"此为从毒解析痹病之具体临床表现。

若视整体而言，如《金匮翼·风缓》所述："风寒湿毒，与气血相搏，筋骨缓弱，四肢酸疼痒痹。"李用粹《证治汇补·卷之三·体外门》曰："凡流走不定，久则变成风毒，痛入骨髓，不移其处。或痛处肿热，或浑身壮热。"沈金鳌《杂病源流犀烛·诸痹源流》则提出："或由风毒攻注皮肤骨髓之间，痛无定所，午静夜剧，筋脉拘挛，屈伸不得，则必解结疏坚，宜定痛散。或由痰注百节，痛无一定，久乃变成风毒，沦骨入髓，反致不移其处。"亦可将痹病临床症状从阳毒、阴毒分论，如《诸病源候论·时气阴阳毒候》所言："若病身重腰脊痛，烦闷，面赤斑出，咽喉痛，或下利狂走，此为阳毒。若身重背强，短气呕逆，唇青面黑，四肢逆冷，为阴毒。"痹病蝶疮者，如《金匮要略·百合狐蜮阴阳毒病脉证治》论曰："阳毒之为病，面赤斑斑如锦纹，咽喉痛、唾脓血""阴毒之为病，面目青，身痛如被杖，咽喉痛。"

综上可见，毒之于痹病其临床表现可谓密切相连。《金匮翼·热痹》云："热痹者，闭热于内也……脏腑经络，先有蓄热，而复遇风寒湿气客之，热为寒郁，气不得通，久之寒亦化热，则痹熻然而闷也。"痹病初起，风寒湿热或痰浊瘀血阻滞经络关节，症见关节肌肉疼痛、肿胀、重着、酸楚、麻木。日久正气更虚，湿浊瘀血相互搏结，蕴结成毒，浊毒流注筋骨、走窜经脉，深入骨骼，可见筋脉拘挛，血脉滞涩，骨节疼痛。毒邪深重则真骨侵蚀，关节僵硬，屈伸不利，活动受限。毒入血脉，凝结而成痰核、结节、痛疽等，即"脾肺风毒，攻注皮肤，瘙痒，手足生疮，及遍身黦黦，发赤黑靥子"（《金匮翼·风瘙痒》）。毒易伤正败体，导致身热，骨节蹉跌，血脉受累或毒伤脏腑，故而《千金要方·论风毒状》中有"风毒入人五内，短气，心下烦热，手足烦疼，四肢不举，皮肉不仁，口噤不能言""脚弱，举体痹不仁，热毒气入脏，胸中满塞不通，食即呕吐"等内脏受累之症，更有甚者出现"心下急，气喘不停，或自汗数出，或乍寒乍热，其脉促短而数，呕吐不止者，皆死"等危重病状。故认为导致痹病患者躯体残疾、寿命缩短之关键为"毒侵骨髓，毒蚀五脏"。

（六）痹病治疗从毒论

从毒治痹之方实非鲜见。《金匮要略》即以升麻鳖甲汤治疗毒蕴血脉之阴阳毒证，其方重用《神农本草经》称"主解百毒"之升麻以透邪解毒，更用鳖甲行血散瘀并引药入阴分以搜毒。《千金要方》犀角汤亦属其中典型，以治热毒流入四肢，历节肿痛。后世因此方发蒙解缚而立清热解毒治法，代表方为犀角地黄汤。此外，《千金要方·论风毒状》载大鳖甲汤，"治脚弱风毒，挛痹气上，及伤寒恶风，温毒，山水瘴气，热毒，四肢痹弱"；《千金要方·论杂风状》载大八风汤，"主毒风顽痹弹曳，手脚不遂，身体偏枯，或毒弱不任，或风入五脏，恍恍惚惚，多语善忘，有时恐怖，或肢节疼痛，头眩烦闷，或腰脊强直不得俯仰，腹满不食，咳嗽，或始遇病时卒倒闷绝，即不能语，使失喑，半身不随不仁沉重，皆由体虚，恃少不避风冷所致"，皆倡从毒论治痹病。明清以降，从毒治痹之方益增，如《普济方·卷十五》所载海桐皮散、酸枣仁散、野葛散、槟榔散、薏苡仁散、五加皮散、天麻虎骨散等治肝风毒流注脚膝筋脉疼痛之众方，又如《医方集解》所载治湿热毒流注关节之防己饮、当归拈痛汤。古医籍所谓肠风、脏毒之临床表现与结缔组织病消化道小血管炎相似，以槐花散治之，亦是着眼于毒。

与风寒湿热、痰浊、瘀血相比，"毒"是痹病治疗中的难点。治疗之前则首要分清"毒"之种类。《素问·五常政大论》就提出了"寒毒""湿毒""热毒""清毒""燥毒"的概念。《金匮要略》中则有"阴毒""阳毒"之分。根据临床观察和文献记载，导致痹病的常见毒邪主要有以下几类，分以述之。

1. 风毒

临床表现：发病急骤，迁延不愈，关节肿痛游走不定或皮疹瘙痒无度，项强，或可见恶风发热，舌苔薄白，脉浮或浮缓。

治法：疏风解毒。

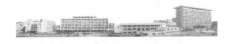

方剂：祛风败毒散加减（《寿世保元》）。

药物：僵蚕、蝉蜕、姜黄、羌活、独活、荆芥、薄荷、连翘、蜂房、秦艽、青风藤、海风藤、全蝎等。

2. 湿浊毒

临床表现：面部晦浊，眼红肿湿烂，肢体关节重着酸楚，肿胀弥漫，肌肤麻木不仁，汗液垢浊，大便臭秽，舌苔腐腻，脉濡缓。

治法：祛湿消毒。

方剂：甘露消毒丹加减（《医效秘传》）。

药物：土茯苓、滑石、茵陈、黄芩、石菖蒲、贝母、木通、藿香、豆蔻、薏苡仁、萆薢、白花蛇舌草等。

3. 寒毒

临床表现：形寒怕冷，四肢不温，骨节疼痛剧烈，屈伸不利，拘挛，遇冷加重，局部皮肤或有寒冷感，呕吐清水，或腹中冷痛，大便稀溏，水肿，舌淡苔白，脉沉弦。

治法：散寒去毒。

方剂：去毒丸加减（《圣济总录》）。

药物：天雄（或乌头）、附子、肉桂、防风、细辛、白芥子、淫羊藿，蕲蛇、甘草等。

4. 热毒

临床表现：发热，烦躁，面红目赤，关节红肿热痛，斑疹鲜红，口渴喜冷饮，便秘，溲赤，舌红绛，苔燥黄，脉数。

治法：清热解毒。

方剂：清温败毒饮合黄连解毒汤加减（《疫疹一得》《肘后备急方》）。

药物：石膏、知母、黄连、黄芩、黄柏、栀子、水牛角、冰片、碧玉散、重楼、半枝莲、升麻、大黄等。

5. 燥毒

临床表现：口干，龋齿，眼干目赤，泪少或无泪，眼内磨砂感，鼻干，皮肤干裂或脱屑、干咳，心烦，大便干结，舌红少苔，脉细数。

治法：滋阴解毒。

方剂：保金宣毒饮合三甲复脉汤加减（《杂症会心录》《温病条辨》）。

药物：沙参、麦冬、百合、贝母、石斛、生地黄、天花粉、白芍、牡蛎、鳖甲、龟板、炙甘草等。

6. 瘀毒

临床表现：关节疼痛日久，痛处不移，入夜尤甚，或关节皮肤紫黯，肌肤甲错，结节瘰疬、面色黧黑，舌紫暗有瘀斑，脉弦涩。

治法：解毒活血。

方剂：解毒活血汤加减（《医林改错》）。

药物：柴胡、当归、生地黄、赤芍、桃仁、红花、枳壳、益母草、鬼箭羽、莪术、水蛭、土鳖虫等。

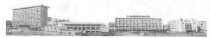

临床中从毒论治痹病,疗效显著。清热解毒法立方的清痹方治疗痹病60例,有效率达93.3%,且3年X线随访结果表明,该法能控制痹病病情进展,阻止关节破坏进程,无不良反应,为毒痹论治提供了有利的临床证据。

经总结分析,采用清热解毒、活血通络法为主组方,对胶原诱导的大鼠模型进行实验观察,并设空白对照组及阳性对照药甲氨蝶呤组,结果证明解毒通络组与空白组比较功效显著与甲氨蝶呤组相当,能明显降低模型大鼠的关节炎指数、炎症因子、X线评分等各项指标。而较之风寒湿热、痰浊、瘀血,毒更为治疗之难点,其暴戾性、顽固性、多发性、内损性和依附性,令痹病更为繁杂难治。因此,从毒论治痹病常不局限于清热解毒,还包括化湿解毒、疏风解毒、滋阴解毒等。

如治疗痹病痰瘀痹阻证,当以涤痰化瘀之属,如以苦参"消肿毒、消痰毒"(《滇南本草·第一卷》),全蝎"却风痰毒"、僵蚕治"湿痰喉痹,疮毒瘢痕"(《万病回春·药性歌》)。《本草纲目·菜部》载白芥:"御恶气遁尸飞尸,及暴风毒肿流四肢疼痛(弘景)",故以其化痰通络、消肿散结;益母草则擅消瘀解毒,如《本草汇言·益母》所云:"益母草,行血养血,行血而不伤新血,养血而不滞瘀血……功能行血而解毒也。"

若痛风晚期,迁延失治,浊毒痹阻之证,治当以化浊解毒、祛湿通络之土茯苓、山慈菇、萆薢之属,其中土茯苓"利湿去热能入络,搜剔湿热之蕴毒"(《本草正义·土茯苓》),山慈菇"散坚消结,化痰解毒,其力颇峻"(《本草正义·山慈菇》);而萆薢主"风、寒、湿、周痹"(《神农本草经·萆薢》)。

而燥痹是由燥邪损伤气血津液而致阴津耗损,日久阴损及气,形成气阴两虚。日久燥盛成毒,或阴虚化热,热蕴成毒,此为证治机要。临床观察376例燥痹患者,结果显示阴虚热毒证患者数超过1/4。因此燥痹临证论治,若在滋阴润燥之上,酌情配以清热解毒之法,则往往明效大验。

毒亦贯穿系统性红斑狼疮始终,侵犯脏腑官窍,加之体内邪毒壅盛,本病常伴正气不足,用扶正解毒法攻坚克难,此法既可减轻脏器损害,亦可提高生活质量,尚能减少疾病活动频次。

统而言之,痹病初起形于经络关节,但病变根本桎于全身,其病理关键在毒。当抓住毒之主线,明辨虚实寒热,方可控制病情。无论从理论或是临床层面而言,以毒论痹病,都将会丰富和完善痹病学内容。

(七)理论扩展延伸——干燥综合征的"虚瘀毒论"

干燥综合征是一种侵犯外分泌腺尤以唾液腺和泪腺为主的全身性自身免疫病,可引起多脏器损害,属中医"燥证""燥痹"范畴。刘维教授在临床实践中逐渐体会到,本病多由"阴伤气耗,血瘀毒蕴"所致,在"毒痹论"的基础上提出干燥综合征"虚瘀毒论"。

1. 阴虚为本,燥热为标

干燥综合征以口干、眼干为主要表现,《素问·阴阳应象大论》谓"燥胜则干",指出了燥邪伤阴的特点。然而,燥邪伤阴又有病位的不同。肺为娇脏,喜润恶燥,燥伤肺阴,肺窍失宣,则鼻干咽燥,皮肤干燥皲裂;肺失濡润,宣降失常则干咳少痰,胸闷短气;虚热内蒸则手足心热,潮热;热迫津液外泄则盗汗。此皆为燥热内盛、肺阴受损之象。

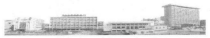

也有过食辛辣、香燥之品致脾胃之阴伤者。《素问·至真要大论》云"阳明在泉，燥淫所胜，则雾雾清暝。民病喜呕，呕有苦，善太息，心胁痛不能反侧，甚则嗌干面尘，身无膏泽，足外反热"，指出了阳明燥热之气伤阴的特点。口为脾窍，涎为脾液，脾胃阴津受戕，津液不能上承则口干咽燥，吞咽干涩，食以水送。胃失濡养，失于和降，则呃逆干呕，口苦纳呆，脘胁疼痛。此皆为燥伤脾胃、胃阴亏损之象。

更有久病伤阴或天癸渐竭、冲任空虚致肝肾之阴受损者。《类证治裁·燥症论治》云"燥有外因、有内因……因于内者，精血夺而燥生"，提示肝肾精血亏虚是内燥的关键。肾主水生精，肾阴亏损则津不上承，口干咽燥，阴虚内热则低热时作，小便短赤。肝肾同源，若阴血不足，目失濡润则双目干涩，视物模糊，或月经亏少或闭经。肝主筋，肾主骨，肝肾之阴不足，筋骨失于荣养则关节疼痛，屈伸不利。此皆为肝肾之阴耗损之象。另外，舌质红、少苔或无苔、舌干燥有裂纹、脉细数均为阴虚燥热之表现。

2. 阴伤气耗，气阴两虚

干燥综合征初期以阴伤为主，久病必损及气，致气阴两伤。有心肺气虚者，如《黄帝素问宣明论方·伤寒门》云："燥干者，金肺之本。肺藏气，以血液内损，气虚成风则皱揭，风能胜湿，热能耗液，皆能成燥。"干燥综合征中晚期常见干咳无力、心悸、失眠、气短喘息、动则更甚，均为肺气虚损的表现。也有脾胃之气受损者，表现为四肢乏力、肌肉萎缩、举步不健。还有肾气不固者，出现夜间口干尤甚、夜尿频数等。正如《医门法律·伤燥门》所说"燥盛则干。夫干之为害，非遽赤地千里也，有干于外而皮肤皱揭者；有干于内而精血枯涸者；有干于津液而荣卫气衰，肉烁而皮著于骨者。随其大经小络，所属上下中外前后，各为病所"，指出了本病阴伤气耗、气阴两虚的病理特征。

3. 津涸血涩，瘀血阻络

《灵枢·邪客》云："营气者，泌其津液，注之于脉，化以为血"即"津血同源"。干燥综合征以阴虚为本，燥热为标，日久津伤气耗，津血亏乏，脉道失充，则血行滞涩；气为血帅，气虚血滞则瘀血内停。《血证论·瘀血》云："内有瘀血，故气不得通，不能载水津上升"。由此因燥致瘀、因瘀致燥，形成恶性循环，导致本病缠绵难愈，证见皮肤瘀斑瘀点，肌肤甲错，两目黯黑、女子经血瘀滞、关节肿痛不移、舌质紫黯或有瘀斑、脉细涩，此皆为津涸血涩、瘀血阻络的表现。

4. 燥蕴成毒，毒损脏腑

燥热日久，煎灼津液，或受化学品毒害，伤津酿燥，久之皆可酝酿成毒，内伤脏腑，外干九窍，出现口燥舌糜，目赤多眵，咽喉红肿，颈项恶核，发颐，低热，溲赤便结，甚则面目黄疸，形体消瘦，关节肿痛变形，皮下瘀斑，甚则高热不退，喘促憋闷，神昏谵语。正如《证治准绳·杂病》云："阴中伏火，日渐煎熬，血液衰耗，使燥热转为诸病，在外则皮肤皱裂，在上则咽鼻生干，在中则水液虚少而烦渴，在下则肠胃枯涸，津不润而便难，在手足则萎弱无力。"可见，燥之既成，盛则成毒，毒盛益燥，形成恶性循环。

总而言之，阴虚为本，阴虚气耗，气阴两虚；因虚致瘀，瘀血阻络；燥蕴成毒，毒损脏腑。燥瘀搏结，燥盛成毒，毒盛益燥，毒之为患，难以驱除，终至虚瘀毒交结为患，形成本病病机核心。以此为依据对干燥综合征进行辨证论治，具有临床指导意义。

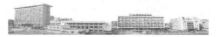

临证经验

一、类风湿关节炎

刘维教授认为类风湿关节炎之所以外侵肢节、内犯脏腑、病情缠绵、久治不愈，多因毒邪、瘀血为患，因此治疗中在辨证论治的基础上，也非常重视"解毒""和血"两法的应用，并时时注意顾护脾胃。

（一）从毒论治

1. 风毒

临床表现：关节疼痛肿胀游走不定，时发时止，恶风，或汗出，或头痛，晨僵，舌质淡红，苔薄白，脉滑或浮。

治法：祛风解毒。

用药：秦艽、僵蚕、蝉蜕、蜂房、青风藤、海风藤、羌活、独活等。

2. 寒毒

临床表现：关节冷痛，触之不温，遇寒加重，得热痛减，关节拘急，屈伸不利，畏寒，口淡不渴，舌体胖大，舌质淡，苔白，脉弦或紧。

治法：散寒解毒。

用药：附子、乌头、细辛、麻黄、桂枝等。

3. 湿浊毒

临床表现：肢体关节重着酸楚，肿胀弥漫，肌肤麻木不仁，汗液垢浊，大便臭秽，舌苔腐腻，脉濡缓。

治法：利湿解毒。

用药：土茯苓、石菖蒲、藿香、薏苡仁、草薢等。

4. 热毒

临床表现：关节红肿热痛，发热，口渴喜冷饮，便秘、溲赤，舌红绛，苔燥黄，脉数。

治法：清热解毒。

用药：生石膏、水牛角、重楼、半枝莲、大黄、黄芩、黄连、白花蛇舌草、金银花等。

在类风湿关节炎发病过程中，往往多种毒邪相兼为患，如湿热毒、寒湿毒、风湿毒等，临证时需随症加减。

（二）瘀血贯穿全程，巧用血分药

1. 养血活血

当归、川芎、鸡血藤等。

2. 活血通络

地龙、丹参、茜草、桃仁等。

3. 破血行瘀

三棱、莪术、水蛭等。

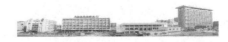

4. 搜剔通络

全蝎、蜈蚣、蕲蛇、乌梢蛇等。

（三）治疗中时时顾护脾胃

1. 化湿和胃

砂仁、豆蔻、佩兰、藿香、苍术、薏苡仁、陈皮等。

2. 健脾和胃

炒白术、党参、木香、焦三仙、茯苓、鸡内金、大枣、炙甘草等。

二、强直性脊柱炎

刘维教授认为，强直性脊柱炎多由于禀赋不足，肾虚督空，风寒湿热等邪侵袭人体，痹阻筋脉骨节而发为此病。临床中刘维教授常将本病分为寒、热两大类型，治疗上以独活寄生汤加减为主。

（一）肾虚督寒证

临床表现：腰骶、脊背、臀部疼痛，僵硬不舒，牵及膝腿痛或酸软无力，畏寒喜暖，得热则舒，俯仰受限，活动不利，甚则腰脊僵直或后凸变形，行走坐卧不能，或见男子阴囊寒冷，女子白带寒滑，舌暗红，苔薄白或白厚，脉多沉弦或沉弦细。

治法：补肾强督，祛寒除湿。

方药：斑龙丸合独活寄生汤加减。

鹿角片、菟丝子、熟地黄、补骨脂、独活、细辛、防风、秦艽、肉桂、桑寄生、杜仲、牛膝、当归、川芎、赤芍、人参、茯苓、黑附片、炙穿山甲、甘草等。

（二）肾虚督热证

临床表现：腰骶、脊背、臀酸痛，沉重、僵硬不适，身热不扬、绵绵不解，汗出心烦，口苦黏腻或口干不欲饮，或见脘闷纳呆，大便溏软，或黏滞不爽，小便黄赤或伴见关节红肿灼热焮痛，或有积液，屈伸活动受限，舌质偏红，苔腻或黄腻或垢腻，脉沉滑、弦滑或弦细数。

治法：补肾强督，清热利湿。

方药：知柏地黄丸合四妙散加减。

知母、黄柏、生地黄、山萸肉、山药、泽泻、茯苓、牡丹皮、苍术、牛膝、炒薏苡仁、桑寄生、杜仲、防风、土茯苓、生甘草等。

三、痛风

刘维教授认为痛风，本虚标实，以脾肾两虚为本，以风寒湿热、痰浊、瘀血闭阻经络骨节为标。病位在骨节，与脾、肾两脏密切相关。在痛风急性期以"湿热瘀毒蕴结"为主，在慢性期以"湿浊内蕴"为主，晚期则以"脾肾两亏，痰瘀互结"为关键病机。临证中分而治之，以局方"秦皮散"为基础加减化裁，效果显著。

（一）急性期：湿热毒蕴证

临床表现：局部关节红肿热痛，发病急骤，病及一个或多个关节，多兼有发热，恶风，口渴，烦闷不安或头痛汗出，小便短黄，大便黏滞不爽，舌红苔黄或黄腻，脉弦滑数。

治法：清热解毒，利湿化浊。

 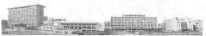

方药：秦皮痛风汤（经验方）。

秦皮、泽泻、黄连、土茯苓、萆薢、金雀根、泽泻、炒苍术、川黄柏、川牛膝、虎杖、山慈菇、忍冬藤、赤芍、蜈蚣等。

（二）慢性期：湿浊内蕴证

临床表现：或仅有轻微的关节症状，或只见高尿酸血症，或见身困倦怠，头昏头晕，腰膝酸痛，纳食减少，脘腹胀闷，舌质淡胖或舌尖红，苔白或黄厚腻，脉细或弦滑等。

治法：健脾化浊，祛湿通络。

方药：秦皮化浊汤（经验方）。

秦皮、黄连、土茯苓、萆薢、黄芪、防己、当归、白术、薏苡仁、车前子、甘草、陈皮、半夏等。

（三）晚期：脾肾亏虚证

临床表现：关节疼痛，经久不愈，时常反复发作，甚至关节肿大变形，腰膝酸软，神疲乏力、气短懒言，面色无华，皮下囊肿或痛风石，舌淡，苔白，脉细无力。

治法：调补脾肾，活血化痰。

方药：秦皮扶正汤（经验方）。

秦皮、黄芪、党参、白术、茯苓、杜仲、牛膝、桑寄生、黑附片、鸡血藤、当归、陈皮、甘草等。

四、干燥综合征

刘维教授在"毒痹论"的基础上，提出燥痹（干燥综合征）的"虚瘀毒"论，本病多由燥邪损伤津液而致阴津耗损，日久阴损及气，形成气阴两虚；况津血同源，阴虚血涩，瘀血痹阻，阻塞脉络；日久燥盛成毒或阴虚化热，热蕴成毒，形成虚、瘀、毒交互为患，从而导致脉络损伤，窍道闭塞，脏腑受累。因而，在干燥综合征的治疗中，主要针对虚、瘀、毒三个病理关键环节进行辨证施治。其中对瘀、毒的治疗，上述已详，不再赘言。而刘维教授对干燥综合征"阴虚"的治疗，则提出本病"滋阴需分三焦"，根据病位不同，所选药物亦有所甄别。在上焦注重心肺，中焦注重脾胃，下焦注重肝肾，同时注意气血的维护。

（一）病在上焦，重在养阴润肺

病在上焦，病变部位多涉及于心肺，治以生津润肺、滋养心阴。常用的滋阴药物多归肺经，性味多为甘、微寒，质地较为清轻，即"治上焦如羽"的体现。代表方剂如沙参麦冬汤、清燥救肺汤等。药如桑叶、南沙参、麦门冬、百合、天花粉、桑叶、川贝、天冬、五味子、阿胶等。

（二）病在中焦，重在养阴护胃

病在中焦，病变部位多涉及于脾胃，治以养阴护胃、健脾生津。热盛伤津，可用辛凉重剂退其热，存真阴。中焦胃肠阴液受伤，既不能用滋腻碍胃之品，也不能用药过于清灵，否则无法达到中焦。而应使气机升降之枢纽恢复正常功能，用平和之药滋补脾胃之阴液，可选用入脾、胃、大肠经药物，性味以甘、苦、寒为主，质地较为厚重，但又不宜过于滋腻，以防阻滞气机，此乃"治中焦如衡"之意。代表方剂如益胃汤、麦门冬汤等。药如石斛、白芍、玉竹、知母、麦门冬、黄精、芦根、玄参、北沙参、冰糖、炙甘草等。

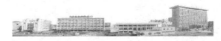

（三）病在下焦，重在滋阴填精

病在下焦，耗伤真阴，阴液耗损，病变多涉及肝与肾，治以滋阴填精。邪气久居下焦，肝肾阴液受损，阴血大伤，成肝肾阴虚之证。故应用咸寒之品滋养阴津为急务，多以甘润咸寒之品滋填阴精、敛液固脱。急则用大剂滋阴之品如大定风珠等填补肝肾，则阴复阳留。缓则用咸寒为主，以填补肝肾之精，方如加减复脉汤等。所谓"留得一分阴津，便多一分生机"。常用滋阴药物多归肝、肾二经，性味以甘、咸、寒为主，多为质重、性质沉降或血肉有情之品，使之直趋下焦而填补真阴，取"治下焦如权"之意。方剂如三甲复脉汤等。药如天冬、地黄、玄参、女贞子、旱莲草、龟板、山萸肉、乌梅、鳖甲、枸杞、桑葚等。

医案选介

一、痛风

赵某，男，28岁，2014年10月21日初诊。

主诉及病史：双膝关节、第1跖趾关节肿痛间作2年。2012年第1次出现左足第1跖趾关节疼痛明显，入夜加剧，后逐渐出现多关节肿痛间作，以双膝关节、双侧第一跖趾关节为重。2013年4月15日于某医院查肾功能：血肌酐（Cr）92μmol/L，尿酸（UA）649μmol/L，考虑痛风，间断服用双氯芬酸钠缓释片及秋水仙碱片控制症状。2014年5月出现症状加重，活动受限。刻诊：双侧膝关及第1跖趾关节交替肿痛，活动受限，纳寐可，二便调。舌红，苔黄腻，脉弦滑。

西医诊断：痛风。

中医诊断：痹病。湿热瘀毒。

治法：清热化湿，解毒通络。

处方：秦皮散加减。

秦皮20g，萆薢20g，车前子20g（包煎），泽泻15g，黄连10g，防己10g，虎杖10g，海桐皮10g，防风10g，忍冬藤20g，甘草6g。日1剂，水煎2次取汁300mL，分早晚2次服，7剂。嘱忌醇酒、忌食生冷辛辣、海鲜腥膻之品，多饮水。

二诊：2014年10月29日。患者右膝关节肿痛明显好转，下肢仍乏力，纳可，寐安，二便调，舌质红，苔黄腻，脉弦滑。

初诊方加木瓜20g，伸筋草20g，川芎10g。14剂。

三诊：2014年11月12日。患者未诉明显不适，纳寐可，二便调，舌质红，苔黄腻较前减轻。复查血尿酸286.4μmol/L。

二诊方基础上加荷叶10g，牡丹皮10g，去防己、海桐皮。14剂。

四诊：2014年11月26日。患者右膝关节肿痛大减，乏力，运动时稍欠力。纳寐可，二便调，舌质红，苔白腻，脉弦细。原方继予14剂。

五诊：2014年12月10日。患者右膝关节肿痛消，可承受适量运动，纳寐可，二便调，舌红苔白。复查肾功能：血尿酸345.6μmol/L。嘱严格遵循痛风饮食注意事项。上方继服14剂。

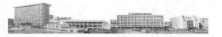

随访 1 年，痛风未发作，血尿酸正常。

【按】西医学认为，痛风是由体内尿酸盐结晶沉积在关节等处引起的反复发作性炎性疾病。刘维教授认为，其急性期中医核心病机为湿热瘀毒，痹阻经络，治疗当以清热化湿，解毒通络为大法。《圣济总录》中"秦皮散"，原方"治眼昏晕，不以年月深浅，恐变为内障"，乃为眼科著名方剂，方中集祛风药、清热药、利湿药等于一体，药达 15 味。方中秦皮、黄连、车前子、防风只此四味便已具清热解毒、祛风通络之能，是为本方之核心药队，其所治虽为目疾，然其功用却正合痛风之内在病机。故本案中刘维教授以此四味为基础，根据病情，入防己、萆薢、泽泻以利浊毒，增海桐皮、忍冬藤以解毒通络止痛，复虑苦寒清热解毒之品过多，加入甘草，以顾护脾胃，以达到攻邪不伤正。7 剂之后，已获显效。二诊、三诊、四诊随症加减，终收全功。

二、格林－巴利综合征合并类风湿关节炎

李某，男，61 岁，2013 年 7 月 23 日初诊。

主诉及病史：四肢关节肿痛伴乏力 8 个月。该患者 2012 年 11 月 24 日无明显诱因出现四肢关节肿痛乏力伴头晕，失眠，左耳根疼痛，眼睑肿胀，周围性面瘫，复视，后于天津医科大学总医院确诊为"格林－巴利综合征、类风湿关节炎"，给予丙种球蛋白联合甲泼尼龙冲击治疗，病情平稳后出院。出院后口服强的松、醋氯芬酸肠溶片、甲钴胺、神经妥乐平、维生素 B_1、维生素 B_6 等。2013 年 7 月 23 日，患者因症状反复，为求中医治疗就诊于我处。现症见：四肢关节肿痛乏力，胸部束带感及足底感觉障碍，并伴有背部僵硬感、双上肢肌肉疼痛、掌指关节及近端指间关节疼痛屈伸不利握拳不实、肘关节疼痛，左下肢肌肉萎缩，久行后小腿酸胀麻木，盗汗，心悸，纳可，寐欠安，二便尚调。舌淡暗，苔白，脉弦。

西医诊断：①格林－巴利综合征。②类风湿关节炎。

中医诊断：痿证兼痹证。邪郁少阳。

治法：和解少阳，扶正祛邪。

处方：小柴胡汤加味。

柴胡 15g，黄芩 12g，党参 12g，半夏 10g，川芎 10g，枳壳 10g，杜仲 10g，牛膝 15g，狗脊 15g，石菖蒲 10g，白花蛇舌草 15g，生龙骨 30g（先煎），生牡蛎 30g（先煎），甘草 6g。14 剂，日 1 剂，水煎服。

同时予强的松 20mg、1 次／日（5 天后减为每日 10mg，2 周后停用）、醋氯芬酸肠溶片 100mg、2 次／日，甲钴胺 0.5mg、3 次／日等治疗。

之后以此方随症加减，病情逐渐稳定。

2014 年 2 月 26 日随访患者，自诉无明显不适，除查类风湿因子略高外，其他实验室指标均正常。

【按】格林－巴利综合征的病因和发病机制尚未明确，但目前一致认为其属于迟发性自身免疫性疾病，多表现为进行性上升性对称性麻痹、四肢软瘫，以及不同程度的感觉障碍。本案患者以四肢关节肿痛、瘫软乏力为主症，肿痛为实，瘫软乏力则为虚，在四肢同一病位，虚实并见，唯有和解一法。《伤寒论》中言："少阳之为病，口苦，咽干，目眩也。"又说："少阳中风，两耳无所闻，目赤，胸中满而烦者，不可吐下，吐下则悸而

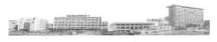

惊。"少阳郁热，循经脉上犯清窍，故多见咽、耳、目等官窍表现。又易见心悸、不寐、胸满等诸多症状，概因少阳位处半表半里，正邪交争于此，邪不得出于表，亦不得入于里，影响范围广泛。本案患者兼见耳根疼痛、面瘫、复视、心悸等，与少阳病相符，故应以和解少阳为法。柴胡、黄芩、党参、甘草、半夏是为小柴胡汤，疏利三焦，和解少阳；杜仲、牛膝、狗脊强筋健骨以治痿，白花蛇舌草利湿解毒以消肿止痛，寒温并用以和四肢关节肌肉；川芎、枳壳调和气血；又复以龙骨、牡蛎、首乌藤、菖蒲安眠调神。诸药共奏扶正祛邪、安内攘外之功，而获良效。临床上格林－巴利综合征合并类风湿关节炎者极为罕见，治疗颇为棘手。刘维教授通过辨病与辨证相结合，更是继承导师王云翮教授学术思想，"百病多兼少阳"，运用"和解法"治之而获效。

三、强直性脊柱炎

吴某，女，30岁，2010年9月20日初诊。

主诉及病史：下腰痛7个月。2010年2月长途驾驶后出现下腰部疼痛，翻身尚灵活，未影响睡眠，晨僵30分钟，颈部疼痛，小关节无疼痛，未经治疗，3个月后症状缓解。2011年5月感寒后症状复发，下腰部持续性疼痛，腰脊部位感觉僵硬、疼痛、活动受限，曾多处就医，应用非甾体抗炎药等药物，疗效欠佳。8月份症状持续加重，左髋关节剧烈疼痛，翻身困难，今为求中医治疗，就诊于我处。刻下症见：双侧骶髂关节持续性疼痛，腰背部僵硬，翻身困难，影响睡眠，晨僵持续1小时以上，双髋关节、下肢疼痛，下床时足跟痛，无发热，疲乏感明显，少气懒言，腰膝酸软无力，畏寒，喜暖，纳可，便调。

查体：指地试验无法完成，枕墙距10cm，椎旁压痛（＋），4字试验（＋），胸廓活动3cm，Schober：弯腰4cm，左2cm，右3cm。舌淡暗，苔白，脉沉。

辅助检查：9月13日于我院查骶髂关节CT示双侧骶髂关节炎Ⅱ级，考虑强直性脊柱炎可能性大；实验室检查：抗核抗体（＋），人类白细胞抗原－B27（＋），血沉23 mm/h，类风湿因子－IgM 15 IU/mL，C反应蛋白1.2 mg/dL。

西医诊断：强直性脊柱炎。

中医诊断：痹病（脊痹）。肝肾亏虚。

治法：培补肝肾，通络止痛。

处方：独活寄生汤加减。

独活15g，细辛3g，防风10g，秦艽10g，肉桂6g，桑寄生10g，杜仲10g，牛膝15g，当归12g，白芍10g，熟地黄15g，鸡血藤15g，狗脊15g，白芥子10g，炙甘草10g。日1剂，水煎服。

服上药14剂后复诊，诉腰背疼痛减轻，可弯腰，双髋关节疼痛，下肢酸痛乏力，行走困难，寐可，二便调，暗苔薄白，脉沉细。

证属肝肾不足，中医继予滋补肝肾药为主。原方去白芥子，肉桂减为6g，加清水半夏10g。每日1剂，水煎服。

3个月后诸症减轻，已无腰背、足跟疼痛，但弯腰活动仍受限，双髋关节轻微疼痛，无僵硬感，纳寐可，二便调，舌暗苔薄白，脉沉有力。继续服用中药汤剂，随症加减治疗。

4个月后，病情稳定，无明显不适症状。随访半年，病情稳定，未复发。

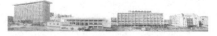

【按】本案四诊合参，知为素体肝肾亏虚，风寒湿邪乘虚而入，寒邪深侵入肾，督阳不化，伤骨损筋，病属督寒。《千金要方·治诸风方》中言："夫腰背痛者，皆由肾气虚弱，卧冷湿地当风得之。不时速治，喜流入脚膝为偏枯、冷痹、缓弱疼重，或腰痛、挛脚重痹，宜急服此方（独活寄生汤）。"由上文可知，独活寄生汤所治病证与本案强直性脊柱炎的病机高度一致。故本案以独活寄生汤加减治之而取效。方中独活、桑寄生、细辛、秦艽、防风祛风散寒，除湿止痛；肉桂、党参、甘草补气助阳，芍药、地黄、当归、鸡血藤补血活血，又内含八珍汤之意，气血一旺，痹着自开；复以狗脊、杜仲、牛膝补肾壮骨；白芥子化痰。诸药合用，是为标本兼顾、扶正祛邪之良剂也。方证既已对应，又何虑痼病不去！

四、干燥综合征

秦某，女，50岁，2011年2月17日初诊。

主诉及病史：口眼干20年，加重伴低热1个月。患者20年前出现口干眼干，于北京某医院做相关免疫学检查及唇腺活检，诊断为干燥综合征，予糖皮质激素、甲氨蝶呤、来氟米特片等治疗，症状略减轻，近1个月出现间断低热。现症：间断低热，最高体温37.6℃，口干，进食需饮水送下，眼干，视物欠清，干咳少痰，猖獗龋齿，纳可，寐安，大便干，小便调，舌质红苔少而干，脉弦细数。

西医诊断：干燥综合征。

中医诊断：燥痹。阴虚热毒。

治法：清热解毒，滋阴润燥。

处方：五味消毒饮合沙参麦冬汤加减。

金银花20g，菊花15g，蒲公英10g，紫花地丁10g，沙参20g，麦冬20g，桑叶20g，玄参20g，赤芍15g，芦根30g，生甘草6g。7剂，日1剂，水煎服。

二诊：2011年2月26日。间断低热，体温最高37.6℃，口干渴欲饮水，口角皲裂，舌红苔少而干，脉弦细。

前方增量至北沙参30g，麦门冬30g，玄参30g，加生石膏20g，竹叶10g，百合20g。7剂，日1剂，水煎服。

三诊：2011年3月17日。发热渐退，体温不高于37.0℃，口干渴较前好转，仍眼干，视物欠清，舌质红苔少薄白，脉弦细。

前方加女贞子10g，墨旱莲10g。7剂，日1剂，水煎服。

四诊：2011年3月24日。体温基本正常，口干眼干较前好转，效不更方，仍拟清热解毒，滋阴润燥，前方继服。

后随诊，病情稳定，体温正常。

【按】此案病久伤阴，不能濡润，阴亏热甚，久而成毒发热，故辨为阴虚热毒之证，治疗中以五味消毒饮合沙参麦冬汤加减而收功。五味消毒饮方出《医宗金鉴》，功擅清热解毒，治疗各种疔毒、痈疮疖肿。五味消毒饮虽原为外科方剂，然刘维教授抓住本方所治乃为"热毒内蕴"之证，故用之以解本案干燥综合征之热毒。未用白虎汤，则因其清热有余，解毒不足也。沙参麦冬汤方见于《温病条辨》，为吴鞠通从叶天士《临证指南医案》卞氏案中摘出，用于治疗燥伤肺胃阴分，或热或咳者。干燥综合征以阴虚为本，肺

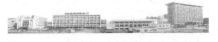

胃阴液不足。故以本方滋养患者之阴虚，取沙参、麦冬清养肺胃，桑叶清宣燥热。五味消毒饮与沙参麦冬汤两方直中本案阴虚、热毒两大病机靶心，古方新用，外剂内用，故而取效。

五、系统性红斑狼疮

马某，女，19岁，2010年1月20日初诊。

主诉及病史：乏力、低热2个月。2009年12月，患者因乏力、低热就诊于总医院查：抗核抗体（+）均质型1∶1600，抗双链DNA抗体（+）168IU/mL（<18），IgG 1880mg/dL，库姆试验：Erythrocyte IgG（+）18.34%，IgM（+）2.51%，C3 34.7mg/dL，C4 4.25mg/dL，血白细胞计数 2.13×10^9/L，诊断为系统性红斑狼疮、自身免疫溶血性贫血，住院予强的松等药物治疗。现症：乏力嗜卧，低热间作，双腕、肘、膝关节疼痛，口苦，纳差，寐可，大便溏。舌质暗红，苔黄腻，脉滑数。

西医诊断：①系统性红斑狼疮。②自身免疫溶血性贫血。

中医诊断：痹病。湿热蕴毒。

治法：清热利湿，解毒通络。

处方：蒿芩清胆汤加减。

青蒿30g（后下），黄芩20g，枳壳10g，竹茹10g，陈皮6g，半夏10g，茯苓20g，碧玉散10g，牡丹皮15g，赤芍20g，白花蛇舌草20g，薏苡仁20g，桑枝20g，甘草6g。7剂，日1剂，水煎服。

二诊：2010年1月27日。无发热，晨起左侧耳后疼痛，淋巴结肿大，时右侧膝盖疼痛，可自行缓解，纳可，寐可，二便调。舌质暗红，苔白腻，脉弦细。

青蒿30g（后下），黄芩20g，枳壳10g，竹茹10g，半夏10g，牡丹皮15g，赤芍20g，茯苓20g，白花蛇舌草30g，桑枝20g，牛膝10g，金银花30g，夏枯草15g，甘草6g。7剂，日1剂，水煎服。

强的松50mg，1次/日，已服1月余，建议45mg，1次/日。

三诊：2011年1月15日。从2010年1月初诊至今，服中药随症加减1年，强的松逐渐递减，病情基本稳定，乏力症状消失，体温正常，已能上体育课，2天前活动后汗出当风又发低热，体温最高37.8℃，咽痛，咽干，关节疼痛，纳呆，二便正常。舌质红，苔黄腻，脉滑数。

青蒿30g（后下），黄芩20g，枳壳10g，竹茹10g，陈皮6g，茯苓20g，碧玉散10g，丹皮20g，赤芍20g，金银花30g，连翘20g，麦冬20g，甘草6g。7剂，水煎服，日1剂。

强的松5mg，1次/日。已服用1个月零22天，建议改为5mg，1次/日。

四诊：2013年2月20日。背痛，腰痛，双膝蹲起不适，偶有咳嗽，少痰，活动后出黏汗，纳少，寐安，二便调。舌质偏红，苔薄黄，脉滑。

青蒿30g（后下），黄芩20g，枳壳10g，竹茹10g，陈皮6g，茯苓20g，牡丹皮15g，赤芍20g，白花蛇舌草20g，狗脊15g，牛膝10g，甘草6g。7剂，日1剂，水煎服。

强的松2.5mg，每3日1次。已服1年，建议停用。

2014年9月3日复查：抗核抗体，抗双链DNA抗体等均阴性；风湿三项：血沉9mm/h，类风湿因子<11.1 IU/mL，C反应蛋白<3.44mg/L；免疫全项：IgG 15.1g/L，

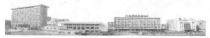

IgA 2.03g/L，IgM 0.56 g/L，C3 1.12 g/L，C4 0.177 g/L，IgE 996 IU/mL；24 小时尿蛋白定量 0.26g/24h。

2015 年 5 月 4 日复查：抗核抗体，抗双链 DNA 抗体等均阴性；风湿三项：血沉 20mm/h，类风湿因子 <10.2IU/mL，C 反应蛋白 <3.28mg/L；免疫全项：IgG 15.6g/L，IgA 2.31g/L，IgM 0.612g/L，C3 1.21g/L，C4 0.19g/L；24 小时尿蛋白定量 0.10g/24h。

定期复查，病情稳定，随诊至今。

【按】系统性红斑狼疮属于中医学"痹病""阴阳毒""蝶疮流注"范畴，多因先天禀赋不足，复加后天气血失调、阴阳不和，伤及脏腑而发病。本案患者反复低热间作，乏力嗜卧，口苦纳差，皆为邪郁少阳，气机不达之象，正如《伤寒论》所言"少阳之为病，口苦咽干、目眩也""太阳病，十日已去，脉浮细而嗜卧者……""伤寒五六日，中风，往来寒热，胸胁苦满，嘿嘿不欲饮食，心烦喜呕……"大便溏，苔黄腻，脉滑数为湿热内蕴之候。综上分析，本案病机乃三焦少阳不和，气郁湿阻，痰热内生，酿久成毒。湿热郁毒，流注全身，变化多端。故诊断为少阳不利，湿热蕴毒证，以《重订通俗伤寒论》蒿芩清胆汤加减治之。本案方中青蒿、黄芩疏解少阳；竹茹、陈皮、半夏、茯苓、白花蛇舌草、碧玉散清热利湿，理气和胃；豨莶草祛风湿，以解肢体痹痛；系统性红斑狼疮发病后易从气分转至营血，故加牡丹皮、赤芍既病防变，以防毒邪深入营血；复加芡实以健脾止泻。二诊耳后疼痛，淋巴结肿大，乃少阳郁热循经上扰，故加金银花、夏枯草以软坚散结、清热解毒。三诊复感风热，加金银花、连翘以解表邪，加麦冬滋阴清热以治喉痹。四诊腰膝疼痛不适，故加狗脊、牛膝以补肾壮骨。诸药配合，随症加减，使少阳三焦疏利，湿热清利，郁毒得解，因而取效，指标转阴。

六、产后痹

张某，女，36 岁，2013 年 3 月 2 日初诊。

主诉及病史：头部、肩背部、双足疼痛 4 个月。2012 年 12 月（剖腹产术 1 个月）汗出后受风，出现头疼，双肩关节疼痛，畏风等症，未予重视，后相继出现双足、膝关节、腰背部疼痛，于当地医院敷贴膏药及服用汤药（膏药及汤药均不详）治疗后，未见明显好转，1 个月前就诊于某村卫生室，予以输液治疗（黄芪注射液、氨基酸、生脉饮、脂肪乳等），症状无明显缓解，遂来我处。现症：周身关节酸疼不适，畏风，双上肢时麻木，双目干涩，汗出明显，纳寐可，二便调。舌质淡苔白，脉沉细。

中医诊断：产后痹。津血亏虚兼风证。

治法：益气养血，祛风止痛。

处方：黄芪桂枝五物汤加减。

生黄芪 30g，桂枝 10g，白芍 10g，防风 10g，生甘草 6g，桑枝 20g，川芎 10g，杜仲 10g，牛膝 10g，木瓜 20g，当归 10g，炙鳖甲 30g（先煎）。7 剂，日 1 剂，水煎服。

二诊：2013 年 3 月 9 日。汗出明显减轻，周身关节疼痛略减轻，久坐或汗出劳累时髋关节处酸胀刺痛。头部仍恶风，视物模糊，情绪波动时双上肢麻木，纳寐可，二便调。舌质紫暗，苔白厚腻，脉弦。

处方：上方加清半夏 10g，老鹳草 10g。7 剂，日 1 剂，水煎服。

三诊：2013 年 3 月 16 日。服药后周身微汗出，疼痛大减；后背凉，久坐后腰部，臀

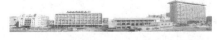

部酸疼，遇风后加重，头部恶风较前好转，视物仍模糊，纳寐可，二便调。舌暗苔白，脉沉细。

处方：前方加狗脊15g，7剂，日1剂，水煎服。

后随访，患者疼痛消失，无其他不适症状。

【按】《金匮要略》："血痹阴阳俱微，寸口关上微，尺中小紧，外证身体不仁，如风痹状，黄芪桂枝五物汤主之。"妇人产后体虚，气血亏耗，脉络空虚，复感外邪，正虚御邪无力，邪留经络，不通则痛；气血不能濡养经络，不荣则痛，而成产后痹。治当益气养血，祛风通络。黄芪桂枝五物汤原方用治血痹，具有益气温经，和血通痹之功效，用之正合病机。本案方中黄芪甘温益气，补表之卫气；桂枝、防风散风寒而温经通痹，与黄芪相合，祛邪不伤正，固表而不留邪；白芍、当归、鳖甲、川芎养津血和营气；木瓜、桑枝通痹止痛；杜仲、牛膝补肾健骨。诸药共奏益气温经，祛风通痹之能。二诊，患者苔厚腻，加半夏以化浊气，加老鹳草以通痹止痛，三诊患者后腰部，臀部酸疼，故加狗脊以强筋健骨，后终收全功。本案中刘维教授取桂枝黄芪五物汤之意，细推病机，异病同治，圆机活法，用经方以治今病，诸症皆去。

七、结节性红斑

王某，女，39岁，2011年9月12日初诊。

主诉及病史：双下肢反复发红斑结节、疼痛2年，加重1个月。2年前患者无明显诱因出现双下肢反复发红斑结节、疼痛，曾服用"布洛芬缓释胶囊""复方丹参片"治疗，效果不显著。小腿伸侧经常反复出现红斑结节、硬而痛。近1个月来症状加重，就诊于我处，现症见：双下肢红斑结节，灼热疼痛明显，久立后加重，纳可，二便如常。

查体：双下肢小腿伸侧面散在大小不等的结节红斑，色鲜红，部分为黯红色，结节稍隆起，界限清楚，压痛明显，肤温高。舌质红，苔薄黄，脉滑数。

辅助检查：红细胞沉降率48mm/h，C反应蛋白0.46µg/dL。结核菌素试验（-）。

西医诊断：结节性红斑。

中医诊断：脉痹。湿热毒蕴。

治法：利湿热解毒，活血化瘀。

处方：以仙方活命饮合四妙散加减。

金银花20g，当归15g，赤芍20g，牡丹皮10g，川芎10g，陈皮10g，防风15g，白芷15g，白花蛇舌草20g，苍术15g，黄柏10g，牛膝15g，薏苡仁30g，浙贝母10g，生甘草6g。7剂，日1剂，水煎服，早晚各150mL。

同时予金黄膏外用，3次/日。

二诊：2011年9月18日。服上方后，红斑部分消退、疼痛较前减轻，热势不甚。

前方加炒白术15g，丹参15g。继服7剂。

三诊：2011年9月25日。结节红斑大部分消退、留有色素沉着，疼痛已不明显，效不更方，守方续服。

1个月后，结节完全消失，临床痊愈。

【按】仙方活命饮出自《校注妇人良方》用于痈疡肿毒初起，以局部红肿焮痛为辨证要点，集清热解毒、通经化瘀、化痰散结为一体，前人称此方为"疮疡之圣药，外科之

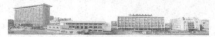

首方"。本例患者红斑为热，结节为痰为瘀，乃因湿热毒邪内蕴肌肤，阻塞经络，气滞血瘀而成。根据疾病此内在病机，刘维教授创建性地将结节性红斑从"从痈论治"，遂以仙方活命饮加减以攻其毒，又以四妙散以去其湿。方中金银花乃疮疡圣药，最善解毒疗疮；防风、白芷，通表之滞，透解热毒；当归、赤芍、牡丹皮、川芎、陈皮行气活血，所谓气血不和，则肿结难消；又以黄柏、牛膝、薏苡仁、苍术四妙加白花蛇舌草、浙贝母以清热除湿祛痰，甘草顾护脾胃，调和诸药。复配合金黄膏外用，内外合治，表里并攻。诸药合用，共奏清热解毒、活血止痛、利湿通络之能。二诊毒势已挫，故加白术以和脾胃防止寒凉伤脾，加丹参养血和血。至三诊病已去多半，故守方继服，终收全功。

八、嗜酸性筋膜炎

刘某，男，30岁，2012年2月21日初诊。

主诉及病史：多关节疼痛伴皮肤紧硬10个月。患者2011年4月劳累后出现多关节间断疼痛，右前臂局部皮肤紧硬，遂就诊于某三甲医院，查血清类风湿因子（+），嗜酸性粒细胞27.00%，右前臂病理检查示皮肤及皮下组织真皮纤维组织增生，皮下脂肪组织中见灶性淋巴细胞浸润，诊断为"嗜酸性筋膜炎"，给予糖皮质激素及青霉胺等药物治疗，病变处硬化稍好转，但仍晨起右手臂麻木，右腕关节活动欠灵活，乏力感明显，为求中医治疗，故来我院就诊。现症见：多关节疼痛间作，右前臂局部皮肤紧硬麻木，右腕活动不利，纳可，寐安，二便调。舌质紫暗苔白，脉弦涩。

西医诊断：嗜酸性筋膜炎。

中医诊断：筋痹。瘀血阻络。

治法：活血行气，通络止痛。

处方：血府逐瘀汤加减。

桃仁12g，红花12g，当归9g，熟地黄9g，川芎9g，赤芍9g，牛膝9g，桔梗5g，柴胡9g，枳壳9g，鸡血藤10g，天麻9g，甘草6g。7剂，日1剂，水煎服。

二诊：2012年2月28日。患处皮肤紧硬略好转，晨起手麻时间缩短，舌质紫暗，苔白，脉涩。

原方加三棱10g，莪术10g，土鳖虫10g，炙鳖甲30g（先煎）。水煎服，日1剂，连续服用14日。

三诊：2012年3月14日。患处面积缩小，双臂麻木感明显减轻，仅轻微手胀，腕关节活动灵活，遵原方治疗。

2个月后诸症好转。

【按】本例患者因工作原因，劳累失眠，导致肝藏血功能失职，肝血不足则筋膜失养，可引起肢体麻木，关节屈伸不利。筋脉空虚，复感风寒湿邪侵袭，闭阻筋脉，不通则痛，瘀久成毒，筋痹遂成。血府逐瘀汤出自王清任《医林改错》，用治胸中血府血瘀。而本案患者关节疼痛，皮肤紧硬，舌质紫黯，脉弦涩，以瘀毒为主，故以血府逐瘀汤治疗。血府逐瘀汤虽功在活血祛瘀，疏肝理气，然其中当归、地黄、芍药亦具养血之能，复加入鸡血藤、天麻祛风通络止痛，兼治肢体麻木。7剂之后已获初效。二诊加土鳖虫、鳖甲、三棱、莪术等峻伐之品以去瘀毒，后随症加减，历两月而收功。

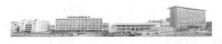

论　著

一、论文

[1] 刘维，杨晓砚．Ⅱ型糖尿病从湿热辨治的疗效观察．天津中医，1995（3）：13．

[2] 刘维，王慧，左芳，等．活血清痹方治疗类风湿关节炎60例疗效观察．中国中西医结合杂志，1998（12）：748．

[3] 刘维，王慧，左芳，等．中药强脊宁治疗强直性脊柱炎68例．中国中西医结合杂志，2000（5）：377．

[4] 刘维，张磊，刘滨，等．针灸治疗强直性脊柱炎60例疗效观察．中国针灸，2002（10）：18－19．

[5] 刘维，刘滨，周艳丽．新癀片治疗强直性脊柱炎120例疗效观察．中国中西医结合杂志，2002（12）：911．

[6] 刘维，张磊，周艳丽，等．扶正解毒方治疗系统性红斑狼疮48例临床观察．中国中西医结合杂志，2003（4）：298－299．

[7] 刘维．风湿病学科建设体会．天津中医药，2003（5）：16－17．

[8] 刘维，刘滨，王熠，等．针灸治疗类风湿关节炎120例疗效观察．中国针灸，2003（10）：13－14．

[9] 刘维，王慧，杨晓砚，等．清痹片治疗类风湿关节炎随访．天津中医药，2004（3）：196－198．

[10] 刘维，周艳丽，王玉亮，等．雷公藤多苷治疗类风湿关节炎临床治疗方案研究．天津中医药，2004（5）：429．

[11] 刘维，王慧，杨晓砚，等．清燥方治疗干燥综合征临床观察．中国中西医结合杂志，2005（1）：53．

[12] 刘维，王慧，杨晓砚，等．蒿芩清胆汤治疗系统性红斑狼疮活动期临床观察．中国中西医结合杂志，2006（5）：448－450．

[13] 刘维．毒痹论．中国中医基础医学杂志，2007（1）：15．

[14] 刘维，刘晓亚，王熠，等．中药对难治性类风湿关节炎激素的增效作用．中国中西医结合杂志，2007（8）：742－744．

[15] 刘维，刘晓亚，张宏博，等．系统性红斑狼疮中医证型与实验室指标关系的探讨．中国中西医结合杂志，2008（2）：115－117．

[16] 刘维．干燥综合征的虚瘀毒论．中国中医药信息杂志，2008（8）：95．

[17] 刘维，刘晓亚，张宏博，等．中西医结合治疗系统性红斑狼疮的远期疗效．中国中西医结合杂志，2009（3）：219－221．

[18] 刘维，张磊，刘晓亚，等．干燥综合征中医证候规律探讨．中华中医药杂志，2010（9）：1374－1376．

[19] 刘维，张磊，吴沅皞．解毒通络法控制类风湿关节炎症状的实验研究．天津中医药，2011（3）：234－236．

［20］刘维，吴沅皞，刘晓亚，等．清痹片对类风湿关节炎 KLF6 - FRP 调控体系的干预作用．中华中医药杂志，2011（12）：2862 - 2865．

［21］刘维，钟源芳．加减身痛逐瘀汤治疗风湿病体会．中国中医药信息杂志，2012（3）：86．

［22］刘维，吴晶金．浅析丹溪痹证辨治特色．天津中医药，2012（2）：153 - 154．

［23］刘维，吴沅皞，王朝旭，等．中国人群神经精神性狼疮危险因素的系统评价．风湿病与关节炎，2012（2）：12 - 17．

［24］刘维，王朝旭．从叶天士"久病入络"思想辨治类风湿关节炎痰瘀痹阻证．中国中医基础医学杂志，2012（8）：865 - 866．

［25］刘维，王晶．当归六黄汤在系统性红斑狼疮中的应用体会．中国中医药信息杂志，2012（11）：80 - 81．

［26］刘维，吴晶金．从《金匮要略》阴阳毒辨治系统性红斑狼疮．中华中医药杂志，2013（1）：185 - 187．

［27］刘维，律英华．从《素问玄机原病式》辨治干燥综合征．中华中医药杂志，2013（2）：415 - 417．

［28］刘维，于海浩，吴沅皞．毒痹论续．中华中医药杂志，2013（3）：718 - 721．

［29］刘维，丁园园．从三焦论治干燥综合征．中国中医药信息杂志，2013（3）：87 - 88．

［30］Liu W, Wu YH, Liu XY, et al. Metabolic regulatory and anti - oxidative effects of modified Bushen Huoxue decoction on experimental rabbit model of osteoarthritis. *Chin J Integr Med*, 2013, 19（6）459 - 63.

［31］刘维．从"亢害承制"论系统性红斑狼疮因机治要．中华中医药杂志，2013（7）：2004 - 2007．

［32］刘维，陈腾．白塞病中医证型与用药规律文献分析．中国中医药信息杂志，2015（1）：40 - 42．

［33］刘维，张磊，吴沅皞．补肾活血法治疗老年骨质疏松症 100 例随机对照研究．中医杂志，2015（9）：769 - 772．

［34］刘维，杨慧，吴沅皞．不同年代骨关节炎证候分布规律特点的现代文献研究．中华中医药杂志，2015（6）：2199 - 2201．

［35］刘维，谢丽红，吴沅皞．针灸治疗类风湿关节炎选穴分析．辽宁中医杂志，2015（8）：1502 - 1503．

［36］刘维，李闯，吴沅皞．类风湿关节炎中医证型地域性分布特征的文献研究．中华中医药杂志，2015（9）：3349 - 3352．

［37］Liu W, Wu YH, Zhang L, et al. Elevated serum levels of IL - 6 and IL - 17 may associate with the development of ankylosing spondylitis. *Int J Clin Exp Med*, 2015, 8（10）: 17362 - 76.

［38］刘维，杨慧．中药联合重组人Ⅱ型肿瘤坏死因子受体 - 抗体融合蛋白治疗强直性脊柱炎 2 例．中国中西医结合杂志，2016（1）：123 - 124．

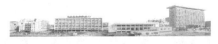

［39］刘维，吴沅皞，张磊，等．清热解毒、利湿化浊法治疗痛风的临床随机对照试验．中华中医药杂志，2016（3）：1113–1116．

［40］刘维，杨会军，吴沅皞，等．中药及其有效成分影响类风湿关节炎成纤维样滑膜细胞增殖和凋亡的研究进展．中草药，2016（5）：844–850．

［41］刘维，王朝旭，吴沅皞．260例类风湿关节炎患者中医证型聚类分析．中医杂志，2016（6）：508–511．

［42］刘维，刘美燕，吴沅皞．针灸治疗痛风性关节炎的临床选穴规律分析．上海针灸杂志，2016（3）：359–362．

［43］刘维，张迪，吴沅皞，等．中药联合重组人Ⅱ型肿瘤坏死因子受体–抗体融合蛋白治疗强直性脊柱炎疗效观察．中国中西医结合杂志，2016（6）：663–667．

［44］Liu W, Wu YH, Hu SY, et al. Amulticenter randomized double–blind placebo–controlled trial evaluating the efficacy and safety of Tongluo Huashi capsule, a modernized Tibetan medicine, in patients with rheumatoid arthritis. *Trials*, 2016, 27（17）：359.

［45］Liu W, Wu YH, Zhang L, et al. Efficacy andsafety of TNF–α inhibitors for active ankylosing spondylitis patients：Multipletreatment comparisons in a network meta–analysis. *Sci Rep*, 2016, 26（6）：32768.

［46］Wu YH, Liu W, Xue B, et al. Upregulated Expression of microRNA–16 Correlates with Th17/Treg Cell Imbalance in Patients with Rheumatoid Arthritis. *DNA Cell Biol*, 2016, 35（12）：853–860.

［47］刘维，刘晴，吴沅皞．中药内服治疗痛风性关节炎规律分析．中华中医药杂志，2016（12）：5178–5181．

二、著作

［1］刘维．中西医结合风湿免疫病学．武汉：华中科技大学出版社，2009．

［2］吴勉华，王新月．中医内科学．北京：中国中医药出版社，2012．（刘维为副主编）

［3］钟森，倪伟．西医内科学．北京：人民卫生出版社，2016．（刘维为副主编）

［4］陈志强，杨关林．中西医结合内科学．北京：中国中医药出版社，2016．（刘维为副主编）

［5］李志军，王东强．内科危重病中西医结合诊疗对策．北京：人民卫生出版社，2015．（刘维为副主编）

【整理者】

张博　男，1986年9月出生，河北省河间市人，硕士研究生，毕业于天津中医药大学。现就职于天津中医药大学第一附属医院风湿科。

张 玉 莲

名家传略

一、名家简介

张玉莲，女，1963年2月出生，汉族，河南省开封市人，无党派人士。医学博士，教授，主任医师，博士研究生导师，天津市名中医，天津市级劳动模范，天津市中医干部保健专家，天津中医药大学第二附属医院业务副院长，天津中医药大学第二附属医院脑病/针灸学科带头人。兼任卫生部国家临床重点专科——中医脑病专科负责人，国家教育部重点学科——中医内科学脑病方向负责人，国家中医药管理局重点专科——脑病专科负责人，天津"重中之重"建设学科——中医内科学脑病方向负责人，世界中医药学会联合会脑病专业委员会副会长，中华中医药学会脑病专业委员会副主任委员，中国中西医结合学会眩晕专业委员会副主任委员，中国中西医结合学会神经科专业委员会常务委员，中国针灸学会理事，天津针灸学会副会长，天津针灸学会针灸临床专业委员会主任委员，天津中医药学会脑病专业委员会主任委员，天津中西医结合学会神经科专业委员会主任委员。

二、业医简史

张玉莲教授1985年毕业于河南中医学院（现河南中医药大学）中医系，获学士学位。大学期间在系统学习中医基础理论的基础上，熟读了《黄帝内经》《伤寒论》《金匮要略》《濒湖脉学》《药性赋》《方剂学》《中医内科学》《针灸学》等，为从医奠定了良好的基础。毕业后分配至河南省开封市第一中医院工作三年，1988年考取黑龙江省中医药研究院针灸专业硕士研究生，师从裴廷辅、张缙、张一民教授，硕士在读期间，在通读《古代汉语》（1~4册）的基础上系统学习了《素问》《灵枢》《难经》《易经》《足臂十一脉灸经》《阴阳十一脉灸经》《版本学》《校勘学》《针法灸法学》《腧穴学》《子午流注与灵龟八法》《伤寒论》《中医各家学说》《针灸大成校释》及《科研方法学》等，亲耳聆听了张缙、张琪、裴廷辅、张一民、王克勤、姜书明、魏稼、李鼎等中医名家的教诲，进一步夯实了中医理论基础。1991年硕士毕业后分配至天津中医药大学第二附属医院脑病针灸科工作，作为一名临床医生，她始终把患者的疾苦放在第一位，紧密结合临床，不断学习，悉心总结，形成了一套独具特色的针药结合、头项体针结合治疗神经系统常见病、疑难病的方法，在大大提高临床疗效的同时，丰富和发展了中医药治疗神经系统疾病的手段和内涵。在她的精心救治下，许多患者的病情得到有效改善。由于业务能力突出，1997年，年仅34岁的她担任了脑病针灸科主任，因而有机会接触到更多的急危重症

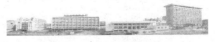

患者，多年如一日地认真观察患者病情，悉心制定救治方案，采用中西医结合治疗方法挽救了很多急危重症患者的生命。担任科主任的她始终不忘提升自己的业务能力，2003 年前往北京协和医院神经内科进修学习，不仅进一步提升了神经系统常见病、疑难病的诊断及鉴别诊断水平，亦为中西医结合治疗神经系统疾病打下了更加坚实的基础。2004 年医院领导班子换届，正在协和医院进修的她在毫不知情的情况下被全院民主选举为医院的业务副院长。身份变了，但她作为患者知心人的心没变，心中始终装着患者的疾苦，无论工作多忙，都坚持出诊，细心诊治每一位患者，由于疗效突出，慕名前来看病的患者比肩继踵，为此，她常常牺牲午饭时间耐心为患者诊治。为进一步提升自己的临床科研能力，2005 年她考取了天津中医药大学中医内科学博士研究生，师从张伯礼院士。导师的德行学识及独具的人格魅力对她产生了深远影响，导师严谨的科研思路及敏锐的科研视角，在深深启发她的同时，亦为她叩开了科学研究之门。短短十余年，她作为课题负责人和主要参与者承担国家及省部级等课题二十余项，并先后在各级学会中担任重要学术职务，多次应邀在国际及国内学术会议上进行学术经验交流，取得良好反响。

多年来，无论在普通的医生岗位，还是在学科带头人的重要位置，张玉莲教授始终以饱满的热情忘我的工作，在继承和发展中医药脑病/针灸事业的医、教、研工作中辛苦耕耘。

三、主要贡献

张玉莲教授提出"形神一体，治神为要"的学术观点，创立"调神"系列针法治疗中风常见症（包括中风后运动障碍、感觉障碍、语言障碍、吞咽障碍、平衡障碍、记忆障碍、视觉障碍、二便障碍、舞动症状、中风后抑郁等），丰富了中医治疗中风病的内涵，有效减轻了中风患者的病痛。初步构建并验证了"肾脑相关"理论体系。采用药针结合治疗神经内科常见病、疑难病（包括中风、痴呆、头痛、头晕、失眠、面神经炎、三叉神经痛、颈肩腰腿痛、动眼神经麻痹、外展神经麻痹、橄榄桥脑小脑萎缩、多系统萎缩、副肿瘤综合征、格林-巴利综合征、运动神经元病等），取得了较好临床疗效。为脑病学科成为天津市及国家重点专科、重点学科奠定了良好的基础。

在人才培养方面，张玉莲教授在着力提升中青年医师临床能力的同时，选派优秀学术骨干国内进修、国外研修，参加国内、国际学术会议，开阔眼界，全面提升中青年学术骨干的综合竞争实力。在她悉心培养下，学科中青年学术骨干迅速成长，先后多人获得奖项及荣誉称号，学科团队也在 2013 年遴选为天津市高校创新团队。在研究生培养方面，她非常重视学生专业信念的树立，常常以临床案例引导和培养学生的中医思维和解决临床实际问题的能力，她"授人以渔"的理念使许多学生受益良多，至今已培养博士、硕士研究生 63 名，已毕业 51 人，在读 12 人。

在科研方面，张玉莲教授主持及参与各级科研课题 22 项（包括国家 973 计划项目、国家自然科学基金、国家中医药管理局行业专项、国家教育部博导点基金、天津市科委重点项目等），获科研奖励 6 项。

1. 科研获奖

（1）"肾精亏虚性慢性病"共同病理基础与疗效机制，2016 年获中华医学科技奖二等奖。

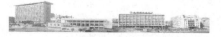

（2）化痰通络法联合溶栓疗法治疗急性脑梗死临床与基础研究，2016 年获中华中医药学会科学技术三等奖。

（3）从老年性痴呆探讨"肾生髓，脑为髓之海理论"研究，2016 年获天津市科学技术进步三等奖。

（4）化痰通络法对脑梗死溶栓后血脑屏障完整性保护机制研究，2014 年获天津市科学技术进步三等奖。

（5）血管源性轻度认知功能障碍社区辨识筛查方案推广及中医综合干预研究，2014 年获教育部科学技术进步二等奖。

（6）中风病证候诊断及病证结合评价体系的研究与应用，2012 年获李时珍医药创新奖

2. 科研课题

张玉莲教授主持科研课题 10 项，其中国家级 5 项，省部级 3 项，市局级 2 项；参与课题 12 项，其中国家级 7 项，省部级 4 项，市局级 1 项。

代表性课题如下：

（1）从老年性痴呆探讨"肾生髓，脑为髓海"理论的研究，国家重点基础研究发展计划（973 计划）（2010～2014 年）。

（2）中医治未病实践指南——早期记忆减退，国家中医药管理局（2015～2016 年）。

（3）基于 AMPA 受体"胞吐－内化"稳态平衡探讨益肾化浊法调控海马突触传递效能改善 AD 记忆障碍机制研究，国家自然基金（面上）项目（2015～2018 年）。

（4）从调控谷氨酸受体介导 Ca^{2+} 信号通路探讨益肾化浊法唤醒沉默突触改善 AD 学习记忆的机制研究，国家自然基金（面上）项目（2013～2016 年）。

（5）益肾化浊法调控突触传递可塑性改善 AD 认知功能的机制研究，中华人民共和国教育部（2014～2016 年）。

（6）从调控 MMP－9 活化途径探讨化痰通络法对急性脑梗死溶栓后出血转化的干预机制，国家自然科学基金面上项目（2011～2013 年）。

（7）化痰通络法对脑梗死溶栓后血脑屏障完整性保护机制研究，天津市科委自然科学基金重点项目（2010～2012 年）。

（8）脑梗死中医全程适时干预方案的规范化研究与评价，2010 年中医药行业科研专项，天津中心负责人（2011～2013 年）。

（9）老年期轻度认知障碍社区辨识、筛查及中医干预，国家中医药管理局"十一五"公益性行业专项，天津中心负责人（2008～2011 年）。

（10）缺血性中风病证结合的诊断与疗效评价体系研究，国家重点基础研究发展计划（973 计划），天津中心负责人（2005～2009 年）。

学术思想

一、神形一体，治神为要，创调神系列针法

张玉莲教授在运用针刺手段治疗临床各种脑病的过程中提出"形神一体，治神为要"

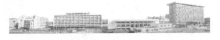

的学术观点，并在中医理论指导下，突破传统取穴方法，结合西医学理论，通过多年临床实践总结出一套完整的头、项、体针结合治疗临床各类脑病的针刺方法，大大提高了脑源性疾病的临床疗效。

（一）形与神合，皆由脑主

张玉莲教授认为，形与神是人体生命活动的两大重要组成部分。形为人体一切有形之质的概括，又称形体；神即人的精神意识、思维活动。人之机体，形与神俱，合而为一，皆由脑所主。脑，又名髓海，居颅腔之内，人身之上，是人之精髓和神明汇集之处。《灵枢·海论》谓"脑为髓之海，其输上在于其盖，下在风府"，明确指出脑位于头颅之中。脑既由有形之质——髓聚而成，"诸髓者，皆属于脑"；同时亦为"元神之府"，是人之精神意识、思维活动产生之地。因此，可以说脑为形神共聚之所。

在形的层面，脑是人体最复杂、最重要的器官，主要由神经细胞（脑髓）组成，五脏六腑、四肢百骸皆与脑密切联系，其联络之径为人身之脊髓与经络。一方面，先天之肾精及后天水谷精微所化之精不断通过脊髓上荣于脑，以充脑形。《中西汇通医经精义》曰："盖肾精生髓，由脊上行以入于脑，是为髓海。"清·王清任云："因饮食生气血，长肌肉，精汁之清者，化而为髓，由脊骨上行入脑，名曰脑髓。"另一方面，五脏精华之血，六腑清阳之气，皆通过经络上奉于脑，以温养脑窍。《灵枢·大惑论》云"五脏六腑之气，皆上注于目为之精……裹撷筋骨血气之精而与目并为系，上属于脑"；《灵枢·邪气脏腑病形》曰："十二经脉，三百六十五络，其血气皆上于面而走空窍。"说明人身十二经脉及与其相通的三百六十五络的气血运行都上达于头面部，脑通过经络与五脏六腑、四肢百骸密切相连。

在神的层面，脑为"人身之大主，又曰元神之府"，是生命的枢机，主宰人的生命活动、精神意识、控制人体的感觉及躯体运动等。《素问·脉要精微论》指出："头者精明之府。"《医易一理》明确指出："人身能知觉运动，及能记忆古今，应对万物者，无非脑之权也。"又曰："脑气筋入五官脏腑，以司视听言动。"由此可见，人之精神意识、思维活动、记忆、运动以及视、听、嗅、味、语言等，皆由脑所主。因此，脑在人身具有重要的位置。

头针疗法，即在头部区域选取腧穴进行针刺。头乃脑府，位居人体之首，是全身经气汇集的重要部位，手足三阳经脉皆上循于头（面），手足三阴经中手少阴与足厥阴经脉直接上行头面，其他阴经亦通过相应的经别合入相表里的阳经到达头（面）部；同时头部为人体各系统的中枢指挥部，各脏腑经络、四肢百骸与头部具有千丝万缕的联系，脑为"一身之宗，百神之会"（《修真十书》），"脑经分布，又散行于脏腑肢体"（《中西汇通医经精义》）。针刺头部腧穴不仅具有激发头部及全身经脉气血、疏通经络、调理阴阳的作用，同时还具有燮理脑神、调理髓海、调神益智的特殊作用。

（二）倡分症疗中风，创"调神"诸针法

中风病位在脑，临床表现复杂多样，见症多端。随着现代科学及医学的发展，人们对脑的认识越来越深入，现代解剖学及神经生理学、病理学的进展，让我们了解到不同部位的脑神经细胞具有不同的生理功能，不同部位的病变可产生不同的临床表现。CT、MRI的问世，进一步明确了中风复杂临床症状的具体病变位置及范围，传统取穴已无法解决中风复杂的临床症状。因此，从临床实际出发，结合西医学科学成果，在中医理论指导下，依据中风病位、病性、症状与体征，突破传统取穴方法，"辨证"选取头项部腧穴并配以肢体部腧穴治疗中风常见症，在传统治疗的基础上扩大了中风取穴范围，拓展了中风治疗的思路，进一步提高了临床疗效。

张玉莲教授在多年临床诊疗中风的过程中，密切观察，悉心总结，提出中风"常见症"及"并发症"的概念。中风"常见症"即指中风发病之时因具体病变部位不同而出现的相应的临床表现，其和脑组织的损伤直接相关，临床常见症包括中风后运动障碍、感觉障碍、语言障碍、吞咽障碍、平衡障碍、视觉障碍、记忆障碍、小便障碍等。中风"并发症"系指中风进展过程中由于病情发展或护理不当而出现的相应疾病和临床表现，如卒中后肺炎、消化道出血、泌尿系感染、电解质紊乱、脑心综合征、肾功能障碍、下肢血管（静脉/动脉）栓塞、褥疮等。临证明晰"常见症""并发症"，并据其发生原因、临床表现特点，发挥中医药特色优势，进行早期干预，不仅可有效改善患者症状，亦可减少其并发症的发生，进而改善患者预后。

对于中风病的治疗，张玉莲教授倡导从临床实际出发，以中风"常见症"为切入点，结合中风之病机，创立"调神"系列针法。她认为中风多由风痰瘀血阻痹脑络，致使脑络闭阻，元神不明，进而导致脑窍及肢体经络功能障碍，出现上述临床"常见症"。在生理上"脑为元神之府"，脑通过脑络发挥其神明的功能，脑络与肢体经络相互为用，脑络受阻，肢体经络也随之不畅。在病理上，风痰瘀血阻闭脑络，一方面导致脑失所养，神明失用，脑的功能受到抑制；另一方面导致脑与脑窍、肢体的联系受损，致使脑对脑窍、肢体的调控作用受到影响。据此，张教授提出"调神通络"等系列针法治疗中风后"常见症"。"调神"即调脑神（元神），头项针主要位于头部及头与肢体联络部位，针之可改善脑部功能，达到调理元神之目的，元神明则可发挥一身之大主的功能。"通络"包含通"脑络"和"体络"两层含义，头项针位于脑部，可通"脑络"，疏脑窍，促进脑与脑窍及肢体联系的恢复，同时也可间接疏通"体络"；体针位于肢体部，可疏通"体络"，促进肢体的气血循行，同时也可间接疏通"脑络"。"调神"系列针刺法包括调神通络、调神利感、调神利言、调神益咽、调理益衡、调神益视、调神益智、调神固约等，该针法从"调神"出发治疗脑窍及肢体病变，头、项、体针融合并用，体现了神形一体、形神并治的治疗思想。"调神"系列针刺法使临床治疗中风常见症思路更加清晰，针刺选穴和手法更加具有针对性，从而明显提高了中风的临床治疗效果，有效减轻患者痛苦，同时也进一步丰富和创新了中医针刺治疗中风的内涵。

（三）针刺之要，务在守神

守神即在针刺治疗过程中医患双方意念相守、精神统一。守神是针刺之最高境界，亦是保障临床疗效之前提。张教授临证不仅注重辨证取穴、针刺手法，更重视守"三神"，即守医者之神、守患者之神和动守神。

守医者之神，即针刺前调气定神，针刺时聚气凝神，出针时明气辨神。她认为医者自持针伊始，即应调整好气息，精力集中，全神贯注地持针，然后认真选取腧穴，并可通过揣穴使取穴更为精准，亦利于针后得气，同时要认真观察患者整体状态，气血盛衰，以定针刺之补泻，做到"神在秋毫，属意病者，审视血脉，刺之无殆"（《灵枢·九针十二原》)。进针时要聚集气息，专心致志于针端，对准选定之穴，快速推针进皮之后"微旋而徐推之"，并仔细体会针下感觉，并通过相应手法，静候得气，待"精气已至，慎守勿失，深浅在志，远近若一"(《素问·宝命全形论》)。出针时要仔细体会针下之气的变化，认真观察患者精神状态之变化，仔细询问患者针刺后的感觉及病情的变化，同时根据患者具体病情选择开大或闭按针孔，牢记"凡针毕拔针，最要精详，不可轻率忙乱也"(《医宗金鉴》)。

守患者之神，即针刺前稳定心神，进针时静神引气，针刺后调理精神。张教授临证中注意到，大多患者接受针刺治疗时存在轻重不同的恐惧心理，而紧张情绪常可导致患者肌肉紧张，从而影响取穴、进针及针下得气，进而影响治疗效果。因此常在针刺前持以微笑、予以关怀，和患者进行交流，以稳定患者心神，帮助其消除恐惧心理，增强治疗信心，"病者之精神治，则思虑蠲，气血定，使之信针不移，信医不惑，则取效必宏，事半而功可倍也"(《金针梅花诗抄》)。她进针之时常仔细询问患者针下感觉，引导患者注意力集中在针感上，从而达到放松精神、易于得气之目的，努力做到"凡刺者，使本神朝而后入，即刺也，使本神定而气随，神不朝而勿刺，神已定而可施"(《针经指南·标幽赋》)。出针后要帮助患者调整好精神状态，引导其树立积极乐观向上生活态度，建立战胜疾病的信心，"告知以其败，语之以其善，导之以其便，开之以其苦，虽有无道之人，恶有不听者乎"(《灵枢·师传》)。

动守神，又称运动针法、互动针法，即在针刺之时加入患者主动或被动运动，医生边针刺边嘱患者活动相关部位，以"动"为核心，达到医患互动、提高临床疗效之目的。张教授临证中擅长应用运动针法治疗颈肩腰腿痛及中风常见症等。对于颈肩腰腿痛的治疗，在循经远端取穴或选取验穴进行针刺的同时嘱患者活动疼痛部位，往往能使疼痛应针而止。在中风的治疗中，常选取头部穴进行针刺后行运动针法，多取得较好的即时效应和远期疗效，从而达到以神治形的目的。运动针法，一方面可以有效激发患者经气，促进经气的传导，加速气至病所，增强疗效；另一方面引导患者参与治疗过程，见证治疗效果，大大增强了患者战胜疾病的信心。

二、立足先天，从肾治脑，初步构建"肾脑相关"理论

张玉莲教授在临证治疗脑病过程中遵循整体观念的指导，重视先天之本——肾脏在人体生、长、壮、老、已生命周期中的作用，从脑的形成、发展和退化角度整体思量，在"肾生髓通于脑"理论指导下，立足先天，从肾治脑，取得了较好的临床疗效。在此基础上，以老年痴呆为切入点，系统整理挖掘古代相关文献，并通过中医证候学调查、随机对照临床观察及实验研究，初步构建并验证了"肾脑相关"理论。这些为她在中医理论指导下，从肾论治脑部常见病、多发病、疑难病的提供了理论依据。

(一) 肾与脑在结构上相关联

张教授认为，肾与脑在生理结构上关系密切。一方面肾与脑通过经络相互络属，足太阳膀胱之脉在上络脑，在下络肾；督脉总督诸阳，贯脊属肾，入颅络脑，统帅和调节全身阳经之气血；足少阳之经别从目系和脑相联系。另一方面，肾与脑通过（脊）髓发生密切关系，《医经精义·下卷》详细描述了这一过程："盖肾精生髓，则脊上行以入于脑，是为髓海。"同时，肾与脑通过骨空渗灌发生联系，《灵枢·五癃津液别》中有"五谷之津液，和合而为膏者，内渗入于骨空，补益脑髓"，描述了五谷津液之精华通过骨空渗灌补益脑髓的过程。

（二）肾与脑在功能上相互为用

张教授认为，肾与脑在功能上相互为用，病理上相互影响。肾在下为脑提供物质基础，肾藏精生髓，上输于脑，以成脑神之用。脑在上为肾之调节枢机，肾精的化生与排泄、肾之纳气与气化等功能活动，皆由脑调节，"脑为髓海，原通于肾……肾之化精，必得脑中之气相化"（《石室秘录》）。肾与脑在功能上相互为用，"肾气上通于脑，而脑气下达于肾"（《石室秘录》）；在病理上相互关联，"在下为肾，在上为脑，虚则皆虚"（《医碥·卷四》）。

（三）"肾脑相关"实践验证

"肾脑相关"理论具有坚实的理论基础，但其对临床是否具有指导意义至关重要。张玉莲教授带领脑病科研团队在国家 973 计划课题资助下，开展以老年性痴呆为研究对象，从"证候学调查－临床试验－基础实验"等方面进行了多层次系统性研究。从证候学调查证实了肾虚证与老年性痴呆密切相关；从临床研究角度揭示了"从肾论治"老年性痴呆疗效产生的证治规律及效应机制；同时采用现代生物学研究方法发现：神经干细胞是肾精在脑内细胞层次的表现形式，平时处于沉默状态，这一状态与"肾藏精"的部分功能相吻合；神经干细胞在 NEI 网络及微环境调控下增殖并分化为神经元和胶质细胞的过程，与"精生髓"的过程一致；神经元再生及沉默突触的激活改善脑的认知功能，体现了"髓充脑"。补肾中药生髓充脑的作用与其促进神经干细胞增殖分化、促进神经元再生及突触的激活作用相一致，从而为"肾脑相关"理论提供了实证依据。

（四）"肾脑相关"理论构建

对于"肾与脑"之间的关系历代文献虽有散见，但未明确提出"肾脑相关"理论并进行系统阐释者。张玉莲教授认真总结先贤文献，指出"肾与脑"在结构上相关联，在功能上相互为用、相互影响，并以痴呆为切入点进行了初步验证。在此基础上，初步构建"肾脑相关"理论，其理论核心为：脑的生理结构与功能有赖于肾精的旺盛与滋养，肾精的异常可导致脑的结构与功能异常，因此肾精在"肾脑相关"理论中处于核心地位；同时肾所具有的诸多与意识、思维及智能相关的功能（肾主伎巧）主要由脑来执行与体现，这些功能的正常与否主要依赖肾精的充盈。因此，在"肾脑相关"理论中肾（精）是脑的物质基础，脑是肾（精）的外在功能体现与延伸。简言之，即肾为体、脑为用。

"肾脑相关"理论是肾藏象理论和脑病临床实践相结合的产物，是现代中医对肾藏象理论的丰富和发展。"肾脑相关"理论在生理结构上包括肾、髓、脑三个部分；从化生角度来看，肾藏精→精生髓→髓聚为脑。在"肾脑相关"理论中"肾精"是基础，中间环节在于精化生为髓，最后髓汇聚成脑；在功能上则主要体现在肾与脑功能相互作用、相互影响，肾为脑功能活动提供物质基础，脑参与调节肾精的化生与排泄，肾脑升降互济。"肾脑相关"理论丰富了"肾藏精"理论内涵，亦为相关脑病"从肾论治"提供了新的理论依据。

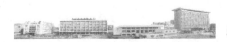

三、崇尚经典，衷中参西，解决临床实际问题

（一）辨病辨证相伍，活用经方时方

张玉莲教授临证多年，善于灵活运用中西医学之所长解决临床实际问题，主张现代中医既要掌握西医学知识，以明确疾病诊断，防止误诊漏诊；同时也要注意在临证中严格按照中医思维模式诊疗疾病，通过望闻问切收集病史，运用中医的理、法、方、药解决患者疾苦。她认为西医的优势在于诊断和鉴别诊断及急危重症的治疗方面，中医的优势在于疗效及慢性疾病、功能性疾病的调养方面，故临证主张西医辨病与中医辨证相结合，强调中西医各有千秋，身为医者关键在于能选择合理、高效的方法为患者解除病痛。

在临床实践中，张玉莲教授主张发皇古义，融汇新知，善用经方、时方解决脑病临床实际问题。不论是仲景的桂枝系列方剂、柴胡系列方剂、芍药甘草汤、半夏厚朴汤、五苓散、猪苓汤、防己黄芪汤、桂枝芍药知母汤、桂枝茯苓丸等，还是时方六味地黄丸、补阳还五汤、天麻钩藤饮、加味逍遥丸、半夏白术天麻汤、牵正散、三才封髓丹、血府逐瘀汤、温胆汤、四味健步饮等，以及临证验方益肾化浊方等都信手拈来，灵活运用治疗临床常见病、疑难病，包括颈椎病、头晕、头痛、失眠、抑郁、焦虑、脑积水、硬膜下积液、副肿瘤综合征、橄榄桥脑小脑梗死、多系统萎缩等，均取得较好的临床疗效。

（二）分期分型识证，辨证论治中风

中风病是脑病临床中最为常见的疾病，张玉莲教授在多年的临证中发现，中风病之证型在不同时期及不同类型中各具不同的表现形式。在中风急性期，缺血性中风以风痰瘀阻证多见，较重患者可兼见痰热腑实之证，重症患者可见痰热闭窍证（此证在缺血性中风出现率低于出血性中风，临床表现一般较出血性中风略轻），肝阳上扰及气虚血瘀证较为少见；出血性中风患者以肝阳上扰证多发，急性期兼见痰热腑实证较缺血性中风多见，重症患者痰热闭窍证多于缺血性中风且程度重于缺血性中风，鲜有风痰瘀阻及气虚血瘀证。在恢复及后遗症期，无论缺血性中风还是出血性中风，均以气虚血瘀证多见，偶见肝阳上扰及风痰瘀阻之证，鲜见痰热腑实证。

对于中风的治疗，张玉莲教授主张分期辨证治疗。对于急性期患者，主张超早期中医药干预，对于缺血性中风主张采用化痰通络方药联合溶栓药物治疗急性脑梗死，在提高临床疗效的同时，有效降低了溶栓后并发症（出血转化、再梗死及再灌注损伤等）发生率；对于出血性中风，主张在输注甘露醇的同时，辨证予以中药加五苓散以减轻脑水肿，并可有效预防甘露醇结晶肾的发生。对于急危重症患者，在常规治疗的基础上，辨证予以安宫牛黄丸、大柴胡汤、化痰通腑方等中药鼻饲或中药灌肠治疗，取得了较好的临床疗效，在改善患者神智及神经功能的同时，有效减少肺感染、应激性溃疡、肾损害等并发症的发生。对于中风恢复及后遗症期患者，张教授认为患者多为年老，气血已有不足，加之病后肢体活动不利致使运动减少，卧多更伤其气，气虚无力推动血运，故常出现气虚血瘀证，久则络阻，甚者气虚至阳，而见肢体发凉浮肿。临证时针对气虚血瘀、络阻、阳虚之病机，在益气活血的基础上进一步发展创新，在吸收清代名方补阳还五汤重用生黄芪补气、少用活血之药的基础上，采用健脾以益气血生化之源（据病情加用四君子汤或理中汤）、温阳以助气血之运行（轻者加用桂枝、桑枝，重者加用炮附子、细辛等），并配合搜剔通络之虫类药（穿山甲、全蝎、水蛭等），进一步提高了临床疗效。张教授还发现水蛭具有

显著降纤效果，临证用之可有效治疗高纤维蛋白原血症，同时小剂量服用尚具有预防中风发生之作用。

（三）中医西医相融，选穴论治脑病

张玉莲教授擅长头项针疗法治疗脑病临床常见病、疑难病，在多年临床实践经验的基础上，以中医脏腑经络腧穴理论为指导，结合现代解剖学、大脑皮质功能定位和神经生理学等相关知识，创立了一套独具特色的头项针疗法。其特点是以脏腑经络腧穴理论为基础，以大脑皮层功能定位为依据，以头项部血管循行和分布为辅助。按照"功能分区（定位），区上选穴，穴区结合，衷中参西"的取穴原则，临证时根据患者的具体病情，首先按照大脑皮层功能定位在头皮部的投影确定所要选取的功能区，如半身不遂患者选取对侧的运动区、平衡障碍的患者选取平衡区等，然后在所选择的大脑皮层功能投影区内，结合头部的经络腧穴理论，辨病辨证结合，选取相应的腧穴进行针刺，如半身不遂的患者选取对侧运动区内的百会穴向悬厘穴方向透刺，平衡障碍的患者选取平衡区内的脑户、玉枕、脑空等穴向下针刺。张教授从临床实际出发，突破传统取穴方法，根据患者病位、病性、症状、体征，将中医经络腧穴理论与大脑功能投影区相结合，并结合头项部血管循行分布特点，通过刺激相应功能区及项部的腧穴，激发头部经气，充分发挥头部腧穴近治作用、远治作用、特殊作用及整体调节作用，达到头项针治疗疾病的目的。张教授之头项针以西医辨病选区为依据，中医辨证选穴为基础，将中医经络腧穴理论与现代大脑皮层功能投影区相结合，拓展了临床疾病诊疗思路，中西合璧，解决临床实际问题，不仅大大提高了临床疗效，同时亦为中西医结合找到了契合点。

临证经验

一、中风

张玉莲教授认为，脑为有形之髓聚，亦为元神之所居。一方面五脏六腑之精气、一身经络之气血皆通过脊髓经络充荣于脑；另一方面脑亦通过脊髓经络调节五脏六腑、四肢百节，发挥人身之大主的作用。因此，她临证尤为重视"脑形""脑神"在人体中的作用，善用头项针治疗各类疾病。她认为头项针兼具燮理脑神、调神以治形（头部及全身）的作用，在治疗人体各类疾病时（尤其是脑源性疾病）可达到高屋建瓴、事半功倍的效果。在多年的脑病临床中，针对中风病"病变部位不同，临床表现复杂多样、见证多端"的特点，张教授认真系统总结其临床特征，结合现代神经病学知识，创立了一套以头项针为主、体针为辅的调神系列针法治疗中风常见症，取得了显著的临床疗效，丰富了中医治疗中风病的内涵，有效减轻了中风患者的后遗症。现将相关临床经验略陈于下。

（一）调神通络针刺法：主治中风后运动障碍

锥体细胞及其神经传导通路病变时可出现运动障碍。运动障碍是中风患者最为常见的临床症状，因病变部位不同，临床表现为偏瘫、单瘫（单纯上肢或下肢瘫）、交叉瘫（病灶侧面部和对侧肢体）、四肢瘫等。因病情轻重程度不同临床表现各异，轻者可见肢体无力，较重者活动受限，严重者肢体全瘫；具体到上下肢，又可见肩部不能抬举、上肢不能屈伸、腕下垂、手握固、大腿上抬受限、膝过伸、足内翻、足外旋等。张玉莲教授在多年

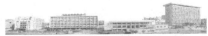

的临床工作中，认真观察，悉心总结，创造性地应用调神通络针刺法治疗中风后运动障碍，不仅大大提高了临床疗效，同时也有效减轻了患者病痛，提高了患者的生存质量。

头项针：前循环病变取百会、风池、调运三针（调运三针位于百会与悬厘连线，依次取百会、中2/5点、下2/5点，共三针）。后循环病变取风府、完骨、天柱、颈3~6夹脊。

体针：上肢（患侧）取肩髃、臂臑、曲池、手三里、外关、合谷。下肢（患侧）取风市、血海、足三里、阳陵泉、丰隆、绝骨、太冲、侠溪。

临证加减：上肢肩部不能抬举加肩髎、肩贞、肩前等穴，与肩髃组成肩四针。上肢肘部不能屈曲加尺泽、臂中、内关。上肢肘部不能伸展加天井，灸尺泽、臂中。腕下垂加"三阳穴"，即阳溪、阳池、阳谷。手指不能握加劳宫、内关、臂中。手指不能伸加八邪、十宣（针刺或放血）、五指近掌关节。

下肢：走路姿势向健侧稍倾（腰部力弱）加腰部腧穴、环跳。大腿上抬受限加四强、梁丘，与血海组成膝上三针。膝过伸、膝软加委中、内膝眼、犊鼻。脚内翻加申脉、昆仑、绝骨（取腓骨后缘）、纠偏穴（后绝骨上2寸）。足下垂加解溪、绝骨（取腓骨前缘）、条口。足外旋减侠溪，加太白、昆仑、绝骨（取腓骨后缘）。

对于中风后运动障碍的治疗，张教授临证观察细致，辨证选穴，主张尊古取阳经腧穴施治。张玉莲教授认为"治痿独取阳明"乃《内经》治痿选穴之原则，《内经》痿证之内涵应包含今之中风。因此，临证治疗中风，她主张"以阳经为主，着重取阳明经穴"，用于临床不仅有效改善患者肢体之不遂，同时更有效避免了肌张力增高所致的脚内翻、手握固及肢体僵硬、活动受限等症。此外，她发现临证取阳经腧穴尚可有效避免或减轻疾病进程中之"硬瘫"，缓解因针刺阴经腧穴所致的肢体僵硬不利、脚内翻、手握固等症。肢体僵硬不利、脚内翻、手握固症不仅导致患者生活能力下降，同时更因脚内翻常可导致患者身体失衡引发跌倒而致外伤骨折，影响患者康复进程。张玉莲教授临证治疗中风运动障碍近30年，采用阳经腧穴疗效显著，由其全程治疗的患者鲜见肢体僵硬不利、脚内翻、手握固症，大大提升了患者的生存质量，有力促进了患者肢体康复的进程。

（二）调神利感针刺法：主治中风后感觉障碍

脑部感觉传导通路、丘脑及顶叶皮质感觉中枢病变时均可出现感觉障碍。临床以肢体麻木、感觉减退甚或消失、疼痛等较为多见。

头项针：百会、调感三针（调运三针向后平移1.5cm）、风池、风府。

体针：上肢取肩髃、肩髎、臂臑、曲池、外关、合谷、八邪、十宣等。下肢取血海、足三里、丰隆、绝骨、解溪、涌泉、太冲、侠溪、趾端等。

临证加减：手脚麻木者采用十宣及趾端放血治疗；疼痛者在刺络放血的基础上加拔罐，同时配合温经通络止痛之中药；感觉减退或消失者，针刺时采用簇针疗法，治疗时行针至出现针感为度（簇针法为张教授所创，即根据患者感觉障碍的严重程度，在相关皮肤的每个腧穴一次进2~3针，因其共为一簇而得名）。

（三）调神利言针刺法：主治中风后语言障碍

中风后语言障碍是脑血管病变引起的一种后天获得性语言障碍。优势半球语言中枢及其传导通路病变时可出现语言障碍。由于病变部位不同，语言障碍表现形式亦不尽相同，

 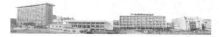

临床常见经典的失语类型有 Broca 失语、Wernicke 失语、命名性失语。

Broca 失语，病变位于优势半球的额下回后部，临床表现特点为表达性失语，轻则语言不清晰、不流畅（不完全性运动性失语），重则仅发单音或不能言语（完全性失语）。Wernicke 失语（感觉性失语），病变位于优势半球颞上回后部，口语领悟困难是其最突出的临床表现，常答非所问，语法混乱，讲话内容难以理解，但常能正确模仿他人语言。命名性失语，病变位于枕叶和颞叶交界区，临床以记忆缺失性失语为主，表现为词汇遗忘，以物体名称遗忘尤为显著。

头针：运动性失语取额下回后部 Broca 区（畅语穴透悬厘穴。畅语穴为自创穴，定位在率谷和悬颅连线中点）。感觉性失语取颞上回后部 Wernicke 区（率谷穴向后平刺 30～40mm）。命名性失语取顶叶的角回区（浮白穴向下直刺 30～40mm）。配穴：聚泉、金津、玉液、内关、通里。后循环病变加哑门、风池、天柱、颈 3～6 夹脊穴。

针刺方向：运动性失语取畅语穴，从后上向前下进针。感觉性失语取率谷，从前向后进针。命名性失语取浮白，从上向下进针。聚泉、金津、玉液、哑门、风池，均刺向舌根部。

头针针刺后，可加用电针以增强刺激量提高疗效；同时行针时鼓励患者讲话，可达到"动守神"，以神治形之目的。

（四）调神益咽针刺法：主治中风后吞咽障碍

双侧大脑病变或延髓病变时可引起吞咽障碍，主要表现为饮水反呛、吞咽困难，重者不能饮食（胃管鼻饲），吞咽障碍常导致患者营养状况下降，增加患者吸入性肺炎的发生机会，影响机体康复进程。对于吞咽障碍，中西药物疗效欠佳，而针刺对吞咽障碍具有特殊疗效。

头针：取运动区下 2/5 百会。舌部取聚泉、金津、玉液。颈部取廉泉、夹廉泉（双侧）。项部取哑门、风池（双侧）、翳风（双侧）。

操作手法：采用九六提插补泻手法：虚证施紧按慢提手法，据病情轻重施 9 次（初阳）、27 次（少阳）、81 次（老阳）；实证施紧提慢按手法，据病情轻重施 6 次（初阴）、18 次（少阴）、36 次（老阴），留针 30 分钟，进针后和出针前各行针 1 次。

进针方向：舌、颈、项部穴位均针向舌咽部。在行针过程中要求针感抵达舌咽部，针廉泉穴、夹廉泉以行针可见舌体运动为度；聚泉、金津、玉液均向舌根部进针 30～40mm，亦据病情轻重虚实行九六提插补泻法，不留针。

（五）调神益衡针刺法：主治中风后平衡障碍

小脑具有调节躯体平衡的作用。脑干和小脑血供相同，并通过三个脚和小脑密切相连，脑干病变时常出现平衡障碍。平衡障碍患者躯体控制力差，常出现步基增宽、站立及步态不稳，重者坐立不能，常伴头晕或头昏沉。

头针：调衡五针、顶三针（百会及双侧通天。调衡五针：在平衡区中取脑户及双侧玉枕、脑空，向下各刺 30～40mm，共五针）。

项针：风府、风池、天柱、颈 3～6 夹脊穴、大椎。

体针：与运动障碍同。

进针方向：百会、通天自后向前进针；调衡五针自上向下进针；风府向下颌方向进针

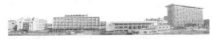

30～40mm，风池向鼻尖方向进针 30～40mm，天柱、颈夹脊穴向前进针 30～40mm。

（六）调神益视针刺法：主治中风后视觉障碍

视觉中枢或视辐射病变时常出现病变对侧视野同向偏盲，而中心视力不受影响；双侧视觉中枢病变可出现全盲，又称皮质盲，但光反射仍然存在。脑干病变眼球运动神经核受损时导致眼球活动受限可出现复视。

头针：取百会、目窗、视五针（脑户及双侧玉枕、脑空，向上刺 30～40mm，共三穴五针）。眼部取印堂、攒竹、睛明、丝竹空、阳白、太阳。

项针：风府及双侧风池、天柱、颈 3～6 夹脊穴。

对于视觉障碍，中西药物取效较缓，针刺治疗疗效较佳。枕叶病变所致偏盲者，针刺即刻效应明确，轻者一次显效，重者短期也可取得满意疗效；视觉通路病变疗效次于枕叶病变；中脑病变所致复视者，针刺也有较好临床疗效，而且其远期疗效可靠。

（七）调神益智针刺法：主治中风后记忆障碍（血管性痴呆）

血管性痴呆（VD）是由中风所致的记忆障碍综合征，常发生在中风后 3 个月内。记忆障碍症状可突然发生或缓慢进展，病程可呈波动性或阶梯样进展。脑实质内可见出血性或缺血性损害，缺血性较为多见；脑组织大面积梗死或某些重要功能部位单发性梗死均可导致 VD，丘脑、角回、额底部及边缘系统等部位病灶与 VD 的发生关系更为密切。

头针：顶五针，即百会及四神聪，共五针。颞五针，即畅语、浮白、率谷三向刺（向下及前后各约 45°夹角三个方向针刺）。额五针，即神庭及双侧本神、头维。

项针：风府、风池（双侧）。

体针：内关、神门、丰隆、三阴交、太溪，均取双侧腧穴。

血管性痴呆病基本病机为本虚标实，在本为肝肾阴虚，在标为痰浊瘀血阻滞于脑，神明失养而致，治疗从调理神机出发，补虚泻实，从整体上起到调神益智之作用。

（八）调神固约针刺法：主治中风后小便障碍

旁中央小叶和扣带回等排尿中枢病变时可导致高张力性膀胱尿失禁，排尿反射弧失去皮层反射中枢的抑制，导致膀胱逼尿肌张力增高，容量减少，稍有尿液即排出，故尿急、尿频而失禁，但无残尿。昏迷患者或并发糖尿病性神经损害者可导致低张力性膀胱尿失禁，排尿反射弧受到抑制或受累，膀胱逼尿肌张力降低，收缩无力而致尿潴留，膀胱容量增大，导致尿液外溢而呈外溢性尿失禁。

头针：顶三针（百会及其左右 1cm 处各一穴）。

腹部：关元、水道（双侧）。（注意：针前需排空小便，深刺 70～80mm，针刺时针感需传至会阴部）。配穴：内关、神门、尿点（小指末端指横纹中点）、三阴交（双侧）。

调神固约针刺法不仅对中风后小便障碍有良好疗效，对小儿遗尿及老年前列腺疾病引起的尿失禁也有肯定的临床疗效。

二、痴呆

痴呆是以进行性认知功能障碍和行为损害为特征的中枢神经系统退行性病变，临床上主要表现为记忆障碍、失语、失用、失认、视空间能力损害、抽象思维和计算力损害、人格和行为改变等。张玉莲教授在梳理和总结先贤文献基础上提出：痴呆之病位在脑，基本病机为本虚标实，在本主要责之于年老肾精亏虚，在标主要责之于痰浊瘀血阻滞脑窍。她认为随着年龄的增长，一方面肾中精气逐渐亏虚，生髓能力不足，导致脑窍失于充养；另一方面伴随肾中精气的亏虚，脏腑功能也随之衰弱，以致体内气血津液运化输布失常，气血运化不畅渐成为瘀，津液失于输布渐化为痰，痰瘀之浊互结于脑，进而化而为毒损伤脑络，发为痴呆。基于此，张教授临证中紧紧抓住肾虚浊毒之病机根本，选用益肾化浊法配合调神益智针法治疗痴呆，取得了满意的临床疗效。

益肾化浊法是在继承导师张伯礼院士"益肾化浊法治疗老年期血管性痴呆的研究"成果基础上，结合张玉莲教授多年的临床经验化裁而来。该法基本方由女贞子、淫羊藿、肉苁蓉、制首乌、石菖蒲、川芎六味中药组成，临证可根据患者具体病情随症加减。方中女贞子、制首乌补肝肾、益精髓，淫羊藿、肉苁蓉温肾精、壮肾阳，以应"阴中求阳，阳中求阴"之意；菖蒲化痰开窍，川芎辛散上行为血中气药，可行气活血。诸药合用，相辅相成，共奏补肾益精、化浊开窍之功。

调神益智针刺法（见血管性痴呆）由顶五针、颞五针、额五针、风府、风池、内关、神门、丰隆、三阴交、太溪等穴组成，是张玉莲教授依据痴呆的病位、病机、临床表现，结合中医经络腧穴理论组方取穴而成。顶五针所取之百会及四神聪穴位于颠顶，善调脑之神机；颞五针中畅语、浮白分别位于运动性语言及命名性语言区，针之可改善患者语言功能；率谷所处部位为海马及边缘系统的头皮部位，针之可有效改善其部血液循环，进而改善患者认知能力；额五针位于精神行为区，针之可改善患者的精神行为，达到安神定志之作用；风池、风府穴位于头项之交界处，具有护脑益脑之作用，同时督脉由风府"入络于脑"，针之可增强益髓充脑的作用；配用体针内关、神门可醒神开窍、调神定智；三阴交以健脾益肾、填阴精；太溪可补肾填精；丰隆可化痰通络。诸穴配合，共奏调神益智、补肾化浊之功。

三、痛证

张玉莲教授临证善治痛证，如急慢性头痛、颈肩腰腿痛、三叉神经痛、舌咽神经痛、带状疱疹疼痛及后遗神经痛等，在排除急危重症疾病后，常采用综合疗法（痛点刺络放血拔罐＋止痛验穴＋循经远端取穴＋辨证口服中药），每获佳效。

张玉莲教授临证善用运动针法治疗诸痛。常在痛点刺络放血、拔罐的基础上，采用运动针法针刺止痛效穴或循经远端取穴（选穴进针后让患者活动疼痛部位），常可收到较好的快速止痛效果，再配服中药以图巩固疗效。临证对于颈椎病引起的头项疼痛，常根据疼痛的具体部位，从列缺、颈椎点、中渚、后溪、委中、合阳、绝骨等穴中选取2～3穴，施以运动针法；对于偏头痛或耳后疼痛，在局部刺络放血的基础上，常根据疼痛部位循经选取中渚、侠溪穴；对于肩部疼痛的患者，根据患者具体的疼痛位置灵活选穴，肩前部痛常选列缺，肩峰靠前部位疼痛多选条口、合谷，肩峰靠后部位疼痛常选中渚、侠溪，肩后部的疼痛多取后溪、合阳，同时施以运动针法；对于急性腰痛患者，则选取腰痛点、后溪、委中、合阳等穴，并施以运动针刺法。张教授善于采纳百家之长，如止痛效穴合阳穴，即采用程莘农院士治疗颈肩腰腿痛经验穴，治疗时选择对侧的合阳穴进行针刺，采取运动针法，需令针感传至向足心，达到"足心开花"的刺激作用，往往疼痛立止。

四、失眠

失眠是以患者对睡眠时间和（或）质量不满足，并影响日间社会功能活动的一种主

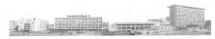

观体验。临床多表现为入睡困难，或夜间易醒，或醒后难以入睡，或眠浅梦多，睡眠质量下降，睡眠时间减少，常伴头部昏沉、乏力，重者出现不同程度的记忆力、注意力下降，日久多数患者伴有不同程度的焦虑、抑郁等精神心理异常。

对于失眠之病机，张玉莲教授认为"阳不入阴"是其根本之病机。《类证治裁·不寐》曰："阳气自动而之静，则寐；阴气自静而之动，则寤；不寐者，病在阳不交阴也。"据此临证治疗失眠中，常在辨证应用温胆汤、加味逍遥丸、血府逐瘀汤、酸枣仁汤、小柴胡汤、桂枝加葛根汤等方药加减的基础上，予以大剂量生地黄（30～60g）、少量肉桂（5g）及远志（15g），取大量生地黄以滋阴，少量肉桂引阳入阴，佐以远志以安神定志，并在此基础上予以调神利眠针刺法，常收到较好临床疗效。

调神利眠针刺法：头针取百会、四神聪、额三针（神庭及双侧本神）。项针取风府、风池（双侧）。体针取膻中、内关（双侧）、神门（双侧）、三阴交（双侧）。

五、头晕

头晕是由多种原因导致的脑部功能性障碍所引起的临床常见的症状，轻者可见头昏、头沉、头重脚轻等症，重者可出现自身或周围景物旋转，甚者伴发恶心呕吐。临床可单独出现，也可与其他疾病并发。该病病位在清窍，虚实皆可见，虚则多由肝肾阴虚、气血亏虚，清窍失养所致，实则多由或肝阳上扰、痰浊瘀血蒙蔽清窍而发，临证更有太阳经输不利及肝气不疏之证。

对于头晕的治疗，张玉莲教授主张追本溯源，辨证求因、审因论治，治疗常以辨证论治用药与辨病选穴针刺并举。在方药上，常根据患者具体病情辨证选取葛根汤、桂枝加葛根汤、桂枝加龙骨牡蛎汤、天麻钩藤饮、镇肝熄风汤、小柴胡汤、加味逍遥丸、血府逐瘀汤、通窍活血汤、半夏白术天麻汤、温胆汤、五苓散、泽泻汤、补中益气汤、八珍汤、六味地黄丸等，或单方加减，或合方并用。针刺多据病综合辨证选取头项针及肢体腧穴，前头及眼部病变显著者常配合刺络放血治疗。张教授认为，传统中医不应有中药、针灸之分，应据病辨证遣方用药、选穴施治，灵活应用，方可达到事半功倍之疗效。

六、共济失调

共济失调作为中枢神经系统疾病常见的临床表现，涉及病因很多，临床多见于中枢神经系统退行性疾病，主要表现为步态不稳，步基增宽，迈步歪斜，行走摇晃，甚则不能自行站立及行走，精细动作差，持物欠准稳，言语不清，饮水呛咳，视物成双等。多数共济失调患者会出现小脑萎缩，因此这类疾病也常被老百姓称为"小脑萎缩症"。随着病情加重，运动功能逐步退化。

张玉莲教授临证遇到由各种原因引起的共济失调证时，如脑血管疾病、橄榄桥脑小脑萎缩（OPCA）、多系统萎缩（MSA）、副肿瘤综合征（PNS）、脑积水、硬膜下积液等疾病以共济失调为主要表现时，常在中医辨证口服中药汤剂的基础上予以调理髓海针刺法，效果卓然。

调理髓海针刺法：

头针：①调衡五针：在平衡区中取脑户及双侧玉枕、脑空，向下刺30～40mm，共三穴五针。②顶三针：百会、通天（双）。③调运三针：百会与悬厘连线上，百会及连线中2/5点、下2/5点，共三穴。④调颤三针：调运三针向前平移1.5cm，共三穴。

项针：项七针（风府及双侧完骨、风池、天柱）、颈3~6夹脊。

调理髓海针刺法主要选取头、项部腧穴，头部主要依据西医学脑部功能分区选穴，同时亦取腧穴近治作用之意；项部主要在椎动脉分布区域取穴，针之可改善后循环系统脑组织供血，进而改善小脑脑干之功能。

七、常见颅神经病变

（一）面神经麻痹

面神经麻痹，又称面神经炎，主要包括 Bell 麻痹及膝状神经节综合征（Ramsay Hunt 综合征）两种类型。Bell 麻痹系指面神经管内段面神经的一种急性非特异性炎症导致的周围性面瘫。本病常呈急性发病，临床主要表现为病侧上、下组面肌同时瘫痪，可见口眼歪斜，无法完成抬眉、闭眼、鼓嘴等动作，多数伴有病耳后乳突区疼痛或压痛，部分可见同侧舌前 2/3 味觉减退或消失，甚者出现同侧听觉过敏。Ramsay Hunt 综合征系由带状疱疹病毒引起，临床除见面瘫、舌前 2/3 味觉障碍、听觉过敏外，尚可见到同侧唾液、泪液分泌障碍，耳内及耳后疼痛，外耳道及耳郭出现疱疹。

对于面神经炎的治疗，张玉莲教授主张早期干预、综合治疗，临床常采用辨证口服中药＋刺络放血/拔罐＋颊黏膜散刺放血＋针刺，取得了良好的临床疗效，且可避免出现面肌痉挛（由张教授全程治疗者从未出现面肌痉挛）。她不主张使用电针，电针可明显增加面肌痉挛的发生率。

1. 外治法

（1）刺络放血/拔罐　早期常选择耳后痛点、翳风及面部的阳白、太阳、颧髎、颊车等穴，行刺络放血拔罐，每次选2~3穴；后期常根据患者面瘫具体情况，选择1~2穴行刺络放血拔罐。Ramsay Hunt 综合征患者可在疼痛及疱疹处点刺放血。该法不仅可有效改善患者预后，且可有效减少后期面肌痉挛的发生。

（2）颊黏膜散刺放血　于针刺前用左手持无菌纱布或无菌棉固定并暴露患侧颊黏膜，右手持毫针在患侧颊黏膜部位进行散刺，后期可选侧面瘫恢复不佳处重点散刺。该法可有效促进患者症状的改善。

（3）针刺取穴　额部取印堂、攒竹、丝竹空、头临泣及头维透刺阳白、阳白向眉头、眉中、眉尾三向刺。面部取四白、颧髎、迎香、禾髎、承浆等穴透地仓，地仓及颊车互为透刺，早期使用滞针牵拉手法有利于面瘫的恢复。耳后早期可取翳风、风池，行捻转泻法；后期只取风池，行平补平泻手法。

2. 内治法

张教授常采用辨证口服中药，她临证发现此病多由着急或劳累后受风引起，多数患者可见阳明内热和少阳胆火。治疗多以牵正散基础方，辨证合用玉女煎、小柴胡汤等方加减，也常随证予芍药甘草汤、桂枝加葛根汤、黄连温胆汤等灵活遣方用药。

（二）动眼神经麻痹

动眼神经核及其通路的病变均可导致动眼神经麻痹。临床可见上眼睑下垂，眼球向内、向上、向下活动受限，呈现外斜视和复视，并有瞳孔散大，调节和聚合反射消失。中枢病变时由于动眼神经核分散，一般以不完全性动眼神经麻痹多见，多伴有复视，重者亦可见到完全性动眼神经麻痹；周围性动眼神经麻痹以完全性动眼神经麻痹多见。

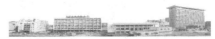

张玉莲教授认为，该病主要由于风、痰、瘀血阻闭目窍而致，常采以局部刺络放血 + 针刺为主，辅以中药，取得了较好的临床疗效。

1. 刺络放血

张教授临证常选取印堂、攒竹、丝竹空、阳白、太阳等穴刺络放血，每周 2 ~ 3 次。

2. 针刺治疗

（1）中枢病变　主穴取头部视五针（脑户及双侧玉枕、脑空向上透刺 30 ~ 40mm）、百会、目窗；项部取风池、风府、天柱、颈 3 ~ 6 夹脊，辅以眼部印堂、睛明、攒竹、太阳、阳白（向眉头、眉中、眉尾）三向刺。

（2）周围性病变　以眼周围穴为主，常取印堂、睛明、攒竹、太阳、阳白（向眉头、眉中、眉尾）三向刺、四白等穴，辅以目窗、风池、视三针（脑户及双侧玉枕）等穴。

3. 中药治疗

张教授临证主要予以辨证口服中药，脑血管病变常据证予以补阳还五汤、半夏白术天麻汤加减；周围性动眼神经麻痹常以杞菊地黄丸、牵正散为主随症加减。

（三）外展神经麻痹

外展神经麻痹多由一条眼外肌或多条眼外肌麻痹或运动受限所致，常见一条或两条外直肌麻痹，临床主要表现为复视、麻痹侧眼内斜视。

本病在中医学中属"斜视""偏视"等范畴，主要由于风痰阻络、经络气血运行不畅，眼部筋脉迟缓失养而致。张教授根据本病特点，中药方剂以牵正散为主，临证时再予辨证遣方施治；针刺常取眼周穴（太阳、丝竹空、四白、阳白）刺络放血，并取风池、目窗、悬颅、太阳、阳白、瞳子髎、四白、印堂等穴针刺。继发性动眼神经麻痹建议积极治疗原发病。

医案选介

一、中风后偏瘫

张某，女，63 岁，个体经营者，2016 年 6 月 1 日初诊。

主诉及病史：右侧半身不遂 24 天。患者 2 个月前无显诱因出现一过性右手无力，未予重视。24 天前无明显诱因出现右侧肢体不遂，语言不利，饮水呛咳，即就诊于天津某医院，行颅脑 MRI 检查，诊断为脑梗死，住院当天病情逐渐加重，并于第二天出现右侧肢体全瘫，语言不利及饮水呛咳症状均较前加重，后经住院治疗后，病情较前稳定，但肢体、语言及饮水呛咳症状未见明显改善，为进一步寻求诊治，就诊于张教授门诊。

现症：患者坐轮椅就诊。右侧半身全瘫，右上肢及手部功能活动完全丧失，右下肢不能站立及行走，语言含糊不清，语句不流畅，饮食水呛咳，右口角流涎，右面颊麻木，伸舌右偏，偶有头晕，纳可，寐欠佳，大便一日 2 ~ 3 次，小便可。

既往史：高血压病史 23 年余；糖尿病史 6 年余。

家族史：家族性高血压病史。

查体：血压 150/70mmHg。神清，精神欠佳，被动体位，心肺（ － ）。构音障碍，运动性失语，伸舌右偏，软腭上提有力，吞咽障碍，咽反射存在，眼球运动灵活，对光反射

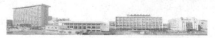

正常，无眼震及复视，右鼻唇沟变浅，四肢肌容量正常，右上肢近、远端肌力均 0 级，肌张力 1⁺ 级，右下肢肌力 2 级，肌张力 1⁺ 级，右足可见内翻；右半身浅痛觉减弱，双巴氏征（+）。舌暗红，有瘀斑，苔薄黄微腻，脉细。

辅助检查：颅脑 MRI 示左侧基底节区梗死灶；脑桥区、双侧基底节区、左侧丘脑区软化灶；脑白质稀疏。

西医诊断：①脑梗死。②高血压。③糖尿病。

中医诊断：缺血性中风，中经络。气虚血瘀。

治法：益气活血通络，佐以健脾。

处方：补阳还五汤合理中汤加减。

生黄芪 60g，当归 10g，川芎 10g，桃仁 6g，红花 6g，赤芍 6g，地龙 6g，党参 12g，云苓 15g，白术 9g，炙甘草 6g，栀子 12g，知母 12g，天麻 9g，水蛭 3g。水煎服，日 1 剂，分两次口服，每次服用约 200mL。

针刺：调神通络针刺法合调神益咽针刺法，随症加减。头部取百会、调运三针（左侧百会透悬厘）、畅语穴；颈项部取风池（双侧）、哑门、廉泉、夹廉泉（双侧）；舌部取聚泉、金津、玉液；上肢取右侧肩四针（肩髃、肩髎、肩贞、肩前）、臂臑、曲池、手三里、外关、手三阳针（阳溪、阳池、阳谷）、合谷、八邪、十宣；下肢取风市、膝上三针（四强、血海、梁丘）、足三里、阳陵泉、丰隆、纠翻四穴（纠偏、后绝骨、昆仑、申脉）太冲、侠溪。

操作手法：患者取仰卧位，穴位常规消毒后，头针以 15° 左右夹角进针，得气后施快速捻转手法，因患者肢体全瘫针刺调运三针无法行运动针法，畅语穴行运动针法；风池、风府向下颌方向进针 30 ~ 40mm；廉泉、夹廉泉均刺向舌咽部 30 ~ 40mm，针后行九六提插补泻法，施以紧按慢提手法 27 次，进针后及出针前各依前法行针 1 次，以行针可见舌体运动为度；聚泉、金津、玉液均以毫针针刺向舌根部针刺 30 ~ 40mm，施以紧按慢提手法 9 次，金津、玉液以自然出血为度；体针合谷、太冲施以捻转泻法，血海、足三里施以捻转补法，余穴采用平补平泻手法；十宣穴依次出针时放血 6 滴为宜。每周针刺 3 次（周一、三、五），每次留针 30 分钟。

二诊：治疗 1 周后，患者病情明显好转，可在家属搀扶下行走，右上肢肩、肘关节可见运动，手部肌力无明显变化；言语较前清晰，吞咽障碍明显缓解，头晕已无。

中药以原方去天麻、知母，针刺同前。

三诊：治疗 4 周后，患者可独立行走 500m 左右，行走时右膝力量弱，脚内翻症状缓解，上肢可抬举至胸部，肘关节可屈伸，腕关节及各手指可见轻微活动，右下肢时有抽筋，言语较前流畅，饮食水快时偶见呛咳。

中药以上方加牛膝 15g，淫羊藿 10g，杭白芍 18g，伸筋草 30g。针刺减昆仑、申脉穴，针刺适时加用运动针法。

四诊：治疗 24 周后，患者行走基本正常，右上肢抬举、弯曲基本正常，右手可屈伸，但精细动作欠佳，上肢肌力近端肌力 5 级，远端手肌力 4⁺ 级，右下肢肌力 5 级，右下肢抽筋症状消失，言语基本正常，患者日常生活可自理，并能适当做一些家务，治疗效果稳定，中药减杭白芍、伸筋草，为巩固疗效，方便患者，改为配方颗粒剂冲服。

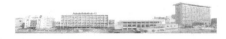

【按】本案患者为中风中经络之重症，证属气虚血瘀，症见半身不遂合并言语不利、吞咽障碍，治以针药结合。中药据证予补阳还五汤加味以益气活血通络，佐以理中汤健脾以助气血生化之源，方中重用生黄芪以补气助血行，加用水蛭以增强活血通络之功。针刺采用调神通络针刺法合调神益咽针刺法，由于患者上肢全瘫、下肢存在脚内翻，针刺时上肢加肩四针、手三阳穴及十宣穴，下肢加纠翻四穴，依症施针，有效促进患者肢体的康复。对于重症半身不遂患者，特别是肌张力偏高的患者，张教授主张选取阳经腧穴，避免使用肘、膝以下阴经腧穴，不仅可有效减轻患者肌张力，也可有效避免手握固、脚内翻的发生。

二、中风后平衡及吞咽障碍

季某，男，36岁，秘书，2012年4月13日初诊

主诉及病史：平衡及吞咽障碍2月余。患者于2012年2月3日晚外出就餐饮酒后突然出现意识模糊、左侧肢体不遂伴失语，经120就诊于天津某医院，转运过程中出现昏迷，查颅脑CT示脑干出血，收于重症监护病房，2月13日因呼吸困难行气管切开插管术，3月1日患者神志清醒后转至普通病房，1个月后患者生命体征稳定，卧床（不能独坐及站立）、吞咽障碍（经胃管鼻饲流质饮食）、左半身不遂、言语不利，随转入某中医院进行治疗，治疗2周后，病情未见未明显好转，又转入另一医院治疗2周，症状仍未见好转（期间三家医院均告知患者需终身携带胃管鼻饲进食）。为进一步治疗，患者于4月12日出院后，求治于张教授门诊。

现症：平衡障碍（坐轮椅就诊，独坐及站立不能，双人搀扶下可站立片刻），吞咽障碍（不能自主进食，胃管鼻饲流质饮食），入量可，爆发性语言，言语欠流畅，左侧肢体活动不利伴意向震颤，头晕复视，眼球活动受限，视野不全，粗大眼震，看人和景物时不能看到全貌且有上下跳跃感，寐安，二便调。

既往史：高血压病史10年余。

体格检查：血压140/90mmHg（左）。神清，精神弱，构音障碍，鼻饲流质饮食，运动性失语，双眼活动受限，粗大眼震，视野受限，吞咽障碍，咽反射减弱，左侧肢体肌张力升高1$^+$，左侧肢体肢肌力3级，指鼻试验（+），跟膝胫试验（+），左巴氏征（+）。舌暗苔白腻，脉弦滑。

辅助检查：头CT示脑干出血已吸收，脑干、右基底节区梗死及软化灶。

西医诊断：①脑出血恢复期。②高血压。

中医诊断：出血性中风，中经络。瘀血阻窍。

治法：醒神化瘀开窍。

处方：针刺以调神益衡＋调神益咽＋调神通络针刺法加减。

头针取调衡五针、调运三针、调颤三针、视三针、百会、通天；舌针取聚泉、金津、玉液；眼针取阳白、印堂、睛明、太阳；颈项针取廉泉、夹廉泉、哑门及双侧完骨、风池、天柱、颈3～6夹脊；体针取穴参照运动障碍。

操作手法：患者取轮椅坐位，调衡五针从上向下进针后施电针，调运及调颤三针从后上至前下依次进针，视三针从后向前进针；聚泉、金津、玉液采用毫针向舌根部针刺30～40mm，行九六提插补泻法9次，不留针；廉泉、夹廉泉均向舌咽部针刺30～40mm，以行

针可见舌体运动为度，在行针过程中要求针感抵达舌咽部，进针后和出针前三穴均施紧按慢提手法81次，三针针刺前后共计行针486次；哑门向下颌方向进针30~40mm，风池向鼻尖部进针30~40mm，施紧按慢提手法9次，天柱及颈夹脊向前进针30~40mm。余穴常规操作，针刺得气后留针，每次留针30分钟，每周3次。

二诊：针刺1次后，患者可带鼻饲管从口进食半碗大米稀饭，针刺3次（1周）后，嘱患者拔除胃管，家属欣喜发现患者已可缓慢自行进食，进食快时可见呛咳，平衡功能较前好转，左半身不遂症状好转，搀扶下可行走50m，仍有头晕、复视，视物仍有明显跳跃感，言语较前流畅，依法继续行针刺治疗。

三诊：治疗4周后，患者进食速度接近正常，进食快时偶见呛咳，平衡较前好转，可自行行走每次约100m，步态不稳，步基增宽，左肢活动明显好转，指鼻及跟膝胫试验均较前好转，爆发性语言明显好转，头晕、复视、眼震、视物跳跃症状同步好转。继续针灸治疗。

四诊：治疗12周后，患者吞咽基本正常，行走欠平稳，步基仍宽于常人，可独立行走1000m以上，左侧肢体活动好转，左上肢肌力4$^+$级，左下肢肌力5级，言语流畅，头晕、复视、眼震明显好转，视物已无跳跃感，患者已可看电视，但看书觉眼部不适。

患者坚持治疗1年余，除行走欠平稳外，其余症状均已恢复，生活自理，故停止治疗。

【按】本案患者劳累饮酒后导致脑干大面积出血，虽经积极抢救保全性命，但遗留重度平衡及吞咽障碍、视觉障碍，同时合并左侧肢体不遂及语言障碍，虽辗转多家医疗机构未见明显疗效。张教授据采用自创的调神益衡及调神益咽针法，取得显著疗效。特别是患者就诊时存在重度吞咽困难（胃管鼻饲），如不能及时有效解决，势必影响患者康复进程。调神益咽针法以舌部和颈项部腧穴为主，临证取效关键是采用了具有针刺量学之内涵的"九六提插补泻法"。如在针刺廉泉和夹廉泉穴时，每穴于进针时及出针前依法施重按慢提手法81次，三穴一次针刺即施手法486次，较之常规针刺后留针常常收效显著。对于重度吞咽障碍，在患者意识清醒的前提下，经张教授治疗后常可收到显著临床疗效，截至目前拔除胃管率达100%。

三、中风后偏盲

张某，男，46，职工，2016年12月28日初诊。

主诉及病史：双眼左侧偏盲3个月。患者3个月前无明显诱因出现视物不清，双眼左侧偏盲，就诊于市某三甲医院，诊断为脑梗死，住院治疗3周后病情未见明显好转，后于某三甲中医院门诊行针灸、中药治疗2月余，症状未见明显改善，为求进一步诊治，就诊于张教授门诊。

现症：双眼左侧偏盲，视力模糊，记忆力稍差，偶有头晕、心前区不适感，上楼时右下肢膝部至脚踝部自觉酸疼乏力，纳可，寐安，二便调。

既往史：体健。

个人史：嗜烟酒，目前正在戒除中，现10支烟/天，饮酒1两/天。

体格检查：血压140/85mmHg，神清，语言流利，双眼活动灵活，双眼左侧视野缺损，对光反射正常，无眼震，余（-）。舌暗，苔薄白，脉细。

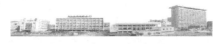

辅助检查：颅脑 MRI 示右枕叶梗死灶。视野图示左半侧视野完全缺损。

西医诊断：脑梗死。

中医诊断：中风，中经络。脑络瘀阻。

治法：活血通络，调神益视。

处方：当归活血汤合杞菊地黄丸加减。

当归 10g，川芎 10g，桃仁 10g，丹参 18g，水蛭 3g，菊花 12g，枸杞子 10g，石斛 15g，生地黄 30g，女贞子 10g，牛膝 15g，桂枝 15g。

中药免煎颗粒剂，日 1 剂，早晚两次，开水冲后温服。

针刺：调神益视针法加减。

头针取视五针（脑户、玉枕、脑空）、百会、目窗；项针取风府、风池、天柱、颈 3～6 夹脊；眼针取阳白、印堂、四白、睛明、太阳；体针取中渚、光明、侠溪。同时针对下肢酸痛加取阳陵泉、足三里、丰隆、绝骨等穴。针刺睛明穴时左手固定眼球，右手持针在眼球与眶缘间进针，深约 1 寸，针后禁施提插捻转手法，出针时向鼻侧闭压针孔；针刺后于目窗、脑空加用电针；针后于印堂及左侧太阳穴刺络放血。每周针刺及放血 3 次。

二诊：治疗 1 周后，患者病情较前好转，左侧视野改善近半，视力模糊好转，头晕缓解，心前区仍有不适，上楼时自觉胸闷，右下肢症状减轻，舌脉同前。中药丹参改为 30g，加瓜蒌 12g；继续针刺治疗。

三诊：治疗 4 周后，患者左侧视野明显好转，视力恢复，心前区不适缓解，下肢症状消失。中药减桂枝、牛膝、瓜蒌，丹参改为 18g；停刺络放血，继续针刺巩固疗效。

四诊：治疗 6 周后，患者视野恢复，余无不适，停止治疗。

【按】中风后偏盲是枕叶病变的常见临床表现，枕叶为视觉中枢，其血供源自椎 – 基底动脉系统的大脑后动脉。对于此病症张教授常在辨证予以中药的基础上，结合其病变位置及血供特点，选取枕叶视觉中枢皮层附近之腧穴视五针（脑户及双侧玉枕、脑空），同时取分布于椎动脉附近的风池、风府、天柱、颈夹脊等穴，可有效改善椎基底动脉供血和枕叶视觉皮层功能，从而有效改善患者偏盲及视力模糊等临床症状。在此基础上加以针刺眼局部腧穴及循经远端取穴，进一步改善眼部经络气血循行，有助偏盲及视力模糊等症的改善。

四、顽固性头痛

李某，女，56 岁，私营企业负责人，2015 年 7 月 6 日初诊。

主诉及病史：头痛 20 余年，加重 1 个月。患者诉 20 余年前无明显诱因出现头痛，疼痛常先出现在眶周、前额部，后转移至两颞部、头顶部，呈胀痛，甚则胀痛欲裂，常无明显诱因而骤然起病，疼痛持续时间长短不一，服用止痛药物可缓解。近两年发作较前频繁，发作时伴恶心、呕吐、腹泻，严重时可见头晕。近 1 个月患者因工作压力大头痛加重，曾就治于市某三甲医院，行颅 MRI 未见明显异常，予扩血管药物治疗，未见明显好转，初服正痛片疼痛可缓解，后正痛片由每天 6 片逐渐增至 16～20 片（除睡眠时间外每小时服用 1～2 片），头痛症状未能有效缓解，遂前来就诊。

现症：双侧眼眶、前额部、两颞部及头顶部持续性胀痛，怕风，遇寒加重，头痛重时伴泄泻，转头时伴头晕、恶心，项部拘紧不适，纳差，寐差，便溏，口干、口苦，平素易

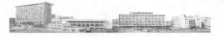

着急易怒，心烦。

既往史：体健。

家族史：其母及妹妹均有头痛病史。

体格检查：血压 130/80mmHg。神清，精神欠佳，喜闭目蹙眉，余（－）。舌红，苔薄白，脉弦。

辅助检查：颅 MRI 未见明显异常。

西医诊断：顽固性头痛。

中医诊断：头痛。风寒痰瘀。

治法：疏风通络止痛。

处方：中药川芎茶调散合小柴胡汤加减。

川芎 10g，防风 6g，细辛 5g，白芷 9g，羌活 12g，柴胡 15g，半夏 12g，党参 12g，黄芩 12g，生姜 15g，延胡索 12g，制川乌 10g（先煎），栀子 12g，百合 30g，杭白芍 30g，炙甘草 15g，远志 12g，葛根 30g。5 剂，日 1 剂，水煎约 400mL，分早晚两次温服。

针刺：①刺络放血：取穴印堂、攒竹、丝竹空、阳白、太阳及阿是穴。②针刺选穴：头部取百会、神庭、头维、率谷、印堂、攒竹、阳白、太阳、阿是穴；项部取风池、风府；肢体取太冲、侠溪、中渚、合谷、内庭、列缺、内关、神门。

操作手法：患者取坐位，刺络放血采用一次性采血针，快速点刺所选穴位，每穴点刺 6 次，然后挤按出血，每穴放血约 18 滴，阳白、太阳穴可于刺络后拔罐。针太冲、侠溪、中渚时嘱患者用手按摩侧头部疼痛部位，针合谷、内庭时嘱患者按摩前额疼痛部位，针列缺时嘱患者活动项部。每周针刺及放血 3 次，每次留针 30 分钟。

二诊：2015 年 7 月 10 日。患者头痛较前明显减轻，正痛片已减至 6 片，头痛程度减轻，持续时间缩短，间隔时间延长，项部拘紧症状较前缓解，饮食较前改善，项部转侧时伴头晕，舌脉同前。中药前方葛根改为 18g，加天麻 10g，7 剂。针刺及刺络放血同前。

三诊：2015 年 7 月 17 日。患者头痛症状明显好转，正痛片已停服，睡眠状况改善，着急心烦症状缓解，颈部拘紧消失，无口干口苦，饮食正常，舌淡苔薄，脉弦。中药前方减制川乌、栀子、百合、葛根。针刺取穴减列缺。

四诊：2015 年 7 月 24 日。患者头痛症状基本消失，自感头沉，偶见心慌，纳可，寐安，舌红苔薄，脉弦。停针刺。

中药予川芎 10g，当归 10g，防风 6g，细辛 3g，白芷 6g，杭白芍 18g，炙甘草 6g，红景天 10g，丹参 18g，制成蜜丸，每日 1 丸；并嘱每日用木质或牛角梳子用力梳头 2～3 次，每次每侧从前向后梳 100～200 下以保健治疗，以防复发。

【按】头痛是脑病科临床常见病症之一，女性多见，多数为原发性头痛。该患者其母和妹妹均有头痛病史，头颅 MRI（－），当属原发性头痛。对于此病症，张教授主张临证先明辨病属原发还是继发，以防延误病情。对于原发性头痛，临证常先在痛点（阿是穴）刺络放血（出血量宜大）以祛邪止疼，继而以毫针针刺疏通头部经络气血，放血＋针刺共图"急治其标"之功；然后辨证予以口服中药以"治其本"，标本兼治，常收显著临床疗效。张教授认为刺络放血在头痛治疗中具有重要意义，刺络放血一方面可以疏通经络中壅滞的气血，使经脉畅通，气血和调；另一方面刺络放血后可直接排出致痛物质，有效减轻疼痛，并可通过神经－体液的调节作用，改善脑血循环和血管功能，促进机体内环境稳态的恢复。

五、带状疱疹后动眼神经麻痹

苏某，男，87岁，退休，2016年2月15日初诊。

主诉及病史：右上眼睑下垂1月余。患者于2016年1月初于右侧头部、额部及上眼睑出现成簇水疱，3日后出现右上眼睑下垂，曾就诊某医院诊断为带状疱疹，经治疗疱疹好转，右眼睑下垂如旧。今慕名就诊于张教授门诊，以求进一步诊疗。

现症：右上眼睑完全下垂，眼裂宽度为零，右眼外斜固定不能活动，右侧眼睑及右额部、顶部、太阳穴附近麻木；无头晕头痛，纳可，寐安，二便调。

既往史：高血压，脑梗死。

查体：神清，精神可，右上眼睑、鼻根、右上额及顶部遗留斑块状结痂，右眼睑下垂，眼裂宽度为零，上睑提肌肌力为零，右眼球外下斜位，内收、上转、下转均不能，右瞳孔散大（4mm），直接及间接对光反射消失，球结膜充血（＋）、水肿（＋）；左眼正常，双眼无眼震；余（－）。舌暗苔腻，脉弱。

西医诊断：动眼神经麻痹。

中医诊断：睑废。湿毒伤络。

治法：化毒通络。

处方：针刺以局部刺络拔罐放血＋毫针针刺。

先取印堂、攒竹、丝竹空刺络后放血，阳白、太阳刺络后拔罐；后取百会、风池（双）、通天、目窗、神庭、头临泣、头维、印堂、右侧阳白（向眉头、眉中、眉尾）三向刺、攒竹、睛明、丝竹空、太阳、三阴交。针刺睛明时左手固定眼球，右手持针在眼球与眶缘间进针，深约1寸，得气后不施提插捻转，余穴平刺，每周3次。

二诊：两周（针刺6次）后患者右眼睑活动，睁眼可露睛，眼球可见运动，右瞳孔较前缩小，球结膜充血（＋）、水肿（＋），右顶、额、眼部麻木缓解，仅太阳穴附近麻木。

三诊：四周（针刺12次）后，患者右上睑可抬举过半，眼球转动灵活，右瞳孔直接和间接对光反射基本正常，球结膜充血（＋）、水肿（－），麻木消失。

四诊：八周（针刺24次）后，患者右侧眼睑抬举正常，眼球转动灵活，球结膜充血（－），对光反射正常，患者病情痊愈，停止治疗。

【按】动眼神经麻痹以上眼睑下垂，瞳孔散大，眼球内收不能为特征，属于中医学"睑废""斜视"范畴，多因脾虚，邪毒侵袭目系而致。本案患者年近九旬，体虚于内，复感湿毒之邪于外，客于目系而致动眼神经麻痹。张教授治疗本病常以局部刺络放血以驱毒外出，同时配合毫针针刺，疏通眼部经络，改善眼部血液循环，使目系得养，睑废之症遂得以改善。

六、硬膜下积液

王某，男，64岁，工人，2016年12月5日初诊。

主诉及病史：头晕、反应迟钝伴口喎2月余。患者于2016年9月26日从高处跌落，左侧枕部着地，当即出现昏迷，恶心未吐，无抽搐，无二便失禁，前往当地县医院就诊，住院治疗后有所好转。9月30日开始出现意识混乱，每次持续1~2个小时，10月5日发作癫痫，持续约10分钟，癫痫后出现左侧颜面部口眼歪斜，左侧口角流涎，无肢体活动不利，无恶心呕吐，10月7日患者意识恢复正常，因"低钠血症"转至某市医院，出院后遗有反应迟钝、头晕、平衡障碍、独立行走不能、左侧口㖞等症，今慕名坐轮椅就诊以求进一步治疗。

现症：头晕，口㖞，反应迟钝，语言表达障碍，全面性遗忘，醉酒步态，双下肢无力，不能独立行走轮椅，出行需坐轮椅，左耳持续性耳鸣，着急易怒，无肢体活动不利，无恶心呕吐，无饮水呛咳，无吞咽困难，纳可，寐差，入睡困难，二便调。

查体：血压130/75mmHg。神清，表情淡漠，对答不切题，眼球活动灵活，未见眼震，左侧口眼歪斜，左侧额纹消失。四肢肌张力正常、双上肢肌力4级，双下肢肌力3级，病理征（－），深浅感觉正常，醉酒步态，直线行走不能，轮替试验较笨拙，指鼻试验意向性震颤，跟膝胫试验欠稳准，Romberg试验睁闭眼均（＋）。舌淡暗胖大，苔薄白。

辅助检查：头颅CT（2016年9月26日）示：①右侧额部颅板下硬膜下血肿；②蛛网膜下腔出血；③颅内积气、颅底骨折。

颅脑MRI（2016年10月19日）示：①双侧侧脑室旁多发脑缺血及老年性脑改变；②右侧颞部及颞叶、岛叶异常信号影；③双侧额部硬膜下积液。

西医诊断：硬膜下积液。

中医诊断：头晕。水湿阻窍。

治法：利湿通窍。

处方：五苓散加减。

桂枝12g，云苓12g，泽泻15g，白术6g，女贞子10g，牛膝15g，淫羊藿12g，炙甘草6g，生牡蛎24g，生地黄30g，肉桂5g，远志15g，菖蒲6g，蝉衣6g，佛手10g，栀子12g，天麻6g，川芎10g。7剂，水煎服，日1剂，每日2次，每次200mL口服。

针刺：调理髓海针刺法加减。

头针取调衡五针、调运三针、调神三针（神庭、头维）、百会、印堂；项针取风池（双）、风府、天柱、颈夹脊；面针取左侧阳白、睛明、攒竹、太阳、颧髎、四白、地仓、颊车、听宫；体针取内关、神门、合谷、血海、梁丘、四强、委中、阳陵泉、足三里、丰隆、悬钟、太冲、侠溪。针法同前，每周针刺3次。

二诊：治疗1周后，患者头晕较前减轻，偶有发作，反应及语言表达较前明显改善，记忆力增强，睡眠好转，平衡障碍改善，可自行行走，独自就医，口眼歪斜好转，纳可，睡眠及情绪好转，二便调。舌暗胖大，苔薄白。

治疗效果明显，效不更方，继续前治疗。

三诊：治疗4周后，患者头晕消失，反应良好，语言表达流畅，对答切题，记忆力明显好转，行走基本正常，耳鸣好转，左侧口㖞较前减轻，情绪正常，纳可，寐安，二便调。

中药减生地黄、肉桂、远志、佛手、栀子、牡蛎，加白附子6g，全蝎6g。针刺减内关、神门及下肢腧穴。

四诊：治疗8周后，患者除轻度口㖞外，其他症状均消失。复查头CT（2017年1月

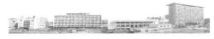

18 日）示：脑萎缩，右颞片状低密度影，硬膜下积液已完全吸收。患者遂高兴回老家过年。

【按】硬膜下积液多是外伤后硬膜下腔出现的脑脊液积聚，急性者积液可在伤后数小时内形成；慢性积液又称为硬膜膜下水瘤，可发生在外伤后数天或数周内。其病属中医学"水病"范畴，常由外伤导头部水湿运化失常而致。该患者六旬有余，外伤后昏迷，并于两周后出现硬膜下积液，故属慢性硬膜下积液。老年慢性积液常缠绵难愈，张教授临证善用五苓散化裁消除各种水湿为患之病症，考虑患者就诊之时以头晕、反应迟钝、平衡障碍、口眼歪斜为主，故针刺以调理髓海针刺法为主，随症加减。结合影像学显示双额硬膜下积液且患者情绪不稳定等表现，加用额三针以调节患者情志，促进局部水液循环。针药合用，有效改善患者诸症。

七、副肿瘤性小脑变性

张某，男，59 岁，铁路干部，2016 年 6 月 15 日初诊。

主诉及病史：意向性抖动、行走不能 3 个月。患者于 2015 年确诊肺小细胞癌，曾行放化疗，病情控制情况不详。患者于 3 个月前出现意向性抖动、不能自行站立及行走、头晕等症，于某三甲医院诊断为副肿瘤综合征、肺小细胞癌、肺癌放化疗后（左侧），间断住院治疗 50 余天，未见好转；后转入某三甲中医院呼吸科治疗 17 天，症状无明显改善，为寻求进一步治疗，今坐轮椅来诊。

现症：精神极差，坐轮椅头部低垂闭目，全身乏力，头晕，意向性抖动，不受意识控制，以手脚明显，不能独自站立及行走，搀扶下站立及行走困难，步态不稳，迈步歪斜，左右摇晃，起步时常出现全身抖动，面色萎黄无华，语言不清，饮水呛咳，视物模糊，口干，时心慌，心烦易惊，纳差，入睡困难，半夜易醒，醒后难以入睡，睡眠时间不足 2 小时，小便黄，大便 1 ~ 2 日一行。家属曾被告知生存周期 3 ~ 6 个月，患者得知后心烦易怒，处于极度恐慌状态。

既往史：高血压 1 年；肺癌（左肺小细胞肺癌）1 年；冠心病、不稳定性心绞痛 1 年余，2016 年 1 月行 CAG 证实冠脉临界病变，未行 PCI 治疗。

家族史：否认家族肿瘤病史，否认家族遗传病史。

查体：患者神清，精神差，颈部、右腋下淋巴结肿大，双肺呼吸音粗，心脏未见异常。语言欠流利，水平及旋转可见粗大眼震，四肢肌力对称，肌张力弱，醉酒步态，指鼻试验（＋），跟膝胫试验（＋），闭目难立征（＋），病理征未引出。舌暗淡，舌体胖大有明显齿痕，苔白厚稍腻，脉沉微。

辅助检查：PET - CT 示：①左肺门区及左肺上叶结节、斑片状密度影伴代谢增高，符合肺癌影像学表现，伴阻塞性炎症。②左侧颈根部、纵隔内多发淋巴结伴代谢异常增高，考虑多发淋巴结转移；左侧耳前区、双侧颈部、余纵隔、双侧腋窝及腹股沟多发淋巴结伴部分代谢轻度增高，多考虑淋巴结炎性反应性增生；③主动脉钙化灶，双侧胸膜增厚，肝右叶包膜下钙化灶；④左肾上腺结节伴代谢未见异常，考虑腺瘤；⑤右侧上颌窦黏膜增厚伴代谢增高，考虑感染性病变。

西医诊断：①副肿瘤性小脑变性。②肺小细胞癌。③肺癌放化疗后。

中医诊断：颤证。阳气虚弱。

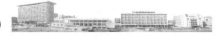

治法：益气温阳，扶正安神。

处方：黄芪当归汤+四君子+金匮肾气丸加减。

生黄芪60g，当归9g，党参24g，茯苓18g，白术18g，炙甘草6g，桂枝18g，附子18g（先煎），生地黄30g，山药12g，泽泻18g，丹参30g，川芎9g，三七3g（冲服），牛膝15g，淫羊藿10g，生龙骨18g（先煎），牡蛎18g（先煎），远志15g。7剂，水煎服，日1剂，早晚两次温服，每次200mL。

针刺：调理髓海针刺法加减。

头针取调衡五针、顶三针、调颤三针、调运三针、调神五针（神庭及双侧本神、头维）；项针取项七针（风府及双侧完骨、风池、天柱）、颈3~6夹脊；体针取廉泉、内关、神门、膻中、中脘、足三里、三阴交、太冲、侠溪。患者取轮椅坐位，针法同前。调衡五针与顶三针施电针，每周针刺3次。

二诊：治疗1个月后，患者精神和病情明显好转，自觉较前有力，意向性抖动明显减轻，可独自站立及行走50m左右，行走时步态欠稳，摇晃减轻，面色好转，语言较前清晰，饮水呛咳缓解，视物模糊，偶见心慌，心烦明显好转，纳可，睡眠好转，醒后可入睡，每晚可入睡4~5小时，舌脉同前。效不更方，继用前法。

三诊：治疗3个月后，患者抖动仅在情绪紧张时偶发，可独立行走500m左右，行走步态较前好转，头晕好转，语言流畅，视力正常，睡眠质量较前好转，患者精神面貌大为改善，能以积极态度面对疾病。舌脉较前好转。

中药减生龙骨、牡蛎，针刺减内关、神门、太冲、侠溪。

四诊：治疗6个月后，患者意向性抖动少有发作，可独立行走1500m，行走较前平稳，精神状态良好，面色润泽，偶有头晕，每夜可睡眠6~7小时，舌淡，齿痕减轻，苔薄白，脉细。患者目前仍在继续治疗中，病情持续稳步好转。

【按】副肿瘤综合征是发生在恶性肿瘤患者体内，在未出现肿瘤转移情况下产生远隔器官功能障碍而引起的病证，影响神经系统时常出现小脑变性。本案患者在患小细胞性肺癌1年后出现小脑变性，符合副肿瘤性小脑变性诊断。对于此病症，西医学无有效的治疗方法，张玉莲教授临证采用辨证口服中药结合调理髓海针法治疗取得满意疗效。她发现副肿瘤小脑变性患者体内多存在阳气不足，湿邪内阻，气机不畅，恰与自然界菌类多生长在阴暗潮湿之处相似，因此，对于该病症的治疗，主张以"益气温阳化湿，扶正祛邪"为大法，着眼于提升患者抵抗力，匡扶机体正气为主，少用或不用杀伐之药，不仅有效改善了患者的临床症状，提升了患者的生存质量，也有效延长了患者的生存时间。

论　著

一、论文

作为第一及通讯作者发表学术论文103篇，其中SCI文章4篇，现择要列目如下。

[1] 张玉莲，王海亮. 颈三针加舌针治疗脑中风性真假球麻痹56例. 河南中医，1998（4）：236.

[2] 张玉莲，张静，王连顺. 头针加眼周穴治疗中风后视觉障碍36例. 上海针灸杂

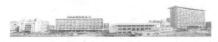

志，2003（4）：6-7.

[3] 张玉莲，王连顺，张静. 头项针为主治疗中风共济失调的临床研究. 上海针灸杂志，2003（8）：7-8.

[4] 张玉莲，王立存，张连城. 针刺配合中药治疗中风常见症状的体会. 河南中医，2008（6）：35-36.

[5] 张玉莲，王颖，王立存. 头项针治疗中风共济失调疗效评定及对血管内皮生长因子的影响. 河北中医，2008（5）：508-510.

[6] 张玉莲. 中西药结合治疗急性大面积脑梗死的临床疗效观察. 世界中医药，2009（1）：17-18.

[7] 周震，张玉莲（通讯作者），郭家奎. 化痰通络法联合尿激酶溶栓对急性脑梗死大鼠不同脑区炎性因子的影响. 时珍国医国药，2010（10），2581-2582.

[8] 周莹，张玉莲（通讯作者）. 放血治疗疼痛验案举隅及机制初探. 针灸临床杂志，2010（2），42-43.

[9] 周震，宋宛珊，毛蕾，等. 化痰通络法治疗急性脑梗死100例随机对照临床研究. 天津中医药，2012（1）：19-21.（张玉莲为通讯作者）

[10] 李强，崔远武，张玉莲（通讯作者）. 中医药治疗老年性痴呆临床用药文献分析. 辽宁中医杂志，2012（7）：1207-1210.

[11] 周震，宋宛珊，张玉莲（通讯作者）. 化痰通络方联合 rt-PA 对急性脑梗死溶栓后神经功能缺损及皮质神经元微观形态的影响. 中国实验方剂学杂志，2012（18）：219.

[12] 张玉莲，刘爽，张琳琳，等. 补肾中药有效成分对SAMP8小鼠海马APP及PS1基因表达的影响. 天津中医药，2012（1）：59-61.

[13] Liu S, Zhang YL, Zhou Z, et al. Oleanolic Acid on SAMP8 Mice in Vivo Experimental Intervention Study. Proceedings of 2012 International Symposium on Information Technologies in Medicine and Education（ITME 2012）. *IEEE Sapporo Section*，2012，3.

[14] 韩文文，张玉莲（通讯作者），周震，等. 二苯乙烯苷对 Aβ_（25-35）致神经干细胞损伤的保护作用. 中国实验方剂学杂志，2013（11）：160-163.

[15] 潘婕，张玉莲（通讯作者），张连城. 从肾精与脑髓之关系论治老年痴呆. 辽宁中医杂志，2013（10）：2031-2032.

[16] 张玉莲，周震，宋宛珊，等. 化痰通络方对急性脑梗死大鼠溶栓后血脑屏障相关构成蛋白表达的影响. 中医杂志，2013（24）：2128-2134.

[17] 崔远武，李强，张玉莲（通讯作者）. 肾虚型老年性痴呆流行病学调查中医证候特征分析. 世界中医药，2014，9（6）：722-725.

[18] 周震，王凯，张玉莲（通讯作者）. 化痰通络方对急性脑梗死大鼠 rt-PA 溶栓后不同脑区星形胶质细胞特异性蛋白表达的影响. 中国实验方剂学杂志，2014（9）：184-189.

[19] 周震，王雪岩，张玉莲（通讯作者）. 开放翼腭动脉改良制备大鼠自体血栓脑梗死模型比较. 中国比较医学杂志，2014，24（9）：62-65.

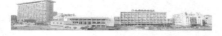

［20］张琳琳，周震，张玉莲（通讯作者）．益肾化浊方对 SAMP8 小鼠 NEI 网络相关指标的影响．世界中医药，2014，9（6）：89 - 692.

［21］张素玲，张玉莲（通讯作者）．张玉莲教授"调理髓海"针法治疗中风后共济失调经验．中国针灸，2014（8）：807 - 809.

［22］崔远武，张玉莲（通讯作者）．"肾藏精"理论的概念与内涵．中国中医急症，2014，23（10）：1857 - 1859

［23］周震，张玉莲（通讯作者），韩文文，等．化痰通络法对急性脑梗死大鼠 rt - PA 溶栓后 MMP - 9 酶原活化途径中金属蛋白酶 MMP3 与 TIMP - 1 基因与蛋白表达的影响．时珍国医国药，2014（11）：2802 - 2805.

［24］张琳琳，张素玲，张玉莲（通讯作者），等．齐墩果酸对 SAMP8 小鼠海马神经元 APP/PS1 基因表达的影响．中国老年学杂志，2014（6）：7 - 8.

［25］张玉莲，李强，张连城，等．老年性痴呆中医证候流行病学调查问卷的设计．辽宁中医杂志，2014，41（7）：1313 - 1316.

［26］张玉莲，周震，刘爽，等．化痰通络方对急性脑梗死大鼠溶栓后脑微血管内皮细胞构成蛋白基因表达的影响．中国实验方剂学杂志，2014，20（2）：157 - 162.

［27］张玉莲，崔远武，周震，等．益肾化浊方对 SAMP8 小鼠学习记忆能力及海马神经元突触关键蛋白 CREB 的影响．中医杂志，2014（2）：1942 - 1946.

［28］张玉莲，张琳琳，宋宛珊，等．3 种补肾中药有效成分对 Aβ_（25 - 35）介导的神经细胞自我更新及神经元样分化的调控作用．中国中西医结合杂志，2014，34（10）：1252 - 1256.

［29］张玉莲，周震，韩文文，等．何首乌有效成分二苯乙烯苷对 Aβ25 - 35 诱导神经干细胞定向分化的影响．中医杂志，2014，55（4）：323 - 327.

［30］崔远武，张连城，张玉莲（通讯作者）．中医"肾脑系统"的初步构建．天津中医药，2015（3）：142 - 145.

［31］王凯，张琳琳，张玉莲（通讯作者）．益肾化浊方对阿尔茨海默病模型大鼠海马区 BDNF 及其受体 TrkB 蛋白表达的影响．中国实验方剂学杂志，2015（5）：111 - 114.

［32］崔远武，张玉莲（通讯作者）．中医对老年性痴呆的认识和辨证思路分析．中国老年学杂志，2015（5）：1419 - 1422.

［33］宋宛珊，王红秀，张玉莲（通讯作者）．益肾化浊方对 AD 大鼠海马突触形态及 Ca^{2+} 相关激酶表达的影响．中国实验方剂学杂志，2015（15）：97 - 101.

［34］Yulian Zhang，Cuiru Lin，Linlin Zhang，et al. Cognitive Improvement during Treatment for Mild Alzheimer's Disease with a Chinese Herbal Formula：A Randomized Controlled Trial. *Plos One*，2015（7）：15.

［35］Wu YQ，Jing ZW，Zhang YL. Qingnao Yizhi Decoction Suppress the Formation of GFAP - positive Glia in Cultured Neural Stem Cells via Inhibiting JAK2/STAT3 Signaling Pathway. *JT radit Chin Med*，2015，35（1）：69 - 76.

［36］李强，崔远武，张玉莲（通讯作者）．肾虚型老年性痴呆中医证候特征分析．时珍国医国药，2015（10）：2436 - 2438.

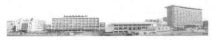

［37］张玉莲，张连城，李强，等．660 例老年性痴呆患者中医证候学研究．中医杂志，2015，56（3）：235－239.

［38］韩文文，张玉莲（通讯作者），张琳琳，等．益肾化浊方条件培养基对神经干细胞增殖分化影响的研究．时珍国医国药，2015（10）：2339－2342.

［39］王凯，林翠茹，张玉莲（通讯作者），等．常用认知功能检查量表在阿尔茨海默病中的应用．中国老年学杂志，2015（24）：7249－7253.

［40］王凯，张琳琳，张玉莲（通讯作者）．从 JAK2/STAT3 信号通路探讨益肾化浊方含药脑脊液对神经干细胞增殖与分化的影响．中华中医药杂志，2016（5）：1879－1882.

［41］崔远武，周震…张玉莲（通讯作者）．从 JAK/STAT 信号转导通路探讨益肾化浊方对神经干细胞定向分化的影响．中医杂志，2016（6）：512－515.

［42］兑振华，张玉莲（通讯作者）．针刺治疗高血压性脑出血时效性临床研究．上海针灸杂志，2016（6）：666－669.

［43］李强，张玉莲（通讯作者），林翠茹，等．补肾中药复方治疗肾虚证老年性痴呆的临床优势．中国中医基础医学杂志，2016（8）：1065－1067＋1097.

［44］李强，张玉莲（通讯作者），林翠茹，等．轻度阿尔茨海默病精神行为症状的临床表现特点．辽宁中医杂志，2016（8）：1574－1577.

［45］宋宛珊，张玉莲（通讯作者），孙伟明，等．齐墩果酸唤醒阿尔兹海默病大鼠海马沉默突触作用及机制研究．中华中医药杂志，2016（9）：3471－3474.

［46］徐家淳，王凯，张玉莲（通讯作者）．基于中医"治未病"思想探讨轻度认知功能障碍的保护性因素和预防措施．中华中医药杂志，2016（10）：4263－4266.

［47］刘爽，张玉莲（通讯作者），周震，等．调神益智针刺法治疗轻度认知功能障碍疗效观察．上海针灸杂志，2016（11）：1－4.

［48］宋宛珊，张玉莲（通讯作者），周震，等．益肾化浊方对快速老化小鼠认知功能与海马神经元形态学的影响及机制．中国老年学杂志，2016（11）：2586－2590.

［49］Zhang YL, Zhou Z, Han WW, et al. Oleanolic Acid Inhibiting the Differentiation of Neural Stem Cells into Astrocyte by Down－Regulating JAK/STAT Signaling Pathway. *Am J Chin Med*, 2016, 44（1）：103－117.

［50］张玉莲，周震，宋宛珊，等．"肾－痴呆－干细胞"理论研究探讨．中华中医药杂志，2017（1）：60－63.

二、著作

［1］孙怡，杨任民．实用中西医结合神经病学．2 版．北京：人民卫生出版社，2011.（张玉莲为编委）

［2］王拥军．肾藏精藏象理论与实践．北京：人民卫生出版社，2016.（张玉莲为副主编）

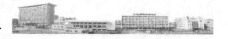

【整理者】

赵冠华　女，1992 年出生，天津中医药大学 2015 级中医学硕士研究生。

崔远武　男，1979 年出生，医学博士，副主任医师，硕士研究生导师，毕业于天津中医药大学，现为天津中医药大学第二附属医院治未病中心主任。

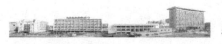

杨 洪 涛

名家传略

一、名家简介

杨洪涛，男，1963 年 3 月 19 日出生，汉族，河南省禹州市人。教授、主任医师，医学博士，博士研究生导师，博士后合作导师，天津中医药大学第一附属医院肾病科科主任，从事中医及中西医结合肾脏病防治工作 30 余年。现任国家中医药管理局中医药重点学科中医内科学 – 中医肾病学、重点专科建设项目中医肾病专科负责人；国家中医药管理局三级实验室"肾脏组织生物学重点实验室"主任；黄文政名医传承工作室主任、曹式丽名医传承工作室主任，兼任中华中医药学会肾病分会副主任委员兼秘书长，中国中西医结合学会肾脏疾病专业委员会副主任委员，中国中药协会肾病中药发展研究专业委员会副主任委员，中国民族医药学会肾病专业委员会副主任委员，世界中医药学会联合会肾脏病专业委员会副会长，《中国中西医结合肾病杂志》副总编辑；中国中医药研究促进会肾病分会常务副会长，天津中医药学会肾病专业委员会副主任委员，天津市中西医结合学会肾脏疾病专业委员会名誉主任委员，天津市医师协会肾脏内科医师分会副会长，天津市卫生和计划生育委员会血液净化质控中心专家组成员。同时担任中药安全性评价专家咨询委员会专家委员，国家自然科学基金委评审专家，中华医学科技奖评审专家，国家科学技术奖励评审专家。多年来，他在学术上精益求精，对待工作认真负责，在科室管理及人才培养方面耐心细致，先后获全国优秀中医临床人才、天津市首届中青年名中医、天津市名中医；被授予中国中西医结合学会肾脏疾病专业委员会特殊贡献奖、天津市五一劳动奖章，获天津中医药大学"131"工程青年名中医称号，并多次被评为医院先进科技工作者及优秀管理者。

二、业医简史

杨洪涛教授 1985 年毕业于河南中医学院（现河南中医药大学）中医系，获学士学位。大学期间在系统学习中医理论的同时，熟读经典，勤于实践，为之后的临床工作奠定了良好基础。毕业后工作于河南省禹州市中医院。后于 1987 年考取天津中医药大学中医内科学专业硕士研究生，师从全国名老中医黄文政教授，重点研习肾脏病学相关知识。1990 年硕士研究生毕业后，于天津中医药大学第一附属医院肾病科工作至今。分别于 1993 年、1998 年及 2004 年晋升为主治医师、副主任医师、主任医师，并于 2000 年及 2006 年历任肾病科副主任及主任，2004 年考取天津中医药大学中医内科学博士研究生，师从曹式丽教授，2007年获中医内科学博士学位。多年来，在夯实工作能力的同时，杨教授十分注重自身知识结构的完善与学术水平的提高，自1998年始，每年均参加中华医学会和中国中西医结合肾脏病专业委员会学术年会及肾脏病最新进展培训班，并多次赴欧美、日本、韩国等国家，以及中国香港等地区参加国际肾脏病学术交流及学习班。与此同时，他多次应邀在国际及国内相关学术会议上进行学术经验交流，反响良好。2008年，为进一步继承老专家学术经验，提高自身中医诊疗水平，他积极申报并入选国家中医药管理局第二批"全国优秀中医临床人才"研修项目，顺利结业并获"优秀学员"称号。在此期间，通过研读中医典籍、加强临床实践，并拜张琪教授、张大宁教授、邹燕勤教授、黄文政教授为师，重点学习、研究导师的学术思想和临证经验，提升了自身中医理论素养及运用中医药防治肾脏病的能力。

三、主要贡献

（一）临床贡献

杨教授作为天津中医药大学第一附属医院肾内科的学术继承人和学科带头人，学科建设是工作重心，十分注重学科结构的优化及中医特色的发挥。在他的带领下，肾病科连续被评为国家中医药管理局"十一五""十二五"肾脏病重点专科。2009年，学科下属的"肾脏组织生物学实验室"被命名为国家中医药管理局三级实验室；2010年，学科成为国家中医药管理局中医肾病学重点学科建设单位。

在长期从事血液透析临床工作的基础上，他突破性地于2002年为医院（天津中医药大学第一附属医院）主持引进腹膜透析技术，并于2003年成立腹膜透析中心，成为全国首家腹膜透析与中医药相结合的临床基地。该中心很快成为天津规模最大的腹膜透析中心，取得了良好的社会和经济效益。特别是对于透析中心的优质管理，稳定了其在天津市腹透领域的龙头地位。2011年6月，作为全国中医界唯一一家和天津市首家入选单位，该中心获国家卫生部"全国腹膜透析培训示范中心"殊荣，且位居全国"卓越腹膜透析中心"前列。此后，该中心成为天津地区腹膜透析SOP培训的实地操作培训基地，极大地促进了津沽地区腹膜透析水平的发展。在杨洪涛教授的带领下，腹膜透析患者数量持续增加，患者生存质量得到了有效保证。

在人才培养方面，杨教授十分注重团队学术水平的提高。为跟踪本领域前沿知识，加强与国际、国内先进腹透中心的联系，已派多名学术骨干赴意大利、瑞典等国进行学术交流，并派多人赴香港东华医院等地进修腹膜透析及治疗技术，全面提升中青年学术骨干的综合实力；为进一步扩大学科影响力，在他的带领下，科室近年来多次举办继续教育培训活动及天津市中西医结合学会肾脏疾病专业委员会学术交流会，并已成功举办4届腹膜透析高峰论坛，会议期间邀请国内外著名专家学者进行学术交流，反响良好。在他的影响下，科室学术氛围浓厚，团队人员科研态度严谨，基础理论扎实，且具有一定的创新意识，在临床、教学、科研方面均有了新的发展和进步，且具有蓬勃的创造力。

（二）医疗工作

医疗方面，在多年的临床、科研工作中，杨教授坚持以中医学理论为指导，以提高临床疗效为核心，运用现代科学技术和方法，密切结合临床实际，开展中医药防治慢性肾脏病的临床与科研工作，形成了以"疏利少阳""辛通畅络""温肾化浊"为主的慢性肾脏

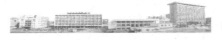

病诊疗特色，并在此基础上形成了稳定的研究方向：①疏利少阳法、辛通畅络法防治慢性肾小球疾病研究；②中医药改善腹膜透析患者生存质量提高疗效研究；③中医肾病特色外治法体系优化与安全性评价研究；④肾病名老中医经验传承研究。

在杨教授的带领下，经过科室团队的不懈努力，在熟练运用西医学诊疗技术的同时，中医优势得到长足发挥，肾病科日均门诊人次和门诊、住院诊疗质量领先于同行，科室的知名度得到了进一步提升。科室已成为以名中医为学科带头人，博士、硕士研究生为学科骨干，学术梯队合理，科研及临床实力雄厚，在本领域有较大学术影响的团队。

（三）科研成果

1. 主持科研课题

近年来，杨教授主持科研项目 8 项，列目如下。

（1）扶肾颗粒干预尿毒素诱导的肠上皮屏障损伤及系统性炎症的机制研究，国家自然科学基金面上项目，2017 年 1 月～2020 年 12 月。

（2）扶肾颗粒调控 EMT 信号通路串话网络干预腹膜纤维化的机制研究，国家自然科学基金面上项目，2014 年 1 月～2017 年 12 月。

（3）辛通畅络对 FSGS 肾小球毛细血管损伤修复作用的机制研究，国家自然科学基金面上项目，2012 年 1 月～2015 年 12 月。

（4）人腹膜 AQP1 的表达与腹膜纤维化相关性及肾疏宁调控机制的研究，国家自然科学基金面上项目，2010 年 1 月～2012 年 12 月。

（5）中医药提高腹膜透析患者生存质量的关键技术研究，国家中医药管理局中医药行业科研专项，2008 年 6 月～2011 年 5 月。

（6）AQP1 的表达与腹膜纤维化相关性及肾疏宁调控机制的研究，天津市自然科学基金项目（天津市应用基础及前沿技术研究计划），2010 年 4 月～2013 年 4 月。

（7）活血软坚方对家兔膜性肾炎肾小管 – 间质损害的肾脏形态学及相关指标的影响，天津市卫生和计划生育委员会中医、中西医结合科研专项，2002 年 1 月～2004 年 12 月。

（8）活血软坚、祛风胜湿法治疗家兔模型肾小球肾炎的实验研究，天津市卫生和计划生育委员会中医、中西医结合科研专项，1993 年 7 月～1996 年 12 月。

2. 参与科研课题

杨教授参与科研课题 17 项，其中国家级 2 项，省部级 6 项，市局级 9 项，选录如下。

（1）天津市中医内科临床医学研究中心，天津市科技计划项目，2016 年 8 月～2018 年 9 月，第 7 完成人。

（2）扶肾颗粒调节乙醛酶 – 1 改善腹膜超滤功能的分子机制研究，国家自然科学基金项目，2015 年 1 月～2018 年 12 月，第 3 完成人。

（3）基于 EMT 探讨辛通畅络法干预足细胞病变的机制研究，天津市自然科学基金项目（天津市应用基础及前沿技术研究计划），2014 年 4 月～2017 年 3 月，第 2 完成人。

（4）扶肾方调节 Smurf 2 防治腹膜间皮细胞 EMT 的机制研究，天津市高等学校科技发展基金计划项目，2013 年 9 月～2016 年 9 月，第 2 完成人。

（5）肾苏 II 调控信号串话干预 FSGS 足细胞 EMT 的研究，天津市高等学校科技发展基金计划项目，2013 年 9 月～2016 年 9 月，第 2 完成人。

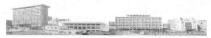

（6）肾络宁阻抑局灶节段性肾小球硬化促进毛细血管重构的机制研究，国家自然科学基金，2008 年 1 月～2010 年 12 月，第 2 完成人。

（7）川芎嗪防止腹透家兔腹膜纤维化机制的研究，天津市高等学校科技发展基金计划项目，2005 年 10 月～2007 年 11 月，第 3 完成人。

3. 科研获奖

近年来，杨教授获科研奖励 11 项，列目如下。

（1）扶肾颗粒提高腹透患者生存质量、防治腹膜纤维化相关研究，2015 年获中华中医药学会科学技术三等奖，第 1 完成人。

（2）扶肾颗粒提高腹透患者生存质量、防治腹膜纤维化相关研究，2014 年获中国中西医结合学会科学技术二等奖，第 1 完成人。

（3）中医化瘀散结全程干预糖尿病肾病方案研究，2014 年获中华中医药学会科学技术二等奖。

（4）中医药提高腹透患者生存质量、防治腹膜纤维化相关研究，2014 年获天津市科学技术进步三等奖，第 1 完成人。

（5）疏利少阳标本兼治法对 IgA 肾病相关作用机理的研究，2013 年获中华中医药学会科学技术三等奖。

（6）系膜增生性肾炎综合治疗方案建立及基础研究，2010 年获中国中西医结合学会科学技术三等奖，第 2 完成人。

（7）中药肾疏宁对肾小球硬化影响的实验研究，2006 年获天津市科学技术进步三等奖，第 2 完成人。

（8）疏利少阳标本兼治法治疗慢性肾炎的临床及实验研究，2003 年获中华中医药学会科学技术三等奖，第 5 完成人。

（9）肾炎 3 号方治疗慢性肾炎临床与实验研究，2001 年获天津市科学技术进步二等奖，第 5 完成人。

（10）益肾健脾活血利水方药对肾小球系膜细胞的影响研究，2000 年获天津市卫生局局级科技成果二等奖，第 3 完成人。

（11）活血软坚、祛风胜湿法治疗家兔膜性肾小球肾炎的实验研究，1999 年获天津市卫生局医学科技进步二等奖，第 1 完成人。

4. 发明专利

（1）2014 年，用于慢性肾功能衰竭和腹膜纤维化的药物组合物，国家发明专利。

（2）2012 年，腹膜透析中西医综合管理系统，计算机软件著作权登记证书。

（四）教书育人

在繁忙的临床和科研工作之余，杨教授不忘为后学授业解惑，多年来坚持中医内科学及中西医结合内科学本科及研究生的课堂授课及临床带教工作，并多次担任国家级精品课程《中医内科学》肾系疾病部分主讲教师。在研究生培养方面，他分别于 2000 年、2008 年受聘成为天津中医药大学硕士及博士研究生导师；在带教时他严格要求，耐心细致，目前已培养博士研究生 30 名（毕业 10 名）、硕士研究生 69 名（毕业 59 名）。

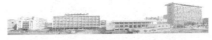

学术思想

一、衷中参西，继承创新

(一) 病证互参，整体认知

中西医结合最早可追溯至早期的中西医汇通思潮，此后，经历了诸如中西医能否结合、中西医如何结合等质疑，目前仍存在着许多问题与争议。在此问题上，杨洪涛教授指出，中西医虽为不同体系的医学理论，但其着眼点均为认识人体的生理病理规律，二者均以治愈疾病、维持健康为目的。因此，临证时要摒弃门户之见，善于发挥二者的优点，以提高临床疗效。在多年的临床中，他坚持以中医理论为指导，在辨证论治的同时适当吸纳西医在诊断及化验方面的特长，以扩展中医传统的四诊内容，增加辨病辨证依据；并可用化验指标的变化来验证用药的有效性，监测疾病的进展。与此同时，杨教授指出，西医的辨病长于对疾病发病整体规律的认识，而中医辨证更注重于分析患病过程中某一阶段病位、病因、病性、病势的变化及机体的反应。因此，在治疗上要将西医辨病与中医辨证相结合，既要强调辨证论治以改善患者当前的状态；又要立足长远，结合疾病的发病特点及进展规律，来理解当前临床表现在整体病程中所处的阶段，进而制定出更具针对性的治疗方案。以肾系疾病为例，多种肾脏疾病均有血尿、蛋白尿的表现，对其治疗不能仅限于减轻或消除血尿、蛋白尿的程度，还应该结合该病的发病规律，寻找并祛除加重疾病进展的因素，病证结合，综合论治，以改善临床症状、延缓病情进展。

在急、慢性肾炎的发病过程中，肾小球系膜细胞增生伴基质增多、免疫复合物沉积、炎性细胞浸润等是其共有的病理生理学改变，因此控制免疫反应及抗感染治疗对于控制病情有十分积极的作用。现代药理研究已证实，祛风湿类中药对于免疫的抑制作用较强，其代表药物雷公藤、青风藤已被制为雷公藤多苷片、正清风痛宁，抗免疫作用得到广泛认可。杨教授将此理念引申到肾小球疾病的治疗上，临证常选用青风藤、络石藤、威灵仙等祛风湿通经络之品，在减少蛋白尿方面屡获良效。对于炎性细胞浸润，他认为此属中医学"热毒"范畴，因此治疗上常选用白花蛇舌草、蒲公英、败酱草之属。肾病综合征时，机体处于高凝状态，血中抗凝血酶的丢失及凝血因子的增多，属中医学"瘀血"范畴，常用水蛭、地龙、土鳖虫、丹参等活血化瘀通络之品来改善机体的高凝状态，预防肾静脉血栓形成。

高血压与肾脏病关系密切，一方面血压持续升高使肾小球囊内压升高，产生蛋白尿；另一方面长期高血压造成肾小球结构上的不可逆性损害，最终导致肾小球硬化而引起肾功能衰竭。对高血压肾损害及慢性肾炎存在肾小球硬化的患者，杨教授提出"瘀血顽痰阻于肾络"的病机认识，总结出"活血化瘀、软坚散结"的治疗方法。在治疗上取"咸以软坚""辛以行散"之意，酌情选用一些活血软坚之品，如夏枯草、生牡蛎、僵蚕、半夏、地龙、土鳖虫等，以期延缓肾小球硬化的进一步加重。

对于糖尿病肾病而言，肾功能受损与体内长期高血糖环境密不可分，因此治疗上他强调及时调整降糖方案以实现对血糖的平稳控制，从根本上减轻肾脏的损伤；在中医辨证选药方面，基于糖尿病肾病"阴虚为本、燥热为标、瘀血为患"的病机特点，加用生地黄、

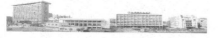

葛根、山药、黄连、丹参、鬼箭羽等药以增强养阴清热、活血化瘀之力。

(二) 继承创新, 灵活辨治

疏利少阳法是黄文政教授针对慢性肾炎提出的治法, 指通过疏通少阳三焦气机、通调三焦水道, 配合健脾益肾、清利湿热、活血化瘀诸法, 使精微得以封藏, 浊邪得以排泄, 最终达到恢复人体内环境动态平衡的目的。在师承黄文政教授学术思想的过程中, 杨教授逐渐认识到少阳枢机不利在慢性肾炎病程中发挥着重要作用, 是该病发病及进展的病机关键。少阳居于半表半里, 是人身阴阳气机升降出入的枢纽。三焦有通行元气、运化水谷、运行水液的作用, 为元气、水谷、津液运行的通路。若少阳三焦枢机不利, 则气化功能受阻, 脏腑升降功能异常, 造成水液输布、排泄障碍, 产生水液潴留、精微外泄等病理改变, 慢性肾炎诸症随之而生。在临床实践中, 他十分重视疏利少阳法的使用, 结合多年的诊治经验, 认为对于慢性肾炎没有明显寒证表现 (畏寒肢冷、舌淡苔白滑、脉象沉细) 者, 可将疏利少阳法列为常规治法施用, 临证选用柴胡、黄芩为主药来实现对少阳三焦的整体疏调作用。

在重视疏利少阳的基础上, 杨教授指出, 三焦气化功能的正常发挥离不开肾阳的温煦作用; 肾阳不足, 温煦失职, 少火式微, 难以生气, 亦会造成三焦气化不及, 湿浊瘀毒停留。因此, 他将温补肾阳与疏利少阳相结合, 使寒痰瘀血得以消散, 三焦通路得以通利, 临证时常选用附子、淫羊藿、杜仲、巴戟天、菟丝子等药壮少火以生气。

肾间质纤维化、肾小球硬化是多种肾脏病进展过程中的主要病理改变, 亦是导致慢性肾脏病迁延难愈的重要原因。慢性肾脏病病本在肾, 肾络受损是疾病的必由之路。在肾脏疾病发生发展过程中, 络气瘀滞、络气虚滞是疾病由功能性向器质性发展的早期阶段, 络脉瘀阻是疾病较为严重的病理阶段, 肾络病证贯穿于慢性肾脏病的始终。辛通畅络法是曹式丽教授基于 "络以辛为泄" 原则创立的治疗大法, 指运用辛味药的宣通行散作用来治疗络脉痹阻不通病证的方法。"络以辛为泄" 由叶天士针对络病属实者提出, 因辛能散、能行、能通, 可使瘀滞得行, 气机调畅, 邪去而正安。对络病的治疗, 叶氏认为, 一般的通经理气药难以奏效, 而必须选用 "辛润通络" "虫蚁搜剔" 之法, 方能条达络中之气血。在继承叶氏学术思想的基础上, 曹教授指出, 肾络病证指络中营卫气血津液运行、输布、渗化失常, 瘀滞痹阻的状态。肾脏病慢性进展过程中产生的湿、痰、浊、瘀, 结于脏腑阴络, 胶着难解, 一般药物难达病所; 而辛味药物能散能行, 走窜通络, 既能透达络邪使之外出, 又能引药入络以达病所。因此, 对于慢性肾脏病络气郁滞病机, 临床表现为腰痛、水肿、麻木、血尿等, 可以辛味通络之品流气畅络。常用药物有辛香通络之降香、乳香、檀香; 辛温通络之麻黄、细辛、桂枝; 辛润通络之当归尾、桃仁、旋覆花等。

对于病久络脉瘀阻者, 凝痰败瘀混处络中, 草木之物难以奏效, 须用虫类药物通络, 取其剔邪搜络、散结化积之功。常用药物有水蛭、土鳖虫、地龙、蜈蚣等, 取其入肾络而祛瘀散结, 畅通肾络而恢复肾元。

杨教授传承曹教授的学术观点, 临证注重辛通畅络法的运用。对于血尿持续不消者, 除常规运用凉血止血药物外, 常加用地龙、土鳖虫等以化瘀通络。蛋白尿顽固不减者, 尿中常见大量泡沫, 此为风动之象, 因风性开泄, 影响肾脏封藏功能, 故而造成精微外泄, 蛋白尿难以消除。基于此, 他拓展了辛通畅络法之内涵, 以藤类药之 "藤蔓之属, 皆可

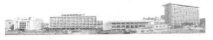

通经入络（《本草汇言》）"，用青风藤、威灵仙、络石藤等以祛风除湿通络。现代药理研究表明，祛风湿类药物大多具有抗炎、抑制成纤维细胞积聚等作用，对肾间质纤维化、肾小球硬化有较好的防治作用。在运用辛通畅络法治疗慢性肾脏病的过程中，将温阳法与辛通畅络法巧妙结合，借阳气发散、推动之力以增强辛通畅络之效应。

慢性肾脏病病程冗长，症状表现复杂，病机虚实并见，单纯运用一种治法难以起效。在多年的临床实践中，杨教授结合不同疾病表现，继承前辈经验，在辨证基础上，灵活使用疏利少阳、辛通畅络等治法，并将温阳法与二者相结合，拓展了二法的内涵；在诊疗过程中视疾病之虚实适时调整补虚、泻实的力度，达到减轻症状、延缓进展、改善预后的目的。

（三）中西并用，优势互补

慢性肾功能衰竭是临床常见的难治病症，目前治疗方法以控制原发病及肾脏替代治疗为主。替代疗法虽可使部分患者病情暂时减轻和少数患者完全缓解，但由于治疗费用昂贵、副作用多、供肾来源有限、西药仅有少数对症药物等原因，至今尚无针对病因病理从根本上改善和恢复肾功能损害的办法，因此视本病为"慢性进行性不可逆转的病变"。中医学认为，慢性肾衰竭的病因一是邪盛，即血中蕴毒；二是正虚，即免疫力下降。因此在慢性肾衰的治疗上，运用中药扶元固本，并用西医的降压、透析等现代科学的快速手段祛除病邪，是常用的中西医结合治疗方案。

杨教授指出，在慢性肾衰的进展过程中，常有可逆性的诱发因素存在，如果能够积极地寻找并及时加以纠正，可使大部分患者的肾功能得到一定程度的恢复。临床上常见的可逆性因素有各种感染、有效血容量不足、高血压及心力衰竭、尿路梗阻、肾毒性药物等。中医药在防治这些可逆性因素造成的影响方面，具有整体调节的优势，常可取得较好的疗效。

慢性肾衰竭患者由于免疫功能紊乱、蛋白质热量摄入不足、营养失衡等因素，极易发生感染，但其临床症状常常不明显，容易产生感染的部位有呼吸道、胃肠道、泌尿系统，尤其是有糖尿病和尿路梗阻患者更易感染，败血症的发生也不少见。在感染发生时根据其不同的感染部位及性质进行辨证论治，不仅能取得良好疗效，还可以减少抗生素的耐药性和毒副作用。在未感染之时，可嘱患者服用玉屏风散，以增强抵抗力。

各种原因引起的失水、失纳、钠盐摄入过少、出血等均可使患者的有效血容量不足而造成肾小球滤过率下降，导致肾功能急剧恶化。此种肾功能不全不是由肾实质损害所致，是可逆的，只要及时补充血容量，提高胶体渗透压及联合利尿剂，改善血容量不足状态，待水肿消退后肾功能可迅速恢复。针对上述情况，杨教授常以温肾利水、疏利三焦法治之，方用真武汤合柴苓汤加减，疗效良好。

二、重视阳气，擅用附子

（一）阴阳之要，阳主阴从

阴阳是中国古代哲学的一对范畴，是对自然界相互关联的某些事物或现象对立双方属性的概括。中医学将之引用于阐释人体生命活动、疾病发生及病理变化，并指导疾病的诊断与防治。自《内经》始，阴阳学说已被广泛应用于医学问题及人与自然关系的阐释："阳化气，阴成形。"人体中具有推动、温煦、兴奋、升举等特性的事物及现象统属于阳，

 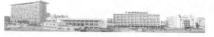

而具有凝聚、宁静、抑制、沉降等特性的事物及现象统属于阴。在阴阳的关系上,《素问·生气通天论》提出的"阳气者,若天与日,失其所则折寿而不彰""凡阴阳之要,阳密乃固""阴平阳秘,精神乃治"等观点,更倾向于强调阳气的主导地位。阳气在内促进人体的生长发育,推动精血津液的生成及运行输布,使摄入的物质化为能量以供生命活动所需;并将浊气排出体外,以维护脏腑功能的协调稳定与周身气机的通畅;在外固护体表,使人体顺应自然界气候及天气的变化,而减少外邪的侵袭。杨教授十分重视阳气在生命活动中的推动作用,他认为阳气运行不畅或阳气亏虚,一方面会导致脏腑功能减弱,进而使精血津液化生不足,湿浊瘀血等病理产物留存体内;另一方面会使卫外功能减弱,机体不能适应外界的变化,六淫邪气趁机侵犯人体,疾病丛生。因此,在治疗上强调时时固护阳气,要顺应阳气的生发特性,恢复阳气的正常输布,必要时可选用辛热之药物以补充阳气之不足。

(二) 阳虚阳郁,治有不同

阳气贵在流通,以发挥其推动、温煦、防御之功用。阳气运行不畅之阳郁,常表现为四末不温,而无其他阳虚表现,杨教授常用四逆散以升发阳气、舒畅气机。对于因湿阻气机而致阳郁者,常仿"通阳不在温,而在利小便"之法,选用淡渗之茯苓、猪苓、泽泻、滑石等导湿下行,则水湿得排,气机得通,阳气自达。

阳气亏虚亦有轻重之分。其轻者选用甘温之黄芪、党参即可,其甚者可用淫羊藿、巴戟天、杜仲、菟丝子等温肾助阳之类。对于体内阴寒内盛,阳气衰微者,参芪之属难以起效,常规温肾之品亦难奏功,针对此种表现,杨教授大胆选用附子,常可使沉寒痼冷得以祛除,并可从一定程度上改善患者的阳虚体质。《本草汇言》一书论述附子甚详,其引虞抟见解云:"附子,禀雄健之质,有斩关之能,引补气药行十二经,以追复散失之元阳;引补血药入营分,以培养不足之真阴;引发散药开腠理,以驱逐在表之风寒;引温暖药达下焦,以攻除在里之冷湿。"此论述极好地概括了附子的特点,合理配伍,堪为大用。

(三) 审证施治,擅用附子

在阳虚证的治疗上,历代医家十分重视附子的使用。以《伤寒杂病论》为例,论及附子运用的条文有51条,组成中含附子的方剂共32首,可谓遍及全书。通过对《伤寒论》110首处方用药频次进行分析发现,附子的使用频次位居第5位。明代医家张景岳将附子喻作"乱世之良将",并将其列入"药中四维"之一。从温阳角度而言,附子药宏力专,然其性峻猛,无数医家望而却步,使附子难尽其用。在准确辨证的前提下,杨教授将其应用于多种内科疾病的治疗中,所谓"用得其宜,与病相会,入口必愈,身安寿延(《本草经集注》)"是也。

在参阅古今医家临证应用附子的经验基础上,杨教授结合多年诊疗经验,总结出附子适应证。

附子症:神疲,面色白或晦暗,嗜卧欲寐,畏寒,四肢厥冷,尤其下半身或膝以下清冷,尿清,便溏等。

附子脉:脉微弱,沉伏,细弱。其中双侧尺脉沉细无力、右尺为甚,是应用附子的要点。

附子舌:凡舌淡胖苔薄白或水滑或白腻,边有齿痕,或舌色虽暗但舌质较嫩,多有津

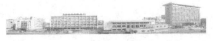

液，即舌无热象者，均为附子的使用指征。

杨教授同时指出，附子症、舌、脉俱见，使用附子自为对症，但有时患者症状不会表现得如此全面，此时关键在于舌脉的判别，舌脉符合，即可运用。

在附子剂量的控制上，他注重循序渐变，因人、因时、因地而异。初始多由小量起用，一般用量多在 15 ~ 70g 之间。患者初诊，辨证属附子证，最初剂量予 15 ~ 20g。若服药 1 周内未出现口干咽燥，舌体、口周麻木疼痛等不适，可以 5 ~ 10g 逐步追加剂量，直至临床症状得到明显改善。在附子剂量增加过程中，应密切关注患者的症状改变，若出现明显燥热表现或有外邪兼夹为患，可暂时减少附子用量或保持原剂量不变，必要时少佐以潜阳或清热之品。与此同时，不同患者体质各异，极量亦即最佳治疗量亦不尽相同，要灵活掌握，不可拘泥。他认为，当患者在某剂量出现口干咽燥，舌体口周麻木，甚至有心率减慢等中毒表现时，则此前最贴近中毒量的就应是该患者的极量。

对于部分患者服用附子后出现腹泻的现象，他认为此属附子鼓动阳气驱邪外出的正常表现，不必止泻。患者服用一段时间附子后腹泻好转，阳虚症状也随之改善，是为佐证。杨教授指出，四末发凉、腰酸冷痛、出汗、夜尿频多、腹泻等阳虚症状减轻甚至消失，是附子起效的有力佐证，其中最主要的是舌脉的改变。舌淡胖质嫩，舌苔薄白、白腻、水滑转为正常舌象，双侧尺脉逐渐有力，提示药证相投，并起到了主要的治疗作用，可考虑减量使用。

附子为大辛大热有毒之品，中病即止，不可久服。值得注意的是，撤减附子时，杨教授强调逐步撤减，撤减剂量及周期与初始加量过程相对应。究其缘由，附子阳热之偏性较大，持续使用至病情缓解并被稳定控制时，说明机体已逐步适应其性，患者自身阳气及附子之药气相叠加，与阴寒之病邪形成一种阴阳相互制衡的稳态，如骤然停用，必会造成阳虚阴盛，寒邪复至的恶果，从而使已稳定的病情反复，得不偿失。

煎服方法不当已被广泛认为是附子中毒的重要原因之一。杨教授强调必须严格按照规范进行煎煮，以防药物中毒。附子用量在 30g 以下时，先煎半小时即可；用量在 40 ~ 70g 时，应先煎 1 小时。除煎煮时间要足够以外，口尝无麻辣感亦为附子煎煮得当的另一指标。合理煎煮可保证在安全的基础上使药效得到充分发挥。

目前附子的炮制加工存在诸多问题，因此，他极为重视附子的饮片质量，处方后特别叮嘱患者至正规药房取药，并对附子的色质进行初步鉴别：优质附片颜色多呈黄色、略暗、微透明，一般体重、质硬、色黑、入口咸涩味重者多为炮制不当，不宜选用。

（四）合理配伍，固护阳气

慢性肾脏病尤其是晚期患者病情复杂，非一般轻灵药物能取效，附子药峻性强，可速达病所，复其阳气。临证时，杨教授常以附子、肉桂、干姜合用，同补三焦之阳气；加用熟地黄，一则防温热之性太过灼伤阴血，二则取阴中求阳之意，使阳得阴助而生化无穷。附子辛热，为"壮火"之属，《内经》云"壮火食气"，因此常以黄芪、太子参等补气之品与附子同用。在附子剂量超过 30g 时，常配伍磁石 30g 或生牡蛎 30g 以监制附子辛燥升浮之弊，温潜结合，更利于附子药效的发挥。对于使用附子类温阳药后出现咽喉肿痛、口腔溃疡等热象者，常合用砂仁、黄柏、肉桂以引火归原，调和阴阳。

对于肾病日久，肾络瘀滞闭阻不通者，将附子与地龙、土鳖虫、水蛭、僵蚕等活血通

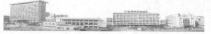

络药合用，可增强温通络脉之功用，促进瘀血及早排出。少阳三焦枢机不利是慢性肾脏病基础病机之一，在用柴胡、黄芩疏利气机的同时，据证酌加附子，可借其辛散之性使枢转之力大增，以使邪去正复。而对于畏寒肢冷、口苦便秘并见者，可将附子与大黄配伍使用，以附子之辛热去大黄寒凉之性，以助阳泻浊通便。附子与茯苓、泽泻、车前子等合用，可增强后者利水消肿之功。

患者阳虚之成因，绝非一途，禀赋差异、饮食不节、起居无常、病情迁延、各类药物应用不当皆可为导致阳虚的因素。故在应用温阳药物的同时，杨教授十分强调对患者生活方式的指导，配合药物治疗，以使机体阳气渐复，病邪难侵。饮食忌生冷，药宜热服，谨防寒从口入；起居、穿衣注意保暖，尤其注意腰部的保护，防止寒邪外侵；思虑过度、劳累工作皆可耗伤阳气，阳虚患者应合理安排作息，保证充足睡眠，调适心情，以使阳气及时得到充养；过于安逸（如久坐伤肉、久卧伤气）亦会耗伤正气，因此要鼓励患者进行适度的体育锻炼，以流通气血，生发阳气。

三、溺毒内蕴，温肾化浊

（一）肾虚浊停，温肾化浊

慢性肾功能衰竭是指各种肾脏病晚期，由于肾单位进行性破坏，残存肾单位不能充分排出代谢废物，致使体内代谢产物蓄积，水、电解质和酸碱平衡紊乱，以及肾脏内分泌功能障碍的临床综合征。本病大多数由慢性肾炎久治不愈所致，也可由高血压、糖尿病、自身免疫性疾病等累及肾脏所致。

据慢性肾功能衰竭的临床演变过程，可将其分属于中医学"关格""癃闭""水肿""虚劳"等疾病范畴。杨教授认为，本病的形成，存在虚、浊、瘀、毒四大病理机制，其中虚是主要病机，且以肾虚为主，兼及肝、脾、肺。随着病情进展，由于阴损及阳或阳损及阴，以致出现气阴两虚及脾肾阳虚等证，在正虚的同时夹瘀浊毒等实邪。水湿内蕴体内，日久化浊，浊腐成毒，毒滞成瘀，湿、浊、毒、瘀相互交结，蕴结于内，出现三焦阻遏、阴阳乖乱、气血耗伤等诸多病理变化，并形成恶性循环，最终邪陷心包，肾虚风动，神识昏迷，抽搐惊厥等危象显露，致心肾俱败而告终。

杨教授经多年临证实践发现，慢性肾衰竭患者群体，其病虽虚实并见，然以阴阳辨识，却总以阳虚见证者居多。肾为五脏之本，而肾中阳气乃为一身阳气之根本。肾中阳气衰亏，则余脏腑之功能低下，湿浊瘀血内生。因浊毒内停，患者常表现为恶心呕吐、食欲不振、倦怠乏力、口中氨味、皮肤瘙痒等症，对此应以祛邪为主，采用降逆泄浊法以缓解病情。基于此，他提出温肾化浊法，即在温扶肾阳的基础上，佐以利湿祛浊、化瘀通络，以标本同治，直中病机。临证时，常用萆薢、土茯苓降泻湿浊，以苏叶、黄连、半夏、砂仁之辛开苦降，以恢复脾胃之升降功能；用丹参、土鳖虫、地龙以活血化瘀通络，同时合用茵陈、蒲黄炭、大黄炭、生牡蛎以增强化瘀降浊之力；并用淫羊藿、杜仲之辛温、甘温，以温阳化气，促进浊邪的排出。

（二）消补并用，创立新方

慢性肾脏病进展到透析阶段，多属正气不足，邪实留恋，遣药组方时必须慎重。因为益气之品多属甘温，有助热之嫌；养阴之品多有滋腻，有生湿恋邪之弊，且甘温、滋腻又易阻遏气机；而通腑泄浊、活血化瘀之品多具有苦寒辛通之性，用之不当易于伤阴耗气。

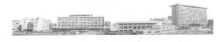

所以配伍用药时必须遵循祛邪而不伤正、扶正而不留邪的组方原则。杨教授针对腹透患者虚实夹杂的病机，结合多年临床经验，创立扶肾颗粒，由黄芪、当归、淫羊藿、陈皮、半夏、熟大黄、丹参、鬼箭羽8味中药组成。方以补益脾肾、益气养血之黄芪、当归、淫羊藿为君药，补益气血、温肾助阳；以和中降浊之陈皮、半夏为臣药；活血化瘀、祛邪解毒之熟大黄、丹参、鬼箭羽共为佐使。诸药合用，既能补充诸脏之不足以扶正，又能清除体内的湿浊、瘀血等病邪以祛邪，融"和""消""补"三法为一体，共奏温阳化浊之功。

动物实验已证实，扶肾颗粒可减轻腹透大鼠的肾功能损伤，保护残余肾功能；并可增强透析效能，改善腹透大鼠的超滤量及葡萄糖转运量，抑制腹透相关腹膜纤维化进程；其阻抑腹膜纤维化的具体机制，与下调促纤维化因子 TGF – β1、CTGF、IL – 6、CTGF 等表达，同时上调抗纤维化因子 HGF、BMP – 7 的表达有关，从而避免细胞外基质过度积聚，延缓纤维化进展。此外，扶肾颗粒对血管内皮生长因子（VEGF）的表达有一定抑制作用，可部分抑制腹膜血管新生及血管病变，进而保护腹膜透析效能。

扶肾颗粒还可明显改善慢性肾脏病患者中医证候，由杨教授牵头的以扶肾颗粒干预腹膜透析患者的多中心临床研究结果显示，在患者生存质量的改善方面，随着治疗时间的延长，扶肾颗粒的优势存在递增效应。扶肾颗粒还可增加腹膜透析患者尿毒素及水清除，延缓患者残余肾功能的丢失，从而提高患者透析效能。除此之外，扶肾颗粒还能通过增强患者食欲，降低主观综合营养评估（SGA）评分、升高人血白蛋白、血红蛋白水平，降低血清胆固醇、甘油三酯水平等方面改善 CKD 4 期及腹透患者营养不良状态，稳定肾功能。

肠道功能紊乱是尿毒症患者的常见并发症之一，也是影响腹膜透析者透析效能及腹膜透析导管稳定性的重要原因。肠道功能紊乱的患者可表现为不同程度的饮食减少、腹胀、腹痛、大便秘结或腹泻等，甚至可出现肠梗阻、腹膜炎等严重情况。通过对天津中医药大学第一附属医院 304 例规律腹透并存在肠道功能障碍患者病情资料的回顾性分析，证实扶肾颗粒在纠正腹透患者肠道功能障碍、改善中医证候、维持营养状态、维持超滤水平、保护残余肾功能等方面疗效确切。

营养不良亦是尿毒症患者常见的并发症，在运用扶肾颗粒的同时，杨教授建议此类患者应摄入高热量、高纤维素饮食，并强调低蛋白饮食配合 α 酮酸治疗，多法并用以提高患者营养状态。

综上，扶肾颗粒可从改善中医证候、保护残余肾功能、纠正肠道功能障碍、改善营养不良及延缓腹膜纤维化等方面提高腹膜透析患者生存质量，延长透析年限。

（三）因势利导，逐邪外出

除内服中药之外，杨教授将外治法引入慢性肾脏病患者的治疗之中，临床效果良好。他基于"因其重而减之"（《素问·阴阳应象大论》）的治疗思想，使用结肠透析配合中药保留灌肠法，一则通利大便，给邪以出路；二则使药物从肠道进入人体，借助肠壁的生物膜特性，依据渗透及扩散原理，一方面使灌肠中药透过肠壁进入血液循环发挥作用，另一方面将血中的毒素吸附到结透液中，促进毒素从肠道排出。灌肠中药多以生大黄、生牡蛎、丹参、制附子、蒲公英等为主。

皮肤作为人体表面积最大的器官，也是身体排毒的重要途径。成人皮肤总面积约为 1.6m^2，与肾小球滤过膜总面积相当。皮肤具有丰富的毛细血管及 200 多万个汗腺，汗腺

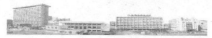

不仅具有分泌汗液功能，而且对水、电解质及其他物质有重吸收作用，故皮肤作为天然的透析膜，在排泄废物及保持水、电解质平衡方面与肾脏功能相似。终末期肾脏病患者多会出现持续性皮肤瘙痒，此种皮肤瘙痒多由尿毒素在皮肤的蓄积所致。杨教授据"肺主皮毛"理论，临证选用桂枝麻黄各半汤合用白鲜皮、地肤子、赤芍等凉血祛风药以宣肺祛邪，疗效甚好。同时，对于皮肤瘙痒较为严重者，嘱其用该药液湿敷患处，使药力直达病所。此外，以桂枝麻黄各半汤为主方进行皮肤熏蒸或药浴，亦是遵循了中医祛邪因势利导之法。

在长期临床实践中，杨教授倡导中西医结合治疗，在中医理论指导下，吸取西医学长处，并将之应用于慢性肾脏病诊治中；临证重视师承，在灵活运用疏利少阳、辛通畅络法的同时，将温阳法与之相结合，拓展了二者的内涵；强调时时固护阳气，擅长运用附子治疗多种内科疾病；针对慢性肾衰竭溺毒内停的病机特点提出温肾化浊法，并创立扶肾颗粒；将中医药广泛应用于腹透患者的治疗，提高透析充分性，改善了生存质量；将外治法（皮肤熏蒸、结肠透析）应用于慢性肾衰竭，丰富了慢性肾衰的治法，临床疗效显著，可为同道借鉴学习。

临证经验

一、慢性肾炎（血尿、蛋白尿）

肉眼血尿及镜下血尿为慢性肾脏病的常见临床表现，归属于中医学"血尿"范畴。杨教授认为，血尿的出现，多责之热、瘀的存在。邪热灼伤脉络迫血妄行，造成血尿；瘀阻脉络，血不循经，亦致血尿。热者寒之本为正治，但过用凉药则易造成瘀血内停；瘀血阻络自当活血化瘀，然活血力度把握不当则会造成新的出血。因此临证时杨教授常将凉血止血、化瘀止血、收敛止血三法结合使用，选用小蓟、白茅根、仙鹤草、血余炭、蒲黄炭、三七粉等以达到止血不留瘀、活血不伤正的目的。气虚亦是血尿的重要原因之一。气虚则血行不畅，形成瘀血；瘀血阻络，血失常道，溢出脉外而成尿血。气虚亦会造成血失所统，溢于脉外，产生血尿。对于血尿迁延不愈者，可酌情加入生黄芪、太子参以益气固本。

蛋白尿是慢性肾脏病中常见的临床表现，中医学并无"蛋白尿"这一病名，尿中蛋白本为人体精微物质，宜藏不宜泄，故该病与"精微下泄"相当。肾主藏精，蛋白从尿中漏出当责之于肾。肾气亏虚，自无力发挥封藏作用；风、湿、瘀血阻于肾络，影响肾之气化功能的发挥，亦会造成精微下泄，出现蛋白尿。因此，杨教授认为蛋白尿为风湿阻络，肾失封藏之病，治疗上常以收散结合为法，一方面用金樱子、芡实、五味子益肾固精以增强收敛之力，另一方面选用青风藤、威灵仙、络石藤等祛风除湿之品以祛邪；与此同时，基于肾络痹阻之病机，法曹教授辛通畅络之治，以虫类药僵蚕、水蛭、土鳖虫、地龙之善行，深入络脉，搜剔贼邪。对于慢性肾炎辨为虚证者，他常以参芪地黄汤为底方加减，以改善患者的症状。

在临床中有一些没有典型症状表现，仅因体检发现尿潜血或尿蛋白阳性的患者，传统中医对此无证可辨。他指出，对于无症状表现的慢性肾炎患者，要重视疏利少阳法的使

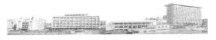

用。临证时可以柴胡、黄芩为基，再视蛋白尿、血尿程度之不同而酌情选用相应药物。

在多年的肾病诊治过程中，杨教授发现外感是慢性肾脏病进展的重要诱因之一，而肾病患者抵抗力减弱，更易招致外邪侵袭。结合临床中多数患者病情因外感而加重的现状，他指出在疾病平稳阶段要注意进行预防性治疗：一是以益气健脾法，使气血生化有源，可用四君子汤或参芪地黄汤加减；二是益气固表，以增强抵御外邪之力，可用玉屏风散加减治疗。对于已受外邪者，要尽早治疗以祛邪外出，及时用药可有效控制疾病进展。

二、糖尿病肾病大量蛋白尿期

糖尿病肾病（DN）乃至 DN 致大量蛋白尿在中医学中虽并无完全对应确切的病名，但依据发病的不同阶段可归属于"消渴/瘅""肾/下消""尿浊""水肿""虚劳""关格""溺毒"等范畴。关于其治疗，杨教授认为当从以下三点着手。

1. 治宜健脾益肾温阳

临床期 DN 出现大量蛋白尿时，则伴见倦怠乏力，头晕失眠，面色萎黄或苍白无华，纳呆，畏寒，小便清长，或见颜面及双下肢轻度浮肿，舌质黯，苔白，脉沉细等。他认为脾肾两虚应为临床期大量蛋白尿 DN 患者的首要病机，应以益肾健脾法为主立法，可以参芪地黄汤为基本方。病久阴损及阳，脾阳、肾阳不足，温煦气化、布散水津、分清泌浊功能失司，致湿浊内留，清浊相混，故出现尿浊时，更宜温阳固精。临证中可以温脾汤合理中汤，或真武汤、大黄附子汤、金匮肾气丸等加减。

2. 兼以活血化瘀通络

《金匮要略·水气病脉证并治》云："血不利则为水。"《血证论·阴阳水火气血论》云："瘀血化水，亦发水肿，是血病而兼水也。"糖尿病病程冗长，早期病起六郁，后阴虚燥热相因，煎熬津液致血行滞涩；加之所谓"久病多瘀""久病入络"，故 DN 发病即多兼夹瘀血。瘀血既是病因，又是推动 DN 进展的重要病理产物，贯穿 DN 疾病始终。瘀阻肾络，经脉不利，精气不能畅流，壅而外溢，遂使蛋白尿顽固难消。临床常见舌质紫暗、瘀斑，脉涩沉迟等。治疗上要注重活血化瘀、祛风通络药物的使用，常选地龙、土鳖虫、水蛭、蝉衣、青风藤、威灵仙等品，使瘀去络通。

3. 久病入络，缓缓图之

DN 久病毒邪入络，肾络既损，治疗时应缓缓图之，不可急于求成。于患者，应坚持服药，使疾病长期处于稳定可控的状态；服用汤剂依从性不佳时，可考虑间断制水丸，便于长期坚持并巩固疗效；于医者，一面晓以病患病情之难治，坚定其对于缓效之信心，另外不可妄下峻剂，以大剂量破瘀祛邪利尿之剂耗损正气，切防正气溃败反而加速患者 DN 进程。扶正祛邪应随患者体质、反应、节气等因人、因时制宜，防止"虚虚实实"之弊。

对消渴肾病大量蛋白尿期患者，他常以脾肾气虚兼阳虚血瘀立法，辨证之上，参芪地黄汤重用黄芪以健脾利水，再配合附子、淫羊藿、五味子等温阳固本；待大量蛋白尿稍有遏制，再予搜风剔络之土鳖虫、水蛭、地龙等破痼疾之瘀阻，息风安肾。

三、中医药改善腹透患者生存质量

1. 改善低蛋白血症

营养不良是持续不卧床腹膜透析（CAPD）的一个严重并发症，直接或间接地降低了 CAPD 的疗效，影响了患者的生存质量，增加了死亡危险性。众多并发症中，蛋白质能量

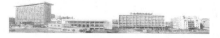

营养不良是较常见的一种，其发生率随着年龄的增长和透析疗程的延长而增加。引起营养不良的原因众多，但不外乎摄入不足和丢失过多两大类。目前，控制的方法主要包括饮食疗法、保护残余肾功能、调整透析方案等。中医药改善营养状态主要是通过对患者内环境的调整，改善症状，进而提高生存质量。

腹膜透析（PD）是目前治疗慢性肾衰竭晚期的一种较为有效的替代疗法，但不能纠正患者的低蛋白血症。中医辨证多为脾肾俱虚、气血亏损，从健脾补肾、益气养血着手防治 PD 患者低蛋白血症有较好的疗效。PD 患者每天从腹透液中丢失 10g 左右的蛋白质和其他营养物质，极易导致低蛋白血症和营养不良。在临证时对表现为脾肾亏虚，湿浊内蕴者，杨教授常用温胆汤为主方加减以改善食欲，增加蛋白质的摄取和吸收；对脾肾两虚，气血不足者，常以人参养荣汤健脾补肾、益气养血，在一定程度上改善低蛋白血症。

2. 改善综合营养状况

杨教授对长期 PD 患者合并营养不良者进行中医辨证分析，认为脾肾阳虚是其病机关键，临床分为气血亏虚、脾肾阳虚、气阴两虚、阴阳两虚 4 型，分别采用健脾益气养血、温补脾肾、阴阳并补、益气养阴的治疗原则，给予补中益气汤、归脾汤、温脾汤、参芪地黄汤、六味地黄丸、金匮肾气丸等方药治疗，并将其作为 PD 中心改善患者综合营养状况的中医治疗规范。

3. 改善 PD 患者胃肠道功能紊乱

PD 要求患者每周透析量不少于 50L 才能保证透析的充分性，每天透析时间为 20～24 小时。大量高糖溶液进入腹腔，使腹腔内环境发生改变，胃肠功能受到影响，主要表现为腹胀、厌食、纳呆、便秘和（或）腹泻等症状，是导致 PD 患者营养不良的主要原因，严重影响了 PD 患者的透析效果、生活质量及存活时间。目前对 CAPD 并发消化功能紊乱的治疗多以西药对症治疗为主。这种方法虽然可以缓解症状，但停药后复发率高。杨教授认为，患者因腹透液长期存留于体内，肠胃浸渍于水湿之中，湿浊弥漫三焦，困阻脾胃，气机失畅，使胃失受纳，脾失健运，传导失司，清浊不分，最终出现腹胀、便秘、腹泻、饮食减少等消化功能紊乱症状和营养障碍。其本质是脾胃虚弱，气机失调。

五脏之中，除肾以外，与气化功能最密切的就是脾，因此其所受影响也最大。临床上患者恶心、呕吐、纳呆等脾胃症状出现最早且贯穿始终是其明证。杨教授临证常用二陈汤、苏叶黄连汤、旋覆代赭汤等加减治疗。运用中医辨治，调整慢性肾衰竭患者的胃肠功能，减少甚至治愈胃肠紊乱的发生及复发，改善内在环境的平衡，改善患者营养状态，保护残余肾单位，延缓慢性肾衰竭的病程发展，有助于提高患者的生存质量。

4. 改善尿毒症皮肤瘙痒

瘙痒是慢性肾脏病尿毒症期的常见症状，大多数表现为大面积对称性、间歇性瘙痒，夜间加重，严重影响睡眠质量及患者情绪。瘙痒的发生，与透析不充分、血清钙磷升高、尿毒素蓄积、皮肤干燥等多种因素相关，因此在治疗上，杨教授强调首先要优化透析方案，以提高透析充分性，加强尿毒素的排出；其次调控钙磷水平，以减少钙、磷在皮肤的沉积，同时可在瘙痒局部施用润肤剂以增加皮肤湿度。

从中医角度来认知上述病理变化，杨教授提出尿毒症皮肤瘙痒的病机为浊毒蕴肤，营卫失和，瘙痒时轻时重，属"风邪致病"特点，基于此制定了泄浊解毒、调和营卫、祛风止痒的治法。临证时常以桂枝麻黄各半汤小发其汗以调和营卫，同时用赤芍、防风、地肤子、白鲜皮以祛风止痒，并加土茯苓、大黄炭、草薢、蒲黄炭等以泄浊解毒，待浊毒得泻、营卫通调，瘙痒自止。

四、尿路感染的辨证论治

尿路感染是临床常见病及多发病，以尿频、尿急、尿痛等膀胱刺激征为主要表现，属中医学"淋证"范畴。病位在肾与膀胱，且与肝、胆、脾、三焦有关。杨教授认为，肾虚为该病发病前提，湿热为主要致病因素，所谓"诸淋者，由肾虚而膀胱热也"（《诸病源候论·诸淋候》）。在此基础之上，少阳枢机不利为发病关键所在，因此治疗上十分注重疏利少阳三焦，以枢转气机，恢复三焦的网络调节功能。临证常以柴胡、黄芩疏利少阳，枢转三焦。柴胡可透泄少阳之邪，并能疏泄气机之郁滞；黄芩苦寒，清泄少阳之热；柴胡之升散，得黄芩之降泄，是疏利和解少阳三焦基本结构。此外柴胡、黄芩的比例为3∶2，柴胡的剂量大于黄芩说明治疗本病是以疏利为主、清热次之。现代药理学研究证实，柴胡、黄芩药对有杀菌、抑菌、抗病毒作用及提高机体体液免疫和细胞免疫的作用，为治疗尿路感染良药。

尿路感染表现以湿热证为主者，杨教授常以八正散加减治之；尿中白细胞较多者，他以之为"热毒"范畴，常加用白花蛇舌草、败酱草、土贝母、红藤、冬葵子以清热解毒、利尿通淋，必要时联合抗生素治疗。临床上尿路感染反复发作及难治性尿路感染患者，膀胱刺激征多不明显，仅表现为尿频、排尿不适，且常由劳累、着凉而诱发。他认为此属淋证之劳淋范畴，肾阳亏虚，无以温煦，膀胱失司，易受病邪侵袭而发病。因此在治疗上，即使患者没有明显阳虚表现，亦注重温阳法的使用，常以肉桂、小茴香之辛温，以助肾阳之气化；同时合用玉屏风散以补肺固表，肺肾同治，金水相生，以增强阳气卫外而为固之力。在口服中药的同时，他常仿《金匮要略》狐蜃病之治，嘱患者用内服中药汤液熏洗外阴，内外同治以加快向愈，临床疗效良好。

五、常用药对

在慢性肾脏病多年的诊疗中，杨教授形成了独特的用药思路与配伍规律。兹以常用药对为例，介绍其用药特色。

1. 蝉蜕–僵蚕

蝉蜕、僵蚕是杨教授治疗蛋白尿、血尿时的常用药对。蛋白尿、血尿持续不解，属中医学"精微下泄"范畴，多因气的升提不及、下降过多所致，因此，治疗上常用蝉蜕、僵蚕升提清阳，临床常有较好疗效。此法出自升降散，因血尿、蛋白尿表现以气升不及为主，故去掉降气之大黄、姜黄，保留升阳作用。僵蚕可"清化而升阳"，蝉蜕能"清虚而散火"，二者合用轻清化浊以升阳气。

2. 青风藤–威灵仙

青风藤、威灵仙同属祛风湿药，二者均可祛风湿、通经络。杨教授认为风邪患贯穿于肾脏病的始终，因此临证之时十分重视祛风法的使用。常规的祛风解表药只能去除肌表之风邪，肾病日久风邪停留于阴络之中，难以剔除，造成蛋白尿持久不消，故杨教授常选用青风藤、威灵仙之辛以通络，祛除深伏脉络之风邪。

3. 小蓟 – 白茅根

小蓟味甘苦、性凉，入心、肝经，善清血分之热而凉血止血，并有散瘀之效，故有凉血不留瘀的特点；白茅根味甘、性寒，归肺、胃、膀胱经，不仅能凉血止血，还可清热利尿，对湿热下注膀胱之血尿尤为适宜。杨教授常合用二药治疗血尿，镜下红细胞计数较多者可加生侧柏叶、苎麻根以增强凉血止血之功。

4. 柴胡 – 黄芩

柴胡、黄芩为疏利少阳之主药，柴胡可解表退热，黄芩能清热泻火，二者合用疏解半表半里之邪。柴胡还可升举阳气，黄芩可泻火降浊，二药相伍，升清降浊，可治疗由湿热内蕴阻滞三焦引起的气机不利。杨教授常用之以疏通三焦通路、畅达三焦气机，配合益气、固涩诸法，共同恢复三焦气化功能。

5. 丹参 – 地龙

丹参味苦、性微寒，归心、心包、肝经，功效活血调经、祛瘀凉血，性微寒而势缓，能祛瘀生新；地龙味咸、性寒，归肝、脾、膀胱经，可清热息风、通络利尿。对于血尿、蛋白尿顽固不消者，杨教授认为此由络脉瘀阻所致，因此常选用丹参、地龙以活血化瘀通络，祛除伏于络脉之瘀，瘀去则血能归经，精微输布通畅，血尿、蛋白尿自消。

6. 金樱子 – 芡实

金樱子、芡实合用，即水陆二仙丹（《洪氏经验集》）。方中金樱子酸涩而平，可固精缩尿止带；芡实甘涩而平，可益肾健脾，固精止带。二药相伍，对蛋白尿可起到标本兼治的作用。临证之时，杨教授常将此方用于蛋白尿的治疗中，效果显著。实验证实，水陆二仙丹能减轻阿霉素肾病大鼠病理损伤，降低蛋白尿，且在改善营养状况、调节蛋白质及脂肪代谢方面有良好作用。

7. 菟丝子、覆盆子、五味子、枸杞子、车前子

菟丝子、覆盆子、五味子、枸杞子、车前子为五子衍宗丸之主药，可滋阴助阳、固精止遗，原为遗精、阳痿、不育所设。据其肾精亏虚不能封藏的特点，杨教授将之引申用于蛋白尿的治疗。菟丝子补肾助阳，覆盆子、枸杞子补肾固精，五味子之酸收以固精，车前子之利湿以祛邪。五药合用，补泻兼施，对治疗肾虚为本、湿热为标的蛋白尿、血尿效果良好。

医案选介

一、慢性肾炎

病案1

宋某，女，33 岁，个体经营者，2015 年 4 月 26 日初诊。

主诉及现病史：尿蛋白、尿潜血 5 月余。患者于 2014 年 11 月单位体检中发现尿蛋白（＋＋）、尿潜血（＋＋＋），未予重视；后因双侧眼睑浮肿就诊于天津某医院住院治疗，期间行肾穿刺活检，病理诊断为局灶增生型 IgA 肾病，对症治疗后复查尿蛋白（＋）、尿潜血（＋＋），病情稳定出院，后为求中医治疗就诊于杨教授门诊。现症：周身乏力，双眼睑肿胀，偶有腰痛，双下肢不肿，小便有泡沫。

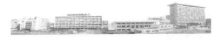

既往史：否认糖尿病、高血压等慢性病病史。

体格检查：血压120/80mmHg，余（－）。舌红，苔黄腻，脉细略滑。

辅助检查：尿常规示：尿潜血（＋＋＋），尿蛋白（＋＋），镜下红细胞180个/微升，尿比重1.010。24小时尿蛋白定量0.408g/L。

西医诊断：慢性肾小球肾炎－局灶增生型IgA肾病。

中医诊断：慢肾风。少阳不利，风湿扰肾，瘀热阻络。

治法：疏利少阳，祛风通络，凉血化瘀。

处方：柴胡15g，黄芩10g，小蓟30g，白茅根30g，仙鹤草30g，生侧柏30g，丹参30g，三七3g（冲服），蝉蜕10g，僵蚕10g，青风藤30g，威灵仙15g，杜仲15g，金樱子30g，五味子30g，生甘草6g。14剂，日1剂，水煎服。

二诊：服上方后诸症好转，但仍感乏力，双眼睑微肿，纳寐可，二便调，舌红苔白，脉细双尺无力。尿常规示：尿潜血（＋＋），尿蛋白（±），镜下红细胞70个/微升，尿比重1.010。

舌苔黄腻已退，热象不著，故去生侧柏，加黄芪30g，太子参、白术各15g，防风10g。继服14剂。

三诊：患者无明显不适，纳寐可，二便调，舌红苔薄白，脉细。复查尿常规示：尿潜血（±），尿蛋白（－），镜下红细胞10个/微升，尿比重1.010，24小时尿蛋白定量0.135g/L。

调整处方如下：生黄芪30g，太子参15g，熟地黄25g，山萸肉15g，山药15g，小蓟30g，丹参30g，三七3g（冲服），蝉蜕6g，威灵仙20g，络石藤30g，菟丝子30g，金樱子30g，五味子30g，芡实30g，生甘草6g。28剂，日1剂，水煎服。

【按】本案首诊以乏力、双眼睑肿胀、腰痛、小便有泡沫、舌红苔黄腻、脉细略滑为辨证要点，证属少阳不利，风湿扰肾，瘀热阻络，故处方以柴胡、黄芩疏利少阳，蝉蜕、僵蚕、青风藤等疏风通络，小蓟、白茅根、丹参等凉血化瘀，杜仲、金樱子、五味子益肾固涩，生甘草调和诸药。二诊患者诸症好转，但仍感乏力，脉细双尺无力，此时应以调补脾肾为主，故予中药前方加大量黄芪合太子参、白术、防风以益气固表。三诊患者未诉不适，脉细，故予加减参芪地黄汤以扶正，蝉蜕、威灵仙、络石藤辛畅通络，小蓟、三七、丹参止血活血，金樱子、芡实等固涩益肾。杨教授临证中急则治标，先以疏利少阳、疏风通络、化瘀止血为要；后以调补脾肾为主，标本兼顾，巩固疗效。杨教授始终以疏风通络之法贯穿始终，主次分明，诸症兼顾，故效如桴鼓。

病案2

黄某，女，42岁，会计，2011年9月4日初诊。

主诉及现病史：发现镜下血尿2月余。患者2月余前因体检发现镜下血尿，尿常规检查示：尿潜血（＋＋＋），镜下红细胞265.4个/微升，为肾性红细胞。现症：面赤汗出，咽干咽痛，周身畏寒，时感腰疼，经期正常，月经量少、色暗红，偶有血块，大便正常，日一行，纳可，寐差多梦。

既往史：否认。

查体：血压120/82mmHg，余（－）。舌暗红苔少，脉沉细，双尺无力。

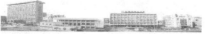

辅助检查：泌尿B超示双肾大小正常，未见明显著变。

西医诊断：镜下血尿。

中医诊断：血尿。肾阳亏虚，虚火上浮，瘀热阻络。

治法：温肾散寒，凉血化瘀通络。

处方：金匮肾气丸合小蓟饮子加减。

附子30g（先煎），肉桂15g，熟地黄25g，山茱萸15g，山药15g，茯苓10g，丹皮10g，泽泻10g，小蓟30g，藕节炭30g，仙鹤草30g，三七6g（冲服），生黄芪30g，当归15g，丹参30g，炙甘草15g。7剂，日1剂，水煎服。

二诊：2011年9月11日。咽干咽痛大有缓解，腰痛畏寒好转，汗出依旧，夜寐较前改善，大便溏，舌暗红苔薄，脉沉细。

方证相投，故在原方基础上，改附子50g（先煎1小时），并加桃仁、红花各15g以增强活血化瘀之力。7剂，日1剂，水煎服。

三诊：2011年9月18日，面色正常，腰痛减轻，畏寒好转，仍有汗出，肠鸣矢气，大便正常，纳可寐安，舌暗红苔薄，脉较前有力。

效不更方，继续增加附子用量至70g（先煎1小时），并加用生牡蛎30g，一则以其潜阳之功来监制附子辛燥升浮之弊，一则用以其性之收敛来固涩止汗。14剂，日1剂，水煎服。

四诊：2011年10月5日。腰痛消失，畏寒减轻，汗出明显减少，复查尿常规示：尿潜血（＋）。镜下红细胞10个/微升。

患者阳虚症状大减，故逐渐减少附子用量；原方调理40余剂时，附子减至10g，患者面色正常，畏寒消失，汗出已愈，夜寐安稳，月经趋于正常，脉缓有力。尿常规全阴性。痊愈。

【按】患者以血尿前来就诊，伴面赤汗出，咽干咽痛，一派上焦热象；然问及下焦，则腰部畏寒、疼痛之寒证明显，脉象沉细双尺无力亦为肾阳虚之力证。杨教授认为，此证为下焦阴盛格阳于上，所谓"肾阳虚极，阴寒内盛，以致阳微不能内守，而上飞外越"。患者面赤、咽痛、咽干，乃虚阳上浮之象。腰部冷痛，舌暗红苔薄，脉沉细双尺无力，反映了疾病的本质为阴寒内盛。本病犹如冰上起火，若投以寒凉之剂，上焦之热非但不能除，下焦之寒亦会随之加重；莫若用温化之法温阳散寒，俾肾寒得温，虚火自降。患者之血尿，乃瘀热阻络，血不归经所致，故治疗上以凉血化瘀止血通络为主。

二、反复发作性尿路感染

王某，女，68岁，退休，2013年8月5日初诊。

主诉及现病史：尿频、排尿不适感2年余。患者2年前出现尿频，排尿不适，化验尿常规白细胞数目不详，曾于多家医院门诊治疗，临床诊断为尿路感染，经用抗生素治疗后得以缓解。但其后病情反复发作，间断服用抗生素（具体用药不详），每遇风寒、劳累后出现尿频，排尿不适，小便涩，但无尿急、尿痛等症状，现为求进一步系统治疗就诊于杨洪涛教授门诊。现症：尿频，排尿不适，小便量少色黄，尿道灼热，无伴尿急、尿痛，少腹坠胀，乏力畏风，腰部发凉、酸痛，口疮，口中黏腻，纳可寐安，大便秘结。

既往史：否认。

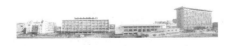

查体：血压 135/80mmHg，余（-）。舌红苔黄腻，脉沉弦。

辅助检查：尿常规检查示：尿白细胞（+++），白细胞 250 个/升，尿蛋白（+），尿潜血（-），尿比重 1.020。

西医诊断：反复发作性尿路感染。

中医诊断：淋证（劳淋）。肾阳不足，湿热下注，气机郁滞。

治法：温补肾阳，清利湿热，疏利少阳。

处方：萆薢分清饮加减。

萆薢 15g，菖蒲 10g，柴胡 15g，黄芩 10g，土茯苓 30g，土贝母 15g，大血藤 15g，苦参 15g，金银花 10g，小茴香 10g，肉桂 10g，大黄炭 20g，白花蛇舌草 30g，生甘草 6g。14 剂，日 1 剂，水煎服。

二诊：2013 年 8 月 19 日。诸症好转，仍有乏力腰酸，纳寐可，二便调，舌红苔黄，脉沉弦。复查尿常规示：尿白细胞（+），尿蛋白（+），尿潜血（-），白细胞 77.5 个/升，尿比重 1.015。

患者热毒表现减轻，故于上方中去金银花、苦参，增加扶正之生黄芪 30g，太子参 15g，杜仲 15g。继服 2 周，患者诸症好转，尿常规（-）。

【按】本案辨证要点在于患者为老年女性，素体阳虚加之长时间应用抗菌药物，病久伤及肾阳，导致肾阳亏虚，湿热下注，形成寒热错杂之证。杨洪涛教授强调老年慢性尿路感染的治疗，单纯使用清热利湿之品常难以获效，常加用小茴香、肉桂以复下焦温化之职，以疏利少阳、温肾清利为法，整体调节，效如桴鼓。

三、慢性肾功能衰竭

姜某，男，46 岁，工人，2014 年 9 月 28 日初诊。

主诉及现病史：间断双下肢水肿 4 年余，加重 1 周。患者 4 年前发现双下肢水肿，未予重视。后间断水肿，未予治疗。1 周前患者无明显诱因出现双下肢水肿，查尿常规示：尿蛋白（+），尿潜血（+），镜下红细胞 20.5 个/微升。肾功能检查示：肌酐 285μmol/L，尿素氮 10.6mmol/L，尿酸 491mmol/L。血常规检查示：血红蛋白 109g/L。遂就诊于杨教授处。现症：双下肢水肿，晨起眼睑浮肿，周身乏力，腰部酸痛，食欲不振，时有恶心欲吐，寐安，小便尚可，大便黏腻不畅。

既往史：否认。

查体：双下肢水肿，余（-）。舌淡苔腻微黄，脉沉细。

辅助检查：查尿常规示：尿蛋白（+），尿潜血（+），镜下红细胞 20.5 个/微升。肾功能：肌酐 285μmol/L，尿素氮 10.6mmol/L，尿酸 491mmol/L。

西医诊断：慢性肾功能衰竭（慢性肾脏病 4 期）。

中医诊断：水肿。湿浊停滞，脾肾亏虚。

治法：降逆泄浊，温阳化湿。

处方：萆薢分清饮、苏叶黄连汤、二陈汤合方加减。

萆薢 15g，菖蒲 10g，苏叶 10g，黄连 10g，陈皮 10g，半夏 10g，土茯苓 30g，蒲黄炭 30g，杜仲 15g，淫羊藿 15g，车前子 30g（包煎），丹参 30g，土鳖虫 10g，熟大黄 10g（后下），生甘草 6g。14 剂，日 1 剂，水煎服。

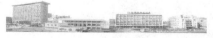

二诊：2014 年 10 月 12 日。下肢水肿减轻，恶心呕吐明显减轻，仍腰酸痛，食欲不振，寐安，二便调，舌淡苔薄黄，脉弦。

前方去苏叶、黄连、熟大黄、车前子，加焦山楂 15g，焦神曲 30g，大黄炭 30g。14剂，日 1 剂，水煎服。

三诊：2014 年 10 月 26 日。双下肢水肿已愈，腰部酸痛略减，纳寐可，二便调，舌淡红苔薄黄，脉弦细。复查肾功能：肌酐 235μmol/L，尿素氮 9.9mmol/L，尿酸 450mmol/L。血红蛋白 112g/L；尿常规：尿蛋白（±），红细胞（±），镜下红细胞 15.8 个/微升。

效不更方，续服 14 剂，日 1 剂，水煎服。

后因患者外出，按上方继续服药 1 个月，复查肾功能：肌酐 218μmol/L，尿素 10.3mmol/L，尿酸 470mmol/L。后该患者规律于杨教授门诊治疗，病情稳定。2015 年 9 月 7 日门诊复查肾功能：肌酐 182μmol/L，尿素氮 10.4mmol/L。

【按】患者湿浊内停表现明显，因此治疗侧重于除湿泄浊，药用草薢、菖蒲、土茯苓、蒲黄炭，并借熟大黄之泻下以导邪外出；以辛开苦降之陈皮、半夏、苏叶、川连流通气机，用丹参、土鳖虫以搜剔络脉之浊邪；加淫羊藿、杜仲温肾化气以助浊毒排泄，全方共奏降逆泄浊、温阳化湿之功。患者服药近一年，血肌酐水平稳步下降，肾小球滤过率从最开始的每分钟 22mL/1.73m^2，逆转至每分钟 38mL/1.73m^2（由 CKD4 期至 CKD3 期），从一定程度上延缓了肾脏病的进展，证实了温肾化浊法对慢性肾功能衰竭的有效性和安全性。

四、尿毒症不安腿综合征

王某，男，45 岁，2012 年 6 月 11 日初诊。

主诉及现病史：双下肢虫蚁爬行感，夜间加重 2 个月。患者 10 余年前因血肌酐升高被诊断为慢性肾功能不全，3 年半前因尿毒症行腹膜透析治疗。2 个月前患者无明显诱因出现双下肢虫蚁爬行感，卧位及夜间明显，严重影响睡眠，精神不振。经加强腹膜透析、口服镇静药后症状缓解不明显，为求中医药治疗前来就诊。现症：精神萎靡，双下肢虫蚁爬行感，时有触电感，卧位及夜间明显，捶打及站立行走后缓解，已连续 4 日夜间未入睡，纳差，24 小时尿量约 300mL，大便日一行。

既往史：高血压 6 年。平素口服苯磺酸氨氯地平，血压控制在（120～140）/（75～90）mmHg。

查体：血压 132/84mmHg。舌淡暗边齿痕，苔白，脉沉弦。

辅助检查：血肌酐 560～750μmol/L，尿素氮 14.5～23.7mmol/L，血红蛋白 87～113g/L。

西医诊断：尿毒症不安腿综合征。

中医诊断：血痹。正虚邪恋，营卫不和，筋脉失养。

治法：益气温经，和血通痹，调和营卫。

处方：黄芪桂枝五物汤和桂枝甘草龙骨牡蛎汤加减。

生黄芪 30g，桂枝 10g，白芍 10g，当归 15g，川芎 10g，生龙骨 30g，生牡蛎 30g，生甘草 10g，酸枣仁 30g，生姜 3 片，大枣 4 枚。7 剂，日 1 剂，水煎服。

二诊：2012 年 6 月 18 日。双下肢虫蚁感明显减轻，夜间可入睡 4 小时，疲倦感明显

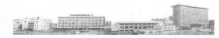

缓解，仍觉捶打及站立、行走后较卧位时轻松，时有腰酸，舌淡苔白，脉沉弦。

前方治疗有效，予前方基础上加杜仲 10g，川续断 10g。

此方加减服用 2 月余，患者双下肢虫蚁感消失，精神不振消失，捶打双下肢及站立行走后与平卧位时自觉无明显差异。随访至 2013 年 3 月，患者未再出现明显双下肢虫蚁爬行感。每日睡眠 5～6 小时。

【按】尿毒症不安腿综合征是尿毒症患者常见的感觉运动神经病变，严重程度因人而异。中医学对此病无确切命名，《伤寒杂病论》中所描述的"血痹""痉病""腿挛急"等与本病的表现相似。杨教授根据多年临证经验，将此病按照"血痹"辨治，灵活施用黄芪桂枝五物汤，疗效满意。本案以黄芪为君，甘温益气，补在表之卫气。桂枝散风寒而温经通痹，与黄芪配伍，益气温阳，和血通经；桂枝得黄芪益气而振奋卫阳，黄芪得桂枝，固表而不致留邪。芍药养血和营而通血痹，与桂枝合用，调营卫而和表里，两药为臣。生姜辛温，疏散风邪，以助桂枝之力。大枣甘温，养血益气，以资黄芪、芍药之功；与生姜为伍，又能和营卫，调诸药，以为佐使。另加入酸枣仁、龙骨、牡蛎、当归、川芎、杜仲等，取重镇安神、补肾活血养血之功。诸药合用，配伍精当，共奏益气温经、活血养血、和血通痹之效。

五、尿毒症皮肤瘙痒

闫某，男，58 岁，退休，2014 年 7 月 21 日初诊。

主诉及现病史：周身瘙痒 2 月余。患者慢性肾功能衰竭血肌酐升高 3 年，规律腹膜透析治疗半年（1.5% 腹透液 ×3 袋，血肌酐控制在 600μmol/L 左右），病情控制尚稳定。2 个月前无明显诱因出现周身瘙痒，曾间断采用中西医结合治疗，包括应用清热利湿类中药及加强透析，效果均欠佳。现症：面色萎黄，乏力，周身瘙痒甚，双下肢水肿，呕恶间作，纳少，寐欠安，腹膜透析顺利，24 小时超滤量约 300mL，尿量少，大便调。

既往史：否认。

查体：血压 145/80mmHg，双下肢水肿。舌暗淡苔黄厚腻，脉弦。

辅助检查：血肌酐 598μmol/L，尿素氮 10.38mmol/L。

西医诊断：尿毒症 - 皮肤瘙痒。

中医诊断：皮肤瘙痒。邪郁肌表，营卫失和，湿热蕴结。

治法：发汗散邪，调和营卫，清热利湿。

处方：桂枝麻黄各半汤加味。

麻黄 6g，桂枝 6g，白芍 6g，杏仁 6g，赤芍 15g，防风 10g，苦参 10g，地肤子 30g，土茯苓 30g，白鲜皮 30g，牡丹皮 10g，土鳖虫 10g，大黄炭 20g，生甘草 6g。7 剂，日 1 剂，水煎服。

二诊：2014 年 7 月 28 日。周身瘙痒、乏力较前好转，双下肢水肿，时有恶心，纳少，夜寐安，腹膜透析顺利，24 小时超滤量约 650mL，尿量少，大便调，舌暗淡苔黄腻，脉弦，血压 140/80mmHg。

前方去土鳖虫、土茯苓，加半夏 10g，砂仁 10g。7 剂，日 1 剂，水煎服。

三诊：2014 年 8 月 4 日。诸症减轻，周身瘙痒较前明显好转，纳可，夜寐安，腹膜透析顺利，尿量少，大便调，舌淡苔黄微腻，脉弦，血压 140/85mmHg。复查肾功能：血

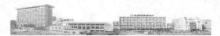

肌酐 510μmol/L。

前方去牡丹皮、苦参、地肤子，加萆薢 15g、蒲黄炭 20g。7 剂，日 1 剂，水煎服。

四诊：2014 年 8 月 11 日。诸症基本缓解，继续服用原方 5 剂，皮肤瘙痒完全消失。后规律复诊，患者病情稳定，瘙痒到目前为止基本未再复发。

【按】杨教授指出，本案的辨证要点为尿量少，24 小时超滤量约 300mL。患者尿量、超滤量减少，浊毒内停，不能下输于溺窍，反而郁滞肌表，导致营卫失和。故以桂枝麻黄各半汤为底方，合防风以发汗散邪，调和营卫，舌苔黄厚腻提示湿热蕴结，故以苦参、白鲜皮、地肤子清热燥湿止痒；牡丹皮、赤芍、土鳖虫以凉血活血止痒；土茯苓、大黄炭以降逆泄浊。并可加强透析强度以促进毒素排出。二诊时因恶心、纳少故去土鳖虫、土茯苓，加半夏、砂仁以和胃降逆；三诊时湿热证减，故去牡丹皮、苦参、地肤子，而增加降浊之萆薢、蒲黄炭以治本。方证相应，效如桴鼓。

六、肾病综合征

刘某，男，32 岁，工人，2011 年 1 月 2 日初诊。

主诉及现病史：双下肢水肿 3 月余，加重 1 周。患者于 2010 年 9 月无明显诱因出现双下肢水肿，经当地治疗不效，于 2010 年 11 月于我院住院治疗，诊断为肾病综合征，予强的松治疗，水肿消退后出院。1 周前患者水肿复作，遂来诊治。现症：颜面及四肢水肿，口干口渴，面部烘热，纳呆，心烦不寐，大便偏干。现服用强的松 40mg/d。

既往史：否认。

查体：颜面及双下肢水肿，血压 130/70mmHg，余（-）。舌质暗红，舌边苔薄黄，舌中苔少，且见裂纹，脉象细数。

辅助检查：24 小时尿蛋白定量 3.77g，人血白蛋白 20.1g/L，肾功能（-）。

西医诊断：肾病综合征。

中医诊断：水肿。少阳枢机不利，湿热内盛，兼有阴伤。

治法：疏利少阳，祛风行水，清热利湿，兼以养阴。

处方：防己黄芪汤合柴苓汤加减。

黄芪 30g，防己 15g，白术 15g，茯苓 30g，柴胡 15g，黄芩 30g，泽泻 30g，车前子 30g（包煎），生薏苡仁 30g，萆薢 30g，生地黄 15g，玄参 10g，栀子 15g，白花蛇舌草 30g，丹参 30g，地龙 15g，焦山楂 15g，陈皮 10g，熟大黄 10g，生甘草 10g。14 剂，日 1 剂，水煎服。

二诊：2011 年 1 月 16 日。患者服药 2 周后，诸症好转，效不更方，继服前方 2 周。

三诊：2011 年 1 月 30 日。双下肢微肿，倦怠嗜睡，微有畏寒，活动后易汗出，纳可寐安，大便不成形，舌淡苔白润，脉沉细，血压 120/80mmHg，24 小时尿蛋白定量 2.1g。

杨教授考虑激素使用日久，耗气伤阳，于前方基础之上去栀子、白花蛇舌草、熟大黄、防己，加党参 15g，菟丝子 30g，枸杞子 15g，肉苁蓉 30g。

14 剂，日 1 剂，水煎服。并嘱患者每周撤减 5mg 激素。

四诊：2011 年 2 月 13 日。症状缓解，查 24 小时尿蛋白定量 1.7g，人血白蛋白 28.6g/L。继服前方 4 周。

五诊：2011 年 3 月 13 日。激素撤减至 10mg，复查 24 小时尿蛋白定量 0.5g，人血白蛋白 29.4g/L，双下肢不肿，阳虚明显，表现为倦怠乏力，四肢欠温，面白畏寒。

于前方加附子 30g（先煎），肉桂 10g。14 剂，日 1 剂，水煎服。嘱患者强的松 10mg 至少服用 3 个月，再以每两周减 2.5mg 至停药。

患者半年后复查尿蛋白阴性，人血白蛋白 37g/L。

【按】患者初诊时服用激素 2 个月有余，出现了面热心烦、口干口渴、纳呆、浮肿等湿热内盛的表现，舌中裂纹、苔少、脉象细数提示阴液受损，因此在治疗上除疏利少阳、清热利湿行水之外，加用生地黄、玄参以养阴生津，丹参、地龙以活血利水。三诊时水肿减轻，尿蛋白定量下降，因此调整激素用量，同时患者出现气虚、阳虚的表现，因此酌加党参、菟丝子、枸杞以益气补肾温阳。五诊时激素已减至维持剂量，阳虚证明显，因此加用附子、肉桂以增强温阳之力，并要求患者减慢激素撤药速度以防复发。由上可知，杨教授在激素使用的不同阶段，通过精准辨证、据证施治、灵活用药，达到了减轻激素副作用、提高疗效的目的。

七、痛风性关节炎

杨某，男，75 岁，退休，2012 年 5 月 14 日就诊。

主诉及现病史：左侧足踝部红肿热痛 7 天。患者 10 余年前体检发现血尿酸升高，未予重视；后间断发作痛风，服用降尿酸药后好转。7 天前无明显诱因出现左侧足踝部红肿热痛，就诊于我院老年病门诊，查血尿酸 740μmol/L，考虑"痛风急性发作"，予口服院内制剂及苯溴马隆片 50mg，每天 1 次，服药 1 周后病情未见好转。患者为进一步治疗，就诊于杨教授门诊。现症：神清，精神可，左侧足踝部剧痛、肿胀，且左踝活动受限，口苦，纳可，寐安，二便调。

既往史：2 型糖尿病病史 15 年。

查体：血压 120/78mmHg。左侧足踝皮温高，皮色发红。舌质暗红，舌苔黄腻，脉弦。

辅助检查：血尿酸 740μmol/L。

西医诊断：痛风性关节炎。

中医诊断：热痹。热毒壅盛。

治法：清热解毒，活血止痛。

处方：四妙勇安汤合丹参饮加味。

金银花 30g，玄参 15g，当归 12g，川芎 15g，忍冬藤 30g，丹参 30g，降香 10g，砂仁 10g，土茯苓 60g，泽泻 30g，威灵仙 15g，海桐皮 30g，生甘草 10g。7 剂，日 1 剂，水煎服。

二诊：2012 年 5 月 21 日。诉左侧足踝部红热肿痛缓解。复查血尿酸 378μmol/L。

为巩固疗效，前方去忍冬藤、海桐皮，加萆薢 30g，车前子 30g（包煎），生薏苡仁 30g，继服汤药 2 周。随访观察患者半年，痛风未再复发。

【按】痛风性关节炎是由于尿酸盐沉积在关节囊、滑囊、软骨、骨质和其他组织中而引起病损及炎性反应，表现为受累关节红肿灼热、疼痛难忍。本病属中医学"热痹"范畴。杨教授用四妙勇安汤以清热解毒止痛、丹参饮以活血化瘀止痛；配忍冬藤、威灵仙、海桐皮以祛风通络止痛；并用土茯苓、泽泻以利尿降浊，促进尿酸排泄；生甘草调和诸药。二诊时患者足踝部红热肿痛缓解，故去忍冬藤、海桐皮，而加萆薢、车前子、生薏苡仁以增强利湿泄浊之功。标本同治，肿痛自除。

八、顽固性耳痛、耳鸣

余某，女，39 岁，职员，2011 年 1 月 10 日初诊。

主诉及现病史：耳痛、耳鸣伴有动脉搏动感间断发作半年，加重 1 周。患者半年前无明显诱因出现耳痛、耳鸣，伴有动脉波动感，于北京等各地医治均未见得效，用药以清热、滋养肝肾为主，间有活血理气之品，均未奏效。近 1 周来因工作繁忙又发作难忍，故慕名来杨教授处就诊。现症：双耳隐痛、掣痛，耳鸣时作，鸣声不休，偶感闷胀，发作时常伴有动脉搏动感。平素畏寒，衣着较厚，月经量少色淡，大便不成形，2～3 日一行，纳可，寐欠安。

既往史：否认。

查体：血压 134/76mmHg。舌红苔少，脉沉细无力。

西医诊断：耳痛，耳鸣。

中医诊断：耳痛，耳鸣。脾阳不足，中气下陷，清窍失养。

治法：补中益气，升阳举陷。

处方：补中益气汤加味。

生黄芪 30g，党参 30g，白术 15g，陈皮 10g，升麻 10g，柴胡 15g，枳壳 10g，防风 10g，当归 15g，熟地黄 25g，丹参 15g，蝉衣 10g，肉桂 6g，干姜 15g，炙甘草 10g。7 剂，日 1 剂，水煎服。

二诊：2011 年 1 月 20 日。自诉服药当晚症状即减，且其后 1 周耳鸣耳痛发作频次渐减，整体精神、气力亦有提升。仍肢冷，寐欠安。

在前方基础上去陈皮、蝉蜕，加附子 30g（先煎），白芍 15g，葛根 15g，桂枝 30g，生牡蛎 30，夜交藤 30g。14 剂，日 1 剂，水煎服。

2 周后患者致电称诸症得解，耳鸣耳痛未再复发，精力大增，月经量色接近正常。

【按】《景岳全书·耳证》云："凡暴鸣而声大者多实，渐鸣而声细者多虚。"其治上宜清疏，中宜升补，下宜滋降。耳为肾窍，虚证耳鸣耳聋多从肾论治，但若单纯以补肾之六味地黄丸等治疗耳鸣，则往往未能收全效。此例患者耳鸣遇劳则重，四肢困倦，劳怯神疲，便溏舌淡，再结合脉象，确为清气不升，清窍失养之证。故予以益气升阳、补脾健土，并加用温阳之品以助脾阳升发，使清窍得养，耳鸣、耳痛自除。

九、痛证

李某，女，58 岁，退休，2012 年 3 月 11 日初诊。

主诉及现病史：头痛及周身疼痛 50 余年。患者诉自幼即常感头痛及周身疼痛，遇冷加重，不能自止，口服止痛剂已逾 40 年，剂量逐渐增大，现每日口服 8～12 片。右下肢时麻木，常有冷感，着衣较厚。家族中多人亦有顽固性头身疼痛，并有止痛片依赖。现症：头痛，周身疼痛，酸楚不适，无恶寒发热等外感表现，纳寐可，二便调。

既往史：否认。

查体：血压 128/84mmHg，余（-）。舌紫暗苔白润，脉弦细略涩。

辅助检查：风湿免疫 3 项阴性，未见其他明显异常。

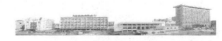

西医诊断：原发性疼痛。

中医诊断：痛证（头身疼痛）。阴寒痼结，兼有湿邪。

治法：温阳散寒，除湿止痛。

处方：乌头桂枝汤合四逆汤加减。

附子30g，川乌15g，磁石30g，桂枝30g，白芍30g，川芎30g，白芷20g，肉桂10g，干姜20g，炙甘草15g。川乌、附子、磁石均先煎30分钟。7剂，日1剂，水煎服。

二诊：2012年3月18日。疼痛及冷感俱略有减轻，舌边口疮，舌紫暗减，色略转红，舌苔薄白，脉弦细。调整处方如下：

附子50g，川乌40g，磁石30g，桂枝30g，白芍30g，知母30g，生地黄30g，生白术30g，生麻黄30g，葛根15g，干姜40g，川芎30g，砂仁10g，黄柏20g，肉桂6g，炙甘草20g。川乌、附子、磁石均先煎1小时。21剂，日1剂，水煎服。

三诊：2012年4月8日。服药3周后，头身疼痛及周身畏寒、酸楚减轻，每日仅需服2~4粒止痛剂，自觉咽干，舌红苔白中稍黄，脉弦略滑。

前方改附子70g（先煎1.5小时），川乌50g（先煎1小时），干姜60g，另加牛膝15g，威灵仙15g。

四诊：2012年4月29日。诸症俱减，神情轻松，现每日服1~2片止痛剂即可安然度过，仍略觉咽干口燥，舌红苔薄黄，脉细略滑。嘱患者守方续服3周，以巩固疗效。

后患者未再复诊，2个月后电话随访，患者已停药，诉疼痛不适大为缓解，普通家务等俱可自理。

【按】本例患者较为特殊，其痛证为先天、家族性，并无明确病因可寻，因而辨治难度较大。从疼痛日久，遇冷加重，时有冷感，舌色紫暗、苔白等症状辨为阴寒痼结证，周身酸楚提示兼有湿邪困表。故在治疗上先以温经散寒止痛之乌头桂枝汤、四逆汤投石问路，起效后逐步增加附子、乌头用量，并佐以封髓丹以监制附子、乌头之温燥，磁石潜阳，牛膝、威灵仙祛风除湿，活血止痛；同时，取麻黄之升散宣通以祛寒止痛，并引药达表，配生地黄以益阴，生白术以固表除湿，三者合用使气血流通。全方共奏通阳散寒、除湿止痛之功。方中生麻黄用量为30g而不发汗，是因为用等量生地黄、生白术为佐之故。

论　著

杨洪涛教授已发表学术论文200余篇。其中，第一作者22篇，通讯作者110余篇，现择要列目如下。

[1] 杨洪涛，耿丽芬，欧阳斌，等. 肾炎2号方对家兔膜性肾炎低蛋白血症及肾功能的影响. 河南中医，1999（1）：25-26.

[2] 杨洪涛，白云静，黄文政. 肾康宁对家兔膜性肾炎肾组织形态学及肾血流动力学的影响. 中国中西医结合肾病杂志，2001（5）：256-258.

[3] 杨洪涛，欧阳斌，黄文政. 活血软坚方治疗家兔膜性肾炎的实验研究. 北京中医，2002（5）：268-271.

[4] 杨洪涛，何永生，林燕，等. 黄文政教授中西医结合治疗肾病综合征的临床经

 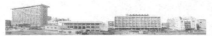

验．中国中西医结合肾病杂志，2002（6）：317－319.

［5］杨洪涛，邢海涛，赵菁莉，等．活血软坚方对家兔膜性肾病肾组织病理学及细胞因子的影响．天津中医药，2003（2）：53－56.

［6］杨洪涛，赵菁莉，邢海涛．腹膜透析治疗尿毒症心肌病的临床研究．中国中西医结合肾病杂志，2006（12）：716－717.

［7］杨洪涛，邢海涛，赵菁莉．癃清片治疗慢性前列腺炎、前列腺增生临床疗效观察．天津医药，2006（12）：853.

［8］杨洪涛．活血软坚方对大鼠膜性肾小球肾炎肾小管间质损害影响的实验研究．中国中西医结合肾病杂志，2007（9）：517－521＋559.

［9］杨洪涛，曹式丽，黄聪莉．肾苏合剂对腺嘌呤所致大鼠肾间质纤维化影响的实验研究．河南中医，2007（10）：21－24.

［10］杨洪涛．影响腹膜透析患者生存质量的若干因素及中医药干预之对策．中国中西医结合肾病杂志，2009（6）：471－474.

［11］杨洪涛．慢性肾衰竭的中西医结合治疗策略．中国中西医结合肾病杂志，2010（1）：3－4.

［12］于乐洋，杨洪涛．结肠透析联合中药灌肠治疗肠淤张腹透漂管16例．湖北中医杂志，2011（4）：35－36.

［13］张建朋，杨洪涛，赵菁莉，等．319例腹膜透析临床分析．天津医药，2011（12）：1154－1155.

［14］张建朋，杨洪涛．慢性肾功能衰竭中医外治法的临床应用探析．江西中医药，2011（8）：48－49.

［15］杨洪涛，鲁盈，邓跃毅，等．扶肾颗粒辨证干预腹膜透析患者的多中心临床研究．中国中西医结合肾病杂志，2012（5）：410－412.

［16］杨洪涛，张建朋，赵菁莉，等．扶肾颗粒对腹膜透析相关性腹膜纤维化的影响及其作用机制的实验研究．中国中西医结合肾病杂志，2012（6）：482－486.

［17］杜伟伟，杨洪涛．大鼠腹膜间皮细胞原代培养方法．中国中西医结合肾病杂志，2012（8）：709－710＋759.

［18］杜伟伟，杨洪涛．肾疏宁对体外培养大鼠腹膜间皮细胞AQP1表达的影响．中国中西医结合肾病杂志，2012（10）：857－860.

［19］杜伟伟，杨洪涛．AQP1与腹膜透析超滤相关研究进展．中国中西医结合肾病杂志，2012（11）：1020－1023.

［20］杜伟伟，杨洪涛．MTT检测肾疏宁含药血清对大鼠腹膜间皮细胞的作用．中国中西医结合肾病杂志，2012（12）：1050－1052.

［21］邓跃毅，杨洪涛，王怡，等．国医大师张琪教授诊治尿路感染的经验．中国中西医结合肾病杂志，2012（4）：286－287.

［22］李洁，杨洪涛．附子减毒增效略谈．浙江中医杂志，2012（1）：12－13.

［23］杨洪涛，尚懿纯，曹式丽，等．肾疏宁方对腹膜纤维化大鼠腹膜组织细胞外基质积聚的影响．中国中西医结合杂志，2013（12）：1683－1689.

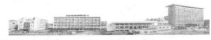

[24] 杨洪涛，姜晨．糖尿病肾病心脑血管并发症的诊断与中西医结合治疗．中华肾病研究电子杂志，2013（4）：173 - 176.

[25] 杨洪涛，尚懿纯，曹式丽，等．肾疏宁抑制腹膜透析腹膜纤维化大鼠基质及新生血管的实验研究．中国中西医结合肾病杂志，2013（4）：294 - 298.

[26] 李洁，杨洪涛，杨波，等．益气养阴、活血通络法对糖尿病肾病（Ⅲ期）中医证候及尿蛋白影响的研究．中国中西医结合肾病杂志，2013（3）：230 - 232.

[27] 武士锋，杨洪涛．中医肾病文献研究的思考与探索．中国中西医结合肾病杂志，2013（1）：93 - 94.

[28] 杨洪涛，曹式丽，赵菁莉，等．扶肾颗粒提高腹透患者生存质量、防治腹膜纤维化相关研究．天津中医药，2013（11）：659.

[29] 杨洪涛．腹膜透析合并营养不良的现状及中西医干预策略．中国中西医结合肾病杂志，2014（10）：847 - 852.

[30] 杨波，李洁，任桐，等．102 例维持性腹膜透析营养不良患者中医证型分布特点．中国中西医结合肾病杂志，2014（7）：587 - 590.

[31] 杨波，任桐，李洁，等．扶肾颗粒改善腹膜透析患者营养不良的临床研究．中国中西医结合肾病杂志，2014（3）：234 - 236.

[32] 李洁，杨洪涛，杨波．扶肾颗粒基于"和、消、补"中医三法防治腹膜纤维化的组方分析．中国中西医结合肾病杂志，2014（8）：737 - 738.

[33] 姜晨，杨洪涛，张冬璇．温肾健脾、活血通络法干预糖尿病肾病Ⅳ期尿蛋白及肾功能的临床研究．中国中西医结合肾病杂志，2014（8）：708 - 710.

[34] 杨波，苏行，任桐，等．维持性腹膜透析营养不良患者中医证型分布规律研究．江苏中医药，2014（7）：31 - 33.

[35] 姜晨，王佳丽，宫欣茹，等．中药灌肠对 5/6 肾切除大鼠肾衰竭模型微炎症状态的影响．天津中医药，2014（9）：556 - 559.

[36] 姜晨，杨波，范淑芳，等．中药干预腹膜透析肠功能障碍的疗效观察．天津中医药，2014（8）：462 - 465.

[37] 杨洪涛．论中医药在腹膜透析治疗中的地位和作用．临床肾脏病杂志，2015，15（8）：452 - 456.

[38] 杨洪涛．腹透导管应用现状及导管相关并发症的干预对策．中华肾病研究电子杂志，2015（3）：145 - 149.

[39] 杨洪涛．重视凝血酶在肾间质纤维化中的地位及中医虫类药的干预作用．中国中西医结合肾病杂志，2016（4）：283 - 286.

[40] 杨洪涛．中药结肠透析在慢性肾脏病中的应用和地位．临床肾脏病杂志，2016，16（6）：324 - 326.

[41] 于雷，杨洪涛．血管紧张素Ⅱ对肾小球血管内皮细胞损伤机制的研究．中国实验方剂学杂志，2016（2）：207 - 210.

[42] 任桐，杨洪涛．系膜增生性肾炎与特发性膜性肾病的中医证型特点及中医诊治优化方案疗效研究．中国医药导报，2016（24）：160 - 165.

［43］赵焕东，李洁，杨洪涛．辛通畅络法对 FSGS 大鼠尿蛋白及血浆白蛋白的影响．中医学报，2016（8）：1131-1134.

［44］杨波，乔延恒，赵岩茹，等．从十年文献分析探寻中医药诊治慢性肾衰竭病因病机．辽宁中医杂志，2016（1）：58-59.

［45］周胜元，杨波，侯长青，等．慢性肾衰竭患者的营养状态变化的研究．中国中西医结合肾病杂志，2017（1）：26-29.

（注：以上论文，杨洪涛教授除任第一作者外，均为通讯作者。）

【整理者】

魏丽娟　女，1990 年 9 月出生，天津中医药大学 2016 级中医内科学博士研究生在读，导师为杨洪涛教授。

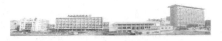

刘 华 一

名家传略

一、名家简介

刘华一，男，1963 年 3 月 28 日出生，汉族，山东人，医学博士，教授，主任医师，研究员，博士研究生导师。天津市中医药研究院附属医院副院长。国家中医药管理局重点专科脾胃病专科学术带头人。天津市"131"人才培养工程第一层次人选。第二批全国老中医药专家学术经验继承工作指导老师学术继承人。天津市首批中青年名中医，天津市名中医。现任中华中医药学会脾胃病分会常务委员，中国医促会胃病专业委员会常务理事，天津市中医药学会常务理事，天津市中医药学会脾胃病专业委员会主任委员，《天津中医药》杂志常务编委等。获《人民日报》中华优秀发明创造者、天津市"十五"立功奖章、天津市青年岗位能手、中华中医药学会科技之星、红桥区拔尖人才等称号。

二、业医简史

刘华一教授 1985 年本科毕业于天津中医学院（现天津中医药大学），随后在天津市中医药研究院附属医院脾胃科工作。他师从当代著名脾胃病专家高金亮教授，随师查房侍诊，学习高教授"脾胃气血升降论"治疗脾胃病、和法治疗外感及内伤杂病、调和气血法防治中老年虚证、健脾强骨法防治老年骨质疏松症、健脾填精法治疗妇科不孕症等临床经验；参加高教授领衔的胃癌前病变、中老年虚证的科学研究；博士研究生期间师从张伯礼院士，系统学习了中医及中西医结合科研思路及方法，为日后的临床及科研奠定了坚实的基础。

除在本院的临床及科研工作外，刘华一教授曾在天津市第一中心医院进修内镜技术，为中西医结合临床和科研打下良好基础。他受邀参与"构筑健康老龄社会"等多项大型义诊活动；响应卫生健康委员会号召，坚持于医联体合作单位的社区卫生服务中心为患者诊病；发起并组织京津冀学术论坛，成立京津冀脾胃病联盟，为三地脾胃病学术交流及临床水平的提高尽最大努力。在 32 年的从医历程中，刘华一教授始终得到前辈的关怀指导和同道的支持帮助，通过坚持不懈的临床及科研实践，积累了丰厚的学术经验，成为医学界认可和患者尊敬的中医临床医师。

三、主要贡献

（一）临床

刘华一教授从事中医内科临床工作，在脾胃病领域积累了丰富的临床经验。在应用益

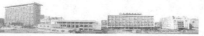

气养阴行消法治疗胃癌前病变，中西医结合经胃镜直接给药"祛腐生肌"法治疗胃溃疡和十二指肠溃疡，中医药辨证治疗溃疡性结肠炎、防治术后残胃炎，中西医结合治疗脂肪肝，中西医结合根除幽门螺杆菌、治疗晚期食管癌，以脾胃理论指导治疗原发性骨质疏松症、痛风、皮肤病等疑难杂症方面均取得良好疗效。

（二）教学

作为导师，刘华一教授十分注重中医药事业的薪火相传，言传身教坚持不懈地培养中医脾胃病学科后备力量，将其临床与科研经验毫无保留地传授给学生。他在临床上一直承担着天津中医药大学中医内科、中西医结合专业实习生的临床实习带教工作，先后培养包括海外留学生在内的硕士研究生22名，博士研究生8名。

（三）科研

刘华一教授在系统总结临床疗效的同时，还进行了实验研究，完成了国家"七五"重点攻关课题"中西医结合治疗脾虚型慢性萎缩性胃炎的临床与实验研究"。针对胃癌前病变，进行了"胃癌前病变的中医辨证规律及基础研究"，为胃癌前病变辨证分型论治的统一提供了依据，深化了对胃癌前病变的认识，提高了对其早期干预的能力，并推广了胃转安一号、二号在临床的应用，推动了本学科领域学术发展。研究完成的从早期胃癌筛查到早期中药干预治疗的方案，在胃癌早期的筛查和预防胃癌发生、减少肿瘤治疗费用等方面，具有一定的社会效益和经济效益。

他主持和参与国家级、部市级和市卫生局级科研课题多项，获国家中医药管理局科技进步二等奖2项、天津市科技进步三等奖2项；在系统总结临床疗效的基础上，根据脾胃病病程新久及病情轻重，参与研制了安胃一号、安胃二号、安胃三号、胃转安一号、胃转安二号、珍芪颗粒、脾胃宝外敷散共计7种院内制剂，并将其推广应用，取得较好疗效。

1. 科研获奖

（1）计算机舌诊文摘及检索系统，获1989年度天津市科学技术进步三等奖，第5完成人。

（2）脾虚型慢性萎缩性胃炎的临床及实验研究，获1991年度国家中医药管理局科技进步二等奖，第6完成人。

（3）五参保乾（坤）方防治老年前期虚证的临床及实验研究，获1993年度国家中医药管理局科技进步二等奖，第4完成人。

（4）胃癌前病变的中医辨证规律及基础研究，获2016年度天津市科学技术进步三等奖，主持人。

2. 科研项目

（1）天津市卫生局科技基金项目，癌前病变大鼠端粒酶活性与细胞增殖及凋亡关系动态研究，2000年4月~2003年4月，主持人。

（2）天津市自然基金面上项目，胃癌前病变大鼠端粒酶活性及中药干预动态研究，2000年7月~2003年6月，主持人。

（3）天津市卫生局中医中西医结合科研基金项目，胃癌前病变辨证论治规律研究，2000年9月~2004年9月，主持人。

（4）国家中医药管理局"十五"攻关项目，李竞学术思想及临证经验研究，2005年

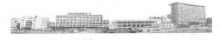

6月~2006年5月，主持人。

（5）国家自然基金面上项目，基于 NF－κB/STAT3 信号通路研究半夏泻心汤对胃癌前病变"微环境调和"的作用机制，2013年1月~2016年12月，第2完成人。

（6）天津市卫生局重点项目，胃癌前病变及早期胃癌筛查方案研究，2014年1月~2015年12月，主持人。

（7）天津市科委支撑计划，早期胃癌和胃癌前病变筛查及胃癌前病变的中医药干预诊疗方案研究，2016年3月~2019年4月，主持人。

学术思想

一、治病重视调脾胃

刘华一教授常言："中焦固而百病去。"百病不已，宜从中焦论治，中气得充，全身脏腑得以濡养。脾胃执中央行运化之能，化气生血，营养脏腑，斡旋升降，调畅气机，故而健脾益胃可使机体阴阳、气血建立新的动态平衡。正如孙思邈《备急千金要方·胃府脉论》所云："五脏不足调于胃。"李东垣《脾胃论·脾胃盛衰论》也说："其治肝、心、肺、肾，有余不足，或补或泻，唯益脾胃之药为切。"刘华一教授在中医内外妇儿各科疾病的治疗中，十分重视脾胃功能的强健。如诊治皮肤病，认为"有诸内者，必形诸外"。内因脾胃运化功能减退，或湿邪浸淫，或津枯血燥，致使机体外部出现诸多皮肤病变。又如治疗更年期综合征，指出中焦乃"水谷之海，气血生化之源"，而女子以血为养，《灵枢·决气》言"中焦受气取汁，变化而赤，是谓血"，故调理脾胃中焦，使气血生化不息，水谷之精源源不断输注于肾，使肾精得以充盈，疾病向愈。

（一）重视脾胃为气血生化之源

气与血是人体内的两大基本物质。刘华一教授认为，气血的生成及运行虽与多脏腑功能有关，但与脾胃功能的强弱尤为相关。《灵枢·营卫生会》云："人受气于谷，谷入于胃，以传于肺，五脏六腑皆以受气。"《灵枢·决气》云："中焦受气取汁，变化而赤，是谓血。"《济阴纲目·调经门》云："血生于脾。"可见脾胃为气血的生化本源。脾胃受纳运化功能正常，则气血化生有源，气血充足；脾胃受纳运化功能失常，则气血生化乏源，病邪滋生。治病求本，故调理气血应本于顾护脾胃。对偏于气虚的证候，选用升运、益气之品，如黄芪、白术、党参、茯苓之属，方剂多用补中益气汤、四君子汤、参苓白术散加减以补脾健胃，根据情况酌情以枳实消痞丸或厚朴生姜半夏甘草人参汤加减，使补中有通、补行兼施，不呆补、不壅补；偏于阳虚者则用黄芪建中汤合理中丸加减以温补脾胃，阳虚较重者则考虑加附子、肉桂、九香虫等加强温阳效用，或用四神丸壮命门之火以暖脾；偏于阴虚者，针对胃腑喜润的生理特性，取益胃汤之沙参、麦冬、玉竹，配以天花粉滋养胃阴，补其不足，使后天之本运化不竭；脾湿重者，则投以芳香醒脾之味。

（二）重视脾胃为气机升降之枢纽

气的运行称作气机，其基本形式为升、降、出、入。气自下而上的运行谓之升，气自上而下的运行谓之降，气由内向外的运行称之出，气由外向内的运行称之入。气的升降出入是人体生命活动的根本。如先天之气和水谷之气需要通过升降出入才能遍布全身，发挥

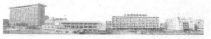

其生理功能。而精、血、津液亦须经过气的运动才能在体内周流不息，濡养人体。人体脏腑、经络、形体、官窍的生理活动及其之间的相互联系与协调都需要通过气的运动得以实现。故《素问·六微旨大论》言："出入废则神机化灭，升降息则气立孤危。故非出入，则无以生长壮老已；非升降，则无以生长化收藏。是以升降出入，无器不有。"

人体的脏腑、经络、形体、官窍是气升降出入的场所。气的升降出入运动，也是在脏腑、经络、形体、官窍的生理活动中体现出来的。具体到脏腑之气而言，其运动规律是：心肺位置在上，在上者宜降；肝肾位置在下，在下者宜升；而脾胃位置居中，连通上下，是人体之气升降转输的枢纽。虽然从某个脏腑的局部生理特征来看，气机升降出入有所侧重，如肝气、脾气主升，肺气、胃气主降；但从整体上看，升降出入需要协调平衡，人体之气才能正常运行，各脏腑才能发挥其正常生理功能。可知升降出入是人体生命活动的基本形式，升降失调是疾病发生的渊薮，调理升降则是治疗疾病的基本原则与重要手段。脾胃居于中焦，为全身气机升降出入之枢纽，其在协调脏腑间气机升降出入的平衡中有着十分重要的作用。

李杲《脾胃论·天地阴阳生杀之理在升降浮沉之间论》云："盖胃为水谷之海，饮食入胃，而精气先输脾归肺，上行春夏之令，以滋养周身，乃清气为天者也。升已而下输膀胱，行秋冬之令，为传化糟粕转味而出，乃浊阴为地者也。"脾气主升而能运，升举脏腑稳定其位、运送水谷精微充养人体、运化津液周流全身。胃气主降而能纳，受纳饮食促其消化、吸收、排泄。《临证指南医案·脾胃》云："脾宜升则健，胃宜降则和。"脾胃升降协和，纳运正常，则水谷精微腐熟，精气滋生，清升浊降，上下通达，气机调畅。

从气机的角度出发，脏腑的生理功能可概括为升清阳、降浊阴、出不需、入所需，气的升降出入有度。脏腑疾病的形成或演变过程，则可看作是气的升降出入运动障碍或失调的过程。具体来说，脏腑的病理状态可概括为气之升降出入的不及、太过、不调和反作。临床上可据此以指导辨证、立法、遣方、用药，亦能推测疾病转归预后。

一般而言，外感之病，责之出入失序，其位在表，病情轻浅；内伤之病，归于升降失常，其位在里，病情较重。升不及，降太过多为虚证。脾不升清，在上可见头目眩晕，精神疲怠；在中可见腹胀满闷；在下可见便溏、泄泻。脾气虚弱，无力升举，反而下陷，则出现如胃下垂、脱肛、阴挺等脏器下垂症状。升太过，降不及，多属实证。胃失通降，则出现纳呆、脘闷、脘胀、脘痛、大便秘结等症。胃气不降反而上逆，则出现恶心、呕吐、呃逆、嗳气等胃气上逆之候。伤寒的寒热互结或温病的湿热痰浊阴邪壅滞及杂病脾虚湿阻，皆致气不升降，发为痞满。

在治疗时应根据药物升降浮沉的不同特性来遣方用药，或升提，或沉降，或发散，或收敛，或升降并用。胃病失于和降且多燥，吴达《医学求是·治霍乱赘言》云"胃润则降"，故常用润药如沙参、石斛、百合、麦冬、白芍等；脾病失于运化而多湿，故多用升药、燥药如砂仁、白蔻仁、党参、葛根、苍术等。《临证指南医案·脾胃》云："太阴湿土，得阳始运，阳明燥土，得阴始安。"刘华一教授进一步指出，脾属阴，需得胃阳助之而不湿；胃属阳，需由脾阴制之而不燥。升阳太过反伤胃阴；养阴太过，又易引发湿邪而伤脾阳。脾胃阴阳燥湿相济是保持脾胃纳运、升降协调的必要条件。故脾胃常需同调，用药上则是相反相成：病在胃燥盛者，主用润胃之药如石斛、麦冬，佐少量燥脾之药如砂

607

仁；病在脾湿盛者，主用燥脾之药如豆蔻、苍术，佐少量润胃之药如百合。

由于脾胃病的升降功能相互影响，协同为用，临床上应当升降同调。刘华一教授惯用四逆散（柴胡与枳壳同用，一升一降）、半夏泻心汤（黄连、黄芩与半夏、干姜苦辛并用，辛开苦降）、左金丸（黄连与吴茱萸，苦辛开泄）中的经典升降同调组合，在剂量与配伍上灵活化裁，调理脾胃气机。同时，在方药中少佐风药如苏叶、荆芥穗，以及芳香之品如藿香、佩兰、绿萼梅，取风药升清、芳香助运之意，辅助调理气机升降以提升疗效。

（三）调脾胃常从滞论治

脾胃失运，升降失调，气血津液运行失常，多会使痰湿、瘀血、食积羁留体内，干扰机体的正常功能，加重病理变化，甚至引起新的病变。临床中刘华一教授统称痰湿、瘀血、食积三者为"滞"，常从滞论治以调理脾胃。

1. 治湿

刘华一教授认为治湿是调理脾胃功能的重要一环。因脾喜燥恶湿，脾健则水液正常运行，《医学求是·治霍乱赘言》云"脾燥则升"。就是说明脾气健运的前提条件之一就是脾燥而不被水湿痰饮所困。若脾失健运，水液不得运化，反而在体内停聚产生水湿痰饮等病理产物；水湿产生后，又反过来困遏脾气，致使脾气不升，脾阳不振；外在湿邪侵入人体，亦可困阻脾阳，致脾失健运。内外湿邪与脾虚互为因果，如环无端，理脾若不治湿，则疾病迁延而难愈。故理脾不治湿，效不彰也；治湿不理脾，非其治也。治疗上，刘华一教授指出湿邪宜温化不易过用苦燥，宜分消不宜过于苦泄，宜助运不宜过补壅塞。温化用砂仁、苍术、白扁豆，分消用薏苡仁、虎杖，助运用苏梗、扁豆花。若见湿热合邪，则依据湿热轻重加减应用青蒿、黄芩、黄连、白头翁等药，慎用少用过于苦寒之药以免伤脾。若见寒湿共存，则配以紫苏、香薷、藿香等药散寒化湿。

2. 化瘀

刘华一教授指出，脾胃之病多为慢性病，容易反复发作，古代医籍有"久病入络""久病致瘀"的说法。脾胃病日久，脾胃功能受损，中焦气机升降失调，迁延日久势必影响气血运行，形成气滞血瘀的证候，此时应活血行气通络，促进脾胃正常生理功能的恢复，从而为胃脘部症状的缓解打下良好的基础。治疗上应养血与活血相辅，养血多用当归、白芍、鸡血藤等。活血则据病情新久轻重遣药：血瘀轻症予丹参饮、金铃子散加减；瘀血较重者丹参饮中檀香易为降香或用三七粉、失笑散、桃红四物汤加减，更重者用三棱、莪术；久痛不愈者加王不留行、路路通通络止痛；气滞明显者加乌药。

3. 消积

胃的主要生理功能是受纳和腐熟饮食水谷，脾的主要生理功能是运化水谷精微，二者纳运相得，共同完成饮食的初步消化。刘华一教授在辨证论治的基础上习惯佐用消食药以消积之法促进脾胃运化。《素问·痹论》云："饮食自倍，肠胃乃伤。"饮食不节常常导致脾胃纳运失常而饮食停滞。对此，除了用益气健脾药外，还应用炒麦芽、炒谷芽、炒鸡内金、炒山楂、炒神曲、炒槟榔等药消食导滞。其用意有三：一是健脾胃，使脾胃功能复健，助纳运，促进食物消化吸收，气血得生，机体得养；二是消除食积，避免食积日久化湿生痰，病情生变。三是减轻脾胃的负担，让脾胃得到休息，从而加快其生理功能的恢复进程。

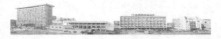

（四）调理脾胃重视大便正常为指标

《素问·五脏别论》云："凡治病必察其下。"刘华一教授在临证中重视以大便的正常作为衡量脾胃功能健运的指标。因为"盖有诸内者，必形诸外"（《丹溪心法·能合色脉可以万全》），大便作为饮食通过人体消化吸收后的终端产物，其正常与否与脾胃消化系统的功能直接相关。脾胃功能好则大便常常调畅，脾胃功能不好则往往大便不调。通过询问患者大便次数（便秘、泄泻）、便质（完谷不化、溏结不调、便血）、排便感（排便不爽、肛门气坠、大便失禁）的异常情况，可以帮助了解疾病的寒热虚实，从而指导脾胃功能的调理。排便不畅、大便偏干、大便秘结可因胃肠积热、胃阴亏虚、脾胃气虚、湿邪困脾、血虚肠道失润、肝脾气滞、肾阳不足等诸多原因引起。对其治疗宜审证求因，例如刘华一教授取仲景桂枝附子去桂加白术汤之意，对于大便硬者加白术治之，认为便秘之本在脾虚者，白术健脾治本。并通过长期临床验证指出，白术需生用且大剂量使用方可取效。泄泻多因外感、食伤而起，病本在脾胃损伤，常兼有肝郁、肾虚，刘华一教授将其分五型（脾胃虚弱、肝气乘脾、肾阳虚衰、气虚水停、寒热错杂）论治。大便见完谷不化者，新病属食滞胃肠，除应用消食药外，刘华一教授还习惯配二陈燥湿化痰、理气和中，配炒薏苡仁健脾渗湿，消痰湿、积滞之标兼以顾护脾胃之本；久病属脾肾阳虚，温肾暖脾用四神丸加减、偏脾阳虚者用理中丸加减、偏肾阳虚者用肾气丸加减、脾肾阳虚不著而表现寒热错杂者用乌梅丸加减。便血可因脾气虚不统血，或胃肠积热、湿热蕴结所致。对于前者应补气，常用生黄芪，气虚甚者改用炙黄芪；对于后者应清热燥湿，常用黄芩、黄连，并主张在保证疗效的基础上味少量小，中病即止，防止苦寒伤脾，苦燥伤津。大便溏结不调、排便不爽者，多是肝郁脾虚所致，常用痛泻要方加味；若是脾虚肝旺，则选用异功散加酸味柔肝敛肝之品。肛门气坠、大便失禁为体衰久病，脾虚气陷所致，在补益中气的基础上配少许收涩药如诃子、乌梅常可取效。

（五）调理脾胃重视生活习惯调护

在现代日常生活中，饮食不节，情志不遂，工作压力大，易损伤脾胃，导致十人九胃病的现状。刘华一教授主张在治疗上不能单纯靠药物调理，患者应在生活工作中注意自我调节，减轻自身压力，以助气机调畅。他每于诊病结束时，对患者进行健康宣教，帮助消除对疾病的恐惧及精神负担。

《素问·痹论》云："饮食自倍，肠胃乃伤。"饮食不节，可损伤脾胃功能；《灵枢·五味》云："谷不入，半日则气衰，一日则气少矣。"饮食不足，脾胃则无化生气血之原材料。临床见因过度饮食、食后不适者，刘华一教授嘱其按时进餐，忌暴饮暴食，忌生冷、辛辣厚腻之品，禁烟忌酒，多食易消化食物；对有反酸症状者，嘱其少吃葡萄、红薯、韭菜、大蒜和硬米饭，主张以面食为主食；对虚寒症状明显者，忌冷水及寒凉之物，主张食用温热、清淡食物；对湿热症状明显者，嘱其忌酒、五辛、大料等助湿化热之物，主张食用薏苡仁、扁豆等健脾祛湿之品；对于因脾胃病而畏食者，又鼓励其适当补充必需的营养。时时以固护脾胃功能为核心，多管齐下。

二、重视脾胃与其他脏腑的联系

人体是一个有机整体，脏腑之间通过经络相连，在生理上相互协调，在病理上相互影响。刘华一教授认为，在临床辨证论治时要强化整体观念思维，治疗脾胃病，不仅要问脾

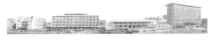

胃、大小肠的相关症状，对其他脏器的症状也要关注，了解脾胃与肝、心、肺、肾的生理、病理的联系，清楚五行生克制化，处以更加贴合患者病情的方剂，也是辨证论治的具体体现。

（一）脾胃与肝

刘华一教授主张治脾不忘调肝，调肝不忘理脾。他指出随着社会的迅速发展，生活方式的转变，饮食不节（五味过极、辛辣无度、过食肥甘厚味、饮酒如浆）日久，脾胃损伤而发病。病生则情变，忧思抑郁，伤肝损脾，气机不畅。病生致情变，情变致病生或病重，两者互为因果，致使病情反复。情志致病是现代社会的一大特点，刘华一教授临床常肝脾同理，强调脾胃病→情志不畅加重肝郁→加重脾胃病，是一个恶性循环。治疗上则指出，必须断其一端，令其不得相顾，才有利于脾胃病的康复。

刘华一教授认为，脾胃气机升降的正常除自身升降正常外，主要赖肝气的疏泄正常，气郁阻滞中焦多由肝气郁滞所致。主要影响表现在两点：一是肝气郁结，疏泄失职，致使脾失健运，木不疏土，治以疏肝理脾法为原则，方用柴胡疏肝散加减。二是肝气横逆，乘克脾土，即"木旺乘土"，治以疏肝和胃法为原则，方用旋覆代赭石汤加减。《金匮要略·脏腑经络先后病脉证》有言"见肝之病，知肝传脾"，木克土众所周知。但是刘华一教授强调亦不能忽略木可被土所反侮，见脾之病，当知脾侮肝。临床常有因饮食劳倦损伤脾胃，土壅而木郁，肝脾气机阻滞之患者。治疗上若只顾疏肝而不理脾，则无法显效，须知此病本在脾土，土不壅则木自条达。在治疗上，主以逍遥散疏肝健脾。若肝郁化火则加龙胆草、夏枯草加大清肝热之力；反酸烧心加左金丸，并惯用白及5g和煅瓦楞子30g敛酸止痛；理气和胃，多选佛手、香橼、玫瑰花、紫苏叶、蒲公英等清灵之品，少用刚劲燥烈之味，以防损伤胃阴。同时很注重患者的精神调摄和饮食起居。每在诊疗后，劝勉患者注意饮食起居，调整心情。对于肝郁情志不舒者常加郁金、香附疏肝解郁，对于肝郁化火扰乱心神而失眠者常配伍合欢皮和首乌藤。

（二）脾胃与心

脾胃疾病患者，若胃气失和而夹郁热上冲，上扰心神，则有"胃不和则卧不安"（《素问·逆调论》）。劳倦太过、过逸少动致脾胃虚损，运化不健，气血生化乏源，不能上奉于心，会出现心神不宁、夜寐欠安、心悸胸闷、躁扰不安等心系疾患。心属火，脾胃属土，火生土，脾胃疾病迁延及心，属子病及母。若劳神思虑过度，不仅暗耗心血，亦可损伤脾气，可致心脾两虚之证。

（三）脾胃与肺

在气运行方面，肺主气司呼吸，脾主运化。肺主气的功能需要依靠脾之运化完成；脾化生的谷精、谷气和津液，也依赖于肺气的宣降而输布全身。肺气虚损可致脾气虚（子病及母），除少气懒言、倦怠乏力等肺气不足症状，多有腹胀、便溏、泄泻等脾气不足之象。脾气虚损，脾土不能生养肺金（母病及子），则可致肺气不足，出现咳嗽、自汗、气短等症状。

在水液运行方面，"脾气散精，上归于肺"（《素问·经脉别论》），脾气运化，散精于肺，使水液正常输布。若脾失健运，水液不化，聚湿生痰，为饮为肿，则会影响肺的宣肃而出现痰嗽咳喘。病之标在肺而本在脾，故有"脾为生痰之源，肺为贮痰之器"（《证

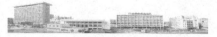

治汇补·痰症》）之说。

（四）脾胃与肾

脾为后天之本，肾为先天之本，脾肾两脏的关系主要表现为后天先天的相互资生。刘华一教授认为补肾先要补脾，相比于单纯补肾，通过补脾来补肾能达到的效果更好。一者，人体生长发育，除得益于先天，亦离不开后天资助。肾气、天癸乃先天之精，随人体衰老而匮乏，单靠补肾之法，无法获得明显疗效，机体在更年期的生理阶段更有可能因无法适应外来调补，而加速阴阳失和。二者，脾为后天之本，主运化，化气生血，即使是补肾药物也须经脾的运化，才可更好地发挥效用。故补肾时先要补脾，调理脾胃之气，助水谷之精输注于肾，使肾精得盈。刘华一教授还指出，对于脾胃病属胃阴亏虚者，在益胃养阴的同时还应滋补肾水，因"五脏之伤，穷必及肾"（《景岳全书·虚损》），胃阴伤久可伤及肾阴。同时，"补水者滋土也"（《冯氏锦囊秘录·脾胃方论大小合参》），通过补肾之阴可滋助脾胃之阴的恢复，临床则常用二至丸以求补水滋土。脾气虚弱与肾气亏虚，脾阳虚损与命门火衰，常可相互影响，互为因果。若肾阳不足，火不暖土，脾失健运，则久泄不止，完谷不化，五更泄泻，又当以温补肾阳、暖脾逐寒为治。

临证经验

一、慢性萎缩性胃炎

从浅表性胃炎到萎缩性胃炎，再到出现异型增生等胃癌前病变，其中医病机演变规律为"因滞致虚，因虚夹邪"。既有气虚、阴虚等本虚，又有气滞、血瘀、痰湿、热毒等实证存在，故慢性萎缩性胃炎为本虚标实之证。根据本病的病因病机以及演变规律，刘华一教授将其分为以下 6 型论治。

1. 寒热错杂型

本型症见胃脘胀痛，喜温喜按，得温则痛减，舌红苔黄，脉细。方用半夏泻心汤加减。脾以升为健，胃以降为顺，脾胃升降有序完成饮食的消化吸收，化生气血，荣养脏腑、经络、四肢百骸。若寒热互结，中焦气机不利，脾胃升降失常，则用半夏泻心汤苦辛并用调其升降，寒热并用和其阴阳。刘华一教授治疗此型患者无论有无胃痛，只要出现胃脘胀、舌苔黄的证候，皆配合本方加减治疗。而对于寒热错杂不甚，偏于脘腹胀满者，一般用蒲公英、苏叶配伍，以蒲公英之苦、甘、寒，苏叶之辛温，亦起到辛开苦降的作用。

2. 湿邪困脾型

本型症见胃脘疼痛或痞闷，嘈杂泛酸，便溏或黏滞不爽，纳呆欲呕，口干不欲饮，舌苔白腻，脉弦滑。治疗以二陈汤加减，湿邪较重者加用藿香、佩兰、苍术等化浊醒脾。

3. 脾胃虚寒型

本型症见胃脘部隐痛，得温则减，空腹痛甚，得食痛减，多食后胃脘不舒，嗳气，大便溏，小便清长，舌淡，苔薄白，脉沉细。方用黄芪建中汤加减。其中胀痛甚者可加九香虫、大腹皮、乌药、厚朴等行气止痛药。

4. 肝郁犯胃型

肝气郁滞，横逆犯胃，症见胃脘胀痛或痛窜两胁，嗳气频繁，嘈杂吞酸，胃纳减少，

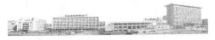

或烦躁易怒，每因情绪波动而加重，舌质淡红，苔薄白，脉弦。方用柴胡疏肝散合用逍遥散加减，化热者加用牡丹皮、栀子、郁金或合用百合汤。

5. 胃阴亏虚型

胃阴耗损，胃失濡养，和降失司，症见胃脘部灼热疼痛，餐后饱胀感，口干舌燥，大便干结难下，或身有燥热感，舌红少津或有裂纹，舌苔少或无，脉象细或微数或虚数。方以益胃汤合百合汤加减。对于更年期妇女有潮热，自汗等症状者，则多加用女贞子、墨旱莲以滋养肾阴。

6. 气滞血瘀型

本型病程较长，久病入络，症见胃痛日久不愈，痛处固定，以刺痛为主，痛时拒按，稍按即痛，或大便色黑，舌质紫黯或黯红、有瘀斑，脉涩或弦涩。方用丹参饮加减。《本草正义》言丹参"专入血分，活血行血，内之达脏腑而化瘀滞"；《玉楸药解》言砂仁"和中调气，行瘀消滞，降胃阴而下食，达脾阳而化谷"；《本草求真》言木香"下气宽中，为三焦气分要药"。三药合用，活血行气而瘀自散。

刘教授认为胃镜作为中医望诊的延伸，可以为辨病提供有效证据，活检病理诊断也可指导临床用药。如伴见肠化和（或）不典型增生者，刘教授多从瘀毒论治，用莪术、虎杖、白花蛇舌草等祛瘀解毒；重度肠化者则从痰瘀论治，多加用半枝莲、半边莲、山慈菇等，以防恶变。

二、幽门螺杆菌（Hp）相关性胃炎

对于幽门螺杆菌相关性胃炎，刘华一教授发现 Hp 感染人群的中医辨证多属实证、热证、湿证，认为 Hp 是一种湿热毒邪，湿性缠绵黏滞，决定了其根除的困难，临床上用具有清热解毒、燥湿的中药如蒲公英、板蓝根、黄芩等进行抗幽门螺杆菌治疗。《素问·评热病论》云："邪之所凑，其气必虚。"刘华一教授强调此类患者症状表现以实为主，但病机中仍有脾虚之因，治疗时祛邪不能忘记扶正，清热燥湿应与健脾并施。虽非直接针对 Hp 进行治疗，但胃痛、胃胀、嗳气、泛酸、纳呆等临床症状可得到明显改善。

三、胃食管反流病

刘华一教授认为，本病总体上是本虚标实，以实证居多，其病因病机主要是由于脾胃虚弱、情志不遂、饮食不节、劳逸不均、药物损伤，胃之通降受阻，而浊气上逆，发为此病。肝气犯胃、肝胃不和只是其发病过程中的表象。其本在于脾虚失运，脾虚肝郁，胃失和降，气逆于上。此外，长期便秘、体位因素、季节气候因素等则为本病诱发因素。故在治疗上重视大便通畅，认为大便通畅与否是通腑降逆的重要环节。他还认为胃食管反流病患者应首先根除 Hp。

根据本病的病因病机以及演变规律，刘华一教授将其分为以下 6 型。

1. 肝胃不和型

本型症见反酸，嗳气，每遇情志不遂而致胃脘胀满，两胁胀痛，胸骨后灼热疼痛，纳差，大便不畅，舌薄白，脉弦。治以疏肝理气，和胃降逆。方用柴胡疏肝散加减。

2. 脾虚气滞型

本型症见反酸，嗳气，纳差，食后胀闷，上脘隐痛，或朝食暮吐，或暮食朝吐，吐出宿食不化，吐后即觉舒适，乏力，便溏，舌淡，苔薄白，脉细弦。治以健脾补中，理气化

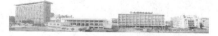

滞。方用香砂六君子汤加减。

3. 寒热错杂型

本型症见心下痞满，腹胀肠鸣，胃脘嘈杂隐痛，胸骨后灼热灼痛，口苦黏腻，嗳腐吞酸，恶心纳呆，大便不调，舌红，苔黄白相间，脉弦滑。治以辛开苦降，和胃除痞。方用半夏泻心汤加减。

4. 脾胃虚寒型

本型症见泛吐酸水，呕吐清涎，胃脘隐痛，胀闷不舒，喜暖喜按，纳差，喜热饮，大便稀溏，舌质淡，苔白，脉沉迟。治以温中祛寒。方用黄芪建中汤加减。

5. 肝郁化热型

本型症见反酸嘈杂，胸骨后灼痛，两胁胀闷，心烦易怒，口干口苦，大便秘结，舌质红，苔黄腻，脉弦滑。治以清肝泻火，和胃降逆。方用丹栀逍遥散合左金丸加减。

6. 气滞血瘀型

本型症见反酸烧心，嗳气频作，吞咽困难并呈持续性胸骨后疼痛，胃脘胀痛，胁闷不舒，或有刺痛，口干不欲饮，舌黯苔白，或有瘀斑，脉弦涩。治以活血祛瘀，疏肝理气。方用丹参饮合金铃子散加减。

四、功能性消化不良

功能性消化不良是指具有胃和十二指肠功能紊乱引起的症状，经查排除引起这些症状的器质性疾病的一组临床综合征，临床可见上腹痛，上腹灼热感，餐后饱胀和早饱等一个或多个症状，并可同时存在上腹胀、嗳气、食欲不振、恶心、呕吐等。西医治疗以促胃肠动力剂、抑酸剂、胃黏膜保护剂、消化酶、根除 Hp 治疗及抗抑郁药物综合治疗，有一定的疗效，但长期使用副作用较多。

功能性消化不良相当于中医学之胃痞。刘华一教授认为无论是何种病因，其导致胃痞证都有一个共同的病机，即中焦气机不利，脾胃升降失司。在辨清气血、阴阳、寒热、虚实的基础上尤其善用"通调和中法"治疗胃痞。正如吴鞠通《温病条辨·杂说·治病法论》所云："治中焦如衡，非平不安。"具体来讲，体现在 4 个方面：脾宜升，胃宜降，寒温并用，辛开苦降；脾喜燥，胃喜润，平调阴阳，健脾养胃；脾易虚，胃易滞，消补兼施，补气化滞；初病气，久入络，气血同调，理气活血。

根据本病的病因病机及演变规律，刘华一教授将其分为以下 5 型。

1. 饮食内停型

本型症见心下痞满壅塞，嗳腐吞酸，恶心欲呕，不思饮食，腹满腹胀拒按，大便秽臭，舌苔厚腻，脉弦滑。治以消食导滞，行气除满。方用保和丸加减。

2. 肝胃不和型

本型症见胃脘胀满或疼痛，两胁胀满，每因情志不畅而发作或加重，嗳气频作，善叹息，舌淡红，苔薄白，脉弦。治以调气解郁，疏肝和胃。方用越鞠丸加减。

3. 脾胃气虚型

本型症见胃脘隐痛或痞满，食后自觉停滞不化，多食则甚，嗳气或矢气少，疲乏，手足不温，便溏，舌淡苔白，脉细弱。治以补气健脾。方用补中益气汤加减。

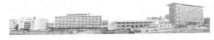

4. 气滞血瘀型

本型症见胃脘痞闷或胀痛、刺痛，纳呆，嗳气不畅，咽干口燥，大便秘结，舌淡暗苔薄白，脉细弦。治以行气活血。方用丹参饮合百合乌药汤加减。

5. 寒热错杂型

本型症见胃脘痞满，泛恶呕吐，口苦不食，胃脘灼热，腹胀肠鸣，大便不调，舌苔白黄，脉弦细滑。治以辛开苦降，斡旋中焦。方用半夏泻心汤加减。

五、泄泻

泄泻可由感受外邪、饮食所伤、情志失调、病后体虚，或先天禀赋不足引起，该病的根本在于脾胃受损，湿困脾土，肠道功能失调。刘华一教授认为，泄泻的病位虽在肠，然而脾失健运是关键，同时与肝肾二脏相关。其中脾居中焦，可升清、运化水湿，若脾失健运，则水谷不化，湿浊内生，混杂而下，发生泄泻。

根据本病的病因病机，刘华一教授将其分为以下5型。

1. 脾胃虚弱型

本型症见大便时溏泻，迁延反复，食少，食后脘闷不舒，稍进油腻食物，则大便次数明显增加，面色萎黄，神疲倦怠，舌质淡，苔白，脉细弱。治以健脾益气，化湿止泻。方用参苓白术散加减。刘华一教授使用此方时一般茯苓常用到30~50g，且根据湿邪的轻重，酌情选用山药、白扁豆、砂仁、苍术、藿香、佩兰。若兼气滞者，则加香砂六君子以行补兼施；若兼阴寒者，则加理中丸，并以炮姜代干姜，以防干姜燥热太盛；若兼中焦虚寒，表现为泄泻兼有饮食减少，脘腹隐痛，得食则减，喜温喜按者，则加黄芪建中汤，且白芍的用量多灵活化裁，对于湿邪不盛的腹泻兼有腹痛较甚者，白芍用量可用至桂枝的3倍，以仿仲景芍药甘草之意，可达缓急止痛之效；若兼中气下陷，久泄甚则脱肛者，则加补中益气汤。

2. 肝气乘脾型

本型症见素有胸胁脘胀，嗳气食少，每因抑郁恼怒或情绪紧张时，发生腹痛泄泻，腹中雷鸣，攻窜作痛，矢气频作，舌淡红，脉弦。治以抑肝扶脾。方用痛泻要方加减。刘华一教授使用此方时，重用白芍至30~40g，且认为临床上不必见到腹痛而泄才用此方，对于部分非腹痛而泄的患者亦可用此方去白芍，因防风为风药，取风可胜湿之意。另外若脘胀甚兼有瘀血者，则加用丹参饮，并以木香代檀香，另加乌药、枳壳、大腹皮等；若腹痛甚者，则加金铃子散以活血止痛。

3. 肾阳虚衰型

本型症见黎明之前脐腹作痛，肠鸣即泻，完谷不化，腹部喜暖，形寒肢冷，腰膝酸软，舌淡苔白，脉沉细。治以温肾健脾，固涩止泻。方用四神丸加减。若泻利日久，脾肾虚寒者，则加真人养脏汤加减；若寒甚者则加九香虫、肉桂、小茴香等温肾暖脾之品。

4. 气虚水停型

本型症见泻利日久，胸胁支满，目眩心悸，伴有汗出恶风，身重微肿，或肢节疼痛，小便不利，舌淡苔白滑，脉浮。治以益气祛风，健脾利水。方用防己黄芪汤合苓桂术甘汤加减。刘华一教授使用此方时一般多见于长期腹泻不得愈引起的营养不良性水肿，故对于长期腹泻久不愈者可考虑从益气利水方面治疗泄泻。若水湿内停较甚者，则加木瓜、车前子等。

5. 寒热错杂型

本型症见心下痞满，肠鸣下利，或有呕吐，舌淡红苔薄黄。治以寒热平调，消痞散结。方用半夏泻心汤加减。刘华一教授使用此方时，常灵活化裁，其认为若患者寒热错杂较轻者，就用公英配苏叶以替之，认为此配伍亦属辛开苦降之法。

刘华一教授还指出，许多泄泻的患者是由于胃肠道的消化吸收不良引起的，故多酌情加炒麦芽30g、炒内金10g、炒山楂10g、炒神曲10g等健胃消食之品。对于诃子一药，传统一般认为当用于腹泻属纯虚无实邪之时，否则容易造成"闭门留寇"之弊。然刘华一教授亦用此药于有湿邪或者湿热不甚而兼有正气虚弱的泄泻，认为苦酸涩之品，不仅有收涩之功，尚有苦以通泄之效。

六、便秘

刘华一教授认为便秘一证，病在大肠，但与脾胃、肺、肾等脏相关。便秘虽应注重通下，但须详查虚实，谨慎用药，不可妄用大黄、芒硝、巴豆、牵牛等药。在临床中，刘华一教授对因脾虚推动无力而致的气虚便秘、湿邪困脾之湿阻便秘、便秘日久而兼阴虚之象的阴虚津亏便秘及老年习惯性便秘，均重用生白术以治之，既是"治病求本"，亦属"塞因塞用"。此外，对由于精神紧张而致的便秘患者亦可用之。他认为以上几类以虚证为主，不宜用峻下之品，以免犯虚虚实实之戒。生白术补而不滞、能守能走，通而不伤阴，润而不腻，又可顾护脾胃，尤适用于虚证便秘。用生白术治此证须用大剂量方能奏效，轻者可用10~20g，重者可用30~50g。若兼气虚明显者，可酌加黄芪、太子参、党参；若兼腹胀者，可酌加木香、槟榔；若兼血虚者，可酌加熟地黄、当归；若兼肾阳虚者，可酌加肉苁蓉；血瘀甚者加桃仁、红花；脾阳虚者加干姜。此外，刘华一教授还指出，重用白术治疗便秘，一定要用生白术，炒白术与生白术均有健脾益气之功，但炒白术燥湿力强，而生白术助运之力强，更有助于通便下行；另嘱患者每日应饮食规律，少食辛辣肥甘厚腻之品，定时排便。

七、肠易激综合征

肠易激综合征是指一组包括腹痛、腹胀、排便习惯和大便性状异常的胃肠功能紊乱性疾病，属于中医学腹痛、泄泻及便秘范畴。刘华一教授以为该病是由于外感风寒暑湿热诸邪，饮食所伤，情志失调，先天禀赋不足，或年老大病久病，脾失健运、心神失调、机体气机紊乱，致使水谷运化失常，输布失职。其基本病机是脾不健运，升降失司，肠道传导失常。

刘华一教授认为，治疗本病应当标本兼顾，补脾治本，祛湿治标，辅以柔肝安神，调畅气机，并创立了加味痛泻要方之专方。该方由白术、白芍、陈皮、防风、当归、川芎、木香、桔梗、枳壳、升麻、乌梅、茯苓组成，具有健脾祛湿、宁心安神、疏肝行气之功。该方从痛泻要方化裁而来，其中白术为君药；白芍柔肝缓急止痛，陈皮理气醒脾，共为臣药；当归补血，川芎活血，木香、枳壳行肠胃之气，桔梗宣肺，茯苓健脾利水、宁心安神，防风可祛风胜湿，升麻升举阳气，乌梅涩肠止泻、生津止渴，共为佐使。这是一首调理肝、脾、肺、肠道气机，缓急止痛的良方。

刘华一教授指出，在药物治疗的同时，应对患者进行心理疏导，耐心解释病情，使其

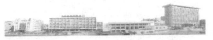

了解本病的病因、病性及预后，消除紧张和焦虑情绪，减轻心理负担，树立战胜疾病的信心，促进康复。这种在整体观念下的心身并治观点，恰恰与西医学脑 - 肠互动导致本病的病因病机学说相吻合。

八、失眠

《素问·逆调论》云："阳明者，胃脉也，胃者，六腑之海，其气亦下行。阳明逆，不得从其道，故不得卧也。"在以脾胃症状为主要矛盾的基础上，刘华一教授十分重视失眠这一症状，因为患者往往因脾胃病而产生情绪不舒畅，情志不畅又会影响睡眠，失眠后肝气郁滞的情况会更明显，肝气郁滞又会加重脾失健运。治疗上除根据脏腑虚实辨证施治外，尤其重视针对性用药，认为无论是正邪虚实导致的失眠，都存在"神不安"，在顾护脾胃之余，重用酸枣仁、茯神辈以安神，并强调安养与重镇相结合，亦不排斥西药艾司唑仑、劳拉西泮等药的使用。

九、痛风及高尿酸血症

刘华一教授认为，脾胃气机升降失常、脾失运化是导致痛风及高尿酸血症的主要病机，提出从脾胃论治。西医学证实本病因嘌呤代谢紊乱、尿酸排泄减少所致。嘌呤的代谢和尿酸的排泄，这类升清降浊、出入交换的生理过程皆依赖于气机正常升降出入，脾胃为气机升降枢纽，非升降则无以生长化收藏，其失常则会出现嘌呤代谢紊乱和尿酸排泄障碍。

体内过多积聚的尿酸属于"内生有形实邪"，即"痰湿""瘀血"之谓。湿为阴邪，易伤阳气，且常易困脾。脾不健运，津液输布不利，反成痰湿停聚。痰湿阻塞脉络，影响气血流通，日久可致气滞、气虚、血瘀、血虚。脾胃也因此而生化乏源，日渐虚损。湿性本已黏滞，痰与瘀胶着难解，导致痛风反复发作、缠绵难愈。故刘华一教授在临床上重视通过调理脾胃气机来改善痛风患者的代谢紊乱状态，从健运脾胃的角度来治疗高尿酸血症。

医案选介

一、胃痛

病案 1

王某，女，57 岁，2013 年 3 月 11 日初诊。

主诉及现病史：反复发作胃脘隐痛伴恶心 10 余年，加重 1 个月。胃脘疼痛，或有胀满感，时而后背窜痛，恶心，无吐酸，纳差，平素畏寒，大便尚可，日 1 次。就诊时查：舌色暗红，苔薄黄，脉沉弦。

辅助检查：2013 年 2 月 15 日内镜检查示食管炎、糜烂性胃炎。

西医诊断：慢性胃炎。

中医诊断：胃痛。肝郁气滞血瘀。

治法：疏肝活血，理气止痛。

处方：丹参 30g，木香 10g，砂仁 5g（后下），乌药 20g，太子参 10g，茯苓 30g，麸炒白术 10g，三七粉 3g（冲服），醋延胡索 20g，川楝子 10g，炒麦芽 30g，炒鸡内金 10g，白及 10g，煅瓦楞子 30g，海螵蛸 20，甘草 10g。7 剂，日 1 剂，水煎服，日 2 次分服。

二诊：3 月 18 日。诉痛势减，恶心轻，仍纳少，不敢多食，舌暗红苔薄白，脉沉弦。上方去川楝子、白及，加桂枝 10g，白芍 30g，以温胃止痛。14 剂，每日 1 剂，水煎服，日 2 次分服。

三诊：4 月 1 日。药后疼痛发作次数明显减少，程度亦大减，恶心未发，纳食增，嘱继服上方 1 月余巩固疗效。后随访，胃痛未作。

病案 2

患者，男，51 岁，2012 年 8 月 9 日初诊。

主诉及现病史：胃脘胀痛反复发作 6 个月，加重 1 个月。胃脘胀满，攻窜作痛，食后明显，嗳气，纳尚可但畏食，不伴反酸，大便尚调，每日一行。就诊时查：舌质淡暗有瘀斑、边有齿痕，苔薄白，脉沉细。

辅助检查：2012 年 5 月胃镜及病理报告示食管炎，轻度慢性萎缩性胃炎，个别腺体肠化。碳 –14 呼气试验：Hp（＋）。

西医诊断：慢性胃炎。

中医诊断：胃脘痛。中焦虚寒，寒凝气滞血瘀。

治法：温补中焦，行气活血止痛。

处方：丹参 30g，木香 15g，砂仁 10g（后下），乌药 20g，黄芪 30g，桂枝 10g，白芍 20g，九香虫 15g，炒麦芽 30g，炒鸡内金 10g，醋延胡索 20g，川楝子 10g，三七粉 3g（冲服），醋莪术 10g，当归 10g，炙甘草 10g。7 剂，日 1 剂，水煎服，日 2 次分服。

二诊：8 月 16 日。服后症状减轻，胃脘窜痛明显好转，仍有嗳气，大便稍不成形，每日一行。

上方去炒麦芽、当归，加党参 10g，炮姜 10g，麸炒白术 10g。

继服 7 剂后大便转为正常，其他症状改善均不明显，续服 7 剂后停服，后改为服用天津市中医药研究院附属医院院内制剂安胃颗粒二号，每日 3 次，每次 5g，共服 3 个月，临床症状基本消失。

【按】九香虫，性温善行，妙于专散胸膈之滞，《本草用法研究》中言九香虫"理胸膈之凝滞，气血双宜"，文中所谓"滞"并非单指气滞之意，还包括瘀血、食积等实邪阻滞于中焦。患者中焦虚寒，寒凝气滞，久病入络，胃络血瘀，故临证之中，九香虫不仅可用于胃寒气滞作痛者，也可在胃络血瘀疼痛之证中佐助些许剂量，以期气行则血行，行血以通络。

二、慢性萎缩性胃炎

病案 1

孙某，女，61 岁，2014 年 12 月 19 日初诊。

主诉及现病史：胃脘灼热半月余。患者自述食后胃有灼热感，无胀满，纳可，五心烦热，口干，大便量少、不干。就诊时查：舌暗边有齿痕，苔薄黄，脉沉细。

辅助检查：2014 年 12 月胃镜提示胃黏膜性质待定。病理诊断结果示重度慢性萎缩性胃炎，腺体中度肠化伴轻度不典型增生。

西医诊断：慢性萎缩性胃炎。

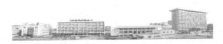

中医诊断：胃痞。阴虚夹瘀。

治法：滋阴益胃消瘀。

处方：①胃转安二号。②中药方：丹参30g，木香10g，砂仁10g（后下），醋莪术10g，白花蛇舌草30g，三七粉3g（冲服），百合20g，太子参15g，炒槟榔15g，茯苓15g，炒白术10g，生甘草5g。7剂，日1剂，水煎服，日2次分服。

二诊：12月26日。遇冷胃脘不适，偶反酸，手足心热，口干减，大便调，舌暗苔薄黄，脉沉弦。

处方：①胃转安二号。②上方加生地黄15g，牡丹皮15g，煅瓦楞子30g，海螵蛸20g。14剂，日1剂，水煎服，日2次分服。

三诊：2015年1月9日。偶食后嘈杂，纳可，口干，汗多，便调。舌淡暗边有齿痕，苔薄稍黄，脉弦细。

处方：①胃转安二号。②中药方：丹参30g，木香10g，砂仁10g（后下），生黄芪30g，炒白术10g，地黄15g，地骨皮15g，防风10g，银柴胡15g，栀子10g，牡丹皮15g，天花粉20g，白芍30g，生甘草10g。14剂，日1剂，水煎服，日2次分服。

后随症加减治疗5个月。2015年5月胃镜结果示慢性胃炎（活动期），疣状胃炎。病理诊断结果示中度慢性浅表性胃炎，黏膜充血，轻度糜烂，未见肠化。

病案2

李某，男，59岁，2010年1月19日初诊。

主诉及现病史：胃痛10余年，加重1个月。胃痛，晨起明显，不敢食凉，畏冷，乏力，水样便，每日6~7次。就诊时查：舌暗苔薄白，脉弦弱。

辅助检查：2009年10月9日胃镜示慢性萎缩性胃炎。病理诊断结果示中度慢性萎缩性胃炎，局部腺体伴中度非典型增生，局灶性腺体伴中度大肠型上皮化生。

西医诊断：慢性萎缩性胃炎。

中医诊断：胃脘痛。脾胃阳虚，瘀血阻络。

治法：温补脾胃，活血化瘀。

处方：生黄芪30g，桂枝10g，白芍30g，炙甘草15g，茯苓40g，山药30g，陈皮10g，炒白术10g，党参10g，延胡索10g，川楝子10g，诃子20g，丹参30g，砂仁10g，肉豆蔻10g，木香10g。7剂，日1剂，水煎服，日2次分服。

二诊：1月26日。用药后，胃痛明显减轻，晨起不胃痛，仍怕凉怕冷，大便每日1~2次，体力渐增，舌红苔薄白，脉弦缓。

在坚持治疗大法前提下，只对症调整用药。2011年2月15日复查胃镜示疣状胃炎。病理诊断结果示轻度慢性萎缩性胃炎，轻度肠化，小肠型化生。

病案3

彭某，男，57岁，2011年5月3日初诊。

主诉及现病史：脘腹胀满2周。脘腹胀满，烧心，空腹明显，嗳气，口干，大便干燥，2日或2日以上1次，心悸，寐差。就诊时查：舌暗红苔少，脉弦细。

辅助检查：2011年4月21日胃镜示慢性萎缩性胃炎，病理诊断结果示局部腺体伴轻度非典型增生，伴中度肠化。

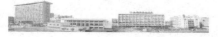

西医诊断：慢性萎缩性胃炎。

中医诊断：痞满。胃阴亏虚，瘀血内阻。

治法：滋阴益胃，活血化瘀。

处方：麦冬15g，玉竹20g，天花粉20g，太子参15g，五味子10g，党参10g，当归20g，降香20g，砂仁10g，生白术40g，炙甘草15g，山慈菇10g，莪术15g，川芎10g，丹参30g，白花蛇舌草30g，三七粉3g（冲）。7剂，日1剂，水煎服，日2次分服。

二诊：5月10日。服药后，胃胀消失，烧心缓解明显，口干，大便每日1次，无心悸，寐可，舌红苔薄白，脉弦缓。

在坚持治疗大法前提下，只对症调整用药。至2012年4月9日复查胃镜示慢性胃炎，伴轻度糜烂。病理诊断结果示重度浅表性胃炎，轻度慢性萎缩性胃炎，局部腺体伴肠化。

病案4

刘某，男，42岁，2011年5月9日初诊。

主诉及现病史：胃脘胀痛，烧心反复发作1年，加重2个月。胃脘胀满疼痛，饭后尤甚，烧心，胸骨后灼热感，嗳气，纳尚可，大便干，呈球状，两日一行。就诊时查：舌质暗红，有瘀斑，苔薄白，脉弦涩。

辅助检查：2010年12月外院胃镜及病理报告示轻-中度慢性萎缩性胃炎，灶性轻度非典型增生。碳-14呼气试验：Hp（+）。

西医诊断：慢性萎缩性胃炎。

中医诊断：胃脘痛。气滞血瘀。

治法：行气活血止痛。

处方：丹参30g，木香15g，砂仁10g，乌药20g，厚朴10g，枳壳20g，白及10g，煅瓦楞子20g，虎杖40g，当归20g，生白术30g，莪术10g，炒莱菔子10g，生甘草5g。7剂，日1剂，水煎服，日2次分服。

二诊：5月16日。服7剂后，症状明显减轻，胃脘胀痛、烧心均好转，大便次数增多，初始稍干，仍觉有嗳气。

处方：上方加大刀豆30g，旋覆花10g（包煎），代赭石30g（先煎）。

继服7剂后症状大减，续服1周后停服汤剂，后继服院内制剂安胃颗粒三号方5g，每日3次，坚持3个月，症状基本消失。

【按】虎杖性味微苦微寒，擅清热解毒、通利二便、散瘀止痛，对慢性萎缩性胃炎伴肠化增生之瘀毒内结疗效颇佳，且无伤胃阳之弊，其中的白藜芦醇还可抑制癌变过程中细胞和组织变异。故临床在辨证论治的基础上，运用虎杖20~40g，可治疗各型慢性萎缩性胃炎兼幽门螺杆菌感染，伴大便秘结者，一药而三用。

三、厌食

耿某，女，48岁。2010年6月18日初诊。

主诉及现病史：食欲不振1月余。厌食，早饱，胃脘部胀满，偶发胃脘部隐痛，大便尚可，每日1次。就诊时查：舌淡红，有齿痕，苔薄黄，脉弦细。

西医诊断：厌食。

中医诊断：纳呆。脾胃虚弱，寒热错杂。

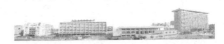

治法：辛开苦降，健运脾胃。

处方：当归20g，胡黄连20g，炒鸡内金10g，炒麦芽15g，蒲公英30g，苏叶10g，枳壳30g，党参10g，生白术30g，茯苓30g，砂仁10g，陈皮10g，木香15g，乌药20g，生甘草10g。7剂，日1剂，水煎服，日2次分服。

二诊：2010年6月25日。厌食、早饱减轻，胃脘部胀满，脘腹痛，大便不成形，舌淡红，边有齿痕，苔薄黄，脉弦细。

上方枳壳改为15g，加生黄芪15g，桂枝10g。7剂，日1剂，水煎服，日2次分服。

三诊：2010年7月2日。前症减，进食后仍胃脘部胀满，有矢气，大便尚调，每日1次，舌淡红、有齿痕，苔薄白，脉弦细。

予原方7剂，日1剂，水煎服，日2次分服。

四诊：2010年7月9日。诸症基本消失，可停药，饮食调养。

四、吐酸

谢某，男，47岁，干部，2009年4月7日初诊。

主诉及现病史：反酸、烧心反复发作1年，加重1个月。患者1年前因饮食不节，出现反酸、烧心，胸骨后灼痛，上腹胀满，口苦等，曾服用雷贝拉唑病情减轻，但停药后即病情反复。现反酸、烧心，胸骨后灼痛，偶有呕吐酸水，胸脘胀满，嗳气频作，纳食可，失眠多梦，大便每日1次，不爽。就诊时查：舌质暗红体胖，苔黄微腻，脉弦滑。

辅助检查：胃镜示反流性食管炎轻度，慢性浅表性胃炎。呼气试验：Hp（－）。

西医诊断：胃食管反流病。

中医诊断：吐酸。肝胃郁热。

治法：泄热降逆，清肝和胃。

处方：柴胡10g，牡丹皮15g，栀子15g，当归10g，白芍15g，黄芩10g，半夏10g，香附10g，黄连15g，吴茱萸3g，旋覆花3g（包煎），代赭石15g（先煎）。7剂，日1剂，水煎服，日2次分服。自行停用雷贝拉唑。

二诊：4月14日。服药后，上述症状明显减轻，唯大便不爽，舌质暗舌体胖，苔薄黄，脉弦滑。

上方加虎杖30g，生白术30g，续服7剂，每日1剂，水煎服，日2次分服。

三诊：4月21日。服药后，大便不爽消失，但饮食稍不慎则有反酸，胸骨后隐痛，但呕吐酸水消失，舌质暗体略胖，苔薄白，脉弦滑。

上方去旋覆花、代赭石，加煅瓦楞子25g，白及20g，浙贝母10g，乌贼骨15g。

继服14剂，日1剂，水煎服，日2次分服。症状基本消失，后一直未用西药抑酸剂，以院内制剂珍芪冲剂巩固疗效至今，未再反复。

五、梅核气

李某，女，54岁，2009年8月25日初诊。

主诉及现病史：吞咽不畅感3天。情志抑郁不舒，自觉吞咽不畅，咽部异物感，吐之不出，咽之不下，多食则胃脘部胀满，畏食，嗳气不畅，时泛酸，矢气少，大便调。就诊时查：舌红苔薄黄，脉弦。

辅助检查：于外院查胃镜示食管炎，食管白斑，慢性胃炎。

 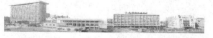

西医诊断：癔球症。

中医诊断：梅核气。痰气郁结。

治法：辛开苦降，开结化痰。

处方：半夏10g，厚朴10g，茯苓15g，苏叶10g，蒲公英15g，绿萼梅10g，柴胡15g，黄芩10g，白芍15g，当归10g，白术10g，旋覆花6g（包煎），川芎10g，生姜3片，生甘草6g。7剂，日1剂，水煎服，日2次分服。

二诊：2009年9月1日。吞咽不畅感及胃脘部胀满减轻，纳食稍增，仍嗳气不畅，时泛酸，矢气少，大便调，舌红苔薄黄，脉弦。

继服前方7剂，日1剂，水煎服，日2次分服。

三诊：2009年9月9日。症状基本缓解，可停药，饮食调理。

六、胃痞

病案1

张某，女，55岁，2015年8月31日初诊。

主诉及现病史：咽堵、脘痞1周。近日与家人争吵后咽堵明显，脘痞，时反酸，嗳气不畅，有矢气，大便不成形，日二行。就诊时查：舌暗，苔薄白，脉弦细。

西医诊断：功能性消化不良。

中医诊断：胃痞。肝旺乘脾，脾失健运。

治法：疏肝理气，调和脾胃。

处方：柴胡10g，白芍15g，川芎10g，香附15g，紫苏梗15g，紫苏叶10g，陈皮10g，厚朴10g，枳壳30g，乌药20g，木香10g，炒麦芽30g，炒鸡内金10g，蒲公英15g，香橼15g，佛手15g。7剂，日1剂，水煎服，日2次分服。

二诊：9月7日。患者咽堵减轻，嗳气不畅，偶脘痞，有矢气，大便不成形，日2次，舌暗，苔薄白，脉沉细。

上方去蒲公英，加玫瑰花10g，郁金10g，诃子20g。7剂，日1剂，水煎服，日2次分服。

服后诸症大减，继服原方14剂后痊愈。

病案2

周某，女，60岁，2009年6月25日初诊。

主诉及现病史：胃脘痞满1周。胃脘痞满，食后尤甚，嗳气频频，无泛酸，无恶心呕吐，胃脘部柔软，无压痛，食欲尚可，大便不畅，二三日一行。就诊时查：舌暗红，苔薄微黄，脉弦。

西医诊断：功能性消化不良。

中医诊断：胃痞。湿热蕴结中焦。

治法：辛开苦降，清热化湿。

处方：半夏10g，黄连10g，黄芩10g，干姜3g，大枣6g，党参10g，丹参30g，木香10g，砂仁10g，乌药20g，厚朴10g，枳壳20g，炒鸡内金10g，莪术10g，生甘草6g。7剂，日1剂，水煎服，日2次分服。

二诊：2009年7月2日。胃脘痞满不舒缓解，仍嗳气，大便不畅，大便二三日一行，

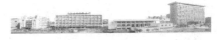

舌暗红，苔薄微黄，脉弦。

上方去干姜，加蒲公英 30g，苏叶 10g，生白术 30g。7 剂，日 1 剂，水煎服，日 2 次分服。

三诊：2009 年 7 月 10 日。上述症状基本消失，大便仍不畅，舌暗红，苔薄微黄，脉弦。

予上方 7 剂巩固疗效，嘱进食清淡，勿食辛辣、油腻之品，忌寒凉，少饮酒，以免复伤脾胃。

七、泄泻

病案 1

张某，女，42 岁，教师，2012 年 9 月 11 日初诊。

主诉及现病史：腹泻间断发作 6 年，加重 1 周。腹泻，发作时大便每日十余次，为糊状便，泻前腹痛，泻后痛减，腹部喜温喜按，喜热饮，口酸苦，纳可，寐不安，胁肋窜痛。平素工作强度大，情绪易紧张，焦虑不安，每日大便 2~3 次，溏便且不尽感。情绪波动时诱发腹痛、腹泻或加重，曾多方求治，行电子肠镜、胃镜检查、便常规检查均未见异常，中西药用后无显效。就诊时查：舌淡红，边有齿痕，苔白厚，脉滑。

西医诊断：腹泻。

中医诊断：泄泻。肝郁脾虚。

治法：柔肝健脾，调畅气机。

处方：白术 20g，白芍 30g，陈皮 20g，防风 10g，木香 15g，桔梗 15g，枳壳 15g，升麻 10g，乌梅 20g，茯神 20g，当归 10g，川芎 10g，赤芍 10g。7 剂，日 1 剂，水煎服，日 2 次分服。

二诊：9 月 18 日。服后，腹痛缓解，大便每日 3 次，溏便，情绪焦虑明显好转，舌淡红，苔白，脉弦。继服 1 个月，大便每日 1 次，诸症消失。

半年后随访未复发。

病案 2

王某，男，38 岁，2011 年 6 月 15 日初诊。

主诉及现病史：间断腹泻 30 年。患者 30 年来间断腹泻，多于餐后腹泻，稍食冷物及遇冷则腹泻加重，与情绪变化无明显关联。现腹泻每日 3~5 次，稀便、夹不消化食物，大便急迫，腹痛，身冷，腹部尤甚，乏力，饮食及睡眠尚可。就诊时查：舌淡胖有齿痕，苔薄白稍腻，脉弦细。

既往史：有高血压、高脂血症、痛风病史。

辅助检查：结肠镜检查未见异常。

西医诊断：①慢性腹泻。②肠易激综合征？

中医诊断：腹泻。脾肾阳虚兼郁。

治法：温补脾肾。

处方：乌梅丸合痛泻要方加减。

乌梅 10g，附子 10g，黄连 8g，干姜 8g，当归 12g，木香 10g，诃子 10g，花椒 10g，桂枝 10g，白芍 20g，炒白术 10g，防风 10g。7 剂，日 1 剂，水煎服，日 2 次分服。

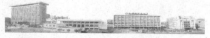

二诊：6 月 22 日。服 7 剂后大便急迫及腹痛消失，腹泻日 5 次，身冷减轻，可吹空调，舌淡胖大有齿痕，苔薄白，脉弱。

前方去痛泻要方，加补骨脂、肉豆蔻。

服 14 剂后大便每日 1~2 次、成形，无不消化食物，餐后未腹泻，身冷消失，乏力减轻。

继续服用前方 7 剂，水煎服，日 1 剂，早晚分 2 次服用。随访半年大便成形，食凉及遇冷后无腹泻。

八、便秘

李某，女，65 岁，2010 年 6 月 7 日初诊。

主诉及现病史：大便秘结数月，加重 1 周。患者有慢性胃炎病史，便秘数月，自服蜂蜜、麻仁滋脾丸后效不显。现症见胃胀痞满，食后明显，乏力，口臭，嗳气少，矢气少，时肠鸣，胃痛不显，大便不畅，四五日一行。舌暗苔黄腻，脉沉细。

西医诊断：便秘。

中医诊断：便秘。湿浊困脾，脾失健运。

治法：健脾益气，和胃化湿。

处方：半夏 10g，黄连 10g，黄芩 10g，佩兰 10g，砂仁 10g，生白术 40g，莱菔子 20g，蒲公英 30g，苏叶 10g，鸡内金 10g，木香 10g，乌药 10g，生甘草 10g。7 剂，日 1 剂，水煎服，日 2 次分服。

二诊：6 月 14 日。服用诸症大减，继服原方 14 剂后好转。

九、浸淫疮

刘某，男，43 岁，2014 年 6 月 21 日初诊。

主诉及现病史：面部、周身发皮疹 1 周。患者 1 周前因饮食不慎面部及周身皮肤出现皮疹，颜色淡红，时有瘙痒，纳差，胃脘部胀痛，身体困倦，大便不成形，黏腻不爽，日一行。就诊时查：舌暗红，苔薄白腻，脉沉细滑。

西医诊断：湿疹。

中医诊断：浸淫疮。脾虚湿盛。

治法：健脾行气，燥湿和胃。

处方：丹参 30g，木香 10g，砂仁 10g，清半夏 10g，陈皮 15g，茯苓 30g，麸炒白术 10g，苍术 15g，佩兰 15g，炒山楂 15g，炒槟榔 20g，苦参 15g，黄柏 15g，紫花地丁 10g，地肤子 15g，白鲜皮 15g，生甘草 5g。7 剂，日 1 剂，水煎服，日 2 次分服。

二诊：6 月 28 日。服后湿疹减少，痒减，大便好转，苔薄黄。

上方去木香、麸炒白术，加黄芩 15g，紫草 15g，蝉蜕 5g，川芎 10g，川木通 10g。

服用 14 剂后湿疹消失，大便正常。

【按】《素问·至真要大论》云："诸湿肿满，皆属于脾。"此患者脾胃虚弱，运化失职，形成水湿，湿邪浸淫于肌肤，发为湿疹。香砂六君子汤化裁以健脾益气，酌加苍术、佩兰以芳香化湿，标本兼顾，脾健则湿邪得化。丹参、木香、砂仁即取丹参饮之意，丹参饮活血祛瘀、通经止痛，是治疗胃脘疼痛的良方，亦使患者周身血液通畅，利于湿疹的治疗。炒山楂健运中焦以消食，炒槟榔辛散苦泄以消胃肠之气滞，二药合用，增加食欲。苦参、黄柏、白鲜皮、地肤子、紫花地丁、紫草共奏清热解毒、祛湿止痒之效。诸药合用，标本兼治，效如桴鼓。

十、痤疮

牟某，女，40岁，2014年8月11日初诊。

主诉：面部痤疮1个月。

现病史及查体：患者面部红色痤疮，以两颊部最多，皮损色红触痛，大小如绿豆，纳差，恶心，时嗳气多，矢气，寐差，五心烦热，月事延迟，量少，大便不成形，一日一行。舌暗红，苔薄黄，脉弦细。

西医诊断：痤疮。

中医诊断：粉刺。阴虚夹湿。

治法：养阴益胃，祛湿止痒。

处方：百合20g，乌药20g，女贞子20g，墨旱莲20g，丹参30g，木香10g，砂仁10g，炒麦芽30g，炒鸡内金10g，茯苓30g，麸炒白术10g，紫草15g，生龙骨30g，生牡蛎30g，首乌藤15g，炒薏苡仁15g，赤小豆15g，知母15g，地骨皮15g，生甘草15g。7剂，日1剂，水煎服，日2次分服。

二诊：8月18日。服后面部痤疮减少，在原方的基础上加蒲公英15g，当归10g，继续服7剂后诸症基本消失，食欲增加，又服7剂以调理善后。

【按】四诊合参，此患者属于阴虚夹湿型。养阴药滋腻碍脾可使湿邪加重，故同时要配合健运脾胃之药，使湿邪能化。祛湿药芳香辛燥，可重伤阴液，宜采用甘淡渗湿之味。故以二至丸合百合乌药汤养阴益胃，理气和中。丹参饮活血化瘀。茯苓、麸炒白术、炒麦芽、炒鸡内金健胃益气，开胃消食，改善食欲。炒薏苡仁、赤小豆健脾渗湿。生龙骨、生牡蛎、首乌藤镇静安神，改善睡眠的同时可以减轻触痛的症状。紫草、知母清热凉血。紫草、地骨皮、墨旱莲、生甘草皆为皮、草，取以皮达皮、以草疗皮之义。本例通过滋阴健脾、祛湿止痒，使痤疮渐渐而愈。

十一、更年期综合征

丁某，女，53岁，2013年1月17日初诊。

主诉及现病史：停经后不适5年，加重1个月。患者停经5年，常感头晕乏力，心悸，活动后易汗出，自测血压正常。有慢性胃炎病史多年。现胃脘胀痛，呃逆频作，左胁连及背部不适，消瘦，肢冷，畏寒，口淡无味，腰酸痛，自汗，纳差多梦，便不成形，日一行。就诊时查：舌暗，苔薄白，脉沉弦。

西医诊断：①慢性胃炎。②更年期综合征。

中医诊断：①胃痛。②经断后诸证。肝脾不和。

治法：疏肝理脾，平调阴阳。

处方：二至丸合柴胡疏肝散加减。

女贞子20g，旱莲草20g，柴胡15g，郁金10g，白芍20g，川芎10g，香附15g，陈皮10g，枳壳20g，厚朴10g，九香虫15g，党参10g，炒白术10g，茯苓15g，蒲公英15g，苏叶10g，酸枣仁30g，合欢花10g，生甘草10g。7剂，日1剂，水煎服，日2次分服。

二诊：1月24日。胃脘胀痛缓解明显，纳食增，腰背偶僵硬酸痛，肢凉畏风，舌暗

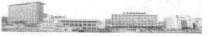

苔薄白，脉弦细。

前方去香附，加用葛根 10g，威灵仙 15g，牛膝 10g，肉桂 10g，黄芪 30g。7 剂，日 1剂，水煎服，日 2 次分服。

三诊：1 月 31 日。胃脘偶不适，肢冷好转，口干，舌暗苔薄白，脉沉细。

上方去蒲公英、苏叶、厚朴，加石斛 15g，沙参 15g，麦冬 15g，百合 20g。14 剂，日 1 剂，水煎服，日 2 次分服。

四诊：2 月 14 日。病情稳定，偶觉乏力，胸闷气短。

予归脾汤加减：黄芪 30g，党参 15g，炒白术 10g，当归 10g，白芍 20g，川芎 10g，茯神 20g，远志 10g，丹参 15g，木香 10g，山药 30g，酸枣仁 10g，合欢花 10g，炙甘草 10g。14 剂，日 1 剂，水煎服，日 2 次分服。

服后患者无明显不适，继服 2 周后停药，随访至今未复发。

论　著

一、论文

刘华一教授发表论文 89 篇，第一作者 10 篇，第二作者（通讯作者）63 篇，第三作者 6 篇。现择要列目如下。

[1] 张伯礼，刘华一，赵亚莉，等．抗休克注射液对兔内毒素休克模型体外血栓形成影响的观察．天津中医药，1987（2）：21 - 23.

[2] 张伯礼，刘华一，赵亚莉，等．慢阻肺病（含肺心病）患者体外血栓形成的检测与分析．天津中医药，1988（1）：22 - 23.

[3] 张伯礼，张金英，刘华一，等．舌红外热象检测技术与临床研究报告．天津中医药大学学报，1989（2）：48 - 50.

[4] 张伯礼，刘华一，张金英，等．《舌色测定仪》研制及临床应用．天津中医药大学学报，1990（3）：41 - 45.

[5] 高金亮，刘华一，夏昆，等．654 例老年前期脑力劳动者虚证调查与分析．天津中医药，1990（6）：2 - 6.

[6] 刘华一．高金亮教授对气机升降学说的研究思路探讨．天津中医药大学学报，2001，20（2）：11 - 12.

[7] 刘华一，王蓉，胡利明．仙碧方对荷瘤小鼠红细胞黏附肿瘤细胞能力作用的实验研究．天津中医，2001，18（3）：38 - 39.

[8] 刘华一，潘从清．胃转安冲剂对术后残胃炎的疗效观察及药效学研究．中国中西医结合消化杂志，2002，10（1）：11 - 13.

[9] 江海涛，刘华一，马应峰．慢性萎缩性胃炎的中医研究近况．天津中医药大学学报，2003，22（3）：49 - 51.

[10] 刘华一，王蓉，王秀娟，等．胃转安方对胃癌前期病变大鼠端粒酶活性干预作用的实验研究．中华中医药学刊，2004，22（7）：1253 - 1254.

[11] 王秀娟，刘华一，张滨，等．经内镜中西医结合治疗消化性溃疡临床研究．中

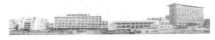

国中西医结合消化杂志，2004，12（4）：206-208.

[12] 江海涛，刘华一，张伯礼．胃转安方对胃癌前病变大鼠端粒酶活性的影响．江苏中医药，2005，26（6）：50-51.

[13] 李妍，刘华一，王秀娟．中西医结合治疗慢性胃炎74例临床观察．长春中医药大学学报，2007，23（6）：41-42.

[14] 李兰青，王建平，刘华一，等．李竞洞式排脓治疗急性脓肿的思路和方法．天津中医药，2007，24（3）：181-183.

[15] 陈伟，刘华一．中医药防治胃癌前病变机制的实验研究进展．天津中医药大学学报，2007，26（1）：54-56.

[16] 张淑霞，刘华一．清咽滴丸治疗反流性咽喉炎72例疗效观察．中国中西医结合耳鼻咽喉科杂志，2007，15（6）：448-449.

[17] 李兰青，王建平，刘华一，等．李竞疡科学术思想集萃．中国中西医结合外科杂志，2008，14（1）：65-67.

[18] 李妍，刘华一．糖尿病性胃轻瘫的中医治法与用药分析．西部中医药，2008，21（4）：10-11.

[19] 刘华一，李桂珍，赵俊芳，等．胃蛋白酶原在胃癌早期诊断及术后复发早期预测中的研究．实用检验医师杂志，2010，2（4）：227-229.

[20] 魏景景，刘华一．中医药治疗胃食管反流病研究进展．辽宁中医药大学学报，2010（8）：202-204.

[21] 丁培杰，刘华一．刘华一教授治疗胃痛经验．吉林中医药，2011，31（2）：111-112.

[22] 李妍，刘华一．加味逍遥散治疗肝郁脾虚型功能性消化不良34例．陕西中医，2011，32（1）：21-22.

[23] 齐真，刘华一．刘华一教授中西结合治疗慢性腹泻经验．辽宁中医药大学学报，2012（9）：163-164.

[24] 刘华一，杨阔．中医药对慢性萎缩性胃炎及胃癌前病变研究进展．辽宁中医杂志，2012（9）：1666-1668.

[25] 李妍，刘华一．分型论治胃食管反流病临床观察．新中医，2012（9）：49-51.

[26] 苏美玲，刘华一．顾护胃气思想在中医脾胃病治疗中应用浅析．四川中医，2013（5）：41-42.

[26] 李昱芃，刘华一．从"五脏苦欲补泻"论肝病传脾的用药法度．山东中医药大学学报，2013（3）：199-200.

[27] 王滨，刘华一．脾胃病中失眠论治发微．四川中医，2013（4）：25-26.

[28] 刘华一，张滨，姜立根．蒲地蓝消炎口服液联合三联药物根除幽门螺杆菌63例．世界华人消化杂志，2013（18）：1780-1784.

[29] 张莎，刘华一．刘华一妙用九香虫治疗胃痛经验．北京中医药，2014，33（3）：182-183.

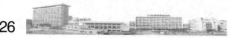

［30］杨阔，刘华一，王秀娟，等．中药治疗溃疡性结肠炎实验研究概述．辽宁中医药大学学报，2014（7）：188－190.

［31］杨阔，刘华一，王秀娟．高金亮教授从毒论治复发性口腔溃疡．时珍国医国药，2014（8）：1981－1982.

［32］李妍，刘华一．功能性消化不良中医证型动物模型制备近况．中医药通报，2014（3）：63－64.

［33］李妍，刘华一．功能性消化不良中医治疗近况．辽宁中医药大学学报，2014（5）：166－168.

［34］张莎，刘华一．胃食管反流病中医诊疗经验与实验研究进展．辽宁中医药大学学报，2014（8）：240－243.

［35］Yongkang Gan, Huayi Liu, Liu Yang, et al. Effect of Banxiaxiexin Tang in treatment of functional dyspepsia: a meta－analysis of randomized control trials. *Journal of Traditional Chinese Medicine*, 2014, 34（2）：140－144.

［36］杨柳，蔡玲玲，刘华一，等．刘华一治疗肠易激综合征的经验总结．中国医药导报，2015（19）：97－101.

［37］赵昂，刘华一．刘华一教授从气机升降治疗脾胃病经验．辽宁中医药大学学报，2015（5）：222－224.

［38］刘华一，王秀娟，张莎，等．胃蛋白酶原与胃癌单克隆抗体联合检测在胃癌前病变诊断中的应用．世界华人消化杂志，2015（34）：5521－5526.

［39］李淑红，刘华一，唐艳萍．香砂六君子汤联合四联疗法治疗幽门螺杆菌感染致脾胃虚弱型消化性溃疡48例临床观察．中医杂志，2016，57（21）：1854－1857.

［40］杨阔，刘华一，王秀娟，等．胃癌单克隆抗体（MG7－Ag）血清学检测在胃癌前病变诊断中的应用及与中医证型相关性的临床研究．辽宁中医杂志，2016（3）：455－457.

［41］李淑红，刘华一，唐艳萍．"土郁夺之"证治初探．安徽中医药大学学报，2016，35（3）：12－13.

［42］刘华一，张莎，杨阔，等．胃癌前病变中医证候分型与胃蛋白酶原的相关性研究．中国中西医结合消化杂志，2016（6）：449－454.

［43］杨阔，刘华一，王秀娟，等．胃转安方治疗胃癌前病变患者临床观察及胃蛋白酶原（PG）的影响．中华中医药学刊，2016（10）：2464－2467.

［44］李妍，刘华一，王秀娟，等．安胃一号对功能性消化不良患者血浆降钙素基因相关肽和干细胞因子影响的研究．江苏中医药，2016，48（7）：33－35.

［45］李淑红，刘华一，唐艳萍，等．"火郁发之"探讨．国际中医中药杂志，2016，38（12）：1128－1129.

［46］于磊，刘华一．浅谈张锡纯治疗脑充血的学术特色．中西医结合心脑血管病杂志，2016，14（1）：95－96.

［47］甘永康，刘华一，刘惠．基于数据挖掘的《临证指南医案》治疗泄泻用药规律分析．中国中医基础医学杂志，2016（1）：115－116.

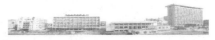

[48] 李慧臻，刘琳，刘华一，等．半夏泻心汤对 PLGC 大鼠胃黏膜组织病理学及 HP 的影响研究．中国中西医结合消化杂志，2017（1）：35－39.

[49] 于磊，刘华一．浅析张景岳的阴阳思想．河南中医，2016，36（10）：1706－1707.

二、著作

[1] 吴咸中，高金亮．脾虚证的现代研究［M］．天津：天津科技翻译出版公司，1992.（刘华一为编委）

[2] 李乾构，周学文，单兆伟．中医消化病诊疗指南．北京：中国中医药出版社，2006.（刘华一为编委）

[3] 刘华一，王秀娟．高金亮辨治脾胃病．北京：人民军医出版社，2015.

【整理者】

尚家驹　男，1989 年出生，天津中医药大学博士研究生，从事中医内科脾胃病方向研究。

金铭　男，1992 年出生，天津中医药大学硕士研究生，从事中医内科脾胃病方向研究。

路理杰　女，1993 年出生，天津中医药大学硕士研究生，从事中医内科脾胃病方向研究。

孙 增 涛

名家传略

一、名家简介

孙增涛,男,1963年9月27日出生,汉族,河北吴桥人,中国共产党党员,天津中医药大学第二附属医院中医内科主任医师、教授、硕士/博士研究生导师。享受国务院政府特殊津贴专家,国家卫生计生突出贡献中青年专家。主要研究方向为中西医结合防治呼吸系统疾病的临床与基础研究,现任天津中医药大学第二附属医院院长。主要学术职务:中华中医药学会理事兼肺病专业委员会副主任委员,世界中医药学会联合会呼吸病专业委员会副会长,天津市中西医结合学会常务理事兼呼吸病专业委员会主任委员,天津市呼吸病研究所副所长,《天津中医药》《中华中医药杂志》杂志常务编委,国家药典委委员,天津中医药大学学位委员会委员,国家中医药管理局重点专科、重点学科中医肺病科学科带头人。

二、业医简史

孙增涛教授1986年毕业于河北中医学院中医专业,5年的专业学习使其掌握了扎实的中医理论基础知识,同年在河北省吴桥县医院门诊部工作后转入内科做住院医师,经过2年临床工作,对中医基础理论知识的运用有了初步实践,同时亦深感知识储备的不足,1988年考取天津中医药大学中医内科学专业硕士研究生,师从天津市名中医董国立教授,在学期间从事中医肺病的学习与研究工作,不仅进一步掌握了呼吸病专业相关技能,同时通过跟师学习,不断汲取导师的临证经验,先后总结发表了《董国立老师运用通法的经验》《董国立老师运用祛除外风类药物治验》《董国立老中医治疗肝病的经验》等,在此基础上,中医临床诊疗思维逐步成型,为后期临床诊疗及科研工作奠定了基础。

1991年起,孙增涛教授就职于天津中医药大学第二附属医院,从事中医肺系病的临床工作,开始中医治疗支气管哮喘和慢性阻塞性肺疾病的研究,先后于1994年、1995年承担天津市科委和天津市卫生局课题;1996~1997年完成了在天津市胸科医院的进修,确立了中西医结合的临床研究方向,1997年担任呼吸科主任,开展呼吸病房建设工作,并逐步形成了支气管哮喘、慢性阻塞性肺疾病、肺间质纤维化3个稳定的研究方向。

为进一步提高科研能力与水平,2003年孙增涛教授考入天津中医药大学中医内科学专业博士研究生,师从张伯礼院士和晁恩祥国医大师,进行了中医现代化思维和中医肺系病理论体系的深入学习,临床科研思维能力随之增强。另外,通过去美国等国家做访问学

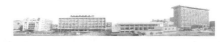

者进行学术交流，他不仅开阔了视野，而且临床诊疗与科研思维愈加活跃，培养和造就了一支具有过硬临床、科研和教学的团队，取得愈来愈多的成就与荣誉，学术水平逐步提高，成为天津乃至全国知名的中医肺系病学专家和学科带头人。

三、主要贡献

（一）勤于临床，服务患者；承担责任，发挥中医药优势

孙增涛教授从事呼吸内科工作以来，作为呼吸内科学术带头人，带领呼吸团队在普通呼吸病病房建设的基础上，先后筹建肺功能室、呼吸内镜中心、呼吸重症监护病房（RICU），引进超声引导下气管镜系统等先进诊疗技术，将天津中医药大学第二附属医院呼吸科做强、做大，成为国家中医药管理局重点专科和学科、国家临床重点专科、教育部重点学科呼吸病研究方向。

同时，作为一名临床医生，孙增涛教授始终工作在医疗第一线，用自己精湛的医术成功救治了无数疑难、危重症患者，赢得了患者及家属的赞誉；荣获全国卫生系统先进工作者、中国优秀呼吸医师、全国优秀科技工作者、中华医学会人文医学荣誉奖，天津卫生行业第六届双"十佳"医务工作者和天津市劳动模范等多个荣誉称号。

另外，孙增涛教授充分发挥中医药的优势，积极参与呼吸系统传染性疾病的诊疗工作。2003年SRAS在全国漫延，他义无反顾地冲到了抗击SRAS的第一线，在天津市SARS救治定点医院——海河医院负责组建中医病区。因工作成绩突出，他荣获全国防治SARS优秀科技工作者、天津市抗击非典型肺炎突出贡献奖，其带领的医疗团队获卫生部抗击"非典"先进集体。2008年"5.12"汶川大地震，他组建赴灾区医疗队并筹建爱心病房，率领各专业医疗骨干，给予灾区伤员最好的救治和照料。2009年"甲流"肆虐期间，他作为天津市中医专家组组长数次赴"甲流"重症监护病房，亲自参与危重症患者救治，主持编写天津市中医药诊治甲流方案，提高甲流防治效果，充分发挥中医药在当代临床呼吸系统传染性疾病诊疗中的作用和优势。

（二）潜心基础研究，探索肺病中医证治规律

在国家科技支撑计划、天津市科委科技攻关计划重大项目等多项科研课题的支持下，孙增涛教授带领团队对支气管哮喘病理生理特点、中医证候特点、发作期中医辨证治疗方案研究、缓解期治疗方法等开展了大量研究，通过流行病学调查，首次明确天津市成人支气管哮喘中医证候及证候要素分布情况和演变规律，建立了以辨证论治为特色的哮喘急性发作期综合诊疗方案，完成了支气管哮喘发作期多中心、大样本的随机对照研究及缓解期的临床与动物实验研究。在此基础上，在全病程理念指导下，孙教授选取支气管哮喘最为常见的中医证型热哮证，开展涵盖哮喘全病程的中西医治疗随机对照研究，系统评价了中医药防治哮喘的疗效和优势，制定了以创新药物疏风定喘方和补肺颗粒为治疗药物的支气管哮喘中医药全病程序贯治疗方案和技术规范，为中医药防治支气管哮喘提供了思路和方法。

孙增涛教授在慢阻肺中医全病程干预理念的指导下，开展涵盖慢阻肺急性发作期与稳定期的中医核心病机的研究，首次基于证候调查结果提出"肺脾肾虚，痰瘀互结"是贯穿慢阻肺全病程的核心病机，"痰热郁肺"之标急症在急性发作期表现突出，并以健康人群为对照，探讨了慢阻肺不同阶段患者的肺功能特点，丰富了慢阻肺辨证的客观依据，在

明确慢阻肺核心病机的基础上，将"微炎症"学说引入慢阻肺的临床与基础研究，开展了慢阻肺急性发作期和稳定期中医全病程治疗方案的疗效评价与机制探讨，研制出针对慢阻肺稳定期的中药复方补肺颗粒，同时根据中医治未病和四时理论，开展冬病冬防和冬病夏治研究，将传统中医经络学说与现代呼吸康复理念相融合，创制出用于慢阻肺患者肺康复的呼吸保健操等康复锻炼方法，另外，借鉴量表学研究方法，结合中医理论和慢阻肺的病情特点，建立了体现中医优势为特点的慢阻肺患者自报告量表，为慢阻肺中医药防治的评价提供了手段。

对于肺纤维化的研究，孙增涛教授在对肺纤维化病因病机和治则治法认识的基础上，提出"气虚血瘀"是肺纤维化的核心病机，并贯穿疾病始终，结合多年临床实践创制芪术抗纤颗粒，并在天津市自然科学基金等多项课题资助下，通过临床研究和基础研究证实芪术抗纤颗粒在肺纤维化治疗中能够多途径、多靶点打断疾病病程链，有效缓解肺纤维化临床症状，改善患者生活质量，延缓疾病进展，目前以中医药防治肺纤维化的临床与基础研究仍在不断探索中。

（三）教书育人，重视中医传承，培养中医药人才

孙增涛教授作为中医、中西医结合呼吸病学科带头人，2013年带领中医药防治呼吸病团队入选"十二五"期间天津市高等学校"创新团队培养计划"，个人入选天津市高校"学科领军人才培养计划"。他重视传承、培育后人，精心建设国家中医优势学科继教基地和名中医传承工作室。孙增涛教授积极投入教学改革，参编教材3部，获国家教育部颁布的优秀教学成果一等奖1项，辛勤耕耘，培养硕士、博士研究生40余人。在中医药管理工作中，他践行科学发展观，强化医院公益属性，大力推进医院中医师承教育工作，建设名老中医工作室，打造中医药人才的孵化器，为中医药事业的发展做出突出贡献，获得"全国优秀院长"的荣誉称号。

（四）科学研究

1. 获奖项目

（1）天津市SARS患者流行病学回顾性调查和健康随访与干预实验研究，获天津市卫生局2004年度医学科学技术进步一等奖。

（2）SARS中医证候学及中西医结合疗效分析研究，2004年获中华中医药学会科学技术奖二等奖，第6完成人。

（3）麻芩咳喘合剂对支气管哮喘治疗效果及炎性物质的影响，2005年获天津市科学技术进步奖三等奖，第1完成人。

（4）益气活血散结法对特发性肺纤维化作用的临床与实验研究，2007年获天津市科学技术进步奖三等奖，第1完成人。

（5）中医学实践教学模式的构建与实践，2009年获中华人民共和国教育部国家级教学成果奖一等奖，第11完成人。

（6）中医内科疾病治疗方案建立及评价方法的示范研究，2009年获天津市科学技术进步奖三等奖，第3完成人。

（7）哮喘证候学研究及治未病理论在哮喘治疗中的应用，2010年获天津市科学技术进步奖三等奖，第1完成人。

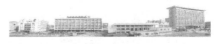

（8）慢性阻塞性肺疾病中医防治的临床与基础研究，2012 年获天津市科学技术进步奖二等奖，第 1 完成人。

（9）支气管哮喘中医证治研究，2012 年获中华中医药学会科学技术奖二等奖，第 1 完成人。

（10）基于慢病防治的 COPD 中医临床关键问题研究，2013 年获中华中医药学会李时珍医药创新奖，第 1 完成人。

（11）慢性气道疾病中医防治关键问题与应用研究，获 2014 年度高等学校科学研究优秀成果奖（科学技术）科技进步奖二等奖，第 1 完成人。

2. 科研项目

（1）杏贝冲剂对气道高反应性影响的临床研究，天津市卫生局中医、中西医结合医学科研基金课题，1993 年 7 月~1995 年 12 月，主持人。

（2）杏贝冲剂治疗支气管哮喘的临床与实验研究，天津市卫生系统项目，1993 年 7 月~1996 年 8 月，主持人。

（3）宣肺中药对实验性哮喘气道炎症作用观察，天津市科委基金项目，1994 年 3 月~1996 年 12 月，主持人。

（4）杏贝冲剂对哮喘磷脂酶 A_2 影响的实验研究，天津市科委青年基金项目，1996 年 3 月~2000 年 8 月，主持人。

（5）麻芩合剂对支气管哮喘气道慢性炎症影响的研究，天津市高等学校科技发展基金项目，2000 年 12 月~2003 年 12 月，主持人。

（6）芪术合剂对肺纤维化胶原及转化生长因子 β 作用的研究，天津市卫生局中医、中西医结合科研专项资金课题，2001 年 8 月~2003 年 12 月，主持人。

（7）芪术合剂对肺纤维化转化生长因子 β 作用的研究，天津市自然科学基金资助项目，2002 年 6 月~2005 年 5 月，主持人。

（8）哮喘证候学调查及治未病理论在哮喘防治中的应用研究，天津市科技攻关计划重大科技项目，2005 年 6 月~2008 年 12 月，主持人。

（9）慢性阻塞性肺疾病稳定期中医干预效果评价研究，国家科技支撑计划重大疑难疾病中医防治研究，2006 年 10 月 1 日~2009 年 9 月 30 日，第 3 名。

（10）冬病夏治理论在 COPD 防治中的作用及机理研究，国家自然科学基金面上项目，2007 年 1 月~2009 年 12 月，主持人。

（11）哮喘急性发作期中医综合治疗方案优化研究，国家科技支撑计划课题中医治疗常见病研究，2007 年 9 月 1 日~2010 年 12 月 31 日，主持人。

（12）呼吸操和保健灸方法推广研究，国家中医药管理局中医"治未病"科研专项，2008 年 3 月~2010 年 2 月，主持人。

（13）补肺方对 COPD 微炎症状态影响的临床基础研究，天津市应用基础及前沿技术研究计划，2008 年 4 月~2011 年 3 月，主持人。

（14）"肺与大肠相表里"脏腑相关理论的应用基础研究项目——通腑泻肺法治疗 ARDS 的大肠证候演变机制研究，国家重点基础研究发展计划（973 计划），2009 年 12 月~2013 年 12 月，第 2 名。

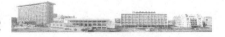

（15）"肺与大肠相表里"理论在 ARDS 防治中的应用及物质基础研究，国家自然科学基金面上项目（青年科学基金项目），2008 年 1 月～2010 年 12 月，第 2 名。

（16）慢阻肺稳定期炎症特征及中药干预机制合作研究，国家国际科技合作专项项目，2012 年 1 月～2014 年 12 月，主持人。

（17）支气管哮喘中医序贯治疗方案优化研究，天津市科技计划项目，2013 年 4 月～2016 年 3 月，主持人。

（18）基于个体化临床信息利用的 ARDS 中医疗效评价方法研究，国家自然科学基金面上项目非连续资助类项目，2013 年 1 月～2016 年 12 月，第 2 名。

（19）从 TLR4/hBD2 通路探讨扶正祛邪中药在 COPD 稳定期的抑菌作用机制，国家自然科学基金青年科学基金项目，2013 年 1 月～2015 年 12 月，第 2 名。

3. 发明专利

（1）多功能胸膜腔穿刺活检针，专利号 ZL98206133.1，第 2 发明人。

（2）呼吸机排出气灭菌装置，专利号 ZL200620025778.9，第 3 发明人。

（3）清肺消炎丸在制备治疗慢性阻塞性肺疾病药物中的应用，专利号 ZL200910068559.7，第 2 发明人。

（4）治疗呼吸系统疾病的药物组合物及其用途，专利号 ZL200910068495.0，发明人。

（5）用于预防和（或）治疗哮喘的药物组合物、其制备方法及用途，专利号 ZL201310224889.7，发明人。

（6）一种预防/治疗呼吸系统疾病的药物组合物及其用途，专利号 ZL201310127392.3，发明人。

（7）一种大鼠气管内给药装置，专利号 ZL201420436500.5，第 1 发明人。

4. 著作权登记

养生保健灸，登记号：国作登字 - 2013 - L - 00111800，第 1 著作权人。

呼吸保健操，登记号：国作登字 - 2013 - L - 00111798，第 1 著作权人。

学术思想

一、中西汇通，倡导病证结合

孙增涛教授擅长中西汇通，倡导病证结合，提出疾病核心病机概念，建立中医药全病程防治理论框架。

（一）病证结合思想的渊源

病证结合，即辨病辨证相结合，是一种在临床诊疗中既重视对病的诊断，又注重辨证论治，包含了多种结合形式及治疗措施的临床诊疗体系。

《内经》时期即出现了病证结合论治的萌芽，其中涉及病名 100 多种，如"疟论""痹论""咳论"等皆以"病"的形式进行讨论，并根据病名治疗用药，如生铁落饮治疗怒狂、泽泻饮治疗酒风等。《内经》中虽然没有明确提出辨证论治，但辨证论治思想蕴含其中，如在《素问·痹论》中首先辨病为"痹"，继而根据风、寒、湿偏重的不同而分为"行痹""痛痹"和"着痹"，寓辨证于辨病之中。虽然《内经》中病证理论体系尚缺乏完整性，其辨病分证的方法也比较粗糙，但已经将辨病与辨证联系起来，从而为病证结合论治奠定了理论基础。

张仲景《伤寒杂病论》不仅奠定了中医辨证论治的理论体系，而且将病、证和症状有机地结合起来，依症辨证，依证归病，将外感热病分属六经，六经中又有不同的证候；杂病方面体现了以病为纲，病证结合，从而开创了中医病证结合论治模式的先河，在辨病的基础上辨证论治，随症加减，中医辨证论治的理法方药体系逐步建立。

中医学对于疾病的认识，受经济、社会、当时科技水平等客观因素的影响，疾病的定义、内涵和外延多有模糊，辨病论治难以获得较大的发展，逐渐形成了以辨证论治为主的模式。近现代以来，以张锡纯为代表的中西汇通派，在实践中不断探索衷中参西的病证结合论治，但中西汇通派对于中西医各自的特点缺乏统一和深刻的认识，中西汇通多停留在中西医治疗结合上，缺乏现代疾病概念下对中医病因病机、发病特点、临床表现、证型的深入认识。

（二）病证结合诊疗模式的新认知及核心病机理论的提出

孙增涛教授在分析传统的辨证论治模式与诊病模式基础上，指出西医诊病与中医辨证相结合的病证结合模式，在疾病诊断、疗效评价、疾病防治等方面具有较大的意义，是值得倡导与学习的，但并不能以此为满足，更不能因此而忽略中医对于疾病认识、归类、诊断与预防等方面不同于西医的特色和优势，决不可拘泥于西医诊病、中医辨证之模式而丧失从中医角度认识疾病的能力，而是应该充分发挥中医理论体系如整体观、天人相应、辨证论治、个体化诊疗等方面的特色与优势，倡导新形势下的病证结合诊疗模式，即在疾病归类的前提下，充分发挥中医认识疾病的特点，把握病机，归类证候，精细辨证，精准施治，并形成系统的中医药防治疾病体系，从而丰富了现代疾病的诊治内涵。

首先，孙增涛教授指出，在临床辨病或诊病上不应拘泥于中医辨病或是西医诊病，最重要的在于抓住疾病的基本矛盾和规律，建立一种疾病的概念，在疾病归类明确的前提下，充分发挥中医辨证论治的优势，开展个体化特色诊疗和研究。孙增涛教授认为，人与疾病是临床诊疗中的对象，尽管中医和西医作为当今医学领域两大体系在认识疾病的角度和层次上有所不同，但是通过对西医疾病和中医疾病概念的分析可以看出，不管是西医的病还是中医的病，都是一个独立的、完整的诊断学概念，是一个连续演变的、具有一定发展规律和转归的完整异常的生命活动过程，具有"连续性"和"特异性"特点。西医诊病或中医辨病从本质上来讲是一致的，就是要掌握疾病的发生、发展、转化和预后的整体，着眼于贯穿疾病始终的基本矛盾和发展规律，两者只是认识的方法和手段不同。西医是以现代组织学、解剖学、生理学、病理学、微生物学等知识为基础，以客观的实验检查为手段，直观而明确地判断与认识疾病的病理与生理等，把握疾病的基本矛盾和规律，从整体上判断疾病的发展与转归；中医则是以整体观念、阴阳理论、五行学说、藏象理论、气血津液理论等为指导，采用望、闻、问、切等手段，把握疾病发展过程中人体与邪气及人体阴阳、气血、脏腑功能等的基本矛盾和发展规律。

其次，孙增涛教授指出，在当前医疗条件和研究现状下，西医疾病的概念直接反映了疾病的基本矛盾，如肺炎、慢阻肺等，而中医病名由于命名标准等的不统一仍有待于进一步探索与研究，因此应在现有的西医疾病诊断和归类的基础上，采用中医理论辨西医疾病

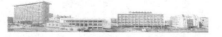

的基本病机。对于单一疾病来讲，任何疾病都有其基本的病因病机，反映了疾病的基本矛盾和规律，其贯穿疾病始终，抓住了疾病这一基本病机，也就抓住了疾病防治的关键。这一基本病机孙增涛教授称其为"核心病机"，"核心病机"是贯穿于疾病发生发展始终的机要与核心。核心病机一经确立，即标志着疾病基本治疗原则与主要治疗方法的确立，为备选相应方药、明确用药宜忌、指导临床辨证论治确立了原则和总体方向。把握疾病的"核心病机"，不仅可以充分发挥中医辨证论治特色，又可借助西医病理生理等认识，延伸中医望闻问切等的内涵，充实、启发中医对于疾病核心病机的认识，更有助于疾病的临床诊疗与科学研究。

（三）中医全病程干预防治慢病理论框架的建立

随着社会进步、人们生活水平的提高，慢性病也就是慢性非传染性疾病，包括慢阻肺、心脑血管疾病、糖尿病、癌症等，已经造成了全球大于 60% 人员的死亡，预估到2030 年将上升为 75%。在我国，2010 年居于前 5 位的死因，即恶性肿瘤、脑血管病、缺血性心脏病、慢阻肺和伤害中有 4 个是慢性病，其防治刻不容缓。慢性病有非传染性、致病因素复杂、可预防性、病程长等共同特点，通过近年来对呼吸系统慢性病的临床与基础研究，孙增涛教授指出，目前慢阻肺、支气管哮喘、间质性肺疾病、呼吸系统恶性肿瘤等呼吸系统慢性病中医的诊疗方案往往皆从疾病的某一阶段入手，其诊疗方案不具有连续性，无法为临床呼吸系统慢性病患者提供一个完整而行之有效的方案，在疾病整体防治上缺乏系统支持和科研数据。因此，孙增涛教授在"核心病机"理论的基础上，提出了中医药全病程干预预防呼吸系统慢性病的理论框架。他指出，核心病机是反应疾病全病程的基本病机，反映了疾病全病程的基本矛盾，在抓住核心病机的基础上，根据疾病不同阶段病机要素的偏盛予以辨证论治，即可形成贯穿疾病全病程的诊疗方案，使呼吸系统慢性病的治疗更加规范且系统。如支气管哮喘，中医全病程治疗方案即在提炼出急性发作期"痰热郁肺"与缓解期"肺脾肾虚"核心病机的基础上，针对天津市成人支气管哮喘以"热哮"为主制定的急性发作期予疏风定喘方、缓解期予补肺颗粒治疗的全病程序贯治疗方案。临床试验研究发现，这种中医全病程序贯治疗方案不仅可以取得很好的临床疗效，且在减少激素使用及改善肺功能等方面明显优于西药组。该诊疗方案针对疾病的核心病机，执简驭繁，设立专病专方，不仅为中药新药的研发提供了示范，同时为中医药防治哮喘等呼吸系统慢病建立了示范平台。

二、治外感强调寒温统一、内外合邪，倡导轻清宣透、扶正祛邪

凡是具有发热症状的外感、内伤疾病都可以称之为热病。外感热病是指由外邪侵入人体、以发热为主要症状的一类疾病，主要包括时行热病，即西医学中的急性传染病（如SARS 等）和以发热为主要症状、由细菌或病毒等引起的感染性疾病（如风温肺热病）等。

（一）外感热病中的寒温统一理论

近年来，由于 SARS、甲流、禽流感、中东呼吸综合征等疫病的流行，以及肺炎等感染性疾病的高发病率，人们对外感热病越来越重视。其中病因为寒热的探讨也是众说纷纭，多数学者主张外感热病当宗温病，提出温热感邪之说，当然亦有寒邪、寒疫等诸多观点。孙增涛教授总结历代有关外感热病与寒温理论的文献，根据长期治疗外感热病临床经

验，在外感热病的诊疗中强调寒温统一。

1. 外感热病发病中的寒温统一

通过对历代有关外感热病与寒温理论文献进行总结，孙增涛教授指出，无论是从寒温的概念起源来说，还是从当代外感热病治疗的临床实践来看，伤寒与温病是相辅相成、相互补充发展的关系，两者皆为中医外感热病学不可或缺的部分，而非寒热分明、孰是孰非的两个对立面。寒温不仅同源，且寒中育温、温中有寒，二者是相统一的，故孙增涛教授提出外感热病的发病具有热病不远寒、寒病必发热、寒温相统一的观点。

首先，所谓热病不远寒是指外感热病多发生于气候、环境变化较大的季节，邪之所凑，阳气郁遏，初期必然表现出不同程度的表寒证，出现恶寒、身痛等症状，结合西医学理论，即病原微生物侵入人体产生并释放内源性致热源作用于体温调节中枢，并通过垂体内分泌因素使代谢增加或者通过运动神经使骨骼肌收缩，产热增多，临床即表现为恶寒、寒战等。孙增涛教授指出，一般外感热病在疾病的初期均有恶寒表证，只是由于病变迅速常常被人忽视。如甲流及风温肺热病，患者往往以高热或发热住院，少部分病例伴有恶寒或者寒战，但通过追问病史，大部分患者自述发热前有或轻或重的恶寒或寒战症状，只是由于个体差异，疾病进展速度不同，由初期恶寒或寒战至发热病情加重病程有所不同。

其次，通过取类比象，中医所认识的"寒"包含了自然界气候变化引起的温度降低和人体所表现出来的恶寒、寒战，当人体表现出恶寒、寒战等症状时即出现了"寒"病。所谓寒病必发热，是指外感热病初期虽常出现表寒证，但随着病情的进展，正邪交争，会出现发热或里热证。如甲流及风温肺热病患者以恶寒起病，出现了"寒"病，但随着病情的进展，常常以持续发热或肺热炽盛，肺失宣降引起剧烈咳嗽、胸闷喘憋而就诊，此时疾病表现出温病的特点，不可再以伤寒而论治。

第三，所谓寒温相统一，是指外感热病的发病是一个寒热病机转化的过程。在外感热病的辨证中，以整体、动态的观念为指导，根据外感热病的临床症状、病程、病史等情况，抓住外感热病寒热转化之机，时时顺应病机之演变，因势利导，予邪出路，散邪外出，不可执寒热各端，忽视其统一，使治疗走向偏颇。

2. 外感热病治疗宜轻清宣透

孙增涛教授指出，寒温统一的理论不仅包涵外感热病发病及寒热病机转化的认识，同时也体现于外感热病的治疗过程中。在外感热病治疗中，亦应以寒温统一理论为指导，结合疾病特点，强调其治疗宜轻清宣透。

感染性疾病病在上焦，其位居高，"温邪上受，首先犯肺"，遵"治上焦如羽，非轻不举"之旨，孙增涛教授强调外感热病治疗应轻清宣透。轻是指用药多取轻扬上浮之品，使其直达上焦；清宣是指清热与宣散并用，即清热之寒性药与宣散之温性药或热性药并用，或在清热药品中多用辛散、宣透之品，如生石膏、连翘、蝉蜕、芦根等，或以清热为主，或以宣散为主，或于宣散之中辅以清热或于清热之中辅以宣散药，取长补短，寒借温之先导，鼓动阳气以祛邪外出且防凉遏闭邪，温借寒之凉润，以防燥烈伤阴，寒温兼而用之；透是指透邪外出，外感热病多由外感六淫等邪气入侵所致，治疗亦应顺应病势，予邪出路。

（二）外感热病的内外合邪理论

针对外感热病，尤其是以风温肺热病为代表的呼吸系统感染性疾病，孙增涛教授提出"内因是基础，外感是主因，内外合邪，邪实正虚"的理论，指出内因脏腑功能不足、正气亏虚是呼吸系统感染性疾病发病的内在基础，外感六淫或病原微生物细菌或病毒等的入侵是发病的主要原因，"正虚"贯穿于呼吸系统感染性疾病的始终。他强调调动机体能力，扶正祛邪的重要性，在治疗过程中"扶正"是贯穿始终的治则与治法，并由此提出疾病早期因势利导、予邪出路，中期扶正解毒、重视自身，后期调整机体、恢复功能的呼吸系统感染性疾病治疗三步治法。

呼吸系统感染性疾病早期以邪实为主，治疗亦以祛邪为主，应因势利导，予邪出路。但在祛邪外出的同时，应重视正气在疾病中的重要性，在祛邪的同时不失时机佐扶正之品，不仅不妨碍邪气外出，反可增强祛邪之力。如小柴胡汤是治疗少阳枢机不利之和解剂，其中柴胡为君药，小柴胡汤证主症之一为寒热往来，这不仅可以判断此时正邪交争于半表半里之间，同时也提示由于正气不足难以祛邪外出而出现寒热往来之"拉锯战"的情况，因此在小柴胡汤使用中，更重要的是应认识到党参的地位和作用。党参虽不为君药但却不可或缺，以党参扶正鼓动人体之阳气，与柴胡之疏散和黄芩之清里相配伍，不仅可祛邪外出，而且祛邪而不伤正，使正气得充。疾病中期，邪气入里，此时邪实与内伤俱在，在清热解毒的同时，更应及时补虚，扶正解毒兼顾。孙增涛教授自拟扶正解毒方，以党参以补肺健脾，助黄芩、鱼腥草、虎杖等清热解毒，解毒不忘扶正，以扶正之品助祛邪外出的同时补邪气损伤所致之内伤。在疾病后期即恢复期，邪毒已去，当以恢复脏腑功能为主，根据脏腑气血津液之盛衰，补其不足，其中尤其重视胃气及脾脏运化功能的恢复，以补后天中土，达到恢复五脏功能的目的。

三、呼吸慢病"因虚致病"，倡导扶正补虚，慢病缓调

结合呼吸慢病的人群易感性、隐匿发生、反复发作或加重的临床特点，孙增涛教授提出了"因虚致病"的呼吸慢病发病说，倡导扶正补虚，慢病缓调。

（一）"因虚致病"的概念及内涵

孙增涛教授从呼吸慢病的特点出发，结合多年诊治呼吸慢病的临床经验，提出呼吸慢病"因虚致病"理论，并指出所谓的"虚"具有多方面内涵，主要包括以下几种。

1. "虚"为体质状态，为呼吸慢病发病的易感性和倾向性

首先，"虚"是个体生命过程中，在先天遗传和后天获得的基础上表现出来的形态结构、生理功能和心理状态等多方面综合的、相对稳定的一种体质状态。这种体质状态反映在个体生命过程中的某些形态特征和生理特性方面，以中医而论，体现在正气不足，机体脏腑、经络等组织器官及其生理功能减弱，抗御病邪能力低下，邪气伤人，随人体阴阳强弱盛衰而为病。以呼吸慢病的发病来说，家族有慢性咳喘、哮喘、肺部肿瘤等病史的人群更容易患慢阻肺、支气管哮喘、肺癌，有皮肤过敏如荨麻疹等或过敏性鼻炎、咽炎的人群更容易患支气管哮喘。从呼吸慢病患者的临床表现来说，慢阻肺、支气管哮喘等对于季节、气候、寒冷等的变化更为敏感；同样面对流感，呼吸慢病患者较之正常人更容易受影响而出现感冒症状；同样患流感，呼吸慢病患者较之普通人更容易邪气入里，导致急性加重。以上种种，皆称之为"虚"。

2. "虚"为脏腑功能不足，为呼吸慢病发生、发展和加重的内在基础

《素问·通评虚实论》指出："精气夺则虚。"张景岳在《景岳全书·传忠录》中也指出："虚实者，有余不足也。""虚"主要是指脏腑表现出来的阴阳气血功能不足，这是呼吸慢病发生、发展和加重的内在基础。由于脏腑功能不足，无力抵御外感邪气的入侵，使外邪反复入侵，日久入里发为呼吸慢病，并使呼吸慢病反复急性加重。呼吸慢病的"虚"也就是脏腑功能不足，主要是指肺脾肾三脏功能的不足。

首先，由于气是构成人体最基本的物质，也是维持人体正常生命活动的基本物质，是生命的本源。肺主气，司呼吸，为气之本，诸气皆属于肺，"人身之气，禀受于肺，肺气清肃，则周身之气莫不服从而顺行"。肺为"华盖"，覆盖五脏六腑之上，与外界相通，诸邪侵袭必先伤肺。肺为娇脏，其脏清轻肃静，不容纤芥，不耐邪气之侵袭。因此，所谓"虚"首先是指肺气虚；其次，根据五行相生及五脏相关理论，久病肺虚，子盗母气，可导致脾气亏虚，水谷精微不得运化，则气血生化乏源，肺气益虚；肺主行水，脾主运化水液，脾失健运，津液不得运化则聚而为湿，凝而为痰，痰湿内阻，壅滞肺气，使病情稽留而反复，从而形成了肺脾气虚证。同时肺亦为肾之母，外邪侵袭，形成久咳、久喘、久哮等反复发作，病情迁延不愈，母病及子，则可见肾气亏虚。肾为先天之本，脾为后天之本，两者相互资生，互相充养，肺病及脾，脾气亏虚，后天气血生化乏源，则不能滋养先天，亦可见肾气亏虚，由此形成肺脾肾俱虚之证。由此，呼吸慢病的虚证除肺气虚之外，还体现在肺脾肾多脏的亏虚。由于病程长短、周围生活环境等多方面的原因表现为不同的偏重，或以肺气虚为主，或以脾气虚为主，或以肾气虚为主，或肺脾虚为主，或肺肾虚为主，或肺脾肾俱虚，临床应综合判断、诊疗。

3. 因"虚"致实，"虚"可传变

"虚"是呼吸慢病发生的内在基础，也是呼吸慢病稳定期表现出来的主要证候特征，呼吸慢病发生、发展或急性加重的过程中常表现为因虚致实的病理过程。由于人体体质状态和脏腑功能的不足和功能的减退等"虚"证，导致疾病的易感性，同时脏腑功能受损、气血津液等输布障碍，产生气滞、痰浊、血瘀等实性病理因素。如间质性肺疾病，由于肺朝百脉，肺气亏虚，邪气不得外解经皮毛而侵入血络，络脉瘀阻，影响气血之运行而成瘀，此为"因虚致瘀"。或呼吸慢病稳定期由于"虚"证，正虚而邪侵，感受外邪，病情急性加重，从而出现急性加重期邪实为主的证候。如慢阻肺稳定期以肺脾肾虚证为主，正虚而邪侵，外感六淫之邪侵袭，病情急性加重，形成外寒内饮、痰热壅肺等邪实为主的证候，此亦为因虚致实之体现。

根据《素问·玉机真脏论》"五脏相通，移皆有次，五脏有病，则各传其所胜"的思想，孙增涛教授从整体观念出发，以五行生克理论和五脏相关理论为基础，结合临床证候学调查，提出呼吸慢病中"虚"是可以传变的，具有"肺气虚→肺脾两虚→肺脾肾俱虚"的演变规律。虚证的这种演变规律从整体上反映了疾病慢性发展的进程，临床治疗应以"见肺之病，知肺传脾，当先实脾；久病及肾，强肾固本，金水相生"为基本治疗原则，从整体上把握疾病发展情况，通过"实脾"与"强肾固本"等实现先证而治，未病先防。

（二）倡导扶正补虚，慢病缓调

呼吸慢病是多种病理因素夹杂，反复发作迁延而成，孙增涛教授在其诊治和治疗中，

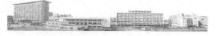

638

提倡扶正补虚，调动机体自身的能力，注重扶助正气，恢复脏腑功能，尤其是恢复肺脾肾之功能。在疾病概念下，以中医全病程理念为指导，分清疾病虚实缓急，发作期坚持祛邪亦不忘扶正、扶正更易祛邪的治疗原则，在外散风寒、清化痰热、温化痰饮等之外，以黄芪、党参、山茱萸等扶正之品补益肺脾肾之气。在缓解期以扶正补虚为主，根据三脏亏虚的性质和侧重对证治疗。肺气虚为主者，以补益肺气为主，用药可酌加黄芪、党参等；肺阴虚为主者，以滋补肺阴为主，用药可以北沙参、百合、麦冬等；肺脾气虚者，以补肺健脾、培土生金为主，用药以党参、白术、茯苓等；肺肾气虚者，以补肺益肾、金水相生为主，用药可酌加山茱萸、熟地黄等；肺肾气阴两虚者，以滋补肺肾之阴为主，可酌加熟地黄、北沙参等；肺脾肾三脏阳气亏虚者，以补肺健脾益肾为主，可酌加紫河车、补骨脂、肉桂等以补火助阳。同时补虚亦应注意疾病之深浅：疾病初期，喘息不甚，以肺气虚弱为主，其病始及于脾肾，常于补肺方中少加党参、熟地黄等健脾补肾之品，健运中焦，肺肾相滋，以防病深喘甚；疾病后期，肺病及肾，下元亏虚，肾不纳气，肾阳不足者，酌加巴戟天、肉桂等温补肾阳；疾病日深，喘促平静状态亦不可缓解者，此为阴阳两虚，可以蛤蚧、紫河车等入丸散，以补肺肾、益精血。

从呼吸慢病的全病程来看，重点在于疾病稳定期的控制和治疗。该阶段病情相对稳定，治疗原则为控制症状，减少急性发作和病情的进展，其主要治疗方法即补虚扶正，恢复脏腑阴阳气血功能。呼吸慢病稳定期，孙增涛教授强调补虚扶正不可操之过急，应做到慢病缓调，正如《医宗必读》"治虚者补之未必即效，需悠久成功，其转折进退，良非易也"及《神农本草经疏》"病属于虚，宜治以缓……虚无速法，亦无巧法"所言，虚者应缓图之，临床常取"丸者，缓也"之意以中药丸剂预防和控制病情。

临证经验

一、咳嗽

咳嗽是一类独立的疾病，是指胸部影像学检查正常，而以咳嗽为主要或唯一症状者，临床有急性、亚急性和慢性咳嗽之分，其病理因素涉及风、气、痰、郁等，是当前门诊常见的疾病。总结孙增涛教授多年诊治咳嗽的临床经验，主要体现在以下三方面。

（一）宣降肺气，升降并施

肺为"华盖"，主宣发肃降，宣发与肃降正常，则其清浊之气出入通畅而呼吸均匀。若宣降失调，肺失宣发，肺气不利郁闭而为咳；肺失肃降，肺气不降上逆亦为咳。因此用药时当宣开肺气，升降并施，使肺气通畅。故孙教授常以麻黄、苏叶、桔梗等宣开肺气，苏子、杏仁、紫菀、款冬花等降气止咳。另外，咳嗽"聚于肺，关于胃"，胃气上逆累及于肺，亦可引起咳嗽。此时于宣降肺气的同时，以旋覆花苦辛而性温，入肺脾胃经，可降气消痰，降肺胃上逆之气；代赭石其质重坠，善镇逆气，降痰涎，降逆气而不伤正气。两者合用共奏降气消痰之效。

（二）轻清透解，祛风止咳

本法适用于感冒后咳嗽，症见干咳少痰，咽痒而咳，咳嗽呈阵发性发作，对外界环境中刺激性气味等敏感，常在闻及异味及遇寒凉之风气后咳嗽加剧，舌多淡红，苔薄白。此

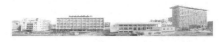

类咳嗽多因感冒后引发邪气外解不透，归属中医学"风咳"范畴，治当以苏叶、蝉蜕、僵蚕等清轻之品祛风止咳，且药量宜轻，遵"治上焦如羽，非轻不举"之原则。

（三）寒温并用，镇咳止逆

慢性咳嗽是指咳嗽时间持续8周以上者，该类咳嗽常反复发作，少痰或无痰，一般病因较复杂，除肺失宣降之外，亦与其他脏腑功能有关，正如《素问·咳论》所云"五脏六腑皆令人咳，非独肺也"，故临床应辨咳嗽涉及脏腑。除此之外，亦应认清病性之寒热，其热多为郁热，寒则多为饮证，与过敏因素有关。治咳之法，当辨清寒热属性，寒温并用。寒以清化上焦之郁热，药用黄芩、金荞麦等；温则化饮，药用干姜、细辛等。同时应当指出的是，慢性咳嗽迁延不愈，严重影响患者的生活质量，改善临床症状是患者的第一诉求，因此在辨清咳嗽所涉及脏腑和寒热属性的基础上，配合止咳镇咳敛肺之品如百部、紫菀、五味子、罂粟壳等，宗止嗽散之意镇逆止咳以治其标，如此方可标本兼治，咳嗽以止。

二、肺炎

肺炎属于中医学"风温肺热病"的范畴，根据核心病机理论，孙增涛教授提出肺炎的核心病机是"正虚邪郁，痰热互结"，病位涉及肺脾。其治疗早期清透截断，寒温双解，中期扶正祛邪，及时补虚；后期补虚扶正，恢复脏腑功能。在肺炎的治疗中，孙增涛教授坚持病证结合，全病程诊疗，中西医结合治疗，发挥中医药的优势作用，又不拘泥中西医之别，从患者病情出发，找寻临床最优、最适合之治疗方案。

（一）清透截断，寒温双解

在疾病初期，虽有肺脾气虚，但以邪实为主，治疗当以祛邪为急，防止外邪内陷，即"清透截断"，孙增涛教授秉持"寒温双解"之法。以麻杏石甘汤、银翘散等为基础方合用或加减，金银花、连翘、黄芩、生石膏等清热透邪，佐以麻黄、苏叶、防风等辛温之品宣畅肺气、祛邪外出，同时又仿升降散之意以蝉蜕、僵蚕解热散结开郁。诸药合用以透邪外出，寒温双解，截断病势。

（二）扶正祛邪，及时补虚

疾病中期，瘀热互结，邪实与正伤并存，治疗以"扶正解毒"为主，强调"及时补虚"。补虚可扶助脏腑功能之不足，发挥扶正祛邪的作用。处方以扶正解毒、清热化瘀为基本治则的扶正解毒方（肺炎方），其主要组成为党参、黄芩、鱼腥草、虎杖、紫菀、甘草等。黄芩、鱼腥草清热解毒，虎杖凉血化瘀解毒，紫菀等润肺化痰止咳，党参益气健脾扶助黄芩等祛邪解毒，甘草调和诸药。诸药配伍，共奏扶正解毒之效。重症肺炎病情危重，邪盛正衰，在西医学支持疗法的基础上，运用参附或参芪等扶正防脱，同时又顾护胃气，保证脾胃运化转输功能的正常，时时以恢复脾胃后天功能为要。

（三）扶正补虚，恢复脏腑功能

肺炎后期，其病余邪未清，或邪热已清，但炎症反应过程仍然持续，正气未复，脏腑功能尚未恢复正常。此时当扶正补虚，兼清虚热，仿青蒿鳖甲汤或地骨皮饮之意，在扶正补虚的基础上，予以清透虚热，这是肺炎后期的主要治疗原则。肺炎后期，脏腑功能受损，多表现在肺气的卫外和肃降功能上，临床常见皮毛和鼻窍症状，兼有咳嗽；同时脾土受累，表现为运化功能失常，如纳呆、便干或便溏等。这是肺部炎症损伤之后的持续表

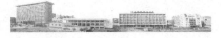

现，如不彻底治愈，多遗留或造成慢性咳喘等疾病，治疗上多采用补土生金的方法，用四君子汤加减，佐以清热止咳之药，意在标本并治，重在恢复肺气及肺脏的功能。

三、慢性阻塞性肺疾病

慢性阻塞性肺疾病（简称慢阻肺）属于中医学"肺胀"的范畴，其核心病机为"肺脾肾虚、痰瘀互结"，有稳定期和急性加重期之不同，病情常隐匿性进展，不可治愈，但可以预防、控制急性发作和延缓病情进展。慢阻肺的治疗应遵循全病程治疗的原则，急性加重期以控制症状为主，稳定期以控制病情、减少急性发作为主。孙增涛教授的临床诊疗经验可总结为以下几方面。

（一）抓主症特点，明确寒热虚实等属性

慢阻肺的主症包括咳、痰、喘。咳嗽、咳痰、喘息不仅是慢阻肺患者急性加重期的主要症状，在稳定期亦同时存在，只是症状轻微或稳定。当慢阻肺患者咳嗽、咳痰、喘息的症状超过了日常变异程度，需要增加或改变药物才可以缓解时，则提示患者病情加重。抓住咳嗽、咳痰、喘息的症状特点和变化情况，不仅可以明确慢阻肺的寒热虚实属性，同时也是判断慢阻肺急性加重期和稳定期的重要指标。

辨痰是慢阻肺中辨证的重要环节。通过辨痰之色、质、量、味的差异，有助于辨别痰的不同属性，准确把握疾病的病机和脏腑的功能状态。黄痰或黄绿色痰，质黏而呈块，且不易咳出者，多为热痰，提示肺有郁热；白痰质清稀而有泡沫者，多为寒痰，为有饮证；痰色透明而呈果冻样者，多存在气道过敏。热痰当清化，黄芩、鱼腥草、金荞麦主之；寒饮当温散，多用苏子、干姜、细辛；气道过敏当抑制气道高反应，苏叶、蝉蜕等常做加减。结合西医学，"痰"是由于慢阻肺慢性炎症的刺激导致气道黏液分泌过多而形成的一种病理产物，痰量的增多通常提示气道炎症增强，在慢阻肺中痰量多少是判断气道炎症状况的指标之一。气喘之症，气促且喉中有声者，多为肺气郁闭，当宣发肺气，多用麻黄；喘促痰多且伴有乏力者，多以苏子降气汤加减；喘息气促动则尤甚者，多为肺肾两虚，肾不纳气，当温肾纳气，山茱萸、熟地黄、五味子等多用。

（二）辨治虚证，尤重健运脾胃

"肺脾肾虚，痰瘀互结"是慢阻肺的核心病机。肺脾肾三脏中，脾居中焦，承接肺肾；从生理功能来说，脾主运化，为气血生化之源，水谷之精有赖于脾上输于肺，下滋养肾，肺肾之充养皆有赖于脾之运化。慢阻肺发病于肺，终归于肾，肺为脾之子，肾为肺之子，疾病日久由于子盗母气，脾虚症状日渐明显，金水相生，肺金不足，肾亦受累。三脏之中，尤以脾为重要，脾升气运，则气血津液化生输布，五脏得养，精微得运，精微上输于肺，则肺气充足，自不为外邪所侵，慢阻肺则不易反复急性加重；精微下滋先天，则肾气得充，肾之纳气有常，不致发展为动则气喘，肾不纳气之证，从而可延缓慢阻肺发展进程。慢阻肺中健脾之药的选择以四君子汤为主，党参、茯苓、白术、甘草四药配伍温而不燥、补而不峻，可根据患者病情随症加减，平凡之中，彰显药理。

（三）诊察弦脉，把握病情轻重兼夹

孙增涛教授指出，在呼吸系统疾病中多见弦脉，强调应根据弦脉的软硬程度来判断病情的轻重、胃气的多少。弦脉而有冲和之象，其病为轻，胃气仍充；若弦劲不柔如循刀刃，弦直者则为真脏脉现，脏气虚衰已甚，病情较重。根据弦脉的有力与否来判断病情的

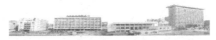

虚实，弦劲搏指多为本虚标实，弦而无力多为本虚。同时慢阻肺由于病机比较复杂，无论在急性加重期还是在稳定期，常多种病理因素夹杂为病。临床辨证中若见弦滑脉，此多为本虚而兼有痰热；若为弦紧之脉，则多为本虚而为外感风寒侵袭；脉见沉弦，则为本虚且病位在里。故辨证时应辨清弦脉的兼夹，以准确把握疾病的病机。

四、支气管哮喘

支气管哮喘属于中医学"哮病"的范畴，是可以控制但不可治愈的疾病，其核心病机是风盛挛急，气郁痰阻，肺气失宣，有发作期和缓解期的区别，治疗亦应遵循全病程治疗的原则，发作期以控制哮喘发作为主，缓解期调补肺脾肾，并加以健康管理，达到病情平稳、肺功能恢复、长时间不发作的目的。

（一）疏风解痉，宣肺平喘

支气管哮喘核心病机为"风盛挛急"，这里所谓的"风"不仅指一切吸入性的致病因素，如花粉、尘螨、烟尘、雾霾及各种刺激性的气味或物质等，还包括自然界各种理化因素甚至气候的变化等，即凡是可以从呼吸道吸入或感知到的致病因素，皆可归属于风邪之范畴。风邪犯肺，侵及气道，引起气道痉挛，即中医所谓痰阻气道，肺气不利，气机郁闭，肺气不宣，表现为喘息、哮鸣等症状，内外合邪，治疗时当以疏风解痉、宣肺平喘为主要治法。临床常用（炙）麻黄、杏仁配伍开肺气之郁闭、宣肺平喘且疏风散邪，蝉蜕、僵蚕、地龙祛风解痉，缓解气道痉挛。

（二）清热化痰，宣肺止咳

支气管哮喘急性发作期其证型有寒热之别。孙增涛教授通过对1010例的哮喘患者临床证候学调查发现，天津地区哮喘证候以热哮证为多见，症见咳嗽，喘息，喉间哮鸣，咳痰色黄或白，痰黏不易咳出，舌质红或暗红，舌苔薄黄或黄厚腻，以清热化痰、宣肺止咳为基本治则。临床常用桑白皮与黄芩配伍，清上焦之郁热，咳痰色黄量多者多配伍鱼腥草以清热化痰，咳痰色白质黏者多用浙贝母、金荞麦、橘红化痰散结，同时配伍前胡、百部、紫菀、款冬花等润肺化痰，加强清热化痰止咳之效，另外，常于清热化痰中佐以半夏、陈皮等辛温之品，取其温散之效以助痰之易化，并有"病痰饮者，当以温药和之"之意。

（三）补虚扶正，控制发作

根据"因虚致病"理论，支气管哮喘亦为"因虚"而发，具有一定的家族遗传性，多因先天禀赋不足，且"同一气道，同一疾病"，过敏性鼻炎、咽炎等疾病日久，导致肺气亏虚，亦可发展成为哮喘。哮喘发作期以标实为主，以祛邪、宣肺、利肺气为先，但缓解期则现正虚。无论是发作期还是缓解期，皆存在正虚之候，因此补虚扶正应贯穿于哮喘治疗的始终，只是各有侧重。由于个体体质脏腑功能之差异，其正虚之脏腑亦有偏重。应该注意的是，哮喘缓解期机体易招致外邪，尤其是风邪之侵犯，特别是久病、年老体弱、病情反复发作，对于这一类患者，治疗的重点除补虚扶正之外，可加入麻黄、蝉蜕、僵蚕等祛风之品，以控制病情加重或反复。

五、间质性肺疾病

间质性肺疾病是一组主要累及肺间质、肺泡和（或）细支气管的肺部弥漫性疾病，是以弥漫性肺泡单位慢性炎症和间质纤维化为主要特征的一大组疾病，肺纤维化是最终的

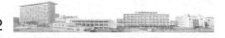

病理结果。目前西药治疗间质性肺疾病效果不甚理想，中医药治疗仍处于探索和研究阶段，但已显示出良好前景。孙增涛教授指出，间质性肺疾病属于中医学"肺痿"范畴，肺气亏虚为其发病的内在基础，瘀血阻滞为基本病理要素，并提出"因虚致病，因虚致瘀"的发病病机学说。间质性肺疾病由于肺气亏虚，阴阳失调，邪毒内生，肺之气血运行失常而成瘀，气虚血瘀，肺络损伤，肺气宣发肃降失常可见咳嗽、喘息等症状，疾病日久耗气，肺气虚日甚，脾肾受累，脾气亏虚不能化生水谷精微，聚津成痰，痰瘀交阻，瘀阻更甚，肺络损伤更重，其症以干咳为主，肾气虚不能摄纳，气浮于上，症见虚喘动甚。孙增涛教授诊治间质性肺疾病的临床经验可以总结为以下几方面。

（一）益气活血通络为基本治疗原则

间质性肺疾病"因虚致病，因虚致瘀"，"虚"和"瘀"是病机之关键，因此，孙增涛教授提出益气活血通络为间质性肺疾病的基本治疗原则，研制芪术合剂作为治疗的基础方。方中黄芪、莪术为君。黄芪入肺脾经，能补气兼能升气，其补气之功最优；莪术微苦而有辛意，为破血行气之要药，可治一切血瘀气滞之证。黄芪与莪术配伍，补气活血，补而不滞，行而不伤，肺络之瘀虽坚亦可徐徐消除而不伤及正气。临床可根据患者个体情况酌情加减，如以党参、太子参、西洋参等助黄芪补益肺气，以三棱、丹参、桃仁、红花等助莪术以活血化瘀，以当归、熟地黄、生地黄等滋补精血、调血和血，以山茱萸、五味子等补益肺肾、固本定喘，以黄芩、虎杖、知母等清瘀热、泻火解毒，以紫菀、百部、款冬花等润肺下气、消痰止咳。

（二）注重缓解症状，改善生活质量

目前无论对于中医抑或西医而言，间质性肺疾病尤其是特发性肺间质纤维化仍然是难以解决的疑难重症。肺间质纤维化一旦形成，其治愈难度很大，目前西医对于本病的治疗主要以抗炎和免疫抑制为主，多采用激素和细胞毒药物等，最近亦开发出部分生物制剂，但其作用有限，且不良反应较大，对于缓解患者临床症状和改善生活质量方面没有较好的疗效。通过临床治疗间质性肺疾病的情况，孙增涛教授指出，对于该病的治疗应充分发挥中医药在缓解患者临床症状和改善生活质量方面的优势，在临床诊疗中，详尽收集患者病史、检查、体征等资料，尤其是胸部CT、肺功能、血气分析等基础检查资料，细化分析患者临床症状如咳嗽、咳痰、喘息、气道反应性、免疫疾病相关症状等，是否使用激素、激素使用方法、激素使用后临床复查对比情况，从这些病史信息和治疗过程信息中，把握间质性肺疾病的症状、病史、治疗等特点。在疾病概念下，从中医理论出发，抓住间质性肺病的基本病机和临床证候特点，指导临床用药，中西医结合，中医以芪术合剂为基础方加减，并根据治疗后临床症状、体征、生活质量等动态变化情况，不断调整治疗用药和方案，总以缓解患者临床症状、改善生活质量为主，延缓间质性肺疾病的发展进程。

（三）扶正固本，预防急性加重

间质性肺疾病其纤维化一旦形成，很难逆转，尤其是特发性纤维化，中医活血软坚散结等亦很难改变其临床发展进程。间质性肺病起病隐匿，发现时多处于疾病的中晚期，当此之时，治疗除缓解患者临床症状、改善患者生活质量之外，更重要的是预防间质性肺疾病的急性加重。一旦急性加重，一方面肺气益虚，瘀阻更重，另一方面急性加重通常由于内外因素，炎症反应再次被激发，损伤加剧，进一步导致间质增生，病情更加深重。因

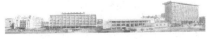

此，孙增涛教授临床常于间质性肺疾病稳定期以益气健脾补肾之品扶正固本，同时根据患者个体情况，体质偏颇、寒热表现，辨证使用清热、化痰等配合祛瘀散结之药，预防邪气入侵，防止急性加重。

医案选介

一、寒温并用、轻宣清透治表证案

王某，男，14 岁，学生，2014 年 12 月 8 日初诊。

主诉及病史：发热 4 日。患者诉 4 日前无明显诱因出现发热，体温 37.3~38.5℃，伴头痛、咳嗽等症状，自服银翘解毒片等症状未见明显缓解，遂来就诊。现发热伴恶寒、头痛，身体拘紧不适，乏力，咽紧、咽痒，时有咳嗽，无咽痛。

查体：晨起体温 37.5℃，舌淡红，苔薄白，脉浮紧。

西医诊断：普通感冒。

中医诊断：感冒。风寒感冒。

治法：祛风散寒解表。

处方：荆芥 10g，紫苏叶 10g，羌活 10g，牛蒡子 10g，杏仁 10g，蝉蜕 10g，僵蚕 10g，连翘 16g，芦根 20g，陈皮 10g，半夏 10g，甘草 6g。4 剂，日 1 剂，水煎服，早晚各 1 次，温服。

二诊：2014 年 12 月 12 日。患者服用汤药 4 剂后，热退，恶寒、头痛等症状消失，微咳有痰不易出，舌淡红，苔薄白，脉缓。

原方去羌活，加紫菀 20g 润肺化痰止咳，继服 3 剂，随访患者病愈。

【按】此为寒温并用、轻宣清透治疗表证之案例。方中寒温并用，以辛温宣散表邪为主，关键在于辛温之药中加连翘、芦根、蝉蜕、僵蚕等清透之品，一方面可助解表，另一方面连翘、芦根之凉可制约大队辛温药之温性太过。全方共奏轻宣清透之效，使表邪以解，发热以除，邪透而出，病退得安。

二、扶正助阳治表证案

李某，男，26 岁，工人，2014 年 8 月 21 日初诊。

主诉及现病史：自觉发热、畏寒伴乏力 1 周。患者自诉长期工作于冷库环境中，近日自觉周身紧束，发热，但热势不扬，伴四肢关节酸痛而凉，乏力，自汗出，嗜卧，渴喜热饮不多，时咳嗽，少痰，纳少寐可，二便尚调。

查体：体温 37.5℃。神清，精神倦怠，面色白，语声低微。舌暗红，苔薄白腻，脉沉紧。

辅助检查：查血常规（-）。

西医诊断：普通感冒。

中医诊断：感冒。阳虚感冒。

治法：扶正助阳解表。

处方：附子 10g（先煎），羌活 10g，麻黄 6g，细辛 3g，知母 20g，桔梗 10g，前胡 10g，杏仁 10g，甘草 6g。3 剂，日 1 剂，水煎服，早晚各 1 次，温服。

二诊：2014 年 8 月 24 日。服药 3 剂后，患者诉畏寒减，四肢关节酸痛减，发热未见，咳嗽减轻，仍有自汗出，乏力，舌淡暗，苔薄，脉弦滑小浮。此时患者阳气得复，气虚仍在，调整处方如下：

附子 10g（先煎），桂枝 10g，羌活 10g，细辛 3g，知母 20g，桔梗 10g，前胡 10g，黄芪 20g，防风 10g，白术 10g，甘草 6g。4 剂，日 1 剂，水煎服，早晚各 1 次，温服。

随访患者，服药 4 剂后症状明显减轻，四肢乏力消失，可正常工作。

【按】患者久居寒冷之地，阳气耗损而发为阳虚外感之证，治以麻黄附子细辛汤扶正助阳解表。方中附子扶正助阳以解表；麻黄辛温，可发汗解表，宣通肺气；细辛辛温，入少阴可助麻黄解少阴表邪；羌活祛风除湿通阳，可助麻黄、细辛以解在表之寒湿；桔梗、前胡与杏仁相伍，恢复肺气之升降；知母甘寒，可佐制大队温燥之品，又兼清里热。诸药以麻黄细辛附子汤为主，重在助阳解表。二诊时患者症状减轻，其证未变，仍有乏力，自汗出，守其方而予以加减，合玉屏风散，既可益气固表以止汗解乏，使邪有出而正不亏，又可助附子等扶助人体正气以祛邪外出。

三、益气温阳治疗肺炎案

杨某，女，35 岁，职员，2014 年 1 月 22 日初诊。

主诉及现病史：发热 1 周余。患者 1 月 17 日就诊于门诊，诉 3 天前受凉后出现发热，体温最高达 38.2℃，伴有咽痛，无咳嗽流涕等，查血常规示：白细胞计数 $10.14 \times 10^9/L$，曾服头孢克肟胶囊、清开灵（具体用量不详），未见明显好转，查胸片示左下肺片状影，门诊以"肺炎"收入院。入院后完善相关理化检查，胸部 CT 示左下肺炎影像，血常规示白细胞计数 $7.21 \times 10^9/L$，中性粒细胞比率 74.91%，降钙素原 0.05ng/mL。西医治疗以抗炎、化痰为主，予莫西沙星注射液静脉输液，中医治疗以清热解毒为主。经治疗发热不退，考虑抗感染力度不足，遂加头孢哌酮舒巴坦加强抗菌力度，但患者发热仍不退，且体温最高时达 40℃，抗菌治疗不理想。考虑在细菌感染之外存在病毒感染，遂加用抗病毒治疗，以磷酸奥司他韦胶囊口服，中药热毒宁注射液静脉输液，患者仍高热不退，其间临时予以糖皮质激素氢化考的松 200mg 静脉输液，转请会诊。会诊时症见：发热，但面色晦滞，倦怠懒言，少气无力，伴咽喉不利，少咳，咳痰不爽，纳少，二便尚调，舌淡暗边有齿痕，脉沉细无力。追问发病病史，患者既往体质较弱，患病期间因母亲病逝回蓟县奔丧，回来后即发热不退。

辅助检查：复查胸部 CT 示左下肺炎症密度较前增强。

西医诊断：肺炎（社区获得性肺炎）。

中医诊断：风温肺热病。

治法：益气温阳，扶正解毒。

处方：黄芪 50g，附片 10g（先煎），细辛 3g，肉桂 6g，知母 20g，前胡 10g，款冬花 20g，茯苓 20g，山药 20g，白茅根 20g，甘草 6g。3 剂，日 1 剂，水煎服，早晚各 1 次，温服。

二诊：2014 年 1 月 26 日。患者服药后发热渐退，精神恢复，面色转润，身疼痛缓解，咳痰较前有力，舌淡暗转润，脉较前有力。此时阳气得复，气阴仍伤，去附子、细辛以防温燥太过，予益气养阴、清热化痰法治疗。

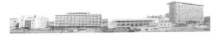

处方：黄芪30g，北沙参20g，桑白皮20g，黄芩16g，前胡10g，杏仁10g，浙贝母10g，芦根20g，半夏10g，陈皮10g，肉桂6g，甘草6g。3剂，日1剂，水煎服，早晚各1次，温服。

患者3剂服完后症状明显好转，精神状态佳，遂出院于门诊继续调治以恢复脏腑功能。

【按】该患者素体亏虚，患病期间又逢母逝奔丧，精神、身体疲惫，外邪内陷入里而致肺炎。入院后除抗菌、抗病毒及激素治疗外，又以中药苦寒之品寒凉伤及正气，邪气内陷更深，正气亏虚，外解无力，故见发热、少气懒言、倦怠乏力等症。有是证用是方，治疗时先以黄芪、附子、细辛、肉桂等大补阳气、温阳益气以解表、扶正解毒，服药后症状好转，中病即止后根据其病证特点，转以益气养阴、清解里热，同时佐肉桂防寒凉遏阳，以透解为要。由此切合病机，疾病得解。患者出院后嘱其继续门诊治疗，以清余邪，恢复肺脾功能。

四、补益宗气治疗大气下陷案

李某，女，33岁，公司职员，2014年11月10日初诊。

主诉及病史：胸闷憋气2周余。患者近1个月来工作压力较大，早出晚归，情绪欠佳。近2周以来自觉胸闷憋气，难以名状，遂来门诊就诊。现患者胸闷憋气，自觉呼吸不畅，少气不足以息，嗳气觉舒，伴有咳嗽，咳少量白痰，咳痰易出，乏力，纳差，大便不畅。

否认既往哮喘等呼吸系统病史，否认家族呼吸系统疾病史。

查体：神清，精神倦怠，面色少华，语声低微，舌暗，苔薄，脉沉弦细。双肺听诊呼吸音清，未闻及干湿啰音。

辅助检查：查胸片未见明显异常，查肺功能正常。

中医诊断：喘证。宗气不足，大气下陷。

治法：补益宗气，润肺止咳。

处方：黄芪30g，党参16g，柴胡16g，升麻10g，枳壳10g，郁金20g，桔梗10g，瓜蒌皮20g，前胡10g，百部20g，紫菀20g，鸡内金10g，当归20g，甘草6g。7剂，日1剂，水煎服，早晚各1次，温服。

二诊：2014年11月17日。服药7剂后，患者胸闷憋气明显减轻，呼吸较前通畅，嗳气减少，未诉胸前区疼痛及咳嗽，乏力减轻，食欲增，大便日一行。

原方去百部，继服10剂。随访患者胸闷憋气消失，呼吸通畅，乏力轻微已不影响正常工作生活，嘱患者注意劳逸结合，调畅情志。

【按】患者以劳累、情绪不佳而起病，症见胸闷憋气、少气不足以息、乏力、嗳气等一派气虚之象，张锡纯《医学衷中参西录》言："大气者，充满胸中……人觉有呼吸之外气与内气不想接虚者，即大气虚而预陷。"患者素体偏瘦，因劳累使胸中大气下陷，治疗以补益升提胸中大气为基本治法，以升陷汤为基础方加减治疗。黄芪、党参合用，培气之本又升提胸中下陷之大气；柴胡、升麻引气上升；瓜蒌皮、枳壳、郁金行气宽胸，使补而不滞；桔梗、前胡、百部、紫菀润肺止咳，其中桔梗为诸药之舟楫，载药上行；鸡内金健脾消食；当归一者润肠通便，二者补血活血以防气血两伤；甘草调和诸药。全方药证相对，则效如桴鼓。

五、中医全病程治疗支气管哮喘案

李某，男，39 岁，2016 年 6 月 9 日初诊。

主诉及现病史：胸闷憋气 10 余年，加重 2 月余。患者 10 余年前无明显诱因出现胸闷憋气症状，诊断为"支气管哮喘"，曾就诊于多家医院，间断使用舒利迭、信必可、顺尔宁、氨茶碱等药物治疗（具体用药剂量不详）。近 2 个月胸闷憋气加重，再次就诊于某三甲医院。信必可 320μg，2 次/日，雾化吸入；顺尔宁 10mg，每晚 1 次，口服；多索茶碱片 0.2g，3 次/日，口服；每日间断吸入万托林 10 余次。仍不能控制，遂求诊于中医。症见：胸闷、憋气，少气不足以息，夜间可闻及喉中哮鸣，纳可，无咳嗽咳痰，二便调。

既往高脂血症、阻塞性呼吸睡眠暂停综合征、高尿酸血症病史。

查体：神清，面色少泽，肺部听诊双肺可闻及哮鸣音。舌暗，苔腻，脉沉弦。

西医诊断：支气管哮喘发作期。

中医诊断：哮病。热哮。

治法：清热化痰，宣肺止咳平喘。

处方：炙麻黄 6g，杏仁 10g，桑白皮 20g，黄芩 16g，前胡 10g，桔梗 10g，射干 10g，蝉蜕 10g，僵蚕 10g，地龙 20g，百部 20g，紫菀 20g，款冬花 20g，陈皮 10g，半夏 10g，甘草 6g。7 剂，日 1 剂，水煎服，早晚各 1 次，温服。

信必可 2 喷/次，2 次/日，吸入。

二诊：2016 年 6 月 16 日。胸闷、喘憋稍减轻，伴有乏力，偶头晕，无痰，打鼾，纳可，舌红苔黄腻，脉弦小滑。

原方加百合 20g。7 剂，日 1 剂，水煎服，早晚各 1 次，温服。信必可 2 喷/次，2 次/日，继续吸入。

三诊：2016 年 6 月 23 日。咳喘减轻，胸闷憋气减轻，活动后仍咳嗽，咯少量白痰质稀，伴有乏力，纳可，二便调，舌胖大有齿痕苔白腻，脉弦滑。

原方加紫苏子 10g，党参 16g。14 剂，日 1 剂，水煎服，早晚各 1 次，温服。信必可 2 喷/次，2 次/日，继续吸入。

四诊：2016 年 7 月 7 日。患者诉病情缓解，无明显咳喘，无痰，偶有胸闷憋气，纳可，夜寐尚安，舌体胖有齿痕，脉弦。

原方去地龙、前胡、射干，加山药 20g。14 剂，水煎服，早晚各 1 剂，温服。信必可改为 2 喷/次，2 次/日，吸入。同时嘱服完中药汤剂后以杏贝定喘颗粒 1 袋加补肺颗粒 1 袋，2 次/日，冲服，补虚扶正，巩固病情；同时嘱信必可间断使用，并逐渐停用。

【按】此为中医药全病程治疗支气管哮喘的典型病例。孙增涛教授抓住"风盛挛急，气郁痰阻，肺气失宣"的核心病机，支气管哮喘急性发作期，以清热化痰、宣肺止咳平喘控制症状为主，稳定期以补虚扶正、控制发作为主，同时兼顾"风盛挛急"，辅以疏风解痉平喘之品。此案亦为中西结合治疗之实例，在急性发作期中西医结合治疗，中药汤剂联合吸入剂控制病情发作，并随着病情的控制逐步减少吸入剂的使用量和使用频率，稳定期则以中医为主，充分发挥中西医在疾病不同阶段治疗中的优势，寻求最优方案。

六、益气活血通络治疗肺纤维化案

张某，男，64岁，退休，2017年1月17日初诊。

主诉及现病史：咳嗽加重伴喘息、发热1周。患者8年前行心脏冠脉造影术时胸部影像提示肺纤维化，遂加以重视，每于外感咳嗽后服用中药汤剂控制病情，每年查胸部CT和肺功能显示病情稳定。此次就诊前1周无明显诱因出现周身乏力、气短、活动后喘息，自测体温37.5℃，至我院门诊，予中药汤剂及盐酸莫西沙星口服，症状未见好转，仍有间断发热，体温最高38℃，夜间明显，为求进一步系统诊治收入我科住院治疗。入院时症见咳嗽，咳痰，痰白质黏容易咳出，活动后喘息，发热，夜间明显，乏力气短，无心悸胸痛，无胃脘不适，无周身关节疼痛，纳差，小便可，大便日一行，夜寐欠安。

既往史：高血压病史30余年，血压最高160/100mmHg，平素口服"玄宁1片，1次/日；科素亚1片，1次/日"。冠心病史8年，2009年于胸科医院行心脏支架手术，现口服"倍他乐克，0.5片，2次/日；阿司匹林肠溶片1片，1次/日"。否认糖尿病、脑血管病等慢性病史，否认呼吸系统疾病家族史。

个人史：否认家族肿瘤病史，无工业毒物、粉尘、放射性物质接触史。既往吸烟史30余年，戒烟8年。间断饮酒史10余年，2~3两/日，近5年饮酒量减少。磺胺类药物过敏史，青霉素、链霉素皮试阳性史，否认食物过敏史。

查体：体温37.4℃，心率87次/分，血压135/85mmHg，双肺听诊双下肺可闻及爆裂音，双目有神，面色欠润，毛发少光泽，身无异味，形体适中。舌暗红，苔黄腻，脉弦滑。

辅助检查：胸部CT提示双肺弥漫性蜂窝状改变伴炎症，肺气肿，肺动脉干增粗。免疫学检查：抗核抗体（－），自身抗体15项均（－），抗中性粒细胞胞浆抗体均（－），抗角蛋白抗体（－），抗环瓜氨酸肽抗体（－），抗链"O"（－），血沉52mm/h。心电图示室上性期前收缩。随机血糖7.1mmol/L。

西医诊断：特发性肺间质纤维化急性加重。

中医诊断：肺痿。肺气亏虚，痰瘀阻滞。

治法：益气化瘀，化痰止咳平喘。

处方：黄芪20g，白术10g，虎杖20g，白花蛇舌草20g，桔梗10g，浙贝母10g，紫菀20g，款冬花20g，陈皮10g，半夏10g，杏仁10g，当归20g，地骨皮10g，甘草6g。3剂，日1剂，水煎服，早晚各1次，温服。

西医予以抗炎、化痰、止咳、平喘、改善心肌功能为主，并配合甲泼尼龙40mg静脉治疗。

二诊：2017年1月20日。患者各症状均有轻微改善，发热已退，未诉用药不适，效不更方，原方继服3剂。

三诊：2017年1月23日。患者咳嗽、咳痰明显减轻，活动后喘息及乏力气短减轻，无心悸胸痛，无胃脘不适，无周身关节疼痛，纳可，小便可，大便日一行，夜寐可。舌暗红苔淡黄，脉弦滑。

治法：益气化瘀，止咳平喘。

处方：黄芪20g，党参16g，白术10g，山药20g，三棱10g，莪术10g，虎杖20g，金荞麦 20g，紫菀 20g，杏仁 10g，陈皮 10g，半夏 10g，甘草 6g。7 剂，水煎服，早晚各 1 次，温服。

配合口服甲泼尼龙 32mg，1 次/日。患者出院，嘱出院后继续门诊治疗。

2017 年 3 月随访，患者仍继续门诊治疗，病情平稳，咳嗽、喘息等症状控制尚可，未见急性加重。

【按】此案为中西医结合治疗肺纤维化病案。患者自 8 年前诊断为纤维化后一直在门诊治疗，以中药汤剂预防急性加重为主，病情平稳。回顾病史，近半年症状反复，常因感冒致呼吸道症状急性加重，此次疾病急性加重，遂住院治疗。治疗以中西医结合为主，根据临床症状，中药以益气活血解毒散结为主，西医在对症治疗的同时配合激素甲泼尼龙静脉或口服，两者结合，以控制病情。病情稳定后逐步增加益气散结活血力量，并逐步减撤激素，减少糖皮质激素的副作用，充分发挥中药减毒增效的优势，由中西医结合治疗逐步过渡到纯中药治疗，总以改善临床症状、提高生活质量和控制病情稳定为基本原则。

论　　著

一、论文

[1] 孙增涛．董国立老师运用通法的经验．天津中医学院学报，1989（4）：43 - 45.

[2] 孙增涛．董国立老师运用祛除外风类药物治验．天津中医学院学报，1990（4）：29 - 31.

[3] 孙增涛．董国立老中医治疗肝病的经验．天津中医学院学报，1992（2）：28 - 30.

[4] 孙增涛．火郁发之临证分析．四川中医，1995（9）：20.

[5] 孙增涛，唐怡环，张素，等．杏贝定喘汤治疗支气管哮喘 56 例疗效分析．天津中医药，1996，13（2）：29 - 30.

[6] 孙增涛．支气管哮喘的新概念及中医药研究展望．天津中医学院学报，1996（2）：46 - 47.

[7] 孙增涛，仝战旗，高凤琴，等．麻杏石甘汤对哮喘豚鼠降钙素基因相关肽变化的影响．中国中西医结合杂志，1997（17）：127 - 128.

[8] 孙增涛，张素仙，唐怡环，等．杏贝冲剂治疗支气管哮喘的临床与实验研究．中国中西医结合杂志，1997，17（4）：201 - 203.

[9] 孙增涛．升降散治验举隅．天津中医药，1999，16（4）：44.

[10] 孙增涛．间质性肺疾病的中医治疗．中国社区医师，1999（12）：13 - 14.

[11] 孙增涛，张虹，王德惠，等．杏贝冲剂对哮喘豚鼠磷脂酶 A2 的影响．天津中医药，2002，19（6）：13 - 14.

[12] 孙增涛．从中医对热病的认识看 SARS 患者治疗之得失．天津中医药，2003，20（6）：40 - 41.

[13] 孙增涛，李小娟，廉富，等．宣肺咳喘方治疗咳嗽变异性哮喘的临床研究．天津中医药，2006，23（2）：118 - 119.

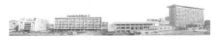

［14］孙增涛，廉富，李月川，等．芪术合剂对肺纤维化鼠转化生长因子－β1 的影响．天津医药，2006，34（4）：262－264.

［15］孙增涛，刘恩顺，廉富，等．麻芩咳喘合剂治疗支气管哮喘疗效评价．辽宁中医杂志，2006，33（9）：1151－1152.

［16］孙增涛，廉富，魏葆琳，等．益气活血散结法治疗特发性肺纤维化临床与实验研究．辽宁中医杂志，2007，34（7）：865－867.

［17］孙增涛，封继宏，李小娟，等．益气活血散结法对特发性肺纤维患者生活质量的影响．中医杂志，2007，48（10）：907－908.

［18］廉富，孙增涛，刘恩顺，等．芪术合剂对博来霉素致大鼠肺纤维化白介素－8 和转化生长因子 β1 的影响．中国中医急症，2007，16（9）：1102－1104.

［19］孙增涛，廉富，刘恩顺，等．芪术合剂对博莱霉素致大鼠肺纤维化的影响及机制探讨．中国热带医学，2007，7（4）：510－512.

［20］王强，孙增涛．祛风解痉法治疗咳嗽变异性哮喘．吉林中医药，2007，27（10）：23－24.

［21］孙增涛，刘恩顺，封继宏，等．支气管哮喘发作期中医证候调查及证素提取的初步研究．中医杂志，2008，49（8）：731－733.

［22］孙增涛，封继宏，李小娟，等．益气活血散结法对肺纤维化的干预效果及机制研究．天津中医药大学学报，2008，27（3）：209－212.

［23］孙增涛，刘恩顺，封继宏，等．补肺颗粒对 COPD 稳定期患者生活质量的影响．上海中医药杂志，2009，43（3）：15－16.

［24］付敏，孙增涛．慢性阻塞性肺病中医药治疗．吉林中医药，2009，29（3）：206－208.

［25］刘恩顺，孙增涛，封继宏，等．1010 例支气管哮喘患者中医证候及证候要素的临床流行病学调查．天津中医药，2009，26（5）：357－359.

［26］刘伟，孙增涛．中医药对慢性阻塞性肺疾病多靶点治疗作用研究概况．长春中医药大学学报，2009，25（4）：626－627.

［27］孙增涛，刘恩顺，封继宏，等．补肺颗粒治疗慢性阻塞性肺疾病稳定期临床疗效评价．新中医，2009，41（3）：37－38.

［28］张弦，孙增涛，王强，等．天津市成人支气管哮喘发作期中医证候流行病学调查．福建中医药，2009，40（6）：1－4.

［29］孙增涛，封继宏，刘恩顺，等．甲型 H1N1 流感患者中医舌象特点的调查分析．中国中医药现代远程教育，2010，8（17）：190－191.

［30］孙增涛，封继宏，刘恩顺，等．谈时行热病中寒温的对立与统一．中华中医药杂志，2010，25（11）：1752－1755.

［31］封继宏，孙增涛，刘恩顺，等．清透截断、扶正化瘀法治疗肺部感染性疾病初探．新中医，2011，43（9）：1－2.

［32］孙增涛，刘伟，钟新春，等．基于肺功能变化的中医规范化治疗哮喘的疗效评价．辽宁中医杂志，2011，38（10）：1941－1943.

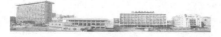

［33］孙增涛，刘健，刘恩顺，等．中药穴位贴敷对支气管哮喘患者晨起最大呼气流量的影响．中华中医药杂志，2012，27（9）：2426－2429.

［34］孙增涛，张洪春，周兆山，等．中西医治疗方案对364例轻中度支气管哮喘急性发作患者肺功能的影响．中医杂志，2012，53（15）：1291－1293.

［35］付敏，孙增涛．慢性阻塞性肺疾病研究进展及中医治疗的思考．中国中医急症，2012，21（4）：544－545，553.

［36］孙增涛，付敏，李月川，等．补肺颗粒对慢性阻塞性肺疾病稳定期患者生活质量的影响．中医杂志，2012，53（11）：930－932.

［37］付敏，孙增涛，刘恩顺，等．补肺颗粒对稳定期COPD患者肺功能的影响．上海中医药杂志，2012，46（1）：37－38.

［38］付敏，孙增涛，刘恩顺，等．补肺颗粒治疗COPD稳定期临床研究．中华中医药学刊，2012，30（8）：1735－1737.

［39］郭思佳，孙增涛，刘恩顺，等．补肺颗粒对慢性阻塞性肺疾病稳定期模型大鼠血清炎性因子水平的影响．辽宁中医杂志，2013，40（11）：2376－2378.

［40］王强，孙增涛，封继宏，等．哮喘急性发作期中医辨证治疗方案推广应用及评价．辽宁中医杂志，2013，40（9）：1755－1758.

［41］郭思佳，孙增涛，李月川，等．补肺颗粒对慢性阻塞性肺疾病稳定期患者血清IL－6、IL－8、TNF－α及TGF－β1水平的影响．时珍国医国药，2013，24（12）：2933－2934.

［42］SJ Guo, ZT Sun, ES Liu, et al. Effect of Bufei granule on stable chronic obstructive pulmonary disease：a randomized, double blinded, placebo－controlled, multicenter clinical study. *JTCM*, 2014, 34（4）：437－444.

［43］SJ Guo, ZT Sun, ES Liu, et al. The Standardized Herbal Formula, Bufei Granules, Alleviates Skeletal Muscle Atrophy In Mice With Chronic Obstructive Pulmonary Disease. *Am J Respir Crit Care Med*, 2014（189）：5851.

［44］郭思佳，孙增涛，李月川，等．补肺颗粒对慢性阻塞性肺疾病稳定期患者血清炎性因子水平的影响．中国中西医结合杂志，2014，34（2）：235－238.

［45］窦钊，孙增涛．不同表型慢阻肺患者在"冬病夏治"穴位贴敷法中的疗效差异．辽宁中医杂志，2015，42（3）：581－582.

［46］王强，孙增涛，张弦，等．天津市成人支气管哮喘发作期患者的中医证候特点．中医杂志，2015，56（5）：392－394

［47］刘恩顺，王清月，孙增涛，等．慢性阻塞性肺疾病稳定期疗效评价指标的权重分析．天津中医药，2016，33（9）：529－531.

［48］李锐华，孙增涛，王永香，等．运用AHP结合熵权法优化疏风定喘颗粒炙麻黄组的醇沉工艺．中国实验方剂学杂志，2016，22（20）：1－5.

二、著作

［1］张有寯，王耀廷．中国食养食疗大全．天津：天津人民出版社，1999.（孙增涛参编）

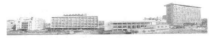

［2］王新月．中医药对外教育系列教材．中医内科学（中英对照）．北京：高等教育出版社，2000.（孙增涛参编）

［3］国家药典委员会．中华人民共和国临床用药须知中药卷2005年版．北京：人民卫生出版社，2005.（孙增涛参编）

［4］蔡先光，赵玉庸．中西医结合内科学．北京：中国中医药出版社，2005.（孙增涛参编）

［5］张伯礼．津沽中医名家学术要略．北京：中国中医药出版社，2008.（孙增涛参编）

［6］国家基本药物临床应用指南编委会．国家基本药物临床应用指南（中成药）2009年版基层部分．北京：人民卫生出版社，2010.（孙增涛参编）

［7］国家药典委员会．中华人民共和国药典临床用药须知（中药成方制剂卷）2010年版．北京：中国医药科技出版社，2011.（孙增涛参编）

［8］吴咸中．实用老年中西医结合治疗学．北京：人民军医出版社，2012.（孙增涛参编）

［9］孙增涛，刘恩顺．慢性阻塞性肺疾病．北京：华龄出版社，2012.

［10］王永炎，晁恩祥，王贵强．中成药临床应用指南感染性疾病分册．北京：中国中医药出版社，2015.（孙增涛参编）

［11］张洪春．中医临床诊疗指南释义呼吸病分册．北京：中国中医药出版社，2015.（孙增涛参编）

【整理者】

李云辉　女，1985年11月出生，医学博士，现就职于天津中医药大学第二附属医院，从事中医肺病及中医经验传承研究。

徐 宗 佩

名家传略

一、名家简介

徐宗佩，男，1964 年 4 月 23 日出生，回族，山东省新泰市人，九三学社社员。天津中医药大学教授、研究员，博士研究生导师，目前担任天津中医药大学图书馆馆长、静海区政协副主席（兼）。曾任天津中医药大学研究生院院长、科研处副处长（主持工作）和天津中医药大学学位评定委员会秘书长。学术专长为中医内科学心脑血管疾病的临床、科研及教学。主要学术职务：天津市中西医结合学会理事，天津市药理学会理事，中国回医学会理事，《天津中医药》杂志副主编，甘肃省定西市中医药产业专家，河北庞氏中医眼科流派传承工作室特邀专家。享受国务院政府特殊津贴专家，全国优秀中医临床人才，国家中医药管理局"全国优秀中医临床人才研修项目"优秀学员，天津市中青年名中医。

二、业医简史

徐宗佩教授 1981 年 9 月～1986 年 7 月在山东中医学院（现山东中医药大学）中医系学习（大学本科），奠定了较好的中医药基本理论和基本技能基础。从大学二年级（1982年）起，就利用寒、暑假为乡亲诊治疾病，疗效较好，每天上门求医者络绎不绝。大学毕业（1986 年 7 月）后在山东省新泰市人民医院中医科工作，作为住院医师管理住院患者（18 张床位），同时参加门诊，日门诊量 30 余人次。工作之余全面复习了大学课程，重点钻研中医诊治肾病的理论与技术，治疗了大量慢性肾炎、紫癜性肾炎和慢性肾功能衰竭患者。1988 年考取天津中医学院（现天津中医药大学）硕士研究生，师从阮士怡、张伯礼教授，学习、研究、诊治心血管疾病，重点进行中医络病、高脂血症和脂肪肝、高黏滞血症、冠心病、心律失常、高血压等疾病的防治研究工作，在此基础上形成了用宗气理论指导冠心病诊治的学术认识。1997 年考入北京中医药大学攻读博士学位，师从王永炎、张伯礼院士，其间受王院士学术启发，对"毒损络脉"和"玄府"理论有了更深刻的理解，将这些理论应用到临床诊疗实践中，形成了清肝通络法治疗高血压病的学术萌芽。2009 年考取"全国优秀中医临床人才研修项目"研修学员，进一步加强了读经典、做临床、拜名师的力度，反复阅读了中医四部经典和中国传统文化经典如《论语》等，撰写心得体会 109 篇，通读《名老中医之路》3 遍，并再次拜张伯礼院士为师，进一步学习老师学术思想。另外，参拜著名脾胃病专家高金亮教授，在高教授的指导下，进一步领会《金匮要略》"四季脾王不受邪"学说，形成了"调脾胃治疗杂病，确保治疗效果"的学

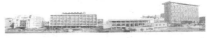

术认识。参拜中西医结合肿瘤学老前辈张代钊教授，学习其补脾胃、益肝肾、调气血治疗肿瘤的学术思想。徐宗佩教授在学习继承诸位名家学术思想和临床经验的同时，还在导师及中医界前辈的教导和感召下，形成"医德至上"的观念，践行和传承"大医精诚"精神，在医疗实践中，从患者利益出发，一切为患者着想，精心为患者服务。2012年"全国优秀中医临床人才研修项目"研修结业，被评为优秀学员。2012年底被评为天津市中青年名中医。

三、主要贡献

徐宗佩教授主要从事中医药防治心脑血管疾病的临床、科研和教学工作，擅长应用宗气理论指导临床治疗冠心病，运用清肝通络法治疗原发性高血压，应用阴阳升降理论指导糖尿病、脾胃病和皮肤病等。

（一）科研课题

徐宗佩教授主持并完成中医药科研课题12项。

1. 脂肪肝家鸭模型建立及降脂清肝方作用机制研究，国家自然基金面上项目。

2. 中药"辨证毒理"假说及其验证，国家中医药管理局中医药科学技术研究专项课题。

3. 脂肝清颗粒的药学、药理及临床研究，天津市自然科学基金重点课题。

4. 高黏滞血症的中医辨证规律研究，天津市自然科学基金课题。

5. 血瘀证模型兔生理功能及病理形态研究，天津市卫生局课题。

6. 冠心病血瘀证患者单核细胞趋化游走能力的检测，国家自然科学基金课题（子课题）。

7. 乳腺癌的舌象色度学研究，天津市卫生局课题（子课题）。

8. 红细胞变形性影响因素研究，自选课题。

9. 风湿类疾病血液黏滞因子和微循环变化研究，自选课题。

10. 丹参有效成分对血管和血细胞成分影响的研究，自选课题。

11. 复方丹参方对高黏滞血症血管内皮分泌功能及红细胞变形性影响，自选课题。

12. 久病入络的病理学基础研究，自选课题。

（二）科研获奖

徐宗佩教授作为主研人员参加中医药科研课题16项，获得科技奖励13项。

1. 中医舌诊客观化研究，获1995年度国家科技进步三等奖、国家教委1994年度科技进步三等奖，第2完成人。

2. 血沉曲线自动分析仪，获1998年度国家发明四等奖、天津市1997年度发明二等奖，第5完成人。

3. 复方丹参方药效物质及作用机理研究，获2003年天津市科技进步一等奖，第15完成人。

4. 中药对脑神经细胞保护作用的临床与实验研究，获中国中西医结合学会科学技术二等奖，第5完成人。

5. 清脑益智方对神经细胞保护作用及机制研究——脑脊液药理学的建立及应用，获2001年天津市科技进步一等奖，第7完成人。

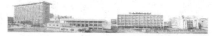

6. 舌诊生物工程研究，获 1992 年度国家中医药管理局科技进步二等奖，第 4 完成人。

7. 中医中风病危险因素及相关证候学研究，获 1999 年度天津市科技进步二等奖，第 3 完成人。

8. 关木通肾毒性研究，获 2003 年度中华中医药学会中医药科技奖励二等奖，第 3 完成人。

9. 多发梗死性痴呆（MID）大鼠模型的研究和中药拮抗作用的观察，获 1997 年度天津市科技进步二等奖，第 7 完成人。

10. 红外多切变黏度测定仪的研制及应用，获 1991 年度天津市科技进步三等奖、第二届北京国际发明展铜奖，第 5 完成人。

11. 录像教学片《舌诊》，获 1995 年度天津市教学成果二等奖，第 3 完成人。

12. 癌症患者舌象动态观察及客观量化临床研究，获 1998 年度卫生局科技进步三等奖，第 2 完成人。

13. 降脂中药对高脂血症家兔血清、肝、红细胞膜脂质代谢影响，获 2000 年度天津市科技进步三等奖，第 3 完成人。

（三）教书育人

徐宗佩教授为研究生开设课程中医内科学、中医科研思路与方法、中医运气理论基础及其临床应用、汉字书法基本技法，为中医学本科生开设选修课中医药科技论文撰写，为中药学本科生开设选修课中药现代化前沿信息。培养学术经验继承人 9 名、研究生 37 人次，其中毕业并获得学位的研究生 24 人次，包括博士研究生 7 名、硕士研究生 17 名；在读研究生 13 名，其中博士研究生 12 名、硕士研究生 1 名。

（四）参政议政

徐宗佩教授作为天津市人大代表和政协委员，密切关注中医药事业发展，曾参与编写《天津市中药现代化发展规划》（第 5 撰稿人），在市政协提交有关中医药提案 3 份，在市人大提交议案《关于进一步推动中医药走进社区工作的建议》。

学术思想

一、重视阴阳学说，认为阴阳学说是中医学术的根本

《内经》云："阴阳者，天地之道也……治病必求于本。"所以，阴阳为天地之道，也就是一切事物运行的根本规律；治病必求于本，就是本于阴阳。因此，中医诊治疾病必须遵循"阴阳运动"这一根本规律。阴阳运动主要是"升降出入"，阴主静、阳主动，所以阴阳的"升降出入"主要是阳气的"升降出入"。升降即出入，出入即升降，所谓"升降""出入"为同义互词。阳升阴降和阳降（《内经》"天气下为雨"）阴升（《内经》"地气上为云"）的循环过程中形成中气，同时消耗中气。中气在实现阴阳升降出入的过程中起关键作用。《金匮要略》有"四季脾王不受邪"的论述，也就是中气充足，阴阳升降出入运行正常，则机体健康；反之，中气虚损，阴阳升降出入失常，则产生疾病。

同时，掌握阴阳学说又是打开中医经典原著宝库的钥匙。中医经典原著中蕴含了历代

医家诊治疾病过程中形成的理论与技术精华，只有掌握了阴阳学说，才能深刻理解古人的论述，发掘这些精华以指导临床。

二、注重补气、调气，视"气"为生命活动的关键

《素问·调经论》曰："人之所有者，气与血耳。"气血是生命活动的物质基础，气属阳，阳主动；血属阴，阴主静。所以在气血关系中，气是主动的一方，气的运动是生命活动的关键，故应该成为临床诊治疾病的关注点。气的异常，无非虚实两端，虚则补气、益气，实则行气、理气。

三、识机论治，强调"调气导阳"是治法的重点

"临证察机、使药要和"（《皇汉医学·医者十诫》），病机是患者患病和医者治病的关键点，气运行的异常是内伤、外感疾病的根本病机。治疗内伤性疾病，在辨证论治的基础上，注意调理气血可显著提高疗效。气主动，血主静，调气是调理气血的主要方面。"调气"主要从补气益气和行气理气两方面入手，气虚则补气益气，气滞则行气理气，两有之则二者兼施。治疗外感病，主要从阴阳变化入手，阴主静、阳主动，所以"导阳"是引导阴阳运动使之恢复正常升降出入的重点。阳气的升降出入恢复正常则疾病可愈。所以"调气导阳"是各种疾病治疗方法的重点。

临证经验

一、宗气理论指导冠心病的治疗

宗气为胸中之气，受之于先天，由（饮食）脾胃之气和（呼吸）自然清气相合以补充其消耗。宗气的功能是贯心脉而行气血，走息道而行呼吸，出鼻、目和耳窍而司嗅觉，司视觉与听觉，提携神明，振作精神等，主司全身气血运行。冠心病的临床表现，与宗气失常有一定的相似性，用宗气理论指导冠心病治疗可显著提高疗效。

（一）宗气异常的辨治

宗气主司全身气血运行，宗气异常主要表现为气血运行异常，可分为虚、实和虚实并见三类。宗气虚损表现为宗气不足、宗气下陷、宗气阳气两虚、宗气阴液两虚和宗气外泄；宗气实证表现宗气运行不畅和宗气郁结；宗气虚实并见包括多种证候类型，仅举胸痹、宗气虚兼血瘀和上气不足血不上行等证。

1. 宗气虚证辨治

（1）宗气不足

临床表现：少气，吸气无力，自觉气息不能下达腹部，呼吸短，语声低微或不欲言，乏力，脉沉弱或虚大。

治法：补益宗气。

方药：益宗汤。

生黄芪 20～60g，麦冬 15～30g，黄精 20～40g，五味子 5～15g，陈皮 10g，桔梗 10g，枳壳 10～15g，丹参 20～30g。

（2）宗气下陷

临床表现：吸气无力，短气不足以息，或努力呼吸，有似喘或感到气息将停止，脉沉

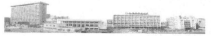

迟微细，关前尤甚，甚者六脉不全，或脉律不整（结代），胸满憋闷，语颤声低，面色苍白或暗滞，而唇青紫，脘胀，小腹下坠或坠痛，或怔忡健忘，甚则神昏，舌淡或有紫斑。

治法：升补宗气。

方药：张锡纯升陷汤加减。

生黄芪30~60g，升麻6~10g，柴胡6~10g，麦冬15g，桔梗10g，当归12g，丹参20g，陈皮9g，党参10~15g，白术10~15g。

（3）宗气阴液两虚

临床表现：宗气虚基础上兼见咽干口渴，心烦失眠或五心烦热，或心悸，舌红少苔，脉细弱数或结代。

治法：补益宗气，养阴生津。

方药：益宗汤加生地黄15g，玄参12g，玉竹12g。口渴甚加天花粉12g。

（4）宗气阳气两虚

临床表现：宗气虚基础上兼见心中冰冷感，背紧恶寒，双足或手足冰冷。

治法：温阳补益宗气。

方药：张锡纯回阳升陷汤加减。

葛根15g，生黄芪30~50g，赤芍12~15g，桔梗9~12g，桂枝6~12g，炙附子3~10g，甘草5g。

（5）宗气外泄

临床表现：宗气虚症状重，汗多或大汗淋漓或汗出如油，无力语言，或昏厥，虚里（左乳下）大动应衣，脉极虚或虚大无力。

治疗：补敛宗气。

方药：生脉散加味。

人参10~60g，麦冬15~30g，五味子5~20g，生黄芪30~60g，山萸肉10~30g，升麻6~10g，陈皮6~10g。

2. 宗气实证辨治

宗气实证主要表现为宗气运行不畅和宗气郁结。

（1）宗气运行不畅

临床表现：胸胀闷，憋气，或上脘胀闷，长息以求自缓，或有背部沉重胀满，或胸痛，静息时显著，舌暗淡胖，苔薄白，脉沉缓或稍弦。

治法：调畅宗气。

方药：理宗汤。

枳壳10~15g，桔梗10g，炒杏仁6~10g，桂枝6~10g，赤芍10~15g，苏梗10~15g。

因宗气行气血，宗气不畅多兼见血瘀征象，治用理宗活血汤：降香10~20g，五灵脂10~20g，延胡索10~20g，丹参30g，郁金10~20g，枳壳10~15g，桔梗10g，炒杏仁6~10g，桂枝6~10g，赤芍10~15g，苏梗10~15g，炙甘草5~10g。

（2）宗气郁结　《灵枢·刺节真邪》云"有所结，中于肉，宗气归之，邪留而不去，有热则化而为脓，无热则为肉瘤。"此类疾病，中医外科学均有相应治法。

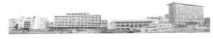

3. 宗气虚实并见证辨治

宗气虚实并见证是临床常见表现类型，多种疾病的辨治已包括这类证候。

（1）胸痹 《金匮要略·胸痹心痛短气病脉证治》云："夫脉当取太过不及，阳微阴弦，即胸痹而痛，所以然者，责其极虚也。今阳虚知在上焦，所以胸痹心痛者，以其阴弦故也。"所以胸痹为宗气和胸阳虚损，阴寒痰浊乘虚聚集胸中而成，按《金匮要略》理论进行辨证施治。

（2）宗气虚兼血瘀 宗气推动血行，其虚推动无力，可见血瘀表现，补益宗气可促进血行。

临床表现：胸痛或胸闷憋气，背部沉重或疼痛，少气，乏力，或见早搏，劳累加重，舌淡或暗或有瘀斑，脉弱或虚大或涩。

治法：补益宗气，行气活血止痛。

方药：益宗活血汤。

生黄芪15~60g，黄精10~50g，麦冬10~20g，降香10~15g，五灵脂10~15g，延胡索10~15g，郁金10~15g，丹参20~30g，桂枝6~10g，赤芍10~15g，桔梗10g，枳壳10~15g，葛根10~20g，羌活5~10g，苏梗10~15g。

（3）上气不足血不上行

临床表现：头晕或眩晕，虚乏无力，精神萎靡不振，头脑空洞感，立位、饥饿或饱食后显著，平卧时好转，伴目昏、耳鸣或听力下降，严重时可出现恶心呕吐、舌麻、肢体麻木、恶闻声响厌嘈杂，心中不宁或空落感，舌淡苔白或稍腻，脉虚弱无力或细弦或弦滑。

治法：补益宗气，活血通络，祛痰开窍。

方药：益宗通窍汤。

生黄芪20~60g，天麻10~15g，麦冬10~30g，半夏10~20g，川芎10~15g，白芍10~20g，郁金10~20g，菖蒲10~20g，白术10~15g，枳壳10~15g，桔梗10g，茯苓10~15g，泽泻10~30g，当归10~20g，陈皮10g，甘草5g。

二、基于阴阳气血学说辨治原发性高血压

对原发性高血压，根据其临床表现，应用中医阴阳气血学说辨治，可取得较好疗效。

（一）肝热络阻

临床表现：眩晕，头胀和（或）头痛，目胀和（或）目痛和（或）视物模糊，易激动和（或）心悸心烦，便干，脉弦。

治法：清肝通络。

方药：清肝通络饮。

钩藤20~30g，野菊花15~20g，夏枯草15g，决明子15~20g，牛膝20~30g，地龙20~30g，土鳖虫10g，黄芩12g，栀子12g，丹参30g，桑枝30g，威灵仙12g，茯苓15~20g，杜仲15g，益母草20g，炙甘草5g。

（二）气滞血瘀

临床表现：早晨血压较高，起床活动后血压降低，早晨头闷和（或）胀痛，体重不舒，头脑感觉不清晰，或有胸闷、憋气、胸痛、背痛，舌暗红，脉沉或涩（一般合并有冠心病）。

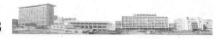

治法：行气活血通络。

方药：理宗活血汤。

降香 10～15g，五灵脂 10～15g，延胡索 10～15g，丹参 30g，郁金 10～15g，桂枝 10g，赤芍 10～15g，枳壳 10～15g，桔梗 10g，葛根 20～30g，羌活 5～10g，苏梗 10～15g，炙甘草 5～10g。

（三）胃火炽盛

临床表现：下午 13～17 时血压升高，面红如醉酒状，头痛和（或）目框痛，食欲亢盛，便干，舌红苔黄，脉有力（一般血糖值较高）。

治法：清胃泻火。

方药：玉女煎加味。

生石膏 30，知母 12g，牛膝 30g，麦冬 15～50g，生地黄 15～30g，黄连 10～60g，夏枯草 15g，槐米 10～15g，甘草 5～10g。

（四）阴阳痞阻

临床表现：面赤烘热，心下堵闷，腹部或下肢冷感，便溏。

治法：辛开苦降，清上温下益中。

方药：半夏泻心汤加减。

半夏 10～20g，黄芩 10～20g，黄连 10～50g，干姜 10～20g，党参 10～20g，山药 10～20g，白扁豆 10～20g，牛膝 20～30g，炙甘草 5～10g。

（五）阳虚水泛

临床表现：高血压病久出现畏寒，面色苍白或微有虚浮，下肢水肿，舌淡苔白，脉弱

治法：温阳利水通络。

方药：真武汤加味。

制附子 5～30g，赤芍 10～20g，茯苓 15～30g，泽泻 15～50g，益母草 15～30g，桂枝 10～20g，泽兰 10～20g，白术 10～20g，牛膝 20～40g，炙甘草 5～10g。

三、运用阴阳理论指导糖尿病辨治

《素问·奇病论》曰："此肥美之所发也，此人必数食甘美而多肥也，肥者令人内热，甘者令人中满，故气上溢，转为消渴，治之以兰，除陈气也。"此论述与糖尿病临床表现有一致性。临床观察糖尿病患者初期多表现为胃火亢盛，用白虎汤加黄连为主治疗。胃与大肠同属阳明，胃热兼大肠热，表现为便溏者，用葛根芩连汤加减治疗。胃火炼液为痰，痞阻中焦，心下痞，便溏者，用半夏泻心汤加减治疗。中后期因胃热阳气自耗，表现为饥不欲食、胃脘胀痛、烦热、便稀、肢体麻痹（糖尿病引起的周围神经炎）者，用乌梅丸加减治疗。后期阳虚络阻，表现为麻痹、水肿、肌肤晦暗等，用当归四逆散加减治疗。所以糖尿病表现为由阳气亢盛、阴阳升降失常到阳气虚损的一种病理进程，用阴阳理论辨治糖尿病可以起到提纲挈领的作用。

四、运用升降理论指导脾胃病辨治

中焦（脾胃）是阴阳（气机）升降的枢纽，中气是中焦（脾胃）功能的体现。中气的生成，除依赖于水谷之气，还和阴阳升降有关。彭子益《圆运动的古中医学》认为："降极则升，升极则降，升降不已，则生中力（中气）。"又说："（阴阳）升浮沉降一周

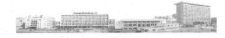

则生中气。"所以，顺应四时变化的阴阳升降是中气生成的来源之一。而中气同时也是阴阳升降的动力，中气不足或中气壅滞运行不畅，则阴阳升降异常，产生病态。阴不升，阳不降，中焦胃脘痞阻，是多数慢性胃病的基本病机，依据证候不同，分别用建中汤类、泻心汤类治疗。阳气在下的泄泻，则用补中益气汤类升阳补中；阴气在上的膜胀，用瓜蒌薤白桂枝汤或理中汤等宣阳降浊；上热下寒的久利，用乌梅丸等治疗。总之，临床运用阴阳升降理论指导脾胃病治疗具有显著疗效。

五、活用半夏泻心汤治疗特殊疾病

阴阳运动是人体生命活动的基础，阴阳升降出入是阴阳运动的主要形式。升降即出入，出入即升降。阴阳升降正常则人体健康无病，升降异常则产生疾病。阳升阴降为阴阳的自然属性，而阳降阴升则需要"中气"的帮助。在中气虚损的情况下，阳降阴升的过程异常，阳在上而不能降，阴在下而不能升，出现阴阳"痞隔"的情况，则产生系列"特殊"疾病，如心下痞、失眠、上热下寒、下利、便秘、皮肤病、高血压和月经失调等。所谓"特殊"是指这些疾病用简单的"寒则热之""热则寒之""虚则补之"和"实则泻之"的方法治疗无效，长期不愈。针对这些疾病，灵活运用半夏泻心汤治疗，可取得较好疗效。

半夏泻心汤首见于《伤寒论》，为治疗心下痞证的方剂，由半夏半升（约为现代度量衡的70g，下同；洗）、黄芩、干姜、人参、炙甘草各三两（45g），黄连一两（15g），大枣十二枚（擘）组成。方中半夏味辛，开痞散结，开通闭塞；黄芩、黄连味苦性寒，降阳气；干姜味辛性温，升阴气；人参、炙甘草、大枣味甘，补益中气，助阳降阴升。整方可起到开闭通塞、阳得降、阴得升、痞塞得开、"否极泰来"的功效。根据现代临床实际，将其稍做调整，用半夏20g，黄芩15g，黄连10g，干姜10g，党参10g，山药15g，白扁豆15g，炙甘草5g，同样可以达到较好疗效。临床出现胃痞证，胃部胀满不舒，或有灼热感，或泛酸、大便溏、舌苔黄腻、脉关上滑；上半身热，或有汗出，下半身寒凉的怪病；失眠难以入睡，舌苔黄腻（加夏枯草、薏苡仁或秫米效果更好）；皮肤病皮疹红，又出现便溏或腹痛；便秘伴有胃脘痞满、舌淡而润、苔白厚；月经延期或量少，胃痞便溏；高血压面红烘热，腹痛便溏；冠心病或心律失常，心肌（底部）缺血，胃部痞满便溏等。中医辨证为上热（为主）下寒（为辅）、阴阳升降痞塞，加减应用半夏泻心汤，均可取得良好效果。

六、乌梅丸及其应用体会

如果阴寒太盛，阳气被郁不能升散，化为郁热，则产生系列病证。上述病证用一般方法治疗往往不见效，而灵活应用乌梅丸（或改作汤剂）则可达到良好效果。如消渴，随消随饮，多饮仍渴，口中无津；久利（溃疡性结肠炎、肠功能失调等），遇寒加重，又有咽痛、口腔溃疡、腹痛；饥不欲食的厌食症；失眠；皮肤病（皮疹色淡）；饭前烦躁；哮喘、咳嗽、多汗（早晨1~7点发作）；高血压伴腹痛、腹泻、肢体麻木；头痛（颠顶痛）；抑郁症；痛经、闭经、崩漏；昏迷、痉厥的危重症等。阴寒之象较重，又有火热内郁者，可用乌梅丸（汤）。

乌梅丸在《伤寒论》中治疗厥阴病蛔厥，由乌梅三百枚，细辛六两（90g），干姜十两（150g），黄连十六两（240g），当归四两（60g），附子六两（90g，炮，去皮），蜀椒四两（60g，出汗），桂枝六两（90g，去皮），人参六两（90g），黄柏六两（90g）组成，苦酒（醋）渍乌梅，米饭、蜜做丸。现代可改用汤剂：乌梅50g，细辛10g，干姜15g，黄连10g，当归10g，制附子15g，花椒10g，桂枝10g，党参10g，黄柏10g。

七、炙甘草汤治疗慢性支气管炎（肺痿）

肺属金，主宣发肃降，通调水道，为娇脏，恶燥热。燥热伤肺，影响其肃降功能则出现喘咳，不能通调水道，水液壅聚则多痰，一般临床治疗用清热化痰法效果不佳。如果能顺应肺之清降本性，用炙甘草汤治疗则效果较好。

慢性支气管炎表现为喘咳、痰多、舌红苔少者，如果伴有咽喉疼痛、干燥，用麦门冬汤治疗。无咽喉不利者，用炙甘草汤治疗。

炙甘草汤在《伤寒论》中用于治疗"伤寒脉结代，心动悸"，《外台秘要》记载其治疗肺痿，方剂由甘草四两（60g，炙），生姜三两（45g，切），人参二两（30g），生地黄一斤（250g），桂枝二两（30g，去皮），阿胶二两（30g），麦冬半升（40g，去心），麻仁半升（40g），大枣三十枚（擘）组成，用清酒（米酒）和水共煮。现代可改为：炙甘草15g，党参10g，生地黄60g，桂枝10g，阿胶10g，麦冬15g，麻仁15g，山药10g，白扁豆10g，黄酒50g，加水共煎。方中炙甘草、人参（党参）、大枣补中气，帮助阳热之气下降，桂枝温阳化气，蒸化水液，均不能减去。

八、扶正培本、调理气血治疗恶性肿瘤

大部分所谓恶性肿瘤其实是一种慢性病，中医在其治疗过程中着眼点不应放在杀灭肿瘤上，而应该注重扶正培本、调理气血，配合西医手术、放射性治疗和化学药物治疗以减轻其毒性，增强其疗效，实现人瘤长期共存。针对已经或尚未进行西医治疗的肿瘤患者，根据其临床表现和中医辨证，选择应用补脾胃、益肝肾、调气血等方法，结合祛湿化痰、清热解毒、软坚散结等手段，可起到提高患者生存质量、延长寿命等效果。

医案选介

一、宗气不足案

张某，女，57岁，某医院人事科干部，天津市人，2009年5月14日初诊。

主诉及现病史：胸闷、胸痛4天。患者因换房劳累起病，4天前突然头晕，摔倒，当时感恶心欲呕，四肢麻木、发凉，后感胸痛、胸闷、少气，心悸，背痛。心电图检查$T_{II、III、AVF}$倒置，西医诊断为冠心病，给扩冠治疗后出现头痛，恶心加重，来院进行中医治疗。刻下舌淡，苔薄白，脉弦缓。

西医诊断：冠心病。

中医诊断：胸痹。痰瘀阻滞心胸。

治法：祛痰宽胸，活血止痛。

处方：半夏12g，天麻12g，白术10g，瓜蒌15g，薤白10g，降香12g，五灵脂12g，延胡索12g，丹参20g，郁金12g，桂枝9g，赤芍12g，桔梗10g，枳壳10g，炙甘草3g。4剂，日1剂，水煎2次服。

二诊：2009年5月18日。服上药胸痛胸闷好转，劳累后仍有发作，少气，不欲语

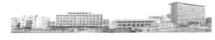

言，精神差，心悸，舌淡红苔薄白，脉弦缓。

辨证为宗气虚，气虚而运行不利，致心血瘀阻。

治法：补益宗气，兼行气活血。

处方：益宗活血汤加减。

生黄芪20g，黄精15g，麦冬15g，降香12g，五灵脂12g，延胡索12g，丹参20g，郁金12g，桂枝9g，赤芍12g，桔梗10g，枳壳10g，炙甘草3g。3剂，日1剂，水煎2次服。

三诊：2009年5月21日。服上药少气好转，心悸减轻，有精神，语言较多，胸痛胸闷及背痛均有好转，舌淡苔薄白，脉弦缓。

效不更方，原方继服6剂。

四诊：2009年5月28日。病情继续好转，轻度少气，无心悸，精神好，偶有胸痛胸闷，背部疼痛沉重发紧，舌淡苔薄白，脉弦。

原方加葛根15g，羌活3g。6剂。

药后诸症消失，心电图大致正常。

【按】本案属宗气不足，宗气虚无力鼓动血行，血滞心胸形成胸闷、胸痛、背部沉重胀紧；无力行呼吸则少气、不欲语言；四肢血行减少不得滋养则感无力。治当补益宗气，兼行气血，自拟益宗活血汤。生黄芪为补益宗气主药，然其性温燥，以麦冬佐制，黄精辅黄芪补气，桔梗升以载药。宗气不足，气血运行不利，以降香、延胡索、郁金、枳壳、桔梗上行下达宣通气机，五灵脂、丹参、桂枝、赤芍行血，桂枝入血通阳，赤芍监制桂枝温热伤阴，炙甘草调和诸药。全方共奏补益宗气、补而不壅不燥、兼利气血之功。

本案紧扣宗气虚病机，根据宗气的生理功能和诊察辨证结果组方给药，达到补而不滞、温而不燥的效果。

二、冠心病低血压案

卫某，女，54岁，职员，天津市人，2010年12月23日初诊。

主诉及现病史：胸闷、头晕、少气30余天。患者有冠心病史，入冬以来，胸闷憋气，精神差，眼不欲睁，头晕，少气，面色暗滞无光，后背沉重疼痛，纳差，自服冠心病药片（未详）无效，来诊。现症见胸闷，憋气，后背沉痛，少气，头晕，精神萎靡，纳差。

查体：血压90/50mmHg。面色暗，舌暗红苔黄腻，脉沉滑。

西医诊断：①冠心病。②低血压。

中医诊断：胸痹。痰瘀互结，宗气不足。

治法：祛瘀化痰。

处方：舒心活血方（自拟）。

半夏12g，瓜蒌15g，薤白15g，茯苓15g，陈皮12g，枳实12g，竹茹10g，黄连12g，降香12g，五灵脂12g，延胡索12g，丹参30g，郁金12g，桂枝6g，赤芍12g，桔梗10g，葛根15g，羌活3g，炙甘草5g。6剂，日1剂，水煎2次服。

二诊：2010年12月30日。服上方6剂，病情无变化，继服6剂。

三诊：2011年1月4日。服上方仍无效，患者血压90/50mmHg，少气、精神萎靡显著，其他症状同前。合补气温阳法，于上方加生黄芪30g，黄精15g，桂枝12g，西洋参10g。6剂，日1剂，水煎2次服。

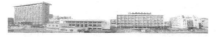

四诊：2011年1月11日。服上方症状显著减轻。

原方加生黄芪至50g，6剂，日1剂，水煎2次服。

五诊：2011年1月18日。诸症显著减轻，上方去西洋参，6剂，日1剂，水煎2次服。

上方共服用18剂，诸症消失，面色红润，血压120/70mmHg。

【按】患者有冠心病史，痰瘀交阻，又有显著气虚证候，治疗之初考虑先予祛除痰瘀，尤其清理中焦痰火，但未能奏效，患者少气、精神萎靡加重，后加入重剂补气获效，提示临床不宜拘泥常规，应圆机活法，灵活辨治。

三、冠心病案

刘某，女，56岁，教师，天津市人，2011年9月17日初诊。

主诉及现病史：胸闷、少气半年。患者教师职业，多语耗气，更年期以后，患冠心病，近半年（春分）来胸闷，憋气，少气，感觉吸气到胸中部不再下行（俗语"半截气"），乏力，后背沉重疼痛，心悸，感觉心中颤动，服用消心痛等西药和速效救心丸、复方丹参滴丸等中成药无效。前来就诊。刻下症见胸闷，少气，后背沉重疼痛，心悸，舌质淡红，舌尖红，舌苔薄白，脉沉弱。

辅助检查：心电图$T_{I、II、AVL}$低平，$T_{V3～V5}$倒置。

西医诊断：冠心病。

中医诊断：胸痹。宗气虚，心血瘀阻，心火旺，心神不安。

治法：补益宗气，活血通络兼清心火，安心神。

处方：益宗活血汤加味。

生黄芪20g，黄精20g，麦冬15g，降香10g，五灵脂10g，延胡索10g，丹参30g，郁金10g，桂枝10g，赤芍12g，桔梗10g，枳壳10g，生龙骨15g，黄连12g，吴茱萸5g，茯苓15g，酸枣仁30g，夜交藤30g，炙甘草5g。3剂，日1剂，水煎2次服。

二诊：2011年9月20日。服上方3剂，心悸好转，舌尖红消失，舌淡红苔薄白，脉沉弱。上方去生龙骨、黄连、吴茱萸、茯苓、酸枣仁、夜交藤，继服3剂。

三诊：2011年9月24日。服上方后病情好转，效不更方，对剂量进行调整。

处方：生黄芪30g，黄精30g，麦冬15g，降香12g，五灵脂12g，延胡索12g，丹参30g，郁金12g，桂枝10g，赤芍12g，桔梗10g，枳壳10g，炙甘草5g。6剂，日1剂，水煎2次服。

四诊：2011年10月4日。上方服用6剂，病情继续好转，效不更方，继服6剂。

上方共服用30剂，诸症消失，患者已无不适感，心电图$T_{I、II、AVL、V3～V5}$低平，停止服药。

【按】根据《内经》关于宗气、大气的相关论述可知，宗气为胸中之气，其功能贯心脉而行呼吸，总司心脏搏动，关乎七窍功能，另外能使脑力敏捷、精神振作。宗气虚则少气不足以息，不欲语，心中悸动而脉弱。本案患者少气，"半截气"，心悸，提示宗气不足。《素问·脏气法时论》曰："心病者，胸中痛，胁支满，胁下痛，膺背肩胛间痛，两臂内痛。"因心之俞在背，患者背部沉重疼痛，即提示心血瘀阻。胸闷憋气也是心血瘀阻影响宗气运行所致，所以辨证当为宗气虚、心血瘀阻。治疗当补益宗气、活心血、通心络、行滞以理宗气，给益宗活血汤（自拟）加味。方中生黄芪为君药，张元素认为黄芪能"治虚劳自汗，补肺气，泻肺火、心火，实皮毛，益胃气"，由此可知，黄芪能入肺、心、脾、胃经，补气，可作为补益宗气的主要药味。因宗气由脾胃之气和吸入自然之气共同生成，脾胃之气是宗气的重要来源，黄精补益脾气并有益阴作用，李时珍《本草纲目》"以其得坤土之精粹，故谓之黄精"，所以黄精助黄芪以补宗气；丹参活心血，助黄芪畅达宗气，共为臣药。麦冬养心阴，防黄芪温燥以伤阴；降香、枳壳降胸中之气，桔梗升提胸中之气，使气上下运行得畅；肝经布胸胁，调理气机，延胡索、郁金入肝经，助肝之疏泄，畅达内外气机以理胸中之气；五灵脂、赤芍助丹参行心中之血，以上共为佐药。桂枝入心经、通心阳；炙甘草调和诸药，共为使药。另赤芍活血而凉血，佐制桂枝温燥之性。全方共用，宗气得补，心血得活，气机得通，诸症消失，病情好转。

四、冠心病心绞痛案

郑某，男，59 岁，工程师，山西运城人，2009 年 5 月 27 日初诊。

主诉及现病史：胸闷、胸痛 10 余年，加重半年。冠心病史 10 余年，去年 10 月中旬自太行山区工作单位来津看望儿子，病情加重，阵发胸骨后闷痛，背部疼痛，兼胸闷憋气，动则加重。步行十余步即可出现胸痛，顶风行走时尤其显著（乘出租车来诊），伴胸闷憋气，口服硝酸甘油可缓解。刻下见舌质暗红，苔薄白，诊脉沉涩缓。

辅助检查：心电图 $ST_{I、II、AVL、V4、V5}$ 压低，$T_{I、II、AVL、V4、V5}$ 低平。

西医诊断：冠心病心绞痛。

中医诊断：胸痹。心中络脉不通，心血瘀阻。

治法：通络止痛，行气活血。

处方：地元理宗汤（自拟方）。

地龙 15g、土鳖虫 10g、全蝎 10g、乳香 10g、没药 10g、三棱 10g、莪术 10g、降香 15g、五灵脂 15g、延胡索 15g、丹参 30g、郁金 15g、桂枝 12g、赤芍 12g、枳壳 10g、桔梗 10g、炙甘草 3g。4 剂，日 1 剂，水煎 2 次服。

二诊：2009 年 5 月 31 日。服上药病情减轻，胸痛好转，可步行百余步，仍胸闷（乘出租车来院），舌暗红苔薄白，脉沉涩缓，上方乳香改为 6g，没药 6g，加薤白 10g，3 剂。

三诊：2009 年 6 月 3 日。服上药后胸痛胸闷减轻，步行来院（约 2 公里），舌暗红减轻，苔薄白，脉沉涩。上方加麦冬 15g，4 剂。

四诊：2009 年 6 月 6 日。服上药 20 余剂，胸痛胸闷减轻，近 7 天来未再发生，可以回太行山区工厂工作。

【按】本案属心血瘀阻，心络不通，治疗急则治标，以行气活血、通络止痛为法，自拟地元理宗汤，以地龙、土鳖虫、全蝎虫类搜剔血脉瘀滞，乳香、没药、三棱、莪术、五灵脂、丹参、赤芍活血通络止痛，降香、延胡索、郁金、枳壳、桔梗行气止痛，通理宗气，桂枝、薤白温通心阳，麦冬滋心阴以防温燥耗津，炙甘草与桂枝配伍辛甘化阳，另有调和诸药作用。

本例治疗突出虫类搜剔络脉作用，大剂活血逐瘀以止痛。如有可能，后期应适当配伍益气养阴之剂以防伤正，并可助血行则更佳。

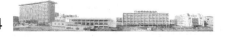

五、冠心病胸热案

李某，男，51岁，工程师，天津市人。2010年12月8日初诊。

主诉及现病史：胸骨后热感、胸闷2余年。患者2年前开始感到胸骨后热，胸闷，胸部及咽部发紧，行走或劳累后显著且逐渐加重，服用消心痛后感头痛不适，来请中医治疗。刻下症见劳累后胸骨后热感，胸闷，胸部发紧。舌暗红，苔薄白，脉沉。

西医诊断：冠心病。

中医诊断：胸痹。痰热瘀血，阻滞胸部。

治法：化痰清热，活血行气。

处方：清化理宗汤（自拟）。

半夏12g，瓜蒌15g，薤白20g，降香15g，五灵脂15g，延胡索15g，丹参30g，郁金15g，桂枝10g，赤芍12g，枳实12g，桔梗10g，黄连15g，连翘15g，苏梗12g，苏子12g，炙甘草6g。4剂，日1剂，水煎2次服。

上方稍有出入，服用90剂，诸症消失。

【按】本案属痰热瘀血阻滞胸部，当化痰清热、活血行气，给清化理宗汤（自拟）。方中半夏、瓜蒌、枳实化痰；薤白通阳祛浊；黄连、连翘清热；五灵脂、丹参、赤芍活血；降香、延胡索、郁金、枳实、桔梗、苏梗、苏子行气，调理宗气；桂枝和薤白入心经，通阳；炙甘草益心气，兼有调和诸药作用。全方共用，起到痰热清、瘀血化、病痛消的效果。

六、冠心病心房纤颤案

刘某，女，62岁，退休工程师，天津市人。2009年9月4日初诊。

主诉及现病史：心悸3个月。患者有冠心病史，近3个月来出心悸，心电图显示阵发性心房纤维颤动。近1个月来房颤持续，并有胸痛、胸闷憋气、后背沉痛，服用心康等药物无效，前来就诊。刻下症见心悸，少气，乏力，胸痛，胸闷憋气，后背沉重疼痛。舌淡红，苔薄白，脉结代沉弱数。

辅助检查：心电图示心房颤动、T波低平。

西医诊断：①冠心病。②心房纤维颤动。

中医诊断：①胸痹。②心悸。宗气不足，心血瘀阻。

治法：补益宗气，通脉复律。

处方：复律益宗汤（自拟）。

生黄芪20g，黄精15g，麦冬15g，淫羊藿15g，苦参15g，黄连12g，吴茱萸3g，连翘15g，莲子心6g，生龙骨15g，酸枣仁30g，降香12g，五灵脂12g，延胡索12g，丹参20g，郁金12g，桂枝9g，赤芍12g，桔梗10g，枳壳10g，葛根15g，羌活3g，炙甘草6g。3剂，日1剂，水煎2次服。

二诊：2009年9月7日。服上方3剂，乏力、胸痛、胸闷憋气好转，继服3剂。

三诊：2009年9月11日。服上方3剂，病情继续好转，背痛减轻，少气好转，上方生黄芪改为30g，降香、五灵脂、延胡索、郁金均改为15g，继服6剂。

四诊：2009年9月18日。服上方6剂，心悸好转，时有胸中停顿感，脉沉弱、偶结，心电图显示窦性心律，时有室性早搏，仍T波低平。上方继服。

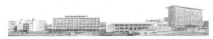

上方共用20余剂，心悸消失，偶有胸闷，病情显著好转。

【按】本案属宗气不足、心血瘀阻之证。宗气虚无力鼓动血行，血滞心胸形成胸闷、胸痛、背部沉重胀紧；无力行呼吸则少气；四肢血行减少不得滋养则感乏力；宗气不能贯心脉，心血瘀阻，郁而化火，火性主动，综合这些因素形成心搏紊乱。治当补益宗气，兼行气血以复律，投以自拟复律益宗汤。方中生黄芪补益宗气，然其性温燥，以麦冬佐制之，黄精辅黄芪补气，桔梗升以载药。宗气不足，气血运行不利，以降香、延胡索、郁金、枳壳、桔梗上行下达宣通气机，五灵脂、丹参、桂枝、赤芍行血，桂枝入血通阳，赤芍监制桂枝温热之性以防伤阴，淫羊藿、苦参、黄连、吴茱萸、连翘、莲子心、生龙骨、酸枣仁清心火、镇心安神以复律，炙甘草调和诸药。全方共奏补益宗气、兼利气血、复律安神之功。

本案紧扣宗气虚病机，根据宗气的生理功能和诊察辨证结果组方用药，起到补而不滞的效果。

七、阵发性房颤案

傅某，男，54岁，干部，天津市人，2011年6月4日初诊。

主诉及现病史：心悸、少气5年，加重1个月。患者有冠心病史，时发房颤，近1个月来加重。刻下症见阵发房颤，心悸，少气，乏力，多汗，胸闷，憋气。舌淡紫苔薄腻，脉沉弱。

西医诊断：①冠心病。②心房纤维颤动。

中医诊断：①胸痹。②心悸。气虚血瘀，心神不安。

治法：益气活血，安神定志。

处方：益宗活血汤加味。

生黄芪20g，黄精20g，麦冬15g，党参10g，茯苓15g，石菖蒲15g，远志10g，生龙骨15g，生牡蛎15g，白术10g，降香10g，五灵脂10g，延胡索10g，丹参30g，郁金10g，桂枝10g，赤芍12g，枳实12g，桔梗10g，酸枣仁30g，夜交藤30g，淫羊藿15g，炙甘草10g。6剂，日1剂，水煎2次服。

二诊：2011年6月11日。服上方6剂，病情好转。原方黄芪量增至30g，继服6剂。

上方共服36剂，诸症消失。

【按】益宗活血汤（生黄芪、黄精、麦冬、降香、五灵脂、延胡索、丹参、郁金、桂枝、赤芍、枳实、桔梗、炙甘草）益气活血、调理宗气，四君子汤（党参、白术、茯苓、甘草）健脾益气，加石菖蒲、远志、生龙骨、生牡蛎、酸枣仁、夜交藤安神定志。个人经验心房颤动加用淫羊藿可提高疗效。全方共用，气虚得补，瘀血得活，心神得安，病情好转。

八、冠心病、室性期前收缩案

病案1

冯某，女，58岁，工人，天津市人，2009年10月10日初诊。

主诉及现病史：心悸10天。患者有冠心病史，近10天来感心悸，时有停顿感，伴咽中窒噎感，胸闷，憋气，胸痛，食后显著，服用心律平后心悸好转，因畏惧西药副作用，前来就诊。刻下症见心悸，胸闷，憋气，胸痛。舌质暗红，苔腻稍黄，脉关上滑而结。

辅助检查：心电图示室性期前收缩，$T_{avL、V3～V5}$倒置。

西医诊断：①冠心病。②室性期前收缩。

中医诊断：①胸痹。②心悸。痰湿瘀血阻滞胸膈。

治法：祛湿化痰，行气活血。

处方：清化理宗汤（自拟）化裁。

半夏12g，瓜蒌15g，苍术15g，佩兰12g，苦参15g，生龙骨15g，酸枣仁30g，降香12g，五灵脂12g，延胡索12g，丹参30g，郁金12g，桂枝9g，赤芍12g，枳实12g，桔梗10g，黄连12g，连翘15g，莲子心6g，麦冬15g，甘草3g。3剂，日1剂，水煎2次服。

嘱其心律平逐渐减量。

二诊：2009年10月13日。服上方症状好转，心悸、胸闷、憋气、胸痛减轻。前方降香、五灵脂、延胡索、郁金均加至15g，继服6剂，心律平继续减量。

上方共服用36剂，停用心律平，症状消失，心电图示心律齐，$T_{avL、V3～V5}$低平。

【按】患者老年脉涩，加之体胖痰盛，夏秋湿盛，调护不当，湿痰壅滞，瘀血阻络，宗气不畅，心血瘀阻，出现上述症状。用祛湿化痰、行气活血之法，方拟清化理宗汤。方中半夏、苍术、枳实、黄连燥湿，佩兰醒脾化湿，半夏、瓜蒌、枳实、郁金祛痰，降香、延胡索、郁金、枳实行气降气，桔梗行气升气，两组药通畅气机升降。五灵脂、丹参、桂枝、赤药活血化瘀通脉，苦参、黄连、连翘、莲子心清心火，生龙骨、酸枣仁安心神，麦冬养阴以防香燥走窜之药伤津，津回有利痰化，甘草调和诸药。服药月余，湿祛、痰化、气行、血脉通，诸症去除。

病案2

辛某，女，64岁，退休职员，天津市人，2011年11月5日初诊。

主诉及现病史：胸痛、心悸7年，加重2个月。患者有冠心病史，近2个月来症状加重，胸痛，快步行走10余分钟即发作，饱食时亦有发作，心悸，服用中、西药物（未详）无效，前来就诊。刻下症见阵发胸痛，快步行走10余分钟即发作，饱食时亦有发作，心悸。舌质暗红，舌苔白稍腻，脉沉弦。

辅助检查：心电图示$T_{II、III、AVF}$倒置，$T_{AVL、V4、V5}$低平，室性期前收缩。

西医诊断：①冠心病。②室性期前收缩。

中医诊断：①胸痹。②心悸。痰火阻滞，胸阳不宣，宗气郁滞，心血瘀阻。

治法：豁痰通阳，理宗气，活心血，清心火，安心神。

处方：清化理宗汤加味。

半夏12g，瓜蒌15g，薤白15g，降香12g，五灵脂12g，延胡索12g，丹参30g，郁金12g，赤芍12g，桂枝5g，枳壳10g，桔梗10g，苦参15g，黄连12g，生龙骨15g，连翘15g，莲子心6g，酸枣仁30g，炙甘草5g。6剂，日1剂，水煎2次服。

二诊：2011年11月12日。服上方6剂，病情好转，原方继服，调整药物剂量。

处方：半夏12g，瓜蒌15g，薤白15g，降香15g，五灵脂15g，延胡索15g，丹参30g，郁金15g，赤芍12g，桂枝5g，枳壳10g，桔梗10g，苦参15g，黄连12g，生龙骨15g，连翘15g，莲子心6g，酸枣仁30g，炙甘草5g。6剂，日1剂，水煎2次服。

三诊：2011年11月19日。服上方6剂，病情好转，继服6剂。

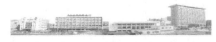

上方共服用 42 剂,诸症消失,心电图示室性期前心缩消失,$T_{II、III、AVF、AVL、V4、V5}$低平。

【按】《灵枢·五邪》曰:"邪在心,则病心痛。"《素问·脏气法时论》言:"心病者,胸中痛,胁支满,胁下痛,膺背肩胛间痛,两臂内痛。"本案患者胸痛为主,痛则不通,不通的原因有痰浊和瘀血两个方面。因有痰浊,所以舌苔腻;因有瘀血,故舌质暗红。心悸(早搏)为心火所致,所以该患者病机为痰火阻滞,胸阳不宣,宗气郁滞,心血瘀阻。治疗当豁痰通阳、理宗气、活心血、清心火、安心神,给清化理宗汤加味。方中全瓜蒌苦寒滑利、豁痰下气,宽胸畅膈为君药。半夏温燥辛散,逐痰浊;薤白辛温,通阳散结,宣痹止痛;丹参活心血;苦参清心火,共为臣药。五灵脂、赤芍助丹参行心中之血;降香、枳壳降胸中之气,桔梗升提胸中之气,使气上下运行得畅;肝经布胸胁,调理气机,延胡索、郁金入肝经,助肝之疏泄,畅达内外气机以理胸中之气;黄连、连翘、莲子心助苦参清心火,生龙骨、酸枣仁安心神,以上共为佐药。桂枝入心经,通心阳;炙甘草调和诸药,共为使药。另赤芍活血而凉血,佐制桂枝温燥之性。全方共用,痰火得消,胸阳得宣,宗气畅达,心血得活,诸症消失,病情好转。

九、高血压案

病案 1

张某,女,42 岁,中学教师,天津市人,2009 年 4 月 17 日初诊。

主诉及现病史:头痛 8 天。患者春季发病,因教授初中生毕业班多言劳心,致头痛,头胀,头晕,失眠,心悸,血压升高,最高达 180/110mmHg。曾服用硝苯吡啶等降压药,用药后乏力、精神不振,欲中医治疗。刻下症见头痛,两侧太阳穴显著,头胀,头晕,颈项拘紧不舒,心悸,午后加重,夜间失眠。

查体:血压 176/105mmHg。舌质红,苔薄白,脉沉弱。

西医诊断:高血压。

中医诊断:①头痛。②眩晕。肝阳上亢,络脉瘀滞。

治法:平肝潜阳,舒络通脉,安神定志。

处方:平肝舒络汤(自拟)。

钩藤 20g,菊花 15g,夏枯草 15g,草决明 20g,牛膝 18g,地龙 15g,土鳖虫 9g,黄芩 12g,栀子 12g,桑寄生 12g,益母草 15g,蔓荆子 12g,葛根 15g,生龙骨 15g,生牡蛎 15g,合欢皮 15g,茯苓 15g,白蒺藜 12g,夜交藤 30g,酸枣仁 30g,甘草 3g。4 剂,日 1 剂,水煎 2 次服。

二诊:2009 年 4 月 21 日。服上药症状好转,头痛减轻,血压 160/98mmHg,舌红苔薄白,脉沉细。原方继服 6 剂。

三诊:2009 年 4 月 28 日。服上药后仍有头晕,稍头痛,无心悸,睡眠好转,舌淡红,苔薄白,脉沉,血压 146/94mmHg。原方去生龙骨、酸枣仁、夜交藤,牛膝改为 24g,黄芩减为 10g,加白芍 15g。6 剂,日 1 剂,水煎 2 次服。

后自服上方 12 剂。药后诸症消失,血压 130/86mmHg,停止服药,改服养血清脑颗粒维持。

【按】平肝舒络汤(自拟),其中钩藤、菊花、草决明、生牡蛎平肝阳,夏枯草、黄芩、白蒺藜、栀子清肝热,牛膝引血下行,地龙、土鳖虫、益母草通络止疼,桑寄生、牛膝、白芍滋肝肾阴精，以缓肝柔肝，龙骨、牡蛎、合欢皮、酸枣仁、夜交藤安神定志，蔓荆子祛风清肝止痛，葛根生津柔筋，甘草调和诸药，合白芍酸甘化阴。全方共奏平肝潜阳、舒络通脉、安神定志之功，使肝阳平、络脉通、心神定而痊愈。

病案 2

马某，女，60 岁，干部，天津市人，2011 年 3 月 19 日初诊。

主诉及现病史：头晕 10 余天。患者有高血压病史，入春以来因工作劳累病情加重，服用原降压药（替米沙坦等）无效，来诊。刻下症见头晕，头胀，耳鸣，耳聋，面部烘热，后项部拘紧，睡眠差。

查体：血压 176/110mmHg。舌质偏红，舌苔薄黄，脉弦。

西医诊断：高血压。

中医诊断：眩晕。肝火上炎，络脉拘急。

治法：清降肝火，缓急通络。

处方：清肝通络饮（自拟）加味。

钩藤 20g，菊花 15g，夏枯草 15g，草决明 15g，川牛膝 20g，地龙 20g，土鳖虫 10g，葛根 15g，羌活 3g，黄芩 12g，丹参 30g，桑枝 30g，僵蚕 12g，茯苓 15g，夜交藤 30g，炙甘草 5g。6 剂，日 1 剂，水煎 2 次服。

二诊：2011 年 3 月 26 日。服用上方 6 剂，病情好转，继服 6 剂。

上方共服用 42 剂，诸症消失，血压降至 130/80mmHg。

【按】《灵枢·经脉》言："胆足少阳之脉……其支者，从耳后入耳中，出走耳前。"肝与胆相表里，肝经"与督脉合于颠"。该案耳鸣、耳聋，加之头晕、头胀、面部烘热，提示肝胆之火上炎。肝胆之火扰心，则夜眠较差。脉弦为肝胆火盛之象，舌红苔黄为有内热之征。肝主藏血，脉弦为肝之血络拘紧而急的反映。所以该患者辨证为肝火上炎、络脉拘急。治法当清降肝火、缓急通络，方用清肝通络饮（自拟）。方中钩藤清肝之火、平肝之阳、缓肝之络，为君药；菊花、夏枯草、草决明、黄芩助钩藤清泻肝胆之火，川牛膝引上炎之肝火下行，地龙、葛根、僵蚕缓络脉之急，共为臣药；土鳖虫、丹参、桑枝、夜交藤通络，茯苓、夜交藤入心以安神，共为佐药；羌活辛以入肝，甘草调和诸药，共为使药。全方共用，肝火得清，肝阳得潜，络缓、血活、心安，病情好转。

十、糖尿病并发症案

汪某，女，72 岁，干部，江苏人，2009 年 6 月 9 日初诊。

主诉及现病史：皮肤灼热 20 余天。患者有糖尿病史 10 余年，口服降糖药，近来感皮肤灼热逐渐加重，伴烦躁不安，有时感烘热汗出，睡眠时间少，下肢凉，时腹痛腹泻，多在黎明之际，曾多次求医，治疗无效来诊。刻下症见皮肤灼热，烦躁，时有烘热汗出，眠少，足和小腿凉，有时黎明腹痛腹泻。舌红，苔厚浊有剥脱，脉沉弦数。

辅助检查：空腹血糖 8.91mmol/L。

西医诊断：糖尿病并发症。

中医辨证：厥阴病上热下寒证。

治法：寒热并用，通利厥阴。

处方：乌梅丸化裁。

乌梅9g，黄连12g，黄芩10g，当归12g，附子6g，细辛3g，川椒3g，干姜4g，党参10g，黄柏10g，麦冬12g，桂枝9g，炙甘草3g。3剂，日1剂，水煎2次服。

二诊：2009年6月13日。服上药皮肤灼热好转，烦躁汗出减轻，仍眠少，足凉，小腿已不凉，腹痛腹泻好转。

上方加白术10g，3剂。

三诊：2009年6月16日。服上方持续好转，仍眠少，上方加酸枣仁30g，夜交藤30g。6剂。

上方共服用18剂，诸症消失，空腹血糖7.7mmol/L。

【按】糖尿病多由过食肥甘厚味，壅滞中焦，化湿化热所致，日久湿热之邪陷入厥阴肝经，肝疏泄不利则形成水火不得交通，心火不能下潜以温肾阳，肾水不能上达以滋心阴，上热下寒，出现案中诸多症状。治当寒热并用，通利厥阴，方用乌梅汤化裁。方中乌梅味酸、滋肝泻肝，黄连、黄芩、黄柏寒以清热，附子、细辛、干姜、川椒温以祛寒，桂枝温散通利、交通心肾，党参、当归、麦冬分别补益气血津液，以防寒热之气对气血阴液损耗，甘草调和诸药。全方共奏通利厥阴、清心火、温肾阳功效，以使心火下潜、肾水上达，病愈。

十一、胃脘痛案

张某，女，77岁，退休工人，天津市人，2011年11月15日初诊。

主诉及现病史：胃脘痛20余天。患者有冠心病史，近20天来，出现胃脘痛，心下痞塞，纳呆，后背沉重疼痛，自服越鞠保和丸、气滞胃痛冲剂等无明显效果，来诊。刻下症见胃脘痛，心下痞，后背沉重疼痛，纳呆。舌暗红，苔白腻，脉沉弱关滑。

西医诊断：慢性胃炎。

中医诊断：胃痛。寒热交阻中焦，脾胃升降失常，气滞血瘀。

治法：辛开苦降，兼以行气活血。

处方：半夏泻心汤加减。

半夏12g，黄连8g，黄芩12g，干姜10g，党参10g，炙甘草10g，陈皮12g，青皮12g，丹参30g，葛根15g，羌活30g，大枣12g，白芷12g，白及12g。3剂，日1剂，水煎2次服。

二诊：2011年11月19日。服用上方胃脘痛好转，胃中痞塞感减轻，仍纳差。上方加玉竹12g。3剂，日1剂，水煎2次服。

上方服用共9剂，诸症消失。

【按】本案属寒热交阻中焦，脾胃升降失常，气滞血瘀，治当辛开苦降，兼以行气活血，给半夏泻心汤加减治疗。方中半夏、干姜辛以开胃气，黄连、黄芩苦以降胃气，党参、甘草、大枣甘以护胃，黄芩、黄连清上，干姜、甘草、大枣温下，青皮、陈皮行气，丹参活血，葛根升清，羌活通血脉以治疗后背沉重疼痛，白芷温胃止痛，白及收敛、消肿止痛。全方辛开苦降，升脾气，降胃气，行气活血，通督止痛，通达不伤正，养正不壅堵。

十二、不寐案

王某，女，62岁，退休教师，天津市人，2011年6月28日初诊。

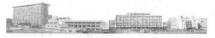

主诉及现病史：失眠 2 余年。患者退休 2 年来一直失眠，每夜至多睡 2 小时，有时通宿不眠，多方治疗无效，时有轻生欲念，口苦，胃中痞塞感。来诊时症见失眠，口苦，胃中痞塞感，心烦。舌淡红，苔黄厚稍腻，脉滑。

西医诊断：神经衰弱。

中医诊断：不寐。寒热交阻中焦，痰火扰心。

治法：辛开苦降。

处方：半夏泻心汤加减。

半夏 12g，黄连 8g，黄芩 12g，党参 10g，干姜 10g，竹茹 10g，酸枣仁 30g，夜交藤 30g，夏枯草 15g，生龙骨 15g，远志 10g，合欢皮 12g，石菖蒲 15g，茯苓 15g，炙甘草 5g，陈皮 12g，枳实 12g。6 剂，日 1 剂，水煎 2 次服。

二诊：2011 年 7 月 5 日。服用上方 6 剂，症状明显减轻，每晚能睡 4～5 小时，原方继服 6 剂。

上方共服用 24 剂，每晚能睡 7 小时以上，其他症状消失。

【按】方中半夏、干姜辛开胃气，黄连、黄芩苦寒以降胃气，合党参、炙甘草为半夏泻心汤，寒热并用，辛开苦降，以除胃痞，燮理阴阳升降以安眠；温胆汤（半夏、枳实、陈皮、竹茹、茯苓、甘草）祛痰热；夏枯草除胆火；酸枣仁、夜交藤、茯苓、远志养心安神；茯苓、党参、石菖蒲、远志为小神灵丹，祛痰以安神；患者因退休，心情不舒，故用合欢皮舒肝安神。全方清痰火，除胆热，通胃痞，安心神。

论　著

一、论文

徐宗佩教授共发表论文 78 篇，其中第一作者 23 篇，现择要列目如下。

[1] 徐宗佩，张伯礼．"久病入络"患者舌象（舌底）观察与分析．天津中医，1992（4）：43 - 45．

[2] 徐宗佩，高秀梅，史红，等．风湿类疾病患者体外血栓形成能力检测与分析．中国中西医结合风湿病杂志，1994，3（2）：95 - 97．

[3] 徐宗佩，张伯礼，高秀梅，等．风湿类疾病患者微循环改变．中国中西医结合风湿病杂志，1995，4（3）：151 - 153．

[4] 徐宗佩，张伯礼，高秀梅，等．风湿类疾病患者病程与血液流变学关系初探．中国中西医结合风湿病杂志，1996，5（3）：176．

[5] 徐宗佩．《金匮要略》水气病治疗方法初探．天津中医学院学，1996，15（3）：12 - 14．

[6] 徐宗佩，张伯礼，高秀梅，等．高黏滞血症患者中医辨证与血液流变学变化的对比研究．中国中医药科技，1997，4（1）：25．

[7] 徐宗佩，郭伟．白芍的药理作用及临床应用．天津中医，1997，14（1）：46 - 48．

[8] 徐宗佩，张伯礼，高秀梅，等．风湿类疾病患者血液（血浆）黏度的检测与分

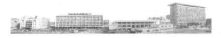

析．中国血液流变学杂志，1997，7（2）：38-40.

[9] 徐宗佩，张伯礼，高秀梅，等．各型瘀血症患者血液流变学变化规律初探．天津中医学院学报，1997，16（2）：12-13.

[10] 徐宗佩，张伯礼．"久病入络"患者瘀血症与微循环障碍相关性研究．陕西中医，1997，18（9）：423-425.

[11] 徐宗佩，张伯礼，姚嫱，等．乳腺癌患者舌象色度学研究．中国中医药科技，2000，（2）：67.

[12] 徐宗佩，张伯礼，王益民，等．血液剪切对红细胞变形性的影响．中国血液流变学杂志，2000，10（2）：94-97.

[13] 徐宗佩，王益民，张吉正，等．地龙提取物对健康小鼠红细胞变形性的影响．天津中医，2000，17（3）：37-38.

[14] 徐宗佩，张伯礼，王益民，等．复方丹参滴丸对急性高黏滞血症模型鼠红细胞变形性的影响．中草药，2000，31（4）：283-284.

[15] 徐宗佩，陈克奇，张伯礼，等．冠心病瘀血证患者白细胞游走能力的检测与分析．中国中西医结合杂志，2000，20（10）：724.

[16] 徐宗佩，张伯礼，李尚珠，等．中药单体原儿茶醛对瘀血证患者单核细胞趋化游走能力的影响．天津中医，2002，19（1）：49-50.

[17] 徐宗佩．《内经》血瘀病机理论及对后世的影响．天津中医学院学报，2004，23（1）：1-4.

[18] 徐宗佩，张伯礼，张吉正，等．急慢性高黏滞血症模型动物血管内皮分泌功能的变化及复方丹参滴丸干预作用研究．天津中医药，2004，21（2）：95-97.

[19] 徐宗佩，张伯礼，张吉正，等．复方丹参滴丸对急慢性高黏滞血症模型动物血管内皮分泌功能的影响．湖北中医学院学报，2004，5（3）：15-16.

[20] 徐宗佩，张伯礼，高秀梅，等．高黏滞血症模型兔血管内皮细胞分泌功能变化及活血化瘀中药干预作用研究．山西中医，2004，20（3）：44-45.

[21] 徐宗佩，张伯礼，高秀梅，等．高黏滞血症临床流行病学及影响因素调查．天津中医药，2005，22（3）：194-197.

[22] 徐宗佩．宗气异常的病机及辨证论治．中国健康，2011，30（11）：302-303.

[23] 徐宗佩．中医时空统一观及其在临床中的应用．天津中医药大学学报，2012，31（2）：68-69.

[24] 高秀梅，张伯礼，徐宗佩，等．急性心肌梗死的特殊舌象．中医杂志，1994，35（6）：365.

[25] 姚嫱，徐宗佩，李维廉，等．107例癌症患者舌象临床观察．天津中医学院学报，1996，（1）：14.

[26] 冯莉，刘向红，徐宗佩．目前中医药研究的趋势与我院科研发展策略初探．天津中医学院学报，2001，20（3）：54-55.

[27] 马红梅，张伯礼，徐宗佩，等．关木通肾毒性机制的实验研究．中药新药与临床药理，2001，12（6）：404-409.

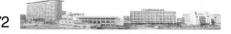

［28］李玉红，张伯礼，徐宗佩．辨证论治与个体化思想．湖北中医杂志，2002，24（10）：9 - 10.

［29］马红梅，张伯礼，徐宗佩，等．含关木通复方及拆方短期给药对小鼠肾脏的毒性影响．中国药学杂志，2002，37（6）：456 - 458.

［30］张伯礼，陈克奇，徐宗佩，等．血瘀证患者单核细胞和中性粒细胞趋化游走能力变化及益气活血中药干预作用．天津中医药，2003，20（1）：14 - 15.

［31］王威，徐宗佩，刘红隐，等．中药对血管平滑肌细胞增殖的抑制作用的研究．天津中医学院学报，2003，22（2）：23 - 25.

［32］苏菁，徐宗佩，刘鹏，等．脂肪肝、高脂血症、糖尿病复合动物新模型的建立．天津中医药，2005，22（4）：326 - 327.

［33］朱林平，徐宗佩．附子增效减毒配伍的研究进展．中成药，2005，27（7）；820 - 822.

［34］苏菁，徐宗佩，刘鹏，等．脂肪肝家鸭模型的建立及建模条件优化．实验动物科学与管理，2006，23（4）：24 - 26.

［35］苏菁，徐宗佩，刘鹏，等．两种家鸭高脂血症模型的建立与比较研究．天津中医学院学报，2006，25（1）：27 - 28.

［36］苏菁，徐宗佩．中药防治脂肪肝实验研究进展．时珍国医国药，2006，17（7）：1287 - 1288.

［37］刘鹏，徐宗佩，任永丽，等．降脂清肝方及其拆方对脂肪肝家鸭的影响．辽宁中医杂志，2007，34（9）：1321 - 1322.

［38］刘鹏，徐宗佩，任永丽，等．降脂清肝方及其拆方对脂肪肝家鸭 FFA、LPL、HL 的影响．实用中医药杂志，2007，23（9）：550 - 51.

［39］李雪飞，徐宗佩．二苯乙烯苷对脂肪肝家鸭模型血脂的影响．吉林中医药，2008，29（10）：899.

［40］梁汝圣，徐宗佩，任永丽，等．附子毒性辨证研究．吉林中医药，2008，28（7）：526.

［41］梁汝圣，徐宗佩．大鼠肾阴阳虚模型建立方法．吉林中医药，2008，28（9）：685.

［42］任永丽，徐宗佩，梁汝圣，等．姜黄素防治脂肪肝家鸭模型的量效关系及安全性的研究．辽宁中医药，2008，35（11）：1753.

［43］任永丽，徐宗佩，梁汝圣，等．姜黄素对家鸭脂肪肝模型肝脂与血脂的干预效果及机制研究．时珍国医国药，2008，19（10）：2327 - 2329.

［44］李雪飞，徐宗佩，张增瑞，等．二苯乙烯苷对脂肪肝家鸭模型肝脂的干预效果及机制研究．辽宁中医杂志，2010，37（1）：172 - 174.

［45］远颖，张增瑞，徐宗佩，等．附子大黄配伍的毒副作用研究．现代中西医结合杂志，2010，19（21）：2625 - 2626.

［46］苏菁，徐宗佩．姜黄素药理作用研究进展．江西中医药，2010，41（8）：78 - 80.

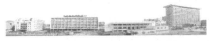

［47］朱林平，李侠，徐宗佩．论中医药临床"三辨论治"诊疗体系．辽宁中医杂志，2010，37（10）：1938－1939.

［48］苏菁，徐宗佩，远颖．从治未病理论探讨非酒精性脂肪肝的防治思路．吉林中医药，2010，30（3）：197－198.

［49］朱林平，徐宗佩．朱丹溪"六郁学说"与脾胃关系谈．天津中医药，2013，30（8）：482－483.

［50］师建平，徐宗佩．张仲景治疗心病方药探析．中华中医药杂志，2014，29（12）：3698－3701.

二、著作

［1］李自然，李立祥．中国自然疗法．天津：天津科学技术出版社，1996.（徐宗佩为编委）

［2］张大宁，张伯礼，徐宗佩．天津中医药珍本集成．北京：中国文史出版社，2008.（徐宗佩为编委）

［3］刘民叔著；陈广涛，徐宗佩点校．刘民叔医书合集．天津：天津科学技术出版社，2011.

［4］丁甘仁著；陈广涛，徐宗佩点校．丁甘仁医书合集．天津：天津科学技术出版社，2011.

［5］陈莲舫著；陈广涛，徐宗佩点校．陈莲舫医书合集．天津：天津科学技术出版社，2011.

［6］金子久著；陈广涛，徐宗佩点校．金子久医书合集．天津：天津科学技术出版社，2011.

［7］申杰，徐宗佩．中医科研思路与方法．北京：科学出版社，2013.

［8］申杰，王净净．医学科研思路与方法．北京：中国中医药出版社，2016.（徐宗佩为副主编）

【整理者】

徐存　男，1995 年出生，天津中医药大学中医学院中医传承班 2013 级学生。

王 金 贵

名家传略

一、名家简介

王金贵，男，1965年3月13日出生，汉族，天津市人，中国共产党党员，医学博士，教授，主任医师，博士研究生导师。在"术由道出，由道而术"思想指导下，擅长以中医思维，运用中医综合疗法治疗多专科西医学疑难杂症，长于中医推拿科研与教学，尤其在推拿治疗功能性内科疾病的机制研究上颇有建树。现任天津中医药大学针灸推拿学院副院长，天津中医药大学第一附属医院推拿科主任，推拿学国家级重点学科、推拿学国家级重点专科学术带头人，兼任世界中医药学会联合会中医手法专业委员会副会长，中华中医药学会推拿专业委员会副主任委员、中国民族医药学会推拿分会副会长、中国针灸学会针推结合委员会副主任委员、天津市中医药学会推拿分会主任委员等。先后荣获"霍英东教育基金会青年教师奖""全国百名杰出青年中医""全国优秀中医临床人才""天津市名中医"等多项荣誉和称号。

二、业医简史

王金贵教授1988年毕业于天津中医学院（现天津中医药大学），进入第一附属医院工作，至今已30年。在其三十载的从医历程中，他已由一名年轻的小大夫变成了一位被患者亲切称赞为"全能型专家"的天津市名中医。

（一）少年矢志中医学

王金贵教授儿时长期痴迷武术及正骨，到了青少年时期这种热情没有减少。除了每日练习拳脚外，他还参加了校运动队，坚持每天锻炼身体。1976年发生的震惊中外的唐山大地震，则彻底坚定了他矢志从医的念头。

唐山大地震后，一批北京、天津的骨伤专家前往灾区救治地震伤员，他们不畏辛苦，冒着频频余震的危险战斗在灾区一线。少年王金贵看到因为髋关节脱位而痛哭流涕的七尺男儿，在专家妙手施治下恢复直立行走；看到下肢腿骨折而绝望的老人，在专家紧急救治下重铸生活信念，自此真正坚定了他毕生从医的信念。在家人的鼓励下，也是为了实现自己的人生理想，他在参加高考时毅然报考了天津中医学院（现天津中医药大学）。

大学五年的中医专业学习奠定了王金贵教授的中医理论基础，他除了日常的课业学习外，还熟读《医学三字经》《汤头歌诀白话解》《药性赋》等著作，利用假期背诵经典和为亲戚朋友看病。五年攻读，他以优异的成绩毕业，被分配到了天津中医学院第一附属医

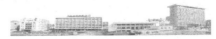

院，正式开始了业医之路。

(二) 而立喜获名医助

常怀感恩之心，是王金贵教授做人的准则。他常说，如果没有医学路上的贵人相助，他难有今天的成绩。隋卓琴老师是他刚入医院工作时的第一位带教老师。隋老为天津脏腑推拿名家刘希曾的徒弟，在脏腑推拿方面深得刘希曾真传，造诣深厚。王金贵教授跟随隋老不但系统学习了脏腑推拿的理论知识，更掌握了伤科、小儿推拿的基本操作，因此他一直称隋老为其从事中医推拿的引路人。

王金贵教授从医路上的第二位"贵人"是陈志华教授。陈教授是推拿科创始人胡秀章的高足，也是胡老的继任。与陈教授在德国斯图加特工作那年，有一次诊所来了一位慢性腰痛急性发作的男性患者，王金贵教授提出了从风邪论治腰痛，引用《医宗金鉴·杂病心法要诀》腰痛篇的观点，腰痛急性发作特点与风邪的善行而数变吻合，治疗局部腰痛可兼顾祛风，果然几次推拿配合中药小续命汤加减治疗后，这位患者的病患就解除了。此次经历给陈志华教授留下了深刻印象，使他记住了这位年轻的后生。

还有一位被王金贵教授称为亦师亦友的"贵人"，就是他的博士研究生导师刘公望教授。刘老是天津市名中医，为享受国务院政府特殊津贴专家，是公认的中医学院的"百科全书"，方脉功底深厚，无论是中医经典还是各家理论，无不涉猎。在老师的影响及指导下，王金贵教授从内、妇、儿、伤科的角度对400余个方剂逐一进行了临床验证。常言道："背熟汤头三百首，未曾辨证已知方。"这些中医理论功底的积累也为王金贵教授日后以中医综合疗法，内外兼治、涉及多专科疾病的全方位运用打下了良好的基础。

王金贵教授终生难忘的"贵人"还有他共同的博士研究生导师石学敏院士。他在石院士醒脑开窍针刺法指导下，创新地提出了"通督疏经"针刺法治疗慢性软组织损伤，进一步强化了在软组织损伤疾病治疗过程中的针推结合，也促进了他后来"针推方脉，杂合以治"思想的确立。同时，时任推拿科副主任并主持工作的他在科室管理方面还进行了医疗方式改革，改变了以往唯手法万能的历史，形成了中医综合治疗的格局，推拿科床位也从30张猛增至100张（现已220张）。在石院士的鼓励及支持下，王金贵教授从科室的年轻大夫一跃成为全院当时最年轻的科主任。

(三) 不惑毅然砥砺行

纵观中医各科，名家往往专注于一点，逐渐形成自我理论体系。推拿学科也不例外，传统推拿医生多将追求手法娴熟、创新、种类繁多作为目标。然而不惑之年的王金贵教授，却没有将视线过多地集中在此，而是将目标定在了推拿的学术理论高地。

在伤科推拿方面，王金贵教授改变了传统"西医诊断，中医治疗"的模式，将中医时相性辨证施术理论贯穿于现代软组织损伤疾病治疗的始终，并提出了以手法为主导、多种中医外治疗法结合的"君臣佐使"配伍方案，创新地提出了慢性软组织损伤的"时相性辨证施术"理论。在小儿推拿方面，他针对小儿生理的特殊性，提出了小儿推拿"核心特定穴"的治疗法则，并总结出以"体质脏腑辨证"为依据、"五经生克制化"为治则的小儿推拿理论方法体系。在脏腑推拿方面，则是坚持大中医理论指导，总结出了以"通脉调气"为理论基础的"津沽脏腑推拿"体系。如此，提高临床疗效的同时，更促进了学科理论体系的完善。

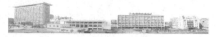

随着理论功底的不断深厚，临床水平不断提升，王金贵教授也因其突出的成绩，在不惑之年获评天津中医药大学第一附属医院第一批师带徒导师。进入不惑之年的他，另外一个重要改变就是矢志要当一名"杂病"郎中。《素问·气交变大论》言："夫道者，上知天文，下知地理，中知人事，可以长久。"做中医是慢功夫，只有广知博学，才能领会中医的真谛，才能在临床中活学活用，充分发挥中医药的作用。2012年，他考上了国家中医药管理局第三批优秀中医临床人才的研修项目，此项目是他从医人生的第二次转折。对于传统经典方剂，王金贵教授由既往的临床实践验证，升华为思辨哲学的深刻认识，更是其后期对现代疑难杂症突破的关键。

在这期间，他拜在了全国名老中医黄文政教授门下，也进一步提升了他的中医临床思维能力。重视"气血调节"是黄老治病特色，王金贵教授在其启发下，一方面将气血平和引入疾病的治疗中；同时，又与脏腑推拿结合，通过脏腑推拿调气通脉，提高临床疗效。王金贵教授多年来秉承师法，每获良效，他的门诊患者病种也丰富起来，由以往单一的颈腰腿病逐渐发展为帕金森、脊髓侧索硬化等临床疑难病。自此，王金贵教授也从一名针灸推拿医生，逐渐成为"针灸熨拓煎丸之法无所不备"的临床"杂病"专家。

（四）杂医蜕变向名医

晚清著名学者杨守敬曾说："天下有博而不精者，未有不博而精者也。"王金贵教授在"博与精"辨证的"杂医"路上不断求索，成就了其向"名医"的蜕变。对全科知识的"博"，离不开其审证求因、辨证精确、既严绳墨又独富心裁的从医态度，亦离不开他长期以来对中医执着的追求与不断学习的态度。而其对专科知识的"精"，则源于其在"博"的基础上，去伪存真，博采众长。

王金贵教授曾接诊过一位痉挛性斜颈患者，颈项板滞抽搐数月余，前往北京各大医院均救治无效，遂来天津中医药大学第一附属医院推拿科就诊。他在细查病情后，认为该病属于土不荣木又夹杂外风而引动肝风，肝风内动发为痉证，遂先选用桂枝加葛根汤加玉真散。几剂汤药后患者症状略有改观，但是仍痉挛抽搐。王教授遂在守方基础上，重用白芍并配合全蝎、蜈蚣以平肝息风止痉，此方有效遏制了患者的痉挛震颤。同时，王金贵教授配合针灸调节十二正经气血及推拿调节气街四海，经过近3个月的治疗，患者痊愈，其父亲赠送匾额"金研医道，贵至精诚"。

对于经方的信手拈来，源于他持之以恒的经典背诵；对于中药的布阵得法，源于他经久不变的近与病谋；对于手法的应用有神，则源于他长期以来的手随心动。经过临床多年的锤炼及自身的不断努力，王金贵教授实现了从"杂医"向"名医"的蜕变，成为"全国优秀中医临床人才"，亦是迄今为止天津市历史上最年轻的"天津市名中医"。

三、主要贡献

（一）完善杂合以治，解决疑难杂症

在临床工作中，推拿学科涉及多个专科，包括伤、内、外、妇、儿科等。基于此，王金贵教授秉承中医"整体观念"及"杂合以治"思想，提出对于疑难病症应"针灸熨拓煎丸之法，无所不备"。他总结出系列诊疗方法，内妇疾病"针推引其经，方药调其脏"，伤科疾患"针推熨拓治其标，口服煎丸治其本"，儿科病证"急则遣方用药，缓则小儿推拿"，使推拿疗法发挥了最大效能。

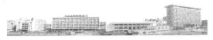

王金贵教授擅长运用中医思维，出奇制胜，屡起沉疴，使常规疗法难以治愈的疾患都得到有效解决。从痉挛性斜颈到脊髓亚急性联合变性等西医的不治之症，多数客观理化指标有了改善，并已痊愈。从小儿不明原因的高热到老年顽固性椎管狭窄，绝大多数得以康复。因此，患者盛赞他为"全能型专家"，令无数患者解除了病痛，为中医治疗疑难杂症探索出了一套有规律可循的有效方法。

王金贵教授挖掘整理了 11 项中医特色外治疗法应用于临床，并被吉林、云南、新疆、广西、福建等地引进使用，不仅丰富了治疗手段，提高了疗效，也让传统中医外治法重新焕发出勃勃生机。与此同时，王金贵教授成功打造了"津沽推拿"中医品牌，成为国内最具代表性的推拿流派。他创立的"津沽脏腑推拿"被评为"中华中医药学会首批中医药特色诊疗项目"，已推广至全国，带动了全国推拿专业在治疗内科病方面的发展。他主持制定的国家级《腰椎间盘突出症中医综合治疗方案》被全国普遍使用，为中医临床做出了突出贡献。

（二）倡导科研创新，带动临床发展

王金贵教授十分重视科研创新，主持承担各级别科研课题共计 45 项，其中主持国家级课题 5 项，省部级课题 7 项；作为第 1 完成人，获省部级科技奖励 8 项。在系统研究推拿临床疗效的同时，从组织、细胞、分子、基因水平进行基础研究，带动了整个推拿学科的全面发展。

王金贵教授完成的国家"十一五"科技支撑项目"腰椎间盘突出症中医综合治疗方案的规范化研究"采用多中心、大样本、随机对照研究方法，从免疫生化、超声影像、神经肌电及腰痛量表等多角度系统评估了中医综合治疗方案的疗效优势，验证了"杂合以治"思想的优越性，并形成了腰椎间盘突出症时相性疗效评价体系。同时，他基于脏腑推拿治疗功能性内科病的临床有效性，开展了一系列作用机制研究，从脑肠互动途径、肠动力等多方面深入揭示了脏腑推拿的作用机制，为脏腑推拿的临床应用提供了科学依据，使脏腑推拿走出边缘化的境地，重归中医核心舞台。

推拿专业流派众多，虽各有所长，百花齐放，但缺乏统一标准，不利于学科的整体发展。王金贵教授坚信求同存异，学科统一标准化是发展和走向世界的唯一途径，故始终坚持用科学研究的手段走标准化道路。他主持完成了多项中医技术操作规范、中医优势病种诊疗方案、中医临床诊疗指南的制定，尤其是参与了 WHO《推拿实践技术规范》的编写，对于提升推拿学科在全球传统医学领域的地位有着非常重要的意义。

（三）注重传道授业，精心培育人才

王金贵教授现任天津中医药大学针灸推拿学院副院长，天津中医药大学校级教学团队带头人，曾荣获"霍英东教育基金会青年教师奖"，一直承担天津中医药大学针灸推拿学院课堂教学和临床实习带教工作。

他重视教材建设，是世界中医学专业核心课程教材《推拿学》的主编，亦是全国中医药行业高等教育"十二五"和"十三五"两版规划教材《小儿推拿学》的主编，又主编创新教材《实验推拿学》，主张推拿学教材的全面化、系统化。在他参与的 18 部教材中，主编 4 部，副主编 7 部。他苦心孤诣在国家卫生和计划生育委员会"十三五"规划教材《推拿手法学》中开辟特色手法章节，介绍脏腑推拿手法，以灌输内科推拿思想，

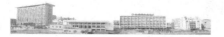

培养后备人才；创新教材《实验推拿学》向学生全面介绍推拿学科科研的发展，建立推拿科研思想，提供科研思路与方法，为促进推拿科学研究持续发展奠定基础。他向全世界介绍和推广中医推拿，为推拿学科全方位的发展做出了贡献。

他抓住推拿教学实践性强的特点，建立"三段式教学"，在课堂教学、实训教学、临床教学阶段，强调"以学生为中心"的教育思想，在课堂及实训中，引入 PBL 教学模式、标准化患者等先进理念，通过情景设定，学生围绕真实情境的主题，寻找其感兴趣的问题，经过一段时间的自我学习和调研来获取知识，了解推拿常见疾病的诊断及治疗方法；在临床实习期间，积极为学生创造临床实习环境，使学生亲自接触患者，通过四诊方式对患者病情进行全面了解，最后进行疾病诊断并形成治疗方案。他着重培养学生临床思维和应用能力，突出推拿特长，学、用一致，以提高社会适应性和竞争力，培养适应社会经济发展需要的推拿专业人才。

在保证推拿学科基础理论知识和基本技能培养的前提下，王金贵教授尤为重视推拿科在治疗软组织损伤疾病、功能性内科病和小儿疾病的优势，将科室主持承担的 51 项科研课题研究成果有选择性地融入实践教学中，并强调中医思维贯穿教学全过程，打破以往以传统课堂教学为主的教学方法，将推拿学科最新最前沿的研究成果有机整合在"三段式实践教学"模式中，建立具有启发式思维的实验教学方法。

（四）重视团队建设，成为全国典范

王金贵教授以较高的学术造诣及领导能力，带领团队不断发展，形成了一支以中青年学术骨干为主导的高素质学术团队，目前团队主持承担各级别课题共计 70 项，其中主持国家级课题 19 项、省部级课题 13 项，涵盖"十一五"国家科技支撑计划、国家自然科学基金、中医行业专项等。推拿科现年门诊量近 14 万人次，年出院人数 5000 余人次，是全国同专业中规模最大的科室，所涉及的病种数量位居全国首位。推拿学科已成为国家教育部重点学科、国家中医药管理局"十二五"重点学科、天津市"重中之重"重点学科、国家临床重点专科、国家中医重点专科、天津市卫生局重点专科等。无论是学科建设还是专科建设方面，他所领导的推拿科已成为医、教、研三位一体的综合型中医外治综合诊疗基地。

1. 主持国家级科研项目

（1）从脑－肠互动途径探讨肠易激综合征的发病机理及摩腹法的治疗作用，国家自然科学基金项目。

（2）腹部推拿调控肠易激综合症结肠－内脏中枢互动途径的相关机制研究，国家自然科学基金项目。

（3）基于 ENS－ICC－SMC 网络探讨腹部推拿调控肠动力的作用机制，国家自然科学基金项目。

（4）腰椎间盘突出症中医综合治疗方案的规范化研究，"十一五"国家科技支撑计划·中医治疗常见病项目。

（5）退行型腰椎滑脱症治疗康复一体化及推广应用研究，国家中医药管理局中医药行业科研专项。

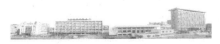

2. 获得成果奖励

（1）整复手法治疗腰椎间盘突出症最佳应用时机研究，获 2013 年天津市科学技术进步二等奖，并被鉴定为"国际领先水平"，第 1 完成人。

（2）"津沽脏腑推拿"疗法，获 2013 年首批国家级民间中医药特色诊疗推广技术，第 1 完成人。

（3）从脑肠互动途径研究肠易激综合征的发病机制和摩腹法的治疗作用，获 2010 年天津市科学技术进步三等奖、2007 年中华中医药学会科学技术奖三等奖，第 1 完成人。

（4）以手法为主辨证分期治疗腰椎间盘突出症的临床方案及评价，获 2009 年中华中医药学会科学技术奖三等奖，第 1 完成人。

（5）综合分期疗法治疗腰椎间盘突出症规范性研究，获 2008 年天津市科学技术进步三等奖，第 1 完成人。

（6）通脉调气推拿法治疗紧张性头痛的研究，获 2005 年天津市科学技术进步三等奖、2007 年中华中医药学会科学技术奖三等奖，第 1 完成人。

（7）《老年常见病推拿治疗图解》《常见内科疾病推拿治疗图解》（王金贵主编），获 2006 年中华中医药学会科普著作奖三等奖。

3. 国家专利

（1）一种注液式通络储药拔罐，2016 年获国家专利，专利号：ZL201620249201.X，第 1 完成人。

（2）一种海绵式通络储药拔罐，2016 年获国家专利，专利号：ZL201620244394.X，第 1 完成人。

（3）一种筛板式通络储药拔罐，2016 年获国家专利，专利号：ZL201620245588.1，第 1 完成人。

（4）中药熏蒸床，2002 年获国家专利，专利号：ZL01233247.X，第 1 完成人。

（5）熏蒸床，2002 年获国家专利，专利号：ZL01322931.1，第 1 完成人。

学术思想

一、司外揣内，杂合以治

王金贵教授认为，中医传统治法多种多样，各有所长，有以扶正为长者，有以祛邪为长者，有以调整脏腑或阴阳气血为长者，又均有自身的局限性，但离不开病证的病机特点。特别是伤科、内科、儿科的疑难杂症大多属于或久病入络而经脏受邪，或病机传变而错综复杂，所以针对不同疾病的治疗，单一的施治手段多半不能适应病情变化，必须采取多个手段方法"杂合"配伍，内治、外治相辅相成，方药、推拿、针灸等疗法并用，方能取得良好的治疗效果。

（一）伤科疾病

伤科疾病多属于中医学痹证范畴，《素问·痹论》云："风寒湿三气杂至，合而为痹也。"在此基础上，王金贵教授精研《内经》及各家学说，学而不泥，总结风寒湿邪由外向内传变的规律，提出了"久痹穷及肝肾"理论：初痹邪闭脉中，经气无所行，气机不

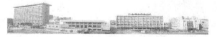

畅，以致由气滞血，痹证加重；日久不治或失治误治，久痹入脏，穷及肝肾。对于这种虚实夹杂之证，王金贵教授提出了"针推熨拓治其标，口服煎丸治其本"的治疗方法。

1. 针推熨拓治其标

伤科疾病无论初痹久痹都存在局部经络之邪实，采用口服中药治疗不能迅速直达病所，而采用外治疗法，针对性强，正如《理瀹骈文·略言》中所说："外治之学……所以与内治并行，而能补内治之不及者此也。"故王金贵教授提倡以针灸、推拿、熏蒸、湿敷等外治法解决局部在其表、在其经的实邪。

2. 口服煎丸治其本

虽然伤科疾病多以局部病变为主，但究其根本还是整体情况的局部体现，"治病必求其本"，且久痹必入脏，多为虚实夹杂，存在肝肾亏虚、气血不足之证。尤其是老年患者的痹证，久病入里损及肝肾，属本虚标实，当补其不足。因而王金贵教授重视从整体来考虑患者的病情，推崇薛己"十三科一理贯之"的学术思想，善于运用中药方剂，尤其是各类经方、古方，以及特色药物治其本虚，配合外治疗法解决各种久痹顽疾。

（二）内科杂病

对于常规疗法束手无策的内科疑难杂病，王金贵教授多内外兼治。在中医传统脏腑经络理论的指导下，针对不同疑难杂症的表现辨证分析，立足于"久病入络"的学术思想，以内服汤药与推拿等外治疗法协同配合。他总结出"以针推引其经，方药调其脏"这种"联合疗法"，出奇制胜，目前在治疗帕金森、痉挛性斜颈等运动障碍疾病，多发性硬化等脱髓鞘疾病、亚急性联合变性、运动神经元病等西医的难治之症中发挥了重要作用。

1. 针推引其经

内科疑难杂病多是缠绵难愈的慢性疾病，具有相当长的病程，《灵枢·百病始生》曰："是故虚邪之中人也，始于皮肤……稽留而不去，息而成积，或著孙脉，或著络脉。"由于络脉是气血运行的通道，且联络脏腑，能够深入体内深隐之所，所以成为病邪深入久伏久羁之处，如叶天士在《临证指南医案》一书中所提"肝络""脾络"等。而这些络脉中所客之邪难以用寻常药物治疗，最终因实致虚或因虚致实，虚实错综复杂，更加重其难治性。王金贵教授针对药物难以直达病所这一难题，提出以针推引经透络，作为"引经药"，帮助中药发挥作用；同时，运用腹部推拿具有补而不滞、泻而不伤的特点，广泛用于虚实夹杂的复杂病情，弥补中药处方个别单味药重复使用而产生耐药性的不足，还有助于平衡中药之四气五味以更好地发挥药效。

2. 方药调其脏

由于久病入络病因病机的复杂性、病位的广泛性和多层次性，其临床症状也是多种多样的。虽然久病入络之邪多为痰、瘀，但对于心脑血管疾病、消化系统疾病、泌尿系统疾病及神经系统疾病，"久病入络"所客脏腑不同。王金贵教授施以理气、化痰、祛瘀之法的同时，注意根据不同脏腑选择不同的药物性味。正如《证治心传·用药宜精审慎勿疏忽记》所言："凡邪犯上焦、心肺、头目、清窍，则宜轻清之品，不宜重味，药过病所，反伤中下。郁结之病，治从轻宣柔润，不宜苦重、大热、补涩之品，非徒无效，而反增病也。"轻药恐有药不及病所之忧，重药尚有药过病所之虑，王金贵教授善于轻重搭配，灵活选用中药。他还提出，处方不能面面俱到，对症添药是简单拼凑，什么都治的结局便是什么都治不好，遣方用药必须谨守病机，抓准主症，精准治疗，方能奏效，更多兼症应施以针推，才能标本兼治。

（三）小儿疾病

小儿脏腑娇嫩、形气未充，易受病邪所损害，若治疗及时、方法得当，常能随拨随应、迅速康复；否则，又会迅速传变，易虚易实、易寒易热。因此，王金贵教授提出"急则遣方用药，缓则小儿推拿"，盖因《素问·五常政大论》中云："无毒治病，十去其九，谷肉果菜，食养尽之，无使过之，伤其正也。"若用药太过则伤其正，所以急病则先以药投之，中病即止，而后辅以推拿调之。

1. 急则用药，以防传变

小儿体质特殊，"脾常不足"，由母及子，其肺常虚，卫外不固，受邪为病。因此，叶天士在《临证指南医案·幼科要略》中说："按襁褓小儿，体属纯阳，所患热病最多。"王金贵教授总结临床所见，小儿确实好发热病，故而多应用卫气营血、三焦辨证。而因小儿体质易虚易实、易寒易热，发热的传变也极为迅速，王金贵教授提出，急则用药，用中药甚至西药，快速阻断病情，以防传变。

2. 缓则推拿，改善体质

"热者寒之""上焦药用辛凉，中焦药用苦辛寒，下焦药用咸寒"，所以小儿热病每多因用寒药而伤脾胃，后天之本不固，又容易再次感染发病。因而，用药需中病即止，转而使用小儿推拿以调之，正是利用小儿推拿"平和而缓补，稳进而易用"的特点，加之小儿"肝常有余"，由母及子，肝火易生心火，一旦病邪所侵，多半从阳化热。因而，在疾病缓解的阶段，应当针对"肝有余""脾不足""心有余""肺不足"进行调整，改善小儿体质，避免复感。

二、由道而术，各司其属

（一）伤科疾病

王金贵教授始终坚持中医整体观念、辨证论治的原则，改变以往软组织损伤疾病"西医诊断、中医治疗"的空间性以证分型的固有模式，以"恒动观"把握和总结颈腰椎等软组织损伤疾病发生发展时相性规律，并根据二十余年的临床经验与科研成果验证，创新性地提出"时相性辨证施治""手法适时应用"理论。

1. 时相性辨证施治

该理论巧妙地将中医传统思维"藏象学说"及"辨证论治"相结合，运用两种思维模式平行观察现代软组织损伤疾病自始至终的发展过程，总结归纳出该疾病发展过程不同阶段必然出现的有内在联系的相对固定的症状体征，依据内在关联症状，"由表知里"，准确把握疾病发展演变规律，确立了现代软组织损伤疾病发病的三个递进阶段，分别为"瘀血阻滞→经络瘀阻→筋脉挛急"，打破传统"空间性辨证＋中医外治法"的固定证型模式，抓住疾病发展过程中证型的变化规律，同时结合多年临床观察研究明确不同中医外治疗法的功用、优势与不足；遵循"外治之理即内治之理，外治之药亦即内治之药，所异者法耳。医理药性无二，而法则神奇变幻"（《理瀹骈文·略言》）的理念，将经筋膏摩疗法、通络储药罐疗法、辨证中药湿敷疗法等10余种不同的中医特色外治疗法合理应用到软组织损伤的不同病理阶段，"君、臣、佐、使"处方式配伍，保证每项外治疗法各有侧重、各有突出，最终实现"杂合以治，各得其所宜"，有机契合疾病发展规律，在明显提升临床疗效和缩短疗程的同时，大大减少了有效医疗资源的浪费。

2. 手法适时应用

"时相性辨证施治理论"根据现代软组织损伤疾病的病程发展，将其划分为瘀血阻滞期（急性期）、经络瘀阻期（缓解期）和筋脉挛急期（恢复期）三期，根据各期病变局部的不同特点选用适宜的手法。

剧烈疼痛是慢性软组织损伤疾病急性期最大的特点。中医认为在发病的初期即急性期实证居多，常因邪阻而致筋脉瘀阻、气血运行不畅，此期的病理特点主要是炎症、水肿，此病程阶段病机为血瘀阻塞，经脉不通，治疗应以行气活血、散瘀止痛为主，禁用整复类推拿手法。随着疼痛的逐渐减轻可适当使用㨰、按、揉等放松类手法，并配合中药湿敷、熏蒸、中药敷贴等疗法，以活血化瘀止痛，促使局部血液循环加快，促进炎症、水肿的消退吸收，有效改善瘀血阻滞而致的疼痛，诸法合用，共达止痛之功。缓解期的特点是自觉疼痛消失，活动受限，活动时引起疼痛。病理分析此期软组织充血、水肿基本消失，但损伤尚未恢复。中医认为此病程阶段病机为瘀血凝滞，脉络受阻，治疗应舒筋活血、温经通络，在继续保持血液循环通畅的前提下，采用软组织松解手法，如弹拨法、擦法、㨰法、按揉等，配合针刺、牵引、通络储药罐及功能锻炼等方法来解除软组织的痉挛和压迫，改善脊柱、关节等的活动度。恢复期特点是疼痛基本消失，但病变部位仍僵直，活动欠灵活。病理分析此期软组织损伤基本恢复，但位置发生变化，小关节错缝并紊乱。中医认为此病程阶段病机为病邪渐去，正气渐复，经脉挛急，关节不利，即筋骨尚未完全恢复正常，治疗则侧重理筋整复、滑利关节，推拿以理筋整复的运动关节类手法为主，恢复紊乱的错位关节和力学平衡，配合针刺、足浴和松筋易骨导引操，以促进筋骨的功能和位置恢复，巩固疗效，有效改善久坐、久行导致的腰痛等慢性软组织损伤疾患，防止复发，提高生活质量。

（二）内科杂病

王金贵教授始终坚持在中医理论指导下传承和发展脏腑推拿，兼容并蓄，学古而不泥古。古法腹部按摩重视气血，认为"人身以气血为本，气血不足则人弱，气血不畅则人病，气血停止则人死，按摩治病之原理，自其浅者言之，就是行气血通经络"；津沽民间捝穴疗法也尤其重视调气，认为"人有气则生，无气则死，气能养人，气能害人"。他将二者加以融汇创新，形成"津沽脏腑推拿"，并且挖掘、丰富了其理论体系，结合自身的临床体会，提出"调气通脉、畅达三焦"的学术思想。他认为，脏腑推拿治疗以调畅气机，调节贯通经脉气血为主，并畅通三焦，促进气化功能，最终达到平衡阴阳、补虚泻实、调整脏腑的目的。"调气通脉、畅达三焦"学术思想在指导推拿辨证治疗功能性内科疾病中发挥了重要作用。

1. 调冲通脉，顺畅气机

王金贵教授深谙中医气机升降的基本规律，认为"百病皆生于气"，许多疾病的发生都是由于脏腑经脉气机失调所致。气机平调是中庸之道，亦是治疗大法、核心理念，调畅各脏腑的紊乱气机正是脏腑推拿的优势所在。五脏之中，脾胃居于中，脾气主升，胃气主降；肝在左而肺居右，肝气主升，肺气主降。王金贵教授认为，肝气疏泄有度，肝升肺降，形成龙虎回环，可畅达胸中气机；脾胃之气有升降调节作用，可斡旋气机，升清降浊，气机得顺。《圆运动的古中医学·人秉大气的五行而生脏腑》中指出："中气如轴，四维如轮，轴运轮行，轮运轴灵。"这是从五脏整体的角度看待气机转输，王金贵教授充分考虑五脏的整体性，以五脏生克制化为指导原则，在局部出现问题的情况下，灵活施治，调畅气机。

王金贵教授善用奇经八脉，奇经以满为功，以通为用，腹部推拿恰以"冲脉气血充足、脉道通利"为要，通过手法施用于冲脉来调节全身气血。冲脉是联系十二经脉的枢纽，脏腑经络的气血都汇聚于此。《灵枢·逆顺肥瘦》曰："夫冲脉者，五脏六腑之海也，五脏六腑皆禀焉。"王金贵教授认为腹部推拿作用于冲脉，通过深层按压于伏冲之脉，可以鼓荡十二经脉之海的精气，犹如海水倒灌入江河湖泊，其力道充沛、作用广泛。王金贵教授在临床中以"五层气体，四种导疗"指导推拿治疗的层次与补泻，善用腹部推拿调节伏冲之脉，调畅冲、任、督、带脉，从而调节十二经脉气血，荣养五脏六腑，平衡阴阳，达到"调气通脉"治疗内科杂病的目的。

2. 以阳入阴，三焦气化

《史记·扁鹊仓公列传》中记载："夫以阳入阴中，动胃缠缘，中经维络，别下于三焦、膀胱，是以阳脉下遂，阴脉上争，会气闭而不通。"王金贵教授认为，津沽脏腑推拿长于调畅气机，可以通过调气来调动人体之气而助阳，阳气可蒸水化气，气能载津，阳长则津液可随气布化，从而达到滋阴之效。气是构成人体和维持生命的基本物质，气的运动变化是人体生命活动的体现。《难经·六十六难》提出"三焦者，原气之别使也，主通行三气，经历于五脏六腑"，三焦主通行宗气、营气、卫气，总司人体气化。《素问·灵兰秘典论》言："三焦者，决渎之官，水道出焉。"三焦具有通行元气、运行水谷、运行水液的功能。王金贵教授认为，三焦是人体各种气机的统领，三焦不畅则致清气不升，浊气不降，气机阻滞，脏腑失和，上下不通，表里不通，经络不通，引起气滞、湿阻、热郁、水停脏腑等病机变化。正如《中藏经·论三焦虚实寒热生死逆顺脉证之法》载："三焦者，人之三元之气也，号曰中清之腑，总领五脏六腑，荣卫经络，内外左右上下之气也。三焦通，则内外左右上下皆通也，其于周身灌体，和内调外，荣左养右，导上宣下，莫大于此也。"

王金贵教授认为三焦有形为流气之所，三焦无形可气化万千，都是从不同角度对三焦功能的论述，整合在一起才是对三焦完整的认识。脏腑推拿核心之一就是调畅三焦气机，恢复三焦气化。王金贵教授在临床中总结出"宣上""畅中""渗下"的治疗法则，在治疗中，首先是开中焦之气，即"畅中"，中焦是沟通上下、承上启下的关键所在；继而开下焦之门，即所谓"渗下"，给浊气、水湿之邪等以出路，使中焦水湿不碍脾；最后才是开上焦之气，即"宣上"，开胸顺气，恢复肺气宣发肃降，亦有助于下焦通利。三焦在局部各行其是，而在整体又相互影响，共同完成水谷津液气血的吸收、输布、排泄过程。"畅中、渗下、宣上"依次施用，则可恢复三焦气化的功能，使三焦通行元气、运行水谷和通行水液的作用正常，疾病得愈。

（三）小儿疾病

王金贵教授在儿科治疗上也有其独到之处，形成了以"脏腑体质辨证"为依据、"五

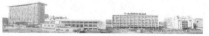

经生克制化"为原则的小儿推拿理论方法体系。他率先提出了小儿推拿"核心特定穴"思想，科学提炼古今临床文献中应用频次较高的特定穴作为小儿推拿治疗的基本组方，结合小儿体质特点和"五经生克制化"指导辨证选穴。他指出小儿推拿用穴如同用药，需"君臣佐使"分清主次，以核心特定穴为君，纲举目张，用穴少而精，形成个性化治疗方案，提高患儿依从性，从而增强临床疗效。

1. 脏腑体质辨证，固护中州

王金贵教授提出治疗小儿疾患，首先要明晰小儿生理发育的特征，小儿体质形成受先天因素和后天因素影响。先天禀赋因素正是决定小儿不同体质类型的基础，新生儿体质主要取决于父母，正如《幼科发挥·胎疾》所言："肥瘦长短，大小妍媸，皆肖父母也。"胎儿与母亲一脉相承、息息相关，《格致余论·慈幼论》有云："儿之在胎，与母同体，得热则俱热，得寒则俱寒，病则俱病，安则俱安。"小儿体质有别，明代万全在宋代钱乙"脏腑虚实辨证"的基础上提出小儿"五脏之中肝有余，脾常不足，肾常虚""心常有余而肺常不足"的观点。王金贵教授对明代万全的观点最为推崇，正如《幼科发挥·五脏虚实补泻之法》中所言："肝常有余，脾常不足者，此却是本脏之气也。盖肝乃少阳之气，儿之初生，如木方萌，乃少阳生长之气，以渐而壮，故有余也。肠胃脆薄，谷气未充，此脾所以不足也。"王金贵教授认为，小儿先天体质或寒或热或虚或实，皆可通过调节脾胃来改善，脾为后天之本，固护中州是治疗小儿疾患的根本大法。在治疗小儿杂病上无论手法与用药往往皆从调理脾胃入手，如小儿抽动症、小儿汗症、小儿夜啼等，或扶土抑木，或培土固金，或固本调神，通过调理脾胃每能获效。

王金贵教授亦强调脾主运化水谷精微，为气血生化之源，小儿脏腑娇嫩，后天发育完善需依赖脾胃化生的气血、运化的水谷精微来濡养脏腑，促进生长发育。而小儿脾胃成而未全，全而未壮，成长迅速，生机蓬勃，水谷需求量大，若饥饱无度，极易损伤，所以固护中州也是为了避免寒热损伤脾胃而影响小儿生长。他在小儿疾患遣方用药上重视选用轻清之品，方小量小，中病即止且避免寒性之品伤及脾胃，或先以健脾益胃之药投之而后针对性治疗，以防脾胃受损，或佐以健脾和胃之山药、山楂等以保胃气、护中州。

2. 五经生克制化，纲举目张

王金贵教授将"生克制化"理论在小儿推拿的临床治疗中加以发挥，提出根据脏腑五行属性，以五脏为中心，五经生克制化为原则，灵活运用核心特定穴治疗以维持小儿五脏之间协调平衡。《素问集注·五脏生成篇》曰："五脏合五行，各有相生相制，制则生化。"王金贵教授亦强调小儿体质不同于成人，不可单纯地"虚者补之，实者泻之"，要注意小儿"心肝常有余"，故心与肝可泻不可补，在手法运用上心经与肝经只用清法，当小儿出现肝阴虚问题时则需通过揉上马来"滋肾水以涵肝木"从而益肝血；而小儿心气不足时，不可简单地"虚则补其母"直接补肝，亦需通过滋肾阴来益肝木以生心气。同时他指出小儿"肾常虚"，故肾可补不可泻，小儿肾火旺时可根据表里关系通过清小肠利膀胱以泻肾火。

基于此，王金贵教授提出了核心特定穴的概念，他继承了明代周于藩的学术思想，有别于现代小儿推拿选穴多、手法繁琐，而是精准治疗，多采用独穴、双穴治病。最初王金贵教授采用文献计数方法分析小儿常见疾病推拿相关特定用穴规律，工作量大，且结果单一，但是随着计算机技术的进步，运用中医传承辅助平台，基于关联规则和复杂系统熵聚类算法对小儿常见疾病推拿核心特定穴进行挖掘分析，将各流派相同疾病相关推拿处方纳入数据库，总结小儿常见疾病常用穴应用规律，筛选小儿推拿核心特定穴，科学提炼古今小儿临床文献中应用频次较高的特定穴，化繁为简，同时在"五经生克制化"原则指导下将核心特定穴整理归纳为五大系统，并形成临床治疗的核心特定穴组方，以精准的五经穴为首，少量配合辅穴，减少无用功，纲举目张，为临床治疗预防小儿疾病提供优选治疗方案，提高了临床疗效。

临证经验

一、推药结合治疗脾胃杂症经验

王金贵教授采用推药结合治疗脾胃杂症取得了很好的临床疗效。他认为脾胃杂症的主要病机为中焦气机失常。《素问·阴阳应象大论》云："寒气生浊，热气生清，清气在下，则生飧泄；浊气在上，则生䐜胀。"此概括说明了脾胃升降失常所致的病理及临床特征，而脾胃疾病主要临床表现与之相符，且病程日久则水湿运化失常产生湿邪，疾病处于虚实夹杂状态。因而，王金贵教授采用腹部推拿调整脾胃气机，以方药健脾化湿，标本兼治。

（一）腹推调畅中焦气机

《素问·六微旨大论》云："升降出入，无器不有。"指出升降出入是万物的生机，一旦反常即生祸患，诚如经文所说："出入废则神机化灭，升降息则气立孤危。"脾胃位于沟通上下的中焦，脾主升胃主降，同时心火的下降，肾水的上济，肺气的肃降，肝气的升发，体现了脾胃为脏气升降之枢纽。腹部推拿是调节脾胃气机升降最有效的疗法，并且针对"气机失常"引起的其他病证也有良好的疗效。

王金贵教授调整脾胃气机，先以脏腑推拿的层按法施于上脘或中脘，上脘穴对于肺肝之气有调理作用，使肝气疏泄有度，肝升肺降，形成龙虎回环，畅达胸中气机；中脘穴通于脾胃，层按法作用在中脘穴时，可通调肝肺脾胃气机，其对脾胃之气有升降调节作用，可斡旋中焦气机，升清降浊，气机得顺，起到总体调节的作用。

再以手法施于任脉诸穴，迎巨阙，捺阑门、建里。迎巨阙以防气机逆乱；捺阑门是开中气的关键，六腑以降为顺、以通为用，故无论虚实，均可取此穴，胃与小肠浊气才能下降，清气才能上升顺畅；捺建里，以开通胃气，使浊气下降，健运脾气，调畅中焦。中焦是沟通上下气机的关键，中焦气通，上下之气必动，上逆之气通降，进而使脏腑气机恢复正常。以此三穴为主穴，再结合其他部位症状选择相应手法配合，使中焦郁滞之气条达通畅。

（二）方药调整虚实寒热

脾胃疾病初期，多表现为实痞，日久脾胃受损，可发展为虚实夹杂，甚或脾肾两虚。因此，遣方用药在理气的基础上当考虑健脾，甚或化湿、补肾；同时虽功能性胃肠疾病以虚寒居多，但疾病日久寒热可互化，也可有寒热夹杂之病机，用药时需考虑寒热并调。

《素问·至真要大论》曰："诸湿肿满，皆属于脾。"脾虚与湿相辅相成，因此，健脾不忘化湿。运用香砂六君子汤、参苓白术散以健脾，《素问·阴阳应象大论》云"风胜

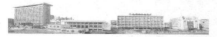

686

湿"，故可酌情加用辛散之品，如葛根、荆芥、羌活、柴胡等。若虚寒，加干姜、大枣；若已化热，则用竹叶、石膏以调之；若寒热错杂，则选用半夏泻心汤，辛开苦降以治之。

王金贵教授认为，方药与推拿的结合，可起到"动静结合"的作用。方药调气往往"行气易破气"，特别是对于脾胃虚弱的患者，而手法有"调气不伤气"的优势，有助于方药的收引及直达病所。因此两者配合不是简单一加一大于二的问题。

二、基于"治痉独取宗筋"理论治疗痉挛性斜颈经验

痉挛性斜颈是临床上最常见的局灶型肌张力障碍，以一种不自主、持续性的颈肌收缩引起的头颈部运动和姿势异常为特点。王金贵教授自 20 世纪 90 年代末期开始应用推拿、中药、针灸治疗该病，取得了满意疗效，并积累了一定经验。

王金贵教授认为痉挛性斜颈属于中医学"痉证"范畴，结合文献研究和临证经验，从脏腑、气血津液辨证施治。

（一）风为标，虚为本

《素问·至真要大论》云"诸暴强直，皆属于风"，将痉证与"风"联系起来。《类证治裁·痉症论治》言"痉症，体劲直而背反张，病在筋也，筋者血之所荣，伤于邪则成痉"，认为痉病更多是血不荣筋造成的。张景岳也认为痉证乃气血不足，如他在《景岳全书·痉证》中言："其病在筋脉，筋脉拘急，所以反张。其病在血液，血液枯燥，所以筋挛……凡此之类，总属阴虚之证。盖精血不亏，则虽有邪干，亦断无筋脉拘急之病，而病至坚强，其枯可知。故治此者，必当先以气血为主，而邪甚者，或兼治邪。若微邪者，通不必治邪。盖此证之所急者在元气，元气复而血脉行，则微邪自不能留，何足虑哉！"

王金贵教授认为此证病位在筋脉，与肝密切相关，津液不能涵木，以致肝风上逆而成痉证，而其本质在于气血不足。正如宋代陈言在《三因极一病证方论·叙论（亦作痉）》中论述："夫人之筋，各随经络束于身，血气内虚，外为风寒湿热之所中则痉。原其所因，多由亡血，筋无所营，故邪得以袭之。"又如明代虞抟在其《医学正传·病》中所言："虚为本而风为标耳。"

（二）解痉治标，扶正治本

王金贵教授指出痉证内外合病、本虚标实的病机特点，所以治疗的关键在于补益气血、养血柔筋、平肝解痉。首先腹部推拿之层按法于上脘穴，伏冲之脉，指按气冲穴。古法腹部按摩认为肝开于上脘，按此穴可平肝调气止痉；冲脉、胃经多气多血，可改善全身气血，濡润诸经。指按气冲，通调气血，促使气血布散输布，濡养周身。王金贵教授强调，胃经与冲脉，一阴一阳，濡养宗筋，共同维持十二经脉气血阴阳的平衡。如《素问·痿论》曰："治痿者，独取阳明何也……冲脉者……与阳明合于宗筋，阴阳总宗筋之会……皆属于带脉，而络于督脉。故阳明虚，则宗筋纵。"

基于以上宗筋与带脉关联，从经络辨证出发，王金贵教授立足于带脉"总束诸脉"的作用，从《素问·痿论》"阳明虚，则宗筋纵，带脉不引，故足痿不用"逆向思维，提出"带脉过引，发为痉证"的观点。他认为带脉与其他经络病变一样，有虚实两端，虚则带脉不引，发为痿证；实则带脉过引，发为痉证。宗筋即经筋，《内经》有"筋""筋膜""宗筋"等称谓，而"宗筋主束骨而利机关也"中的"宗筋"指的还是经筋。阳明虚，气血不足则经筋失养，带脉固束不利，发为痿证；而带脉过于管束，则发为痉证。王

金贵教授治疗此证亦从带脉、宗筋入手，通过拨按带脉，使带脉约束有常，则诸经通利，气血运行正常，濡润宗筋，则筋脉关节得养，骨骼肌肉滑利。

王金贵教授以"治痉独取宗筋"为治疗原则指导针灸，故针灸"六合"及针刺宗筋所聚之处——十二经合穴，起到调节宗筋的作用，从而缓解肌肉韧带的痉挛症状。手法轻推两侧胸锁乳突肌以治标，缓解颈肌痉挛，同时恢复项部痹阻之阳气，使津液得以布散，挛缩之筋脉得以濡养而舒缓。

王金贵教授常言推拿手法祛风滋阴效果较差，仅靠推拿，难速见功，必配合方药以达目的。此证可以配合补益气血汤药，如桂枝加葛根汤、十全大补汤、逍遥散，补气血调营卫，元气得复，血脉得行，经筋得养，痉病自除，这是治本之法。

此外，王金贵教授指出痉挛性斜颈初起时，容易被当作颈椎病处理，患者往往多处求治，每每落空。大凡痉挛性斜颈患者都会觉得此病难以痊愈，于是往往合并躯体性焦虑。患者来诊时可能已四处求医，多方治疗未果，加之恐惧最终不得不选择手术，所以在治疗的同时，应使患者调整心态，积极接受治疗。

三、经筋膏摩治疗陈旧性关节软组织损伤经验

王金贵教授在传统中医理论指导下，将经筋理论与膏摩这种特殊的治疗方法相结合，参考陈旧性关节软组织损伤的疾病特点，建立了以经筋理论为基础、膏摩治疗为主要方法的治疗方案，使陈旧性、反复发作性的软组织损伤的治疗与恢复有了更好的方法。

膏摩是以药膏为推拿介质，在体表一定部位施以推拿手法，从而起到治病、防病和保健作用的一种外治法。膏摩将推拿与药膏配合运用，一方面可以防止推拿过程中摩擦对皮肤的损伤，起到保护皮肤和润滑皮肤的作用；另一方面，在推拿的作用下，药膏的有效成分被充分吸收，可同时发挥推拿与药膏的双重治疗作用。从《五十二病方》记载最早的膏摩与膏摩药膏开始，《外台秘要》《太平圣惠方》《普济方》等多部经典记载了大量的膏摩药膏，在伤、内、外、妇、儿、五官、皮肤各科均有应用。

王金贵教授认为十二经筋是经脉系统的重要组成部分，是十二经脉之气聚结于筋肉、骨骼、关节的体系，其循行走向皆从四肢末端走向头身，向心而走，无逆顺之分，分布范围与十二经脉大体一致。"筋"，《说文》解作"肉之力"，意指能产生力量的肌肉；而"腱"是"筋之本"，是筋附着于骨骼的部分。因此其结盛之处，以四肢溪谷之间为最多。全身筋肉按经络分布部位同样分成手足三阴三阳，即十二经筋。人体的四肢关节处常有不止一条经筋循行，如踝关节则有足三阴经、足三阳经的经筋循行，内踝为足三阴经筋，外踝为足三阳经筋；膝关节则有足三阳、足三阴六条经筋通过，而经筋理论对于关节慢性软组织疾病的治疗有重要的指导作用。他同时强调，穴位是开启受伤经筋的"钥匙"，要准确将挤压类手法施于相应的穴位，找准穴位的位置是关键，特别是对于十二经脉五输穴更要"调穴"准确无误。

王金贵教授治疗此类病证亦从经筋入手，"经筋膏摩"治疗筋伤等关节软组织损伤疾病的核心方法是以损伤部位周围十二经筋的循行走向及其所分布的穴位为主要施术部位，加入膏摩法，通过循经按摩和局部刺激，使膏药快速渗透入软组织，使膏摩濡润经筋，手法药物共同作用，活血化瘀，消瘀止痛。这更是对久病入络的有效刺激，可达到活血柔筋，理筋整复，润养筋膜、骨骼、肌肉之间而治病的目的。

王金贵教授辨证使用的膏摩方有以下几种。

1. 丹溪摩腰膏

附子、乌头、南星、雄黄、樟脑、丁香、干姜、吴茱萸、朱砂、麝香等。

2. 苍梧道士陈元膏

当归、细辛、桂枝、天雄、生地黄、白芷、川芎、丹砂、干姜、乌头等。

3. 消瘀止痛膏

五倍子、五加皮、骨碎补等。

4. 活血化瘀膏

乳香、没药、透骨草、细辛、伸筋草、红花等。

四、基于"辛以润之"理论论述推拿滋阴之功效

"辛以润之"原指以桂、附之品温补肾阳，以辛化气、利气、行气，气能载津，气至则水至，阳长则津液随气布化，达到"润之"的结果。而推拿长于调畅气机、开通气道、温阳化湿，因此，可以同等于"辛"的作用，而表现为推拿"滋阴润燥"。

从病机上看，因肾阴不足，日久累及肾阳，使肾阳亏虚，蒸化失司，阴虚燥热，阴虚为本，燥热为标。《素问·脏气法时论》云："肾苦燥，急食辛以润之，开腠理，致津液，通气也。"其中所出现的或渴、或筋燥、或大便干、小便不利等，都是机体水湿与干燥并存的征象。盖因为肾苦于阳气虚，气不化津、布津，而致不能蒸津化液、运气布津，这就是所谓"肾苦燥"的实质。

推拿疗法强于助阳化湿而弱于滋阴润燥，但针对下焦虚寒，水不化气，阴不得阳，肾阴凝结，气不化津之证，推拿能发挥"辛以润之"的作用，温阳化气，使津随气布以润燥。

王金贵教授认为一些疾病的后期，阴虚已久，损及肾阳，这是阴阳互根关系的体现，阴虚阳萎，阴阳同寄于肾中，阴虚日久阴损及阳，肾阳亏虚，虚寒内生，肾的蒸化失职，津液代谢失常，小便不利等，正所谓："无阴则阳无以化，无阳则阴无以生。"他使用推拿温阳之法从阳入手，温补肾阳，促进肾阳蒸发而使肾阴布散津液，才能开阖二便。因此治疗时常在温阳基础上，配上补气摄津、固肾益精的方法。正如唐代医家王焘曾形象地比喻："譬如釜中有水，以火暖之，其釜若以板盖之，则暖气上腾，故板能润也，若无火力，水气则不能上，此板则终不可得润也。"

此法同样适用于脾阳不足之证，王金贵教授通过引入中药方剂"辛以润之"的理念，通过助阳来间接发挥补阴的作用。辛味药本来是用来发散的，没有滋润的作用，但是如果中下焦虚寒的时候，水不化气，阴不得阳，那即便有阴液化生，也是死水一滩，起不到任何滋润的作用，反而会因为长期蓄积成为病邪。而辛散药物可以通阳化气，协助三焦气化，改善因气机不畅所致的津液输布障碍。王金贵教授的理念正是通过手法调气来调动人体之气而助阳，通过温暖命门之火，温补脾肾，使阳气蒸水化气，这样就能间接起到补阴滋润的作用。

王金贵教授"从阳引阴"推拿手法，非单治以脾肾阳虚，其对上焦肺阳虚同样有效，肺卫之气蒸化津液以润腠理的作用失常，表现为肌肤干燥、皲裂，当汗出而不得出，方当"辛以润之"，宣通肺卫，以开腠理，濡润肌肤。同时，他认为若伴阴液已伤，推拿滋阴效果确有不足，多配以滋阴润燥汤剂。

医案选介

一、痉挛性斜颈

李某，男，28岁，未婚，加拿大多伦多大学化学博士，2015年3月16日初诊。

主诉及现病史：颈项板滞抽搐2月余。患者自诉2月余前，于国外留学期间行化学实验时发生小事故，后出现颈项板滞酸痛、局部轻度水肿等症状，遂至当地医院就诊，查颈椎CT考虑寰枢关节半脱位、颅脑CT及MR均未见明显异常，后口服非甾体抗炎药治疗，治疗后症状无明显好转。1个月前无明显诱因出现颈项不自主向右侧抽动，幅度逐渐增大，后于当地医院就诊，予颈托固定治疗后自觉症状无明显缓解，并呈进行性加重，故前来就诊。初诊时，患者双侧颈项板滞抽搐，颈肩部肌肉酸痛，颈项右侧偏斜，偶有痉挛僵硬及不自主抽动，颈项部活动明显受限，并间断伴有一过性头晕及四肢麻木症状，否认脚踩棉絮感。自述平素时有汗出，语声低微，手脚苍白，纳少，夜寐差，二便调。

查体及专科检查：可见患者颈椎坐位时无法静止，活动检查及颈椎专科检查无法完成，胸锁乳突肌梭状肥大明显，双上肢肌力均4⁻级，生理反射正常，病理反射未引出。舌淡红苔白，脉细。

辅助检查：肌电图示右胸锁乳突肌、双斜方肌、双颈夹肌紧张，可见少量纤颤电位。

西医诊断：痉挛性斜颈。

中医诊断：痉证。气血两虚。

推拿手法治疗：①采用津沽脏腑推拿的核心手法层按法，取中脘穴，手法以带法之补中带泻法为主；②以左手拇指迎住巨阙穴，右手拇指于建里穴行捺补法；③以气海穴为中心叠揉腹部；④揉搓两侧承满至天枢一线；⑤拨按带脉；⑥捺调期门、章门、血海、三阴交穴；⑦指按气冲穴；⑧颈部局部施以揉法、擦法，以松解双侧头夹肌、胸锁乳突肌、斜方肌；同时点按手三阳经在颈部外侧的穴位，如天容、水突、扶突、天牖穴等，指力由轻到重，以泻法为主。每日治疗1次，总治疗时间为20分钟。

中药治疗：祛风化痰，定搐止痉。

处方：玉真散合桂枝加葛根汤加减。

葛根20g，桂枝12g，白芍12g，天麻10g，羌活10g，炒麦芽10g，防风10g，制天南星12g，生姜3片，大枣4枚，炙甘草6g。7剂，水煎服，日1剂。

嘱患者注意颈项部保暖，平日以卧床休息为主。

二诊：治疗1周后，患者自觉颈项部板滞、酸痛症状较前稍缓解，并诉服中药后有微微汗出之感，颈项仍向右侧偏斜，并伴有无自主抽动症状，程度较前无明显缓解，近日未诉明显头晕及四肢麻木症状，纳少，寐欠安，二便调。舌淡红，苔白腻，脉细。

推拿手法治疗同前。

中药在上方基础上，加用止痉散，以加强祛风止痉作用，全蝎、蜈蚣磨粉以1:1比例混合，于每剂汤药中加入1.5g，日1剂。

此外，加用针刺治疗，直刺双侧十二经合穴，手法以泻法为主，每次留针15分钟。

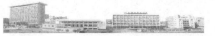

三诊：依前法继续治疗 2 周后，患者头项部扭转、倾斜角度较前减小，抽搐频率明显减少，且胸锁乳突肌梭状肥大较前明显减小，颈项部肌肉松弛，无明显酸痛症状。

四诊：依前法治疗 2 周后，患者自述服药后汗出较明显，并颈项部向右倾斜、抽搐旋转症状较前缓解，胸锁乳突肌梭状肥大基本消失。针灸仍依前法治疗，推拿停用拨按带脉之手法。另外加用颈部手动牵引 3~5 次，幅度由小到大，隔日治疗 1 次。

调整方药以增强疏肝健脾之功，方选逍遥散加减。

柴胡 12g，白芍 12g，当归 10g，茯苓 10g，炒白术 10g，炙黄芪 10g，党参 12g，薄荷 6g（后下），全蝎、蜈蚣各 1g（冲服），生姜 3 片，大枣 4 枚，炙甘草 6g。日 1 剂，水煎服。

嘱患者仍需注意颈项部保暖，可适当练习颈椎导引操，以增加颈项部肌肉锻炼。

五诊：经过近 3 个月的治疗，患者痊愈，头部活动基本自如，无明显倾斜、抽搐症状，长时间低头伏案工作后仍偶有胸锁乳突肌轻微痉挛症状，休息后可消失。暂停推拿及口服中药治疗，嘱患者避风寒，适劳逸，适当加强颈项部功能锻炼。

【按】本案西医诊断为痉挛性斜颈，属中医学"痉证"范畴。此证病位在筋脉，与肝密切相关，津液不能涵木，以致肝风上逆而成痉证，而其本质在于气血不足。所以治疗的关键在于补益气血，养津柔筋，平肝解痉。《素问·痿论》指出："阳明虚则宗筋纵，带脉不引，故足痿不用也。"王金贵教授基于此提出"带脉过引而发痉证"，在治疗本案时，运用津沽脏腑推拿以层按法之补中带泻法及拨按带脉之手法来松弛"过引"带脉，缓解筋脉挛急之症；此外层按法还能作用于深部的伏冲之脉，从整体上具有通调经络、行气活血的作用，从而可使脏腑功能协调、脉道通利、气血通畅，帮助协调神经系统及肌肉韧带功能。胃经与冲脉共同维持十二经脉气血阴阳的平衡，《素问·痿论》曰："治痿者，独取阳明何也……冲脉者……与阳明合于宗筋，阴阳总宗筋之会……皆属于带脉，而络于督脉，故阳明虚则宗筋纵。"阳明虚，气血不足则经筋失养发为痿证，所以"治痿独取阳明"。宗筋主束骨而利机关，基于此王金贵教授提出"治痉独取宗筋"，在针灸治疗时以此为治疗原则，通过泻法针刺宗筋所过之十二经合穴，起到调节宗筋、缓解肌肉韧带痉挛症状的作用。此外，此证单靠外治之法疗效有限，还需同时配合方药内治，方能显效。此证在标以风为患而致痉，实属"外风引动内风"之范畴，故方剂选用桂枝加葛根汤合玉真散加减，以祛风化痰、定搐止痉。另外，以止痉散加强治疗患者颈项部痉挛之症状；配合手法治疗的同时又在后期以逍遥散加减，以达肝脾同治、气血同调之效，以缓筋急，增强患者体内正气，促进疾病恢复。以上内外诸法并用，疗效颇佳。

二、脊髓亚急性联合变性

高某，男，65 岁，已婚，退休，2016 年 3 月 10 日初诊。

主诉及现病史：双手麻木 1 年，加重伴双足麻木 6 个月。患者自述 1 年前出现双手指腹麻木感，当时于天津市某县医院住院治疗，经服用腺苷钴胺、叶酸片，肌注维生素 B_1 等治疗未见好转出院。后患者于天津多家三甲医院就诊，考虑可疑脊髓亚急性联合变性病，予营养神经类药物治疗 4 月余未见好转。2015 年 10 月患者出现全手掌麻木感，双足麻木感，双侧小腿发凉伴踩棉絮感，症状迁延至今，故前来就诊。初诊时，患者双手、双足底麻木感、无力感，双手为甚，双手笨拙感，伴双下肢小腿寒凉感，足底踩棉絮感，颈项不适，否认鞍区麻木感，纳可，夜寐安，二便调。

查体：闭目难立征（＋），跟膝胫试验左（＋）、右（＋）。舌淡苔白，脉细弱。

辅助检查：颅脑 MR 示脑白质脱髓鞘改变。颈椎 MR 示 C2～C6 水平脊髓后部异常信号（八字征）。血清维生素 B_{12} ＜150pg/mL（193～982 pg/mL）。血常规：红细胞计数 3.4×10^{12}/L；血红蛋白浓度 120g/L（130～175g/L）。

西医诊断：脊髓亚急性联合变性病。

中医诊断：痿证。脾胃虚弱。

西药基础治疗：维生素 B_{12} 注射液 0.5mg，肌肉注射 1 次/日；甲钴胺片 0.5mg，3 次/日。

推拿手法治疗：①采用津沽脏腑推拿的核心手法层按法施于中脘穴及伏冲之脉，手法以提法为主；②以左手拇指迎住巨阙穴，右手拇指于建里穴行捺补法；③拨按带脉；④捺扫脾俞至膀胱俞穴；⑤指按气冲穴等。每日治疗 1 次，总治疗时间为 30 分钟。

中药治疗：益气和血，理气通脉。

处方：黄芪桂枝五物汤合四逆散加减。

黄芪 15g，桂枝 15g，芍药 15g，柴胡 10g，枳实 10g，生姜 20g，大枣 4 枚，炙甘草 10g。7 剂，水煎服，日 1 剂。

二诊：服用 7 剂之后，患者四肢麻木感减轻，但仍存在共济失调现象，考虑为虚风上扰清窍之象，故在手法上加用重手法捺泻太冲穴，以增加平肝息风作用。而中药则在前方基础上佐以半夏白术天麻汤，以健脾祛痰、平肝息风，遂加半夏 10g，天麻 10g，白术 12g，茯苓 15g，陈皮 10g。水煎服，日 1 剂。

三诊：依前法治疗 2 周后，患者平衡感较前明显缓解，现考虑患者仍存在四肢寒凉感，故去重捺太冲穴，而适当延长层按提法于中脘穴上的操作时间，并在操作后使患者双下肢有温热感为宜。中药方面则在前方中去半夏、白术、天麻，加当归 12g，细辛 3g，通草 6g，即为当归四逆汤与四逆散之合方，以增加养血通脉之功。

继服 7 剂后，患者平衡感明显改善，再次复查血清维生素 B_{12} 397pg/mL（193～982 pg/mL）。复查颈椎 MR 显示八字征消失。

3 个月后随访，患者经过自行锻炼后，症状稳定，身体功能活动基本恢复正常。

【按】本病属于痿证的范畴，发病因脾胃虚弱，气血亏虚，筋脉失荣，四肢失于濡养，则手指麻木不用，阳气不能达于四肢末端，出现双下肢寒凉麻木的症状。《素问·太阴阳明论》曰："四肢皆禀气于胃，而不得至经，必因于脾乃得禀也。今脾病不能为胃行其津液，四肢不得禀水谷气，气日以衰，脉道不利，筋骨肌肉，皆无气以生，故不用焉。"患者既有气血亏虚之征，又有气血不和之象，治当调和气血、补气养血。故先以层按提法中脘穴及伏冲之脉，再捺补建里穴，以畅通中焦，健脾理气，益气养血，使生化有源，气血充盈以达周身；因"带脉不引而发痿证"，故拨按带脉，以约束诸经，使带脉收引；"治痿独取阳明"，指按气冲穴可畅通足阳明和冲脉的连接枢纽，通过调畅十二经来畅达气血；最后施以捺扫背俞穴以调和营卫，畅达气血。同时考虑本案患者发病日久，痿证经半年发展，又出现了气郁阳气不达四末之症，故在治疗中以内服中药调理整体气血功能为重点，方选黄芪桂枝五物汤合四逆散加减，可从养血、理气之角度调理全身气血；以此法治疗后，患者四肢得以气血濡养，麻木感则甚为减轻，之后则在巩固治疗的基础上针对共济失调症状，辅以半夏白术天麻汤以平肝息风；针对后期之四肢寒凉症状，则应用当归四逆汤合四逆散，以扶助阳气灌达四末。而贯穿于始终的推拿治疗，则是在中药内在调理气血的同时，辅以益气健脾、畅通中焦之法，通过调理一身气机以达到促进气血运行、濡养四末的目的。总之，在治疗此病时，要坚持以辨证思想为核心，指导内、外治法并用，往往能收到很好的疗效。

三、腰椎间盘突出症术后尿潴留

李某，女，58岁，已婚，2013年5月13日初诊。

主诉及现病史：排尿困难1月余。患者自诉于2013年4月9日于当地某三甲医院因腰椎间盘突出症（L5～S1）行椎弓切除术。术后出现无尿意、尿失禁、残尿等症状，泌尿科诊断为无反射性神经源性膀胱。经泌尿科治疗1个月后疗效不佳，前来就诊。初诊时，患者腰膝酸软无力，畏寒肢冷，神疲乏力，平素无尿意，尿失禁每日10次左右，纳呆，夜寐差。

查体：下腹部耻骨上隆起，轻压痛，无反跳痛，未扪及包块，肝脾肋下未触及。肾区、肝区无叩痛，耻骨上可叩及圆形浊音区，肠鸣音4～5次/分。自行排尿100～300mL，残尿200～600mL（平均300mL左右），无尿意。舌淡苔薄白，脉沉细。

西医诊断：神经源性膀胱。

中医诊断：癃闭。肾阳衰惫。

推拿手法治疗：①采用津沽脏腑推拿的核心手法层按法提法作用于伏冲之脉、关元、下脘穴，患者可感到腹部及下肢微热；②以神阙穴为中心施旋揉法，医者手下有气动攻冲感；③以左手拇指迎住巨阙穴，同时以右手拇指分别捺补建里穴，捺调水分、中极穴；④捺扫两侧肺俞至肾俞，以局部皮肤透热为度；⑤自上而下直擦督脉，以患者背部透热为度。每日治疗1次，总治疗时间为30分钟。

中药治疗：考虑到患者自身阳气虚衰，恐怕手法温煦力量不足，故需要佐以温肾利水之汤剂，方选肾气丸合济川煎加减。

处方：熟地黄24g，山药12g，山萸肉12g，茯苓9g，泽泻9g，牡丹皮9g，桂枝10g，附子3g（先煎），杜仲10g，黄柏10g，肉苁蓉15g，牛膝6g，升麻10g，枳壳10g。7剂，水煎服，日1剂。

首次治疗后，患者当即产生尿意，嘱其卧床休息，护士密切观察情志、血压、呼吸、脉搏等情况，记24小时出入量。

二诊：治疗7天后，患者腰膝酸软无力、神疲纳呆等症状稍有改善；排尿方面，残尿量较前无明显变化，虽在每次手法治疗后可产生尿意，但疗效持续时间不长。故手法上仍依前法治疗，而中药汤剂上辅以五苓散以温阳利水，去桂枝，加肉桂10g，茯苓10g，猪苓10g，白术10g。

三诊：1周后，患者导尿的残尿量较治疗前减少2/3，睡眠质量较前改善，腰膝酸软症状较前明显减轻，故继续巩固治疗1周。

四诊：经治3周后，患者目前残尿量基本保持为5～6mL，其他症状基本消失。

3个月后随访，患者症状稳定，基本恢复正常生活。

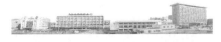

【按】此癃闭乃由肾阳虚衰所致，究其根本在于肾阳虚，膀胱气化不利，导致水液内停，小便不利，故在治疗时当以温补肾阳治其本，兼以利水治其标。选用层按提法施用于关元、下脘穴来补充阳气，一可温通下元，二可刺激伏冲之脉，调补十二经脉的气血，以阳气鼓动，充养全身，气动则湿动，进而使气化功能正常，以利水行；再配合旋揉神阙激发人体元气，加强温补下元作用；在温补阳气的同时，配合迎巨阙、捺补建里，捺调中极、水分穴，捺扫肺俞至肾俞，共奏"畅中、渗下、宣上"之功。《景岳全书·癃闭》中提到"譬之如滴水之器，闭其上窍，则下窍不通，开其上窍，则下窍必利"，配合方药升麻、桂枝通过"提壶揭盖"调肺气来通利全身的气机，开肺气、举中气而通下焦之气，是简单有效的通利小便之法。癃闭之证的虚寒象明显，以直擦督脉的手法，来激发整个督脉及膀胱经的经气，使阳气恢复。本案的治疗特色还在于中药的使用，初诊时考虑患者肾阳虚衰较甚，故先施以肾气丸合济川煎。肾气丸以温肾阳，济川煎原本用于润肠通便，本案去养血通便之当归，取桂枝利肺气、升麻升脾阳，枳壳下气、泽泻泄肾浊的作用，一升一降，可促进小便排出。二诊时可见患者小便情况改善并不明显，故在原有方剂的基础上加用五苓散以进一步增强利水作用，改桂枝为肉桂，以增强温肾气化作用。至此温肾阳与利水作用相当，同时以津沽脏腑推拿进行全身性调节及腰背部局部放松手法缓解马尾神经受压。诸法坚持并用，则病情终见好转。

四、反复发作性椎管狭窄症

张某，男，72 岁，已婚，退休，2016 年 11 月 21 日初诊。

主诉及现病史：反复发作腰部酸痛伴间歇性跛行 4 年，加重半个月。患者自诉 4 年前因腰部受凉而发作腰部酸痛症状，每年定期发作，此次发作后逐渐出现双下肢酸痛、麻木症状，并于久立久行后加重，稍事休息后症状可减轻，后于本地社区医院行针灸、膏药敷贴等治疗后，症状有所好转，但每逢受凉、劳累症状仍会反复发作。半个月前，患者久行后自觉腰部及双下肢症状加重，于家中休息数天后症状仍未见缓解，故前来就诊。初诊时，患者症见腰部酸痛，并伴双下肢酸痛，双下肢及双足部麻木感，久立久行后症状加重，休息后可稍减轻，无明显双下肢放射痛症状，纳可，寐欠安，二便调。

查体：双侧直腿抬高试验、挺腹试验、屈颈试验均为阴性，腰部过伸试验阳性，膝腱反射、跟腱反射减弱，病理反射未引出。舌淡苔白，脉细。

辅助检查：腰椎 CT 示 L3～L5 椎体后缘骨质增生，黄韧带增厚，继发性形成腰椎管狭窄。

西医诊断：腰椎管狭窄症。

中医诊断：腰痹。肝肾亏虚。

推拿手法治疗：①于患者腰背部两侧膀胱经及双下肢施以揉法、擦法、拿法等手法，放松腰背部及双下肢肌肉，手法宜轻柔；②采用津沽脏腑推拿的核心手法层按法，取下脘穴，手法以提法为主；③双手指按气冲穴，持续 1 分钟以上，以缓慢抬手后双下肢有温热感为宜；④以左手掌面贴于患者督脉之大椎穴，自上而下均匀施以擦法至腰阳关穴，力度适中，以受术者局部皮肤透热为度。每日治疗 1 次，总治疗时间为 20 分钟。

针灸治疗：取腰阳关、命门、双侧肾俞、气海俞、大肠俞、关元俞、环跳、承扶、委中、承山、悬钟等穴。手法以平补平泻，留针 15 分钟。

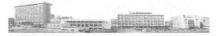

中药治疗：考虑患者年迈病久，导致肝肾亏虚，气血不足，故应治以补益肝肾、祛湿止痹，方选三痹汤加减。

处方：独活15g，牛膝10g，杜仲10g，续断10g，炙黄芪10g，秦艽10g，防风10g，细辛3g，肉桂10g，党参10g，茯苓10g，当归10g，白芍10g，熟地黄10g，川芎10g，炙甘草10g。7剂，水煎服，日1剂。

嘱患者避风寒，平日以卧床休息为主。

二诊：经过1周治疗后，患者自述腰腿酸痛症状稍有减轻，但行走数分钟后双下肢酸胀、麻木感仍会明显加重，睡眠方面较前也有所改善。故在手法上适当延长层按下脘穴的操作时间，并在层按法及指按气冲穴后，仔细询问患者双下肢感觉。中药汤剂调整处方，施以三痹汤合身痛逐瘀汤加减，重点以祛风除湿、通痹止痛。

方药：黄芪10g，续断10g，党参10g，茯苓10g，当归10g，川芎10g，白芍10g，熟地黄10g，杜仲10g，牛膝10g，肉桂10g，细辛3g，秦艽10g，独活10g，防风10g，桃仁15g，红花15g，没药10g，五灵脂10g，香附6g，地龙10g，生姜3片，大枣4枚，炙甘草6g。水煎服，日1剂。

三诊：第2周治疗时，因为加强了腹部层按法及指按气冲穴的操作，患者在手法治疗后可明显感受到双下肢有温热血流下行，另诉腰部及双下肢症状明显改善，但仍不能久行，自诉久行后双下肢无力感明显。

手法操作继前法治疗，中药汤剂施以三痹汤合加味金刚丸加减，以增加补肝肾强筋骨的作用。方中去桃仁、红花、羌活、没药、五灵脂、香附、地龙，加萆薢10g，肉苁蓉10g，菟丝子10g，木瓜10g，枸杞10g。水煎服，日1剂。

四诊：患者经治5周后，自述腰部及双下肢症状基本消失，无间歇性跛行症状。嘱患者仍应注意腰部保暖，并可于家中适当进行功能锻炼。

2个月后随访，患者病情稳定，无反复。

【按】本病属中医学痹证范畴，"久立伤骨，久行伤筋"（《素问·宣明五气》），"风寒湿三气杂至，合而为痹"（《素问·痹论》）。本案患者起初发病时，确实是因长期劳损又复感风寒湿邪而起病，以实证为主，但迁延日久，反复发病，风寒湿邪反复侵袭，"久痹入脏"，且随年龄渐增，进而导致肝肾亏虚，气血不足，此时则又以虚证为主。重点于局部症状明显的腰背部及双下肢进行手法放松可改善病情，且手法以轻柔为主可以逐渐舒缓紧张后的肌肉，使治疗的力道逐渐渗入病所；层按提法施于下脘可以起到补肾作用，肾气充则骨骼有力，骨正筋柔，腰背柔软有力则疼痛可以减轻；且手法又可直接作用到伏冲之脉来调节十二经气血，气血充足则筋肉充养。患者双侧下肢气血不通，不达四末，见双腿麻木，活动不利，间歇性跛行，通过长时间按压两侧气冲穴然后放通，下冲的血液流速会加快，从而改善腿部的血液循环，"热气至则痛止"，脚底有热感，症状趋于好转。初诊时考虑患者肝肾亏虚较重，故重点予以三痹汤补益肝肾、祛湿止痹。经治后患者肝肾亏虚症状虽略有改善，但腰腿痛未能缓解，故在补益肝肾的基础上加用身痛逐瘀汤，以增加活血止痛的功用。到了后期，患者疼痛症状有所缓解，而肾虚日久所导致的筋骨无力症状则日益显现出来，故在治疗上变止痛为强筋骨，在三痹汤的基础上加用加味金刚丸。本案经过治疗后，患者的症状、功能活动及生活质量上都有了很大改善，这显示出了中医的优势，也是王教授在临床中常用的方法。治疗筋伤类疾病时往往只依赖于手法与理疗，有时效果并不很理想，需要在手法外治的同时，加入一定的中药治疗，"杂合以治"，方可起效。

五、肌萎缩侧索硬化

苏某，男，65 岁，已婚，退休，2012 年 8 月 16 日初诊。

主诉及现病史：四肢麻木、无力 1 个月，加重 1 周。患者自诉 1 个月前无明显诱因出现四肢麻木、无力，双下肢行走困难，休息后可稍缓解，故未予系统诊治。1 周前上述症状加重，遂就诊至天津某医院，查 MRI 示颈胸段脊髓信号异常。肌电图示肱三头肌、三角肌、股二头肌、腓肠肌可见神经源性损害，正中神经、腓总神经传导速度（NCV）减慢，可见纤颤电位。考虑肌萎缩侧索硬化，予以营养神经、激素冲击治疗后，症状较前稍好转。但停止治疗后症状反复，并呈进行性加重，故前来就诊。初诊时，患者四肢麻木、僵硬，不能久坐，双下肢行走困难，偶见肌束颤动。面色不华，肢倦无力，易汗，气短，形寒肢冷，纳呆，小便频数，大便溏。

查体：双下肢肌张力增高，肌力 3 级，四肢腱反射亢进，双侧霍夫曼征阳性，双侧髌阵挛、踝阵挛阳性，双侧巴氏征可疑阳性，无共济失调，无括约肌功能障碍，无感觉障碍。舌红体胖、边有齿痕，苔薄白，脉沉弱。

西医诊断：肌萎缩侧索硬化。

中医诊断：痿证。脾肾阳虚证。

推拿手法治疗：①采用津沽脏腑推拿的核心手法层按法，取伏冲之脉、关元穴，手法以提法为主，操作后使患者双下肢有温热感为宜；②在神阙穴施以旋揉法，以患者局部有热感为佳；③拨按带脉；④以左手拇指迎住巨阙穴，同时以右手拇指捺补建里穴；⑤指按气冲穴等；⑥捺扫背部双侧脾俞至大肠俞。

中药治疗：温肾健脾，方选附子理中汤加减。

处方：制附子 10g（先煎），干姜 15g，炒白术 10g，党参 15g，黄芪 20g，龙眼肉 15g，淫羊藿 15g，桂枝 9g，炙甘草 6g。7 剂，水煎服，日 1 剂。

另予制马钱子磨粉，每日 0.5g 冲入汤剂中同服。嘱患者平日以卧床休息为主。

二诊：治疗 1 周后，患者自觉倦怠乏力短气等症状有所好转，但四肢力量差及形寒肢冷等症状较前仍无明显变化。故在推拿治疗上延长层按关元及旋揉神阙的操作时间，以下肢及局部有温热感为宜；中药应加强温补肾阳，方用附子理中汤合肾气丸加减，加熟地黄 24g，山药 12g，山萸肉 12g，茯苓 9g，泽泻 9g，牡丹皮 9g。

同时加用针灸治疗：直刺十二经合穴，加双侧肩髃、臂臑、手三里、合谷、伏兔、上巨虚、下巨虚、丰隆、解溪、内庭等穴，手法以补法为主，每次留针 15 分钟。

三诊：依前法治疗 2 周后，患者自述四肢麻木无力感较前缓解，可稍微久坐，并可自行短距离缓行，检查四肢肌力 4⁻级，故继续依前法巩固治疗 1 周。

四诊：患者自述又经过 1 周治疗后，四肢无力感又有所缓解，但诉困倦乏力、大便溏薄症状有所反复。考虑患者目前正处于病情恢复期，应注意顾护脾胃，故于手法上调整层按带法为补中带泻法，旋揉法亦以神阙穴为中心进行操作，同时停用拨按带脉法；针灸继续同前法治疗；中药汤剂去熟地黄、山药、山萸肉、茯苓、泽泻、牡丹皮，并将黄芪加至

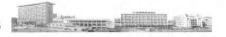

30g，炒白术加至20g。

五诊：患者依前法继续治疗2周后，自述四肢力量进一步增加，久坐及行走较前有明显改善，困倦乏力便溏等症状也基本消失，此时测四肢肌力4级。考虑患者目前症状逐渐好转，故可暂停治疗，同时可于家中积极进行功能锻炼以进一步恢复肌肉力量。

1个月后随访，患者症状稳定，并经过自行锻炼，肌肉力量有所改善。

【按】本案属于中医学痿证范畴，临床主要表现为四肢痿废无力，不能随意运动或行走困难等，与痉证的肌肉筋脉挛急强直相反。本案辨证为脾肾阳虚证，故以层按提法作用在伏冲之脉、关元穴，旋揉神阙穴、迎巨阙穴，捺建里穴为主，首先以"带脉不引而发痿证"的理论入手，调补脾肾，关元、神阙穴温补肾阳，建里穴温补脾阳，先后天同补。中医学认为，脾主四肢，而患者症状又以四肢为主，捺补建里穴正是从脾阳论治，配合捺扫背俞穴重在温补督阳，调节一身之阳气。而拨按带脉，意在紧固带脉，增加带脉的固摄作用。《素问·痿论》有"宗筋主束骨而利机关""治痿独取阳明"之论述，明确指出了"宗筋"和"阳明"在痿证治疗中的作用，故在初诊疗效欠佳之时，加用针刺补益宗筋及阳明经脉，以加强四肢肌肉力量。气冲穴为足阳明胃经重要腧穴，对于下肢气血运行不畅有调整作用。若气血不足，可引阳明经之气血蓄灌入下肢循行的冲脉当中，有效改善下肢麻木症状；若气血逆乱，可以促使气血有序运行。此外，在中药的应用方面，针对脾肾阳虚之辨证，以附子理中汤为基础方，在治疗过程中辨证加减，可起到从整体内在调节的作用；同时，在病证恢复后期，考虑到患者久病后有脾胃受损之证候，故在手法及中药中都加大益气健脾、顾护脾胃的作用，以进一步促进疾病恢复。

六、慢性浅表性胃炎

刘某，女，71岁，已婚，退休教师，2016年5月30日初诊。

主诉及现病史：腹部胀满伴嗳气30年余。患者40岁时于工作中与人发生争执，郁郁不舒，并逐步加重导致厥逆等症出现，予针灸、口服中药治疗后，有所缓解，但自此之后，逐渐出现腹胀、嗳气、胸闷、气短等症，甚则不能静卧。30余年来多方就诊于心脏、脾胃、肝胆、心理等多学科，并予以中西医药物、针灸、推拿治疗，均未能有效控制，且逐渐加重，故前来就诊。初诊时，患者诉腹部胀满，心下痞涩，不能平卧，呃逆时作，每每自觉腹中之气如鼓如球直顶胸中，不能上下，甚则心慌、胸闷、气短，并伴潮热、自汗出，每急躁、郁怒则诸症加重，胃脘畏寒凉，时觉倦怠乏力，纳可，寐欠安，二便调。

既往史：既往高血压、心律失常病史，现自服药物控制，病情稳定。

查体：患者立位时腹部膨隆，平卧时腹平软，按之无压痛、反跳痛。舌淡苔白腻，脉弦滑。

辅助检查：心脏及全腹超声、胃镜、腹部CT、血生化全项、肝肾功能、乙肝全项、幽门螺杆菌检测、心电图等检查，仅考虑浅表性胃炎，余无明显异常指标。

西医诊断：慢性浅表性胃炎。

中医诊断：胃痞。痰郁气阻。

推拿手法治疗：①采用津沽脏腑推拿的核心手法层按法，取中脘穴，手法以带法之泻中带补为主；②左手拇指迎巨阙，右手中指捺阑门、建里穴；③左手拇指食指迎左梁门、右石关穴，右手中指捺水分、太乙穴；④右手中指捺膻中、中府穴；⑤左手提拿建里穴、

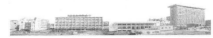

右手同时提拿气海穴；⑥捺扫背俞穴。每次总治疗时间为 30 分钟，每周治疗 2 次。

中药治疗：理气化痰，和胃利胆。

处方：小柴胡汤合温胆汤加减。

枳实 10g，竹茹 10g，法半夏 10g，陈皮 15g，黄芩 10g，柴胡 25g，生晒参 10g，麸炒苍术 16g，姜厚朴 12g，茯苓 12g，生姜 3 片，大枣 4 枚，炙甘草 6g。水煎服，日 1 剂。嘱患者忌食生冷，调情志，慎起居。

二诊：治疗 3 周后，患者症状明显缓解，腹胀满、痞塞之症减轻，仍有呃逆，且患者仍经常情志抑郁不舒，纳少，寐欠安，二便调，舌淡苔白，脉滑。

调整推拿治疗，津沽脏腑推拿层按法的带法调整为散法。

调整中药以和胃降逆、益气消痰为主，方用旋覆代赭汤加减。

旋覆花 10g（包煎），煅赭石 10g（先煎），法半夏 10g，党参 12g，胡黄连 5g，黄芩 10g，生姜 10g，炙甘草 6g。水煎服，日 1 剂。

三诊：依法治疗 4 周后，患者心下痞塞之感明显减轻，且自觉位置下移至脐上，并觉潮热时作，汗出，而胃脘部烦闷，呃逆，便溏，腹中肠鸣，舌瘦而红，苔厚前白而根部略黄。

推拿手法依前法治疗，调整中药以疏肝理气、养阴健脾为主，方用逍遥散加减。

柴胡 12g，当归 10g，白芍 12g，茯苓 10g，薄荷 6g（后下），炒白术 10g，麦冬 15g，天花粉 15g，紫苏梗 10g，陈皮 10g，生姜 3 片，大枣 4 枚，炙甘草 10g。水煎服，日 1 剂。

四诊：患者经过共 3 个月的治疗后，心下痞塞、呃逆、心慌气短、潮热、烦闷诸症基本消失，起居如常，偶有少腹胀满之感，可自行缓解。考虑目前患者病情基本已愈，可暂停推拿及口服中药治疗，嘱调情志，慎起居，忌食生冷。

【按】本案西医虽诊断为慢性浅表性胃炎，不外因现有理化检查所反映阳性病理改变只能作此诊断，实际患者以功能性胃肠病论之更为恰当。盖功能性胃肠病并非只是胃肠功能异常，并无实质脏器病变，而因西医学手段所限，尚不能准确检测、解释此类症状出现的病理改变机制，故而仅有对症而无对因治疗。而本病属中医学"胃痞"范畴，《景岳全书·痞满》中指出："凡有邪有滞而痞者，实痞也；无物无滞而痞者，虚痞也。有胀有痛而满者，实满也；无胀无痛而满者，虚满也。"本证属痰郁气阻，究其根本还是因为中焦气机不利，脾胃升降失职所致。治疗时应当畅通中焦气机，行气运脾而化痰湿，理气和胃而消痞满，促进气机升降有序，帮助中焦化湿降浊。层按泻中带补法作用在中脘穴以健运脾胃，畅通中焦气机，后二诊时改散法以轻泻中焦湿浊，避免中气下陷；还选用迎巨阙、捺阑门、建里，配合提拿建里、气海来健脾理气、调畅中焦；以上"畅中"之法后当依次施以"渗下""宣上"之法，故迎左梁门、右石关、捺水分、太乙，捺膻中、中府，调畅三焦而化利湿浊；最后捺扫背俞穴以调和各脏腑之气。此外，"怪病责之于痰"，本案初起，痰阻中焦而致心下痞满之征象明显，故中药上还应以痰论治，需要配合化痰降逆之品，方能事半功倍。故首先施以小柴胡汤合温胆汤，以理气化痰、和胃利胆。后患者脾胃虚弱，痰浊内阻，而致胃失和降，呃逆不止，故施以旋覆代赭汤加减，以增和胃降逆之力。而至患者恢复后期，虽心下痞满之症明显好转，但脾虚肝乘、阴虚内热之象日益显现，故予逍遥散加减以疏肝理气、养阴健脾，进一步巩固治疗。以上诸法内外兼施，方可共奏佳效。

论　著

一、论文

[1] 王金贵．腹部推拿法治疗胃下垂的临床观察．天津中医，1999，16（3）：11－12．

[2] 王金贵．胡氏腹部推拿浅析．天津中医学院学报，1999，18（2）：36－37．

[3] 王金贵．肩周炎冻结期的手法治疗．按摩与导引，1999，15（4）：22，32．

[4] 王金贵．胡氏腹部推拿法及其理论基础．按摩与导引，1999，15（5）：3－4．

[5] 王金贵．颈腰椎导引健康操．按摩与导引，2003，19（1）：53－54．

[6] 王金贵，孙庆，张震宇，等．腰椎间盘突出症的分期手法治疗．中华脊柱医学，2004，1（2）：34－35．

[7] 王金贵．推拿学全程教学的现状分析与发展设想．天津中医学院学报，2005，24（4）：210－211．

[8] 王金贵．通脉调气腹部辨证推拿法治疗紧张性头痛75例疗效观察．新中医，2006，38（2）：60－61．

[9] 王金贵，王艳国，孙庆，等．摩腹法对肠易激综合征模型结肠组织脑肠肽表达的影响．天津中医药大学学报，2007，26（1）：19－21．

[10] 王金贵，王艳国，孙庆，等．综合分期疗法对急性期腰椎间盘突出症神经肌电作用影响．天津中医药，2007，24（6）：483－485．

[11] 王金贵，王艳国，骆雄飞，等．摩腹法对肠易激综合征白兔模型不同脑区激活特征的影响．天津中医药，2008，25（5）：377－379．

[12] 王金贵，王艳国，谭涛，等．腹部推拿治疗便秘型肠易激综合征临床疗效观察．按摩与导引，2008，24（9）：2－3．

[13] 王金贵，赵强，谭涛，等．综合分期疗法治疗腰椎间盘突出症规范性研究．天津中医药，2008，25（4）：345．

[14] 王金贵．缓解颈椎不适2法．家庭医药·快乐养生，2008（12）：43．

[15] 王金贵，李桂华，王艳国．对小儿肌性斜颈推拿治疗的思考．中医外治杂志，2010，19（5）：60－61．

[16] 王金贵．辨证分期推拿法在腰椎间盘突出症综合治疗方案中的应用．环球中医药．2010，3（6）：421－423．

[17] 王金贵，王艳国，王丽，等．膏摩的历史发展．民间疗法．2010，18（11）：5－6．

[18] 王金贵，李华南．"通脉松筋易骨"法治疗腰椎间盘突出症疗效分析．天津中医药，2011，28（3）：204－206．

[19] 王金贵，李华南．标准化患者、客观结构化临床考试在推拿实训医患交流能力中的应用．按摩与康复医学，2011，2（5）：33－35．

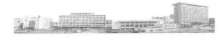

[20] 王金贵，李华南．推拿为主中医综合疗法治疗小儿先天性肌性斜颈临床观察．新中医，2011，43（12）：84 – 86.

[21] 王金贵．《推拿学》实训教学中医患交流能力培养形式初探．天津中医药大学学报，2011，30（3）：178 – 179.

[22] 王金贵，张玮．医患交流技巧实训进展．按摩与康复医学．2012，3（11）：47 – 48.

[23] 王金贵，卢燚．推拿实训医患交流能力对比研究．按摩与康复医学．2012，3（11）：66 – 67.

[24] 王金贵，赵红义．王金贵教授治疗腰椎间盘突出症经验．按摩与康复医学，2012，3（10）：183.

[25] 王金贵．浅谈推拿手法的规范化研究．长春中医药大学学报，2012，28（4）：573 – 575.

[26] 王金贵，李华南．从《素问·举痛论》谈腰椎间盘突出症痛证的推拿证治思路．辽宁中医杂志，2015（11）：2125 – 2127.

[27] 王金贵，李东红，李华南，等．浅谈"君臣佐使"思想在慢性软组织损伤疾病外治中的应用．辽宁中医杂志，2015（12）：2319 – 2321.

[28] 王金贵，王海腾，李华南，等．从"杂合以治"理论探讨腰椎间盘突出症的时相辨证治疗．辽宁中医杂志，2016（1）：23 – 25.

另外，王金贵教授尚有通讯作者而非第一作者的论文 54 篇，非第一作者及通讯作者的论文近百篇。

二、著作

[1] 张有寯，王金贵，周时伟．家庭医生手册（按摩版）．天津：南开大学出版社，1996.

[2] 王金贵．膝踝痛推拿治疗图解．天津：天津科技翻译出版公司，2000.

[3] 王金贵．颈项痛推拿治疗图解．天津：天津科技翻译出版公司，2000.

[4] 王金贵．腰腿痛推拿治疗图解．天津：天津科技翻译出版公司，2004.

[5] 王金贵．常见内科疾病推拿治疗图解．天津：天津科技翻译出版公司，2005.

[6] 王金贵．老年常见病推拿治疗图解．天津：天津科技翻译出版公司，2005.

[7] 王金贵．常见病实用推拿治疗．北京：人民军医出版社，2007.

[8] 王金贵．常见病实用推拿治疗．2 版．北京：人民军医出版社，2009.

[9] 刘明军，王金贵．小儿推拿学．北京：中国中医药出版社，2012.

[10] 王金贵．石学敏推拿临证精讲．北京：人民军医出版社，2015.

[11] 刘明军，王金贵．小儿推拿学．2 版．北京：中国中医药出版社，2016.

[12] 王金贵．王金贵津沽脏腑推拿心法．北京：中国中医药出版社，2017.

[13] 王金贵，唐成林．实验推拿学．北京：中国中医药出版社，2017.

[14] 王金贵．视频 + 图解津沽小儿推拿．北京：人民卫生出版社，2018.

[15] 王金贵，孙庆．视频 + 图解颈椎病自我导引康复．北京：人民卫生出版社，2018.

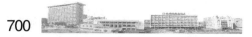

[16] 王金贵，房纬．视频＋图解腰痛自我导引康复．北京：人民卫生出版社，2018.

[17] 王金贵，房纬．视频＋图解肩周炎自我导引康复．北京：人民卫生出版社，2018.

[18] 王金贵，房纬．视频＋图解膝关节病自我导引康复．北京：人民卫生出版社，2018.

[19] 金宏柱．推拿学．北京：人民卫生出版社，2007.（王金贵为副主编）

[20] 丛德毓．实验推拿学．北京：中国中医药出版社，2012.（王金贵为副主编）

[21] 刘长信．推拿临床技能实训．北京：人民卫生出版社，2013.（王金贵为副主编）

[22] 王之虹．推拿学．2 版．北京：高等教育出版社，2013.（王金贵为副主编）

[23] 王之虹．推拿手法学．2 版．北京：人民卫生出版社，2013.（王金贵为副主编）

[24] 王之虹．推拿手法学．3 版．北京：人民卫生出版社，2016.（王金贵为副主编）

[25] 王之虹．推拿学临床研究．北京：人民卫生出版社，2017.（王金贵为副主编）

[26] 石学敏．中华推拿奇术．北京：中国医药科技出版社，2018.（王金贵为副主编）

[27] 张伯礼．中医适宜技术操作入门丛书．北京：中国医药科技出版社，2018.（王金贵为副总主编）

【整理者】

刘斯文 女，1990 年 2 月出生，毕业于天津中医药大学，医学硕士。现在天津中医药大学第一附属医院推拿科从事科研及临床工作。

李华南 男，1984 年 2 月出生，毕业于天津中医药大学，医学硕士。现在天津中医药大学第一附属医院推拿科从事科研及临床工作。

赵娜 女，1986 年 12 月出生，毕业于天津中医药大学，医学硕士。现在天津中医药大学第一附属医院推拿科从事科研及临床工作。

骆雄飞 男，1980 年 3 月出生，毕业于天津中医药大学，医学硕士。现在天津中医药大学第一附属医院推拿科从事科研及临床工作。

张玮 男，1984 年 10 月出生，毕业于天津中医药大学，医学硕士。现在天津中医药大学第一附属医院推拿科从事科研及临床工作。

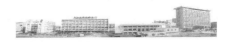

郭 利 平

名家传略

一、名家简介

郭利平，男，1965 年 5 月 7 日出生于内蒙古杭锦后旗，汉族，共产党员，天津中医药大学附属保康医院中医内科主任医师、教授、博士研究生导师。学术专长为中医内科心脑血管疾病的临床和科研。现任天津中医药大学副校长。主要学术职务：中华中医药学会内科分会委员、天津中医药学会常务理事、天津中医药学会内科分会主任委员、天津中西医结合学会心血管专业委员会副主任委员、《中华中医药杂志》编委、《中国实验方剂学杂志》编委、《天津中医药大学学报》编委。享受国务院政府特殊津贴专家。冠心病中医临床研究联盟成员，天津市保健工作委员会中医干部保健专家，国家自然科学基金评审专家，中华中医药学会科学技术奖励评审专家，天津市科学技术奖专业评审组委员、天津市卫生系统高级技术职称专业评审组委员。2003 年荣获天津市委市政府"抗击非典突出贡献奖"，2004 年获"全国百篇优秀博士学位论文奖"，2008 年被评为天津中医药大学"131 人才工程"青年名医，2013 年获天津市五一劳动奖章，2016 年获天津市教育系统优秀共产党员。

二、业医简史

郭教授 1988 年于内蒙古医学院（现内内蒙古医科大学）中蒙医系本科毕业，同年考取天津中医学院（现天津中医药大学）中医内科学硕士研究生，师从国医大师阮士怡教授，完成了硕士毕业论文《"益肾健脾，涤痰散结"法对动脉粥样硬化兔主动脉平滑肌细胞增殖影响的实验研究》。1991 年毕业后被分配到天津中医学院第一附属医院内科工作，有机会继续随阮老从事科研与临床，参与了阮老运用"益肾健脾，涤痰散结"大法治疗冠心病和延缓衰老的一系列临床和实验研究，肯定的临床疗效和显著的实验结果激发了他对中医药的浓厚兴趣，坚定了他以后从事中医药事业的决心。边工作边学习，同时还得到了王竹英、王化良、郝文洁等诸位前辈的悉心指导，受益良多。

为进一步深造，他 1999 年又考入天津中医学院，攻读中医内科博士学位研究生，师从中国工程院院士张伯礼教授，参与了导师任首席科学家的国家 973 项目"方剂的关键科学问题研究"，完成博士毕业论文《丹酚酸 B 预适应的心脏细胞保护作用及机制研究》，该论文 2004 年获"全国百篇优秀博士学位论文"奖。整个项目成为我国中医药现代化的标志性成果。

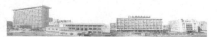

2003 年 SARS 横虐期间，作为一个医务人员，郭教授不负历史使命，主动请缨，毅然加入中医医疗队，开辟中医病区，与患者面对面运用中医药进行诊治，取得了显著疗效，并有学术论文《SARS 患者恢复期的中医药疗效分析》发表于《天津中医药》，荣获天津市委市政府"抗击非典突出贡献奖"。

2003 年非典后至 2005 年，他被天津中医学院派遣到日本铃鹿医疗科技大学东洋医学研究所担任主任研究员，进行有关脑神经细胞再生方面的科学研究，建立了乳鼠脑微血管内皮细胞、神经干细胞、胶质细胞等的培养方法，为后续攻关人员的研究工作奠定了基础。2005 年遴选为天津中医药大学博士研究生导师。

郭教授 2007 年调入天津中医药大学附属保康医院担任院长，在做好医院管理的同时，还负责完成国家自然科学基金项目的研究工作，并且坚持每周两个半天的门诊，每次接诊患者 50~60 人次。

2014 年滨海新区人民政府与天津中医药大学合作共建滨海新区中医医院（暨天津中医药大学第四附属医院），郭教授又被任命为该医院院长。三年来，医院在医、教、研各方面都取得了好成绩，国家自然科学基金项目获得零突破，中医内科学建成为滨海新区重点学科，医院 2016 年全区绩效考核排名第一。2017 年 10 月郭教授又被任命为天津中医药大学副校长。

三、主要贡献

郭教授从事中医学临床、教学工作 25 年，以中医心病、中医老年病为主要研究方向，一直从事心脑血管、老年病的临床和科研工作，围绕动脉粥样硬化的中医药防治进行了大量研究。早年跟随阮士怡教授进行了"益肾健脾，涤痰散结"法抗动脉粥样硬化、防治冠心病、延缓衰老等系列研究，研发出了"降脂软脉灵 1~4 号""新生脉散片""补肾抗衰片"等系列中成药，至今仍作为天津中医药大学第一附属医院的院内制剂在临床应用，疗效显著，取得了很大的经济效益和社会效益。

1999 年开始攻读博士学位期间，在张伯礼院士的指导下，他逐渐认识到中医药治病的优势在于通过轻巧地调整人体内部机制，改善机体对内外环境变化及损伤刺激的适应态，使阴阳气血调和建立新的动态平衡。这与当前着眼于心肌缺血预适应效应研究有相同点，因此提出"防治冠心病中药模拟或加强了缺血心脏的缺血预适应能力"的假说，进行了"丹酚酸 B 预适应的心脏细胞保护作用及机制研究"，结果验证了总体假说，该论文获得 2004 年全国优秀博士学位论文奖。郭教授主持完成的天津市自然基金资助项目"中药预适应对缺血心肌的保护作用研究"，从整体动物和离体细胞两个层次明确了中药预适应加强缺血预适应的作用途径，主次靶点及相关规律，较深入地说明缺血预适应机制是中医药防治冠心病又一重要途径。缺血预适应具有双向保护时程，包括预适应后即刻出现的持续 1~3 小时的早期保护作用，以及在预适应后 24 小时出现并可持续 3~4 天的延迟保护作用。由于早期保护作用时间短，须在缺血再灌注损伤以前短时间内给予，临床可操作性不强，而延迟保护的持续作用较长，具有更大的潜在实用价值和开发意义。因此他申报项目"中药预适应诱导心肌延迟保护效应及机制研究"又获国家自然科学基金资助。该项目通过在体可逆性结扎冠状动脉左前降支，建立心肌缺血再灌注损伤、缺血预适应的心肌延迟保护动物模型，利用体外培养细胞（心脏微血管内皮细胞、心肌细胞）技术，建立缺氧复氧损伤、缺氧预适应的心肌延迟保护细胞模型，以芪参益气滴丸进行药物预适应，观察其产生的心肌延迟保护效应；并针对涉及预适应保护信号转导机制的三个环节（即触发物质、中介子、效应器），分别以其特异性阻断剂为工具药，阐明中药预适应所致心肌延迟保护的分子生物学机制，从无创性激发机体内源性保护机制角度，揭示芪参益气滴丸防治冠心病原理。

在长期的临床实践中，郭教授体会到中医"治未病"理念的重要性和紧迫性，为阐明中医治未病理论的科学内涵进行了一些工作，主持的国家重点基础研究规划（973 计划）课题"金芪降糖片治未病（糖尿病前期）的循证研究"就是在这方面开展的工作。结果表明：金芪降糖片可有效降低糖尿病前期患者的糖尿病转化率，增加血糖复常率。建立了金芪降糖片 6 种生物碱、9 种化学成分含量测定方法和质量控制方法；并对组方中 4 个标准组分开展药效学研究，探讨各组分活性及组分间的相互作用；从整体动物的体内代谢过程、糖脂代谢特点和对胰岛素抵抗的影响等途径，揭示了金芪降糖片预防糖尿病的途径和作用机制。他首次选择糖尿病前期这一优势病种的优势阶段开展中医药的系统研究，建立了"临床研究 – 物质基础 – 作用机制"三位一体的中医药疗效特点和优势的发现模式，研究具有示范意义。该研究成果 2015 年获天津市科技进步二等奖。

截至目前共培养研究生 62 名（硕士研究生 30 名，博士研究生 32 名）。

郭教授获奖项目很多，现择其要者列目如下。

1. 金芪降糖片预防糖尿病的证据、特点和机制，2015 年获天津市科技进步二等奖，第 1 完成人。

2. 金芪降糖片治未病（糖尿病前期）的循证研究，2015 年获中国中西医结合学会科学技术三等奖，第 1 完成人。

3. 参松养心胶囊治疗心律失常应用研究，2009 年获国家科技进步二等奖，第 6 完成人。

4. 中药预适应对缺血心肌的保护作用研究，2008 年获天津市科技进步二等奖，第 1 完成人。

5. 丹酚酸 B 预适应的心脏细胞保护作用及机制研究，2004 年获全国百篇优秀博士毕业论文奖，第 1 完成人。

6. 复方丹参方药效物质及作用机理研究，2004 年获国家科技进步二等奖，第 10 完成人。

7. 益气活血软脉方药对老年动脉硬化影响的临床和实验研究，2005 年获天津市科技进步二等奖，第 3 完成人。

8. 中药对肾虚型动脉硬化影响的临床与实验研究，2005 年获中华中医药学会科学技术三等奖，第 3 完成人。

9. 益肾健脾、活血利水方药对肾小球系膜细胞的影响研究，2000 年获天津市卫生局科技进步二等奖，第 1 完成人。

10. 红芪多糖对血管壁内皮、平滑肌细胞生物学的影响研究，1999 年获天津市卫生局科技进步二等奖，第 2 完成人。

11. 益气软脉方防治动脉粥样硬化的实验研究，1996 年获天津市科技进步三等奖，第

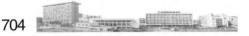

2 完成人。

12. 敦煌长寿方对体外培养血管、平滑肌细胞影响的实验研究，1995 年获天津市科技进步三等奖，第 2 完成人。

临证经验

一、冠心病从湿热论治

冠心病隶属中医学胸痹范畴。对于冠心病的认识，郭教授认为湿热内蕴、痰瘀交阻是其主要病机。《素问·痹论》曰："胸痹者，脉不通"，说明胸痹病机在于瘀血阻络，不通则痛。心脉瘀阻日久，又易于化热，常出现瘀热并见之证。隋代巢元方在《诸病源候论·心痛病诸候》中说："气不得宣畅，壅瘀生热，故心如悬而急，烦懊痛也。"《成方便读》言："血瘀之处，必有伏阳。"同时，血瘀还可致水湿、痰浊内生，《诸病源候论·诸痰候》载："血脉壅塞，饮水结聚而不消散，故成痰也。"所以，痰湿蕴结可导致血液瘀滞，而血瘀又可导致机体内生痰湿，互为因果，甚至郁而化热，最终湿热痰瘀交互为患，日久痰湿可内伤脾胃，热可耗气伤阴，瘀血更致气郁气虚，病机往往趋向复杂。

在辨证论治方面，郭教授首重辨舌。心开窍于舌，因此舌诊是冠心病的重要辨证方面。郭教授临床中认为舌诊为湿热证诊断的重要依据，而且以舌苔的变化更加明显，所以舌苔是临床辨证的最重要指征。冠心病湿热证舌苔变化以黄厚、黏腻、垢浊为基本特征，其中以黄厚苔或淡黄腻苔居多。舌质的变化多以黯红、绛红为特征，因为湿热为患，舌质不似一般热证之红活，临证也有舌质淡红者。舌下络脉多有增粗、迂曲、延长，颜色紫黯。临证中由于湿热的程度不同，在舌苔和舌质上反映也不同，应根据苔色黄的程度和舌质红的程度进行综合判断。

其次，心主血脉，脉诊也是冠心病的重要诊断依据。郭教授根据多年的临床经验，认为濡数脉和滑数脉是冠心病湿热证的主要脉象，但由于冠心病患者往往合并症较多，所以脉象也以兼夹脉居多，临床中还需要根据患者具体病情体会把握，正如《湿热病篇》中对外感湿热脉象的描述："湿热之症，脉无定体，或洪或缓，或伏或细，各随证见，不拘一格，故难以一定之脉，而拘定后人之眼目也。"临证中应四诊合参，患者的临床症状也是诊断的重要依据，如湿热证冠心病患者除有胸闷、胸痛、气短、心悸等症状，常伴有脘痞腹胀、头目不清、健忘、疲倦乏力、寐差多梦、口干口苦或口黏、饮水不多或渴不欲饮、小便色黄或热、大便秘或溏而不畅等表现。

针对冠心病湿热证的病机特点，郭教授制定了清热化湿、活血宽胸的治疗大法，并结合三焦辨证要旨，辨别湿热的偏重，根据湿重或热重的不同，或清热或泻热，或利湿或燥湿，灵活化裁，临床中取得了满意的疗效。

基本方：葛根 15g，黄芩 15g，黄连 15g，茵陈 15g，石菖蒲 15g，瓜蒌 12g，半夏 10g，石见穿 12g，丹参 15g，泽泻 30g，云苓 12g，陈皮 10g。

随症加减：热甚心烦者，加败酱草 15g，生石膏 30g，知母 15g，以清热除烦；湿重者，加白豆蔻 10g，苍术 15g，以化湿燥湿；舌质紫黯、脉涩明显者，加郁金 15g，益母草 15g，以活血化瘀；胸痛重者，加延胡索 15g，降香 15g，预知子 15g，以活血理气；兼有

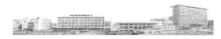

705

自汗、气短、乏力者，加党参10g，白术10g，以益气健脾；脘痞胀满、恶心者，加鬼箭羽15g，竹茹10g，以消痞除胀降逆；夜寐不安者，加枣仁30g，合欢皮12g，夜交藤30g，以解郁安神定志；便秘者，重用瓜蒌30g，郁李仁30g，以润肠通便；腰膝酸软者，加杜仲15g，桑寄生15g，以补肾壮骨；阴虚舌红少苔者，加女贞子15g，墨旱莲15g，以滋阴补肾。

二、高血压从肝论治

中医学对于高血压的认识多在眩晕、头痛、中风等病证中描述。《素问·至真要大论》提出："诸风掉眩，皆属于肝。"《临证指南医案·头痛》云："头为诸阳之会，与厥阴肝脉会于颠顶……厥阴风火乃能逆上作痛。"郭教授认为气机升降失常、气血逆乱当为高血压本因，五脏之重，首当责肝。肝体阴而用阳，体现了肝藏血和主疏泄的关系，肝脏功能正常，人体气机得以畅达，血脉得以畅通，血量得以充沛，血压才会稳定。然"肝体常不足，肝用常有余"，肝体和肝用之间的平衡一旦被打破，阴阳失调，疾病就会发生。《素问·六节藏象论》载："肝者罢极之本，魂之居也；其华在爪，其充在筋，以生血气……"说明肝能助心生血。因肝在五行中属"木"，禀春朝少阳生发之气，有助于脾与心的生血功能。在血液运行和贮存方面，肝为调畅气血的重要脏器。肝与心二者在生理、病理上是相互影响的，血液生化于脾，贮藏于肝，通过心而运行于全身。若肝不藏血，则心无所主，血液的运行必会失常。肝性属"木"、肾性属"水"，五行生克制化关系为"水能滋木"故有肾（水）之精以养肝（木）"的理论，此即所谓肝肾"母子相生""乙癸同源"。郭教授认为，高血压不同程度涉及肝气、肝火、肝阴、肝阳、肝风等肝脏病理的各个方面，病变规律初期多因肝气郁结，气郁血逆，郁久化火，可致肝火上炎，肝阳上亢；中后期阴血耗损，累及肝肾而肝肾阴虚，甚或阴阳两虚（包括气阴两虚），阳浮于上，肝风内动，症状错综复杂。西医学研究表明，肾脏既是血压调节的重要器官，同时又是高血压损害的主要靶器官之一。所以在治疗过程中应以肝为主导并重视对肾的影响。治疗高血压，郭教授提出在脏腑辨证的基础上，根据不同肝脏病理，分别予以疏肝、清肝、平肝、柔肝、益肝之法，以恢复肝用为主，兼顾他脏如心、脾、肾，达到调节血压的目的。

常用药物：柴胡、香附、川楝子、延胡索等以疏肝解郁、条达气机；夏枯草、龙胆草、黄芩、栀子、桑白皮等以清泻肝火；天麻、钩藤、石决明、磁石、珍珠母等以平肝潜阳；当归、生地黄、牡丹皮、玄参、白芍等以养阴柔肝；桑寄生、山萸肉、女贞子、旱莲草、杜仲等以补益肝肾；若引动肝风者，可予龟板、鳖甲、蜈蚣、生龙骨、生牡蛎等以息风止痉。临证时还需兼顾他脏，辨别兼夹证，同时加入现代研究证实有降压作用的药物，如罗布麻、槐米、鬼箭羽、青果、豨莶草等。

三、糖尿病从脾论治

就解剖而言，早在《素问·太阴阳明论》即有"脾与胃以膜相连耳，而能为之行其津液"之说，其后《难经·四十二难》曰："脾重二斤三两，扁广宽三寸，长五寸，有散膏半斤。"这些数据折合成现在的计量，基本上和西医学的脾脏一致。清代唐宗海《中西汇通医经精义》言："脾居中脘，围曲向胃""西医脾形，另有甜肉。"《医林改错》直接视胰为脾，"脾中有一管，体象玲珑，易于出水。故名珑管，脾之长短与胃相等，脾中间一管，即是珑管。"就病理生理而论，糖尿病是由于胰岛素分泌绝对或相对性不足所引起的蛋白质、脂肪、水和电解质等代谢紊乱，中医认为这些物质代谢过程就是人体饮食水谷的消化和水谷精微的吸收、转输、气化过程，具体由脾所主，脾主运化升清。关于消渴与脾之关系，《素问·奇病论》有记载："帝曰：有病口甘者，病名为何？何以得之？岐伯曰：此五气之溢也，名曰脾瘅，夫五味入口，藏于胃，脾为之行其精气。津液在脾，故令人口甘也。"现代研究表明，脾虚患者胰腺功能下降。中医脾阴、脾阳虚可分别与西医胰腺之内、外分泌功能失调相对应。

郭教授本着中医"治未病"思想，将糖尿病治疗的重点放在早期阶段，以控制其进一步发展。糖尿病前期证候一般为食欲旺盛而耐劳程度减退，化验检查血糖偏高但无尿糖，应激状况下血糖明显升高出现糖尿病。中医古代文献干预糖尿病前期的证据早在《内经》中便有记载。明代张景岳注："瘅，热也。五殊五气之所化也。瘅者，劳也，病也，多谷也，热也。"脾瘅病因为"肥美之所发"，病机为"肥者令人内热，甘者令人中满"，中焦壅滞，郁而为热。热为关键，虚为导向，脾瘅转归"转为消渴"。近年来研究表明：脾瘅发病的病因，禀赋薄弱的先天遗传因素是其发病的内在条件，饮食不节、情志失调、劳欲过度、外邪侵袭等后天环境因素是发病的外在条件。脾虚内热与脾气郁遏为脾瘅的基本病机，核心病机是脾虚内热。郭教授认为，清热益气法能调畅中焦气机，解除脾气郁遏，是治疗脾瘅的基本大法。

基础方：金银花12g，黄芪15g，黄连15g，黄精15g，玄参12g，生地黄12g，丹参15g，苍术15g，石菖蒲15g，香附10g，佛手12g，水红花子15g，青果12g。

加减：失眠心悸者，酌加远志15g，夜交藤12g，酸枣仁20g，以养心安神定志；胸闷、憋气者，加瓜蒌15g，桂枝10g，预知子15g，以理气宽胸、通阳散结；皮肤瘙痒者，酌加苦参12g，地肤子15g，白鲜皮15g，紫草15g，以祛湿止痒；口渴多饮者，酌加地骨皮15g，石斛15g，葛根15g，以养阴生津止渴；夜尿频多者，酌加鹿衔草15g，川断15g，桂枝10g，以温阳化气；瘀血明显者，酌加益母草15g，郁金15g，泽兰15g，以活血化瘀；视物模糊者，酌加密蒙花10g，楮实子15g，菊花15g，决明子15g，以清肝明目。

四、交感神经型颈椎病从任督二脉论治

交感神经系植物神经系统的重要组成部分。人体在正常情况下，功能相反的交感和副交感神经处于相互平衡制约中。在这两个神经系统中，当一方起正作用时，另一方则起负作用，共同平衡协调和控制身体的生理活动，这便是植物神经的功能。如果植物神经系统的平衡被打破，那么便会出现各种各样的功能障碍，称为植物神经紊乱症或植物神经失调症。因为植物性神经是贯通全身的，因此其症状也是遍及全身的，除了前述的症状外，还会出现头痛、头晕、低热、畏寒、高血压、低血压、呕吐、便秘、腹泻、失眠、耳鸣、腰痛、肥胖、消瘦、肩周炎、目眩、手脚发痛、肌肉跳动、胸部有压迫感等。这些症状不是单独出现的，而是若干症状汇合后出现的，这便是植物性神经失调症的特征之一。

郭教授认为，当今科技迅猛发展，改变了人类的生活习惯，尤其电脑和智能手机的问世之后，虽然在生活效率方面给人们带来了极大的便利，但是同样也带来了很多健康问题，尤其是植物神经失调症，这其中又以交感神经型颈椎病最为突出。除去有先天性的体质因素之外，其中多数因素是由心理因素和长期错误的坐姿习惯导致的。随着患者群体逐

年上升，必须引起足够的重视。

郭教授认为，既然交感神经丰富的分布与脊柱相关，这正与中医的任督二脉覆盖相合。督脉循行于背部正中线，能统督一身阳经。《素问·骨空论》云："督脉者，起于少腹以下骨中央，女子入系廷孔，其孔，溺孔之端也。其络循阴器，合篡间，绕篡后，别绕臀至少阴，与巨阳中络者，合少阴上股内后廉，贯脊属肾，与太阳起于目内眦……络肾；其男子循茎下至篡，与女子等；其少腹直上者，贯脐中央，上贯心，入喉，上颐环唇，上系两目之下中央。"《难经·二十八难》说："督脉者，起于下极之俞，并于脊里，上至风府，入属于脑。"《灵枢·营气》云："其支别者，上额循巅下项中，循脊入骶，是督脉也。"李时珍曰："督乃阳脉之海。"任脉循行于胸腹前面正中线，能统任诸阴经。《难经·二十八难》曰："任脉者，起于中极之下，以上毛际，循腹里，上关元，至喉咽。"《素问·骨空论》任脉循行论述与《难经》一致。《灵枢·五音五味》曰："冲脉、任脉皆起于胞中，上循脊里，为经络之海。其浮而外者，循腹上行，会于咽喉，别而络唇口。"李时珍曰："任为阴脉之海。"郭教授认为，经络瘀滞、气血不和是交感神经型颈椎病发生发展的重要因素。经脉通则气血畅，气血畅则四肢、百骸方得濡养，疾病方可痊愈，故治疗交感神经型颈椎病应以通为补。郭教授在辨证论治的基础上以自拟葛藤通督汤为基础进行化裁，并以藤类药和动物药为主。藤类药如鸡血藤、钩藤、络石藤、青风藤、海风藤、大红藤等。动物药如蜈蚣、地龙、白僵蚕等。郭教授表示，中医学本有取类比象之说，尤其以中药之中的应用最为广泛，以上药物取其形而用其意也。

郭教授在长期的临床中发现交感神经型颈椎病的特点是患者主诉多但客观体征少，症状多种多样，但不外乎以下几类。

1. 头面五官症状

颈部不适，头痛或偏头疼，头晕头胀，面热或麻木，咽喉不适或有异物感，鼻塞或异味，耳鸣，听力下降，眼部怕光，流泪，视物模糊，若交感神经麻痹可见瞳肌缩力下降、眼睑下垂、眼球下陷等体征。

2. 心脑血管症状

心悸，胸痛，心律不齐，心动过速或过缓，部分患者被误诊为冠心病，但心电图检查往往正常，血压不稳，时高时低。由于椎动脉表面富含交感神经纤维，因此还常伴有椎-基底动脉系统供血不足的表现。

3. 胃肠功能紊乱症状

腹泻或便秘、腹胀、恶心、呃逆等。

4. 全身及其他症状

肢体麻木、发凉、疼痛或水肿，皮肤干燥、多汗或少汗或偏汗，尿频、尿急、淋沥不尽，以及闭经等；不少患者还有失眠、多梦、心情烦躁、易于冲动等情志症状；也可出现共济失调症。

基础方（葛藤通督汤）：葛根 20g，红藤 12g，海风藤 12g，桑寄生 15g，川断 15g，牛膝 12g，杜仲 12g，丹参 15g，郁金 15g，蜈蚣 1 条，桂枝 10g，威灵仙 12g，红景天 6g，狗脊 12g。

加减：头痛或偏头疼，头晕头胀，面热烦躁者，加天麻 10g，钩藤 15g，生石决明

30g，川芎10g，以平肝潜阳息风定痛；畏光流泪、视物不清者，加密蒙花10g，菊花10g，褚实子15g，以滋肾清肝明目；若交感神经麻痹出现瞳孔扩大、眼睑下垂、眼球下陷者，加炙黄芪30g，白术10g，柴胡10g，升麻9g，以益气健脾、升阳举陷；咽喉不适或有异物感者，加半夏10g，厚朴10g，射干10g，预知子15g，以化痰理气、消痞散结；鼻塞或异味者，加杏仁10g，苍耳子10g，以宣肺气、通鼻窍；耳鸣、听力下降者，酌加黄精15g，生地黄15g，石菖蒲15g，以益肾化浊聪耳。

心悸、胸痛者，加瓜蒌15g，延胡索15g，桂枝10g，以豁痰活血、宽胸除痹；心律不齐、心动过速或过缓者，酌加炙甘草10g，苦参15g，防风10g，桂枝10g，制附子10g，川黄连15g，八月扎15g，以益气温阳、息风燥湿、散结复脉。

胃肠功能紊乱见腹胀、腹痛者，可加佛手10g，玫瑰花10g，鬼箭羽15g，以理气除胀、活血止痛；呕吐者，加半夏10g，竹茹10g，旋覆花30g，以化痰和胃降逆；便溏、腹泻者，可酌加白术10g，藿香15g，山药30g，补骨脂10g，以温阳祛湿、健脾止泻；便秘干燥者，加火麻仁30g，郁李仁30g，瓜蒌30g，以润肠通便。

肢体麻凉、疼痛或水肿者，加制附子10g，桑枝15g，地龙15g，以温阳通络，或青风藤12g，冬葵子15g，泽兰12g，以通络利水消肿；皮肤干燥、汗出异常者，加生黄芪15g，鹿衔草15g，白芍12g，玄参15g，以升阳固表、调和营卫；尿频、尿急、淋沥不尽者，加萹蓄12g，瞿麦12g，败酱草15g，草薢12g，以利尿通淋；失眠、多梦者，加酸枣仁20g，合欢皮15g，生龙齿30g，以镇静安神、解郁定志；出现共济失调者，加女贞子15g，旱莲草15g，千年健15g，山茱萸15g，龟板20g，全蝎10g，猫爪草15g，以滋肾益督、柔肝息风。

医案选介

一、冠心病

病案1

李某，女，61岁，2011年4月8日初诊。

主诉及现病史：患者胸痛、气短20天。近20天来胸闷气短，现症见胸痛、胸闷、心前区明显不适感，活动后气短、心悸，伴恶心、纳差、口臭、口干，腰膝酸软，小便色黄，大便日一行、质黏。舌质黯红，舌苔黄厚腻，脉滑数。

辅助检查：心电图检查示Ⅱ、Ⅲ、aVF导联ST段下降1～1.5mm。

西医诊断：①冠心病。②心绞痛。

中医诊断：胸痹。湿热内蕴，气滞血瘀。

治法：清热化湿，活血宽胸。

处方：瓜蒌薤白半夏汤加减。

瓜蒌15g，薤白10g，厚朴10g，半夏10g，大腹皮15g，丹参15g，鸡内金10g，莱菔子15g，延胡索15g，郁金15g，葛根15g，黄芩15g，黄连15g，败酱草15g，蒲公英15g，竹茹10g。7剂，日1剂，水煎服。

二诊：2011年4月15日。患者胸痛、胸闷、心前区不适感明显减轻，心悸、恶心均

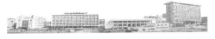

消失，精神转佳。

于上方去竹茹、大腹皮，加桑寄生 15g，杜仲 15g。继服 14 剂，巩固疗效。

三诊：2011 年 4 月 29 日。患者胸痛、胸闷、心前区不适感基本消失，复查心电图较前改善。

【按】该患者属典型的冠心病湿热证，郭教授谨守病机予以清热化湿、活血宽胸的治疗大法，并结合三焦辨证特点，治疗效果明显。患者恶心，故加竹茹降逆和胃，并佐用莱菔子、厚朴，以增理气宽胸之力。兼有口臭、口干、小便色黄，大便黏腻等表现，加败酱草，增加清热化湿之功。药后症状逐渐减轻，随症加减，巩固疗效。

病案 2

赵某，女，68 岁，2011 年 10 月 26 日初诊。

主诉及现病史：患者半年前无明显诱因开始间断心悸、胸闷，发作次数不固定。10 天前，因过度劳累突发后背沉重伴疼痛，胸闷憋气，乏力，伴烘热汗出。现自觉心悸，胸前后背疼痛沉闷，活动尤甚，自汗出，周身乏力，饮食尚可，寐不安，入睡困难，二便正常。

查体：血压 125/80mmHg。舌暗红，边有齿痕苔白，脉沉弦滑。

辅助检查：心电图示 ST 段压低，心肌缺血。心脏彩超示左室壁运动欠协调，左室舒张功能减低。

西医诊断：冠心病。

中医诊断：胸痹。气阴两虚，痰瘀痹阻。

治法：益气养阴，祛痰化瘀。

处方：生脉散加减。

党参 10g，麦冬 15g，五味子 10g，茯苓 15g，白术 10g，山药 30g，草豆蔻 10g，丹参 15g，降香 15g，郁金 15g，松节 15g，酸枣仁 30g，夜交藤 30g，益母草 15g，水红花子 15g。7 剂，日 1 剂，水煎服。

二诊：2011 年 11 月 2 日。患者诉服用两剂后即感心悸乏力症状减轻，刻诊胸前后背疼痛、心悸、乏力诸症基本消失，纳可，睡眠状况好转，盗汗，二便正常。

于上方去松节，加黄连 15g，芦根 30g。继服 14 剂，巩固疗效。

三诊：2011 年 11 月 16 日。患者诉以上诸症皆缓解，无明显不适，查心电图有明显改善。

【按】患者形体渐衰，气阴不足，心失所养。心悸、胸痛、气短为典型胸痹表现，加之其烘热汗出，四诊合参，辨属气阴两虚，痰瘀互结证。郭教授在生脉散基础上加减化裁，生脉散功用益气生津、养阴复脉；加云苓、白术、山药、豆蔻健脾利湿、化痰消痞；丹参、降香、郁金行气活血散瘀，又清心经血分之热，此为郭教授治疗冠心病之常用配伍。患者胸痛甚，加松节通络止痛；酸枣仁、夜交藤养血安神；益母草、预知子、水红花子理气活血化瘀。诸药合用，益气养阴，豁痰化瘀，养心安神。此案辨证准确，方证相应。复诊加黄连，直折心火，芦根清热除烦生津，不寐盗汗当愈。

二、心动过缓

尹某，女，54 岁，2012 年 6 月 7 日初诊。

 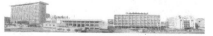

主诉及现病史：患者心悸、气短持续 7 年，加重伴乏力、头晕、胸部不适 20 天。患者于 7 年前，因劳累后出现心悸、气短等症状，曾就诊于当地医院，查心电图示窦性心率，36 次/分，考虑"窦性心动过缓"。后上述症状持续存在，常于劳累、遇凉后症状加重。患者未规律诊治，偶自服参松养心胶囊治疗，症状稍缓解，20 天前偶感风寒，自觉心悸、气短较前加重，伴乏力、头晕、心前区不适，精神委顿，颜面不荣，畏寒，肢冷，纳差，寐安，二便调。

查体：血压 100/50mmHg。舌质黯淡，苔薄白，脉沉迟。

辅助检查：心电图检查示窦性心律过缓，心率为 44 次/分，偶发室性早搏。

西医诊断：窦性心动过缓。

中医诊断：心悸。心肾阳虚，心脉痹阻。

治法：温阳益气，养心通脉。

处方：麻黄附子细辛汤合生脉散加减。

党参 10g，麦冬 15g，五味子 10g，淫羊藿 10g，茯苓 15g，丹参 15g，降香 15g，三棱 15g，莪术 15g，白茅根 15g，桂枝 10g，制附子 10g，细辛 3g，水红花子 15g，八月扎 15g，石菖蒲 15g，藿香 15g，生黄芪 15g，柴胡 10g，升麻 9g。7 剂，日 1 剂，水煎分服。

二诊：2012 年 6 月 13 日。患者诉心悸、气短、头晕症状减轻，胸部不适缓解，自觉心动次数较前增多，纳食较前见好。

原方去淫羊藿、石菖蒲、广藿香，加红景天 6g，继服 7 剂。

三诊：2012 年 6 月 19 日。患者窦性心率增至 48～51 次/分，血压升为 120/60mmHg，症状平稳。

随后此方增损，用 56 余剂后，心率维持在每分钟 62 次，无心悸、气短，头晕、胸部不适之感。

【按】郭教授谨守病机，在治疗心肾阳虚所致窦性心动过缓时，采用温肾阳以助心阳、温阳育阴、以防阳脱阴竭之法，用麻黄附子细辛汤合生脉散化裁，以使肾阳得复，心阳得煦，心血运行通畅，心率恢复正常。郭教授在此方中并没用麻黄，而用了桂枝、淫羊藿。桂枝能上补心阳之虚，而温养血脉之寒。此患者因偶感风寒，心悸气短乏力较前加重，故桂枝在此方中又有助卫实表，发汗解肌，外散风寒之功。淫羊藿增强温补肾阳之效。这体现了郭教授用药之严谨，而不拘泥于经方。加生脉散、生黄芪，既能补益心气、鼓舞心阳，又具生津之功，附子、细辛等的辛燥之性。佐以少量柴胡、升麻鼓动中焦阳气生发，取补中益气汤升提之妙。"久病成虚，因虚致瘀"故辅以丹参、降香、三棱、莪术、水红花子、预知子行气活血，调理气血。辛温之品恐伤及血分，故佐以白茅根凉血。石菖蒲、藿香化湿浊醒脾胃，合用甘淡平和之品茯苓，增强健脾之效。全方共奏温补心肾，益气养阴活血之效，收效甚佳。

三、室壁瘤

杨某，男，54 岁，2011 年 5 月 27 日初诊。

主诉及现病史：2002 年 1 月突发心肌梗死，前壁大面积梗死，电击复苏，介入支架 1 个，球气囊 2 个，经过 1 个月的治疗基本康复。平素服用倍他乐克，25mg，每天 2 次；鲁南欣康 20mg，每天 2 次；阿司匹林 100mg，每天 1 次。2009 年病情复发，冠脉造影

（CAG）检查示：前降支与对角支支架近侧100%闭塞，中间支开口狭窄80%，右主干近端狭窄20%，中端狭窄80%～90%。2009年6月4日行冠脉搭桥术治疗，出院后体质虚弱，早搏、短气等症状频繁出现。2009年8月25日复查心脏彩超示：冠脉搭桥术后，左室壁节段性运动异常，左室收缩功能减低，二尖瓣轻中度反流，三尖瓣轻度反流。2011年5月12日复查心脏彩超示：冠脉搭桥术后，左心、右房增大，左心功能减低，左室壁节段性运动异常，心尖部室壁瘤形成，二尖瓣、三尖瓣轻度关闭不全，主动脉硬化。现症见：患者胸闷、憋气，时有心前区绞痛，动则喘甚，烘热汗出，面色晦暗，时有眩晕，腰膝酸痛，乏力，口干欲饮，纳呆，多梦易醒，大便不畅，日一行，夜尿3～4次。

查体：血压115/90mmHg。舌红，苔薄黄有裂纹，脉沉。

西医诊断：①陈旧性心肌梗死。②室壁瘤形成。

中医诊断：胸痹。心肾阳虚，痰瘀痹阻。

治法：温阳益气，化痰逐瘀。

处方：经验方加减。

党参10g，麦冬15g，丹参15g，降香15g，郁金15g，茯苓15g，红景天6g，桑寄生15g，益母草15g，知母15g，生石膏30g，败酱草15g，牛膝15g，杜仲15g，淫羊藿10g，瓜蒌15g，黄连10g，炙甘草10g，香附10g，楮实子15g，水红花子15g，威灵仙15g。14剂，日1剂，水煎服。

二诊：2011年6月10日。患者诉服药后眩晕、胸闷、憋气、气短、乏力均明显减轻，睡眠好转，腰膝酸痛大减，晨起阵咳，痰量少，色白，舌暗红，边有齿痕，脉沉细。

原方去杜仲、楮实子、炙甘草、生石膏、败酱草，加款冬花15g，紫菀15g，生甘草10g，桂枝10g，松节15g，苦参15g。14剂，日1剂，水煎服。

三诊：2011年7月8日。疗效明显，患者偶有胸骨压榨感，偶憋气，仍干咳，纳可，寐安，二便调，舌红，苔薄黄有裂纹，脉沉。

上方减威灵仙、知母，加女贞子15g，墨旱莲15g，射干15g。14剂，日1剂，水煎服。

随后此方增损，患者陆续服用汤剂调理。2014年3月11日复查心脏彩超示：室壁瘤消失，左室壁节段性运动异常，二三尖瓣轻中度反流。患者自我感觉良好，继续服用药物以巩固疗效。

【按】心居胸阳之位，为阳中之太阳，如日照当空，心气充足则胸阳足、阴霾自散，心气不足则如乌云密布、阴邪弥漫，久则气滞血瘀，故出现胸闷憋气、时有心前区绞痛、脉沉之象；气血不足不能上荣头面，故面色晦暗；肾阳亏虚，故腰膝酸软，夜尿增多；阳气不足以行水，聚而成痰，痰湿困脾，运化乏源，故乏力、纳呆；痰湿阻滞，清阳不升，故时有眩晕；阳损及阴，虚火内动，扰动心神，引起多梦易醒；痰湿血瘀日久化热伤阴，故烘热汗出，口干欲饮。郭教授治以扶正祛邪、宽胸顺气，予自拟经验方。方中党参、麦冬益气养阴，补心肺之气阴；丹参、降香、郁金、益母草行气活血，与党参、麦冬相伍，缓解心痛；茯苓健脾补中，宁心安神，利水渗湿；淫羊藿能益精气，乃手足阳明、三焦、命门之药；黄连清热燥湿；知母清热除烦，生津止渴；败酱草清热活血化瘀；桑寄生、牛膝、杜仲补肝肾，强筋骨；瓜蒌宽胸散结；香附行气导滞；女贞子、墨旱莲滋补肝肾，滋阴养血；水红花子清热活血，健脾利湿。全方共奏补气温阳、清热化湿、化痰逐瘀之功。

四、高血压

患者，女，61 岁，2015 年 5 月 8 日初诊。

主诉及现病史：近 1 年来血压不稳，最高达 170/90mmHg，近 5 个月以来时有头晕、头胀发作，如坐舟船，时自测血压 140/95mmHg，但未予重视。10 日前上述症状加重，故诊于总医院，诊断考虑为"高血压"，予降压治疗。服用必洛斯 8mg，1 日 1 次。服药后头晕、头胀症状仍时有反复，未系统监测血压。近 1 周头晕、头胀症状反复发作，进行性加重，故就诊于我科门诊。现症：头晕、头胀间断发作，情绪波动及体位变化时更易诱发，每次持续数十分钟至数小时不等，头脑不利，情绪易激动，纳呆，寐差多年，入睡困难，需服安眠药物方可入眠，多梦易醒，大便日一行，多不成形，小便可。

查体：舌淡红，苔薄白腻，脉弦滑。血压 145/95mmHg，心率 71 次/分。

西医诊断：高血压。

中医诊断：眩晕。痰瘀互结，湿热内蕴。

治法：化痰除瘀，清热利水。

处方：自拟降压方加减。

瓜蒌 15g，薤白 10g，半夏 10g，水红花子 15g，预知子 15g，黄芩 15g，夏枯草 15g，桑白皮 15g，石菖蒲 15g，丹参 15g，郁金 15g，益母草 15g，青礞石 15g，泽泻 15g，茵陈 15g，红藤 15g，泽兰 15g，虎杖 15g。7 剂，日 1 剂，水煎服。

嘱患者清淡饮食，减少情绪波动。配合服用必洛斯，8mg，1 日 1 次。

二诊：2015 年 5 月 15 日。患者诉头晕、头胀症状仍时有发作，但程度较前减轻，持续时间较前减少，仍情绪时有不稳，易怒，纳呆，食后腹胀，左胁疼痛，寐差，入睡困难较前好转，可停服安眠药物，仍多梦易醒。大便不成形，舌红苔白腻，脉沉滑。血压 140/95mmHg，心率 72 次/分。

服药后患者湿热得清，痰瘀渐解，故清气上行，头晕、头胀则减，患者纳呆，腹胀满，胁胀痛，易怒，与其痰瘀互结，肝胃不和相关。

前方加川芎 15g，佛手 12g，疏肝理气，活血止痛。10 剂，日 1 剂，水煎服。

三诊：2015 年 5 月 25 日。患者诉头脑不利大减，未见明显头晕症状，偶有头胀发作，时自行监测血压为（120～135）/（85～95）mmHg，现常有头项紧束感，自诉因外出未带降压药物，故已停服必洛斯 6 日。纳渐佳，脘腹不适消，胁胀满大减，未见明显入睡困难，仍多梦易醒，眠轻浅。大便渐可成形，小便可。舌淡红苔白，脉沉细。血压 130/90mmHg，心率 70 次/分。

患者湿热已去，去茵陈、石菖蒲、黄芩，加牛膝 15g，刺蒺藜 15g，生牡蛎 15g，缓解头项不适，加强安神之功效。10 剂，日 1 剂，水煎服。

四诊：2015 年 6 月 4 日。患者诉精神佳，头晕、头项紧紧等症状未见发作，偶有头胀，双侧风池穴处明显，纳可，寐欠安，多梦，日渐困倦，二便调。舌淡红苔薄白，脉沉细。血压 130/80mmHg，心率 70 次/分。自诉自测血压控制平稳。

前方减薤白、泽泻，加夜交藤 30g，酸枣仁 20g，加强安神助眠之功效。14 剂，日 1 剂，水煎服。患者停服必洛斯。

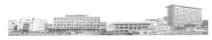

五诊：2015 年 6 月 18 日。患者诉已无头晕、头胀等不适症状，血压控制平稳，纳可，寐大安，大便调，小便不利。舌淡红苔薄白，脉常。血压 130/85mmHg，心率 69 次/分，考虑患者小便不利，加冬葵子 15g，通下利水。继服巩固疗效。

【按】患者寐差多年，耗伤阴精，正气虚损。气为血之帅，气行则血行，气虚推动血液无力则成血瘀，肥甘厚腻，瘀而化痰，痰瘀互结，肝火上亢，发为眩晕。从西医学研究角度考虑，长期动脉硬化可导致血压升高，二者相互作用，动脉硬化的形成又与血瘀、痰饮密不可分。在眩晕的治疗过程中，郭教授指出要权衡气虚、血瘀、痰阻，本虚和标实的轻重。本病例中患者痰瘀互结，夹湿夹火，故在首诊中当以化痰除瘀为先，清热利湿为辅，祛邪外出。以瓜蒌、薤白、半夏为君，加青礞石、石菖蒲以祛痰，再以水红花子、预知子、丹参、郁金、红藤散瘀化结，加以茵陈、黄芩、泽泻、虎杖清热利湿。二诊中患者痰瘀之势减，肝胃不和证显，加川芎、佛手疏肝理气、和胃止痛，郭教授未用健脾之品，而是治以疏肝理气，仍以化痰祛瘀为主。三诊中患者湿热已除，故减茵陈、黄芩，加入牛膝强筋壮骨、滋肾养肝，引诸药下行，再予生牡蛎重镇安神、潜阳补阴，滋患者之久虚。四诊中再减化痰、清热之品，恐清热化痰日久有耗气、伤阴之势，又再加酸枣仁、夜交藤安神以助眠、平调阴阳。五诊患者诸症皆消，阴阳已调。

五、消渴

唐某，男，74 岁，2015 年 11 月 4 日初诊。

主诉及现病史：夜间口渴舌燥，伴心慌 2 月余。患者近 2 个月口渴舌燥，时觉心慌。现症见胸闷气短，心悸心慌，乏力，夜间口渴难耐，需大量饮水，食欲旺盛，多食易饥，心烦失眠，大便干结，小便频数。舌质紫红，苔少，脉细数。

辅助检查：心电图提示心肌缺血。空腹血糖 7.1mmol/L。

西医诊断：空腹血糖受损。

中医诊断：消渴。阴虚内热，瘀血阻滞。

治法：益气养阴，活血化瘀法。

处方：麦味地黄丸加减。

黄芪 15g，沙参 15g，麦冬 15g，五味子 10g，黄精 15g，玄参 12g，生地黄 12g，丹参 15g，水红花子 15g，远志 15g，枳壳 10g，厚朴 10g，地骨皮 15g，石斛 15g，鹿衔草 15g，益母草 15g，郁金 15g，石菖蒲 15g。7 剂，日 1 剂，水煎服。

二诊：2015 年 11 月 11 日。口渴大减，偶发心悸，乏力减，仍食欲旺盛，寐差，大便少不干，夜尿频数。舌质红，苔白，脉滑数。空腹血糖 6.5mmol/L。

处方：黄芪 15g，黄连 15g，黄精 15g，玄参 12g，生地黄 12g，丹参 15g，水红花子 15g，远志 15g，地骨皮 15g，石斛 15g，全瓜蒌 30g，鹿衔草 15g，益母草 15g，郁金 15g，石菖蒲 15g，桑螵蛸 15g，金樱子 15g，酸枣仁 20g，琥珀粉 2g（冲服）。7 剂，日 1 剂，水煎服。

三诊：2015 年 11 月 18 日。晨起略感口渴，心慌心悸消失，食欲可，睡眠尚可，大便顺畅，小便 2~3 次/夜，舌红苔白，脉滑。空腹血糖 5.8mmol/L。

处方：黄芪 15g，党参 10g，白术 10g，茯苓 15g，五味子 10g，黄精 15g，生地黄 12g，丹参 15g，水红花子 15g，远志 15g，预知子 15g，地骨皮 15g，石斛 15g，鹿衔草 15g，益母草 15g，郁金 15g，石菖蒲 15g，女贞子 15g，旱莲草 15g。14 剂，日 1 剂，水煎服。

【按】该患者属典型的阴虚内热证，郭教授谨遵消渴之辨证特点，予益气养阴、活血化瘀的治疗大法，疗效明显。患者大便干燥不行，合用增液汤润燥通腑，小便频数加黄精、桑螵蛸、金樱子以补肾固摄；食欲旺盛加黄连以泻胃火；丹参、水红花子合用为郭教授治疗血瘀证之常用药对，远志、菖蒲为宁神定志之佳品。药后症状逐渐减轻，随症加减，巩固疗效。

六、失眠

患者，女，56 岁，2014 年 12 月 3 日初诊。

主诉及现病史：失眠 5 年余，加重 5 天。患者平素性情温和，体型偏胖，嗜食油腻，既往高血压及冠心病病史 7 年余。5 年前无明显诱因出现失眠，每晚睡眠时间约 2 小时，入睡困难且需服用安定片方能入睡，伴见胸闷、心悸、脑鸣、耳鸣、盗汗、腰痛，时有烘热汗出，颠顶痛，偶可见双手麻木。曾就诊于当地多家医院，服用中药及西药治疗，均未见明显好转。

查体：血压 150/90mmHg，心率 50 次/分。舌体胖大，质暗淡，苔白滑，脉沉缓。

西医诊断：失眠。

中医诊断：不寐。湿热瘀血互结。

治法：清热祛湿，活血化瘀。

处方：自拟活血祛瘀方加减。

茵陈 15g，厚朴 10g，石菖蒲 15g，水红花子 15g，瓜蒌 15g，枣仁 20g，夜交藤 30g，刺五加 15g，丹参 15g，降香 15g，郁金 15g，苦参 15g，防风 10g，益元散 15g，白术 10g，卷柏 15g，鹿衔草 15g，藁本 10g，桂枝 10g。7 剂，日 1 剂，水煎服。

二诊：2014 年 12 月 10 日。患者失眠症状大减，可有夜间持续入睡 6 小时，期间仍有三晚未能入睡，心悸、胸闷症状缓解，头痛似有加重。

上方去水红花子、降香、白术，加蚕沙 15g，车前草 15g，川芎 10g，白芷 15g，细辛 3g，刺蒺藜 15g。嘱其调情志、避劳累。

三诊：2014 年 12 月 17 日。患者诉每晚均可入睡，头痛亦明显缓解。因自身原因返回老家，于家中续服此方 10 余剂，回访患者失眠再未发作。

【按】患者失眠日久，古云"顽疾多瘀血"，瘀阻心、脑之脉络，气血运行不畅，卫气出入失常，阴阳失交，故失眠。瘀血内停，损伤心阳，致心阳亏虚，加重气血运行不畅，如此致失眠反复不愈。患者体型丰腴，平素嗜食肥甘，故内生湿热，阻滞脾胃运化，致精血生化乏源，气血亏虚，上不能营养心神及脑髓，故出现失眠、脑鸣、耳鸣、颠顶痛。湿碍气血运行，致气血瘀阻，湿瘀互结致使失眠久作不能缓解。综合分析，故辨证为湿热瘀血互结之证。方中茵陈、石菖蒲、厚朴三药均入脾胃经善行气清热利湿，除脾胃湿热，解脾胃湿蕴；苦参、防风、益元散清热祛湿，进一步祛邪外出，内外疏通，给邪气以出路；刺五加、白术健脾益气；瓜蒌宽胸散结，丹参活血祛瘀止痛，降香理气行血，郁金行气活血，共奏活血祛瘀、行气通络之效，使瘀血得行，气滞得散；水红花子、卷柏主入心经，活血行气，乃郭教授临床经验用药，在治疗心脉瘀阻方面屡试不爽；桂枝温通心阳，助阳化气，使瘀得温得行，血脉通畅；枣仁、夜交藤入心经，是临床治疗不寐的经验用药。纵观本方，湿气尽除，瘀血得散，阴阳交通，心脉通畅，失眠得治。顽固性失眠涉及心、脾、肾等多个脏腑，病因多属虚实夹杂，尤其易受现代生活环境及饮食因素影响，多湿多瘀者常见，故不可拘泥于古方，应结合临床实际，四诊合参，把握病因、病机所在，辨证论治。

七、低热

董某，女，39 岁，2014 年 10 月 15 日初诊。

主诉及现病史：自觉发热 2 个月，加重 4 天。患者 2 个月前感冒后出现发热，最高体温 37.4℃，但未予重视。1 个月前就诊于天津某医院，予银花泌炎灵（每次 4 片，每日 4 次），低热稍好转。现症见：低热持续发作，最高体温 37.4℃，乏力，盗汗，口干，眼内遍布红血丝，平素月经周期 25 天，经量较少、色黯，无痛经、血块，纳可寝安，二便调。舌紫少苔，脉弦。

辅助检查：尿常规示白细胞（+）。

西医诊断：低热。

中医诊断：温病。阴虚发热，虚实夹杂。

处方：银翘散加减。

芦根 30g，金银花 15g，连翘 15g，玄参 12g，麦冬 12g，葛根 12g，板蓝根 15g，黄芩 15g，败酱草 15g，蒲公英 15g，白茅根 15g，牡丹皮 12g，丹参 12g，当归 12g，虎杖 10g，玉竹 12g，山豆根 10g，荆芥穗 10g，薄荷 6g（后下）。7 剂，日 1 剂，水煎服。

二诊：2014 年 10 月 22 日。患者发热、乏力、盗汗症状好转，口干，眼内仍遍布红血丝，纳可寝安，二便调，舌紫少苔，脉弦。效不更方，原方再服 7 剂。

三诊：2014 年 10 月 29 日。患者发热、盗汗的症状消失，仍有口干，乏力，眼内遍布红血丝，纳可寝安，二便调，舌红苔白，脉滑。

上方去金银花、芦根、荆芥穗、薄荷、白茅根、山豆根、牡丹皮，加白芍 15g，党参、四季青、甘草、苦杏仁、桔梗各 10g。7 剂，日 1 剂，水煎服。

四诊：2014 年 11 月 5 日。患者只有轻微口干症状，并无其他不适，纳可寝安，二便调，舌红苔白，脉滑。

三诊方去板蓝根、甘草、苦杏仁、桔梗，加生黄芪 15g，白术 10g，黄精 15g。

服 7 剂后再未复发。

【按】患者在感冒后出现发热且伴随盗汗、口干等，《温病条辨·上焦篇》第 5 条云："太阴温病，恶风寒，服桂枝汤已，恶寒解，余病不解者，银翘散主之，余症悉减者，减其制。"故在银翘散基础之上加用板蓝根、黄芩、败酱草、蒲公英、白茅根、山豆根、牡丹皮、葛根以清热退热，加玄参、麦冬、玉竹滋阴生津，改善口干症状，加丹参、当归、虎杖用以活血化瘀。在治疗中，前两次多用清热凉血药以祛邪外出，不予补药以防止闭门留寇，待祛邪外出后予滋阴补气药进行治疗。最后一诊中加生黄芪、白术、黄精三味药，用来益气健脾滋肾，进行初愈调理。《素问·刺法论》云："正气存内，邪不可干。"同时也有预防再次外感的用意，这正体现了中医辨证治未病的思想，也是中医精华之处。

八、顽汗

翟某，女，74 岁，2010 年 7 月 14 日初诊。

 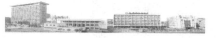

主诉及现病史：汗出过多 10 余年。患者 10 余年间，不分昼夜，汗出涔涔，通身如浴，衣物如洗，伴嗜睡，全身怕冷恶风，极易外感，平均每年因感冒引起肺炎住院 6 次，曾多处求医均罔效。患者平素性情急躁，嗜食酸味，且多冷食冷饮，家庭因素使其长期身体劳累、神思烦忧。现患者汗出多，全身怕冷恶风甚，四肢冰凉，嗜睡，不伴明显气短乏力、五心烦热等，喘促，时有憋气、心前区闷痛及心悸，遇冷加重，双下肢怕冷严重，伏天双腿需着厚衣，腰关节以下麻木、酸胀无力，不能行走，纳差，寐欠安，夜尿频，大便干，且有明显无力排便之感，每日依靠开塞露方可排便。舌胖大，质淡黯有瘀点，苔白腻，左脉弦滑，左寸略弱，右脉滑偏弱。

西医诊断：植物神经紊乱。

中医诊断：汗证。心肺脾虚损，湿盛阳郁。

治法：补益心肺脾，通阳祛湿止汗。

处方：瓜蒌 30g，薤白 10g，半夏 10g，生黄芪 10g，白术 10g，生甘草 10g，白芍 15g，煅龙骨 15g，煅牡蛎 30g，浮小麦 30g，丹参 15g，降香 15g，延胡索 15g，郁金 15g，苍术 15g，厚朴 10g，生薏苡仁 30g，秦艽 15g，威灵仙 15g，桂枝 10g，郁李仁 30g，麻仁 30g，蒲公英 15g，败酱草 15g。7 剂，日 1 剂，水煎服。

二诊：2010 年 7 月 20 日。患者非常高兴，诉服药第 1 天多汗即减轻，自服药以来食欲增，排便通畅且量多，7 剂服完，汗止，诸恙显著改善，生活质量明显提高。继续服用原方 14 剂巩固疗效，随访未闻再发。

【按】叶天士说"阳贵乎通"，阳气健旺，湿邪易去。瓜蒌、薤白乃通阳佳品，可宣通阳气，使清阳之气四布；半夏辅君药温化祛湿；生黄芪、生甘草、白术、白芍乃为调补心脾肺之用；煅龙骨与煅牡蛎相须为用，功专敛阴固涩止汗，浮小麦为临床止汗专品。此三药与芪术相合，补敛并用；百病皆与气血失调有关，且久病入络，故用丹参、降香、郁金、延胡索行气活血、调理气血，此乃郭教授多年用药经验，屡试不爽；苍术、厚朴相伍可转输气机，气机升降有权则湿邪自除；薏苡仁、郁李仁等利水湿，使邪有出路；威灵仙、秦艽二药相合除痹止痛；桂芍相配调和营卫；患者便秘虽重然其病机为津液失常，肺脾功能障碍，不可滥用攻下之剂，故投之以甘凉性平之郁李仁、麻仁、瓜蒌以润肠通便，既济大肠津液之枯，又使胃气下行，顺其通降之性，乃寓通于柔养之中；又因为"无邪不有毒"，且本例汗证有虚有湿有瘀，纠结日久，又失治误治，难免稍许酿毒于内，考虑于此，故用败酱草、蒲公英以解毒通滞。

九、皮肤白细胞碎裂性血管炎

患者张某，男，19 岁，2015 年 7 月 1 日初诊。

主诉及现病史：双下肢皮损反复发作 2 年。患者 2 年前无明显诱因出现双下肢红斑及可触性紫癜，继而发展为水疱、破溃，愈合处遗留色素斑。为明确诊断，患者于 2013 年在协和医院就诊，皮损组织病理活检示：真皮浅层小血管周围致密的中性粒细胞浸润伴核碎片，并有少量淋巴细胞及嗜酸性粒细胞，诊断考虑为皮肤白细胞碎裂性血管炎。予以激素冲击及口服西药治疗，半年后双下肢皮损仍反复出现，故至专家门诊接受中医治疗。现患者双下肢红斑伴皮肤破溃，痛痒甚，偶有眩晕，周身乏力，渴不欲饮，无发热，无关节疼痛，纳可，寐差，多梦，小便黄，大便 2 ~ 3 日一行、质干。

查体：双下肢椭圆形绛红至紫红色大小不等斑丘疹，压之不褪色，局部皮肤破溃伴渗出液，愈合处皮肤遗留色素沉着。舌暗红，苔黄少津，脉弦细。

西医诊断：皮肤白细胞碎裂性血管炎。

中医诊断：葡萄疫。肝肾亏虚，湿热蕴结。

治法：滋补肝肾，清热祛湿，解毒凉血法。

处方：清营汤合二至丸加减。

生地黄15g，玄参15g，丹参15g，当归15g，金银花15g，连翘15g，女贞子12g，旱莲草12g，杜仲15g，桑寄生15g，茯苓30g，黄芩15g，大黄10g，广藿香15g，垂盆草15g，白茅根15g，生地榆15g，三七粉3g（冲服）。7剂，日1剂，分早晚两次饭后温服。

继续口服西药，泼尼松20mg，1次/日；依巴斯汀片10mg，1次/日；雷公藤多苷10mg，3次/日。

二诊：2015年7月8日。红色及暗红色斑丘疹，局部破溃伴皮肤瘙痒，无新发皮损，乏力多梦，纳可，小便黄，大便2日一行，成形便。舌暗红，苔黄，脉弦细。

上方加苦参15g，防风10g，虎杖10g，络石藤15g，石榴皮15g。14剂，服法同前，西药停雷公藤多苷，余药继服。

三诊：2015年7月22日。淡红色斑丘疹，皮损基本愈合无新发，遗留色素沉着，偶有头晕，纳可，寐尚安，小便黄，大便1~2日一行，成形便。舌暗红，苔黄，脉弦。

上方去虎杖、广藿香，加地锦草10g，紫荆皮15g，蒲公英15g，败酱草15g。14剂，服法同前。

西药继服泼尼松20mg，1次/日，余药停服。

四诊：2015年8月5日。患者病情平稳，无新发斑丘疹及皮损，遗留色素沉着，稍感乏力，纳可寐安，二便可。舌红苔黄，脉弦。

上方去苦参、防风、络石藤、石榴皮，加牡丹皮15g，生黄芪15g。14剂，服法同前。

西医治疗方案不变。

此后患者未再前来复诊，电话回访病情平稳，皮损未见复发。

【按】患者主症为斑疹及皮损，无内脏受累情况，结合实验室检查，考虑其为白细胞破裂性血管炎。白细胞破裂性血管炎在古医籍中无确切病名，可归属于中医学"瓜藤缠""葡萄疫""湿毒肿"等范畴。诸医家对本病的病理机制尚缺乏统一认识，大致集中于虚、风、热、痰、湿、瘀等方面。本案患者素体脾虚湿聚，湿蕴为热，湿热日久化毒，浸淫肌肤，发为斑疹；病久湿热毒邪波及营血，煎灼阴液，可见肝肾阴虚之症；热扰心神故寐不安，久病入络故气血瘀滞。郭教授结合该患者的临床症状及舌脉，治疗当以滋补肝肾、清热祛湿、解毒凉血为法，方选清营汤合二至丸加减。清营汤为治热伤营阴证候之主方。本案患者无身热夜甚，亦无心烦口渴之症，故用药时去犀角、竹叶心、麦冬、黄连。生地黄、玄参相配，甘寒与咸寒并用，滋营阴而清营热；丹参、当归、三七粉配伍，补血活血，补而不滞；金银花、连翘清热解毒，透热转气，使营分热邪得以外泄，有"火郁发之"之义。二至丸由旱莲草、女贞子二药组成，功能补益肝肾、滋阴止血，是平补肝肾之阴的经典方剂。现代药理研究发现，二至丸有良好的增强免疫、抗血栓、抗氧化及镇静作用。桑寄生、杜仲、茯苓补益肝脾肾之不足，大黄苦寒走里，能通便泻热解毒、釜底抽薪，使热从下泻；黄芩苦寒走表，能疏风清表泻火。二药合用，相辅相成，表里双解，其热自除。现代药理研究，黄芩对各型变态反应均有不同程度的抑制作用。广藿香、垂盆草芳香化浊，清利湿热；白茅根、生地榆清热凉血，且具有抗炎抗菌、促进伤口愈合的功效。因雷公藤多苷长期服用会导致肝肾功能异常，故二诊嘱患者停药，加入苦参、防风、虎杖、络石藤，以增强祛风利湿、解毒通络之功。石榴皮主收敛止血，可加快皮损愈合。三诊中加入地锦草、紫荆皮，清热解毒，凉血活血，合蒲公英、败酱草以加强清热解毒之力。四诊加牡丹皮，专入血分，能活血化瘀，凉血而不留瘀，善治血热斑疹；黄芪生用固表，生血生肌，排脓内托。二药内外并治，以防斑疹复发。综上所述，清营汤合二至丸加减方联合小剂量激素对于单纯白细胞破裂性血管炎有效，可供临床参考。

论　著

郭利平教授共发表论文 86 篇，其中第一作者和通讯作者论文 41 篇，第二作者论文 25 篇，其他 20 篇，择其要者列目如下。

[1] 郭利平，阮士怡，段晨霞．肉苁蓉抗动脉粥样硬化的实验研究—对培养动脉粥样硬化兔平滑肌细胞的影响．天津中医学院学报，1992，1（2）：42 - 44.

[2] 张军平，郭利平，阮士怡．红芪多糖对培养兔主动脉平滑肌细胞内 LPO 和 SOD 含量的影响．甘肃中医学院学报，1992，9（1）：27 - 28.

[3] 郭利平，阮士怡，王竹英．"益肾健脾，涤痰化瘀"法对冠心病患者四项老化指标的影响．天津中医学院学报，1994，13（s1）：16 - 17.

[4] 郭利平，阮士怡，段晨霞．肉苁蓉对培养正常兔主动脉平滑肌细胞影响的实验研究．天津中医，1997，14（5）：224 - 225.

[5] 张军平，郭利平，阮士怡．益气软脉方药血清对培养血管壁细胞影响的实验研究．中国中西医结合杂志，1998，18（s1）：41 - 43.

[6] 张军平，郭利平，陈晓玉，等．红芪多糖对培养血管壁平滑肌细胞的影响．中国中西医结合杂志，1998，18（S1）：73 - 769.

[7] 郭利平．中药复方抗自由基损伤研究进展．天津中医，1998，15（2）：95 - 96.

[8] 郭利平，张军平，杨洪涛，等．益肾健脾、活血利水方药对肾小球系膜细胞增殖及其细胞外基质影响．天津中医，1999，16（2）：30 - 31.

[9] 郭利平，张军平，杨洪涛．益肾健脾、活血利水方对肾小球系膜细胞分泌炎症介质的影响．中国中医基础医学杂志，2000，6（1）：14 - 16.

[10] 郭利平，张军平，杨洪涛．益肾健脾、活血利水方对含促肾因子血清作用下肾小球系膜细胞增殖影响．天津中医，2001，18（1）：33 - 34.

[11] 郭利平，张军平，杨洪涛．益肾健脾、活血利水方对含促肾因子血清作用下 Gmc 分泌炎症介质影响．中国中医基础医学杂志，2001，7（8）：25 - 26.

[12] 郭利平，张萌，杜嵘，等．PKC 抑制剂与优降糖在 CMEC 的丹酚酸 B 预适应保护中的作用．中华中医药杂志，2002（11）：32 - 34.

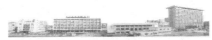

［13］郭利平，高秀梅，张萌，等．丹酚酸B预处理的心脏微血管内皮细胞延迟保护作用研究．天津中医，2002，19（1）：41－42.

［14］郭利平，马融，刘新桥，等．SARS患者恢复期的中医药疗效分析．天津中医药，2003，20（4）：12－13.

［15］郭利平，张萌，杜嵘，等．丹酚酸B/丹参酮ⅡA不同配比对缺氧损伤CMEC影响．中国中医基础医学杂志，2004，10（4）：35－38.

［16］郭利平，杜嵘，张萌，等．丹酚酸B预适应对缺氧/复氧损伤的心脏微血管内皮细胞蛋白激酶CmRNA表达的影响．天津中医药，2004，21（4）：325－327.

［17］郭利平，张萌，杜嵘，等．丹酚酸B预适应对缺氧复氧损伤细胞热休克蛋白70mRNA表达的影响．天津中医药，2004，21（6）：455－458.

［18］张晗郭利平．丹酚酸B预适应对心脏微血管内皮细胞保护作用的研究．天津中医药，2004，21（6）：499－502.

［19］郭利平．Cinnabar phenic acid B－preconditining の心筋細胞の保護作用について．東方医学，2005，21（3）：7－11.

［20］周王怡，郭利平，姜民，等．丹酚酸A对大鼠脑缺血再灌注损伤脑组织ICAM－1mRNA表达的影响．辽宁中医杂志，2008，35（5）：790－791.

［21］王辉，郭利平，姜明．浅析从毒论治动脉粥样硬化．时诊国医国药，2008，19（9）：2305－2306.

［22］姜民，郭利平，李晶，等．丹酚酸A对局灶性脑缺血再灌注损伤大鼠cd11b/cd18表达的影响．辽宁中医杂志，2008，35（9）：1425－1426.

［23］姜民，郭利平，周王怡，等．丹酚酸A对缺氧/复氧损伤条件下脑微血管内皮细胞ICAM－1表达的影响．天津中医药，2008（5）：406－407.

［24］郭利平，张伯礼，高秀梅，等．参松养心胶囊治疗40例气阴两虚、心络瘀阻型窦性心动过缓．中国中医基础医学杂志，2009，15（12）：966－967.

［25］姜民，郭利平，周王怡，等．丹酚酸A对局灶性脑缺血再灌注损伤大鼠ICAM－1表达的影响．辽宁中医杂志，2009，36（3）：469－470.

［26］张晓英，郭利平．冠心病心绞痛中医证型分布在性别上的差异性．浙江中医杂志，2009，44（6）：406－407.

［27］王婕，郭利平．芪参益气滴丸对家兔血小板黏附和聚集功能的影响．吉林中医药，2009，29（7）：624－625.

［28］宋郁珍，郭利平，宋博毅．脑梗死伴胰岛素抵抗相关因素研究进展．江西中医药，2010，41（4）：78－80.

［29］Hongbocao，Mingren，Lipingguo，et al. JinQi－jiangtang tablet，a Chinese patent medicine，for pre－diabetes：a randomized controlled trial. *Trials*，2010（11）：27.

［30］吴建霞，郭利平，王婕．药及其有效成分降糖作用机制的研究进展．吉林中医药，2010，30（2）：181－182.

［31］宋郁珍，郭利平，商洪才，等．芪参益气滴丸对实验性高胆固醇血症家兔脂代谢的影响．吉林中医药，2011，31（1）：71－73.

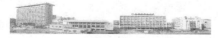

[32] 王月，郭利平，商洪才，等．560 例黄芪注射液不良反应/事件文献分析．中医杂志，2011，52（9）：779－783．

[33] Min Jiang, Xiao－Ying Wang, Wan－Yi Zhou, et al. Cerebral Protection of Salvianolic Acid A by the Inhibition of Granulocyte Adherence. *the American Journal of Chinese Medicine*, 2011, 39（1）：111－120.

[34] 巩婷，郭利平，姜民，等．大鼠心肌缺血预适应延迟保护模型的制备．中西医结合心脑血管病杂志，2012，10（4）：458－459．

[35] 张滕，郭利平．新生大鼠心肌细胞原代培养方法．世界中西医结合杂志，2012，7（4）：293－294＋319．

[36] 张智萃，郭利平．芪参益气滴丸临床应用及实验研究．吉林中医药，2012（5）：514－518．

[37] 巩婷，郭利平．转化医学在中医学的应用探讨．中西医结合心脑血管病杂志，2012，10（1）：99－100．

[38] 霍达，郭利平．脾瘅病因病机及中药治疗研究进展．辽宁中医杂志，2013，40（12）：2607－2609．

[39] 张滕，郭利平．阿司匹林抵抗与中医药治疗研究进展．中西医结合心脑血管病杂志，2013，11（12）：1503－1504．

[40] 张滕，郭利平．新生大鼠心脏微血管内皮细胞原代培养．中西医结合心脑血管病杂志，2013，11（7）：839－840．

[41] 王月，郭利平．芪参益气滴丸对高脂血症家兔 Fbg、HDL、LDL 的影响．中国中医急症，2014，23（7）：1239－1241．

[42] 王月，郭利平．芪参益气滴丸对 ADP 诱导活化血小板内 Ca^{2+} 浓度的影响．中国中医药科技，2014，21（4）：379－381．

[43] 李岩，郭利平．芪参益气滴丸预适应诱导大鼠心肌延迟保护作用与降钙素基因相关肽表达的关系．中西医结合心脑血管病杂志，2014（12）：1534－1536．

[44] 孙晓，郭利平，商洪才，等．国内降糖药药物经济学研究的系统评价．中国药房，2014，25（18）：1633－1637

[45] 孙晓，郭利平，商洪才，等．国内药物经济学评价的系统评价及质量评估．中国中药杂志，2015，40（10）：2050－2053．

[46] 王月，张硕，郭利平．参附注射液治疗休克的系统评价及 Meta 分析．中国中医基础医学杂志，2015，21（5）：559－562．

[47] 马妍，郭利平．芪参益气滴丸预适应内皮细胞对心肌细胞缺氧损伤的延迟保护作用．西部中医药，2015，28（5）：11－14．

[48] Xiao Sun, Liping Guo, Hongcai Shang, et al. The cost－effectiveness analysis of JinQi jiangtang tablets for the treatmenton prediabetes：a randomized, double－blind, placebo－controlled, multicenter design. *Trials*, 2015（16）：496.

[49] 张滕，任明，郭利平．数据库技术在中医药领域的应用现状．中西医结合心脑血管病杂志，2016，14（14）：1638－1630．

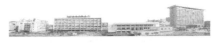

［50］陈金锋，郭利平，雷忠义，等．丹蒌片的临床应用研究进展．现代中西医结合杂志，2016，25（8）：910－912.

【整理者】

刘震　男，1987 年 10 月 27 日出生，硕士毕业于天津中医药大学，现为天津中医药大学在读博士研究生。

张 军 平

名家传略

一、名家简介

张军平，男，1965 年 7 月 28 日出生，汉族，甘肃人，中国共产党党员，医学博士，主任医师，教授，博士研究生导师。现任天津中医药大学第一附属医院副院长、内科管理委员会常务副主任，阮士怡全国名老中医药专家传承工作室负责人，国家重点学科——中医内科学带头人之一，"十一五"国家中医药管理局中医药重点学科——中西医结合基础学科带头人，天津市高校"学科领军人才培养计划"人选。国家"万人计划"百千万工程领军人才，新世纪"百千万人才工程"国家级人选，教育部"新世纪优秀人才"支持计划人选，原卫生部"有突出贡献中青年专家"，全国优秀教师，享受国务院政府特殊津贴专家，天津市人民政府授衔——"中医心血管内科专家"，天津市优秀留学人员，天津青年科技奖获得者，天津市优秀科技工作者。历任中华中医药学会络病专业委员会副主任委员，中国中西医结合学会理事兼中青年工作委员副主任委员，中华中医药学会内科分会常务委员，中华中医药学会心病分会常务委员，天津市中西医结合学会副会长，天津市中医药学会络病专业委员会主任委员，天津市中西医结合学会脑心同治专业委员会主任委员。

二、业医简史

张军平教授 1987 年毕业于甘肃中医学院（现甘肃中医药大学），同年考入天津中医学院（现天津中医药大学）中医内科学专业，师从阮士怡教授。顺利完成硕士研究生学业后，被分配到天津中医药大学第一附属医院内一科工作，期间协助阮士怡教授、王竹瑛主任、王化良主任等开展心血管内科常见病的科学研究工作。先后参与完成了"益肾健脾、涤痰散结法治疗冠心病"的研究及"益肾健脾、涤痰复脉法治疗心律失常的临床及实验研究"、"软坚涤痰强心法新生脉片治疗慢性心衰临床与实验研究"、"益肾健脾、涤痰散结法——补肾抗衰片延缓衰老的临床及实验研究"等课题。

1997 年，在医院领导的大力支持下，张军平教授考入北京中医药大学攻读中医内科学博士学位，师从王永炎院士和张伯礼院士，博士在学期间顺利通过"日本世川医学奖学金制度"的遴选考试，前往日本东京都老人综合研究所神经生物学部门学习，以"特别研究员"的身份在山本清高教授指导下从事血管细胞生物学的研究。

2003 年春季，完成学业后回到祖国，时值非典型肺炎［即严重急性呼吸综合征

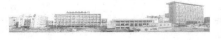

(sever acute respiratory syndrome，SARS)] 肆虐，张军平教授积极投身到中医药救治 SARS 的一线工作中，进入非典"红区"(即非典病房)，担当了急危重症 SARS 患者的中医药会诊救治和科学研究工作。同年，他调入天津中医药大学担任科研医疗处处长，主要负责全校的科学研究工作。

2007 年 3 月，张军平教授调至天津中医药大学第一附属医院工作，担任内科管理委员会常务副主任，主持中医内科学学科建设并负责阮士怡全国名老中医药专家传承工作室和张伯礼全国名老中医药专家传承工作室的传承工作。在行政管理方面，他作为副院长先后分管了医院的科研、教学、医疗、护理、药学及技术等部门。

三、主要贡献

(一) 总结津沽心病名老中医学术思想，搭建中医药传承平台

张军平教授依托阮士怡全国名老中医药专家传承工作室和张伯礼全国名老中医药专家传承工作室，以师承、流派、学位教学等不同培养模式，梳理了院士、国医大师和知名专家的学术思想，同时总结了津沽心病名老中医学术经验，提出了"中医思维的固化是传承的基础，学术升华是传承的关键，二者有机结合才能在继承中谋创新"的观点，夯实并拓展了中医传承模式。同时，在继承的基础上创新并应用，升华与诠释了病证结合理念在中医治疗学方面的应用，倡导"病证结合、方证对应、理法方药一致、突出个体化诊疗和灵活性处方"是提高中医临床疗效的关键。

(二) 提出动脉粥样硬化性疾病治疗的三段论假说

张军平教授提出了动脉粥样硬化性疾病治疗的三段论假说，系统开展了中医药治疗缺血性心脏病的研究，稳步提高了疗效。

张军平教授从中医病机动态变化的视角认识动脉粥样硬化 (atherosclerosis，AS) 病理演变过程，在"血－脉－心－神"一体观的指导下，提出了动脉粥样硬化性疾病分期论治假说，明确了 AS"病－证－时"的演变特点，构建了血管稳态的"病－证－时"治疗体系，揭示了中药调控血管稳态的机制，即斑块形成阶段以血液－血管功能失衡为主，病变在血在脉，证候表现为脾肾亏虚、气血紊乱，治疗予以益肾健脾、涤痰散结、调和气血；斑块易损阶段以血管结构失衡为主，病变主要在脉在神，证候表现为阴虚毒瘀，治疗予以滋阴解毒、通脉安神；斑块破裂阶段以血管结构破坏为主，病变在心在神，即心之本体和司心之神明，证候表现为脉络瘀阻、心损神伤，治疗予以育心保脉、养血调神。

(三) 开展病毒性心肌炎的临床研究，形成中西医结合优化治疗方案

张军平教授通过梳理欧美、日本病毒性心肌炎 (viral myocarditis，VMC) 的诊治进展，结合我国 VMC 的研究现状，发现了 VMC 的病毒谱已经改变，建议诊断理念需要由分离的寻找致病病毒向关注受损心肌转变。他总结了 VMC 证候演变规律和证治特点，即：急性期，治以解毒护心，抑制病毒复制；恢复期，治以益气养阴，调节免疫功能；迁延期，治以活血通络，阻抑心肌纤维化。倡导"基础治疗贯穿始终、分期论治紧握核心、截断扭转阻抑迁延"的 VMC 治疗原则，突破以"热毒损心"立论的局限，根据 VMC 邪毒蛰伏心脉、伤气耗阴阻络的证候特点，创立了"解毒护心、益气养阴、清透伏邪"法则，优化了中西医结合治疗 VMC 的方案；采用多中心、随机、对照、优效性检验设计方法，结果显示优化的中西医联合治疗方案在改善症状、提高生活质量、调节焦虑抑郁状态

方面明显优于单纯的基础常规治疗，并显示出良好的远期疗效，有提高痊愈率、减少复发的作用。

（四）科学研究

张军平教授深入开展了缺血性心脏病、高血压、病毒性心肌炎等疾病的科学研究工作。组建了国家中医药管理局三级实验室——中药药理实验室，培养了一支团结精干的队伍，取得了一批有影响的成果。

1. 获奖项目

张军平教授于 1993～2016 年，总计获省部级科技进步一、二等奖 12 次，三等奖 8 次。主要成果摘要如下。

（1）清脑益智方对神经细胞保护作用及机制研究—脑脊液药理学建立及应用，2000 年获天津市科学技术进步一等奖，第 2 完成人。

（2）SARS 中医证候学及中西医结合疗效分析研究，2004 年获中华中医药学会科技二等奖，第 2 完成人。

（3）益气活血软脉方药对老年动脉硬化影响的临床与实验研究，2004 年获天津市科学技术进步二等奖，第 1 完成人。

（4）气虚血瘀型冠心病中医证候学特征研究，2007 年获天津市科学技术进步二等奖，第 1 完成人。

（5）滋阴解毒活血法治疗动脉硬化性疾病的临床与机制，2009 年获天津市科学技术进步二等奖，第 1 完成人。

（6）病毒性心肌炎证治规律及中西医结合治疗的临床研究，2012 年中国中西医结合学会科学技术二等奖，第 1 完成人。

2. 科研项目

张军平教授 1993～2016 年，总计承担 40 余项科研项目，现摘要列目如下。

（1）千金复脉片稳定动脉粥样硬化斑块的细胞分子机理研究，教育部新世纪优秀人才人选项目，2004～2006 年，课题负责人。

（2）四妙勇安汤促血管生成治疗络病的细胞分子生物学研究，国家自然科学基金面上项目，2004～2006 年，课题负责人。

（3）血管新生在缺血区和斑块区的分子网络调控及脉络宁选择性干预研究，国家自然科学基金面上项目，2007～2009 年，课题负责人。

（4）急性病毒性心肌炎中医诊疗方案优化及疗效评价研究，"十一五"国家科技支撑计划——中医治疗常见病项目，2008～2011 年，课题负责人。

（5）基于心肌梗死治疗的有效性探讨冰片佐使的趋向性和起效时间窗，国家自然科学基金面上项目，2009～2011 年，课题负责人。

（6）基于心肌梗死治疗的有效性探讨冰片佐使的趋向性和起效时间窗，高等学校博士学科点专项科研基金项目，2009-2012，课题负责人。

（7）基于外膜损伤从 Rho/ROCK 探讨补肾抗衰片干预早期动脉粥样硬化形成的实验研究，国家自然科学基金面上项目，2012～2015 年，课题负责人。

（8）TGF-β/Smads 通路在不同原因导致的心肌纤维化中差异表达及中药调空机制研

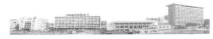

究。来源：高等学校博士学科点专项科研基金项目，2012～2014 年，课题负责人。

（9）从 ERS 相关凋亡通路探讨补肾抗衰片防治动脉粥样硬化形成的机制研究，高等学校博士学科点专项科研基金项目，2013～2015 年，课题负责人。

（10）张伯礼全国名老中医建设项目，国家中医药管理局项目，2013～2015 年，课题负责人。

（11）从滋养血管成熟化探讨四妙勇安汤稳定动脉粥样硬化斑块的机制，国家自然科学基金面上项目，2014～2017 年，课题负责人。

（12）阮士怡国医大师传承工作室，第二届国医大师传承工作室建设项目，2015～2017 年，课题负责人。

（五）教学工作

张军平教授协助张伯礼院士完成了中医内科学的天津中医药大学本科教学改革任务和国家教育部中医内科学精品课程建设，组织了一批学验俱丰的临床专家主讲，注重中医临床思维和能力提升，案例鲜活，贴近临床，互动教学，内容丰富。精品课程网站包括视频、文稿、自测题和参考资料等，推动提升了中医内科学的本科教学工作。

（六）人才培养

张军平教授培养了博士研究生 22 名，硕士研究生 86 名，教育部访问学者 1 名，毕业学生大多已经成为各自领域的佼佼者。

学术思想

一、倡导病证结合、方证对应，完善中医辨证论治新体系

辨证论治是中医学的基本特点之一，更是中医临床医学的精髓，然而辨证论治的方法易懂而难行，"只可意会，不可言传"。张军平教授认为从病证结合、方证对应的角度，是能够把握辨证论治的精髓，将是临床实践中正确应用辨证和论治的主要着力点。

（一）从病证结合的角度把握"辨证"的精髓

中医学认为，人体是以心为主宰，以五脏为中心，由经络气血联系的一个有机整体。在疾病状态下，可以出现多种证候的演变；同一种证候，也可以出现在不同疾病之中。中医治疗的不是"人的病"，而是"病的人"，因此辨证才是中医诊疗的前提。临床上，首先要认清疾病过程中所处某一阶段的病理本质，证同则治亦同。例如肾阳虚证，可见于小便清长和小便短少两种截然不同的情况中，前者阳虚不摄，后者阳虚气化不利，均可以用补肾助阳的金匮肾气丸进行治疗。同时，不可忽视不同疾病所处同一证候的差异之处，不同疾病均有其各自病情发展的内在规律，不同疾病下的证候不可避免地受到其疾病本身的基本病理变化和病情演变规律的制约和影响。例如肝阳上亢证，本质是本虚标实，阳亢为标，肾虚为本，若出现在梅尼埃病眩晕症中，则偏重于本虚，临床要注意水不涵木的情况，治宜偏重滋阴以制亢阳；若出现在高血压性眩晕中，则偏重于标实，处方用药之时要更加注意阳亢化火的情况，治宜偏重平肝泻火以制亢阳。此外，在某些特殊情况下，会出现无证可辨，例如艾滋病的无症状期，没有任何症状，舌脉也相对平稳，这时就不能拘泥于中医的证，而应该从中医对艾滋病的总体认识和西医学的病理阶段出发，采取相应的辨

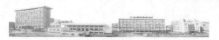

病治疗。

病证结合还需要有所侧重，是据病言证，还是据证言病？这是两种截然不同的辨证理念所产生的必然辨证行为。据病言证，是先看到疾病的总体特征及其发展趋势，再去认识患者目前的证候特征，这种辨证理念更加偏重对疾病的认识，但这种理念忽视了中医学的一个基本特征，即个体化诊疗。相反，据证言病则是偏重于个体特点的把握，是先看到患者的证候特征，然后再参考疾病的整体特异性，这种辨证理念符合个体化的诊疗思路，是中医数千年来疗效长盛不衰的关键所在。在这种理念指导下可能会出现两种结果，即"证同则治亦同"和"证同而治不同"。"证同则治亦同"是由于疾病自身规律对证候的影响较小，因而证候相同时治则治法均相同；"证同而治不同"是由于证候受疾病本身的影响较大，尽管证候相同，但基于疾病本身的特点，因而具体治法就会有所差异。总之，只有立足于证候来讨论疾病，据证言病，病证结合，才是中医准确认证的关键所在。

（二）从方证对应的角度把握"论治"的精髓

方证对应观点确立，始于汉代张仲景的《伤寒杂病论》。《伤寒论》317 条"病皆与方相应者，乃服之"，指的就是方证对应。明代张介宾《景岳全书·新方八略引》中云："药不执方合宜而用，此方之不必有也；方以立法，法以制宜，此方之不可无也。夫方之善者得其宜也，得其宜者可为法也；方之不善者失其宜也，失其宜者可为鉴也。"这段文字所讲的"得""失"，蕴含着临证选方用药之法与病证机理是否"相对"及其"相对契合"程度高下。就是说，只有立足于证候，才能拟定相应的治法，方从法出，法随证立，方剂才能有生命力，才能有疗效，而阐明这种特殊科学内涵是方证研究的关键。

因此，"方"与"证"之间是否存在对应关系，其关键是两者之间的桥梁"法"的拟定，正如著名中西医结合专家吴咸中院士所倡导的以"法"为突破口，抓"法"求"理"的研究思路，充分表明只有证、法、方三者有机结合，才能确保中医临床的生命力。然而，"法"的确立只能来自于"证"，一个证候只能对应一个法则，而一个法则可以对应多个方剂，治疗的切入点不同，则所拟之方剂亦不同。如肝阳上亢证，以平肝潜阳为治则，若患者年高水亏，水不涵木而致肝阳上亢，当以平肝为主，佐入柔肝补肾之品；若患者体质强壮，亢阳无制，当以潜阳为主，加入重镇降逆之品。所以，在讨论方证对应的匹配效应上，不能机械地套用疾病的疗效评价标准，同时还要考虑到立方的初衷和切入点，如果非要从一对一的角度来认识方证对应，坚信一个证候只能对应所谓最佳的一个方剂，将会给方证对应的研究套上桎梏，同时也背离了中医临证的基本特色，即临证处方的灵活性。

（三）病证结合、方证对应

病证结合、方证对应是辨证论治的最佳境界，是遣药处方的配伍准则，也是中医药取得较好疗效的途径之一。

充分理解病证结合与方证对应的实质，才能把握辨证论治的精髓所在，才能达到辨证论治的最佳境界，即突出个体化诊疗和灵活性处方的中医特色。同时，病证结合、方证对应也是遣药处方的配伍准则。从辨证论治思维过程来分析，医生探求患者病证与所选用方案最佳匹配的过程，是按照患者的各种信息反馈，根据"方证对应"原理，不断修正其认识上"不够契合"的过程，也是追求"方""证"最佳匹配的过程。

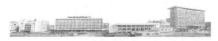

病证结合、方证对应思辨过程的正确与否，最终的评判标准就是患者的疗效。尽管诸多学者提出了病证结合、方证对应、理法方药一致是提高中医临床疗效的命题，但中医学到目前为止，尚未建立起符合中医自身规律的临床疗效评价方法和标准。而中医"证"的疗效评价与西医学"病"的疗效评价是两种截然不同的医学体系下的产物，两者不能简单等同或者盲目整合在一起。借鉴循证医学的原理和方法，建立能体现中医药优势和特色的临床疗效评价标准，将有可能科学客观地回答"中医药的有效性"这一历史性命题。

二、以动脉粥样硬化为研究载体，构建血管稳态的"病－证－时"治疗体系

稳态，也称自稳态，是指机体在神经和体液的调节下，在不断变动的内外环境因素作用下能够维持各器官系统功能和代谢的正常进行，维持内环境相对恒定的状态。血管功能的自稳态平衡是机体生命活动的重要基础，在维持机体的正常生理功能中发挥重要作用。动脉粥样硬化是血管失稳态最常见的一种病理改变，主要表现为血管功能和结构的失衡，多见于冠心病、高血压、脑卒中等心脑血管疾病。

动脉粥样硬化的发生发展是一个动态过程，不同阶段血管病理改变不同，证候表现亦存有差异，具有一定的演变规律。张军平教授遵循病证结合、据证言方的治疗理念，从中医治疗学角度切入，以 AS 为研究载体，明确了 AS "病－证－时"演变特点，构建了血管稳态的"病－证－时"治疗体系。揭示了中药调控血管稳态的机制，即：斑块形成阶段，病理改变以血液－血管功能失衡为主，病变在血在脉，病机主要表现为脾肾亏虚、气血紊乱，治疗予以益肾健脾、涤痰散结、调和气血；斑块易损阶段，病理改变以血管结构失衡为主，病变主要在脉在神，病机主要表现为阴虚毒瘀，脉室神扰，治疗予以滋阴解毒、通脉安神；斑块破裂阶段，病理改变以血管结构破坏为主，病变在心之本体和司心之神明，病机主要表现为脉络瘀阻、心损神伤，治疗予以育心保脉、养血调神。

（一）斑块形成阶段

血管内膜受损、脂质代谢紊乱是 AS 形成的主要原因之一，归属于中医学痰浊范畴。痰浊的产生，往往责之于脾、肾。肾为先天之本，脾为后天之本，二者互根互用。《内经》云"正气存内，邪不可干"（《素问·刺法论》），"年四十而阴气自半也，起居衰矣"（《素问·阴阳应象大论》），明确指出年过四十的中老年人，正气已经衰减一半，人逐渐开始衰老。临床上，AS 患者多伴有高脂血症、糖尿病、高血压等病史，且以中老年人居多。脾为生痰之源，现代生活快节奏，饮食不规律，多食肥甘厚味，且中老年人脾胃功能往往有不同程度的减弱，故"痰浊"易在体内产生并蓄积，进而加速了 AS 的进程。此外，血管内膜受损是 AS 发生的始动环节，启动了血管损伤修复从平衡到失衡的动态变化。"邪之所凑，其气必虚"，从脾肾切入，益肾以顾护肾气，助水液之气化，健脾以健运中气，运化水谷精微，脾肾同治，补益先后天之本，保护血管内膜，清除蓄积痰浊，达延缓斑块形成之效。

据此理论，张军平教授参与完成了具有益肾健脾、涤痰降浊、活血散结功效的医院制剂——补肾抗衰片的临床和实验研究工作，并在此基础上进一步深入探索其临床应用和起效机制，通过临床试验、动物在体与离体实验表明，补肾抗衰片具有抗氧化损伤、保护血管内膜、阻抑冠脉病变进程的作用。

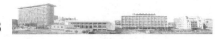

（二）斑块易损阶段

易损斑块的生物学特征主要有炎症细胞因子浸润、较大的脂核形成及纤维帽降解变薄等。从不同角度寻找能有效稳定易损斑块的治疗方法，消除影响斑块稳定性的因素，进而减少危险事件的发生率。通过临床观察和回顾性分析，张军平教授提出易损斑块及其所致的急性冠脉综合征的中医病机以阴虚毒瘀为主；阴虚是易损斑块主要的病理机制，是病之本；热毒和瘀血是病情发展和恶化的病理基础，是病之标。热毒贯穿其中，既是病理因素，又是致病因素，是斑块易损和破裂的关键因素。阴虚则热，日久则热聚成毒，结于局部，造成炎症细胞在斑块内大量浸润。热毒日久耗伤阴液，加重阴虚。阴虚则血流不畅，血液稠浊，易于成瘀。热甚伤血，热与血结，亦可致瘀。瘀血日久不散，既可致新血不生，阴液难复，又可酝酿成毒，形成毒瘀相结于络脉。基于对易损斑块的中医病机认识，从阴虚毒瘀立论，选用具有滋阴清热、解毒活血的中药四妙勇安汤加味稳定易损斑块。

张军平教授通过动物的在体与离体研究，诠释了四妙勇安汤稳定易损斑块的机制。在体研究表明：四妙勇安汤有调节脂质代谢、抗氧化、抑制斑块内炎症反应、增加斑块表面纤维帽厚度、减少斑块内巨噬细胞和脂质含量的作用，达到稳定易损斑块的目的。离体研究进一步明确了四妙勇安汤可以促血管内皮细胞增殖的作用环节、抑制炎症刺激下内皮细胞异常增殖的途径，以及阐明了四妙勇安汤干预白细胞－血小板、白细胞－中性粒细胞、中性粒细胞与内皮细胞之间黏附的分子机制；进一步丰富了中药配伍/配比理论，提出了配比的效果与单体的剂量不成线性递增关系，配比的疗效不等于单体疗效的累加，明确指出等比不一定等效的药物配比配伍新理念。

（三）斑块破裂阶段

斑块破裂使得大量组织因子暴露于流动的血液，氧化修饰的低密度脂蛋白（OX－LDL）是诱导内皮细胞和单核细胞表达高水平组织因子的元凶之一。斑块处聚积的泡沫细胞，堆积的血小板、局部血栓素（TXA2）、5－羟色胺、二磷酸腺苷（ADP）和血小板激活因子的增加，以及局部前列环苷含量的下降，均可加剧斑块破裂及诱使血栓形成，大量的组织因子启动了这一内源性凝血机制，导致血块形成。血块瘀阻络脉，表现为皮肤青紫、局部刺痛、唇甲紫绀等。血瘀则气机运行失常，导致气滞或气虚阻络，络失濡养，络脉拙急，络道干涸。溢于络外之血不去，则致脏器失养；瘀于络中之恶血不去，则新血不生，终致脉络瘀阻、心损神伤，法以育心保脉、养血调神为主，选用理气活血之复方丹参方和益气活血之芪参益气方。

通过动物实验研究，张军平教授从免疫及血小板的黏附聚集角度切入，明确了理气活血之复方丹参方和益气活血之芪参益气方分别干预气滞血瘀证和气虚血瘀证心肌梗死大鼠发挥心肌保护效应的机制。通过比较丹参、川芎佐使冰片前后，丹参素、川芎嗪在心肌梗死模型大鼠脑脊液、血浆中分布浓度和时间的差异，发现了冰片佐使的趋向性及时间窗，明确了冰片"引药旁行"和"引药上行"在心肌梗死治疗中起效的不同机制及时间。

三、构建"血－脉－心－神"一体观，动态干预治疗缺血性心脏病

"血－脉－心－神"一体观是针对缺血性心脏病发病学和治疗学的整体观认识。张军平教授提出以"血－脉－心－神"一体观来看待缺血性心脏病，认为缺血是关乎血（血液成分、血液功能等）、脉（管壁斑块、舒缩功能、微血管密度等）、心（心肌细胞数量、

缺氧耐受度)、神(神经－内分泌激活)多维度的复杂事件,突破了单纯从"血液－血管"方面治疗缺血性心脏病的局限性,弥补了脉络学说中藏与象分离、形与神分离、结构与功能分离的不足。对"心为五脏六腑之大主"在缺血性心脏病治疗中的指导作用进行了诠释,明确了心之本体与心之功用的差异;同时,着重提升"神"在血－脉－心失稳态中的大局性调控作用。

这一假说源于临床"同病不同害""同治不同效"的诸多矛盾现象,借鉴了近年心血管领域对于心肌缺血再认识的一场变革,即"心肌—太阳系中心"说,着重强调心肌自身在缺血事件发生中的主体地位,淡化了多年来对于冠状动脉狭窄的过分关注,从内皮功能、血管痉挛、血小板聚集、微循环障碍等多角度阐释病机的复杂性。

该干预治疗理念所蕴含的整体观思想包括了空间性和时间性两个方面,直面目前临床治疗中割裂其空间整体性的弊端。这一弊病使我们对缺血性心脏病的治疗理念局限于血、脉、心、神四者失稳态后常见的显现形式——"血管、血液"病变上,过分关注"狭窄""斑块""血栓"等血管长期失稳态后的中间标志,而意识不到在病变达到显性阶段的同时,是由于其长期失稳态导致的心、神病变早已伴随存在,且隐匿影响着脉之气化、血之流行。此时心与神的失和谐绝不是"血管－血液"等外因所能概括的,其自身对外界环境的敏感或耐受程度已成为内因,并决定着疾病的演变和干预后疗效应答差异的关键之所在。

关注其时间整体性,则有助于临床从"防、治、康、养"角度全程、分阶段把握每个时段病变的核心病机,分清主次,有的放矢。如缺血性心脏病早中期,病变典型,血失清宁、脉失畅达是"血－脉－心－神"失稳态的直观表现,心、神之变隐匿存在,贯穿始终,病机重点体现在"虚、痰、毒、瘀、风"的演变上,证候特点以上实下虚、虚实夹杂为主。治疗关键在利脉、和血,速通血脉,通过滋阴、解毒、活血、理气、化痰、散结诸法来宁血、运血、畅脉、稳斑以改善血液易损态、斑块易损态,达到心有所养、神有所舍的目的,重在"治"与"防"。疾病的中后期,心体因长期慢性失养及局部瘀、毒微环境的戕害,已发生了不可逆改变,此时通过药物或血运重建术虽可解除血脉失和的大部分问题,但心体自身的适应性改变、再灌注损伤——二次打击造成的心肌顿抑、心肌冬眠、微循环障碍等可长期存在,直接导致与血管解剖学狭窄相矛盾的顽固性心绞痛和进行性心室重构的发生,也成为心血管病抑郁症高发的关键主客观基础。治疗重点在兼顾血、脉的同时,需拓展到心、神方面,通过药物或者宣教等育心调神之法,使医患对于疾病、对于治疗的连续性都有一个清晰的认识,重在"防"与"治"。在药物治疗的基础上,配合自身生活方式、情志因素的调适,长治久服,以促进疾病的长期缓解,重点在"康"与"养"。

四、提出解毒护心、益气养阴、清透伏邪法治疗病毒性心肌炎

张军平教授突破病病毒性心肌炎(VMC)以"热毒损心"立论的局限,根据邪毒蛰伏心脉、伤气耗阴阻络的证候特点,创立了"解毒护心、益气养阴、清透伏邪"法则,并以此法立方选药,为VMC提供了新的治疗思路。

(一)邪毒侵心是发病关键,解毒护心为主要治法

张军平教授指出,邪毒侵心是病毒性心肌炎发病之关键,提出解毒护心法为主要治法。温热邪毒消灼心阴，耗伤心气，故上呼吸道感染之后，每见心慌、胸闷、气短，动则加剧之心伤征象，此即叶天士所谓："温邪上受，首先犯肺，逆传心包。"治疗以祛邪为原则，解毒护心为其常法，可选用银翘散加减。治疗时强调祛邪务必彻底，不应过早弃用清热解毒之品，注意诊察有无余毒留恋，彻底清除余毒，以控制病毒反复感染。研究也表明，病毒可在体内长期低复制。其次，要根据患者的素体禀赋和临床表现，因人因证施治，祛邪勿伤正。若进入慢性期、迁延期，每遇不慎，常反复感染外邪，内舍于心，乃至急性发作，此时仍当以解毒护心立法，以除邪气。

（二）气阴损伤贯穿整个过程，益气养阴为基本治法

张军平教授指出，气阴损伤贯穿于病毒性心肌炎整个病理过程，提出益气养阴为基本治法。气阴损伤不仅是 VMC 发病的内因，还是病变的必然结果。心之气阴损伤，则运血无力，故临床常见倦怠乏力、面色苍白、胸闷、气短、多汗、心悸等症，治疗当以益气养阴为基本治法，可选生脉散或炙甘草汤加减。现代药理研究表明，益气养阴类中药能有效提高心肌收缩力，有强心作用，同时还能增强心肌对病毒、毒素及免疫反应的耐受力。总之，益气养阴为中医治疗 VMC 的基本大法，对改善患者血液循环状态、增强心肌收缩力、提高患者体质、防止病情复发有重要意义。

（三）邪毒伏藏是基本病机，清透伏邪是根治之法

张军平教授指出，邪毒伏藏是病毒性心肌炎的基本病机，提出清透伏邪是瘥后防复的根治之法。

VMC 系由邪毒侵心，毒热内蕴，损伤心脉所致，常因失治误治，致余毒留恋，伏藏为病。由于误诊误治，错过最佳治疗时期，或祛邪不尽使邪毒伏藏于里，当邪毒积累到一定阈值或每遇机体抵抗力下降时，疾病则易反复。在病毒性心肌炎发病的不同阶段，病毒感染心肌的方式和作用有一定的差别。但无论在急性和亚急性期抑或慢性期，都存在病毒的持续复制。

目前，研究已证实扩张型心肌病患者带有病毒信号，肯定了病毒性心肌炎是扩张型心肌病的前驱疾病这一临床现象，虽病毒 RNA 可持续存在，然其毒力和完整性尚有待于进一步评价。这种病毒和病毒信号即是"伏邪"之一，伏藏于心肌之中，当患者感冒或遇其他诱因引动伏邪，病情则反复缠绵难愈。此外，瘀血、痰浊等病理产物也是伏邪之一。邪毒侵心每与正气不足有关，即《素问·刺法论》所谓："邪之所凑，其气必虚。"余毒不清，进一步耗伤心之气阴，为余毒内藏提供了内环境。当余毒积累或耗伤气阴到一定的阈值，经外感等引发，即可再次发病。可见，余毒内藏、气阴两虚的内环境、外邪诱发，是 VMC 伏邪为病的三大基本要素，治疗也应针对此三要素以清透伏邪。

临证经验

一、"血-脉-心-神"一体观指导下分期论治缺血性心脏病

缺血性心脏病的致病原因多样，危险因素较多，在这一发病和进展过程中，涉及中医的心、血、脉、神诸多方面。临床上，往往着眼点在于防治心血管事件，注重于血液、血管的变化，即关注血与脉，而对心肌本身功能和与此相关的神志改变的关注并未贯穿始

终，即心之本体和司心之神的防治。特别是慢性稳定性缺血性心脏病，对心、血、脉、神四者在不同阶段的分阶段分层次治疗，有助于临床疗效提高和患者生活质量改善。

(一) 关注"血、脉"，更重视"心、神"

动脉粥样硬化以脉壁的痰瘀结聚为显性表现形式，以心、脑之体急慢性失养为最终归宿。血脉的"凝""壅""塞""闭"是该病最直观的表现，但心、神的隐匿损伤亦至关重要。心体失养、神不安位可能在疾病发生之初即已作为内因与血脉病变长期并存，且相互影响，反馈加重，关联于病情纵向发展的每个截面。

"心主血脉"，必心有所用，方可血脉冲和，畅达有序；反之，心的体用之病均可波及血、脉，加重血脉瘀滞，阻碍血脉新生。同时，中医有"心主神明"之说，心与神的关系远超其他脏腑，"神"依附于血脉，亦凌驾于血脉，血脉畅达，则神安其位，恪守本分；反之，血脉失和，神不守舍，则易位之神，频起作乱。"神"的大局性、共振性、隐匿性调控是导致缺血性心脏病复杂性、迁延性的关键，通过神经-内分泌-免疫网络兼夹于客观病变的各个阶段，时刻调控着"血、脉、心"的功能稳态。

缺血性心脏病作为一种多因性生活习惯病，"双心"理念的提出除了有其确切的病生理基础外，社会、心理因素潜移默化的影响亦具有重要作用，提升对"神"的关注度，某种意义上来说，也是求本溯源、审证求因的根本体现。

(二) 血脉之病，根于脾肾，成于"痰"，变于"毒"

动脉粥样硬化的本质是本虚标实，本虚不外脏腑功能衰退，为病之本，标实多因虚乃得，以气血为载体，气滞、血瘀、痰凝、毒热等为表现形式。血脉病之生总不离"虚、痰、瘀"，因虚而生痰致瘀，痰、瘀之间又存在着递进演变、相互影响，二者均为津血之同源异物，痰是瘀的初期阶段，瘀是痰的进一步发展，痰瘀互结是"病重之源"，故治心、血、脉之法，必关联脾肾，从扶养先后天角度，来恢复机体的内环境稳态，使津精化之有常，则血清脉坚，痰瘀不生。

运用滋阴解毒活血法干预动脉粥样硬化兔易损斑块的大量实验研究亦已证实，四妙勇安汤之原方和拆方均可不同程度的拮抗斑块内炎症反应，促进斑块稳定，一定程度上佐证了"斑块易损-炎症-瘀毒"间的对应关系，奠定了滋阴解毒活血法治疗动脉粥样硬化性疾病的理论基础。

(三) 人之所有，血与气耳，调气血需重视和营卫

营卫气血周流不息是维持机体脉络结构与功能正常的先决条件。营主血属阴，统于心，行于脉内，泌其津液注之于脉，而化以为血，同时亦具有气化调控血运的作用。故治疗上调和营卫、疏解壅滞、分清别浊更应作为先导和求本之法。临床以《伤寒论》柴胡桂枝汤为底方，酌加活血、解毒之品，屡获良效，遣方之义，诚如《难经》所言："损其心者，调其营卫。"以此方解脉中卫阳之壅滞，复营阴之精纯，使营卫相伴，循脉行分肉，畅通无滞，动静有序，则血脉无瘀、毒之患，五脏得濡养之令。

(四) 育心保脉，全程干预

育心保脉是顺应缺血性心系病证全程、全方位干预理念而提出的对心、脉有形之体进行结构和功能的预防性保护和长久性康复策略，其形式不局限于一方一法，所提倡的是一种包含"治未病"思想和后续康复治疗在内的全程管理理念，可以通过运动、饮食、药物、心理等多种途径实现，重在缓缓扶持，而不必贪图竣猛之效，以无限延长疾病前期和瘥后稳定期为目的。

"育"常用来表示"抚育""养育""培育"之义，育心就是养心、培心，以保留和维持其生长生发之性、主司血脉之能；"保"多用作"保护""保养""维护"之义，保脉可寓为通过延缓内皮衰老，促进内膜修复和激发血管新生等机制，以维持脉道气化、裹血、通经之能。

缺血性心脏病是一种与增龄、衰老相关的退行性病变，从中医角度而言，它是人体先天之禀赋渐衰，后天之养分不足或偏颇而致的关乎"血－脉－心－神"功能障碍的系统性疾病。先后天之养心、育心功能减退，心失所养；心虚则血脉无主，无气推动而血液凝涩，化生无权而血少脉稀，且凝涩之血终成有形之瘀，一则阻脉道更碍血行，二则因瘀血久留而生新无望，如此，已虚之心体因濡养不及、后援不足而愈虚，血脉的化生和代谢稳态进一步紊乱和失序，形成恶性循环。

"正气存内，邪不可干""邪之所凑，其气必虚"，亚临床的心、脉之体用受损虽终以血液流变状态、细胞或生化特征改变为直观表现，但却是常被忽略的真正导致该病发生发展的核心环节。目前，在整个缺血性心脏病的认识和治疗过程中，极易被显性可见的"狭窄""斑块"病变所迷惑，而未能将眼光聚焦在隐藏其后的先发性的脏腑功能失调。

举个临床对"心气化生血"认识不足的例子。一女性患者，造影示外膜血管畅通无阻，却屡受活动后心前区不适所累，日常活动严重受限，经诊治属典型的"血心分离"之象，即血管内不缺"血"而心肌却缺"养"的情况。当然，此不缺"血"仅指血液容量未减，但其濡养效能却明显降低了，原因为何？《张氏医通·卷五·诸血门》云"血不泻，归精于心，得离火之化，而为真血，以养脾脏，以司运动，以奉全身"，着重强调"真血"才具濡养之性。功能层面上，除血液容量外，还应涉及心之气化（奉心化赤）、脉之气化（内分泌、弥散）等多个方面。单纯的冠脉管腔狭窄影响的往往只是血液容量的多寡，与其对心之本体濡养效能的优劣没有必然联系，故治疗的重点应着眼于心、脉的功能层面，补火以生真血。若因心气不足，离火奄熄，原料之血无以化赤行其濡养之令，反化失其正，而从痰涎浊阴之类，才会进一步导致"痰、瘀、毒"的演变和恶化。可见，育心保脉，着眼功能，可能是防治缺血性心系病证的核心和关键。

（五）心脑同治，"双心"同调

缺血性心脑血管病的发生在血、脉层次具有高度一致性，脏腑衰败，内皮薄弱，脂浊沉积，碍血酿毒，毒损络脉是二者共同的病理基础，但此仅为客观性的病变结构的类似，故有心脑同治一说。研究表明，在以血、脉病变为主的临床阶段，二者的证候表现也大同小异，如疾病初（前）期，以血管老化相关的内皮功能障碍和可逆性脂质沉积为基础，即"年过四十，阴气自半"，脾肾亏虚，心之体脉失养，又津停痰阻，蕴积脉络，均当益肾健脾，从"源"、从"本"而治；疾病的进展期，以斑块破裂继发血栓事件为主要表现，虽最终效应分别落在"心肌"和"脑－神经元"上，出现了心之本体和司心之神的损伤，出现了心脏和心理的双重损伤，故当"双心同调"。在疾病的进展期，血、脉骤变是共同基础，临床证候演变规律亦提示此期均以阴虚、热毒、血瘀证候为主，治当滋阴、清热、解毒、活血、调神，速通血脉，平复应激，稳定斑块；疾病的恢复期，因不同程度

津沽中医名家学术要略

的经历了溶栓、缺血-再灌注损伤等过程，加之长期慢性疾病的复杂关联，往往表现为大邪已去，微邪深伏络脉，正气中伤，心神受损之象，以虚实夹杂（气虚血瘀）为主要见症，以（心脑）体、脉受损，（络）脉失畅达，血流不宁，神易飘忽为主要特点，治疗的目的在于扶正气、祛微邪、防复发，应血、脉、体、神兼顾，且以血、脉、体功能恢复为治疗常态。

结合缺血性心系病的发病特点与病理演变，根据病理进程与疾病在临床上的不同阶段，总结张军平教授的临床常用治法如下。

1. 益肾健脾法

通过益肾健脾，改善脏腑气化功能，使水谷之精微得命门之火煦，随食随化，充养血脉，而绝痰浊、脂浊产生之源，延缓伤、老相关性心-脑-脉功能障碍的发生，是疾病"潜证"期、稳定期的主要治法。常以桑寄生、龟板、醋鳖甲、酒黄精、熟地黄等滋补肾阴、填补精血，仙茅、淫羊藿、肉苁蓉、狗脊、桑螵蛸等温补肾阳、助阳化气。

对于诸病衰老、气化失司、代谢紊乱、因虚致实者，如高脂血症、高尿酸血症、动脉粥样斑块形成等，用之既可改善机体的体质大环境（先后天匮乏，心-脑-脉虚损），安尚未出现显性病变之脏，以降低未来易感风险；又可扶正祛邪，使已成之痰浊得化，血滞得通。

2. 清热解毒法

"内痈"理论在心系病症的运用越来越广泛，动脉粥样硬化、病毒性心肌炎、高血压病、糖尿病等，无一例外，均涉及外科"痈"的概念。"内痈"的提出，包括清热解毒法的使用，与现代微观辨证的发展密切相关，慢性低度炎症是联系以上诸病的共同病理基础。循环炎症、局部炎症（斑块、内膜、心脏间质、脂肪组织等）形成的类似中医红、肿、热、痛的现象，促进了临床学者们对于"炎症-痈-毒"关联的认识。

对于不稳定心绞痛、病毒性心肌炎急性期、顽固性高血压等伴热毒征象者，均可在辨证论治基础上酌加连翘、玄参、黄连、白花蛇舌草、半枝莲、苦参等清热解毒之品，或直接以四妙勇安汤、黄连解毒汤等经验方加减化裁以发挥抗炎作用。中药抗炎-稳斑、稳血压等效应已得到了基础和临床研究结果的佐证。

3. 补虚托毒法

补虚托毒仍着眼于"毒"，AS病变过程中的诸如斑块破溃、糜烂、炎细胞浸润等病理改变以及病势飘忽、变化迅速、易致危急的发病特点与"毒"极为相似，然世人对"毒"之认识多如《疡科纲要》所言，"外疡为病，外因有四时六淫之感触，内因有七情六郁之损伤……盖外感六淫蕴积无不化热，内因五志变动皆有火生……此世俗治疡，所以无不注重于清润寒凉"，提"毒"便用苦寒，"毒""火"并称者多。然痈之所得，虽以火毒、阳痈者居多，然与之相反的阴痈、寒痈却鲜少提及。

就动脉粥样硬化病变来看，阴气自半，亢阳化热或营卫失和，卫阳郁遏的确可致痰瘀搏结，毒从热化；然因阳气内伐，气化失司，痰湿停聚，从阴化寒者亦不在少数，患者多表现为形肥体胖、气短乏力、畏寒肢冷、舌胖脉沉等症，此"毒"则应作"阴毒""寒毒"来解，即使结合理化检查明确炎症反应活跃，亦不可断章取义，重投苦寒，临证常以炮附子、肉桂、干姜、炙黄芪、麻黄等温里补虚以托毒外出，取阳和汤之义，诚如王洪

734

绪《外科证治全生集》所言，"世人但知一概清火以解毒，殊不知毒即是寒，解寒而毒自化，清火而毒愈凝"，强调"毒"乃邪之久聚，需温通辛散以消导之。

4. 调和营卫法

营卫气血周流不息是维持机体脉络结构与功能正常的先决条件。调和营卫，分清别浊，以复各自循行之常道，如此则清者自清，濡养有序，环周不息，而无痰、瘀之虞；另因卫阳滑利善动，或循脉或逆行，极易受外界应激因素的干扰，是元神调控"心－血－脉"功能活动的重要载体，故调和营卫法在心系病症中用之甚广，尤其是有精神心理因素参与的微血管心绞痛、心脏神经官能症、高血压患者，桂枝汤、柴胡桂枝汤类方加减化裁，疗效甚佳。

5. 疏肝理气法

"百病生于气"，在现今快节奏社会环境下，长期精神紧张、烦躁、焦虑，均可直接导致肝之疏泄功能受累。《明医杂著·医论》云："肝气通则心气和，肝气滞则心气乏，此心病先求于肝，清其源也。"临床常用柴胡、香附、佛手、郁金等疏肝理气之品，如有化热之象，则酌加焦栀子、川楝子、牡丹皮、生地黄、玄参等清肝凉血之品。

6. 祛风通络法

"络风内动"学说是近年备受关注的心系病病机新认识。临床急性冠脉综合征、络脉绌急类心绞痛/头痛、频发性心律失常等，均具有起病急骤，变化多端，倏忽来去、反复发作的特点，类似"风性善行而数变"之特性，病位在络，可因风寒内侵、情志失调、年老体虚而致，病机分"毒热生风"和"络虚生风"两端。在辨清虚、痰、瘀、毒的基础上，酌加僵蚕、蝉蜕、地龙等虫类"搜剔络邪"之品或以羌活、防风、葛根、橘络、木瓜、桑枝等辛散、藤蔓类"祛风通络"之品，每每效宏而力捷。

7. 化痰活血法

痰瘀互结理论古已有之，《丹溪心法》云"自郁成积，自积成痰，痰夹瘀血，遂成窠囊"，形象地描绘了"气－痰－瘀－结"形成的内在关系。痰乃津液之变，水谷精微化失其正，化以为痰，痰渗脉中，血浊气滞，遍身上下，无处不到，故痰瘀互结是血脉病变最根本的病理表现，化痰活血基本每方必用，但需注意的是，痰聚和血瘀均为泛指，临证过程需鉴别痰之有形、无，以及痰湿、痰浊、老痰、痰毒等不同特性，分而治之。如痰湿多为聚之始，投之以半夏、茯苓、苍术、扁豆之属即可；痰浊乃聚之渐，质较稠，需以薤白、石菖蒲、萆薢、瓜蒌等化痰泄浊；老痰、顽痰则为聚之久，无形可辨，致病多怪，必以青礞石、皂角刺、胆南星、生铁落等方除之。

8. 软坚散结法

动脉粥样硬化局部斑块形成、广泛的血管壁重构以及后期渐进性缺血性心肌纤维化等有形病理改变与中医"积证"类似。《素问·至真要大论》云："坚者软之，结者散之。"在常规化痰、活血的基础上，酌加软坚之品，是提高疗效的关键。在辨证治疗的同时可酌加煅牡蛎、皂角刺、醋鳖甲、夏枯草等；轻者则投之以丹参、玄参、浙贝母、绞股蓝之属。从微观角度来看，软坚散结法的效应机理囊括了胶原代谢、脂质代谢及细胞的增殖迁移等多个方面。

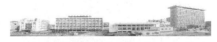

二、升、举、运、转大气以改善 PCI 术后症状

冠心病介入术（percutaneous coronary intervention，PCI）降低并减少了心血管重大事件的发生，但术后患者往往伴生自觉不适症状和心境低落等现象。临床常见症状为胸部窒闷，乏力，短气不足以吸，甚则努力呼吸似喘，脉细弱无力，常在劳累后加重，与心气虚、气滞心胸证有着鲜明的临床区别。

张军平教授认为此类介入术后的病机属于一种大气"陷而不升、囿而不举、困而不运"的功能受碍状态，倡导"升、举、运、转"四法，治疗上以提气、升举、运气、畅气为主。通过研究大气理论，结合临床经验和体会，张军平教授拟定了治疗大气功能受碍的系列方药。如大气失运者，宗《金匮要略》"大气一转，其气乃散"之论，自拟运气汤（酒黄精、炒薏苡仁、炒白术、檀香、黄连、吴茱萸）运转大气。大气囿困者，自拟畅气汤（柴胡、当归、茯苓、杏仁、扁豆花、连翘）斡旋大气，同时针对其囿困大气的不同原因，加减用药：因湿者，加桂枝、白豆蔻、萆薢、猪苓、藿香、佩兰等；因痰者，加白芥子、僵蚕、胆南星等；因瘀者，加五灵脂、蒲黄、当归、丹参等。大气下陷者，宗张锡纯升举大气之法，以升陷汤（生黄芪、知母、柴胡、桔梗、升麻）为基础方加味。张军平教授运用大气理论指导冠心病介入术后的救治，疗效肯定，为临床提供了新的治疗思路。

三、清透伏邪治疗病毒性心肌炎

1. 清透之常法

清法为八法之一，即"热者寒之"，清除热邪，消除病因。透法具有因势利导、分消病邪及用药多轻灵辛散等特点，是指通过使用轻清透达（散、发）之品，使邪气由表而解，或由里达外、由深出浅而解的一种治法，此为清透之常法。

因风热侵袭而发病，伴肺卫表证者，治宜解表清热、疏邪清心，方用银翘散加减。此方微苦以清降，微辛以宣通，全方突出一个"透"字，使肺卫宣达，气机通畅，热邪疏解，更可起到"透热转气，从表达邪"之功。而如栀子伍豆豉、生石膏伍薄荷、桑叶，黄芩伍荆芥穗的药对配伍，既能解表又能清里热，相互为用，效果益彰。伴湿邪者，佐加宣肺理气、解郁散湿药，如杏仁、桔梗、藿香、前胡、郁金等，助湿邪从表解散。对于伴思虑过多、焦虑抑郁、舌苔厚腻的患者，可用小柴胡汤合升降散加减以疏利气机、畅心解郁，气清则郁热散，常选蝉蜕、僵蚕、淡豆豉、姜黄、柴胡、黄芩、川楝子、竹茹等药物。

2. 清透之变法

温热、湿热等外来无形之邪易于"随其所得"，与有形之毒邪相合甚至携毒与痰瘀相合，伏于体内。热毒搏结，津更伤，气益损，推动 VMC 病程发展，是 VMC 变证蜂起、缠绵难愈的关键。有形或无形之邪单独为病，病机较为简明，而二者相合为病则病机易发生变化，使得病情复杂，症状多样。医者当随其所结合的有形病邪施治，即《金匮要略》中"随其所得而攻之"。此为清透之变法。

临证应重视对咽喉的诊察，因咽喉乃肺胃之门户，寒热表现极易显现，且病毒易在咽部大量繁殖后进入血中引起心肌损伤，故但见咽喉微红、红肿或咽后壁淋巴滤泡增生，即于方中加入清热解毒之品治疗；对咽干、咽痒、呛咳不停、说话声音嘶哑等慢性咽炎表现

者，应加养阴利咽之品，及时消除咽部的感染病灶，杜绝病情反复。

随着咽部门户的固守建立，VMC恢复期症状可以减轻乃至消失。对于伏邪瘀滞血分，可遵叶天士"入血就恐耗血动血，直须凉血散血"原则治疗，其"散血"二字，即包括透邪之意，可用赤芍、牡丹皮、丹参、桃仁等，大多辛散走窜，使瘀散而热无所附。对于瘀血的治疗，还当重视活血与行气相伍，既行血分瘀滞，又解气分郁结，治以透邪解郁，畅达气机，活血化瘀。

3. 不忘扶正，以助透邪

VMC初期为温热邪毒犯心，既有心体受损，灼津伤液，又有邪毒侵犯营卫之象，故宜急当宣透邪毒的同时，要时刻顾护心之阴血的损伤。养阴生津有"滋而能通"的作用，治疗配合运用养阴法亦有助于清热透邪。临证多合用生脉散，另常选配鲜芦根、天花粉、石斛、北沙参等甘寒生津而不滋腻、养阴而不恋邪之品。

四、化浊解毒治疗高血压

高血压浊毒为患主要表现为头痛头胀，口干苦黏腻，疲倦乏力，头身困重，或伴急躁易怒，或伴目赤耳鸣，心悸动，尿短赤，大便不爽，舌红绛、苔白腻或黄腻，脉弦数，血压多居高不下。法当化浊解毒，临证常以柴苓汤为基础方，再加入芳香化浊、清热解毒之品。

柴苓汤虽不是典型化浊解毒之方，但其所包含的小柴胡汤和五苓散一升一降，分别针对中、下二焦予以调理，对本病的治疗亦有意义。小柴胡汤为和解少阳代表方，用于此处调理中焦。少阳为枢，中焦亦为枢，从人体之上下内外的枢纽入手，使壅滞的气机得以疏利而恢复正常运转，则他处之邪亦易随之而除。

浊为湿之渐，毒为火热之极，内生浊毒大多以湿热为始，逐渐演变而成，亦具有如湿热一样"易结难分，致病缠绵难愈"的特点。故在治疗时参以治湿热之大法——分解湿热，令湿去则热孤。使用五苓散针对下焦，"渗湿于热下"，引湿浊之邪从小便而去，不但可以增进清热解毒药物的疗效，而且还有"利尿降压"的作用。再据证加入佩兰、石菖蒲、苍术、砂仁等芳香化浊之属，连翘、黄连、栀子、玄参等清热解毒之类，协同前方以达到清热化浊解毒之目的。

临证可根据兼证的不同予以加味：如伴便秘者，据病机的不同，或大黄攻下，或火麻仁、郁李仁润下；痰浊盛者，加陈皮、半夏、全瓜蒌、浙贝母；瘀滞著者，加红花、泽兰、川芎、丹参；气滞明显，加延胡索、川楝子、郁金、枳壳；阴血不足者，加女贞子、墨旱莲、酒黄精、北沙参、当归、白芍、何首乌；伴脾虚者，加党参、黄芪、山药；伴肾虚者，加杜仲、续断、山茱萸、牛膝等。

临床上，高血压患者在求助中医诊疗之前多已服用西药治疗，大多是血压控制效果不佳。虽然中医治疗高血压不单纯是降血压而是综合性的调节，但是不能回避降血压这一现实的问题，因为高血压状态的缓解是解决其他相关问题的基础。在临床诊治高血压的过程中体会到，此时若在原方中加入芳香化浊、清热解毒之品，则常能令血压下降，这说明浊毒为患是高血压状态持续的关键因素。即使对于以气虚或阴虚表现为主者，辨治时在益气、养阴方中酌加芳香化浊、清热解毒之品，往往疗效较前也有增进，进一步说明浊毒亦可耗伤气阴，造成或加重本病气虚、阴虚的变化。另从"治未病"角度而言，无论以邪盛还是正虚为主，久病都可酿毒。因此，即使尚无明显或典型浊毒证候表现者，也可早一步使用芳香化浊、清热解毒法以截断扭转病势。

医案选介

一、缺血性心脏病

病案1

李某，男，62岁，公务员，2016年2月24日初诊。

主诉及现病史：间断胸闷2月余，加重1周。患者2个月前无明显诱因出现胸闷，至今间断发作，不伴胸痛、大汗出、气短等，每日均有发生，每次持续3~5分钟，活动可诱发，休息即缓解，近1周上述症状加重。现纳寐可，二便调，舌尖红，苔白腻，脉弦细。现服用：酒石酸美托洛尔片12.5mg，2次/日；氟伐他汀钠缓释片，40mg，每晚服；单硝酸异山梨酯片，40mg，1次/日。

既往史：心律失常（房性早搏伴室内差异性传导）10年余，十二指肠溃疡20年余，陈旧性肺结核。

个人史：吸烟史50年余，20支/天，已戒1个月；饮酒史40年余，每次约2两，已戒3年。父亲患冠心病10年余，母亲患糖尿病10年余。否认药食物过敏史。

辅助检查：2016年1月4日于当地某三甲医院，查冠脉CTA示：①冠状动脉呈右优势型。②右冠状动脉段可见点状钙化斑块，管腔狭窄程度评估小于30%。③左主干可见非钙化斑块影，管腔狭窄评估约60%。心电图示窦性心律，心律失常（房性早搏伴室内差异性传导）。

西医诊断：①冠心病（稳定性心绞痛）。②心律失常。

中医诊断：胸痹。痰瘀痹阻，血脉失和。

治法：通脉泄浊，调和血脉。

处方：柴胡6g，白芍15g，桂枝6g，黄连10g，檀香6g，法半夏5g，炒白术10g，酒黄精15g，石斛15g，佩兰10g，胆南星6g，橘络10g。7剂，2日1剂，水煎服，每日早晚各1次，每次200mL。

二诊：2016年7月27日。自诉4个月来间断在当地自行购买中药（谨守上方）煎服治疗，现症状控制尚可，胸闷、心前区不适等症未再发作，纳寐可，二便调，舌淡红，苔白腻，脉弦细。血压115/76mmHg。

处方：柴胡12g，白芍30g，桂枝6g，黄连10g，檀香6g，砂仁6g，三七粉3g（冲服），漏芦5g，僵蚕6g，蝉蜕6g。3剂，制蜜丸，9g/丸，1丸/次，2次/日，连服3个月。

三诊：2016年9月7日。服毕蜜丸，期间症状平稳，未发胸闷。近日天气渐凉，偶有心慌，持续时间为3~4分钟，晨起口苦，平素上半身出汗较多，纳寐可，二便调，舌尖红，苔白腻，脉弦细。血压101/75mmHg，心率87次/分、律齐。

处方：柴胡6g，黄芩10g，法半夏5g，党参15g，茯苓20g，麸炒白术20g，泽泻30g，鹿衔草10g，红景天6g，刺五加5g，檀香3g，降香20g。7剂，2日1剂，水煎服，每日早晚各1次，每次200mL。

病情平稳后以此方调制蜜丸，9g/丸，1丸/次，2次/日。

【按】从本案来看，动脉粥样硬化斑块的形成与机体气血失调，痰瘀痹阻心脉有关，遵循"治病必求于本"的原则，以桂枝汤为主方调和营卫，通脉养心，调畅气血，佐以柴胡、檀香、降香等理气活血之品，脾为生痰之源，故选白术、黄精、佩兰健脾祛湿，半夏、胆南星、橘络涤痰通络，共奏调和血脉、涤痰化瘀通络之效。二诊时患者胸闷症状好转，仍守上方，酌减化痰之药，佐以活血通络之品，时值夏季，暑湿壅盛，胸中邪气痹阻日久，易化热生火，故用僵蚕、蝉蜕二药升浮宣透、透达郁热。

三诊时证属少阳枢机不利，胆火上炎，气机失调，津液不能正常输布，聚而生痰，更阻气机，且痰郁日久化热。病机已变，随证遣药，方选小柴胡汤疏调少阳气机，檀香、降香理气止痛，茯苓、泽泻渗湿利水。患者年逾六旬，脾肾亏虚，脏腑失荣，功能紊乱，进而易产生痰浊、瘀血等病理因素，故使用鹿衔草、白术、红景天、刺五加，以益肾健脾。患者目前病情较平稳，故在汤药的基础上，谨守病机，酌情加减，制以蜜丸巩固疗效。

病案2

李某，男，50岁，工人，2016年1月30日初诊。

主诉及现病史：胸痛伴憋气间作两年余，加重1周。两年前活动后出现胸痛，持续数分钟，休息后缓解，后因胸痛频发于某三甲医院就诊，植入支架1枚，术后胸痛消失。近半年再次出现胸痛频发，冠脉造影显示支架内再狭窄90%，患者拒绝进一步血脉重建干预，为求进一步治疗，遂就诊于我院。症见胸痛，掣连后背加重1周，活动后（爬楼梯或行走100m）可诱发，伴心慌、胸闷，休息后可缓解，下肢发凉，纳可，夜寐差，入睡困难，二便调。

既往史：否认其他疾病。

个人史：吸烟40余年，20支/日，未戒；饮高度白酒40余年，2～3两/日，已戒。父亲患冠心病，母亲患冠心病、高血压。

查体：舌红，苔白腻，左脉沉细，右脉未触及。血压130/80mmHg。

辅助检查：2014年3月冠脉造影示前降支狭窄95%；2016年1月冠脉造影示支架内再狭窄90%。

西医诊断：冠心病（稳定性心绞痛，支架术后状态）。

中医诊断：胸痹心痛病。热毒内蕴，痹阻血脉。

治法：清热解毒，温通血脉。

处方：柴胡6g，白芍15g，桂枝6g，黄连10g，檀香3g，降香10g，僵蚕6g，三七粉3g（冲服），蝉蜕6g，法半夏5g，栀子15g，莲子心6g。7剂，2日1剂，水煎服，每日早晚各1次，每次200mL。

二诊：2016年2月13日。患者自诉仍有胸痛憋气，活动后可诱发胸部不适感，纳寐可，二便调。舌红，苔白腻，左脉沉细，右脉未触及。血压110/70mmHg。

处方：柴胡18g，白芍30g，桂枝6g，黄连10g，檀香6g，降香10g，漏芦6g，三七粉3g（冲服），连翘30g，玄参30g。7剂，2日1剂，水煎服，每日早晚各1次，每次200mL。

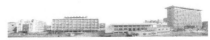

三诊：2016 年 7 月 27 日。服毕中药，停药数月，诉期间胸闷、憋气症状明显缓解。现劳累后偶有胸闷、憋气症状，纳寐可，二便调。舌红苔厚腻，左脉沉细，右脉未触及。血压 113/76mmHg，心率 69 次/分。

处方：柴胡 6g，白芍 30g，桂枝 3g，黄连 6g，檀香 3g，法半夏 5g，北沙参 30g，三七粉 3g（冲服），僵蚕 6g，蝉蜕 6g。7 剂，2 日 1 剂，水煎服，每日早晚各 1 次，每次 200mL。

病情平稳后以此方调制蜜丸，9g/丸，1 丸/次，2 次/日。

【按】急性心肌梗死（AMI）、术前存在心功能不全、病变血管支数、前降支病变、B2/C 型病变是支架内血栓形成的独立危险因子，且支架本身具有致血栓源性的特征，再加上术后对双联抗血小板治疗药物的依从性差，都可能造成支架内再狭窄的发生。支架内再狭窄（ISR）是在动脉粥样硬化性心脏病（CAD）的基础上发展而来的，中医认为两者病机有差别，动脉粥样硬化性心脏病的临床症候以实证为主，虚证为辅，实证多为痰浊、血瘀、气滞痹阻心脉，虚证多为气虚、血亏、阴伤、阳虚；而支架内再狭窄，因其虽然去除了病理产物，但是正虚的本质仍然存在。

本案患者支架术后，心损络伤，营卫气血失于调畅，加之患者年 50 岁，阴血阳气渐衰，营血不足，心失所养，"不荣则痛"，卫气失于温煦，寒邪易侵，气化不利，故而出现脉络狭窄以及支架后再狭窄。

遵循"损其心者，调其营卫"及"治病必求于本"的原则，方中桂枝汤调和营卫，调畅气血，柴胡疏肝理气，檀香、三七行气活血，通络止痛，佐以升降散条达胸中气机，黄连、山栀子清热泻火，莲子心养心安神，待气血畅达，营卫调和，则胸痹自除。二诊病机不变，仍守上方，另加入连翘、玄参二药，有清热解毒之功，取四妙勇安汤之意。再佐以漏芦，有研究显示，漏芦中所含的蜕皮甾酮有一定的降血脂的作用。三诊患者胸痛、憋气症状好转，故仍守上方，继以调和营卫，理气活血，清热解毒之法治疗，减少柴胡用量防劫肝阴，加北沙参养阴生津，意在津血同源，滋阴生津以养营血。

病案 3

江某，女，52 岁，教师，2015 年 12 月 12 日初诊。

主诉及现病史：间断夜间胸闷半年余，加重半月余。患者半年前无明显诱因出现夜间胸闷不适，自行休息后可缓解，其后于夜间间断发作，偶自服速效救心丸症状消失。半个月前患者于夜间出现胸闷不适加重，近期因情绪波动，自觉咽部有异物感咯之不出，吞咽消失，无咳嗽、咳痰症状，易出汗，为求进一步诊治，遂来我院就诊。症见夜间间断胸闷不适，偶有心前区隐痛，气短乏力，易出汗，腰膝酸软，偶有口干、口苦，情绪易波动，纳可，寐差，二便调。

既往史：8 年前于天津某三甲医院行甲状腺囊肿切除术，患子宫肌瘤 10 年余。

个人史：无吸烟、饮酒史。

家族史：父亲患有高血压。

查体：舌红，苔白厚，脉沉弦。血压 110/80mmHg。

辅助检查：心电图示窦性心律，间隔心肌梗死；心肌酶未见明显异常；心脏彩超未见明显异常。

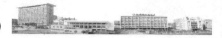

西医诊断：冠心病（陈旧性心肌梗死）。

中医诊断：胸痹。肝郁心窒，气血失和。

治法：疏肝理气，调和营卫，益气养血。

处方：柴胡桂枝汤加减。

柴胡10g，黄芩10g，党参30g，桂枝10g，白芍30g，法半夏5g，黄连10g，降香20g，檀香6g，酸枣仁15g，延胡索20g，醋鳖甲30g（先煎）。7剂，2日1剂，水煎服，每日早晚各1次，每次200mL。

二诊：2015年12月26日。患者服药后胸闷症状缓解，咽部异物感仍见，多汗、口苦，双下肢酸软，纳可，睡眠较前好转，二便调，舌淡，苔黄腻，脉沉细，血压120/85mmHg。

前方去檀香、半夏、延胡索，加旱莲草、女贞子、浮小麦。7剂，2日1剂，煎服法同上。

三诊：2016年1月16日。服药后出汗较前减轻，情绪波动后咽部异物感加重，余症同前。

前方去旱莲草、女贞子、醋鳖甲，加山萸肉、杜仲、合欢花。7剂，2日1剂，煎服法同上。

半年后电话随访，病情平稳，生活如常。

【按】本案中患者夜间入睡之时胸闷不适，偶有心前区隐痛，口干、口苦，因情绪波动发作，自觉咽部有异物感，乃肝胆枢机不利之征象，当投小柴胡汤。易出汗，其病机不外乎"阴阳失调，腠理不固，营卫失和"，当以调和营卫、和气畅血为主，方选桂枝汤。两方合用，治以柴胡桂枝汤加味。降香、檀香、延胡索以理气活血止痛；加用苦寒之黄连，合黄芩以清少阳之郁热；酸枣仁以养血益肝；考虑患者子宫肌瘤病史，加用醋鳖甲以软坚散结。

二诊时，患者胸闷不适较前减轻，故去檀香、半夏、延胡索，考虑患者汗出未见明显缓解，又患者有子宫肌瘤病史，长年经血量多，女子以血为主，肝主藏血，故加用二至丸以滋养阴津、补肾养肝，浮小麦以固表敛汗。三诊时心前区隐痛明显减轻，出汗减少，加用山萸肉、杜仲、合欢花以补益肝肾、疏肝解郁，以期治病求本。

病案4

刘某，女，53岁，工人，2015年12月2日初诊。

主诉及现病史：胸闷、气短间作3年余。患者3年前无明显诱因出现胸闷、气短，呈进行性加重，步行50~100m即感如石压胸、呼吸急迫。间断服用单硝酸异山梨酯、阿司匹林肠溶片、冠心通脉胶囊等药物治疗，症状改善不明显。初诊时患者情绪低落，每以"废人"自诩，症见：神清，精神尚可，语声低微，形体倦怠，面色少华，胸闷、憋气时作，伴左肩背部不适，偶有心前区隐痛，无头晕、耳鸣、黑蒙，无咳嗽、咳痰，口干喜饮，畏寒肢冷，食纳欠佳，寐而多梦，二便尚调。舌淡红，苔白腻少津，脉沉弦。

既往史：否认其他疾病。

辅助检查：查心电图示V_4~V_6导联T波低平；2015年10月12日在天津某三甲医院，查冠脉CT示左前降支节段性混合斑，狭窄程度约60%；左回旋支及右冠脉主干散在点状钙化斑，无有意义狭窄（＜10%）；心肌核素显像示：左室前壁可逆性放射性稀疏，负荷像可见前壁心肌内轻度放射性分布稀疏区（占左室的15%Ⅱ20%）。

西医诊断：冠心病（稳定性心绞痛）。

中医诊断：胸痹。宗气下陷，浊阴盘踞，血不养心。

治法：降浊升陷，和血养心。

处方：柴苓汤加减。

柴胡10g，黄芩10g，党参30g，桂枝12g，法半夏5g，茯苓15g，猪苓15g，泽泻30g，玉竹20g，降香20g，鹿含草10g，黄连5g。7剂，2日1剂，水煎服，每日早晚各1次，每次200mL。

二诊：2015年12月16日。患者气短较前缓解，步行长度增至500m，步速快时伴憋气及左肩部不适，仍口干欲饮，夜寐较差，舌淡红，苔白腻，脉沉细。

前方桂枝用量减为6g，加醋鳖甲30g（先煎），桑螵蛸10g。

三诊：2015年12月30日。服药2周后，患者渐露喜色，活动耐力明显提高，偶于家务劳动或雾霾天时出现憋气及心前区隐隐不适，口干、鼻干，纳可，寐安，二便调，舌淡红，苔薄黄，脉沉细。改重用补气阴之法，处方如下：

柴胡10g，黄芩10g，桂枝6g，黄连10g，酒黄精30g，玉竹20g，当归15g，炙黄芪45g，红景天6g，绞股蓝10g，醋鳖甲30g（先煎），连翘30g。7剂，2日1剂，煎服法同上。

【按】患者为中老年女性，因胸闷、气短、活动耐力几近丧失而就诊，冠脉造影提示血流受限轻微，而心肌灌注显像却有充盈缺损，是典型的血不养心，心不生血，血失濡养，血心分离之象。究其原委，实因心气不足，离火奄熄，原料之血无以化赤行其濡养之令，反化失其正，而从痰涎浊阴之类，盘踞胸中，壅塞气机，故先投之以柴苓剂，降浊生陷，展布胸阳。

二诊时考虑患者大气困囿、气血失达之征较前改善，故谨守原方思路，使清升与浊降各行其道，并加用醋鳖甲30g、桑螵蛸10g咸以入血。三诊时鉴于患者主症改善，腻苔已退，知调气化浊之功告捷，气血运行之道畅通，故调整思路，去党参、鹿含草、茯苓、猪苓等温化、渗利之品，在前方整体疏导气血使道的前提下，重用炙黄芪大补宗气，助血上行，以养心气。张锡纯云"唯胸中大气下陷，投以黄芪则其效如神，至于症兼满闷而亦用之者，确知其为大气下陷呼吸不利而作闷，非气郁而作闷也"（《医学衷中参西录》），与当归相伍，补气、生血、行血，"使阳气和利，充满流行……以营卫气血太和，自无瘀滞耳"（《本草便读》）；大气久陷，必有化热之虞，过用温燥，亦可伤阴助热，故将黄连加量，并予连翘以"除心家客热"；值得关注的是，患者虽有口干、鼻干、苔黄等化热之象，但方中桂枝始终未去，以求与"心生血"之理紧紧相扣。《张氏医通·卷五·诸血门》亦云："血不泻，归精于心，得离火之化，而为真血，以养脾脏，以司运动，以奉全身。""奉心化赤"是原料之血转化为濡养之血的必然途径，但凭本案影像学检查，可知是"血心分离"的重要表现之一，血量不减而"心"为之不满，濡养失能是症结所在。桂枝游弋于鳖甲、黄精之间，使微微离火，入心化赤，以生真血，以养心体。红景天、绞股蓝素有"高原人参""南方人参"之称，是临床常用对药，可益虚抗衰，已被现代药理学研究证实，可明显提高心肌细胞代谢水平，增强其自身抗缺血能力，于本病本方而言，是养心育心、着眼心之本体的重要体现。

二、病毒性心肌炎

宋某，男，28岁，未婚，公司职员，2009年11月30日初诊。

主诉及现病史：心慌间作2年余，加重2周。患者2年前着凉后出现鼻塞、咽痛、发热，伴咳嗽、咯痰、心慌，体温最高达40℃，无寒战，就诊于天津某三甲医院，考虑"肺炎、心肌炎、心律失常"，予以抗炎、化痰、抗心律失常、营养心肌治疗后好转出院。此后心慌间作，劳累、感冒后加重，2年来患者因心律失常先后多次住院治疗。近2周来患者因劳累后心慌加重，故前来就诊。现症：神清，精神可，时有心慌，活动后加重，伴胸闷、气短，无心前区疼痛，时有自汗、盗汗，咽红，无咳嗽、咯痰，无发热，纳可，入寐较难，醒后难以入睡，二便尚可。舌红，苔薄，脉结代。

既往史：否认其他疾病史。

个人史：吸烟10余年，20支/日，未戒；饮白酒5余年，3两/日，已戒。

辅助检查：2009年11月20日胸部X线示左下肺片状影、心脏增大。心电图示窦性心律，频发室性早搏、二联律。动态心电图示最慢心率64次/分，最快心率136次/分，平均心率80次/分，室性早搏18510个，其中成对室早626个。超声心动图示射血分数53%，左房内径36mm，右房内径36mm，左室舒张末内径60mm，右室内径15mm。心肌酶：AST 25.3 U/L，LDH 165 U/L，CK 107 U/L，HBDH 126 U/L，CK－MB 17 U/L。抗心肌抗体：抗心肌线粒体ADP/ATP载体蛋白抗体1∶80（±），抗β1受体抗体1∶80（±），抗胆碱能受体抗体1∶80（±），抗肌球蛋白重链抗体1∶80（±）；柯萨奇B组病毒IgM抗体（+）。

西医诊断：病毒性心肌炎（慢性期）。

中医诊断：心悸。气阴两虚，毒伏心脉。

治法：益气养阴，清透伏邪。

处方：太子参30g，麦冬20g，五味子20g，当归30g，浙贝母15g，连翘30g，野菊花15g，丝瓜络15g，刺五加6g，降香10g，甘松6g，白术20g。7剂，日1剂，水煎服，每日早晚各1次，每次200mL。

二诊：2009年12月7日。药后心慌虽然较前缓解，但活动后偶伴心前区刺痛，舌脉同前。

处方：太子参30g，麦冬20g，五味子20g，丹参30g，浙贝母15g，连翘30g，野菊花15g，丝瓜络15g，檀香6g，降香15g，甘松6g，白术20g。7剂，日1剂，水煎服，每日早晚各1次，每次200mL。

三诊：2009年12月14日。诸症均较前减轻，咽淡红，伴咽干，舌脉同前。

处方：太子参30g，麦冬15g，五味子10g，丹参30g，浙贝母15g，玉竹20g，漏芦10g，丝瓜络15g，檀香6g，白术20g，降香15g。7剂，日1剂，水煎服，每日早晚各1次，每次200mL。

四诊：2009年12月28日。药合病机，诸症得减，舌脉同前。效不更方，继投前方加减。

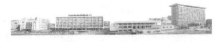

处方：太子参 30g，麦冬 15g，五味子 10g，丹参 30g，浙贝母 15g，玉竹 20g，漏芦 10g，丝瓜络 15g，檀香 6g，白术 20g，降香 15g，炙黄芪 30g，夏枯草 15g，茯苓 20g，酸枣仁 30g。7 剂，日 1 剂，水煎服，每日早晚各 1 次，每次 200mL。

病情平稳后以此方调制蜜丸，9g/丸，1 丸/次，2 次/日。

随访：半年后病情平稳，患者诸症明显减轻，未再住院治疗。复查动态心电图：最慢心率 48 次/分，最快心率 123 次/分，平均心率 72 次/分，室性早搏 607 个，其中 25 次成对室早。超声心动图：射血分数 62.4%，左房内径 35mm，右房内径 36mm，左室舒张末内径 55mm，右室内径 22mm。抗心肌抗体：抗心肌线粒体 ADP/ATP 载体蛋白抗体（-），抗 β1 受体抗体 1∶80（±），抗胆碱能受体抗体 1∶100（+），抗肌球蛋白重链抗体 1∶80（±）；柯萨奇 B 组病毒 IgM 抗体（-）。1 年后电话随访，病情稳定，生活如常。

【按】本案患者病属病毒性心肌炎慢性期，症见时有心慌，活动后加重，伴胸闷、气短，无心前区疼痛，时有自汗、盗汗、舌红、苔薄、脉结代等气阴两虚之症。结合患者症状，此案病机关键在于气阴两虚、毒伏心脉，为毒、瘀、虚相互胶结，疾病迁延不愈而致。法以益气养阴、清透伏邪为主，以生脉饮加减，改党参为太子参以增加生津之效，加连翘、野菊花以清热解毒、外透伏邪，浙贝母清热化痰、解毒散结，助清热解毒之药内散痰浊，以降香理气化瘀，并加当归、丝瓜络以活血散结通络，阻抑或减缓心肌重构的发生发展。

此案关键在于坚持用药。病毒性心肌炎慢性期的患者免疫功能低下，在季节交替之时，多易外感风邪，兼夹时宜之气，引动心内伏邪为患，故临证之要在坚持：医者恒之，清透伏邪务尽；病家信之，时时顾护正气。

三、高血压

病案 1

刘某，女，75 岁，家庭妇女，2015 年 12 月 26 日初诊。

主诉及现病史：头晕间作 2 年，加重半个月。患者诉 2 年前无明显诱因出现头晕，血压 160/100mmHg，于天津市某三甲医院就诊，入院诊断为高血压三级、脑梗死，经治疗后症状缓解出院。两周前，患者无明显诱因头晕症状日渐加重，伴恶心、呕吐，眼常流泪，无目干，左耳耳聋，无口干、口苦，白天汗出较多，双下肢酸软不适。纳可，寐安，夜尿 2~3 次/晚，大便干，2~3 日一行。现服用：辛伐他汀分散片，20mg，1 次/晚；厄贝沙坦氢氯噻嗪片，162.5mg，1 次/日；阿司匹林肠溶片，100mg，1 次/日。

既往史：多发性脑梗死；脑萎缩；高血压病史 7 年，最高血压 180/100mmHg。

家族史：父亲患高血压。

查体：舌质红，舌体胖大，苔白腻，脉沉细。血压 130/80mmHg。

辅助检查：颅脑 CT 示两侧额顶叶多发性片状低密度影，考虑缺血灶。脑萎缩，脑白质稀疏。尿常规检查正常。

西医诊断：高血压 3 级。

中医诊断：眩晕。痰湿内蕴，清阳不升，浊阴不降。

治法：理气化湿，升清降浊。

处方：柴苓汤合升降散加减。

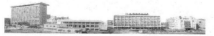

柴胡 10g，黄芩 10g，茯苓 20g，黄连 20g，桂枝 6g，蚕沙 10g，白术 20g，清半夏 10g，党参 30g，僵蚕 10g，蝉蜕 10g，生大黄 5g（后下）。7 剂，2 日 1 剂，水煎服，每日早晚各 1 次，每次 200mL。

二诊：2016 年 1 月 9 日。服药后诸症缓解，仍有头晕，双目流泪，腰腿软痛，夜间干咳，无痰，夜寐可，纳少，大便 3 日一行。舌红苔白腻，脉沉细。

处方：柴胡 10g，黄芩 20g，茯苓 20g，黄连 20g，桂枝 6g，党参 30g，清半夏 10g，生大黄 5g（后下），浙贝母 20g，肉苁蓉 30g。7 剂，2 日 1 剂，煎服法同上。

三诊：2016 年 1 月 23 日。服药后头晕减轻，干咳缓解，仍有双目流泪，全身乏力，腰腿酸痛，夜间干咳，纳少，食欲不佳，寐可，大便难解，2~3 日一行，伴汗出。舌淡苔黄，脉沉细。血压 118/80mmHg。

处方：柴胡 10g，黄芩 10g，砂仁 6g，黄连 10g，桂枝 6g，枸杞子 30g，炙黄芪 45g，火麻仁 20g，浙贝母 20g，肉苁蓉 30g。7 剂，2 日 1 剂，水煎服，煎服法同上。

【按】本案患者年过七旬，素体脾阳虚，脾失健运，升降失司，元神之府失养，痰湿阻于中州，浊气上蒙清窍，则头晕。治疗时选用疏调气机的柴苓汤及使"火郁发之"的升降散加减，再配以川芎、当归行气活血，通络止痛。诸药合用，共奏健脾化湿、调畅气机之功。

二诊时诸症见缓，继用前法，据其夜间干咳、腰腿疼痛等症状，加清热化痰止咳之浙贝母及补肾填精润燥之肉苁蓉，黄芩、黄连加量使在里之郁热得以宣发。三诊患者头晕、干咳症状明显缓解，乏力等气虚之象已显，故在原方基础上加黄芪补气升阳、枸杞子平补肝肾，并佐以砂仁化湿和中，使补而不滞。

病案 2

王某，女，44 岁，公司职员，2015 年 12 月 26 日初诊。

主诉及现病史：间断头晕 3 年余，加重 20 天。患者 3 年前无明显诱因出现头晕，近 20 天加重。现症：头晕，伴沉重感，午后血压升高，具体为：收缩压波动在 150~160mmHg，舒张压波动在 90~100mmHg，伴周身不适，困倦乏力，时耳鸣，双目疼痛，纳可，寐安，二便调。现服用替米沙坦片，80mg，1 次/日。

查体：血压 135/100mmHg，心率 83 次/分。舌红，苔白，脉沉弦。

既往史：慢性肾小球肾炎病史 18 年。

家族史：父母均患高血压。

辅助检查：尿常规示尿蛋白（-）。颅脑 CT 未见明显异常。

西医诊断：①高血压 2 级。②慢性肾小球肾炎。

中医诊断：眩晕。气滞湿阻，浊毒内生。

治法：理气除湿，清热解毒。

处方：柴胡 10g，黄芩 20g，法半夏 5g，党参 15g，茯苓 20g，白术 20g，泽泻 30g，桂枝 6g，天麻 30g，木贼 15g，连翘 30g，白花蛇舌草 30g。7 剂，2 日 1 剂，水煎服，每日早晚各 1 次，每次 200mL。

二诊：2016 年 1 月 2 日。患者正值经期，自诉服药后头晕减轻，时有眼部隐痛，于家中自测血压为：收缩压控制在 130mmHg 左右，舒张压 80~85mmHg，咳嗽，咳少量稀

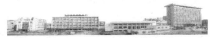

白痰，无胸闷、胸痛等症状，纳可，寐安，舌红苔白，脉细数。血压 129/98mmHg，心率 94 次/分。

处方：柴胡 10g，黄芩 20g，法半夏 5g，党参 15g，茯苓 20g，益母草 30g，山萸肉 20g，当归 30g，天麻 30g，槲寄生 20g。7 剂，2 日 1 剂，水煎服，煎服法同上。

【按】纵观本案，患者头晕伴血压升高，张军平教授以浊毒理论，辨证为气滞湿阻、浊毒内生，治以理气除湿、清热解毒，方选柴苓汤加减，从不同途径给邪以出路。小柴胡汤疏调气机，使壅滞之浊毒无滞留之所；五苓散淡渗利湿，引湿邪从小便而去，尚有"利尿降压"之用。连翘、白花蛇舌草性味苦寒，清热解毒。配伍木贼以解目痛之苦，现代药理研究发现其有明显扩张血管、降压作用。天麻为治眩晕之要药，不论虚、实，随不同配伍皆可用之，现代药理研究表明，其具有降低外周血管阻力和降压的作用。

患者二诊头晕减轻，血压下降。就诊时正值经期，用药不宜过于淡渗、苦寒，故去泽泻、白花蛇舌草、连翘、木贼，仍以小柴胡汤疏调气机，另加用补肾养血活血之品当归、山萸肉、槲寄生、益母草等，充分体现了辨证论治与因时、因人制宜的原则。

论　著

一、论文

在核心期刊公开发表学术论文 263 篇，SCI 收录 18 篇，现择要列目如下。

［1］张军平，王筠，郑培永．对传统中医药临床疗效评价问题的思考．中西医结合学报，2005（3）：181 – 183.

［2］王筠，张军平．动脉粥样硬化的中医分期论治初探．中医杂志，2006，47（7）：541 – 542.

［3］袁卓，张军平．从"病"的内涵探讨病证结合、方证对应的关系．中医杂志，2008，49（7）：654 – 655.

［4］耿晓娟，张军平．试论病证结合、方证对应与辨证论治．中医杂志，2008，49（9）：775 – 777.

［5］周亚男，张军平．慢性心力衰竭大气下陷说及从气、血、水论治．新中医，2009，41（4）：7 – 8.

［6］张军平，许颖智，李明，等．补肾抗衰片对动脉粥样硬化氧化应激状态的干预．中国中医基础医学杂志，2009，15（4）：279 – 281.

［7］张军平，彭立，李良军，等．实验性兔主动脉粥样硬化易损斑块模型的建立与评价．中国实验动物学报，2009，17（3）：161 – 165 + 158.

［8］张军平，许颖智，李明，等．补肾抗衰片对实验性动脉粥样硬化家兔的 NF – κB 及炎症因子的影响．中国中西医结合杂志，2009，29（9）：816 – 820.

［9］倪淑芳，张军平．"随其所得"理论与病毒性心肌炎病机探讨．中华中医药杂志，2010，25（6）：844 – 845.

［10］徐媛媛，张军平，彭立．浅谈火热内生与高血压病．中国中医基础医学杂志，2010，16（7）：544 + 559.

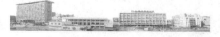

［11］郭晓辰，张军平．高血压病从浊毒论治．中医杂志，2010，51（7）：581－583.

［12］张军平，张光银，李明，等．兔动脉粥样硬化模型的证候归属研究．中医杂志，2010，51（8）：746－748.

［13］耿晓娟，张军平，高颖，等．缺血性中风病急性期证候变化规律研究．中华中医药杂志，2010，25（9）：1485－1487.

［14］许颖智，张军平，李明，等．四妙勇安汤对动脉粥样硬化斑块易损指数的影响及机制探讨．中华中医药杂志，2010，25（12）：2298－2301.

［15］张军平，吕仕超．从外科治疗痈的理念探讨动脉粥样硬化疾病的治疗．中华中医药杂志，2011，26（3）：557－560.

［16］丁彬彬，张军平．心脏核磁共振成像对病毒性心肌炎诊断价值的系统评价．中国循证医学杂志，2011，11（3）：273－277.

［17］王小玲，张军平，吕仕超．病毒性心肌炎从伏邪论治探析．中医杂志，2011，52（10）：826－827.

［18］张光银，张军平，李明，等．补肾抗衰片对实验性动脉粥样硬化家兔海马氧化应激的影响．中华中医药杂志，2011，26（5）：1228－1231.

［19］张俊清，张军平．病毒性心肌炎中医证候要素文献研究．中医杂志，2011，52（13）：1141－1144.

［20］张军平，吕仕超，袁卓，等．冠心病介入术后中医证治初探．中国中西医结合杂志，2011，31（7）：985－987.

［21］郭晓辰，张军平．从表达邪治则在冠心病治疗中的运用．中华中医药杂志，2011，26（8）：695－697.

［22］张军平，吕仕超，朱亚萍，等．成人急性病毒性心肌炎诊断标准评价与建议．中国医学科学院学报，2011，33（4）：449－451.

［23］张军平，吕仕超，朱亚萍，等．病证结合模式下的中医药临床疗效评价着力点．世界科学技术（中医药现代化），2011，13（6）：956－959.

［24］袁卓，张军平，杨萃．阿魏酸对血管内皮细胞生长因子诱导的血管平滑肌细胞迁移的影响．中国中西医结合杂志，2012，32（2）：229－233.

［25］许颖智，张军平，李明，等．四妙勇安汤对实验性动脉粥样硬化易损斑块内血管新生的影响．中国中医基础医学杂志，2012，18（2）：161－163.

［26］吕仕超，张军平．病毒性心肌炎中医辨治思路与方法．新中医，2012，44（3）：1－2.

［27］庞树朝，张军平．浅谈心脑同治理论及其应用．中医杂志，2012，53（7）：555－557.

［28］郭晓辰，张军平，朱亚萍，等．病毒性心肌炎患者生活质量量表的信度与效度研究．中华中医药杂志，2012，27（4）：857－861.

［29］吕仕超，张军平．中医药防治心血管疾病的若干思考．中医杂志，2012，53（11）：917－919.

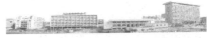

［30］郭晓辰，张军平，朱亚萍，等．基于病毒性心肌炎患者生活质量量表的条目筛选分析．中国医学科学院学报，2012，34（2）：116-125.

［31］郭晓辰，张军平，朱亚萍，等．病毒性心肌炎患者生活质量量表的反应度测评．中华中医药杂志，2012，27（7）：1792-1794.

［32］王小玲，张军平，许颖智．论毒邪理论在心系疾病中的运用．中华中医药杂志，2012，27（8）：2090-2093.

［33］季帅，张军平，吕仕超，等．透热转气法指导病毒性心肌炎治疗探讨．中医杂志，2012，53（20）：1732-1733.

［34］郭晓辰，张军平．中药抑制血管内皮细胞凋亡的作用机制研究概况．中医杂志，2012，53（20）：1784-1786.

［35］荣杰，许颖智，张军平．冠心病患者介入术前后中医证候演变规律分析．中医杂志，2012，53（23）：2027-2030.

［36］吕仕超，张军平．经皮冠状动脉介入术后无复流现象与玄府开闭的研究．世界科学技术（中医药现代化），2012，14（5）：1981-1984.

［37］季帅，张军平，吕仕超，等．基于心脑同治学说探讨冰片的临床运用．中医杂志，2013，54（2）：114-116.

［38］吕仕超，张军平．从气血学说探讨脑心同治．新中医，2013，45（3）：1-2.

［39］吕仕超，张军平．病毒性心肌炎诊断现状与策略．心脏杂志，2013，25（6）：742-745.

［40］任晓晨，张军平．顽固性高血压病从浊阴论治．中华中医药杂志，2013，28（6）：1752-1754.

［41］季帅，张军平，吕仕超，等．从玄府学说论中医药防治脑缺血再灌注损伤．中医杂志，2013，54（14）：1197-1199.

［42］李光辉，张军平，丁义，等．四妙勇安汤抑制中性粒细胞-内皮细胞黏附的实验研究．中国实验方剂学杂志，2013，19（24）：193-196.

［43］郭晓辰，张军平．论清透伏邪是治疗病毒性心肌炎的重要法则．中华中医药杂志，2014，29（3）：677-679.

［44］王爱迪，仲爱芹，张军平．外膜损伤致动脉粥样硬化动物模型的建立与评价．中国实验方剂学杂志，2014，20（14）：239-242.

［45］仲爱芹，徐士欣，张军平，等．丹酚酸B对脑缺血再灌注损伤黏附分子表达影响的实验研究．中国临床药理学杂志，2014，30（8）：704-707.

［46］吕仕超，张军平．中医药调控心脏稳态与重构的研究．中华中医药杂志，2014，29（12）：3892-3895.

［47］吕仕超，张军平．基于转化医学的中医药防治心血管疾病研究．中国中西医结合杂志，2015，35（5）：623-626.

［48］徐玲，吕仕超，张军平．Th17/Treg细胞失衡与自身免疫性心肌炎．中国免疫学杂志，2015，31（8）：1129-1131+1137.

［49］吕仕超，杨锡燕，张军平．中医药治疗高血压心肌纤维化的研究．世界科学技

术－中医药现代化，2015，17（6）：1295－1299.

［50］刘斯文，郭晓辰，张军平．内质网应激中 IRE1 级联反应对动脉粥样硬化的作用．中国病理生理杂志，2016，32（6）：1147－1152.

二、论著

［1］张伯礼，张军平．阮士怡教授学术思想研究．北京：中国中医药出版社，2012.

［2］张军平．病毒性心肌炎中西医结合诊疗实践．北京：中国中医药出版社，2014.

［3］张军平．四妙勇安汤防治心血管疾病的研究与实践．北京：中国中医药出版社，2016.

［4］张伯礼，吴勉华．中医内科学．北京：中国中医药出版社，2017.（张军平为副主编）

［5］张军平．国医大师阮士怡．天津：天津出版传媒集团，2016.

［6］张军平．科学煎服中草药．北京：中国中医药出版社，2017.

【整理者】

周欢 女，1985 年 9 月出生，毕业于天津中医药大学，博士研究生。现就职于南开大学附属医院中医科、住院医师，主要从事中医药防治心血管疾病的基础与临床研究。

吕仕超 男，1985 年 1 月出生，毕业于天津中医药大学，博士研究生。现就职于天津中医药大学第一附属医院老年病科、主治医师，主要从事中医药防治心血管疾病的基础与临床研究。

李萌 女，1988 年 8 月出生，天津中医药大学博士研究生在读，主要从事中医药干预心血管疾病的机制研究。

王晓景 女，1989 年 10 月出生，毕业于天津中医药大学，硕士研究生。目前天津中医药大学中医内科学专业博士研究生在读。

郭 义

名家传略

一、名家简介

郭义，男，1965年10月27日出生，甘肃省礼县人，工学博士，教授（二级），研究员，博士/博士后导师。现任天津中医药大学中医学院院长、中西医结合骨科学院执行院长、针灸标准化研究所所长、实验针灸学研究中心主任。国家重点学科针灸学科学术带头人，天津市高校重点学科针灸推拿学科领军人才，天津中医药大学滨海学者。从事中医针灸教学及针灸作用原理、中医标准化研究和临床工作。

学会任职：世界中医药学会联合会中医适宜技术评价与推广委员会会长，世界中医药学会联合会标准化建设委员会副会长，世界中医药学会联合会临床疗效评价专业委员会委员，中国标准化协会中医药分会副会长，中国民间中医医药研究开发协会副会长，中国针灸学会常务理事，中国针灸学会刺络与拔罐专业委员会主任委员，中国针灸学会实验针灸学分会副主任委员，中国针灸学会针灸教育专业委员会副主任委员，国家中医药管理局中医文化巡讲团专家，国家中医药管理局标准化专家咨询委员会委员。被聘为中国中医科学院首批客座研究员，天津医科大学客座教授，北京中医药大学临床特聘专家，甘肃医学院客座教授，香港中文大学及马来西亚中医学院讲习教授，日本东京卫生学园专门学校客座教授，日本铃鹿医疗科学大学主任研究员，日本大阪中医学会顾问，韩国心天泻血协会高级顾问，英国中医针灸师专业协会（PACHA）名誉主席，ISO/TC249（国际标准化委员会中医药技术委员会）G3、G4注册专家，第八届全国青联委员，第九、十、十一届天津市青联委员。

郭义教授从事中医针灸教学、科研、临床一线工作，治学严谨，敢于创新，取得多项重要成果，成绩卓著，贡献突出。曾被授予首批全国中医药高等学校教学名师（2016年）、首届中国百名杰出青年中医（1994年）、首批天津市有突出贡献专家（2016年）、第二届全国中青年医学科技之星（1996年）、第二届天津市十大青年科技先锋（1995年）、天津市爱国爱市、创业成才优秀知识分子等荣誉称号（1996年）。为享受国务院政府特殊津贴专家。

二、业医简史

郭义教授1982年考入甘肃中医学院中医系，系统学习中医药学知识，并先后跟随刘东汉、郑魁山、杨廉德、周信有、王道坤等名老中医进行临床实践，读书临证之心悟，即笔录在左，名曰"临症一得"。日积月累，记录 5 册。大学期间，即有"小便后昏厥治验""经络实质探讨"等 6 篇论文发表。三年级时，三北地区中医学院中医内科统考，郭义教授以甘肃省第一名的成绩参加了在辽宁举办的"优秀学生夏令营"，夏令营由任继学和张学文二位国医大师带队，边学习边参观，并由二位大师讲授临床经验，收获颇丰。1987 年，以五年总评第一名的成绩毕业，考取天津中医学院针灸学专业硕士研究生，师从石琢莹、徐汤苹教授。随石琢莹教授侍诊学习临床，石先生临证善用经方、八脉交会穴，用药取穴少而精。随徐汤苹先生、南开大学陈进生副教授从事经络腧穴的化学研究，硕士课题在位于思源堂的南开大学化学系电分析化学实验室完成。徐汤苹先生 1956 年研究生毕业于北京大学生物学系，师从我国著名的生理学家、中国生理科学会第一届理事长赵以炳先生和苏联专家尼·菲·苏沃洛夫（巴甫洛夫弟子）。徐先生科研功底深厚，科研思维缜密，先生的指导为郭义教授科研的生涯打下了坚实的基础。陈进生先生为电分析化学专家，思维敏捷，知识面广，善于创新，从他那里郭义教授第一次听到做学问要"大胆假设，小心求证"，这也成为他以后科研的座右铭。在南开大学四年（1988～1992 年）的科研实践中，接触了许多化学界大专家。南开大学的学风和校风，对他影响颇大，以后的科研生涯中，郭义教授团队一直能与许多团队精诚合作，这与在南开大学的熏染是分不开的。1990 年毕业，获医学硕士学位并留校工作。2002 年，考取天津大学生物化工专业博士研究生，师从元英进教授，2005 年获工学博士学位。历经各位名师的指点与熏陶，郭义教授的科研与临床思维日臻成熟。

1990～1996 年间，郭义教授主要从事经穴的化学基础研究，协助徐汤苹先生组建了经络研究室，承担了国家"八五"攀登计划项目和国家"八五"科技攻关项目，主持霍英东教育基金会第五届高等院校青年教师基金，申请中标天津中医药大学第一个国家自然科学基金青年基金项目，1995 年破格晋升为副研究员。

1996～2001 年间，郭义教授主要从事教学和科研工作，大部分时间在日本度过。在日本东京卫生学园专门学校为日本研究生授课，聘为客座教授；在日本铃鹿医疗科学大学协助石田寅夫教授建立了东洋医学研究所实验室，从事骨质疏松和花粉症的研究，聘为主任研究员。期间聘为天津中医学院针灸系副主任（1997 年）、主任（2000 年）兼大学中心实验室副主任（1998～2000 年），2001 年晋升为研究员、教授。

2001 年至今，郭义教授从事教学、科研、临床和行政管理工作。主讲实验针灸学、实验动物学等课程，主编了《实验针灸学》系列教材，获得了国家教学成果二等奖、天津市教学成果二等奖等，建成了一系列国家教育教学质量工程项目。建立了三个科研研究平台，即基础和应用基础研究平台——实验针灸学研究中心（2004 年）、中医标准化研究平台——针灸标准化研究所（2012 年）、临床研究平台——临床疗效评价和转化中心（2016 年），组建了跨学科、跨院系、跨院校研究团队，带领团队承担了国家 973 课题、国家自然科学基金重点、面上、青年基金等 50 余项，形成了经穴效应基础、针刺手法作用规律、针刺神经再生、刺络与拔罐、医用针型化学传感器、针灸配穴机制、针灸在肿瘤围化疗期减毒增效、中医针灸标准化等稳定的研究方向，使几十人的研究团队各有主攻方向，取得了一系列研究成果。临床以针刺手法和刺络拔罐的应用为主，治疗病症主要是眼病、抑郁症和颈肩腰腿痛，积累了比较丰富的临床经验。

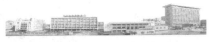

2006 年 9 月～2007 年 9 月，郭义教授在天津市教委科研处挂职锻炼，任副处长。筹建了中国针灸学会刺络与拔罐专业委员会和世界中医药学会联合会中医适宜技术评价与推广委员会，并担任首任会长。

三、主要贡献

（一）教书育人，创建针灸学系列国家教育教学质量工程项目

郭义教授一直站在教学第一线，主讲实验针灸学、针灸学、实验动物学、诺贝尔生理学或医学获奖项目的启示、子午流注与灵龟八法等课程。2012～2013 年第一学期，学生评教全校第一名。

"师者，所以传道、授业、解惑也"（韩愈《师说》）。教师的品德和素养是教师从事教学工作的先决条件。郭义教授多年来潜心教育教学研究，始终将立德育人作为高校的第一中心工作，重视教学质量，狠抓质量工程建设，带领团队创建了一批教育教学质量工程项目：国家级实验教学示范中心——针灸实验教学示范中心（中医界第一个），国家级教学团队——针灸学教学团队，国家级特色专业——针灸推拿学专业，国家级精品课程和视频公开资源课程——针灸学课程。主办了针灸学、刺法灸法学、实验针灸学等全国高级师资进修班，在针灸教育界起到引领示范作用。积极进行针灸推拿专业的教学改革和探索，提出"三模块、四结合、五层次"的针灸学教学改革模式，并付诸实践，获天津市教学成果二等奖。积极进行国内外中医针灸教育教学的比较研究，获天津市教育委员会教学成果三等奖 3 项。指导毕业硕士研究生 80 余名，博士研究生 30 余名，博士后 3 名，教育部高级访问学者 13 名，学生遍及中国大陆、香港、台湾等地区，以及日本、韩国、尼泊尔等 10 余个国家。

由于教育教学业绩突出，获得天津市教育系统"三育人"先进个人（2 次）、天津市"八五""九五"立功奖章、天津市""五一劳动奖章"、天津市优秀教师称号（2 次）。2016 年 12 月 29 日，荣获国家首批"中医药高等学校教学名师"荣誉称号，在人民大会堂受到刘延东副总理的接见。

（二）发展实验针灸学

实验针灸学为天津中医药大学首创。郭义教授经多年教学实践和研究，发展了实验针灸学，保持了实验针灸学的领先地位。

郭义教授确立了实验针灸学课程内容体系——针灸基本理论、作用原理、作用规律的现代科学基础，同行认可；提出了实验针灸学可持续发展战略——汇通融合、创新实践，获国家教学成果二等奖；主编了《实验针灸学》《实验针灸学实验指导》系列教材——创新教材、精编教材、行业规划教材，被评选为国家级规划教材；构建了基于 CRPCP 模式的实验针灸学教学新模式，全国推广；举办了多期实验针灸学高级师资进修班，全国参与；研制了实验针灸学实验教学仪器，全国应用；接受了教育部实验针灸学高级访问学者 10 余名，形成了优势。

（三）发现了针刺经穴效应启动子

郭义教授首次发现，钙离子在经穴处分布具有特异性，证明了钙离子、肥大细胞是针刺经穴效应初始动力学中的启动子，明确了针刺可引起穴位处自生性炎性反应，阐释了"神经－肥大细胞－相关化学物质"相互作用是针效初始启动、级联放大、整体调节网络

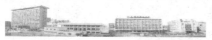

中的中心调控环节之一。重要研究成果已被写入新世纪全国高等中医药院校规划教材《中医基础理论》《经络腧穴学》《实验针灸学》等，用于课堂教学。

（四）创建指尖上的医学——手十二井穴诊疗法

郭义教授倡导昏迷后第一时间的自救他救，挖掘了传统中医急救技术——手十二井穴刺络放血法，开展多中心、大样本临床研究，评价了其急救（中风、煤气中毒、颅脑创伤）效应，明确了其应用规律，诠释了其科学机制，升华了其理论内涵，推动了其广泛应用，成为系统研究该疗法的先驱者。这项研究成果作为国家中医药管理局评定的应急处置技术向全国推广，并将手十二井穴广泛用于疾病的诊断和治疗，形成了手十二井穴的诊疗体系。郭义教授创建了中国针灸学会刺络与拔罐专业委员会，形成了刺络与拔罐研究的学术网络体系，并与日本、韩国刺络学会签订合作协议，定期召开国际学术会议，推动了刺络与拔罐疗法的学术进步和临床应用。

（五）重视针刺手法的临床应用，科学表征了针刺手法的神经电信息特征

郭义教授业师郑魁山先生为享誉华夏的针刺手法大家，受其影响，郭义教授临床非常重视针刺手法，并根据自己临床实践，创立了一些针刺手法，如孔雀开屏、潜龙入海、山羊飘胡等。

针刺手法在心易了，指下难明，缺乏客观化、量化。郭义教授团队与天津大学王江教授团队合作，从针刺信息传导通路上相应部位的神经电信号入手，通过不同针刺手法引起的神经电信息的研究，发现针刺神经电信号编码可表征不同针刺手法的特性，不同针刺手法引起的神经电信号存在差异，不同针刺手法 – 不同神经电信号编码 – 不同针刺效应密切相关，为针刺手法的科学性提供了科学依据。

（六）明确了针刺和部分汉方药可促进外周神经再生，阐明了部分作用原理

郭义教授在日本国文部科学省高新技术基金资助下，与日本铃鹿医疗科大学石田寅夫教授合作，明确电针可以促进外周神经再生和修复，早期介入、低频电针效果为佳，电针可通过促进损伤部位的血管再生、促进神经生长因子分泌等达到治疗效果，并研发了理疗仪器，用于临床。他同时进行了日本药局方中汉方药对外周及中枢神经损伤影响的研究，发现葛根、薏苡仁等有促进神经再生的作用。

（七）提出中医标准化的理论和方法，构建针灸标准化体系

郭义教授参与国家中医药管理局中医标准化发展战略研究，创建国家中医药管理局针灸标准化研究中心试点建设单位，参与制定《十一五针灸标准化规划》《中国针灸学会标准化基地管理办法》《中国针灸学会标准化工作手册》《中医标准化"十二五"规划》，协助起草国家中医药管理局《关于加强中医药标准化发展的指导意见》，构建了针灸标准化体系，制定了国际标准 2 项（ISO）、国家标准 5 项、行业标准 8 项。从和而不同、周而不比等角度阐述中医标准化理论，提出了中医临床实践和治未病指南的制定方法，制定了中医古典文献证据分级标准，开设了本科生中医标准化课程，培养了从事标准化研究的硕士、博士研究生 10 余名，为中医针灸的标准化做出了突出贡献。

（八）主要获奖项目

1. 教学研究成果

（1）汇通融合、创新实践——实验针灸学可持续发展的探索与实践，获 2005 年国家

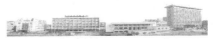

教学成果二等奖（第1位）、2004年天津市教学成果一等奖，第1位。

（2）针灸推拿学专业人才品德、技能、创新能力培养模式的探索与实践，获2013年天津市教学成果二等奖，第1位。

（3）关于国际中医药教育现状的调查分析及对策研究，获2010年天津市教育系统第六届优秀调研成果二等奖，第2位。

（4）国际针灸教育现状的调查分析及比较追踪研究，获2007年天津市首届教育科学研究优秀成果三等奖，第1位。

（5）国际中医教育现状的调查分析及比较追踪研究，获2014年天津市第三届教育科学研究优秀成果三等奖，第1位。

2. 科学研究成果

（1）针刺手法作用规律及神经电信息机制，获2017年中国中西医结合学会科学技术奖一等奖，第1位。

（2）针刺手法实验技术研究及推广应用，获2017年上海市浦东新区科学技术奖二等奖，第2位。

（3）临床病证针灸治疗指南，获2016年中国针灸学会科学技术一等奖，第11位。

（4）针灸的血管调控作用及刺井疗法治疗缺血性脑病的临床应用，获2015年中华中医药学会科学技术一等奖，第2位。

（5）重型TBI急性期中西医结合综合救治研究，获2012年武警部队科技进步一等奖，第5位。

（6）针刺手法参数采集与仿真技术研究与应用，获2017年教育部科技进步二等奖，第2位。

（7）GB/T21709.4—2008针灸技术操作规范第四部分：三棱针，获2013年中国标准创新贡献二等奖，第1位。

（8）GB/T21709.3—2008耳针技术操作规范制定及推广应用，获2014年中国针灸学会科学技术二等奖，第2位。

（9）中风应急救治技术——手十二井穴刺络放血法的临床与实验研究，获2012年中国针灸学会科学技术二等奖，第1位。

（10）针灸单穴主治临床评价的系列研究，获2009年北京中医药大学科学技术一等奖，第14位。

（11）电针促进周围神经再生修复的临床与实验研究，获2007年天津市科技进步二等奖，第1位。

（12）不同频率电针对周围神经再生与修复影响的临床与实验研究，获2006年中国针灸学会科学技术三等奖，第1位。

（13）"手十二井穴刺络放血急救中风的脑生化基础及其临床应用"获2005年天津市科技进步三等奖，第1位。

（14）六神丸治疗白血病的临床与实验研究，获2005年中华中医药学会科学技术三等奖，第5位。

（15）手十二井穴刺络放血急救中风的临床及脑血流、脑生化基础研究，获2005年中华中医药学会科学技术三等奖，第1位。

（16）经穴Ca^{2+}浓度的分布及针刺对Ca^{2+}影响的实验研究，获2004年中华中医药学会科学技术三等奖，第1位。

（17）经穴Ca^{2+}浓度的分布及针刺对Ca^{2+}影响的实验研究，获2002年天津市科技进步三等奖，第1位。

（18）经穴－脏腑外周联系途径中Ca^{2+}作用的研究，获1995年天津市科学技术进步三等奖，第1位。

（19）中风初起的急救措施——手十二井穴刺络放血治疗中风的临床与实验研究，获1993年天津市卫生局科技进步三等奖，第2位。

（九）专利

1. 三维立体电子针灸经络腧穴挂图装置，2014年9月10日授权，专利号：ZL201420083821.1

2. 一种多波形调制脉冲针刺镇痛麻醉仪，2016年12月6日授权，专利号：ZL201510144243.7

学术思想

一、大胆假设，小心求证——思维和方法是科学研究的两大关键要素

郭义教授多年从事科学研究，培养研究生，长期的科学研究使他在科学思维和方法上有诸多心悟。这些心悟不仅体现在他自己主持的50多项科学研究项目中，也体现在对学生的培养上。每当新的硕、博士研究生入学，郭义教授都要为他们开设系列讲座，而第一讲就是他主讲的"论研究生的修养"。

（一）他山之石，可以攻玉

中医学的发展离不开现代科学，要以现代科学之"石"，攻中医针灸之"玉"，实验针灸学创建与发展即如此，中医药的现代研究亦如此。中医药学科体系历来是开放的、包容的，能够容纳当时最新的思维和成果，古今皆如此。以我为主，我主人随，根在中医，就不怕离经叛道，才能够可持续发展。

（二）大胆假设，小心求证

郭义教授在治学方面，尤其推崇胡适先生的"大胆假设，小心求证"思想，一大一小，点出了做科研的思维与方法。"假设"是思维，"求证"是实践。没有大胆的假设、怀疑，就不会有进步和创新。"大胆假设"之后，还需要去"小心求证"，去实践，要做到有几分证据说几分话，既不可盲从，也不可武断。如在研究针刺经穴效应启动的关键物质时，发现钙离子在经穴处富集，提出经穴处钙离子是针刺效应产生的关键因素之一，并用多种技术、多种模型进行了验证。

（三）大处着眼，小处着手

在科学研究过程中，郭义教授强调要"大处着眼"，即放眼大局，着眼长远，明确研究目标，把时间坐标放大来看问题。再进一步从"小处着手"，理清思路，找准突破口，深入研究，既要"大题小做"，从大的研究方向出发寻找小目标，大方向下挖掘小切口，

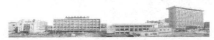

以小角度反应大问题；也要"小题大做"，从关键点出发寻找大问题，跳出已获得结果的狭小区域，发现大天地，做出有创新、有影响力的成果来。

（四）站起来看，蹲下来做

王国维在《人间词话》中指出"古今之成大事业，大学问者，必经过三种之境界"，郭义教授强调做科研也同样要经过三种境界，分别是选题的迷茫、求证的艰辛和成功的喜悦，要能"站起来"看到别人所没有发现的问题和现象，也要能"蹲得住、坐得下"，踏踏实实，上下求索。科学是讲求实际的，是老老实实的学问，来不得半点虚假，需要付出艰辛的劳动，就是需要蹲下来做，不浮躁、不做作，扎扎实实，实事求是。

（五）入乎其内，出乎其外

《大学》曰："物有本末，事有终始，知所先后，则近道矣。"郭义教授认为做学问亦如此，要根据规律，要探究事物的来龙去脉，要能钻得进去，也要能跳得出来。研究时必须先大量的阅读文献，细研这一领域的综述及顶点高分文章，掌握这一研究领域研究概况，要"钻进去"，形成本领域自己的知识体系，同时还要"跳出来"，站在外边来看问题，他常说"横看成岭侧成峰，远近高低各不同，不识庐山真面目，只缘身在此山中"，这就是钻进去、跳出来。

（六）团队精神，大局意识

古人云："人心齐，泰山移。"这句话对科研工作来说同样重要，科研团队实际上就是科学共同体，已紧紧地拴在一起，一个充满友爱互助的团队，一定可以取得大成就。要产生 $1+1>2$ 的协作效应，发挥整体力量。同时，注重团队精神也要尊重个人的兴趣和成就，挖掘每位成员的潜力，核心是协作，最高境界则是全员的向心力、凝聚力，解放个性、发挥特长，将个人利益与整体利益相结合，才能保证团队的高效率运转。在这一点上，郭义教授团队表现得十分突出，他建立的三个大的研究团队即如此。每位成员之间相互合作，每个课题组之间也能够资源共享，师兄师姐与低年级的学生形成"一帮一对子"模式，指导他们进行实验和论文写作，在这种互相协作的模式下，团队近10年来成功申报成功国家973计划，国家自然基金重点、面上、青年近30项课题，成果颇丰，这就是团队精神、大局意识的体现。

二、汇通融合，创新实践——实验针灸学可持续发展的动力和目标

实验针灸学创建以来，如何实现实验针灸学的可持续发展，使其在培养现代化的中医针灸人才及针灸现代化中发挥更重要的作用？郭义教授传承汤德安、徐汤苹教授的思想，多年来在教学和科研实践中不断思考和探索，提出"汇通融合"是实验针灸学可持续发展的动力与源泉，"创新实践"是实验针灸学可持续发展的目标与灵魂。

汇通融合即传统针灸学必须与现代科学技术汇通融合，利用现代科学技术武装自己、发展自己，与时俱进，实验针灸学就是汇通之桥梁、融合之催化剂，也只有这样，实验针灸学才有可持续发展的动力。实验针灸学的发展要顶天立地，顶天就是要通过实验针灸学的研究，出新理论，或补充针灸学原理论，或将理论转化为临床应用；立地就是实验针灸学的研究成果必须指导临床实践，接地气，为临床实践服务，解决临床实际问题，这样实验针灸学才能可持续发展，而不至于昙花一现。郭义教授将这条思路贯穿在实验针灸学学科体系建设、系列教材编写、理论教学、实践教学、科学研究中，得到大家的一致认可。

三、三网联动，以致中和——经穴效应的现代科学基础

针灸学根植于中国传统文化土壤，充分体现了传统文化的精华，中华传统文化的核心是"和"。《尚书》就有"协和万邦""燮和天下"的记述，《周易》中也贯穿着"天下和平"的政治理念，《素问·生气通天论》记载的"阴平阳秘，精神乃治"就是一种和的状态，其不仅指兼容并包，更是一种动态平衡。与"和"思想相联系的，还有"中"的概念，古人将"中"看成是世界观、人生观和方法论的理论概括，孔子提出"执其两端，用中于民"的思想，指在治理各种事务时采用"执中"方法，可以稳握"过"与"不及"度量的关键点，无过无不及，不偏不倚，有效防止走向两端错误的原则和方法。将"中"与"和"结合起来，产生"中和"的观念，使多样性的文化相统一，达到一种最佳状态。"中和"是使天地各得其位、万物生长发育的大本大源。

在机体中，"中和"状态是指健康个体生命物质运动的最佳内稳态。针灸作用的基本特点是调节作用，具有恢复机体内稳态的调节效应，可使偏离稳态的生命物质运动恢复到最佳状态，达到"中和"状态。

而针灸是如何调节机体达到中和状态的呢？郭义教授首先提出"三网联动"说（图21），针灸启动经穴小网络，调动机体大网络，调整机体病网络，达到阴阳协调、气血平和的中和状态。具体来说，针灸作为一种创伤性物理刺激，首先激活了针灸穴位微环境小网络，使针灸信息在穴位局部启动并级联放大，进而调动人体自身调节大网络——神经－内分泌－免疫网络（NEI网络），经NEI调控，针灸效应信息输出到靶器官，调整疾病网络（病网络），产生针灸疗效。即针效的产生是针灸启动穴位局部"穴网络"，调动机体神经－内分泌－免疫"大网络"的调节，从而作用于靶器官"病网络"。三网联动，纠正疾病的失衡状态，恢复机体的内稳态，达到"中和"状态。当机体处于病理状态时，疾病网络发生改变，通过机体的神经－内分泌－免疫网络等途径，也可以反映到穴位局部的穴网络，从而使穴位产生某些阳性反应，如压痛、条索、结节等，阿是穴的产生即如此。

多年来，郭义教授带领团队围绕"三网联动"开展了系列研究，发现针刺穴位后可产生以下作用：①可激活外周传入神经，启动神经调节。②可促进穴位局部肥大细胞富集、肥大细胞脱颗粒，引起神经、血管、免疫等反应。③使穴位局部部分肌纤维缠绕断裂，毛细血管破裂，红细胞、炎性细胞浸润，引起穴位局部炎性反应，启动免疫等调节。④穴位处存在Ca^{2+}富集，可引起穴位局部离子（Ca^{2+}）浓度变化及神经递质（HA、SP、CGRP）的释放，即传入神经－肥大细胞－相关化学物质之间相互作用，相互影响，构成了针效启动穴网络；而调控穴位局部上述物质的含量及功能状态，均可影响针刺效应。⑤针刺可以调节机体失衡的神经－内分泌－免疫网络。⑥针刺可改善靶器官局部的病理网络。以上研究为"三网联动，以致中和"的经穴效应原理假说提供了科学依据。

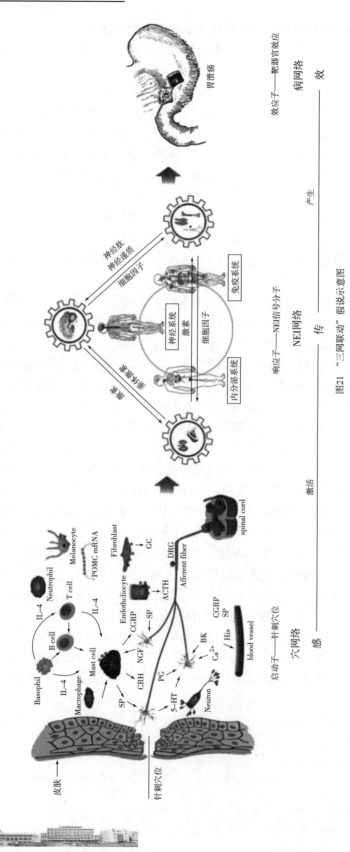

图21 "三网联动"假说示意图

四、井穴刺络，通调脑络——构建有中国特色的急救医学体系，针灸大有可为

加利福尼亚大学杰弗里·萨韦尔教授在《中风》杂志撰文指出，时间就是大脑！急救时间对大脑至关重要。发生脑中风时，大脑每分钟有190万个神经细胞死亡，缺氧的大脑每小时的老化程度相当于3.6年！如不及时治疗，每延误1分钟就有190万个脑细胞死亡，导致140亿个突触和7.5英里的神经纤维损失。

萨韦尔说，这一发现说明，患者必须立即辨明中风症状，并马上呼叫急救人员。医护人员也应该认识到中风是一种不可逆转的神经元疾病，必须刻不容缓地实施抢救。临床结果证明，治疗越晚，恶化程度越重。

但在急救人员到来之前，如何自救他救，西医学尚缺乏相应措施。具有几千年历史的中医学，急救方法非常丰富。手十二井穴刺络放血法是常用的方法之一，在临床已经经验式地使用达数千年之久，操作简便，便于掌握，尤其适合现场自救他救，可与西医学急救体系形成优势互补，提高院前急救的效率，提高急救医学的整体水平，构建具有中国特色的急救医学体系，为人类的健康服务。

有鉴于此，郭义教授团队自1985年起开始研究手十二井穴刺络放血急救中风，历经三十余年，提出了"井穴刺络，通调脑络"的学术思想，并系统开展了以下研究。

（一）理论基础研究

《针灸大成》中载："凡初中风跌到，卒暴昏沉，痰涎壅滞，不省人事，牙关紧闭，药水不下，急以三棱针刺手十指十二井穴，当去恶血，又治一切暴死恶侯，不省人事，及绞肠痧，乃起死回生妙诀……"罗天益在《卫生宝鉴》中对中风病的治疗提出了"大接经"针法，即针刺十二经之井穴，因井穴为阴阳经气相交之处，针之可通调十二经之气，点刺出血则令气通而闭开，闭开则窍启复苏。井穴位于四末，类同根结之"根"、标本之"本"。阴阳相接，开窍启闭，井穴是十二经脉经气初始生发的部位，乃"经气之所出"，为诸经之根，犹水之源头，《洁古云歧子针法》认为刺激井穴可沟通十二经脉的气血，使大经脉的阴阳气血得以正常交接，从而疏通经络，调和阴阳，醒神开窍，起到急救的作用。

从现代生命科学角度来看，手十二井穴位于手指末端，神经血管丰富，是动静脉吻合交汇处，手在大脑皮层体感区占有很大的面积，刺激手部，尤其是指尖部（手十二井穴），对大脑皮层功能的影响最大。日本的代田文彦认为："刺血的机制虽不甚明了，但搅动指尖动静脉吻合部血流，对全身血流，尤其是脑内血流的影响最大，因此，作为急救措施，应首先考虑刺血术。"

（二）临床效应评价

在中风昏迷（600例）、一氧化碳中毒昏迷（120例）、颅脑创伤昏迷（200例）三个病种中开展了临床研究。

以中风昏迷的研究为例，郭义教授先后三次开展研究，在天津医科大学总医院、天津市环湖医院、天津市第一中心医院的大力支持合作下，从单中心到多中心开展了研究。井穴刺络放血对于病程在12小时以内患者的神志影响最大，可使患者意识状态好转，生命指征——呼吸、心率、血压显著改善，趋于平稳。证明手十二井穴刺络放血疗法对缺血性中风早期具有很好救治效果，提示早期采用井穴刺络放血治疗对患者的预后具有重要意义。

(三) 作用机理研究

对于手十二井穴刺络放血急救机制，郭义教授从脑血流、脑水肿、脑生化、脑分子生物学等角度进行了系统研究。

在对脑血流调节方面，手十二井穴刺络放血可使血流减速型中风患者的血流速度加快，使血流加速型中风患者的血流速度减慢，表现出双向性良性调整作用。手十二井穴刺络放血还可使脑缺血、脑水肿家兔的脑血流图（REG）波幅升高，效应持续时间长，明显优于西药组。进一步探寻影响因素，发现仅手三阳经井穴刺络放血也可使 REG 波幅升高，而手三阴经井穴刺络放血效果不明显，与传统中医理论"阳经上头，阴经不上头"的观点一致。手十二井穴对脑血流改善的影响是放血、疼痛和穴位三方面综合作用的结果，其外周主要传入途径是躯体神经和血管壁交感神经，在中枢受胆碱神经和肾上腺素能神经的双重调节，其中 M1、α、β 三种受体起到重要作用。

在对脑血管病引起的脑水肿的方面，发现手十二井穴刺络放血可改善缺血后 48 小时内大鼠脑水肿程度，降低脑含水量、脑系数值，可提高 48 小时脑缺血大鼠的存活率。

在对脑生化的影响方面，可改善脑缺血后大鼠脑组织缺血急性期缺氧状态，缓解缺血区乳酸堆积；可调整缺血区胞外 K^+、Na^+ 浓度，缓解细胞毒性脑水肿的发生发展；可降低缺血脑组织胞内"钙超载"程度、钙调素活性；可降低缺血区胞外兴奋性氨基酸浓度升高的程度，调整 NO 浓度，缓解其神经毒性；可提高心脑组织 Na－K－ATPase、乳酸脱氢酶（LDH）活性。

在对相关分子生物学指标的影响方面，手十二井穴刺络放血可促进缺血灶周围神经生长相关蛋白 43（GAP－43）表达；可促进大鼠脑缺血后侧脑室室管膜碱性成纤维细胞生长因子（bFGF）、神经胶质酸性蛋白（GFAP）、增殖细胞核抗原（PCNA）免疫阳性细胞表达，从而参与了脑保护及促进损伤神经元的修复；还可促进大鼠脑缺血后皮质区 5－溴尿嘧啶脱氧核苷（BrdU－5）和巢素蛋白（nestin）阳性细胞表达，可能促进了神经细胞再生。

基于上述研究成果，"手十二井穴刺络放血治疗缺血性中风救治技术"在 2007 年被国家中医药管理局作为"缺血性中风急性期常规救治中医临床适宜技术"在全国各级医疗单位中推广，在急救中得到使用。此外，郭义教授团队还进一步研制出"手十二井穴保健操"，组织学生和义工走进养老院，推广普及手十二井穴保健操，预防中老年中风、痴呆等疾病发病。该保健操还通过微信公众平台、腾讯视频、优酷视频和土豆网公开发布，目前转发率、点击率和播放次数已达 500 万余次，实现了"从医院到家庭，从治疗到预防"的拓展。

五、难不在穴，在手法耳——针刺手法是针刺之灵魂

《诗》曰："周虽旧邦，其命惟新。"明代杨继洲撰《针灸大成》，参合指归，汇同考异，分图类析，为天地人卷，论道手法，颇多心悟，针法自此盛焉；清代李守先《针灸易学》云："先少学针灸，或止之曰穴难，不知难不在穴，在手法耳……先习此首学手法，次学认症，而以寻穴为末务。"郭义教授临床非常重视针刺手法，认为针刺手法乃针刺之魂，无手法则针灸灵魂尽失。先师郑魁山立言：为针者必守神导气，主张针刺双手并

用，强调"知为针者信其左，不知为针者信其右"，重左手揣穴，右手操作，双手合配，气至病所，求"神荡彩凤舞，气冲苍龙飞"之境；"针由气导，气乃神赋"，"人针合一"乃针法之秘诀；用针力若伏虎，势若擒龙，凉透碧落，热烧青峰。郭义教授在郑氏针法基础上，有所心悟，有所拓展。针道法天，垂象以示，往往以动物之形姿命名针法，如青龙摆尾、赤凤迎源等，现举例介绍如下。

（一）孔雀开屏

命名依据：由于针刺后针在项部环绕一周，其形如孔雀开屏，故名。本法为郭义教授自创手法。

组方穴位：风府、风池、天柱、翳风、完骨（图22）。

操作要点：①先取患者双侧风池穴，采用郑氏"过眼热"手法，即术者左手食指或拇指揣穴后紧按针穴，右手持针使针尖朝向对侧目内眦，斜刺0.8～1寸，得气后右手拇指向前下连续捻按3～5次，候针下沉紧，针尖拉着有感应的部位，连续重插轻提3～5次。如此捻按提插2～3次后，针尖顶着产生感觉的部位守气，使针下继续沉紧，产生热感，同时左手向头顶方向用力推挤，使热感传导到眼区。若针感传到侧头部停滞不前，可在此处再针一针接力，往往针感可接力至眼部，守气1分钟后拔针或留针。②再取患者风府及双侧天柱、完骨、翳风穴，风府穴针刺时要求患者头微前倾，针尖向下颌方向刺入0.5～1寸，完骨穴直刺0.5～0.8寸，天柱穴直刺0.5～0.8寸，翳风穴直刺0.5～1寸。上穴针刺得气后施提插、震颤行气手法，实证用泻法，虚证用补法，针感要求向头颈部传导，行针约1分钟。

适应病症："孔雀开屏"选穴精妙，五穴分属四经，针之以调多经之气，畅头颈部之气血，有良好的临床效果。此外，"孔雀开屏"组方要求除风府之外的穴位双侧针刺，左为阳，右为阴，左右配穴，可达到很好的阴阳平衡效果。多用于治疗颈椎病、脑血管疾病等头项部病症，可有效改善头痛、头晕、颈部疼痛、口眼歪斜、半身不遂等症状。头痛可加太阳、合谷、太冲等穴，颈椎病可加颈夹脊、大椎等穴，脑血管后遗症可加百会、内关、三阴交等穴，高血压可加太冲、曲池等穴。

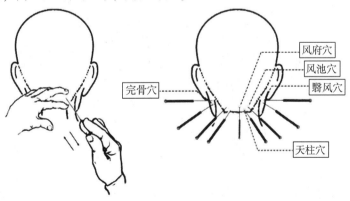

图22　孔雀开屏组方穴位

（二）潜龙入海

命名依据：多用于针刺足部穴位，用青龙摆尾手法，使针感传向足底涌泉穴，意在引

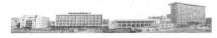

亢阳下行，阳合于阴，故名。本法为郭义教授自创手法。

组方穴位：太冲、陷谷、侠溪，以及第3、4趾间指蹼缘后方赤白肉际处，共4穴（图23）。

操作要点：左手揣穴，并以左手拇指关闭诸穴远心端，右手持针刺入0.5~0.8寸，提插捻转得气后，左手加重压力，并用力向涌泉穴方向推压，右手扳倒针柄针尖指向涌泉穴，扶持针柄向左右似钟摆式连续缓慢地均匀摆动3~5次，往返拔针如"江中船上舵"后，向下用力顶住针尖，针尖不进不退保持原位，使针感放传导至涌泉穴。

适应病症：治疗肝阳上亢、上热下寒等病症。

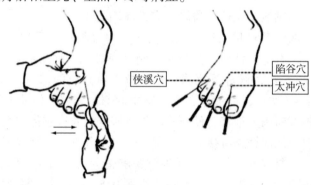

图23 潜龙入海组方穴位

（三）山羊飘胡

命名依据：由于针在颈部颌下前正中线左右，在结喉上方环绕一周，其形如山羊胡状，故名。本法为郭义教授自创处方与刺法。

组方穴位：廉泉、旁廉泉（图24）。

操作要点：左手揣穴，右手在廉泉、旁廉泉、旁廉泉旁开0.5寸（旁旁廉泉）等处向咽喉方向直刺或斜刺0.5~0.8寸，得气后行凤凰展翅手法，使针感向咽喉方向传导，留针。

适应病症：咽喉疾病、打鼾等病症。

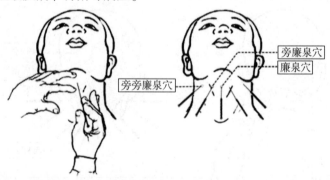

图24 山羊飘胡组方穴位

（四）老驴拉磨

命名依据：由于操作时食中二指置于针旁，或拇食二指捏针柄，以穴位为中心缓慢地环绕、拉转、盘旋似老驴拉磨之形，故名。本法分为小老驴拉磨法和大老驴拉磨法两种操

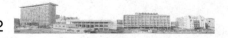

作。为郭义教授在郑氏手法上有所发挥。

应用穴位：多用于中脘、下脘等腹部穴位。

操作要点：以针中脘穴为例（图25）。操作时左手食指紧按针穴，右手持针将针进至地部（深处），提插捻转，得气后，将针提至天部（浅处），将针搬倒，使针倾斜与皮肤成15°~45°角，以拇食二指握固针柄，似拉（推）磨式的围绕穴位转圈，操作多在180°~360°，最多不超过5圈，使针孔开大，针下空虚，出针后不打闭针孔，留针与否根据病情而定，此为"大老驴拉磨"。"小老驴拉磨"法是在针刺穴位到达地部得气后，将右手食中二指指腹置于穴位两旁，指腹似拉磨式缓慢绕穴位旋转3~5次，针亦随之转动。"小老驴拉磨"法推转角度小，行阳数，为热补法，主要针对虚寒性疾病；"大老驴拉磨"法推转角度大，行阴数，为凉泻法，主要针对实热性疾病。"小老驴拉磨"法主要针对症状较轻、皮肉浅薄的患者；"大老驴拉磨"法主要针对症状较严重、皮肉丰厚的患者。

适应病症：本法多用于腹部穴位的操作，适用于腹部众多疾病，如食滞胃脘、腹部结块、癥瘕积块、食积痞块，肝气郁滞等气血郁滞证。郭义教授也常用于用于治疗抑郁症、焦虑症、失眠、前列腺增生等病。

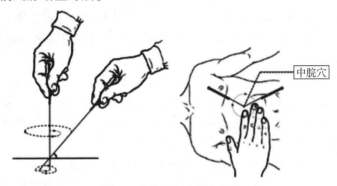

图25　老驴拉磨中脘穴操作

六、间者并行，甚者独行——针灸配穴的重要原则

针灸处方是指导针灸临床的医治策略，是影响针灸疗效的关键因素之一。在具体的针灸临床实践中，配不配穴？如何配？规律尚不清楚。郭义教授团队承担国家973课题，对此进行了比较系统的研究，明确了"间者并行，甚者独行"是用单穴还是配穴的原则，远近配穴法是临床最常用的配穴法。

研究首先从古典文献中探寻配穴规律，通过对前91~1883年历经约2100年的327本医书、文史著作、笔记杂谈的针灸医案搜集整理，共辑录基本医学要素齐备之针灸医案1052则。研究发现，针灸处方经历了从单穴到配穴的发展轨迹，早期单穴运用为多，明清后配穴为多，配穴后针灸的治疗范围扩大。研究表明，远近配穴法多用于治疗脏腑病，局部配穴法多用于治疗肢体关节病。

现代文献研究通过检索13个中英文网络数据库，全面收集化疗后恶心呕吐、急性腰扭伤、偏头痛、原发性痛经等14种针灸优势病种相关临床研究文献，建立"针灸优势病种临床文献数据库"，从疾病探寻配穴规律。研究发现，配穴应用多于单穴。单穴"缓急止痛"作用明显，配穴"综合调节"效果突出；远近配穴法多于局部配穴法，远近配法常用于脏腑病治疗，局部配穴法常用于肢体关节病治疗；在此基础上根据文献质量等级和样本量大小对相同配穴的文献进行加权合并，结合样本量、有效率等观察指标构建针灸优势病种腧穴配伍复杂网络模型，通过拓扑结构分析发现远近配穴法是不同疾病针灸治疗最常用的配穴方法，远近配穴可提高治疗的效果；利用网状 Meta 分析并基于贝叶斯模型预测腧穴配伍效应差异，也发现单穴对急症、痛证效果较好，配穴对于整体功能改善作用较好。

研究还通过人工神经网络自动分类法对海量腧穴配伍临床文献进行自动分类，并分析单穴和配穴治疗疾病的规律，研究发现，近 10 年中针灸单穴多用于治疗急性腰扭伤、休克、癫痫发作、落枕、痛经等 169 种疾病，其中 73% 的疾病具有疼痛为主症的特点，51% 的疾病发病急骤、有一定危险的特点；配穴多用于治疗中风后遗症、面瘫、膝骨关节炎、抑郁症、腰椎间盘突出症等 402 种疾病，多见于症状复杂、病程较缓的疾病。

针对以上问题，还进行了多中心、大样本的临床实证研究（600 余例）。以针刺治疗肿瘤患者化疗后恶心呕吐为研究平台，研究表明，单穴在缓解化疗后恶心呕吐等较急较重的药物毒性反应时优于双穴，具有减毒作用；配穴则在改善化疗患者整体生活质量和不良情绪状态、脏器保护方面等更有优势，双穴更具有整体调节与保护作用。单穴多适用于缓解较单一症状，较重症状；配穴多用于病势较缓，症状较轻的疾病，这与文献研究结果一致。

综上，"甚者独行，间者并行"是针灸临床配穴的重要原则，当病情甚——急、重、症状单一的情况下，单穴多用，力专效宏；当病情间——缓、轻、症状复杂的情况下，配穴多用，整体调节。远近配穴法是临床最常用的配穴方法，符合中医整体观念理论，多用治疗脏腑躯干疾病，局部配穴法多用于治疗肢体病变。

七、贵和执中，辨证荐举——中医药标准化的理论和方法

标准是一门学科成熟度的标志。中医药标准化是中医药学术发展和现代化水平提高的内在需求和必然趋势之一。中医药历史悠久，在发展和传承过程中出现不同的流派与理论，加之中医强调个体化诊疗，因此，中医的标准化工作必然有其特殊性，同时，由于缺乏公认的指导理论和方法，使得中医药标准化建设存在一定的难度。如何将中医药个体诊疗的灵活性、多样性和标准恰到好处地结合起来，是标准制定的一个难题。这就要求我们加强中医标准制定的理论和方法学研究。

郭义教授认为，中医药辨证论治和标准之间是个性和共性、特殊性和普遍性的关系，中医药标准既要体现标准的共性，又要体现中医药的特色、优势和自身发展规律。贵和执中，辨证荐举，是中医标准化的重要理论和方法。

"和而不同"语出《论语·子路》："君子和而不同，小人同而不和。"《国语·郑语》载："今王去和而取同，夫和实生物，同则不继。以他平他谓之和，故能丰长而物生之，若以同裨同，尽乃弃也。"此段是对"和而不同"很好的解释。"和"是事物多样性的统一，允许不同事物或者不同的文化价值的存在，事物的存在方式是多样性的，"不同"是必然的。"和"字首先体现的是一种海纳百川的包容精神。《国语·郑语》那段话还重点强调了"和实生物，同则不继"。从根本上讲，"和"里面本身就包含了"不同"，因为"同"泯灭了事物的个性，不可能达到"和"的境界。只有不同的东西融合在一起，才有可能促进事物的发展，才有可能产生新的事物。中医标准化即是如此。

有人担心，中医药标准化可能会使中医药学术僵化，从而失去辨证论治的精髓和个体治疗的特色，禁锢中医药的学术发展。这是对中医标准化的误解。标准化不是绝对化，标准化是从个性中寻找共性，从大量的个案中，寻找共同之处，总结其共同规律，并把这种共同规律以标准的形式表达出来。标准化会使辨证论治和个体化治疗更科学、更准确。因此，标准化不仅不会束缚中医药学的发展，反而是推动中医药学发展的有效措施。孔圣人的"和而不同"的思想正是我们解决此类问题的依据。中医标准就是多样性的统一，体现了"和"，中医标准在不同中寻找相同，从个性中寻找共性，也就是寻求"和"的过程；中医标准还重视个人的经验和特点，这又是"不同"，中医药标准化追求和谐，容许差异的存在，在丰富多彩中达成和谐。

《论语·为政》曰："君子周而不比，小人比而不周。"周，是指包罗万象，海纳百川，就好像一个圆满的圆圈，各处都到，各方面都照顾到。比，象形字，甲骨文字形，像两人步调一致，比肩而行。两个人共同朝向一个方向，就是说要人完全跟自己一样，要求与自己完全一致，万事以"自我"为中心、为标准，排除异己。不比，即公正，不比附一方，不要求别人和自己一样。中医药学的诊疗特色注重经验传承，讲究辨证论治，对同一种疾病的治疗由于医家的不同可能诊疗会有所差别，同一种操作方法由于医家的不同也会有所不同，这给相关中医标准的制定带来一定的困难。"周而不比"为解决此类问题提供了思路。这就要求以众多医家的经验为基础，公正地对待各方面可靠的资料，执中防偏，不能以我为中心，认为自己的经验就是标准，排斥各方面的意见和建议。"周而不比"，才能保证标准的普适性。"周而不比"也体现在中医临床实践指南的判定中，要求将中医古籍文献、现代临床文献、专家一线经验综合评价，不偏不倚，最后形成推荐。

在中医临床指南的制定中，郭义教授提出应辨证荐举。"证"是证据，必须以证据为依据，辨别证据推荐治疗方案。证据包括古代文献证据、现代文献证据及临床一线专家经验证据，以这三者为共同证据体，综合考量进行推荐。

证据是循证医学的核心，GRADE 证据质量分级和推荐强度系统是证据发展史上的里程碑事件。但是由于中医学研究问题特点的限制，研究相关领域的临床试验较少，高质量的临床实验证据就更少，面临着高质量文献缺乏的困境，不足以成为循证医学证据的主要基础。然而中医学历经了数千年历史的检验，浩如烟海的医籍记载了大量有效方药和干预措施，有不计其数的临床验案，这些都有一定的证据学意义，只是由于缺乏归纳和提炼，在评价等级中处于较低的纳入标准。

郭义教授提出，中医临床指南制定的思路和方法是以古典医籍文献为基础，以 GRADE 评价为参考，以专家经验为特色，以专家共识为依据，综合考量进行推荐。这就是郭义教授"贵和"的思想的具体体现。该方法既保留了循证医学的研究方法，也考虑了中医学的特殊性，保留了中医临床的特点。尤其是在古典文献的证据力度的评价方面，郭义教授基于"古代医籍有记载、历代医家有传承、近代临床在应用"的原则，类比现代文献证据分级评定方法，提出按照医籍的完备程度、可靠性、公信力、影响力为划分等级的标准对古典文献进行分级，一共分为四级（表2）。这种分级标准目前已在中华中医药学会中医治未病标准制修订项目中得到应用，成功地对中医古典医籍进行分类，归纳，提炼，使其融入证据评价体系，得到大家认可。

表2　古典文献评价分级方法

分级	分级依据
一级	经典著作；官修、政府颁发医籍； 针对特定干预措施常出现在不同医籍（不少于5本医籍）
二级	历代医家著述，方法多次出现，可传承；地方政府编撰的医籍； 针对特定干预措施常出现在不同医籍（出现在2～4本医籍）
三级	名家经验；专科著作中的相关内容
四级	符合规范的医案医话、个案报道、专家经验

注：其中经典著作包括中医四大经典、十三经；官修、政府颁发的医籍即当代政府主持编撰并出版发行的医籍，如《圣济总录》《太平惠民和剂局方》等

八、欲善其事，先利其器——与时俱进的器物研制是发展中医药的必由之路

自20世纪90年代始，郭义教授带领团队开始致力于生物化学针型传感器的研制并将其应用于针刺效应原理研究领域中，建立了国家中医药管理局医用化学传感器科研三级实验室。

生物化学传感技术是一种利用固定化的生物成分（如酶、蛋白质、核酸、抗体、抗原等）作为分子识别元件，将各种生化反应转变成便于检测处理的电、声、光等信号，从而可实现对生化物质定量检测和监控的高新分析手段。其中为了研究中医理论中的经络现象，探测穴位局部生命物质基础而设计的中医传感针是我国原创的一类新型传感器。中医针型传感器是现代传感技术与传统针灸医学有效结合的创新型产物，是在针灸针或不锈钢针头（将测试电极密封在注射针头内）基础上所开发的特殊传感器，其经过多种现代技术加工制作并修饰有相应参数的敏感膜，因此具备感应传导体内温度、pH值、氧分压、Ca^{2+}和某些神经递质等重要生物学信息的全新功能。中医针型传感器能够在体、定点、实时、动态检测多种重要的生命物质，同时具备传感器和执行器的双重功能，具有价格低廉、操作简便、可多次使用等优点。

郭义教授带领团队先后制备出多种类型针型传感器并应用于穴区生命物质检测，从而进一步揭示针刺起效作用规律。具体研究成果如下。

（一）针型离子传感器

郭义教授早期与南开大学合作研制出Ca^{2+}、K^+、Na^+针型离子选择性传感器，研究经络穴位处的Ca^{2+}、K^+、Na^+的分布，针刺对外周经脉线离子浓度的影响，脏腑病变时外周经脉线上离子浓度的变化等，证明这三种离子确实参与了针刺镇痛活动等针刺效应过程。相关成果已于1994年通过成果鉴定，为国内领先水平。

（二）针型氧传感器

郭义教授带领团队开展了复合式针型氧传感器的研制工作，研制出微型同心轴氧电极。以镀银－氯化银的不锈钢针头为参比电极，套于其中的铂－铜丝为工作电极，配合自主研制的智能型四通道PO_2测试仪，实现了智能化数据处理以及在体氧分压的检测。结果显示所制备复合式针型氧传感器可以实现在体、连续、实时监测活体组织深部氧分压。

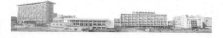

（三）针型 pH 传感器

郭义教授指导团队老师采用经特殊处理的直径为 90μm 钨丝作为工作电极，套于不锈钢针头中，该针头经镀银－氯化银作为参比电极。结果测得该传感器的响应范围为 pH2～11，并且在 PH7～8 区间内有很好的能斯特响应。

（四）针型葡萄糖传感器

郭义教授指导团队老师采用导电性能良好的新型纳米材料石墨烯修饰铂丝工作电极，将葡萄糖氧化酶滴涂于工作电极表面，以银－氯化银作为参比电极，成功制备出针型葡萄糖传感器并实现大鼠在体葡萄糖的动态检测。

临 证 经 验

一、杂合以治，各得所宜

《素问·异法方宜论》云："故圣人杂合以治，各得其所宜，故治所以异而病皆愈者，得病之情，知治之大体也。"郭义教授先后跟随多位名老中医学习，总结各家经验，不但精于针灸，且对方药运用颇有心得，精于辨证，善用经方，强调针药并用，杂合以治。往往根据病情，或处以方药，或施以针刺，辅以艾灸、拔罐，内外同治，相辅相成，相得益彰。

（一）四通法治疗抑郁症

抑郁症属中医学"郁证"范畴，其病机主要为气机不畅，治当疏通气机，以通为要。郭义教授采用"一针，二罐，三艾灸，四中药"的四通法，取得较好疗效。

1. 一针——疏通气机

（1）选穴：主穴取中脘。配穴取天枢、下脘、足三里、外关、内关、太冲、合谷、三阴交。

（2）操作手法：中脘穴采用"老驴拉磨"手法，其他穴位用平补平泻手法。

（3）分析：抑郁症由于肝气郁滞，气机不畅，木不疏土，故往往出现脘腹胀满，食欲不振等气机阻滞症状。中脘穴位居中焦，乃气机升降之枢纽。脾胃为后天之本，为全身气化之动力源泉。中脘又为胃之募穴、八会穴之腑会，故取中脘穴可疏理气机、通调六腑。太冲、合谷合称四关穴，分别为手阳明、足厥阴之原穴，原穴是本经脏腑原气经过和留止的部位，与三焦关系密切，故原穴是调整人体气化功能的要穴。《素问·调经论》曰："人之所有者，血与气耳。"人体活动离不开气血，发生病变时也不外乎气血，气为血之帅，血为气之母，针刺四关可通过调节人体气血，使气机畅达，瘀滞得除，郁证自消。四关相配，一气一血、一阳一阴、一升一降，相互为用。外关为三焦经络穴，通于阳维脉。《难经·二十九难》曰："阳维维于阳，阴维维于阴，阴阳不能自相维，则怅然失志，溶溶不能自收持。"故取外关疏通三焦气机，阴阳相维，诸症自消。

"老驴拉磨"法是郑魁山老先生所创立的"温通针法"中的一种手法，该法巧妙地结合了针刺手法中的盘法与摇法，可促使针下得气，增强针刺感应，调畅气机。郭义教授根据自身临床经验结合该手法取中脘穴治疗抑郁症，力专而效宏。

西医学中的脑肠轴与中医学中"脾主思"的理论有共通之处。现代研究发现，肠神

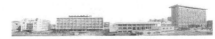

经系统是人体的第二大脑，又名肠脑（脑肠轴），它位于食管、胃、小肠与结肠内层组织的鞘中，含有神经纤维、神经递质等。脑 – 肠轴可以将认知情感中枢与神经内分泌免疫系统、肠神经系统联系起来，通过释放脑肠肽，如乙酰胆碱（Ach）、P物质（SP）、生长抑素、神经肽Y（NPY）、降钙素基因相关肽（CGRP）等来双向调节脑 – 肠系统。据报道，NPY与CGRP都有一定的抗抑郁的作用。另外，消化道内壁布有丰富的神经元，形成了特有的肠神经系统，如同另一个"小脑"独立支配着消化系统的运动、吸收、物质转运等。采用老驴拉磨法针刺位于腹部中脘穴，促使肠神经系统释放脑 – 肠共有的调质，调节脑 – 肠轴，调节脑与消化系统。现代研究已表明，针刺可以通过调节脑肠轴上多种神经递质、神经肽、激素及免疫因子等来治疗抑郁症，且疗效显著，无副作用。

另外，美国加州理工学院的Jessica Yano等人发现某些肠道细菌可以产生血清素（5 – HT），以此推测这些肠道细菌对于人类的情绪及控制抑郁症等有可能产生较大的作用。针刺中脘穴也可能通过调节肠道菌群生态治疗抑郁症。

2. 二罐——畅通气机

（1）选穴：背部督脉及膀胱经上诸穴。

（2）操作手法：先用闪火法轻轻闪罐，然后在背部皮肤上先涂好拔罐液或凡士林等润滑剂，用火罐轻轻吸住皮肤（天部），手握玻璃罐沿膀胱经及督脉上下推移，手法轻柔，至皮肤稍红润将罐起下。

（3）分析：抑郁症多因郁怒不畅而致气结，病位多责于肝、脾、心等。因此，治疗本病需要调畅多脏腑之气机。循督脉及膀胱经走罐主要与背部分布诸脏腑的背俞穴有关。督脉为"阳脉之海"，总督一身之阳，刺激督脉可以起到温阳化气、振奋一身阳气的作用。并且督脉入络脑，脑为元神之府，又名髓海，可以通过调理督脉来调节脑神，治疗与脑有关的神志病。

《素问·调经论》有云："病在气，调之卫。"郁证多由于气机失调，即是所谓的"病在气"，因此理应调节卫气。卫气行于肌表，以轻浅的手法拔罐走罐，使罐轻吸附于背部（天部）可调畅卫气，宣畅气机。

皮脑轴理论也为拔罐走罐法治疗本病提供了生命科学依据。中枢神经系统（CNS）与皮肤同从胚胎时期的外胚层分化发育而来，皮肤密布复杂的神经并表达多种激素及其受体，提示皮肤与神经及内分泌系统的可能联系。目前认为皮肤是外周的神经内分泌免疫器官，皮肤具有和中枢相似的下丘脑 – 垂体 – 肾上腺（HPA）系统。拔罐走罐直接作用于背部的皮肤，可调节皮肤HPA轴，进而影响整个机体的神经 – 内分泌 – 免疫网络。抑郁症的发病原因是多种因素造成的，如病前性格、不良生活习惯、遗传因素、压力等，发病的病因至今不明，但有一点可以肯定，这些发病诱因会导致大脑神经 – 内分泌 – 神经递质失衡，造成抑郁等症状的出现，拔罐走罐通过刺激HPA轴，使失衡的神经 – 内分泌 – 免疫递质趋向正常，从而使抑郁症状消失，情绪恢复正常。

3. 三艾灸——温通气机

（1）选穴：气海、关元、神阙、中脘、命门，甚者加督脉、膀胱经长蛇灸。

（2）操作手法：每次选取2～3穴，可采用艾盒灸。取一段艾条，等分为3～4段，点燃置于温灸盒内，在穴位处可覆盖一纸张，将艾灸盒置于其上灸30分钟以上，根据患者的感觉可调节艾灸盒的高度。患者在艾灸过程中出现汗出、睡眠现象，效果似更佳。甚者加督脉、膀胱经长蛇灸。

（3）分析：《素问·生气通天论》云："阳气者若天与日，失其所则折寿而不彰，故天运当以日光明，是故阳因而上，卫外者也。"强调了阳气对人体的重要性。抑郁症由于气机郁滞，阳气不发，故患者往往表现为畏寒肢冷、全身发紧等症状。《素问·生气通天论》又云："阳气者，精则养神，柔则养筋。"生理情况下，阳气充足，柔筋养神，则精旺神足，肌肉强劲有力。若阳气不畅、不宣或不足，不能养神柔筋，则见精神萎靡不振、情绪低落、疲乏无力、筋肉萎缩等症状，故治疗神之病、筋之患，温通阳气为重要大法。少火生气，艾灸可振奋阳气，通过艾灸气海、关元、命门等穴，使阳气得发，神气得养，则诸症自解。

4. 中药——调畅气机

基本处方：柴胡舒肝散或逍遥散加减。药用柴胡、白芍、枳壳、甘草、川芎、香附、陈皮、薄荷、郁金等。

加减：胃凉者加小茴香、高良姜；纳呆者加神曲、麦芽；病久脸色发青者加丹参、当归；舌边尖红、口苦者加黄芩。

（二）四通法治疗颈椎病

郭义教授经多年临床经验的积累，认为临床颈椎病患者的症状可以概括为"硬、凉、麻、痛、晕"5种，主要病机是经络阻滞、气血不畅（堵），治疗宜疏通经络、行气活血（通），同时在"谨守病机，各司其属"的基础上提出了"四通法"治疗颈椎病。

1. 一针——疏通经络

（1）选穴：局部取穴风池、大椎、肩井、肩中俞、肩外俞，远端取穴外关和后溪。

（2）操作手法：风池、大椎、肩井、肩中俞、肩外俞常规针刺深度，若项部局部发凉，风池穴用烧山火手法。

外关穴采用青龙摆尾手法，具体方法：左手揣穴后，以左手拇指关闭外关穴的远心端，右手持针进针，提插捻转得气后，左手加重压力，并用力向上推压，右手扳倒针柄针尖向肩关节，并扶针柄向左右似钟摆式连续缓慢地均匀摆动，并向下用力顶住针尖，针不进不退保持原位。往返拔针如"江中船上舵"，使感觉放散至大臂；针入后溪穴，得气后施提插、震颤行气手法，使局部酸胀明显。肩井穴采用金钩钓鱼手法，左手拇指、食指捏起肩井穴处肌肤或左手食指紧按或不按穴位，右手拇食二指持针将针刺入肩井穴内，得气后，右手拇食中三指持针柄向前捻转多些，即得滞针现象，此似游鱼上钩吃食一样；右手持针柄，提着滞针的肌肤微微拉抖，如此5次后出针，将针转回，使针下松滑再拔针，出针后，不闭针孔。以上配穴和手法适合于各型颈椎病。

针对椎动脉型与交感神经型颈椎病出现的头晕耳鸣等症状，郭义教授常常运用自己所创的"孔雀开屏"针法进行治疗（见前文），头痛可加太阳、合谷、太冲等穴；颈肩痛可加颈夹脊等穴；合并脑血管后遗症可加百会、内关、三阴交等穴；高血压可加太冲、曲池等穴。

（3）分析：风池、大椎、肩井、肩中俞、肩外俞为局部取穴，疏通局部气机；外关为八脉交会穴，手少阳与阳维之会，可治疗颈肩疾患，重用此穴可疏通气机，通经活络；

后溪为八脉交会穴，手太阳与督脉之会，通于督脉，可通调并振奋督脉阳气。

2. 二罐——畅通经络

对于颈肩部局部肌肉僵硬、板滞的患者，郭义教授常通过拔罐与走罐方法畅通经络，拔罐多在肩井穴和大椎穴进行，先进行闪罐法5～10次，后在两穴留罐片刻后，左右手配合，进行提拉按压旋转手法，即两手提拉起罐具旋转，然后按压罐具旋转，但勿使罐具脱离穴位。此法对舒缓肌肉僵硬效果显著，筋柔才能骨正。拔罐后在督脉与膀胱经走罐，以皮肤潮红或有瘀点为度。

3. 三刺络——强通经络

在走罐与拔罐的基础上，用消毒针具对拔罐之后局部的瘀斑进行点刺放血，然后拔罐、留罐，利用负压吸出瘀血，祛瘀生新，促进经络畅通，力强而效速。

4. 四艾灸——温通经络

郭义教授研究发现，颈椎病患者往往颈部皮肤温度特别是大椎穴偏低，并伴有畏寒怕冷等症状。用红外热像仪测定的结果也显示，颈椎病患者大椎穴局部温度偏低。血得温则行，故常采用艾灸局部穴位的方法，温通经络。临床艾灸大椎等穴效果突出。

（三）针药并用治疗糖尿病

《素问·奇病论》曰："脾瘅，此肥美之所发也，此人必数食甘美而多肥也。肥者令人内热，甘者令人中满，故其气上溢，转为消渴。"指出了脾失健运为消渴发病之重要因素。现代人运动少、压力大而且喜食肥甘厚味，导致脾气不升，脾胃运化能力减弱，湿邪内生；情志不畅，肝气郁滞进一步导致脾胃运化的失常。郭义教授并对糖尿病初期进行了流行病学调查，发现脾失健运确是糖尿病初期最常见的证型。

郭义教授在治疗上以健脾祛湿为主。中药以柴胡疏肝散或六君子汤作为底方加减，加三仁（薏苡仁、白蔻仁、砂仁）健脾祛湿，升清降浊；阳气不舒用三桑（桑叶、桑枝、桑寄生）来升发阳气，桑叶和桑枝质轻清，可调一身之阳气，桑寄生补肾益精，使一身阴阳平调，津液输布于各病变部位；口中黏腻用藿香与佩兰以芳香化湿，有湿热者加黄连、黄芩。针刺常选以中脘、阴陵泉为主穴，配以印堂、足三里、三阴交、地机、外关、太冲来治疗。中脘为任脉穴位，胃之募穴，八会穴之腑会，交于任脉与手太阳与少阳、足阳明。手法采用"老驴拉磨"的针法；阴陵泉为足太阴脾经的合穴，功在利水渗湿；生活压力大，精神紧张，是造成糖尿病的原因之一，印堂为督脉穴位，位于两眉之间，运用金钩钓鱼手法以调其神，外关为八脉交会穴之一，通阳维脉，具有调理气机的作用；糖尿病病程长，多会累及于肾，三阴交为足太阴脾经、足少阴肾经、足厥阴肝经交会之处，有滋阴补肾、调理脾胃、调畅情志之效；足三里为足阳明胃经的合穴，具有调理脾胃、补中益气、通经活络、祛风化湿、扶正祛邪之功能；太冲为足厥阴肝经的原穴，可疏肝理气，以调节脾胃的运化功能。

郭义教授在研究神经再生时发现，低频电针可促进外周神经再生，薏苡仁对外周神经再生也具有很好的作用，他将这一研究成果转化于临床。用经皮穴位电刺激治疗糖尿病外周神经病变，该疗法既具有针刺的疏通经络、调和气血的作用，又不刺破皮肤，避免了皮肤的继发性感染，尤其适合外周神经损伤的患者。

选穴：胰俞，肾俞。

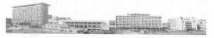

加减：下肢病变重者加血海、足三里、三阴交、阴陵泉、太冲；上肢重者加曲池、外关、合谷。

方法：50Hz，疏密波，每次 30 分钟，1 次／天，10 次为 1 个疗程，每疗程间隔 3 天，共 2 个疗程。

另外，用中药薏苡仁为主治疗糖尿病外周神经病变近 200 例，效果显著。

二、神形并调，神形合一

《灵枢·本神》指出："凡刺之法，必先本于神。"任何针刺方法都必须以"神"为本，"神"是针刺产生临床疗效的关键所在，正所谓欲治其病先治其神。"调神"是针刺的重中之重，是针刺治病的最高境界。针刺调神能够调畅人体气机，使气机升降出入有序，气血调和，五脏得以安定。

针刺调神是郭义教授治疗疾病的突出特点之一，《类经》指出："形者神之体，神者形之用；无神则形不可活，无形则神无以生。"神在调节人体时起主导作用。形神一体，神病则形变，形病亦可造成神变。若神受损则调节功能失常，人体的整体性遭到破坏，变生诸病；而脏腑形体官窍等形之病变，也可导致神乱。因此，神在人体中占有极其重要的地位。

郭义教授还指出，"神"不仅包括患者本人的精神情绪，还包括患者对疾病及医者的态度，以及医者的精神情绪。在调神的同时还要守神，即掌管、控制"神"，医者在针灸治疗的过程中，必须精神集中、全神贯注，细心体会针下感觉及患者的反应，既要守己之神，更要守患者之神，只有这样才能迅速得气，准确运用补泻手法，达到事半功倍的效果。故郭义教授在施针中自己无言，亦令患者及侍诊者无语，全神贯注，必一其神，令志在针。

郭义教授临床常用印堂穴进行调神，采用金钩钓鱼法手法。现将金钩钓鱼手法介绍如下。

命名依据：与提插法中的提法类似，由于操作时的提抖动作和针尖拉动肌肉的状态，犹如垂钓时游鱼吞饵、鱼钩上提的形象，故名金钩钓鱼，为郑氏家传手法。

应用穴位：常用于针印堂、攒竹、膻中、肩井、腰阳关等穴。

操作要点：如针印堂穴，左手拇指、食指捏起穴处肌肤或左手食指紧按或不按穴位，右手拇食二指持针将针刺入印堂穴内，得气后，右手拇食中三指持针柄向前加大幅度捻转，即得滞针现象，此似游鱼上钩吃食一样；右手持针柄，提着滞针的肌肤微微拉抖几次。补法连拉 9 次，泻法连拉 6 次。郭义教授针印堂时往往从印堂上约 0.5 寸处进针，针透印堂达鼻根。

适应病症：本手法具有调神的作用，兼具散结、消瘀和泄热作用。如针刺金津、玉液等治疗舌强不语、失语证；针阳白、太阳、颊车等治疗口眼歪斜；针膻中、中庭等治疗肝气郁滞、胸痹等证。郭义教授将此法多用于肩井、腰阳关等穴，具有舒筋散结之功效，用于颈椎病、腰椎病等。

印堂穴为人体"第三只眼"，如若在此施针，患者会因为局部强烈的针感，而全神贯注于此，与此同时，肢体放松，令一些不寐患者达到安然入睡的效果。且印堂位于督脉之上，督脉为阳经之海，针于此可激发人体一身之阳气，使清阳上升而浊阴自降，从而达到

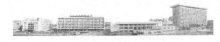

阴阳平衡之效。

三、脾胃为先，阳气为本

郭义教授早年随刘东汉、王道坤先生学习，二人皆重视脾胃，处方遣药，以脾胃为先。郭义教授深受其影响，二十余年潜心学习各家学术思想，汲取各家精华，继承并创新应用于临床，在疾病的治疗过程中，尊崇李东垣之说，《脾胃论》中指出："真气又名元气，乃先天生身之精气也，非胃气不能滋养也"，郭义教授认为脾胃为生命之本，一身之枢纽，"顾护胃气"是根本原则，若"内伤脾胃"，枢纽失司则气血不畅，五脏六腑不得充养，从而"百病由生"。用针遣药顾护脾胃。

张景岳有云："天之大宝，只此一丸红日；人之大宝，只此一息真阳。"郭义教授临床非常重视固护阳气，如他认为抑郁症许多就是阳气不振，即所谓"阳气者，精则养神"，阳气不振则精神不振，故治疗抑郁症多用温阳升阳之剂，善用灸法振奋阳气。又如对许多神经系统疾病，如脊髓侧索硬化症、神经性肌肉萎缩等疾病，亦认为是阳气不足，即"阳气者，柔则养筋"，故用温阳剂补阳药品之外，还用附子饼灸、铺灸来治疗，取得较满意的疗效。对于老年人的夜尿频多，认为是肾阳虚衰所致，从气海、关元或命门施以艾灸，每获良效。

四、手法并用，治疗眼疾

郭义教授擅长运用传统针刺手法治疗眼病，如视疲劳、干眼症、飞蚊症等，指出眼部络脉不通是诸多眼病的重要病因病机，疏通眼络为治疗眼疾的主要治疗方法，并根据多年临床经验总结出一组治疗眼疾的穴位处方，名为明目眼针方，疗效显著。

（一）选穴

风池、印堂、阳白、鱼腰、太阳、攒竹、睛明、承泣、外关。

（二）手法

1. 风池穴操作手法

透眼热，见孔雀开屏中透眼热的操作。

2. 印堂穴操作手法

金钩钓鱼。

3. 阳白、鱼腰、攒竹穴操作手法

喜鹊登梅。

命名依据：由于操作时针的动作似喜鹊在梅枝上跳舞、头尾上下活动，故名。

应用穴位：常用于针阳白、攒竹、鱼腰、丝竹空等穴。

操作要点：郭义教授常在阳白透鱼腰时应用此手法。左手中指或食指指腹向上紧顶上眼眶下缘，以防进针时刺伤眼球，右手拇食二指持针将针刺入阳白穴内，针尖透向鱼腰，左手指腹可感觉到针尖位置，捻转候其气至后，右手拇食二指持针柄将中指垫于针身下，撬动针柄针身上下起伏，使针柄、针体、针尖上下撬动，补法摆动9次，泻法摆动6次，使热胀或凉麻感传入眼内，留针后，将针拔出，揉按针孔。

适应病症：一切眼病、面瘫、头痛。虚证用热补法，实证用凉泻法。

4. 太阳穴操作手法

二龙戏珠。

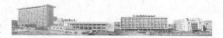

命名依据：由于操作时或起针后，常有两条得气感传导上眼睑和下眼睑，包围眼球，似要龙灯时二龙戏珠的形象，故名。

应用穴位：常用于针太阳、丝竹空、瞳子髎等穴。

操作要点：以针太阳穴为例。左手食指紧按针穴，右手将针平刺至一定深度，捻转提插，候其气至，右手持针的针尖和左侧押手同时向上眼睑的方向，用力导气，连续推按、捻转、急（重）插慢（轻）提或轻插重提3~5次，捻按或捻提守气，使热感或凉感由上眼睑传到眼球；再将针提至皮下，右手持针的针尖和左侧押手同时向下眼睑方向，连续捻转、推按、急（重）插慢（轻）提或轻插重提3~5次，捻按或捻提守气，使热胀或凉麻感由下眼睑传到眼球；上下两条感应包围眼球。

郭义教授在临床应用时，若传导不明显，可在右手导气之同时，左手沿上眼睑或下眼睑循按、爪捏或叩击，促进针感的传导。

适应病症：一切眼病、面瘫等。虚证用热补法，实证用凉泻法。郭义教授临床应用发现，此针法有一定去除双眼皱纹、美容的作用。

5. 外关穴操作手法

青龙摆尾。

6. 上睛明穴操作手法

嘱患者闭目，左手轻推眼球向外侧固定，右手缓慢进针，直刺0.3~0.5寸，不提插、不捻转。留针30分钟后，出针时用消毒干棉球轻轻向外侧推按眼球缓慢将针拔出，出针后用棉球继续按压片刻以免引起内出血。

7. 四白穴操作手法

左手揣穴，右手持针直刺入穴位0.3寸，也可向目内眦方向斜刺0.3~0.5寸，针刺时，应缓慢进针，不提插不捻转，留针30分钟后，缓慢将针拔出，急闭针孔。

（三）分析

目者，宗脉之所聚也。无论风毒外袭，抑或肝肾不足，或气滞血瘀，或目失所养，皆可导致各种目疾。《审视瑶函》曰："暴赤肿痛眼……宜先刺……太阳、睛明，不效，后再刺攒竹、太阳……"三阳经脉皆上行于目，故治疗目疾多取三阳经穴。《审视瑶函》说："迎风冷泪……宜刺攒竹……"郭义教授所创立的明目眼针方九穴配合巧妙，临床效果好，与其中的风池、印堂、阳白、鱼腰、太阳、攒竹、睛明、承泣、外关等九穴密切相关。

明目眼针方由近部腧穴风池、印堂、阳白、鱼腰、太阳、攒竹、睛明、承泣和远部腧穴外关所组成。风池穴、阳白穴均为足少阳胆经穴，足少阳之脉起于目锐眦，其支者至目锐眦后，主目疾，且风池、阳白两穴均为足少阳经、阳维交会穴，阳维维于阳，可以调节一身之阳气；攒竹穴、睛明穴均为足太阳膀胱经穴，膀胱足太阳之脉起于目内眦，主目疾；承泣穴为足阳明胃经穴，是治疗上眼睑下垂及各种目疾的必用之穴；太阳穴、鱼腰穴均为经外奇穴，太阳穴泻热消肿定痛，鱼腰可疏风通络、明目润睛；外关穴为远部取穴，远部取穴是根据经络循行及其通脏腑的络属关系，选用远端腧穴进行针灸，外关穴是手少阳三焦经的重要穴位，有联络气血、补阳益气的作用，眼疾针外关可以起到濡养目珠、清利头目的功效。

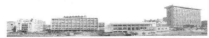

医案选介

一、糖尿病周围神经病变

刘某，男，56岁，干部，2002年11月21日初诊。

主诉及现病史：下肢麻木、疼痛半年，加重1周。糖尿病史5年，糖尿病周围病变史半年。现双下肢麻木、疼痛，周身乏力，上半身汗出，腰以下无汗怕凉。饮纳可，小便调，大便时干时稀，夜寐欠安。舌淡红，脉沉细。

辅助检查：查空腹血糖12.3mmol/L，经皮下注射胰岛素治疗，血糖降至6.9mmol/L。

西医诊断：糖尿病周围神经病变。

中医诊断：消渴之兼证痹证。久痹气虚型。

治法：健脾益肾，活血通络。

处方：胰俞、肾俞、血海、足三里、三阴交、太冲。

操作：选用HANS治疗仪，将电极固定于穴位处，选用疏密波，频率50Hz，强度以患者耐受为度，治疗30分钟。每日1次，10次为1个疗程，每疗程间隔3天，共治疗2个疗程。

结果：治疗1个疗程后，患者肢体麻木、疼痛症状明显减轻。2个疗程后症状消失，并复查各项指标，均较治疗前显著改善。

【按】糖尿病周围神经病变（DPN）指在排除其他原因，糖尿病患者出现与周围神经功能障碍相关的症状和体征，临床呈对称性疼痛和感觉异常，以凉、麻、痛、痿为主，属于中医学"消渴""痹证"范畴。

患者平素食用肥甘之品较多、体力活动不足及年龄的增加而导致糖尿病，长期血糖的升高影响葡萄糖旁路代谢多元醇通路，进一步导致皮肤神经纤维变性。双下肢麻木、疼痛属瘀血阻络，上半身汗出，腰以下无汗怕凉为瘀血留于下半身，气血流通不畅。周身乏力为气虚；属本虚标实之证，治疗应补益脾肾、活血通络。

选用胰俞、肾俞，益肾滋阴；血海、足三里、三阴交、阴陵泉、太冲健脾活血，诸穴合用共达标本同治之目的。

二、失眠

患者，女，63岁，退休职工，2014年11月12日初诊。

主诉及现病史：失眠5年，加重半年。患者自述5年前由于照顾外孙女，休息不足而导致睡眠欠佳，饮食减少，半年前症状加重，彻夜难眠，遂就诊于天津某医院，医生诊断为神经性失眠症，给予地西泮片（安定）治疗，起初每晚半片，后因睡眠越来越差剂量随之逐渐加大，就诊时每晚服用地西泮片剂量达到2~3片。患者来诊时面色萎黄，声低气微。脉弦细，舌淡，苔薄白。

西医诊断：神经性失眠。

中医诊断：不寐。心脾两虚型。

治法：补益心脾，养血安神。

处方：中脘、百会、四神聪、神庭、内关、神门。

操作：中脘穴处施以"老驴拉磨"手法，余穴用平补平泻。

结果：治疗1次后睡眠质量明显提高，后继续治疗，每星期针刺2次，治疗12次后失眠情况逐渐改善，地西泮片剂量减至每日0.5～1片。

2015年3月中旬患者来诊时气色明朗，脉弦滑，每2～3天口服地西泮片0.5片，晚间睡眠时间可达到5～6小时，4月份全停西药，恢复正常睡眠。

【按】患者因照顾外孙女，劳倦太过而伤脾，气血生化无源，不能上奉于心，导致心神失养而失眠，治疗应补益心脾。采用"老驴拉磨"法针刺胃之募穴中脘穴，通过调节脾胃以生化气血。局部选百会、四神聪、神庭调理脑神，远部选用手厥阴心包经内关及手少阴心经神门穴宁心安神。

三、视疲劳综合征

靳某，男，41岁，个体商户，2014年8月6日初诊。

主诉及现病史：视力模糊，有重影3个月。患者自述因工作原因，常常熬夜，3个月前自觉眼睛容易疲劳，眼干，看书有重影，2014年7月16日去眼科医院检查左眼视力0.2，玻璃体轻度混浊，给予珍珠明目滴眼液滴注，治疗近1个月无好转遂来诊。来诊时面色晦暗，情绪低落。舌大，苔黄腻，脉弦紧，两关脉弱。

西医诊断：视疲劳综合征。

中医诊断：肝郁脾虚，肝血不足。

治法：疏肝健脾，清利眼目。

处方：中药内服加针刺。

中药：柴胡18g，白芍12g，枳壳15g，生姜9g，甘草6g，香附15g，川芎15g，陈皮30g，薄荷9g，荷叶9g，桑叶9g，桑枝15g。7剂，水煎服，日1剂，分两次服。

针刺：主穴选风池、百会、太阳、睛明、印堂、阳白、外关，配穴选太冲、阳陵泉、足三里、三阴交、合谷等。

操作：风池行透眼热手法，太阳行二龙戏珠手法，阳白透鱼腰行喜鹊登梅手法，印堂行金钩钓鱼手法，每星期针刺两次。

再诊主穴、主方不变，随症加减。

结果：2个月后视力模糊有重影情况消失，左眼视力0.6，情绪较之前明显好转。半年后随访，眼疾未再犯。

【按】患者熬夜日久，劳心伤神，致使心肝气血亏损。不良的用眼习惯，导致目络瘀阻、目失所养，病久肝病传脾，导致肝脾俱虚。采用远近配穴法，局部选睛明、太阳、阳白、印堂，疏通眼部经络。睛明为足太阳膀胱经穴，膀胱之脉起于目内眦，主目疾；太阳为经外奇穴，泻热消肿定痛；风池疏导头面气血，且风池、阳白两穴均为足少阳经、阳维交会穴，阳维维于阳，可以调节一身之阳气。目为肝之窍，远部根据经络循行及其通脏腑的络属关系，选太冲配合风池，二者分属肝胆两经，上下相应，导肝胆之火下行；外关是手少阳三焦经之络穴，有疏理气机、调和气血的作用，眼疾针外关可以起到濡养目珠、清利头目的功效；配合筋会阳陵泉疏肝理气、足阳明胃下合穴足三里健脾化湿，以及足三阴经交会之三阴交穴，健脾和胃、调补肝肾。

四、椎动脉型颈椎病

宋某，男，38 岁，普通工人，2012 年 5 月 2 日初诊。

主诉及现病史：头晕反复发作，伴恶心 2 年，加重 8 天。患者 2 年前工作时突发头晕，伴恶心，就诊于当地医院，拍颈椎 X 光示：C4、C5、C6 骨质增生，椎间孔变小，诊断为椎动脉型颈椎病，给予牵引、推拿等治疗后，症状有所缓解。自此每遇劳累则上述症状发作。近日因使用电脑时间过长导致症状加剧，持续时间长，遂来我院就诊。来诊时精神倦怠。舌胖大，边有齿痕，苔薄白，双侧尺脉细弱。

西医诊断：椎动脉型颈椎病。

中医诊断：眩晕。风痰上扰。

治法：健脾和胃，燥湿祛痰，疏通经络，清利头目。

处方："孔雀开屏"针灸组方治疗，加阴陵泉、足三里、三阴交，每周针刺 2 次。

结果：治疗 2 次后患者自觉头晕、恶心感均减轻；治疗 8 次后症状大减，仅偶有头晕；再行 2 次治疗后诸症状消除。6 个月后随访，症状未复发。

【按】患者颈椎病伴突发头晕、恶心，"诸风掉眩，皆属于肝"，肝体阴而用阳，肝风上扰，清窍失宁，发为眩晕。操劳过度致使心脾不足，痰涎内生，上僭阳位，蒙蔽清阳，而使上述症状加剧。舌体胖大，边有齿痕，为脾虚之明证。诊断为风痰上扰之眩晕型颈椎病，治宜健脾和胃、燥湿祛痰、疏通经络、清利头目。选择"孔雀开屏"针灸处方，组方中的风池、完骨、天柱、风府及翳风五穴分属足少阳胆经、足太阳膀胱经、督脉及手少阳三焦经等不同阳经经脉，且完骨为足少阳与足太阳经交会穴，风府为督脉与阳维脉交会穴，风池为足少阳与阳维脉交会穴，穴通多经，且五穴均位于头颈部，故可治疗颈项部的相关疾患。又针刺阴陵泉、足三里、三阴交以健脾化痰。诸穴共奏健脾和胃、健脾化痰、疏通经络、清利头目之功。

论　　著

一、论文

郭义教授共发表论文 600 余篇，其中 SCI、EI 收录 58 篇，现择要列目录如下。

[1] 郭义. 方剂记忆法. 中华中医药学刊，1984（5）：227.

[2] 郭义. 小便后昏厥治验. 广西中医药，1986（2）：47.

[3] 郭义，沈济人. 经络实质探讨. 经络针灸，1987（1）：46-48.

[4] 郭义. 杨廉德针灸治疗男性不育症经验简介. 新疆中医药，1988（3）：31-32.

[5] 郭义. 一个由细胞间隙连接而导致的关于经络实质的假说. 国医论坛，1989（4）：44+13.

[6] 郭义. 经络实质离子观初探. 陕西中医，1990（2）：95.

[7] 郭义，徐汤苹，陈进生，等. 家兔腧穴钙离子浓度特异性的研究. 天津中医药大学学报，1990（3）：39-41.

[8] 郭义，张艳军，徐汤苹，等. 针刺对家兔"足三里"穴及旁开点钙离子浓度影响的同步监测研究. 甘肃中医学院学报，1992（1）：25-26.

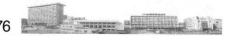

［9］郭义，张艳军，王秀云，等．手十二井穴刺络放血对中风患者颅内血流动力学影响的观察．针灸临床杂志，1995（6）：21-23.

［10］郭义，张艳军，王秀云，等．阻断曲泽穴细胞细胞膜上电压门控性 Ca^{2+} 通道对针刺内关效应的影响．中国中医药科技，1995（6）：10-11.

［11］郭义，刘燕明，张艳军，等．针刺效应与钙离子调控关系初探．中国中医基础医学杂志，1996（5）：52-54.

［12］郭义，张艳军，徐汤苹，等．手十二井穴刺络放血对脑缺血大鼠缺血区组织 Na^+、K^+ 影响的动态观察．甘肃中医学院学报，1996（4）：18-21.

［13］郭义，张艳军，王秀云，等．络合胃经上几处 Ca^{2+} 对针刺足三里促进胃损伤小鼠胃排空率的影响．甘肃中医学院学报，1996（8）：30-33.

［14］郭义，周智良，周国平，等．中风初起的急救措施——手十二井穴刺络放血法的临床与实验研究．上海针灸杂志，1997，16（2）：11-12.

［15］郭义，张艳军，王秀云，等．经穴——脏腑外间联系途径中 Ca^{2+} 作用的研究．天津中医药大学学报，1997，16（2）：10.

［16］郭义，张春煦，张艳军，等．Ca^{2+} 选择性针型电极的研制及其在体测量的应用研究．天津中医药大学学报，1998（2）：51.

［17］郭义，张春煦．钙离子是经络活动的关键因素之一．中国中医基础医学杂志，1998（7）：49-53.

［18］郭义，徐汤苹，王秀云，等．经络活动与外周经脉线上钙离子相关性的研究（英文）．针刺研究，1998（4）：247-251.

［19］郭义，胡利民，张艳军，等．手十二井穴刺络放血对实验性脑缺血大鼠缺血区细胞外 Ca^{2+} 浓度影响的动态观察．针灸临床杂志，1999（6）：3.

［20］郭义，陈爽白，张春煦，等．健康人体经穴 Ca^{2+} 浓度分布特异性的观察．上海针灸杂志，2002，21（1）：37-38.

［21］郭义，马东明，张春煦，等．家兔足三里穴钙元素浓度的推挽灌流观察．上海针灸杂志，2003，22（7）：26-27.

［22］郭义，张春煦，胡利民，等．经穴 Ca^{2+} 的分布及针刺对 Ca^{2+} 影响的实验研究．中华中医药杂志，2004，19（s1）：131-134

［23］郭义，胡利民，张艳军，等．针刺人体足三里上巨虚穴对胃经其他腧穴处 Ca^{2+} 浓度影响的试验观察．天津中医药，2004，21（6）：476-478.

［24］Yi G, Xiuyun W, Tangping X, et al. Effect of blood-letting puncture at twelve well-points of hand on consciousness and heart rate in patients with apoplexy. *J Tradit Chin Med*, 2005, 25（2）：85-9.

［25］郭义，罗汀，李庆雯．针灸临床科研思路探讨．中国针灸，2005，25（1）：3-6.

［26］郭义，石田寅夫，李庆雯，等．不同频率电针对周围神经再生与修复影响的临床与实验研究．天津中医药大学学报，2006，25（3）：177-181.

［27］郭义，刘阳阳，王秀云，等．实验针灸学教学改革的探索与实践．中医教育，

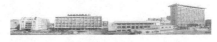

2011, 30（1）：34－36.

［28］Zhao L, Guo Y, Wang W, et al. Systematic review on randomized controlled clinical trials of acupuncture therapy for neurovascular headache. *Chin J Integr Med*, 2011, 17（8）：580.

［29］Zhou Dan, Guo Yi, Guo Yongming, et al. Distribution and Permeability of Capillaries at the Skin of the Conception Vessel and the Governor Vessel in Healthy Rabbits. *Journal of Traditional Chinese Medicine*, 2011, 31（4）：356－359.

［30］Gao L, Chen Z, Tian L, et al. Effects of bloodletting puncture at Jin－Well points in distal ends of finger and toe on survival rate and brain edema in cerebral ischemic rats. *J Tradit Chin Med*, 2012, 32（3）：471－6.

［31］He W, Zhao X, Li Y, et al. Adverse events following acupuncture: a systematic review of the Chinese literature for the years 1956－2010. *J Altern Complement Med*, 2012, 18（10）：892－901.

［32］Lu X, Chen Z, Guo Y, et al. Blood－letting punctures at twelve Jin－Well points of the hand can treat cerebral ischemia in a similar manner to mannitol. *Neural Regen Res*, 2013, 8（6）：532－539.

［33］Bo Chen, Jing zi Chen, Xue Zhao, et al. Advances of studies on correlation of acupoints with calcium. *World Journal of Acupuncture － Moxibustion*, 2013, 23（1）：33－39.

［34］Li Y, Li X, Zhou D, et al. Microcirculation perfusion monitor on the back of the health volunteers. *Evid Based Complement Alternat Med*, 2013：590.

［35］Li X, Li Y, Chen J, et al. The influence of skin microcirculation blood perfusion at zusanli acupoint by stimulating with lift－thrust reinforcing and reducing acupuncture manipulation methods on healthy adults. *Evid Based Complement Alternat Med*, 2013：452.

［36］Zhou T, Wang J, Han CX, et al. Analysis of interspike interval of dorsal horn neurons evoked by different needle manipulations at ST36. *Acupunct Med*, 2014, 32（1）：43－50.

［37］Yang B, Yi G, Hong W, et al. Efficacy of acupuncture on fibromyalgia syndrome: a meta－analysis. *J Tradit Chin Med*, 2014, 34（4）：381－391.

［38］Yu H, Wang Y, Guo Y, et al. Quality assessment of randomized controlled trials reporting on knee osteoarthritis treated with warming needle moxibustion. *J Tradit Chin Med*, 2014, 34（5）：621－626.

［39］Luo T, Guo Y. Specificity study on concentration of monoamine transmitters at acupoint and effect of acupuncture on its distribution. *Evid Based Complement Alternat Med*, 2014：704.

［40］Bo Chen, Minyue Li, Shasha Ding, et al. Research progress on regulations on nerve－endocrine－immune network by acupuncture. *World Journal ofAcupuncture－Moxibustion*, 2014, 24（4）：49－53.

［41］Yang Bai, Yi Guo, Hong Wang, et al. Efficacy of acupuncture on fibromyalgia syndrome: a Meta－analysis Review. *Journal of Traditional Chinese Medicine*, 2014, 34（4）：

381 - 391.

　　[42] Hongwei Fu, Bo Chen, Shouhai Hong, Yi Guo. Acupuncture Therapy for the Treatment of Myelosuppression after Chemotherapy: A Literature Review over the Past 10 Years. *Journal of Acupuncture and Meridian Studies*, 2015, 8 (3): 122 - 126.

　　[43] Chen B, Hu SX, Liu BH, et al. Efficacy and safety of electroacupuncture with different acupoints for chemotherapy - induced nausea and vomiting: study protocol for a randomized controlled trial. *Trials*, 2015, 12 (16): 212.

　　[44] Yue Y, Pan X, Zhang S, et al. A Randomized Controlled Trial of Puncturing and Bloodletting at Twelve Hand Jing Points to Treat Acute Carbon Monoxide Poisoning as Adjunct to First Aid Treatment: A Study Protocol. *Evid Based Complement Alternat Med*, 2015: 827.

　　[45] Hong S, Ding S, Wu F, et al. Strong Manual Acupuncture Manipulation Could Better Inhibit Spike Frequency of the Dorsal Horn Neurons in Rats with Acute Visceral Nociception. *Evid Based Complement Alternat Med*, 2015: 675.

　　[46] Fu H, Chen B, Hong S, Guo Y. Acupuncture Therapy for the Treatment of Myelosuppression after Chemotherapy: A Literature Review over the Past 10 Years. *J Acupunct Meridian Stud*, 2015, 8 (3): 122.

　　[47] Gao LL, Guo Y, Sha T, et al. Differential effects of variable frequencies of manual acupuncture at ST36 in rats with atropine - induced inhibition of gastric motility. *Acupunct Med*, 2016, 34 (1): 33 - 9.

　　[48] Chen B, Li MY, Guo Y, et al. Mast cell - derived exosomes at the stimulated acupoints activating the neuro - immuno regulation. *Chin J Integr Med*, 2016: 20.

　　[49] Gao L, Chen B, Zhang Q, et al. Acupuncture with different acupoint combinations for chemotherapy - induced nausea and vomiting: study protocol for a randomized controlled trial. *BMC Complement Altern Med*, 2016, 16 (1): 441.

　　[50] Lili Gao, Tao sha, Bo chen, et al. Study protocols on randomized clinical trials of acupuncture: An assessment of reporting quality with the SPIRIT statement. *European Journal of Integrative Medicine*, 2016, 8 (6): 881 - 887.

二、著作

郭义教授共出版著作20余部,其中主编14部,副主编4部,副总主编21部,编委6部,现择要列目如下。

　　[1] 郭义. 中医学による花粉症. 东京:日本源草社,2002.

　　[2] 郭义. 中医学による头痛. 东京:日本源草社,2003.

　　[3] 郭义. 国际针灸教育. 北京:中国中医药出版社,2006.

　　[4] 石学敏. 针灸学(中英文普通高等教育"十一五"国家级规划教材). 北京:高等教育出版社,2007.(郭义为副主编)

　　[5] 李忠仁. 实验针灸学(普通高等教育"十五""十一五"国家级规划教材). 北京:中国中医药出版社,2007.(郭义为副主编)

　　[6] 郭义. 实验针灸学(全国高等中医药院校创新教材). 北京:中国中医药出版

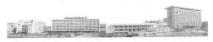

社，2008.

[7] 郭义．教师养生保健手册．北京：中国中医药出版社，2008.

[8] 余曙光，郭义．实验针灸学（全国高等中医药院校精编教材）．上海：上海科学技术出版社，2009.

[9] 郭义．经络腧穴认记．北京：中国中医药出版社，2011.

[10] 郭义．实验针灸学实验指导（全国中医药行业高等教育"十二五"规划教材）．北京：中国中医药出版社，2012.

[11] 郭义．实验针灸学（全国中医药行业高等教育"十二五"规划教材）．中国中医药出版社，2012.

[12] 郭义．针灸学（图表解中医备考丛书）．北京：中国医药科技出版社，2012.

[13] 郭义．穴位注射疗法．北京：中国中医药出版社，2013.

[14] 郭义．中国针灸教育交流通鉴．西安：西安交通大学出版社，2013.

[15] 郭义．中医刺络放血疗法（全国高等中医药院校创新教材）．北京：中国中医药出版社，2013.

[16] 郭义．教师健康指导手册．北京：中国医药科技出版社，2014.

[17] 刘保延．针灸标准化工作手册．北京：中国标准出版社，2014.（郭义为副主编）

[18] 郭义．实验针灸学实验指导（全国中医药行业高等教育"十三五"规划教材）．北京：中国中医药出版社，2015.

[19] 郭义．实验针灸学（全国中医药行业高等教育"十三五"规划教材）．北京：中国中医药出版社，2016.

[20] 郭义．刺络疗法规范化操作图解．北京：人民军医出版社，2016.

【整理者】

李柠岑　女，1992年10月出生。天津中医药大学针灸推拿专业硕士在读，导师郭义。

丁沙沙　女，1985年1月出生，2015年毕业于天津中医药大学，针灸推拿学专业博士研究生，导师郭义。现任天津市南开医院康复科医师。

刘阳阳　女，1983年2月出生，博士研究生，毕业于天津中医药大学，导师郭义。现任天津中医药大学针灸推拿学院教师，高级实验师。

周丹　女，1983年10月出生，博士研究生，毕业于天津中医药大学，导师张赛。现任天津中医药大学针灸推拿学院教师，讲师。

张玄　女，1989年3月出生，硕士研究生，毕业于天津中医药大学，导师李桂兰。现任天津中医药大学附属保康医院医师。

感谢陈波、徐媛、张阔、李博、赵天易、宋思敏等人在整理过程中提供相关资料。

高 秀 梅

名家传略

一、名家简介

高秀梅，女，1966年7月生，汉族，内蒙古包头市人，无党派人士，现任天津中医药大学常务副校长、中医药研究院院长，教育部方剂学重点实验室主任和国家中医药管理局方剂学重点研究室主任，教授，博士研究生导师。国家杰出青年科学基金资助者，国家高层次人才特殊支持计划百千万工程领军人才，科技部创新人才推进计划重点领域创新团队负责人，中国青年科技奖获得者，原国家卫生和计划生育委员会有突出贡献的中青年专家，国务院政府特殊津贴专家，国家重点基础研究发展计划（973计划）先进个人。

高秀梅教授曾担任方剂学国家级精品资源共享课主要负责人，兼任国家自然科学科学基金委员会医学科学部第四届专家咨询委员会委员、第十一届国家药典委员会中医专业委员会委员、教育部高等学校教学指导委员会中药学类专业教学指导委员会副主任委员、中国中西医结合学会常务委员、中国药理学会中药与天然药物药理专业委员会副主任委员、中国医师协会整合医学分会常务委员、中华中医药学会第六届理事会常务理事、天津市科协常委、《中国中药杂志》编委、《中药新药与临床药理》编委、*Chinese Journal of Natural Medicines*（SCI源）编委、*Food Chemistry*、*Journal of Ethnopharmacology*、*Toxicology and Applied Pharmacology* 等SCI杂志审稿人。

二、业医简史

高秀梅教授于1989年毕业于内蒙古医学院（现内蒙古医科大学）中医系，获学士学位；1989～1992年于天津中医学院（现天津中医药大学）师从国医大师阮士怡和张伯礼院士，获得中医内科学专业硕士学位；2001年又师从张伯礼院士，并于该校获得中医内科学专业博士学位，学习期间勤奋钻研，开拓专业眼界，多学科融会贯通，为今后的临床工作及科研创新奠定了扎实的专业基础。硕士毕业同年至2001年就职于天津中医学院中医药研究所，任助理研究员；2001～2004年在天津中医学院中医药研究中心任副研究员，2004～2006年担任主任、研究员。

高秀梅教授除在本校进行专业学习和工作外，其间于中国中医科学院中西医结合博士后流动站工作2年余，2005年在日本产业医科大学药理教研室研修半年，2006年在英国Leeds大学教育管理研修3个月，汲取了传统中医药的理论精髓及国外创新的科研思路和先进的技术方法。自2006年至今，她担任着天津中医药大学常务副校长兼教育部方剂学

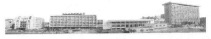

重点实验室主任、国家中医药管理局方剂组分配伍重点研究室主任。

高教授临床上坚持在天津中医药大学附属保康医院固定时间出诊，在读硕、博士研究生期间对国医大师阮士怡和导师张伯礼院士的学术思想及临证经验进行了系统学习，临床治疗重视早期预防，侧重扶助人体正气为主。曾于攻读硕士学位期间在天津市第一中心医院进修，系统掌握了西医诊治规范，在中医心脑血管疾病临床实践和研究方面，发挥了中西医结合治疗优势。她在临证中潜心钻研中医药治疗心血管疾病辨证与方药配伍，基于导师临证经验和张院士"以肾为本，调阴阳；以脾为基，调气血；以五脏平衡为用，调气机"为特色的扶正思想，采用临床与基础相结合的中医方剂研究模式，在基本清楚药效物质和作用机理的基础上，开展中药新药的创制和名优中成药的二次开发，且对临床诊治方面具有独到见解，取得显著成效。在积累丰富临床经验的同时也形成了独立的思路和方法，以及中药药理和经典方剂相结合的治法体系，遣方用药，贴切精当，药简价廉，因而为患者所称道。

三、主要贡献

高秀梅教授二十余年来耕耘杏林，矢志于中医药事业，始终奉行基础理论与临床实践相结合、医药结合、继承创新相结合、多学科多层次相结合的理念，以其严谨的治学态度、求实创新的科研工作作风和甘于奉献的精神，带领团队不断探索创新，推动着现代中医药研究不断进步，促进了中医药学术进步和产业发展，为中医药现代化、产业化、国际化奉献一己之力。

高教授曾主持并参加了国家973计划、863计划、"重大新药创制"科技重大专项，国家自然科学基金杰出青年科学基金和重点项目，国家科技支撑计划及多项省部级项目；获国家科技进步一等奖2项、二等奖2项，省部级科技进步一、二等奖20项；出版专著4部；在 Stroke、Food Chemistry、Menopause、Toxicology and Applied Pharmacology 等杂志发表SCI收录论文190篇，被 JAMA、Nature Reviews 等杂志正面引用1841次，其中通讯作者发表SCI论文73篇，最高影响因子5.79，单篇引用最高104次；授权发明专利40项；获得中药新药临床批件3个，中药新药临床批件和发明专利转让经费达1730万元。

因其突出成就和贡献，故而2006年被评为教育部跨世纪优秀人才，2007年获国务院政府特殊津贴，2008年获卫生部"有突出贡献中青年专家"称号，2011年获第十二届中国青年科技奖，为2006年国家百千万人才入选者，2012年获"国家特支计划"百千万工程领军人才和国家自然基金委杰出青年基金项目资助。

（一）加强精品课程建设，重视教研一体发展

近十年，高秀梅教授所负责的中药学科和教育部方剂学重点实验室建设取得了很好成效，并且积极推进教学改革，中药学科2017年进入教育部双一流学科建设，方剂学重点实验室在全国2016年度生命领域教育部重点实验室评估中获得优秀。她承担方剂学、新药研制与开发等本科和研究生课程，教学中突出与科学前沿的结合，深受广大学生好评。依托此平台优势，秉承中医药传承与创新理念，积极推进方剂学国家级精品资源共享课建设，注重将本领域前沿研究与实验室科研成果转化为教学资源。通过学科优势加强研究生和本科生的培养，利用校企合作模式全面提升实践能力，注重对学生解决中医药现代化研究过程中科学问题和技术问题能力的培养；与国际一流名校诺丁汉大学药学院合作培养临床药学专业人才。

高秀梅教授的科研团队逐步形成了以现代科学技术研究中医药学的特色与优势，她所构建的科研平台视野广阔而前沿，承载着众多与岐黄结缘的年轻学生与教师的专业理想；她所指导的学生包括中医学、中药学、药理学等多学科专业，亦包括本科、硕士、博士、博士后及相关专业在职人员，为国内外学生提供学习机会，倾囊相授，已培养博士研究生28人、硕士研究生59人。在她培养的研究生中有2名博士研究生的学位论文分别于2011、2013年获全国优秀博士论文提名奖，2人获天津市优秀博士论文奖、2人获天津市优秀硕士论文奖。

（二）研机制以继承良方，明药理而精准临证

高教授科研工作方面主要从事中医方剂物质基础和作用机制的研究，对现代中药新药发现与中药方剂配伍规律研究尤有建树。她以中医理论为指导，整合多学科的研究方法和技术，选择传统经方和临床验方（小复方），探索中药配伍作用的特点和减毒增效的机制，阐明了部分方剂的多组分、多靶点、多途径作用及减毒增效配伍的科学内涵。率领团队建立了组分中药研发和创新药物相应的技术体系，并应用于现代中药新药的创制和名优中成药二次开发，成功研制系列创新中药，对数十个中药品种进行了二次开发研究，显著提升品种的科技内涵，特别是揭示了补肾助阳的方剂的雌激素样作用物质基础、药理作用和临床应用特点。对经典方剂左金丸、青娥丸、二至丸和中成药验方复方丹参方、三叶片等进行了系统研究，建立了基于基础临床相结合的中医复方研究方法和技术体系，为这些方剂的临床精准使用提供了科学依据。近年来她还在来源于植物的类雌激素样作用物质和基于神经递质的方剂配伍减毒增效等研究取得了重要进展。

（三）主要获奖项目

1. 中成药二次开发核心技术体系创研及其产业化，2014年获国家科学技术进步一等奖，第7完成人。

2. 中药安全性关键技术研究与应用，2013年获国家科学技术进步一等奖，第6完成人。

3. 芪参益气滴丸对心肌梗死二级预防的临床试验，2011年获国家科学技术进步二等奖，第8完成人。

4. 复方丹参方药效物质及作用机理研究，2004年获国家科学技术进步二等奖，第2完成人。

5. 中医舌诊客观化研究，1995年获国家科学技术进步三等奖，第3完成人。

6. 基于雌激素样作用的中药物质基础及作用机理差异性研究，2012年获中国高等学校科学研究科技进步一等奖，第1完成人。

7. 冰片安全性及药效作用研究，2006年获中国高等学校科学技术进步二等奖，第9完成人。

8. 中药防治动脉粥样硬化的实验研究，2001年获中国高等学校科学技术进步二等奖，第4完成人。

9. 脑神经细胞损伤机理探讨及中药的保护作用研究，2000年获中国高等学校科学技术进步二等奖，第7完成人。

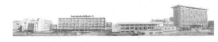

10. 血沉曲线检测分析方法及仪器研制，1999 年获国家技术发明四等奖，第 4 完成人。

11. 养血清脑颗粒对高血压病脏器保护作用研究，2006 年获中国中西医结合学会科学技术二等奖，第 1 完成人。

12. 中药对脑神经细胞保护作用的临床与实验研究，2005 年获中国中西医结合学会科学技术二等奖，第 4 完成人。

13. 中医内科疾病治疗方案建立及评价方法的示范研究，2010 年获中华中医药学会科学技术二等奖，第 5 完成人。

14. 名优中成药二次开发关键技术及应用，2012 年获天津市科学技术进步一等奖，第 4 完成人。

15. 治疗代谢性疾病的中药新药发现与评价关键技术研究及应用，2010 年获天津市科学技术进步一等奖，第 1 完成人。

16. 中药预适应对缺血心肌的保护作用研究，2008 年获天津市科学技术进步二等奖，第 2 完成人。

17. 首乌丹参滴丸临床药理研究，2007 年获天津市科学技术进步二等奖，第 1 完成人。

18. SARS 中医证候学及中西医结合疗效分析研究，2005 年获天津市科学技术进步二等奖，第 7 完成人。

19. 益气活血软脉方药对老年动脉硬化影响的临床与实验研究，2004 年获天津市科学技术进步二等奖，第 7 完成人。

20. 降脂中药对高脂血症家兔血清、肝、红细胞膜脂质代谢影响，2000 年获天津市科学技术进步三等奖，第 1 完成人。

21. 清脑益智方对神经细胞保护作用及机制研究—脑脊液药理学建立及应用，2000 年获天津市科学技术进步一等奖，第 6 完成人。

22. 中医中风病危险因素及证候调查研究，1999 年获天津市科学技术进步二等奖，第 4 完成人。

23. 方剂组分配伍关键科学问题的基础研究，2005 年获天津市自然科学一等奖，第 8 完成人。

（四）近五年主要发明专利

1. 含有人参皂苷和杠柳毒苷的药物组合物及其用途，2012 年批准，专利号 ZL200910067885.6，第 1 发明人。

2. 杜仲提取物在制备用于治疗雌激素分泌不足相关疾病药物中的用途，2013 年批准，专利号 ZL200910070365.0，第 1 发明人。

3. 杜仲化学成分作为肾脏保护剂的新用途，2013 年批准，专利号 ZL201110133931.5，第 2 发明人。

4. 续断化学成分的用途，2014 年批准，专利号 ZL201210209683.2，第 1 发明人。

5. 新颖的荷叶总生物碱提取物及其制备方法和用途，2014 年批准，专利号 ZL201010181495.4，第 1 发明人。

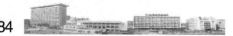

6. 包含杜仲和续断的组合物及其治疗骨质疏松症的用途，2015 年批准，专利号 ZL201210250590.4，第 1 发明人。

7. 制备补骨脂素和异补骨脂素或包含它们的提取物的方法，2015 年批准，专利号 ZL201210264042.7，第 1 发明人。

8. 杜仲化学成分作为血管保护剂的新用途，2015 年批准，专利号 ZL201110302835.9，第 1 发明人。

9. 锁阳化学成分作为植物雌激素的新用途，2016 年批准，专利号 ZL201080069165.4，第 1 发明人。

10. 杜仲化学成分作为血管保护剂的新用途，2016 年批准，专利号 ZL201310124893.6，第 1 发明人。

学术思想

一、重视理论与实践结合，以继承为本强调创新

高秀梅教授从事中医药现代化研究近三十年，秉承中医传统的治学思想，治学严谨，熟读经典，旁通药理，博采众长，躬勤实践。高教授不单看重科研，亦崇尚临床实践，虽在校公务多，工作繁忙，科研把关责任重，但她除会议和出差外，始终坚持每周门诊，用药价廉效高并反复推敲研究处方用药，重视理论与实践相结合，在实践中验证理论，做到相互为用，相互促进。她主张积极推动改革研究生培养模式，开展校企定向联合培养，加速高端技术人才行业转化，积极开展校企产学研合作，重视高校知识产权成果推广，推动具有自主知识产权、技术先进、成熟度高的中药成果产业化，优化天津中药产品结构，培育名药、名厂。同时她也鼓励临床专业的学生科研之余，更要贴近临床，注重实践，除了从理论上医药相结合，也要学术科研方面将传统中医药与西医学相联系。她认为从临证经验出发，力求探索中药方剂物质基础和作用机制，再到实践中去证实，在实践中去芜存精，去伪存真，才能使中医理论不断发展和完善。

方剂是中医治疗疾病主要手段，"配伍"是方剂的理论关键科学问题。高秀梅教授强调研究工作以求实为先，创新以继承为本，利用现代科学技术多种手段阐明方剂配伍的规律和科学内涵，不仅可为临床合理配伍使用中药提供科学依据，同时也将开拓发现和研发现代药物新思路，丰富临床治疗学理论，提高中医的临床疗效。高教授对现代中药新药的创制和名优中成药的二次开发研究均以中医理论为指导，选择传统经方和临床验方（小复方），整合多学科的研究方法和技术，强调从传统经典中挖掘新功效。她强调虽力求创新，但切不可缺乏与中医临床功效的密切关联，方剂现代研究起源于临床，亦要回归于临床。"疗效为中医之根本"，以期疗效佳需药精方准，她常说"要做一名明明白白的中医"，教导学生不仅要掌握中医理论，也应熟知中药药理。中医方剂学是应用中医基础理论、中药和中医治疗学知识，研究并阐明治法和方剂配伍原理及其运用规律，为临床医生提供组方用药的知识，指导临床创制新方的一门学科。但诸多方剂研究过于重视实验研究，而忽略了对经方用药经验的研究和总结，开发新药或者研究中药复方，要以临床疗效为依据。她认为进行中药方剂研究要在临床有效的基础上确立课题，是选题的主要立足点

和出发点，使研究成果能为阐明该方临床治病的科学原理和促进临床的推广应用服务。高教授率领团队采用临床与基础相结合的中医方剂研究模式，即基于临床－基础－临床的现代创新中药研制思路和途径，获得国内外同行正面评价，在中医方剂、中药药理研究领域所形成的理论、方法、技术等具有一定的先进性，提高了中医方剂研究的国际地位。

二、力倡用现代科学技术手段阐明方剂配伍规律和科学内涵并指导临床实践

中医方剂学配伍理论是深奥的。高秀梅教授自承担教育部方剂学重点实验室主任以来，力倡利用现代科学技术手段阐明方剂配伍规律和科学内涵，在这一思想指导下，她带领团队在科研和临床方面开展了以下工作，并取得了一系列成果。

（一）研同病异治基础，拓异病同治范畴

植物雌激素是一类植物来源的物质，能够与哺乳类动物或人类的雌激素受体结合，表现出雌激素激动和抑制双重效应，具有防治癌症、心血管疾病和骨质疏松，改善更年期潮热和盗汗等症状的作用。近年来发现，一些激素依赖性疾病的发病率与膳食中低植物雌激素含量有关，同时因为激素替代治疗存在一定的风险，由此引发了人们对植物雌激素的极大兴趣。植物雌激素的研究目前成为国际研究的热点，而中药是植物性雌激素庞大的候选库。高秀梅教授携科研团队对补骨脂、杜仲、骨碎补、锁阳、续断、肉苁蓉、覆盆子、何首乌、女贞子、旱莲草等补肾中药药效物质、作用机制、相关经典方剂（青娥丸、二至丸）临床治疗雌激素相关疾病等进行了系统研究，取得了非常有意义的结果。

首先高教授结合传统中医理论的记载，发展和创新中医药治疗围绝经期和绝经期诸症的治则，提出了补肾助阳法也是治疗更年期综合征法则之一［上海中医药，2011（5）：13－6］。并通过补肾助阳的加味青娥配方（丹参、杜仲、补骨脂）颗粒治疗绝经综合征临床 RCT 研究得到了确证，其研究结果表明加味青娥方能改善围绝经综合征患者血管舒缩症状和生理症状，有潜在降脂作用［*Menopause*，2012，19（2）：234－244］，为更年期潮热从阳论治的理论提供了初步的临床依据。

在此基础上，针对植物雌激素用于绝经不同期利弊问题，高教授选择补肾阳的丹知青娥方（丹参、杜仲、补骨脂、知母）、补肾阴二至方（女贞子、旱莲草）及阴阳双补合方（丹知青娥方＋二至方）的配方颗粒，纳入围绝经期、绝经期受试者共 389 例，采用 RCT 方法，研究了上述药物干预的有效性及安全性，结果发现补阳药和滋阴药对于绝经不同期疗效不同。就血管舒缩维度而言，以补阳为主的丹知青娥方对于整个绝经期的潮热、盗汗均有改善作用，停药后有良好的滞后效应；而以滋阴为主的二至方应用的优势阶段在围绝经期，无滞后效应；两方对乳腺和子宫无影响，但包含补骨脂的丹知青娥方与阴阳双补合方部分患者出现肝功能异常。

其次，临床研究证实补肾助阳的经典方剂青娥丸化裁的丹知青娥配方颗粒（补骨脂、杜仲、知母、丹参）可改善雌激素不足的围绝经期和绝经期妇女潮热盗汗和生活质量，而补益肝肾的二至方配方颗粒对潮热盗汗无改善，但可以改善围绝经期妇女的颈肩痛、腰痛，两方均有降脂作用。基于临床确证和基础研究结果，高教授从理论上提出了补肾助阳法是治疗更年期综合征潮热汗出的主要法则之一，明确了植物雌激素用于绝经不同期女性的利弊，也明确了中医同病异治在更年期的精准使用，为优化中医药防治更年期综合征临床方案奠定基础［*Menopause*，2016，23（3）：311－23］，此项研究被 *JAMA* 等杂志正面引用。

针对更年期潮热盗汗的同病异治进行基础性研究，从雌激素角度诠释了"中医肾主骨生髓，主生长发育"理论的科学性内涵，并且明确了补阳和滋阴中药治疗围绝经期和绝经期诸症的特点，首次以国际公认的随机双盲安慰剂对照的方法证实补肾助阳方药可用于围绝经期和绝经期潮热盗汗的中医理论。另外，基于以上研究结果联系中医基础理论，进一步研究经典方剂二至丸补益肝肾的生物学基础，在基础研究层面拓宽异病同治的应用范畴，为雌激素依赖的相关疾病治疗提供新的手段，促进了中医药理论与现代科技的结合。

（二）建优势筛选技术，创效专中药复方

1. 建立雌/雄激素样活性的高通量和高内涵筛选技术以获大批阳性化合物

高秀梅教授通过研究临床药效和作用机制等，逐渐形成了从补肾中药中发现不同类型雌激素样作用化合物的立题思路，从而建立了雌/雄激素样活性的高通量和高内涵筛选技术，获得了大批阳性化合物，为雌激素受体调节剂的临床应用提供了药理学证据。

从临床常用的补肾助阳、补益肝肾的补骨脂、何首乌、菟丝子、仙茅、杜仲、续断、墨旱莲、淫羊藿、覆盆子、锁阳、肉苁蓉等中分离获得239种单体成分，利用高内涵筛选、报告基因以及受体和配体结合等技术，从 ER/AR 是否入核、ER/AR 反应元件是否被激活、下游基因是否表达等多个角度证实100多种化合物有雌激素样作用，20 个化合物有雄激素样作用，同时具有雌/雄激素样活性的化合物 7 个。结合中药传统功效很好定位了相应中药的临床应用，为进一步的研究奠定了基础。研究发现了青娥丸中补骨脂、杜仲对雌激素受体亚型的转录活性的选择性，以及丹参中有效成分丹参酮的雌激素受体调节剂作用。

补骨脂两个香豆素类成分补骨脂素和异补骨脂素选择性激活 ERα 转录活性，对 ERβ 的转录活性无影响；而四个黄酮类成分（异补骨脂查耳酮、补骨脂二氢黄酮、Corylifol A 和新补骨脂异黄酮）及单萜酚类成分（补骨脂酚）均可剂量依赖性地激活 ERα 和 ERβ 转录活性，并且对于 ERβ/ERα 的比值达 1 倍以上；ER 拮抗剂 ICI182，780 能够显著抑制七个化合物 ER 转录活性。补骨脂香豆素类成分补骨脂素和异补骨脂素能够促进 ERα + 乳腺癌细胞 MCF – 7 细胞增殖。而其他成分对 MCF – 7 无促增殖作用 [*Phytomedicine*，2010（17）：126 – 131]。杜仲中木脂素类的松脂醇单葡萄糖苷、松脂醇二葡萄糖苷，黄酮类的汉黄芩素、千叶素 A、黄芩素及 α – 氧 – β – D – 葡萄吡喃糖基 – 4，2′，4′– 三羟基二氢查耳酮，环烯醚萜类的桃叶珊瑚苷，三萜类的白桦脂酸等 8 个成分，对于雌激素受体 α 和 β 两种亚型的转录活性均有促进作用，均可以通过雌激素受体依赖途径发挥此激素样作用。

高教授进一步研究发现不同功效的中药雌激素样作用效应不同，配伍使用可以降低临床风险。活血化瘀的丹参、补肾助阳的补骨脂和杜仲均具有雌激素样活性，但不同成分在 ER 表达阳性的细胞中作用不同，丹参、杜仲及补骨脂酚在 ERα + 乳腺癌细胞与雌二醇效应不同，而补骨脂的双豆素类成分由于受体的选择性表现与雌二醇相同效应，丹参酮与补骨脂、杜仲配伍，可以降低补骨脂长期使用造成乳腺增生等风险（发明专利申请号：201010237797.9）。并经临床证实了基础研究的结论，采用临床 RCT 临床研究发现丹知青娥方服用 8 周可明显减轻更年期潮热盗汗次数、血管舒缩症状，提高生活质量，并可降低

患者血中高 TG 水平，服用 8 周并没有引起乳腺、子宫内膜增生的风险。此研究也为开发具有雌激素调节作用的复方中药提供了依据［*Menopause*，2012（19）：234 – 244］。在此基础上对何首乌［*Chromatographia*，2009（70）：657 – 659］、人参［*Phytother Res*，2008，22：851 – 858］、大豆异黄酮［*Phytother Res*，2009（23）：713 – 718］、锁阳（发明专利申请号：PCT/CN2010/001611）也进行了雌激素样作用研究。

2. 植物雌激素类化合物通过非基因组途径双向调节儿茶酚胺分泌

另外，高教授研究发现植物雌激素类化合物通过非基因组途径双向调节儿茶酚胺分泌，经由雌激素受体发挥抗炎活性。补骨脂酚是来源补骨脂的单萜酚类成分，研究结果显示具有雌激素样活性，双向调节牛肾上腺髓质细胞 CA 分泌，通过 JNK 信号通路及其植物雌激素活性促进基础 CA 分泌；通过抑制乙酰胆碱、藜芦定碱和高钾溶液诱导的细胞内钙离子浓度升高而抑制上述刺激剂引起的 CA 分泌；还具有启动 CA 合成的限速酶 TH 的表达。补骨脂酚拮抗慢性制动应激导致的小鼠血清 CA 水平升高，降低小鼠强迫游泳和悬尾不动时间。提示补骨脂酚具有抗应激及潜在的抗抑郁作用，对更年期交感神经紊乱具有重要意义［*Toxicology and Applied Pharmacology*，2014，274（1）：180 – 189］，来源于杜仲的千叶素 A 同样经由雌激素受体发挥抗炎活性［*Plos One*，2013，7（8）：e69555］。

综上，高教授带领团队构建了来源于中药和复方的植物性雌激素研究平台和技术体系及基于临床 – 基础 – 临床的现代创新中药研制思路和途径，创制了基于雌激素样作用的治疗围绝经期综合征的中药复方丹知青娥片，为包含补骨脂的壮骨关节丸、荷丹片减毒工艺和临床使用提供了强有力的证据，为天然选择性雌激素受体调节剂中药复方的创制提供思路和方法，为雌激素依赖的相关疾病治疗提供新的手段。

（三）阐释方剂配伍内涵，揭示组分整合效应

1. 以复方丹参方为研究对象阐释其配伍治疗心肌缺血机理

方药配伍效应是其在人体内作用的有次序的整体调节效应，其功效物质基础难以归结为某一特定有效成分，其作用机理也难以归结为作用于某一特异性靶点，而是多元效应成分通过多靶点、多环节整合调节作用的结果，故现有的基于单一而散在的成分或组分的评价方法，药效与成分相关的研究模式，难以有效的表达方剂内在的病 – 证 – 效与功效成分群之间的关联关系，难以反映方剂的多途径、多靶点、多成分综合整体效应。方剂的潜能蕴藏于整合之中，不同组分、不同配伍产生不同的效应。以组分配伍为基础，阐明多组分与多效应的相关性，揭示融整合调节、对抗补充为一体，求得整合效应是方剂配伍理论的科学内涵。方剂多种药效物质作用于多个相同或不同的靶点，研究它们之间的复杂关系，对于揭示其作用特点和规律具有重要意义。

高秀梅教授以中医理论为指导，选用临床疗效确切的方剂，整合多学科的研究方法和技术，改变了传统中药新药发现依赖临床经验的现状，构建了组分配伍研制现代中药的关键技术。她带领团队以复方丹参方为研究对象，从药效物质基础、体内过程及多途径作用机制阐释了其配伍治疗心肌缺血的机理。复方丹参方药效物质主要是丹参酮类、丹参酚酸类、三七皂苷类及冰片，各类组分配伍后存在协同互补效应。研究发现三七皂苷类成分可增加丹参水溶、脂溶成分稳定性；上述成分吸收入血也存在一定差异，丹参素和人参皂苷 GRa3、Rb1、GRd 是复方丹参方的药代 Marks［*Drug Metab Dispos*，2008（36）：578 –

1586；*Drug Metab Dispos*，2009（37）：2290－2298］；经分子、细胞、器官、整体多层次药理研究也发现：君药丹参作用靶点侧重于血管，其扩张冠脉的效应强于三七；臣药三七作用靶点侧重于心肌，其对缺氧心肌的保护作用强于丹参；以改善心肌缺血为主效应时，丹参和三七配伍的最佳比例范围是10∶3～10∶6（授权专利号 ZL02100884.1/国际专利主分类号 A61K/3578）；佐使药冰片并没有直接扩冠等作用，主要是通过抑制交感活性发挥抗心肌缺血作用［中国药学杂志，2008（43）：1555－1558］。

丹参中两类主要成分（丹参酮和丹参酚酸）均具有扩冠、抗炎、抗氧化等作用，但其作用靶点和作用途径存在差异。丹参酮通过 ERK 通路抑制血管平滑肌细胞的增殖［*J Ethnopharmacol*，2005（99）：93－98. 他引42次］，激活雌激素受体α和β两种亚型的转录活性，从而抑制脂多糖诱导的单核巨噬细胞 NO 的产生和 IL－1β、IL－6 和 TNF－α 分泌，而且这种效应能够被雌激素受体拮抗剂取消［*Journal of Steroid Biochemistry &Molecular Biology*，2009（113）：275－280. 他引104次］，同样通过雌激素非基组的途径发挥扩冠效应［*J Cardiovascular Pharmacology*，2011（57）：340－347］；丹参酮也是交感神经调节剂，对肾上腺髓质分泌儿茶酚胺具有双向调节作用，单用能通过 L 型钙离子通道增加细胞内钙离子浓度，促进儿茶酚胺的分泌，与刺激剂合用则对不同刺激剂引起的细胞儿茶酚胺分泌和细胞内钙离子浓度升高均具有抑制作用［*J Ethnopharmacol*，2009（125）：59－67］。丹参水溶性酚酸类成分则没有上述作用。在抗氧化方面丹参酮弱于丹参酚酸［*J Ethnopharmacology*，2010（128）：575－582］。丹参酮抑制冠脉结扎大鼠心肌细胞内钙和细胞黏附分子的表达，在缺血早期作用明显；而丹参酚酸减轻氧化应激、G 蛋白耦联受体激活及抑制凋亡的作用显著，在缺血晚期作用优势明显［*J Ethnopharmacol*，2011（135）：662－771］。丹参酚酸 B 及丹参酮ⅡA 均可促进缺氧复氧损伤内皮细胞增殖，增强细胞活力，抑制 HIF－1α 表达升高，且丹酚酸 B 起效浓度低于丹参酮ⅡA；丹参酚酸ⅡA 通过 ERK1/2 通路发挥其抑制 HIF－1α 表达的作用；丹参酚酸 B 则不通过 ERK1/2 通路发挥作用。此研究结果为中药新药研发选择丹参组分提供了科学依据。

丹参、三七、冰片通过有序的配伍，各成分之间融整合调节、对抗补充为一体，激活或抑制内源性物质调节机体自身的功能，发挥抗心肌缺血作用，见图26。

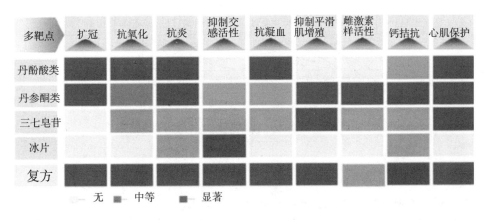

图26　复方丹参方组分配伍多靶点多途径协同增效（相须/相使）

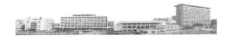

此项研究在明确药效物质与作用机理相互关系的基础上，阐释不同药物及组分间的配伍、配比规律，为研究安全高效、质量可控的现代中药提供组方、组分配比的化学和药理学依据，为完善和优化工艺及质控标准提供技术支撑。同时探索由经验组方过渡到在经验的基础上，依靠科学实验数据指导组方的方法，建立了小复方配比筛选及高维小样本信息处理方法，建立了"组分配伍"研制现代中药的关键技术，为名优小复方中药的二次开发创出了一种模式。此项研究已获国家科技进步二等奖，并已出版专著《复方丹参方的现代研究——组分配伍研制现代中药的理论与实践》。

2. "组分配伍" 思路指导研制中药新药 "三叶片"

高教授及团队在"组分配伍"思路指导下，将张伯礼院士的经验方利用现代科技研制成中药新药"三叶片"，并揭示了其多组分、多途径、多靶点整合作用机制，获 2010 年度天津市科技进步一等奖（2010JB－1－003）。"三叶片（三叶糖脂清方）"由桑叶、荷叶、山楂叶、丹参、赤芍组成，具有升清降浊、化瘀消痞的功效，主要有桑叶总黄酮、桑叶总碱、荷叶总黄酮、荷叶总生物碱、山楂叶总黄酮、丹参总酚酸、赤芍总苷等组分。上述组分在糖脂代谢异常相关 DPPH 自由基清除、蛋白质非酶糖基化产物形成、α－糖苷酶活性、脂肪酶活性等方面贡献度各不相同，但不同组分之间通过有序协同，抑制了糖水解和脂肪酶活性达到减少糖、脂吸收，同时清除长期高血糖状态下体内自由基［*Journal of Ethnopharmacology*，2010（128）：575－582］。多组分配伍可以降低 KKAy 小鼠血糖、血脂，改善胰岛功能［*Journal of Health Science*，2008（2）：203－206］。此项研究从多组分、多靶点、多种途径阐明了"三叶片"治疗糖尿病作用机制之一，见图 27。在明确此方药效物质、组效关系基础上，经过配伍优化和临床前评价，"三叶片"已获 SFDA 中药新药临床研究批件（批件号：2010L00278），初步阐明了方剂配伍理论的科学内涵。

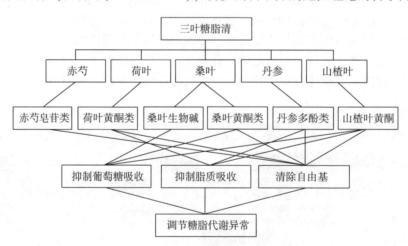

图 27　三叶片多组分、多途径整合作用机制

（四）析方剂配伍减毒增效，期临床用药安全合理

1. 确认补骨脂为"青娥方"肝损伤之源及其造成肝毒性的原因：补骨脂"性本大燥，毒"，最早见于《雷公炮炙论·中卷·补骨脂》，后世医家对补骨脂也有论述，《开宝

本草》云："主五劳七伤，风虚冷，骨髓伤败，肾冷精流及妇人血气堕胎。"但对其毒性记载甚少。古代学者一般将中药毒性理解为药物的药性，故对补骨脂毒性记载不明确。中药毒性不应仅局限于药理或毒理的单一方面研究，应将其功效、毒性、物质基础三者进行关联性研究。因此补骨脂的毒性应当放在功效和物质基础背景下进行合理评价和科学认知，并在中医理论的指导下明确补骨脂毒性物质基础、功效物质基础及二者之间的关系，合理利用炮制、配伍等手段达到增效减毒的目的。

高秀梅教授在对补肾阳的丹知青娥方（丹参、杜仲、补骨脂、知母）、补肾阴二至方（女贞子、旱莲草）及阴阳双补合方（丹知青娥方 + 二至方）配方颗粒的 RCT 研究过程中发现包含补骨脂的丹知青娥方与阴阳双补合方部分患者出现肝功能异常，因而对补骨脂开展了进一步深入研究，确认了补骨脂是"青娥方"造成肝损伤的药味，而补骨脂苷（PO）、异补骨脂苷（IPO）口服体内转化为呋喃香豆素类成分补骨脂素（P）、异补骨脂素（IP）是补骨脂肝损伤的主要物质。

高秀梅教授建立了补骨脂多成分的 UPLC – MS 质量控制方法［*Chromatographia*，2009（70）：199 – 204］。她采用 UPLC – MS/MS 法建立了同时测定大鼠血浆中 PO、IPO、P 和 IP 的方法，灌胃给予剔除 P 和 IP 补骨脂水提液后在大鼠血中发现了 P 和 IP，同时发现补骨脂苷类成分（PO、IPO）与其呋喃香豆素类成分（P、IP）存在生物转化，进一步研究表明 PO 和 IPO 在肠道菌群作用下脱糖生成 P、IP，提高了大鼠体内 P、IP 血药浓度，延长达峰和消除时间，这也是补骨脂水提物引发肝脏毒性的原因［*J Ethnopharmacology*，2014，151（1）：609 – 617］。研究发现在丹知青娥方中，杜仲与补骨脂配伍可减少补骨脂提取物的 P、IP 吸收，减轻了复方的肝损伤，为补骨脂及含补骨脂中成药的正确使用及二次开发提供了科学的依据。

2. 基于儿茶酚胺的方剂配伍"减毒增效"理论研究，阐明香加皮与人参、三七配伍，黄连与吴茱萸配伍在交感神经系统中的配伍意义：中药配伍目的是"减毒增效"，但尚不知通过何种途径以达到此目的，为此高教授开展了影响儿茶酚胺分泌机制的左金丸、吴茱萸汤、加参方等方剂的配伍"减毒增效"研究。

采用寒热配伍的经典方剂左金丸为研究对象，发现黄连通过抑制细胞内钙离子浓度升高，进而抑制了乙酰胆碱（Acetylcholine，ACh）、藜芦定碱（Veratridine，Ver）和高钾刺激诱导的儿茶酚胺分泌；而吴茱萸则能促进细胞内钙离子浓度升高，从而导致儿茶酚胺分泌增多。黄连和吴茱萸（6：1）合用后，黄连显著拮抗吴茱萸引起的牛肾上腺髓质细胞 CA 分泌和细胞内钙离子浓度升高。此研究首次从肾上腺髓质分泌儿茶酚胺角度揭示了左金丸寒热配伍科学内涵及减毒增效的机制［*Phytomedicine*，2010（17）：659 – 668］。此研究受到 *Phytomedicine* 主编 H. Wagner 高度评价，他认为多靶点治疗理论是未来治疗疾病模式，而此研究结果很好说明中医方剂配伍治疗疾病的优势。

在上述研究思路指导下，高教授及团队亦发现了人参或三七能够扩大含强心苷类成分中药的治疗窗。研究发现香加皮（含强心苷类成分）可促进牛肾上腺髓质细胞分泌儿茶酚胺，且有钙依赖性，而人参可以拮抗香加皮的这一作用；急性毒性实验也证实两者配伍可以提高香加皮的小鼠 LD50 的量，在等剂量香加皮中加入人参可降低小鼠死亡率。三七皂苷成分与人参中皂苷成分大部分相同，且三七中皂苷成分含量高于人参，进一步研究也

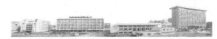

发现三七具有人参类似的作用，且作用强度优于人参。此项研究揭示了治疗心衰的中药香加皮通过配伍人参、三七增效减毒的机理，为含有强心苷类的中药临床合理安全使用提供科学依据 [*Journal of Ethnopharmacology*, 2013 (147): 447 – 455]，此研究成果已应用于中药新药"加参片"（发明专利号 ZL200510015373.7）。

香加皮是有毒中药，临床常与五加皮混淆而发生毒性，为此系统研究香加皮的药材产地 [中草药, 2007 (8): 1256 – 1258]、真伪鉴别方法 [中草药, 2006 (9): 1415 – 1417]、质量控制标准 [*Journal of Pharmaceutical and Biomedical Analysis*, 2015 (114): 292 – 295; *Biomed Chromatogr*, 2008 (22): 196 – 201; *Chinese Journal of Analytical Chemistry*, 2006 (11): 1644 – 1648]、生物效应 [*Chin J IntegrMed*, 2010 (16): 33 – 40] 等，为高效但有毒中药香加皮的临床安全合理使用和含香加皮的中药新开发提供了科学依据，丰富了对有毒中药应用的认识。

另外，研究还发现中药人参皂苷类成分通过抗氧化应激途径拮抗阿霉素心脏毒性 [*Phytomedicine*, 2015 (22): 875 – 884]。通过以上研究挖掘发现中药临床配伍治疗思想，拓展了中药配伍形式，对于中西医临床均具有重要的指导意义。

（五）规范方剂临床评价方法，提高循证评价研究质量

系统评价是健康决策高质量证据的来源，能为临床医生、患者及其他决策者提供重要信息。针对中医系统评价方法不规范，特别是 Meta 分析使用不当，产生偏倚的、甚至不正确的结论等问题，高教授及团队提出并建立了有中医药特点的系统评价规范 [*The Journal of Alternative and Complementary Medicine*, 2007 (13): 797 – 805]。建立的系统评价方法已被其他领域的同类研究借鉴，文章被 SCI 期刊他引 10 次，得到加拿大渥太华大学国际顶级循证医学专家 David Moher 赞同 [*BMC Medicine*, 2008 (6): 131 – 134]。利用规范的系统评价方法从临床角度研究了复方丹参制剂治疗不稳定性心绞痛的证据，结果显示复方丹参制剂加常规治疗与常规治疗相比，能明显改善不稳定心绞痛症状和心电图指标 [*MedSci Monit*, 2008 (14): RA1 – 7]。此项研究得到英国国家卫生保健系统（*NHS evidence*）的评价：运用恰当的方法评价了重要的问题，结论具有可靠性。

针对中医药治疗中风康复的问题，高教授利用规范的系统评价方法，广泛调查了 2007 年 12 月前发表的方剂对中风后康复影响的临床研究论文，发现纳入研究存在较多不足，特别是在随机化方面，且评价指标多采用主观的结局评价指标，没有涉及重要的终点指标，不能客观表达方剂治疗中风后遗症的有效性。此项研究已发表于国际中风领域顶级杂志 [*Stroke*, 2009 (40): 2797 – 2804]，文章被 [*Planta Med*, 2010 (76): 2048 – 2064; *Stroke*, 2009, e641 – e642] 引用，此研究为方剂配伍治疗疾病的系统评价提出了可借鉴方法，对于进一步提高中医药临床研究质量和中医药循证评价方法的建立提供了重要依据。

同时高教授及其团队与生物活性靶标相结合研究发现，丹红注射液通过激活 PI3K/Akt 信号通路，上调骨髓细胞中 eNOS 和 MMP – 9 的表达水平，促进内皮主细胞（EPCs）的动员，其发挥促 EPCs 动员作用的主要是丹参酚酸类化合物。经临床证实活血化瘀的注射液（血栓通、丹红、血必净）能动员健康受试者骨髓 EPCs 入血；也发现 EPCs 与冠心病患者严重程度呈负相关，CECs 水平与冠心病严重程度呈正相关；丹红注射液可以通过动员接受 PCI 治疗冠心病患者 EPCs 入血,抑制血管内皮细胞脱落,抑制炎症反改善冠心病患者 PCI 术后的内皮损伤、心功能修复 [*Lancet*,2016(388):33 – 34]。

以上研究从文献角度系统评价了方剂配伍治疗心脑血管病的临床证据,注重中医药特点与生物活性靶标相结合的中医方剂临床疗效的客观评价方法,因此获 2011 年度国家科技进步二等奖(2011 – J – 234 – 2 – 03)、2014 年度国家科技进步一等奖(2014 – J – 234 – 1 – 01),为方剂高质量疗效证据的产生提供方法学支撑。

临证经验

一、从阳论治更年期诸证,以求阴平阳秘之效

《素问·生气通天论》中云:"阳气者,若天与日,失其所则折寿而不彰,故天运当以日光明。"《内经》始终贯穿"人以阳气为本"思想。又如《素问·生气通天论》曰:"夫自古通天者生之本,本于阴阳……其气九州九窍五脏十二节,皆通乎天气……苍天之气,清净则志意治,顺之则阳气固,虽有贼邪,弗能害也。"《素问·阴阳应象大论》曰:"阳生阴长,阳杀阴藏。"阳动阴应,阳气生发促进阴气生长,阳气的运动变化决定阴气变化趋向,如《素问·上古天真论》说:"丈夫八岁,肾气实,发长齿更……六八阳气衰竭于上,面焦、发鬓颁白。"又说:"女子七岁,肾气盛,齿更发长……五七阳明脉衰,面始焦,发始堕。"说明整个生命过程的生长壮老已中阳气起主宰作用。

"阴平阳秘,精神乃治"(《素问·生气通天论》),即阴阳双方只有处于相对平衡状态才可保持正常生命活动,使人体处于健康的生理常态。这说明阴与阳的对立统一,既相互依靠,又能互相转化,同时说明了阴阳平衡的重要性。所以治疗或摄生的目的就在于恢复或保持"阴平阳秘"的平衡状态,故《内经》认为"阴阳之要,阳密乃固","因而和之,是谓圣度",阳在维持阴阳平衡中的主导作用,是矛盾的主要方面。清代周学海《读医随笔·卷一证治总论·气血精神论》载:"夫血者,水谷之精微,得命门真火蒸化……其浊者为血,清者为津。"肾阳的温煦蒸腾功能正常有助于气血的化生,若肾阳虚衰,则营血亏虚。宋代李中梓《内经知要·卷上·阴阳》曰:"愚意万物皆听命于阳,而阴特为之顺承者也。阳气生旺,则阴血赖以长养;阳气衰杀,则阴血无由和调,此阴从阳之至理也。"这进一步阐述了"阳主阴从"阴阳之间的关系。高秀梅教授认为,肾为先天之本,肾阳主于肾阴,肾阳损伤,阳不化阴累及肾阴致阴阳两虚,因此肾阳亏虚是阴阳失调的关键,也是女性更年期诸证发病的重要病理基础。

(一)更年期潮热、盗汗

更年期潮热在中医学属"经断前后诸证"范畴,称为烘热。"经断前后诸证"在 20 世纪 60 年代《中医妇科学》教材中首次提出。目前中医对更年期潮热的病机认识多为肾阴虚或肝肾阴虚,治疗上也多采用滋阴补血的法则,忽略了肾阳在其中的重要作用。高秀梅教授结合中医理论和中医临床研究得出肾阳虚也是其主要病机之一,以此指导临床,可为治疗更年期潮热提供新思路。

1. 辨识病因病机

更年期综合征是指妇女绝经前后由于性激素减少所致的一系列躯体及精神神经症状,

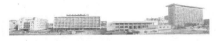

有 50%～75% 的妇女出现潮热、出汗、手足发冷等血管舒缩功能失调症状，在 40～60 岁的更年期妇女中常最早出现且表现突出，其中以潮热最多见。自然绝经妇女潮热症状始于绝经前，至绝经期达高峰；手术绝经妇女潮热发生率较自然绝经妇女高，症状出现得突然、程度严重、持续时间久。目前治疗绝经期潮热最有效的方法为激素替代疗法，但女子健康协会的临床研究结果显示，该法可能会带来不良反应，如乳腺癌、子宫内膜癌风险的增高，卒中和心脏病事件风险增加等。

中医古籍对此病没有系统论述，而是分散在"崩漏""汗证""不寐""健忘""脏躁"等病的论述中，但总病机均围绕"肾虚"而言，这与妇女的生理特点有关，所谓："女子七岁，肾气盛，齿更发长；二七而天癸至，任脉通，太冲脉盛，月事以时下，故有子……七七任脉虚，太冲脉衰少，天癸竭，地道不通，故形坏而无子也。"高秀梅教授根据女子生理特点，认为诸多医家将烘热和潮热等同，潮热属于阴虚是一种习惯性思维，加之妇女经、孕、产、乳伤于血，易处于"阴常不足，阳常有余"的状态，常将烘热和潮热等同，也归于阴虚；更年期潮热无规律性，可能每天几次或者每小时都出现，且更年期潮热来临时，人的体温并没有变化，与中医潮热描述的体温升高亦不同。全国高等中医院校统编教材《中医妇科学》第七版将绝经前后诸症分为肾阴虚、肾阳虚和肾阴阳两虚三种。在肾阴虚中将烘热作为主症，而在肾阳虚证型中，并没有任何烘热症状描述，故高教授认为该分类有失偏颇，临证中需结合临床合理分证。

2. 温补肾阳法治疗更年期潮热盗汗

临床疗效是检验病机理论的最好证据，更年期潮热从阴虚论治是否有效，需要高质量的临床研究来证实。根据目前所公认的随机对照试验进行文献研究，英文文献中无论是滋补肝肾法对妇女绝经后血管舒缩症状的作用，还是滋阴清热法缓解血管舒缩症状和提高生活质量的疗效评价，抑或是益气补血法对更年期症状的疗效评价，以滋阴补血中药为主的复方在治疗潮热方面均并不优于安慰剂。高教授认为该结果系对潮热的病机、临床选方用药方面认识不足，故而提出温补肾阳法也是治疗更年期潮热盗汗的方法之一。

在中医理论中，更年期潮热属内伤发热的范畴，其病因病机和治疗法则也可遵照内伤发热，内伤发热中有关阳虚发热的认识为更年期潮热的治疗提供了很好的参考价值，并且高教授在科研结果中发现补肾阳中药大多具有雌激素样作用，不仅规避了雌激素治疗的弊端，亦为中医药治疗该病优势提供依据。

潮热汗出作为更年期的一个特殊症状，不少患者主要是由于阳气虚衰或阳气不固，导致体表卫气不足所致腠理开阖失常。《素问·生气通天论》云："是故阳因而上，卫外者也。"明代王肯堂在《证治准绳·杂病·杂门·盗汗》中对其机制亦有诠释："阳衰则卫虚，所虚之卫行阴，当瞑目之时，则更无气以固其表，故腠理开津液泄而为汗。迨寤则目张，其行阴之气复散于表，则汗止矣。夫如是者，谓之盗汗，即《内经》之寝汗也。"女子七七之年，阳气虚衰，卫气不固，对于外界环境的变化不能做出相应调整，加之元气不足，阴火内生，出现潮热汗出等症状，又有腰膝酸冷、小便频数等肾阳不足的表现。基于上述认识，高教授认为对于更年期潮热从顾护阳气入手，采用温肾密阳法治疗潮热不失为一种有效的手段，即"凡阴阳之要，阳密乃固"，该证非热盛之实证，亦非阴虚有热之虚证，而是肾阳受损，虚火上炎，法当温阳，但不可骤用大剂量温药，宜引火归原后再行温补肾阳，开始时药量宜小，是蕴"少火生气"之意。

（二）更年期高血压

更年期高血压的特点为收缩压升高舒张压不高，呈阵发性发作，且波动较明显，血压波动时常伴有潮热、面红等症状，其中约有15.2%的患者出现轻度高血压。本病的病因尚未完全清楚，有学者认为与雌激素的下降有关，雌激素主要依赖于雌激素受体、组织特异性 ER 亚型来扩张动脉、抑制平滑肌炎症反应和生长因子通路的表达及拮抗氧化应激等达到保护心血管的作用。

根据该病临床表现，多属于中医学"眩晕""头痛""脏躁"等范畴，因常伴有潮热盗汗、心烦少寐等肾阴虚症状，故肾阳不足常被忽视。肾为先天之本，肾阳主于肾阴，肾阳损伤，阳不化阴累及肾阴致阴阳两虚。因此，高教授认为，肾阳亏虚是阴阳失调的关键，也是女性更年期高血压发病的重要病理基础。温补肾阳的中药具有雌激素样作用，可以缓解女性更年期烘热汗出等症状，因此温补肾阳法在更年期高血压的治疗中具有重要作用。

高教授认为，治疗女性更年期高血压不能见烘热汗出就辨证为肾阴不足而治以滋补肾阴，此时应注重顾护肾阳。正如《景岳全书·卷之五十一德集·新方八阵·补阵》载："真阳不足者，必神疲气怯，或心跳不宁……以培右肾之元阳，而神气自强矣。"她善用温补肾阳的杜仲、补骨脂等，尤以微量补骨脂阳中求阴，微微生火，鼓舞真阳之气，达到阴平阳秘之效。

二、病证结合以治心病，衷中参西以求理法

（一）冠状动脉粥样硬化性心脏病

证能概括疾病发展某一阶段的病机本质、病变脏腑、演变趋向，据此可确立个体化治则治法。高秀梅教授主张辨治冠心病须病证结合，既要掌握该病的西医学基本病理特征，又要结合中医证候特点，全面综合分析，病证有机结合，以深化对其认识。个体化治疗需在整体把握冠心病病理发展趋势的条件下，明辨顺逆与偏性，提高临床治疗的针对性、前瞻性与有效性。高教授认为患者主诉虽无胸闷、胸痛，但客观性检查如冠状动脉造影显示狭窄，抑或是心电图显示心肌缺血等，无证可辨，重在治病。治疗过程中注重标本兼顾，如对于糖尿病并发心血管疾病患者，急则治其标，缓解胸痛后需重在稳定血糖，如见全身乏力，并非单因糖尿病而一味滋阴，心肌缺血亦为乏力之因，宜先解其苦，兼顾其源。

仲景以"阳微阴弦"论述胸痹为胸阳不振，阴邪内盛，阴乘阳位，胸阳痹阻，属本虚标实之证，以瓜蒌薤白白酒汤等方宣阳通痹上焦阳气不足，则寒凝气滞，胸阳不展，血行不畅，出现寒凝心脉证，如隋代巢元方《诸病源候论·咽喉心胸病诸候·胸痹候》所云："寒气客于五脏六腑，因虚而发，上冲胸间，则胸痹。"临床所见胸闷憋气、胸痛，遇寒则剧，心悸气短，舌紫暗，脉沉紧，皆为阴寒凝滞，心脉瘀阻，高教授根据多年临床经验对该病兼夹证候治宜温通散寒兼理气止痛，达到宣阳通痹、宽胸理气、活血止痛的目的。除了着眼于中医病机，高教授还结合现代心血管方面的药理作用机制用药，如瓜蒌、薤白类方主要含黄酮类、三萜类和甾醇类化学成分，主张以瓜蒌、薤白防止心肌损伤，起到保护血管内皮功能和抗心肌缺血的作用，以求达到精准用药；地龙体内溶栓成分主要有地龙纤维蛋白溶解酶、蚓激酶和蚓胶原酶，因此具有抗凝血溶血栓的双重作用；协同僵蚕

通过抑制血液凝固、促纤溶活性而抑制血栓形成；其他用药如半夏、降香、丹参、三七粉、桃仁、葛根等，随症加减，以获佳效。

(二) 心律失常

缓慢性心律失常是一类以心率减慢为主要特征的疾病，主要是由于心脏起搏传导系统功能障碍所导致，包括窦性心动过缓、窦房传导阻滞、房室传导阻滞等多种类型；快速性心律失常是包括各种原因导致的早搏、心动过速、扑动、颤动等。证属中医学"心悸""怔忡""眩晕""胸痹"等范畴，临床主要表现为心悸、疲乏无力，活动后胸闷、气短，严重者甚至引起昏厥。

高教授认为心律失常不外乎虚实两方面，以虚实作为辨别心律失常之纲领：虚为五脏阴阳气血亏虚，心失所养；实则为痰浊、水饮、气滞、血瘀、寒凝、痰火等实邪。虚实可互相转化，临证多见本虚标实、虚实夹杂之证。

《伤寒论》之炙甘草汤，以疗"伤寒，脉结代，心动悸"，具益气滋阴、通阳复脉之效。高教授根据现代药理研究发现，炙甘草汤具有抗各种因素所致心律失常、调节心肌生理特性及动作电位，以及镇静、增强体质、抗缺氧等临床药理作用。炙甘草汤治疗心律失常参考西医学心电图最多见于室早、房早和房颤三种疾病，均属于快速性心律失常，探讨其中医学临床机理也基本符合炙甘草汤滋阴为主的方剂特点，具有养心气、益心血、滋心阴、通心脉之功。临证可见以快率为主者多为气血不足兼有热象，以慢率为主者为阳气虚损兼有寒象，故有"结脉皆因气血凝"（《濒湖脉学·结（阴）》）治疗重在行气和血，"代脉元因脏气衰"（《濒湖脉学·代（阴）》）重在补益心治气阴的文献记载。高教授在临床中常以黄芪替人参，配伍陈皮，既有补气之功又无碍胃之弊，补而不滞；易阿胶为当归，并随症加用牡蛎、珍珠母、酸枣仁等药，以重镇养心安神。

三、审偏枯气血之荣枯，辨眩晕阴阳之盛衰

(一) 中风偏瘫

补阳还五汤初见于清代王清任《医林改错·瘫痿论》"黄芪四两（生）、归尾二钱、赤芍一钱半、地龙一钱（去土）、川芎一钱、桃仁一钱、红花一钱"，以疗中风偏枯，主治半身不遂、口眼歪斜、语言謇涩、口角流涎、大便干燥、小便频数、遗尿不禁等，具有补气活血通络之效，临证治疗缺血性中风，每获佳效。年过四十则阴气自半，气血渐衰，偶因将息失宜或情志劳累等诱发中风，易延为肢体活动不利，证属"偏枯"之范畴。隋代巢元方《诸病源候论·风偏枯候》曰："风偏枯者，由气血偏虚，则腠理开，受于风湿，风湿客于半身，在分腠之间，使血气凝涩，不能润养，久不瘥，真气去，邪气独留，则成偏枯。"

高教授认为，对偏枯需细心辨识，审气血之荣枯，辨经络之通滞，她深谙王清任对汉以后历代医家所论中风诸证因火、因气、因痰非该证主因之论，认为气虚血瘀证为其主要病机特点，治疗上应以补气活血、化瘀通络为主。补阳还五汤立法、处方与前贤名家处方迥异，重在补气，兼以活血通络，此方尤适宜于脑梗死后遗症之半身不遂等，基本上具有通治效方的特色。该方重用黄芪补气是历代治疗杂病中风方所未曾见，并且其他方剂黄芪仅是一般用量，并不加大剂量、改变治则，亦少见用活血通络药作为方药协同配伍者。王清任之所以重用黄芪，是认为半身不遂等症"亏损元气，是其本源"，从气入手，适当补

充阴血。此方又有多味活血通络药，从而达到化瘀的效果，亦有利于脑梗死之通栓作用。故补阳还五汤从立法、遣方、用药等方面，均有其学术和临床特色。

"气为血之帅"，气虚日久则可致瘀，也可形成筋脉失养而见麻木不仁，瘀为塞滞之因，易于导致血行缓慢而瘀阻益甚，虚则化源不足且鼓动无力，故高教授在补阳还五汤基础上常伍僵蚕以增搜剔之功，可通经中黏附瘀阻之血，佐以温补肾阳的淫羊藿等药，共奏行气活血通瘀起痿之功。

（二）眩晕

《灵枢·海论》云："髓海不足，则脑转耳鸣，胫酸眩冒。"《素问·至真要大论》亦曰："厥阴之胜，耳鸣头眩"，又有"诸风掉眩，皆属于肝"之论，因此眩晕与肝肾具有紧密联系。肝肾同源，若肾水不足，水不养木，肝阴亏虚而阴不敛阳则肝阳上亢，故上实下虚，阴虚阳亢，虚实夹杂，而临床多可见于高血压或颈性眩晕。高教授治疗时多以滋补肝肾、平肝潜阳降压、养血活血通络为治则，方以天麻钩藤饮化裁而成。方中杜仲、川牛膝滋补肝肾；钩藤平肝潜阳，镇肝息风；黄芩、野菊花清肝经之热；当归、川芎、地龙、三七等活血化瘀，养血柔肝通络。诸药合用，共奏镇肝息风、滋阴潜阳的功效，使肝肾阴得以滋养，络脉畅通，脏腑阴阳得调，故眩晕症状得以缓解，血压得以平稳。

现代药理研究认为，钩藤有解痉作用；当归、川芎、地龙、三七能明显扩张血管，改善血流量，改善循环黏稠障碍及抗血栓；葛根通督解痉，使血流量增加；地龙息风止痉、活血通络，直接扩张末梢血管，降压持久；野菊花、草决明能抑制血管平滑肌收缩，缓解血管痉挛，增加血管通透性，减少斑块的形成。

本方虽意在平肝潜阳，但在治疗过程中高教授强调，肝为刚脏，内寄相火，平肝之中兼可清肝，清肝若用寒凉之品，需防戕伐胃气。另外，肝体为阴，以阳为用，乙癸同源，滋补肾阴亦可制肝阳，补肾阴切要滋而不腻，补而不滞。《丹溪心法·卷三·六郁五十二》曰："气血冲和，万病不生，一有怫郁，诸病生焉。故人身诸病，多生于郁。"机体气血运行不息，肝失疏泄，气机失于条达，清阳不升则头晕目眩，肝气郁滞而脉络受阻，胸胁胀闷太息，肝气横逆犯脾则食少，气郁化火扰神则烦躁失眠，皆为肝郁之象。若兼情志致郁而见眩晕，血压不稳，则兼以疏肝解郁、清利头目。多以柴胡疏肝条达肝气以解郁，当归辛苦温养血和血，白芍酸苦微寒养血敛阴、柔肝缓急；又加白术、茯苓、甘草健脾益气，实土而又防木侮，且营血化生有源。

四、常用对药应用经验

（一）川芎－当归

川芎与当归相配伍，见于《太平惠民和剂局方》中"芎归汤"。《医宗金鉴·删补名医方论一卷·佛手散》云："当归、川芎为血分之主药，性温而味甘、辛，以温能和血，甘能补血，辛能散血也。"当归偏养血和血，川芎偏行血散血，配对伍用可协同养血和血、活血祛瘀，具有理气活血、化瘀止痛之功，为常用的养血活血药对。该药对不仅在临床方剂中广泛应用，在现代中成药中也多有应用，如养血清脑颗粒、舒脑欣滴丸等。两味药存在很多共有的有效成分，川芎－当归药对配伍合煎与单味药相比，可以促进有效成分溶出，不同配比和提取方法下提取物中的活性成分量及其药理活性均不同，可找到最佳配伍比例以达到最佳药物治疗效果。药理研究表明，川芎－当归药对具有调节外周血常规、增强免疫、改善血液循环、抑制子宫收缩和血小板聚集、抗氧化和抗血栓形成等作用，从而广泛应用于血虚、血瘀及痛经等症，尤为血虚兼血瘀者所宜。临床上对脑供血不足引起的头痛、头晕、失眠、健忘、偏瘫及卒中后遗症等有显著疗效。

（二）丹参–川芎

丹参性微寒，味苦，入心、心包、肝经，有活血祛瘀、通经止痛、清心除烦等功效，其"以通为补"，并且"专入血分，其功在于活血行血，内之达脏腑而化瘀滞，故积聚消而癥瘕破，外之利关节而通脉络，则腰膝健而痹著行……无一非宣通运行之效"（清·张山雷《本草正义》）。现代药理研究表明，丹参可扩张冠状动脉，增加冠状动脉血流量，改善心肌缺血，能提高耐缺氧能力，对缺氧心肌有保护作用。川芎辛温，入肝、胆、心包经，可"上行头目，下行血海"，"为血中之气药"，与丹参合用，意在增强活血方之行血散瘀之功，使补血方中通达气血，补而不滞。高教授每遇胸痹心痛，于瓜蒌、薤白基础上加丹参、川芎，若久病者，虚实夹杂，脉络郁滞，血运不畅为主，多加鸡血藤补血不留邪，祛瘀不伤正，故临床屡用屡效。

（三）藿香–佩兰

藿香味辛，性温，气味芳香，功能醒脾化湿，为芳化湿浊之要药。《本草正义》载其"清芬微温，善理中州湿浊痰涎，为醒脾快胃，振动清阳妙品"，芳香而不猛烈，温煦而不偏于燥热。佩兰味辛，性平，气味芳香，能宣化湿浊而定痛，多用于湿浊中阻，见脘痞呕恶、口中甜腻、口臭、多涎，或暑湿表证见头胀胸闷等症。二药配伍以芳香化浊、醒脾和胃、疏理气机，同中有异，异中存同，以达祛除痰浊痹阻之效。高教授常以此药对治疗胸痹心痛之痰瘀互结证，症见胸脘痞闷、纳呆疲乏、口中黏腻、饮食不甘、舌苔浊垢厚腻。痰浊虽轻，但仍四季皆见，病证初始需予干预，如丹溪所言"治痰法，实脾土，燥脾湿，是治其本也"（《丹溪心法·痰十三》），祛除阴霾湿邪而助脾胃正气，以防日久痰瘀胶着难解，缠绵难愈。

（四）女贞子–旱莲草

二至丸只女贞子、墨旱莲两味药，以"补腰膝，壮筋骨，强阴肾，乌髭发"。"女贞甘平，少阴之精，隆冬不凋，其色青黑，益肝补肾"；"旱莲甘寒汁黑，入肾补精，故能益下而荣上，强阴而黑发也"（《医方集解·补养之剂》）。二药相合功专归于下焦，补益肝肾、滋阴养血。高教授认为，年老患者多肝肾亏损，所见腰酸背痛、下肢痿软、失眠多梦、眩晕、乏力等症，可在方中添加女贞子、旱莲草，治疗上遵循张景岳"善补阳者，必于阴中求阳，则阳得阴助而生化无穷；善补阴者，必于阳中求阴，则阴得阳升而泉源不竭"。又因久病者肾阳衰微，于内不能温养机窍，清气不升，气血蒸化不足，将淫羊藿入方中，借其"补命门，益精气，坚筋骨"（《本草备要·草部》）之功，"治一切冷风劳气，筋骨挛急，四肢不仁，补腰膝"（《日华子诸家本草》）。

（五）吴茱萸–黄连

高教授治疗脾胃病主张以调节脾胃气机升降为关键，宗前人理论"脾以健而运，胃以通为补"（《医经余论》）之说，在治法中注重寒热药与行气之味相配伍，除砂仁、枳壳行气宽中、化湿和胃，厚朴下气除满等常用药物之外，常用吴茱萸、黄连以辛开苦降。临床根据脾升胃降为顺、本寒标热的特点，虽取左金丸之意，但配伍比例并不同于该方。黄

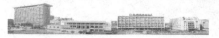

连以 15g 为限，量大苦寒易戕伐胃气，太过可伤气伤阴，应用宜中病即止。对于以痛为主症的脾胃病，在理气活血止痛基础上，配伍温中开散法；纳差食少，腹胀痞满，以陈皮佐之，健脾和胃，正如李东垣所言"夫人以脾胃为主，而治病以调气为先，如欲调气健脾者，橘皮之功居其首焉。"（《本草汇言·卷之十五·果部水果类》）若痰浊瘀血郁而化热，热轻则症见胸闷烦躁、脘腹不适，则另加石菖蒲、郁金，郁金可制石菖蒲温燥之性，共奏豁痰宣痹、活血止痛之功。

医案选介

一、冠心病心绞痛

病案 1

唐某，女，71 岁，2015 年 10 月 30 日初诊。

主诉：间断性胸闷憋气 1 月余，加重 1 周。

病史和查体：患者间断性胸闷、憋气，偶有胸痛，胸痛彻背，心悸，自服通心络无好转，失眠，头痛，善太息，胃脘不适，双下肢沉重，纳差甚，寐差，二便可。舌淡嫩，苔白黄，脉结代。血压 130/80mmHg，脉搏 102 次/分。

西医诊断：冠心病心绞痛。

中医诊断：胸痹心痛。心脾两虚，痰瘀交阻。

治法：益气健脾，补血养心，化瘀祛痰。

处方：瓜蒌 15g，薤白 15g，丹参 15g，川芎 15g，葛根 20g，杜仲 15g，生黄芪 20g，当归 15g，陈皮 15g，厚朴 10g，酸枣仁 30g，地龙 15g，僵蚕 15g，肉苁蓉 15g，黄连 10g。水煎服，每日 1 剂，日服 2 次，早晚各 1 次，饭后温服。7 剂。

二诊：2015 年 11 月 6 日。服药 1 周后症状减轻，胸闷憋气缓解，偶有头晕头痛，血压 150/80mmHg。原方加天麻 10g，钩藤 20g，野菊花 15g。煎服法同上，7 剂。

三诊：2015 年 12 月 4 日。诸症好转，咳嗽，微喘，舌稍红，纳差。原方去肉苁蓉，加莲子心 15g，炙甘草 10g，焦山楂 15g，焦神曲 15g，焦麦芽 10g，紫苏叶 15g，半夏 10g。煎服法同上，7 剂。

【按】该证总属本虚标实之证。由于心气虚无力推动血液的运行，而生瘀血；脾气虚无以运化，则生痰浊，日久则痰瘀胶结，痹阻血脉而发病，益气健脾养心方为治本之策。高教授以瓜蒌薤白半夏汤加减，是方黄芪益气健脾，酸枣仁养心，葛根升阳，杜仲补益肝肾，兼用丹参、当归、川芎补血活血行血，地龙、僵蚕以搜剔经络之瘀阻，陈皮化痰，且可防黄芪壅滞，因郁而生热，故加黄连以清郁热。

病案 2

王某，男，62 岁，2017 年 9 月 1 日初诊。

主诉：间断胸闷憋气，伴胸痛 2 年，加重 1 月余。

病史和查体：患者因劳累出现心前区疼痛牵及后背不适，胸闷憋气，近 1 个月因天气变化，自觉症状明显加重。时心慌，自觉乏力，气短，无恶心呕吐，无头晕头痛，纳差，寐差，多梦，易醒，二便正常。舌淡暗，苔白腻，脉弦。

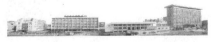

西医诊断：冠心病心绞痛。

中医诊断：胸痹心痛。气虚痰瘀互结。

治法：益气养心，通阳散结，祛痰宽胸，活血化瘀。

处方：瓜蒌 15g，薤白 15g，丹参 15g，川芎 15g，桃仁 15g，红花 15g，生黄芪 30g，当归 15g，地龙 15g，僵蚕 15g，降香 10g，陈皮 15g，枳壳 10g，炙甘草 8g，酸枣仁 15g，黄连 15g，麦冬 15g，葛根 20g，半夏 15g。水煎服，每日 1 剂，日服 2 次，早晚各 1 次，饭后温服。7 剂。

二诊：2017 年 9 月 8 日。服药 1 周后自觉心前区疼痛及后背不适感较前明显好转，睡眠也有好转，稍觉脘腹不适。心前区疼痛及后背不适较前好转表明心阳得复，经脉得通。心得所养，则睡眠好转。原方加茯苓 15g。煎服法同上，7 剂。

【按】瓜蒌薤白半夏汤出自汉代张仲景《金匮要略》，原文曰："胸痹不得卧，心痛彻背者，瓜蒌薤白半夏汤主之。"主要用于治疗胸痹，尤其是痰饮（浊）壅盛之胸痹证。方中半夏燥湿化痰，降逆散结；瓜蒌、薤白豁痰通阳，理气宽胸。但本案中的患者所患胸痹乃是宿疾，单用经方，药力尚显单薄，扶正之力不足，祛邪之功稍浅，难取速效，故加黄芪补心气以升元阳、益脾气以利水湿，酸枣仁养心，川芎、丹参、降香理气活血化瘀、通络止痛，因痰瘀水湿日久常易化热，佐以黄连兼清郁热燥湿，同时可制诸药辛温之性防其劫阴之弊。诸药合用，共奏益气养心、通阳散结、祛痰宽胸、活血化瘀之功。

病案 3

陈某，男，55 岁，2015 年 10 月 16 日初诊。

主诉：胸闷憋气，伴胸痛半年。

病史和查体：患者于半年前行冠脉支架术，术后胸闷憋气，心前区疼痛牵及后背不适，活动后尤甚，行不过百米，全身乏力，心悸。纳可，寐差，二便调。既往冠脉支架术 2 次，家族遗传性冠心病史。舌暗紫，苔薄白，脉弦。血压 120/80mmHg。

西医诊断：冠心病心绞痛，冠脉支架术后。

中医诊断：胸痹心痛。心阳虚，瘀血阻络。

治法：温阳益气，散寒通滞。

处方：瓜蒌 15g，薤白 15g，丹参 15g，川芎 15g，黄连 15g，葛根 20g，陈皮 15g，厚朴 10g，生黄芪 20g，当归 15g，地龙 15g，僵蚕 15g，酸枣仁 30g，枳壳 10g，杜仲 15g，桂枝 10g。水煎服，每日 1 剂，日服 2 次，早晚各 1 次，饭后温服。14 剂。

【按】《医门法律·中寒门》认为："胸痹心痛，然总因阳虚，故阴得乘之。"《类证治裁》曰："胸痹胸中阳微不运，久则阴乘阳位，而为痹结也。"黄芪桂枝五物汤首见于《金匮要略》，原文曰："血痹阴阳俱微，寸口关上微，尺中小紧，外证身体不仁，如风痹状，黄芪桂枝五物汤主之。"高教授以此加减用于冠心病的治疗，取其益气活血通脉之功，特别是桂枝可温通心阳。本例患者两次支架术后心失所养，故见心前区疼痛牵及后背不适，心阳不足则寒凝心脉，瘀血阻络，故症状加重。阳气虚弱则无以温煦全身，故乏力。心血不足，心神失养，故心慌、寐差。初诊后症状逐渐缓解，续服一周，主症进一步好转，继服 7 剂，经随访疗效显著。

病案4

尹某，男，85岁，2016年10月10日初诊。

主诉：心前区疼痛伴胸闷憋气3天。

病史和查体：近3天心前区疼痛，胸闷，憋气，气短，偶有出冷汗，纳食较差，寐尚可，大便略干。舌暗红，苔白腻，脉沉细略涩。血压130/80mmHg。

辅助检查：查心电图示房室传导阻滞，陈旧性心肌梗死。

西医诊断：冠心病心绞痛，房室传导阻滞。

中医诊断：胸痹心痛。胸阳不振，气滞血瘀痰阻。

治法：振奋心阳，理气祛痰化瘀。

处方：生黄芪20g，当归15g，地龙15g，僵蚕15g，瓜蒌15g，薤白15g，半夏10g，丹参15g，川芎15g，葛根20g，杜仲15g，酸枣仁30g，陈皮15g，枳壳15g。水煎服，每日1剂，日服2次，早晚各1次，饭后温服。7剂。

二诊：2016年10月31日。服药后症状好转，纳食渐增，偶有眩晕，大便正常，舌暗红，苔白略腻，脉沉弦。原方加钩藤15g，白芍15g。煎服法同上，7剂。

【按】高教授认为，年老者所患心血管疾病，主要因其真阳渐衰，阳气虚弱，鼓动气血运行乏力，导致气虚血瘀。当治疗胸阳不振，气滞痰阻时，多选用经方枳实薤白桂枝汤、瓜蒌薤白半夏汤化裁，常取得满意疗效。配伍丹参活血祛瘀止痛，再加平补阳气和行气之药，以疗阳气痹阻。诸药合用，共奏温阳益心、通阳散结、祛痰宽胸、活血化瘀行气之功。通补兼施，补而不助其壅，通而不损其正，邪正兼顾，标本兼治。

二、脑梗死后遗症

马某，男，85岁，2017年6月30日初诊。

主诉：双下肢沉重8年余，加重1年。

病史和查体：患者8年前因脑梗死后遗右侧肢体活动不利，右上肢麻木。近1年每日午饭后双下肢沉重尤甚，行走不利，休息后症状缓解。现双下肢乏力痿软，时觉胸闷憋气。纳差，寐安，小便可。既往冠心病、脑梗死病史，否认高血压、糖尿病等病史。舌暗紫，苔白腻，脉弦。血压130/80mmHg。

西医诊断：陈旧性脑梗死，冠心病。

中医诊断：中风（中经络）。气虚血瘀，痰瘀互结，脉络痹阻。

治法：补气养血，化瘀通络，豁痰开结。

处方：瓜蒌15g，薤白15g，钩藤15g，生黄芪30g，地龙15g，僵蚕15g，当归15g，陈皮15g，肉苁蓉15g，藿香15g，枳壳15g，茯苓15g，黄连15g，川芎15g，焦山楂15g，焦神曲15g，焦麦芽15g，葛根20g，丹参15g。水煎服，每日1剂，日服2次，早晚各1次，饭后温服。7剂。

二诊：2017年7月7日。服药1周后诸症好转，仍双下肢午后无力较甚。原方去钩藤，加佩兰15g，半夏10g，桂枝10g，生黄芪改为40g。煎服法同上，7剂。

三诊：2017年7月14日。症状好转，但偶有乏力，下肢沉重。上方加女贞子15g，旱莲草15g，鸡血藤5g。煎服法同上，7剂。后守方继服7剂，症状好转。

【按】诸医家治疗中风，常以散风、清火之法，但王清任在《医林改错·论抽风不是风》中曰："以一气虚血瘀之症，反用散风清火之方，安得不错？服散风药，无风服之则散气；服清火药，无火服之则血凝。再服攻伐克消之方，气散血亡。"故其论治中风，主以大补元气，兼以活血通络之法。本案高教授遵王氏补阳还五汤之理论，治疗中风半身不遂，并合瓜蒌薤白半夏汤加减，除补气活血外，亦重祛痰通阳散结。方中重用生黄芪，大补脾胃之元气，令气旺血行，瘀祛络通；当归补血活血，有化瘀而不伤血之妙，合丹参共奏活血之功；地龙、僵蚕通经活络；陈皮理气化痰以防壅滞；葛根通督以升阳；肉苁蓉温补肾阳，疗下肢乏力痿软；茯苓、焦三仙健脾胃、消积滞，藿香、佩兰化湿醒脾，以健生化之源。合而用之，则气旺、瘀消、痰去、络通，诸症可愈。

三、高血压

病案 1

张某，女，49 岁，2015 年 10 月 30 日初诊。

主诉：头痛头晕 1 月余。

病史和查体：患者 1 个月前无明显诱因出现颈部不适，头晕头胀痛，胸闷憋气，全身乏力，偶有干呕，耳鸣，目干，腰酸痛，心烦易怒，情绪波动而血压不稳，胸闷憋气加重。纳可，寐差，二便可。既往高脂血症、血糖升高史。舌暗苔薄白，脉弦滑。血压 150/100mmHg，脉搏 98 次/分。

西医诊断：高血压。

中医诊断：眩晕。肝经郁热，血瘀气滞。

治法：清热平肝，活血通络。

处方：钩藤 15g（后下），夏枯草 15g，决明子 15g，野菊花 15g，丹参 15g，川芎 15g，鸡血藤 15g，陈皮 15g，厚朴 10g，酸枣仁 30g，肉苁蓉 15g，杜仲 15g，柴胡 6g，枳壳 10g。水煎服，每日 1 剂，日服 2 次，早晚各 1 次，饭后温服。7 剂。

二诊：2015 年 11 月 6 日。服药 1 周后症状好转，血压平稳，保持在 130/80mmHg，偶有乏力，耳鸣，舌苔厚腻，余症缓解。原方去决明子，加瓜蒌 15g，薤白 15g，藿香 15g，黄连 15g。煎服法同上，7 剂。

三诊：2015 年 11 月 20 日。诸症缓解，守方继服 7 剂。

【按】《素问·至真要大论》有"诸风掉眩，皆属于肝"之说，肝气易升、易动，达颠而致眩晕。忧郁恼怒，肝失疏泄，郁而化火，暗耗肝阴，或肾阴素亏，水不涵木，肝阳上亢，风阳升动，循经上扰清窍，发为眩晕。正如叶天士《临证指南医案·眩晕》所云："水亏不能涵木，厥阳化风鼓动，烦劳阳升，病斯发矣。"本案患者情绪易怒易烦、目干耳鸣、头晕胀痛、脉弦等皆为肝经郁热之症，故拟清热平肝法；胸闷憋气，舌暗乃血行瘀滞而然，故以活血通络法治之。本方妙在少佐柴胡，辛行苦泄，条达肝气。

病案 2

陈某，女，63 岁，2015 年 11 月 20 日初诊。

主诉：胸闷气短半年余，伴眩晕加重 1 周。

病史和查体：患者无明显诱因出现胸闷气短，心悸，无心前区疼痛。平素偶有乏力、头晕，近一周眩晕加重，无头痛。纳差，口黏腻，寐安，大便稍黏腻。既往冠心病病史、高血压病史。舌红苔黄腻，脉结代。血压 150/90mmHg。

西医诊断：高血压，冠心病。

中医诊断：眩晕，胸痹心痛。痰浊中阻，上蒙清窍。

治法：化湿祛痰，化瘀通络，清热平肝。

处方：钩藤20g（后下），天麻15g，夏枯草15g，决明子15g，野菊花15g，地龙15g，僵蚕15g，杜仲10g，桑枝15g，丹参15g，当归10g，鸡血藤10g，陈皮10g，厚朴10g，酸枣仁15g，藿香10g。水煎服，每日1剂，日服2次，早晚各1次，饭后温服。7剂。

二诊：2015年12月4日。服药两周后症状明显减轻，运动后仍稍有眩晕，乏力，便少。原方加肉苁蓉15g，麦冬20g。煎服法同上，7剂。

三诊：2015年12月11日。偶有心烦，心悸，寐差，便秘。原方去藿香，加大黄5g。煎服法同上，7剂。

【按】《丹溪心法·头眩》曰："无痰则不作眩。"脾失健运，湿聚生痰，痰浊上逆，阻遏清阳，清阳不升，浊阴不降，故头目眩晕。虽该患者以胸闷憋气为主诉，又伴见眩晕，但究其病因病机，以痰为主要病理因素，析其证机，属于痰瘀结于胸中。验之本案，故投化湿祛痰、化瘀通络、清热平肝法治之。

四、围绝经期综合征

（一）失眠

闫某，女，49岁，2017年2月24日初诊。

主诉：失眠多梦半年余。

病史和查体：患者半年多来无明显诱因出现失眠，入睡后易醒，多梦，因休息不足而乏力倦怠，易烦躁，偶有心慌，胸闷憋气，心前区不适，烘热汗出，腰膝酸软，纳可，偶口苦，寐差，二便调，月经前后无定期。舌淡红，苔薄白，脉弦细。血压140/80mmHg。

西医诊断：围绝经期综合征。

中医诊断：失眠。肝肾亏虚，心肾不交。

治法：清心滋肾安神。

处方：牡丹皮15g，柴胡10g，白芍15g，枳壳15g，甘草6g，肉苁蓉15g，陈皮15g，黄连15g，瓜蒌15g，薤白15g，丹参15g，川芎15g，酸枣仁20g。水煎服，每日1剂，日服2次，早晚各1次，饭后温服。7剂。

二诊：2017年3月3日。服药后诸症好转，入睡后醒来次数减少，仍有腰膝酸软，汗出。原方加当归15g，女贞子15g，旱莲草15g。煎服法同上，7剂。

三诊：2017年3月17日。诸症缓解，稍腹胀，原方加紫苏15g，厚朴10g。煎服法同上，7剂。

（二）潮热盗汗

陈某，女，53岁，2017年1月13日初诊。

主诉：潮热盗汗伴气短半年余。

病史和查体：患者停经后出现潮热，汗出，气短，偶有胸闷、憋气，伴心慌，无心前区不适、无头晕头痛等症，乏力，遇劳累后症状加重，纳可，寐稍差，二便调。舌淡红，苔薄白，脉弦细。血压110/70mmHg。

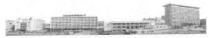

西医诊断：围绝经期综合征。

中医诊断：潮热盗汗。肾阳虚兼肾阴不足。

治法：温补肾阳，滋阴清热。

处方：杜仲 15g，葛根 20g，丹参 15g，知母 10g，锁阳 15g，覆盆子 10g，酸枣仁 20g，黄连 10g，淫羊藿 10g，川芎 10g。水煎服，每日 1 剂，日服 2 次，早晚各 1 次，饭后温服。7 剂。

二诊：2017 年 1 月 20 日。服药后潮热症状好转明显，仍有心慌，偶有眩晕、乏力。原方加瓜蒌 15g，薤白 15g，陈皮 15g，天麻 10g，炙甘草 5g，鸡血藤 15g，女贞子 15g，旱莲草 15g。煎服法同上，7 剂。

三诊：2017 年 2 月 10 日。未诉明显不适。原方加当归 15g，枳壳 10g。煎服法同上，7 剂。

四诊：2017 年 3 月 3 日。症状改善明显，稍心慌、汗出，余症缓解。

处方：杜仲 15g，葛根 20g，丹参 15g，知母 10g，酸枣仁 20g，黄连 15g，川芎 10g，陈皮 15g，炙甘草 5g，女贞子 15g，旱莲草 15g，当归 15g，枳壳 10g，补骨脂 5g，白术 10g，麦冬 15g，茯苓 15g，浮小麦 20g，牡丹皮 15g。煎服法同上，7 剂。

【按】温补肾阳的中药具有雌激素样作用，可缓解女性更年期烘热汗出等症状，因而温补肾阳法也是更年期综合征治法之一。高教授认为治疗女性更年期诸证不可见烘热汗出就辨证为肾阴不足，治以滋补肾阴，临床上应注重顾护肾阳。但治疗中又不可顾阳而略阴，宜阴阳平调，如予知母、丹皮等，除顾护阴精外，亦防温阳太过。

五、糖尿病

赵某，男，54 岁，2017 年 1 月 6 日初诊。

主诉：疲乏无力半年余。

病史和查体：患者自觉疲乏无力已半年多，现腰膝酸软，耳鸣，精神不足，胸闷气短，影响日常活动，少言，口燥咽干，纳少，便溏，寐可，无头晕，未见多饮、多尿、多食。血糖不稳定，未规律服药。舌淡暗，苔微腻，脉弦滑。血压 120/80mmHg。

辅助检查：自测空腹血糖 >7.5mmol/L，餐后血糖 >11mmol/L。

西医诊断：糖尿病。

中医诊断：消渴。气阴两虚，痰瘀互结。

治法：益气养阴，化瘀祛痰。

处方：桑叶 15g，黄连 20g，生黄芪 20g，地龙 15g，僵蚕 15g，瓜蒌 15g，薤白 15g，陈皮 15g，半夏 15g，葛根 20g，丹参 15g，川芎 15g，当归 15g，酸枣仁 30g，白术 6g，麦冬 15g。水煎服，每日 1 剂，日服 2 次，早晚各 1 次，饭后温服。7 剂。

二诊：2017 年 2 月 10 日。服药后症状好转，尤以乏力缓解明显，尚存不适。原方去半夏，加女贞子 15g，旱莲草 15g。煎服法同上，7 剂。

三诊：2017 年 2 月 24 日。症状好转，为巩固疗效，原方去瓜蒌、薤白，加桃仁 15g，红花 15g。煎服法同上，7 剂。

【按】高秀梅教授认为，要做一名明明白白的中医，不仅需要掌握中医理论，也应熟知中药药理。本案处方中桑叶是一种优良的降糖中药材，其生物碱、黄酮和多糖具有重要

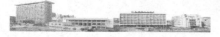

的降糖活性；黄连中小檗碱降糖活性明显，被认为是黄连降糖活性成分。此二味药物的使用是其深谙中药药理的例证，结合辨证用方，针对糖尿病血糖升高问题精准用药。

论　著

一、论文

高秀梅教授在 *Stroke*、*Food Chemistry*、*Menopause*、*Toxicology and Applied Pharmacology* 等杂志发表 SCI 收录论文 190 篇，被 *JAMA*、*Nature Reviews* 等杂志正面引用 1841 次，其中通讯作者发表 73 篇；公开发表中文论文 217 篇。现择要列目如下：

[1] 高秀梅，张伯礼，陈东升，等．急性心肌梗塞舌象动态观察及实验研究．天津中医，1992（3）：26－29.

[2] 高秀梅，张伯礼，陈东升，等．急性心肌梗死患者红细胞变形能力动态检测．中国血液流变学杂志，1994（4）：25－27.

[3] 高秀梅，张伯礼，徐宗佩，等．急性心肌梗死的特殊舌象．中医杂志，1994（6）：365＋324.

[4] Wang H，Gao XM，Zhang BL. Tanshinone：an inhibitor of proliferation of vascular smooth muscle cells. *Journal of Ethnopharmacology*，2005，99（1）：93－98.

[5] Haoping Mao，Han Zhang，Hong Wang，et al. Dual effects of lipophilic extract of Salvia miltiorrhiza（Danshen）on catecholamine secretion in cultured bovine adrenal medullary cells. *Journal of Ethnopharmacology*，2009，125（1）：59－67.（通讯作者）

[6] Guan－Wei Fan，Xiu－Mei Gao，Hong Wang，et al. The anti－inflammatory activities of Tanshinone IIA，an active component of TCM，are mediated by estrogen receptor activation and inhibition of iNOS. *Journal of Steroid Biochemistry and Molecular Biology*，2009，113（3－5）：275－280.（通讯作者）

[7] Zhang Junhua，Menniti－Ippolito Francesca，Gao Xiumei，et al. Complex Traditional Chinese Medicine for Poststroke Motor Dysfunction A Systematic Review. Stroke，2009，40（8）：2797－2804.（通讯作者）

[8] Xin D，Wang H，Yang J，et al. Phytoestrogens from Psoraleacorylifolia revealestrogen receptor－subtypeselectivity. *Phytomedicine*，2010，17（2）：126－131.

[9] Wang Tao，Zhang Deqin，Li Yuhong，et al. Regulation Effects on Abnormal Glycolipids Metabolism of TZQ－F，a new kind of Traditional Chinese Medicine. *Journal of Ethnopharmacology*，2010，128（3）：575－582.（通讯作者）

[10] Yan Dongmei，Chang YanXu，Wang YueFe，et al. In vivo pharmacokinetics of bakuchiol after oral administration of bakuchiol extraction in rat plasma. *Journal of Ethnopharmacology*，2010，128（3）：697－702.（通讯作者）

[11] Zhao FR，Mao HP，Zhang H，et al. Antagonistic effects of two herbs in Zuojin Wan，a traditional Chinese medicine formula，on catecholamine secretion in bovine adrenal medullary cells. *Phytomedicine*，2010，17（8－9）：659－668.（通讯作者）

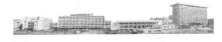

［12］Hong Wang, Ming - Cong Li, Jing Yang, et al. Estrogenic properties of six compounds derived from Eucommia ulmoides Oliv and their differing biological activity through estrogen receptors alpha and beta. *Food Chemistry*, 2011, 129（2）: 408 - 416. （通讯作者）

［13］Guanwei Fan, Yan Zhu, Hao Guo, et al. Direct Vasorelaxation by a Novel Phytoestrogen Tanshinone IIA Is Mediated by Nongenomic Action of Estrogen Receptor Through Endothelial Nitric Oxide Synthase Activation and Calcium Mobilization. *Journal of Cardiovascular Pharmacology.* 2011, 57（3）: 340 - 347. （通讯作者）

［14］Xiaoying Wang;, Yi Wang, Min Jiang, et al. Differential Cardioprotective Effects of Salvianolic Acid and Tanshinone on Acute Myocardial Infarction Are Mediated by Unique Signaling Pathways. *Journal of Ethnopharmacology*, 2011, 135（3）: 662 - 671. （通讯作者）

［15］Shufei Fu, Junhua Zhang, Francesca Menniti - Ippolito, et al. Huangqi Injection（a Traditional Chinese Patent Medicine）for Chronic Heart Failure: A Systematic Review. *Plos One*, 2011, 6（5）: 1 - 9. （通讯作者）

［16］夏叶, 高秀梅, 付姝菲, 等. 更年期潮热从阳论治探微. 上海中医药杂志, 2011, 45（5）: 13 - 16.

［17］Xia Ye, Zhao Yingqiang, Ren Ming, et al. A randomized double - blind placebo - controlled trial of a Chinese herbal medicine preparation（Jiawei Qingé Fang）for hot flashes and quality of life in perimenopausal women. *Menopause - the Journal of the North American Menopause Society*, 2012, 19（2）: 234 - 244. （通讯作者）

［18］Guo Hao, Mao Haoping, Pan Guixiang, et al. Antagonism of Cortex Periplocae extract - induced catecholamines secretion by Panax notoginseng saponins in cultured bovine adrenal medullary cells by drug combinations. *Journal of Ethnopharmacology*, 2013, 147（2）: 447 - 455. （通讯作者）

［19］Wang Xiaoying, Zhang Han, Chen Lili, et al. Liquorice, a unique "guide drug" of traditional Chinese medicine: A review of its role in drug interactions. *Journal of Ethnopharmacology*, 2013, 150（3）: 781 - 790. （通讯作者）

［20］Fan Guan - Wei, Zhang Yuan, Jiang Xiaorui, et al. Anti - inflammatory Activity of Baicalein in LPS - Stimulated RAW264. 7 Macrophages via Estrogen Receptor and NF - kappa B - Dependent Pathways. *Inflammation*, 2013, 36（6）: 1584 - 1591. （通讯作者）

［21］Wang Hong, Guo Ying, Zhao Xin, et al. An Estrogen Receptor Dependent Mechanism of Oroxylin A in the Repression of Inflammatory Response. *Plos One*, 2013, 8（7）: e69555. （通讯作者）

［22］Mao Haoping, Wang Hong, Ma Shangwei, et al. Bidirectional regulation of bakuchiol, an estrogenic - like compound, on catecholamine secretion. *Toxicology and Applied Pharmacoligy*, 2014, 274（1）: 180 - 189. （通讯作者）

［23］Wang Yuefei, Liu Yanan, Xiong Wen, et al. A UPLC - MS/MS method for in vivo and in vitro pharmacokinetic studies of psoralenoside, isopsoralenoside, psoralen and isopsoralen from Psoralea corylifolia extract. *Journal of Ethnopharmacology*, 2014, 151（1）: 609 - 617.

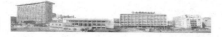

（通讯作者）

［24］艾菊青，付姝菲，高秀梅．高秀梅从阳论治女性更年期高血压病经验．湖南中医杂志，2014，30（6）：15－16.

［25］Wang Xiaoying, Chen Lili, Wang Ting, et al. Ginsenoside Rg3 antagonizes adriamycin － induced cardiotoxicity by improving endothelial dysfunction from oxidative stress via upregulating the Nrf2 － ARE pathway through the activation of akt. *Phytomedicine*，2015（22）：875－884.（通讯作者）

［26］Duan Zhenzhen, Li Yuhong, Li Yanyan, et al. Danhong injection protects cardiomyocytes against hypoxia/reoxygenation and H_2O_2 － induced injury by inhibiting mitochondrial permeability transition pore opening. *Journal of Ethnopharmacology*, 2015（175）：617－625.（通讯作者）

［27］Fan Guanwei, Jiang Xiaorui, Wu Xiaoyan, et al. Anti － Inflammatory Activity of Tanshinone IIA in LPS － Stimulated RAW264. 7 Macrophages via miRNAs and TLR4 － NF － kappa B Pathway. *Inflammation*, 2016, 39（1）：375－384.（通讯作者）

［28］Fu Shufei, Zhao Yingqiang, Ren Ming, et al. A randomized, double － blind, placebo － controlled trial of Chinese herbal medicine granules for the treatment of menopausal symptoms by stages. *Menopause － the Journal of the North American Menopause Society*, 2016, 23（3）：311－323.（通讯作者）

［29］Zhang Jianmei, Li Jin, Liu Erwei, et al. Danshen enhanced the estrogenic effects of Qing E formula in ovariectomized rats. *Bmc Complementary and Alternative Medicine*, 2016, 16（181）：1－10.（通讯作者）

［30］Mao Haoping, Wang Xingye, Gao Yunhang, et al. Danhong injection attenuates isoproterenol － induced cardiac hypertrophy by regulating p38 and NF － kappa b pathway. *Journal of Ethnopharmacology*, 2016（186）：20－29.（通讯作者）

［31］Fan Guanwei, Yu Jiahui, Asare Patrick Fordjour, et al. Danshensu alleviates cardiac ischaemia/reperfusion injury by inhibiting autophagy and apoptosis via activation of mTOR signaling. *Journal of Cellular and Molecular Medicine*, 2016, 20（10）：1908－1919.（通讯作者）

［32］艾菊青，毛浩萍，樊官伟，等．对绝经前后诸证辨证论治的再认识．世界科学技术－中医药现代化，2017，19（2）：295－299.（通讯作者）

二、著作

［1］张伯礼，高秀梅．复方丹参方的现代研究：组分配伍研制现代中药的理论与实践．北京：人民卫生出版社，2008.

［2］陈奇，张伯礼．中药药效研究方法学．北京：人民卫生出版社，2016.（高秀梅为编委）

［3］张伯礼，陈传宏．中药现代化二十年（1996—2015）．上海：上海科学技术出版社，2016.（高秀梅为编委）

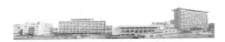

【整理者】

戴永娜 女，1990 年 12 月出生，天津中医药大学中医内科学博士研究生在读，导师为高秀梅教授，研究方向为心脑血管疾病中医药防治研究。

宋 殿 荣

名家传略

一、名家简介

宋殿荣，女，1967 年 12 月 18 日出生，汉族，天津市人，中国共产党党员。天津中医药大学第二附属医院妇科主任、国家临床重点专科、国家中医药管理局重点学科带头人，二级教授，主任医师，博士研究生导师，博士后合作导师。长期从事中西医结合妇科学的临床与科研工作。主要学术职务：世界中医药学会联合会生殖医学专业委员会副会长、中国民族医药学会妇科专业委员会副会长、中华中医药学会妇科分会常务委员、世界中医药学会联合会妇科专业委员会副会长、国家食品药品监督管理总局药品审评专家、国家自然科学基金评审专家、天津市医师协会妇产科分会副主任委员、天津市医药专家协会妇产科专家委员会副主任委员、天津市中西医结合学会妇科专业委员会副主任委员、天津市中医药学会妇科分会副主任委员、天津市中西医结合学会理事、天津市中西医结合学会中药临床药理专业委员会委员、天津市医学会妇科肿瘤分会常务委员、天津市医学会妇科内镜分会委员、天津市围产医学会委员，中华中医药学会科学技术奖励评审专家。宋殿荣教授热爱医学和教育事业，学风严谨，勇于创新，被授予天津市三八红旗手、天津市 131 人才、天津市高等学校领军人才等荣誉称号。

二、业医简史

宋殿荣教授 1991 年毕业于天津医科大学临床医学系，获医学学士学位，同年以优异成绩留校从医，在天津医科大学第二医院妇产科相继担任住院医师、主治医师、副教授，对临床工作和科学研究满怀热忱，在妊娠糖尿病、先兆子痫、妊娠合并心衰、妊娠合并甲状腺疾病等产科合并症方面积累了一定的临床经验。1997 年获得医学硕士学位，1998 年师从我国著名妇产科专家焦书竹教授，承担天津市自然基金项目，从事妊娠期糖尿病与HLA－DRB 基因多态性相关性的研究，2001 年获得医学博士学位，毕业论文被评为天津市优秀博士论文，并被提名全国优秀博士论文，"妊娠期糖尿病 HLA－DRB 易感基因检测技术"获得填补天津市卫生系统引进应用新技术空白的评价。2002 年晋升副教授，2003年身为共产党员奔赴抗击"非典"一线，被评为天津市抗击"非典"先进个人、天津医科大学优秀共产党员。

2005 年，宋殿荣教授因人才引进调入天津中医药大学第二附属医院妇科工作，任主任医师、教授、科主任、学科带头人，将临床及科研方向由围产医学转向中西医结合妇科

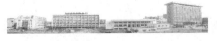

学。来到医院后，宋殿荣教授感慨中医学理论的博大精深和神奇疗效，一边在我国著名中医妇科专家、津沽妇科流派代表性医家韩冰教授的言传身教下，传承师学，勤于悟新，一边自学了中医基础理论和中医四部经典及临床专业书籍。她秉承"继往开来，传承创新"的精神，衷中参西，整合优势，弥补不足，逐步建立并完善了中西医结合治疗不孕症、卵巢功能失调性疾病、子宫内膜异位症、盆腔炎等疾病的诊疗规范与特色疗法，并形成了上述四个研究方向，开展持续深入的理论与基础研究。

2008年，宋殿荣教授进入天津中医药大学博士后流动站，师从张伯礼院士，受导师现代中药研究科研思路的启发，结合产科临床经历，在妊娠期应用中药安全性评价相关科学研究领域进行了积极有益的研究和探索，相继承担了国家科技部中医药行业专项项目1项、国家自然科学基金面上项目2项、教育部博士点基金课题1项及博士后特别资助项目1项等研究工作。2010年，宋殿荣教授赴美国密歇根大学妇产科及肿瘤实验室访问交流，还先后赴瑞士苏黎世大学和日内瓦大学进行医疗、讲学和学术交流，开阔了视野，丰富了临床和科研经验。2014年参加了天津市卫生局与天津中医药大学联合举办的"天津市第十八期西学中培训班"，2016年修业合格。

宋殿荣教授从事中西医妇产科医、教、研工作27年，在临床工作中体会，中医学和西医学在理论上进行系统的结合尚有一定困难，可是在实际的医疗工作中二者却相互渗透、相互补充，原因在于两者的临床目的是高度统一的，即"除人类之病痛，助健康之完美"。因此，只有精通中西医理论知识和实践技能，在运用中西医学基础理论解决临床问题时，才能突破彼此思维方法的界限，逐渐形成"辨病与辨证相结合""宏观辨证与微观辨病相结合""中西医理论融合优势互补"的临床新思维，共同推动中医与西医间的学术交流，自觉探索疾病的中西医结合诊疗途径和方法。

宋殿荣教授不仅妇产科手术技艺精湛，还在中西医结合治疗不孕症、卵巢功能失调性疾病、子宫内膜异位症和盆腔炎性疾病方面积累了丰富的临床经验，是全国知名的中西医结合妇科专家。

三、主要贡献

（一）探讨名老中医学术思想传承研究方法，开发中医传承研究平台软件

韩冰教授是津沽妇科代表性医家，运用奇经八脉辨证治疗妇科疑难病症积累了丰富的临床经验。2010年全国名中医工作室——韩冰工作室正式成立，宋殿荣教授任工作室负责人。中医药的传承经过了口传心授、纸质文献、电子文献的过程，但尚不能有效满足传承的需要。中医传承有多种传承模式，无论何种模式，收集整理临床医案都是必不可缺的，因此，解决医生个体医案的信息化管理是首要问题，其次是对医案进行数据挖掘，发现规律。为此，宋殿荣教授带领工作室成员，针对疾病、证候、治法、方药的中医临床思维，系统挖掘整理了临床医案医话、论文论著，积极探索中医学术思想传承研究方法，建立数据库，开发了中医传承研究平台软件，实现了疾病信息、证候信息、中药信息、方剂信息、医案及其相关信息的管理、检索、分析等功能，在中医临床经验传承与学习等领域具有一定的应用价值。

宋殿荣教授应用该系统辅助分析韩冰教授临床辨证经验、用药规律、疗效评价及优势病种，再通过访谈、跟师等形式不断对韩冰教授的学术思想进行凝练和升华，进一步诠释

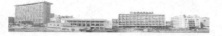

了奇经八脉的病机特点，提出奇经八脉辨证是根据奇经生理功能、病理表现及经脉与相关脏腑的联系判断病变部位，用虚实辨别病情，用奇经间的相互关系来分析病证的传变规律。她归纳总结出韩冰教授奇经病证 19 种治法和 40 种方药，形成了以脏腑学说为理论基础、奇经八脉学说为理论框架、冲任学说为理论核心的现代中医妇科学理论，完成《韩冰奇经八脉辨治妇科病理论与实践》一书，发表相关论文 20 余篇，使其学术思想和临证思维广为流传。

（二）基于胎盘组织薄片培养及 Ussing、chamber 技术建立人胎盘屏障体外模型

胎盘将母体和胎儿环境分离，在维持妊娠和正常的胎儿发育中起着重要作用。对胎盘的研究一直是生殖健康研究领域的热点，但由于伦理学限制，建立离体胎盘模型成为这一领域研究的重要基础。虽然胎盘灌流模型能够较准确地预测人体内胎盘物质转运，为胎儿所接触的物质风险评估提供重要信息，但其也存在操作过程复杂、灌注时间有限、无法对整个妊娠期胎盘开展研究等缺陷。宋殿荣带领研究团队，在国家自然基金面上项目、教育部博士点专项科研基金课题、天津市卫生局科技基金的支持下，综合利用胎盘组织薄片培养与 Ussing 扩散池技术建立了新型的人胎盘屏障体外模型。该模型具有在体胎盘的完整绒毛结构、内分泌活性及物质转运能力，维持了在体胎盘的生理功能，模拟了妊娠期人体内环境，可用于药物跨胎盘转运、胎盘病理生理等研究领域。与胎盘灌流模型比较，具有操作简便、灌流时间长、数据可比性强等优点。利用该模型研究了补骨脂、双黄连、黄芩等中药的胎盘转运机制。人胎盘屏障体外模型的建立为妊娠期相关实验研究提供了有效的技术手段，在胎盘内分泌、物质转运及妊娠期用药的安全性评价等领域具有广泛的实用价值和应用前景，丰富了中药毒理学体外替代实验的理论内容和研究方法，获得国家发明专利 1 项。

（三）建立妊娠期应用中药安全性评价的关键技术

近年来，随着国际上对中医药客观疗效的认可，中医药在世界范围得到了更加广泛的应用，包括在妊娠期的应用。然而，由于历史条件限制，许多常用中药上市前未经过严格的生殖毒性及遗传毒性安全性测试与危险评估，在一定程度上制约了中医药的发展。作为临床医生，临床常常会遇到妊娠期有服用中药史的患者前来咨询药物对胎儿的影响，医生给出的答案时常是模棱两可的，宋殿荣教授认为这与目前尚缺乏具有中医药特色的中药胚胎毒性研究方法及评价体系不无关系。

妊娠期胎盘是母儿物质交换的场所，胎盘的血液循环由母体侧循环和胎儿侧循环组成，两者之间相隔胎盘屏障。中药具有组成成分的多样性和可变性、作用靶点和机制的复杂性，以及成分间相互作用难以预测性的特点。中药虽成分复杂，但只有透过胎盘屏障造成胎儿宫内暴露，才有可能对胎儿生长发育直接产生影响。受到这一思路的启发，宋殿荣教授带领课题组成员围绕中药是否能透过胎盘屏障、中药如何透过胎盘屏障、透过胎盘屏障的中药是否具有胚胎毒性的主线展开研究。2007 年，宋殿荣教授承担了国家中医药管理局行业专项项目"妊娠期应用中药安全性评价的关键技术研究"。首次综合运用 LC-MS 技术与胚胎干细胞体外实验方法，对中药进行了中药指纹图谱、母体及胚胎体内药效物质基础研究，并在此基础上进一步评价中药的胚胎毒性，并与整体动物致畸敏感实验结果相互印证，揭示了中药透过胎盘屏障的特点及中药的胚胎毒性；提炼并总结出以血清药

物化学和血清药理学为基础的，以母体含药血清和胚胎蓄积组分为研究对象的体外胚胎毒性的研究方法，揭示了中药透过胎盘屏障的规律，并建立了"中药透过胎盘屏障的药物成分检测方法及操作规程"和"妊娠期应用中药安全性评价体系"，符合中药复杂成分在体内交互作用的特点。该评价体系所构建的胚胎毒性五级分类法，与美国 FDA 对妊娠期药物分级具有相似的基础，有助于推动建立完善的与国际接轨的中药安全使用指南，对指导临床合理应用中药具有重要的指导作用和实用价值。该体系可用于中药胚胎毒性的大通量筛选，确定其安全性等级，为妊娠期应用中药安全性评价提供可靠的实验依据，指导临床用药。该技术可用于中药胚胎蓄积组分及其毒效物质基础的研究，为中药的减毒增效、开发有利于妊娠期应用的安全中药提供依据。该研究成果获中国中西医结合学会科学技术三等奖。

1. 揭示中药透过胎盘屏障的规律

在中药血清药物化学理论指导下，宋殿荣教授运用 LC - MS 技术，对药物、母血及胚胎中药物成分进行分析鉴定，初步明确胚胎毒性的物质基础。她通过对双黄连冻干粉、寿胎丸、黄芩等示范药物的研究，初步揭示了中药透过不同孕期胎盘屏障的特点和规律，即妊娠早期、晚期中药成分较易透过胎盘屏障进入胚胎体内，特别是孕早期胎盘屏障尚未形成，药物成分几乎全部进入胚胎体内。妊娠中期胎盘屏障作用最强，药物不易透过胎盘屏障。孕期透过胎盘屏障进入胎儿体内的药物移行成分不多于母体血清中药物移形成分，且未见不同于母体血中移形成分的新的物质产生。

2. 建立中药-含药血清-胚胎蓄积组分分层筛选方法，综合评价中药的胚胎毒性

小鼠胚胎干细胞体外实验（EST）作为可替代检测胚胎发育毒性的哺乳动物实验的体外实验，可以在不同的诱导条件下向特定的组织器官细胞分化，而且分化过程包括了整个细胞发育的全过程。鉴于中药成分的复杂性，宋殿荣教授带领课题组成员改良了 EST 的方法，使其适用于中药复杂成分的研究，利用评价中药含药血清对小鼠成纤维细胞（3T3）增殖和 ES 细胞增殖及分化的影响，并与中药制剂及整体实验结果相互比较印证，发现就细胞毒性而言，ES 细胞对受试物的敏感性高于成体组织，含药血清对 ES 细胞的影响较 3T3 细胞更敏感，中药含药血清对 ES 细胞增殖和分化的影响与中药及中药在胚胎体内蓄积组分 EST 结果存在较好的相关性。基于这一发现，总结出分别对透过胎盘屏障的药物成分、中药制剂、含药血清，这 3 种形式的受试物进行胚胎毒性的评价，不仅能够进一步厘定毒效物质，还可根据受试物与胚胎的"接近程度"（胚胎蓄积组分-含药血清-中药）对中药的胚胎毒性进行安全性评价和分级。

以黄芩为例，本课题组研究发现，黄芩水煎液予妊娠大鼠灌胃后，母体含药血浆与胚胎组织中药物成分基本相同，有黄芩苷、汉黄芩苷、黄芩素、汉黄芩素、千层纸素 A 等。运用 EST 评价了黄芩水煎剂和其含药血清的胚胎毒性，结果显示，黄芩水煎液预测发育毒性为三级即强胚胎毒性，高剂量（相当于人体临床用药量的 30 倍）黄芩水煎液灌胃大鼠，其含药血清对 3T3 细胞增殖出现轻度抑制，对 ES 细胞的增殖和分化均有明显抑制作用，在低剂量（相当于人体临床用药量的 5 倍）黄芩含药血清中培养 ES 细胞向心肌细胞分化的 β - MHC 表达量为空白血清对照组的 32.50%，同时阳性血清组为空白对照组的 22.47%。因此，对中药-含药血清-胚胎蓄积组分的综合评价法可以作为中药胚胎毒性

的筛选方法。

3. 构建妊娠期应用中药安全性评价体系

通过对示范中药的研究，初步建立了妊娠期应用中药安全性评价体系。即首先对受试中药进行标准 EST 检测，预测中药的胚胎毒性等级，即强胚胎毒性、弱胚胎毒性、无胚胎毒性，结合含药血清对 ES 细胞增殖及分化的影响程度的不同，对受试中药的胚胎毒性进行综合评价，将受试中药分为 A、B、C1、C2 和 X 五个离体实验安全等级。X 级：中药材及含药血清均显示有强胚胎毒性，建议不宜在妊娠期应用；A 级：中药材及含药血清均显示无胚胎毒性，可能对胎儿无伤害，临床可以使用。B－C 级为灰色区。B 级：中药材及含药血清中有一组数据显示有弱胚胎毒性，不能肯定药物对胎儿发育有影响；C1 级：中药材及含药血清均显示有弱胚胎毒性，怀疑药物对胎儿发育有影响；C2 级：中药材结果显示有强胚胎毒性，含药血清结果显示有弱胚胎毒性，药物对胎儿发育可能有风险。在实验基础上，加强回顾性研究、调查，并重视上市中药的妊娠期使用的安全性监测和再评价，逐步建立符合中医药特点的妊娠期用药安全性分级制度，指导临床合理用药，最终建立了妊娠期应用中药安全性评价体系。

此外，为了明确胚胎毒性的中药物质基础，对 B 和 C 级中药可以通过比对中药、母体血清及胚胎组织指纹图谱，富集纯化透过胎盘屏障的药物成分，并对此成分进行 EST 检测，从而准确判断造成胚胎毒性的药物成分，为中药的减毒增效、开发有利于妊娠期应用的安全中药提供依据。

（四）教书育人

宋殿荣教授作为妇科教研室主任、校级临床教研室妇科学学科召集人，博士研究生导师，对党的教育事业满怀热忱。严把教学质量关，不断尝试新的教学方法和充实新的授课内容，承担教学课题，探索临床实践教学模式。注重授课方法，充分发挥教师、学生两个主体的积极性和主动性，培养学生严谨的治学作风，使学生既学到了知识，又学到了许多做人做事的道理，极大地提高了课堂学习效率。对研究生教育，她从选题、研究方案设计、结果分析，到论文发表、毕业答辩，都做到手把手地指导，并将严谨认真的治学态度、艰苦朴素的工作作风及系统完整的科研思维言传身教给学生，2015 年荣获"住院医师规范化培训优秀带教老师一等奖"，2016 年荣获"天津市高等学校教学名师"。先后培养博、硕士研究生 40 余名，学生遍布全国各地，多已成为医教研骨干，在各自工作岗位发挥重要作用。

（五）科研获奖

1. 妊娠期应用中药安全性评价的关键技术研究，获 2013 年中国中西医结合学会科技三等奖，第 1 完成人。

2. 从"郁"论治子宫内膜异位症的理论与应用研究，获 2012 年中国中医科学院科学技术二等奖，参加者。

3. 多囊卵巢综合征文献库的建立和利用，获 2012 年中华中医药学会科学技术二等奖，参加者。

4. 基于"六郁"理论抑制子宫内膜异位症复发，获 2015 年全国妇幼健康科学技术二等奖，参加者。

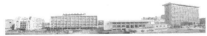

（六）科研项目

1. 补肾活血方中药对妊娠小鼠子宫内膜接受性的影响，天津市高等学校科技发展基金项目，2005年10月~2008年9月，主持人。

2. 术后康复汤预防妇科手术切口感染的临床观察，天津市卫生局中医中西医结合科研课题，2006年4月~2008年4月，主持人。

3. 小半夏加茯苓汤胚胎毒性的体外实验研究，中国博士后科学基金，2008年4月~2010年4月，主持人。

4. 基于胎盘组织薄片培养技术人体胎盘屏障体外模型的建立，天津市卫生局科技基金，2009年4月~2011年3月，主持人。

5. 基于人胎盘屏障体外模型的补骨脂主要成分胎盘转运机制研究，高等学校博士点专项科研基金，2010年1月~2012年12月，主持人。

6. 活血化瘀法靶向治疗子宫内膜异位症的机制研究，中国博士后科学基金特别资助，2010年1月~2013年12月，主持人。

7. 中医外治法治疗盆腔炎性疾病后遗症的疗效评价及机理研究，天津市卫生局中医中西医结合科研课题，2011年10月~2013年9月，主持人。

8. 基于人胎盘屏障体外模型双黄连治疗孕妇流感的安全性研究，国家自然基金面上项目，2013年1月~2016年12月，主持人。

9. 更年期综合征的综合治疗，国家"十二五"科技支撑计划课题，2014年1月~2017年12月，主持人。

10. 基于FDA标记畸胎瘤细胞联合人胎盘屏障体外模型建立中药胚胎毒性评价体系的研究，国家自然基金面上项目，2016年1月~2019年12月，主持人。

11. 关于医学实践教学适宜模式的调查研究，天津市教委重点调研课题，2017年4月~2017年12月，主持人。

12. 术后康复汤通腑行气、益气养血机理研究及安全性评价，天津市卫生局中医中西医结合科研课题，2011年10月~2013年10月，第2完成人。

13. 基于Wnt/β-catenin信号通路活血化瘀法对子宫内膜异位症子宫内膜干细胞作用机制的研究，国家自然基金青年科学基金项目，2014年1月~2016年12月，第2完成人。

14. 寿胎丸调控人滋养层细胞增殖及侵袭的作用机制研究，天津市应用基础与前沿技术研究计划青年项目，2014年4月~2017年3月，第2完成人。

15. 基于ERK通路探讨疏肝法对术前心理应激影响的作用机制研究，天津市卫生和计划生育委员会中医中西医结合科研课题，2015年10月~2017年9月，第2完成人。

（七）专利

一种人胎盘屏障体外模型，专利号：ZL201210383101.2，第1发明人。

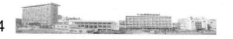

学术思想

一、辨病为基础，疗效为核心，发挥中医药的治疗优势

（一）"肾虚血瘀"是胚泡着床障碍的发病机制，"补肾活血法"是胚泡着床期的基本治则

随着辅助生殖技术的发展，体外受精的受精率达到 50% ~ 70%，而妊娠成功率却徘徊于 30% ~ 40%。其中胚胎着床障碍是受精率高而妊娠成功率低的一个重要因素，而胚胎着床障碍与子宫内膜容受性密切相关。子宫内膜容受性即母体子宫内膜对胚泡的接受能力。子宫内膜只有在特殊的时间窗口期即种植窗期才能容纳胚泡，使其完成定位、黏附、植入的过程。

女子以血为本，精血的摄藏最终赖于肾气的充盛。肾为先天之本，藏精、主生殖、系胞胎，肾中精气的盛衰，决定着天癸的至与竭，从而主持月经的行与止。不孕者肾气不足则冲任不固，不能摄精成孕而致不孕；肾阳虚弱，命门火衰，胞宫失于温煦；肾阴不足，则冲任亏虚，胞脉失养皆可导致不孕。《傅青主女科·女科上卷·种子》曰："精满则子宫易于摄精，血足则子宫易于容物，皆有子之道也。"可见，诸因均以肾虚为本，肾损则胞宫失养，胎源无法维系，又因虚致瘀而致胞脉塞而不通。宋殿荣教授提出"肾虚血瘀"是胚泡着床障碍的发病机制，"补肾活血法"是胚泡着床期的基本治则。在胚泡着床期补肾通络，使肾气充盛，冲任胞宫气血畅达，非通莫达，以通促孕将补肾调冲方化裁为补肾活血方，并通过研究发现，补肾活血方明显改善了胚泡着床障碍大鼠子宫内膜表面胞饮突的发育，并显著提高子宫内膜整合素 mRNA 的表达，有助于子宫内膜容受性的建立，从而最终提高胚泡的着床率。

（二）从太阳病蓄血证和西医学角度认识盆腔炎性疾病

西医学认为，盆腔炎性疾病是指女性上生殖道的一组感染性疾病，主要包括子宫内膜炎、输卵管炎、输卵管卵巢脓肿、盆腔腹膜炎。炎症可局限于一个部位，也可以同时累及几个部位，多发生在性活跃期、有月经的妇女，初潮前、绝经后或未婚妇女很少发生盆腔炎性疾病，若发生盆腔炎性疾病也往往是邻近器官炎症的扩散。起病急，以发热、腹痛为主要症状，如感染得不到及时控制和彻底治疗，有发展成为败血症、脓毒血症、肝周围炎、慢性盆腔痛及炎症反复发作，从而严重影响妇女的生殖健康，且增加家庭与社会经济负担。

《伤寒论》106 条说："太阳病不解，热结膀胱，其人如狂，血自下，下者愈。其外未解者，尚未可攻，当先解其外。外解已，但少腹急结者，乃可攻之，宜桃核承气汤。"宋殿荣教授认为，蓄血证的发病和盆腔炎性疾病极为相似，均先有发热恶寒，继之少腹急结硬满，疼痛拒按，难以坐卧，烦闷如狂，也确有阴道排出脓血而诸症骤减者，具有"太阳病不解，表证仍在""其人如狂""少腹硬满""小便自利""血自下，下者愈"等蓄血证的表现。当盆腔脓肿形成后，脓肿可穿通直肠壁，经直肠排出而脓肿消失，亦同蓄血证从后下之的临床表现。因此，盆腔炎性疾病可参考蓄血证的治疗，以抗感染治疗祛邪外解，同时配合五味消毒饮、桃核承气汤使邪气内外同解。

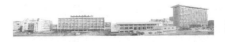

（三）辨病与辨证结合的不孕症诊断模式

"病"与"证"是西医和中医运用不同的理论体系对于人类疾病过程进行的认识和概括。中医认为女子经、孕、胎、产、乳的生理过程均由肾－天癸－冲任－胞宫轴调控，与西医学下丘脑－垂体－卵巢－子宫生殖轴的调节功能相似，任何一环节出现病变皆可导致不孕。不孕是多种临床疾病共同的临床表现，把证放入病中能够更加精准、全面地反映疾病本身的特点，使治疗有的放矢。

通过详细采集病史，进行全面、系统的体格和辅助检查，明确诊断不孕的类型和基础疾病，如排卵障碍性不孕、输卵管梗阻性不孕、免疫性不孕、生殖器畸形不孕等，明确辨病。结合脏腑辨证和奇经八脉辨证，厘定病变脏腑经脉，明确辨证分型。结合患者的年龄和男方精液质量，为选择中医、西医或中西医结合的治疗提供决策依据，把握中医治疗的时点，最大限度地发挥中医药的治疗优势和特色。

（四）不孕症的中西医结合治疗四步法

女性不孕症的病因复杂，涉及诸多因素，主要包括排卵障碍、输卵管梗阻或粘连、免疫因素、子宫内膜异位症等。补肾调冲方是韩冰教授以奇经八脉学说为切入点，将脏腑、气血辨证与奇经八脉、冲任辨证相结合，提出补肾调冲治法，确立的治疗卵巢功能失调性疾病的系列方药。宋殿荣在继承韩冰教授学术思想基础上，将微创技术与中医药有机结合起来，针对不孕症病因的不同环节，创制了特色鲜明、疗效显著的不孕症治疗四步法。首先应用宫腔镜、腹腔镜及宫腹腔镜联合检查明确不孕症的病因，使不孕症的治疗更具针对性，对输卵管梗阻性不孕实施宫腹腔镜联合输卵管扩通术；其次，术后辅以疏肝理气、活血通络之中药恢复输卵管纤毛蠕动功能，同时降低盆腔粘连的发生率，避免输卵管阻塞复发，形成中西医结合治疗输卵管梗阻性不孕的有效方案；第三，针对排卵障碍性不孕在应用西药促排卵治疗的基础上，根据卵泡发育的不同时期，结合患者体质因素，辨证性地应用补肾调冲方，改善不孕症患者的卵巢功能，建立正常月经周期，促进卵泡生长发育，协同针刺促排卵，有效提高排卵障碍性不孕症患者成功排卵率；第四，应用彩超监测卵泡发育，指导性生活或于排卵日前后行人工授精助孕治疗，应用补肾活血方改善子宫内膜容受性，提高胚泡着床率。该疗法将宫腹腔镜联合检查作为中医望诊的延伸，进一步明确不孕的病因，通过微创手术解决器质性疾病，中药活血通络恢复输卵管功能，预防复发，补肾调冲促排助孕，有效提高临床妊娠率。

二、基于中药脏腑归经理论预测妊娠期应用中药安全性的新理论

中医学认为，妊娠期胎儿秉受的水谷精微皆来自胞宫。任脉与胞宫相连，调节月经，促进生殖功能，与妊娠有关，主妊养胞胎，为生养之本。任脉与肝、脾、肾经交汇，容纳阴经气血，为"阴脉之海"。肝、脾、肾三经气血充足，则任脉充盛流通，以濡养胎元。如活血化瘀药皆入足厥阴肝经，肝经与任脉于关元交汇，二脉贯通，可随气血经肝经入任脉，使胞宫气血活，胎脉动，致胎元不固。基于经络学说和中药归经理论分析，活血化瘀药的动胎机理可能在于肝经与任脉相互贯通，建立了药物直达胞宫的通路，导致药物作用于胞宫，使气血脉络急剧变化，母胎血脉难以维系，胎儿殒堕，离宫而下。因而，历代医家一直将活血化瘀药列为妊娠禁忌药物。反之亦然。基于上述认识，通过科学实验证明"中药能否透过胎盘屏障"与其归经存在相关性，因此提出根据中药的脏腑归经理论可以

初步判断妊娠期应用中药是否可以通过胎盘屏障，进而可以初步判断药物对胎儿可能的影响。

三、结合中西医理论提出子宫内膜异位症发病的新观点

子宫内膜异位症是中青年妇女的常见病、多发病，发病率上升，它所引起的疼痛和不孕，严重影响女性的健康和生活质量。子宫内膜异位症病变广泛，极具侵袭和复发性，不仅有恶性行为且有组织学恶变倾向，已成为妇产科临床与基础研究之焦点和难点。

中医理论认为，子宫内膜异位症形成的最主要原因是瘀血。妇女房劳、多产、手术等均易损伤冲任胞宫，致藏泄功能异常，经血泄而不循常道，成为离经之血。《血证论》云："凡系离经之血，与荣养周身之血已睽绝而不合……此血在身，不能加于好血，而反阻新血之化机，故凡血证总以祛瘀为要。"宋殿荣教授认为，离经之血与荣养周身的正常血液不同，为致病因素，可随经络气血运行至周身他脏，与周围组织粘连、纤维化，形成瘀血，瘀积日久，可于机体多部位形成癥瘕，故瘀血始终贯穿于子宫内膜异位症病理演变的全过程。离经之血犹如种子，种植他处，形成瘀血，瘀血不除，血不归经，则反复发病。

干细胞学说认为，子宫内膜基底层的干/祖细胞发生改变或异常脱落，逆流入盆腔，在局部微环境的刺激诱导下进入增殖、分化程序，是子宫内膜异位症的发病机制。这一学说也使传统的经血逆流学说、上皮化生学说、苗勒管残迹学说及远处转移学说得到整合和融通。

可见，中医理论在"离经之血"导致子宫内膜异位症的发生发展认识上，与干细胞学说存在高度同一性。

在干细胞理论指导下，宋殿荣教授带领课题组成员相继开展了博士后特别资助项目"活血化瘀法靶向治疗子宫内膜异位症的机制研究"和国家自然基金项目"基于 Wnt/β-catenin 信号通路活血化瘀法对子宫内膜异位症子宫内膜干细胞作用机制的研究"，从子宫内膜干细胞角度揭示了活血化瘀法治疗子宫内膜异位症的作用机制，使传统的活血化瘀理论得到更新、充实和完善。应用干细胞方法建立了可视化裸鼠子宫内膜异位症模型，为子宫内膜异位症研究提供了更加便捷、有效的模型工具（图28）。

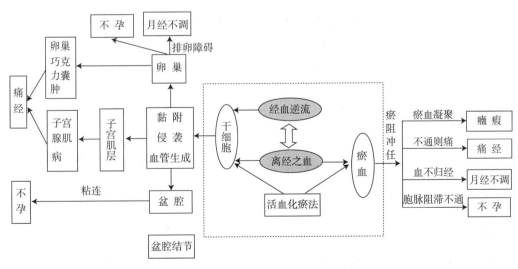

图28　结合中西医理论认识子宫内膜异位症发病

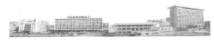

四、从中医整体观认识围手术期心理应激

手术既是一个接受治疗的过程，又是一个遭受创伤的过程。麻醉、手术相关的各种心理刺激及躯体创伤刺激作为应激源贯穿整个围手术期，可引起机体强烈的应激反应。应激反应对机体有双重作用，适度的应激对机体有利，可增强机体的抵抗力，保护内环境的稳定；过度的应激反应则会对机体造成一定程度的损害，典型表现是神经内分泌系统、免疫系统和代谢系统的变化，与围手术期并发症的发生密切相关。从中医角度而言，任何形式的应激首先是影响机体正常的气机，进而气血津液及脏腑功能失调，阴阳失衡，机体的正气受到损害，这与围手术期应激学说的应激源理论及内环境稳态学说有许多相似之处。

宋殿荣教授认为，围手术期应将患者、医院和家庭环境、五脏、六腑、五官这些不同层次的系统组织看成统一的整体，即在中医整体观的指导下结合七情致病理论辨证论治，有的放矢地进行中医药治疗。喜、怒、忧、思、悲、恐、惊七种情志活动过于激烈、突然或持久，引起脏腑气血功能紊乱而致病。围手术期患者常见的问题以思、忧、恐、惊为主，七情异常超越了人体的生理调节范围，就会引起脏腑、气血功能紊乱，导致内脏发生疾病，如怒伤肝、喜伤心、思伤脾、忧伤肺、恐伤肾。宋殿荣教授带领研究团队创制了术前不良心理状况评估量表，全面开展术前患者不良心理状态流行病学调查及评价工作，分析了妇科术前患者中医证型的分布规律，发现妇科择期手术患者术前中医证型主要有气滞血瘀证、湿热瘀阻兼气滞证、肾虚血瘀证、气滞血瘀兼气虚证、肾虚血瘀兼血虚证、痰湿瘀结兼气滞证、湿热瘀阻证、痰湿瘀结证等8个。经聚类分析，共分肝郁类证、痰湿类证、肾虚类证、湿热类证，其中肝郁类证之气滞血瘀证是妇科择期手术患者术前中医证候的核心证型，以疏肝活血、安心宁神为治则，予四逆散加减；选取耳穴神门、内分泌、皮质下、肝、脾、肾，压豆治疗，提高患者手术应激能力，取得了良好临床疗效。

临 证 经 验

一、中医与西医相结合优势互补治疗不孕症经验

肾气的盛衰和冲任二脉的通盛对月经潮与止、女性生殖功能盛衰起着重要作用。不孕症以肾虚为本，病在冲任。克罗米酚是治疗排卵障碍性不孕的首选药，但由于其抗雌激素的作用，抑制子宫内膜增厚，影响子宫内膜容受性，是导致高排卵率与低妊娠率的原因之一。补肾调冲方是根据月经周期冲任气血阴阳变化，以补肾调冲为治疗大法创立的系列方药，研究表明有促进卵巢雌激素分泌、促进卵泡发育和子宫内膜增厚的作用，补肾活血方可改善子宫内膜容受性。因此，宋殿荣教授采用克罗米酚联合补肾调冲系列方药协同增效（表3），监测排卵、指导受孕，取得良好临床疗效。

表3　不孕症中西医结合诊疗方案

分期	周期（Day）	治则	方药	组成	备注
卵泡期	1～4	活血通经	补肾调冲Ⅲ号	当归、赤芍、白芍、桂枝、川芎、牛膝、熟地黄、益母草、香附、王不留行	8～10天开始监测卵泡及内膜情况
	5～12	补肾滋阴养血，增内膜促卵泡	补肾调冲Ⅰ号	菟丝子、女贞子、补骨脂、覆盆子、蛇床子、当归、杜仲、白芍、丹参、续断	
			克罗米酚	50～100mg，1次/日，5日	
排卵期	13～15	补肾活血促排卵，改善内膜容受性	补肾活血方	菟丝子、巴戟天、黄精、淫羊藿、紫石英、丹参、鸡血藤、月季花、王不留行、橘叶、路路通	36小时左右排卵，密切监测排卵情况
			绒毛膜促性腺激素	5000～10000IU，立即肌注	
			针刺	关元、中极、气海、子宫、双侧三阴交、肾俞穴，平补平泻，1次/日	
黄体期	15～28	补肾助阳，益气养血，温暖胞宫，助卵成孕	补肾调冲Ⅱ号	菟丝子、女贞子、覆盆子、蛇床子、补骨脂、当归、丹参、淫羊藿、白芍、肉苁蓉、鹿角、续断、杜仲、巴戟天、仙茅	28天行尿妊娠试验，如妊娠，继续黄体支持，并予寿胎丸加减，补肾安胎；如未孕，撤药出血
			黄体支持	地屈孕酮、黄体酮胶丸	

盆腔因素是引起女性不孕症的主要原因，炎症引起输卵管梗阻、粘连扭曲、黏膜破坏、蠕动功能受损，盆腔广泛粘连而致不孕。输卵管阻塞性不孕多有人工流产史，数伤肾气；加之患者久治不孕，情志怫郁，气机不畅，肝郁证临床亦常见，肝郁日久成瘀内阻，瘀血阻滞冲任、胞脉，从而影响受孕。本病本虚标实，肾虚肝郁并存，病程长，久病入络，卵管阻塞，精卵不能媾和成孕。宫腹腔镜联合检查在直视下对盆腔病变、输卵管梗阻进行直接评价。宋殿荣教授主张手术通管，术后以补肾调冲、疏肝活血为治则，保管通畅、调经助孕。宫腹腔镜联合检查，行输卵管扩通术可以全面、直观地了解输卵管的形态、功能、阻塞部位，以及有无盆腔粘连、异位病灶等。利用宫腔镜直视输卵管开口，在腹腔镜监视下用导丝疏通输卵管梗阻，利用腹腔镜解除输卵管积水及周围粘连，尽可能恢复整条输卵管的正常解剖关系。术后当月服用疏肝补肾，化瘀通络之通管汤（柴胡，白芍，枳实，当归，延胡索，路路通，皂角刺，鹿角霜，丹参，桂枝），恢复输卵管功能，促进正常盆腔微环境的建立，提高手术疗效。术后1个月，以补肾调冲，疏肝活血为治则，以补肾调冲系列方药为主，监测排卵，调经助孕，指导受孕。术后输卵管通畅率71.25%，妊娠率34.8%。最佳妊娠时机是18个月内，高龄、卵巢功能降低者术后12个月未妊娠则应及时行辅助生殖。

二、盆腔炎性疾病治疗经验

盆腔炎是指妇女内生殖器及其周围结缔组织的感染性疾病，多于产后、流产后、腹腔手术或经期卫生保健不当，邪毒乘虚侵袭，稽留于冲任胞宫脉络，血气邪毒搏结而发病。其病机多归为热毒炽盛、湿热瘀结。宋殿荣教授认为，盆腔炎性疾病的治疗应中西并重，内外兼治能够有效地控制炎症，改善局部血液循环，促进恢复，减少复发。感染的急性期应在给予足疗程抗生素控制感染的前提下，辅以清热解毒、逐瘀排脓中药治疗，根据发热、疼痛、食欲不振、腹泻等情况随症加减。恢复期，当内外合治，通过中药灌肠、离子导入、熏蒸的方法，作用少腹部位，直达病所，巩固疗效，使经脉疏通，气血通畅无阻，冲脉之气顺利下达，必无复发之虞（表4）。

表4　盆腔炎性疾病中西医结合诊疗方案

发病阶段	治则	方药/方法	组成
急性期	抗感染 清热解毒 逐瘀排脓	抗生素治疗，支持疗法，必要时手术治疗	广谱抗生素
		五味消毒饮合桃核承气汤加减	金银花、野菊花、蒲公英、紫花地丁、紫背天葵、桃仁、大黄、芒硝、牡丹皮
		耳穴压豆	盆腔、子宫、皮质下、内分泌、外生殖器
恢复期	清热利湿 化瘀止痛	银甲丸加减	金银花、连翘、升麻、红藤、蒲公英、生鳖甲、紫花地丁、生蒲黄、大青叶、琥珀、桔梗
		盆炎灌肠方	三棱、莪术、乳香、没药、水红花子
		中药熏蒸方	小茴香、干姜、延胡索、没药、败酱草、蒲公英、乌药、当归、丹参、三棱、莪术

三、围手术期单元疗法（表5）

围手术期的处理是针对疾病进行手术治疗的整个过程中对手术不同阶段采取相应的处理方法，一般包括手术实施前、手术进行中与手术结束后三个阶段，是保证疾病治愈的基础条件之一。宋殿荣教授以西医学理论为基础，从中医整体观念和治未病角度，通过分析中医治疗方法在妇科围手术期的作用与效果，挖掘促进妇科术后机体快速恢复的最佳途径。针对患者术前紧张、焦虑、不寐、失眠等不适，宋殿荣教授开展术前心理疏导，辨证选穴，予耳穴压豆缓解紧张情绪，为手术顺利实施创造条件；术中失血，气随血脱，气血两虚；麻醉药物阻滞胃肠蠕动；术中伤口暴露给予邪气可乘之机，拟定具有益气养血、通腑行气、清热解毒中药，促进术后患者快速康复。根据疾病特点和手术方式合理选择术后应用活血化瘀法中药妇痛宁预防子宫内膜异位症术后复发，应用补肾调冲系列方药改善全子宫切除术后更年期综合征。通过将此三个阶段科学、合理、统一地连接在一起，形成了围手术期单元疗法，以确保最好的手术效果，促进患者全面快速康复。

表5　围手术期单元疗法

中医药干预阶段	治则/对症处理	治法/方药	组成
术前	疏肝解郁、安心宁神	四逆散	柴胡、枳壳、白芍、甘草
		耳穴压豆	神门、内分泌、皮质下、肝、脾、肾
		心理疏导	音乐，谈话
术日	温通督脉，缓解术后低体温、寒战	吴茱萸包湿敷	大椎
		穴位贴敷	涌泉
术后 1~3天	益气养血、通腑行气、清热解毒	术后康复汤	生黄芪、当归、赤芍、丹参、白花蛇舌草、败酱草、枳壳、厚朴、大黄、莱菔子
		针灸	中脘、天枢、上巨虚、下巨虚
		温灸	足三里、内关、三阴交
		吴茱萸包湿敷	腹腔镜术后：关元、气海、命门 开腹手术后：神阙、下脘、天枢
		穴位注射、按摩	足三里
	腰痛	吴茱萸包湿敷	腰眼，命门
		穴位贴敷	肾俞
	放射痛	吴茱萸包湿敷	肩井，膺窗
		穴位贴敷	天宗
全子宫切除术后 1周至2个月	益气养血，补肾调冲	补肾调冲Ⅰ号或补肾调冲Ⅱ号	Ⅰ号：菟丝子、女贞子、补骨脂、覆盆子、蛇床子、当归、杜仲、白芍、丹参、续断 Ⅱ号：菟丝子、女贞子、覆盆子、蛇床子、补骨脂、当归、丹参、淫羊藿、白芍、肉苁蓉、鹿角、续断、杜仲、巴戟天、仙茅
子宫内膜异位症保守性手术术后3~6个月	活血化瘀，软坚散结	妇痛宁颗粒、妇痛宁巴布剂	三棱、莪术、血竭、丹参、穿山甲、皂角刺、海藻、鳖甲、薏苡仁
宫腹腔镜联合输卵管扩通术后1个月内	疏肝补肾，化瘀通络	通管汤	柴胡、白芍、当归、川芎、白术、延胡索、路路通、王不留行、皂角刺、牛膝、黄芪、鹿角霜、丹参、桂枝

四、内治法治疗萎缩性阴道炎

妇女由于"经、孕、产、乳"数伤于血，易处于"阴常不足，阳常有余"的状态，又有"年四十而阴气自半"，故经断前后以肾阴虚居多，肾阴亏虚，水不涵木，精亏不能化血，肝失柔养。妇人七七之年，肾精渐亏，精亏不能化而为血，致肝血不足，肝肾亏损，血少精亏，阴液不足，任带失养，不能润泽阴道，故带下量少、阴道干涩灼痛，发为老年性阴道炎。西医学认为，本病是绝经后泌尿生殖道随雌激素水平的下降而发生的退行性变，发病率高，病程长，反复不已，多采用激素替代疗法和阴道局部补充雌激素治疗，但该法停药后病情易反复，且有引发子宫内膜病变的可能。宋殿荣教授认为，本病肝肾亏虚为本，采用中药口服以正其本为治疗根本所在，临床擅用锁阳、肉苁蓉、黄柏、女贞子、墨旱莲为基本方随症加减。方中锁阳补肾、益精、润燥，肉苁蓉补肾阳、益精血，用二者以阳中求阴，以益精血，滋水涵木；女贞子、墨旱莲补益肝肾、清虚火；黄柏走下焦，清肾中相火，利湿热，共奏滋补肝肾、养精益血之功。头痛眩晕甚者，加天麻、钩藤、石决明，以平肝息风；若肝肾阴虚，肝阳上亢，而兼烦躁易怒、胸痛口苦、失眠多梦者，宜滋肾潜阳，加龟板、郁金；若因肾阴虚，肾水不能上济心火，致心肾不交，而见心悸怔忡、失眠多梦、健忘甚或情志失常者，宜滋肾宁心安神，可兼服天王补心丹。

医案选介

一、不孕症

刘某，女，34岁，教师，2016年3月6日初诊。

主诉及现病史：未避孕未孕2年余。既往月经尚规律，$\frac{6 \sim 7}{35 \sim 36}$。近4年月经不规律，$\frac{15 \sim 30}{30 \sim 60}$，量中等，轻微痛经，末次月经2016年2月27日，现月经干净2天。2年多前因月经不调外院诊断为多囊卵巢综合征，口服达英-35及中药治疗3个月；7个月前查性激素六项 T 2.63nmol/L，再次口服达英-35治疗3个月；2个多月前复查性激素六项 T 2.28nmol/L，克罗米酚50mg，1次/日，5日。促排卵治疗，阴超监测有排卵，男方精液常规正常，指导受孕，2个周期未孕。宫腔镜下输卵管插管通液提示双侧输卵管梗阻。现腰膝酸软，倦怠乏力，善太息，饮食及睡眠可，二便调，舌淡，苔白腻，脉沉细弦。

婚育史：25岁结婚，G1P1，8年前剖宫产一女婴。

妇科检查：无阳性体征。

B超检查：子宫附件未见明显异常。

西医诊断：①继发不孕，—双侧输卵管梗阻？②多囊卵巢综合征。

中医诊断：不孕症。肾虚肝郁证。

二诊：2016年3月9日。入院行宫腹腔镜联合检查和输卵管扩通术。

术中腹腔镜所见：子宫正常大小，子宫前壁与腹壁广泛、紧密粘连，大网膜与子宫底粘连，形成粘连带，双附件游离，外观未见异常，行盆腔粘连分解术。

术中宫腔镜所见：颈管上吊在阴道前壁，暴露困难，宫腔形态正常，双侧输卵管开口可见，子宫内膜中等厚度，淡粉色，行输卵管插管通液术，示双侧输卵管梗阻，遂行双侧输卵管导丝扩通术，再次通液显示双侧输卵管通畅。

三诊：2016年3月12日。腰膝酸软，倦怠乏力，善太息，饮食及睡眠可，二便调，舌淡，苔白腻，脉沉细弦。肾虚肝郁，瘀血阻滞冲任，治以补肾疏肝、化瘀通络之通管汤加减。

柴胡6g，白芍10g，枳实6g，当归10g，延胡索10g，路路通20g，皂角刺15g，菟丝子15g，桑寄生30g，鹿角霜15g，丹参30g，桂枝6g。7剂，日1剂，水煎服。

四诊：2016年3月19日。腰膝酸软，倦怠乏力，善太息诸症已减，舌淡，苔白腻，脉沉细弦，予补肾调冲Ⅱ号加减，补肾助阳，益气养血，兼以疏肝。

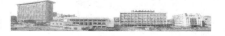

菟丝子10g，女贞子10g，覆盆子10g，补骨脂10g，当归10g，丹参30g，淫羊藿10g，柴胡6g，白芍10g，肉苁蓉10g，续断10g，杜仲15g，巴戟天15g，仙茅10g。7剂，日1剂，水煎服。

予地屈孕酮20mg，1次/日，7日。停药后待月经来潮，嘱月经第5天复诊。

五诊：2016年4月1日。3月28日月经来潮，量中等，色红，无痛经。现月经第5天，腰酸，无腹痛及阴道出血，舌淡，苔白，脉沉细。补肾滋阴养血，增内膜促卵泡，予克罗米酚50mg，1次/日，5日，促排卵治疗，补肾调冲Ⅰ号方加减。

菟丝子10g，女贞子10g，补骨脂10g，覆盆子15g，蛇床子10g，当归10g，杜仲10g，白芍10g，丹参30g，续断10g，柴胡6g，枳壳6g。7剂，日1剂，水煎服。

六诊：2016年4月7日。月经第11天，左卵泡1.6cm×1.3cm，1.3cm×1.2cm，内膜0.7cm，加服补佳乐1mg，3次/日。

七诊：2016年4月9日。月经第13天，左卵泡1.9cm×1.8cm，1.8cm×1.6cm，内膜0.9cm，补肾活血促排卵，改善内膜容受性，针刺关元、中极、气海、子宫，以及双侧三阴交、肾俞穴，平补平泻，每日1次。补肾活血方加减。

菟丝子10g，巴戟天10g，黄精10g，淫羊藿10g，紫石英20g，鸡血藤30g，月季花15g，王不留行15g，橘叶10g，路路通15g。3剂，日1剂，水煎服。

补佳乐1mg，3次/日。

八诊：2016年4月10日。月经第14天，左卵泡2.3cm×2.1cm，1.9cm×1.8cm，内膜1.1cm，给予HCG 10000U肌注，余治疗不变。

九诊：2016年4月11日。月经第15天，左卵泡2.5×2.0cm，2.2×1.7cm，内膜1.4cm，行IUI治疗。后给予地屈孕酮20mg，1次/日，14日；补佳乐1mg，3次/日。予补肾调冲Ⅱ号加减，补肾助阳，益气养血，兼以疏肝。

菟丝子10g，女贞子10g，覆盆子10g，补骨脂10g，当归10g，丹参30g，淫羊藿10g，柴胡6g，白芍10g，肉苁蓉10g，续断10g，杜仲15g，巴戟天15g，仙茅10g。14剂，日1剂，水煎服。

十诊：2016年4月24日。IUI治疗后13天，尿妊娠试验阳性，血HCG 139.7mIU/mL，腰酸，无腹痛及阴道出血，舌淡红，苔薄白，脉细滑。予寿胎丸加减，补肾安胎，以固胎元，余治疗同前。

菟丝子30g，续断10g，桑寄生15g，阿胶15g，黄芪30g，太子参15g，巴戟天10g，白术15g，苎麻根30g，鹿角胶15g，女贞子15g，旱莲草15g。3剂，日1剂，水煎服。

十一诊：2016年4月26日。IUI治疗后15天，血HCG 301.30mIU/mL，P>40ng/mL，E_2 819pg/mL，维持原治疗。

十二诊：2016年5月10日。IUI治疗后30天，B超提示宫内早孕，相当于6W。E_2>1000pg/mL，保胎治疗至孕12W。

【按】该例不孕原因归于输卵管梗阻和多囊卵巢综合征所致的排卵障碍，病情较为复杂。宫腹腔镜联合检查是诊断输卵管梗阻性不孕的金标准。腹腔镜是治疗盆腔粘连导致不孕较好的方法，但是应注意把握治疗时机。该例患者病史较长，既往剖宫产史，是存在盆腔粘连高危因素的不孕症患者，应及早行腹腔镜检查，明确诊断，及时治疗。该患者年龄较大，术中探查盆腔及输卵管粘连程度较重，且合并多囊卵巢综合征，术后自然妊娠可能性较小，应积极选择辅助生殖技术助孕。故术后1个月即予促排卵方案及IUI治疗，中西合治，优势互补。多囊卵巢综合征孕后易发生先兆流产，一旦明确妊娠，应积极予保胎治疗。

该例属于典型的肾虚肝郁证，治疗以补肾调冲为治疗大法，根据周期间阴阳气血的变化，灵活运用补肾调冲方，与西药协同，经前期促卵泡、生内膜；"的候期"补肾活血，增加子宫内膜的容受性；经后期，温暖胞宫，助卵成孕。此外，长久不孕，对患者及家属身心造成一定影响，肝郁常见，在治疗过程中，始终不忘疏肝解郁，亦助于排卵受孕。

二、盆腔炎性疾病

刘某，女，32岁，售货员，2015年11月5日初诊。

主诉及现病史：间断下腹疼痛1个月，加重伴发热3天。患者1个月前外出游玩后，突发下腹疼痛，痛连腰骶，拒按，体温最高39.2℃，时有恶心，无呕吐，偶有肛门憋坠感，白带量多，色黄，质黏稠，就诊于外院，考虑盆腔脓肿，给予静脉抗感染治疗14天后体温降至正常，腹痛等症状明显缓解，复查B超左附件区有直径2.5cm小包块，出院后自服中成药治疗。3天前受凉后下腹疼痛，发热，最高39.3℃，带下增多，色黄，胸闷纳呆、口干不欲饮，大便黏腻不爽，小便黄赤。应诊时查：舌红、苔黄腻，脉弦滑数。

生育史：G2P1，8年前足月顺产一女婴，3年前行人工流产术1次。平素工具避孕。

月经史：14岁初潮，$\frac{7}{30 \sim 32}$，量中，色深红，无痛经。末次月经2015年10月20日。

查体：PV：已婚经产型外阴，阴道通畅，分泌物量多，色黄，宫颈中度糜烂，无接触性出血，宫颈举摆痛，子宫前位，正常大小，压痛，左附件区压痛明显，可触及一直径约5cm包块，右附件区未及明显异常。

辅助检查：血常规示白细胞计数15.1×10^9/L，中性粒细胞比例83.2%，C反应蛋白40mg/L。白带常规示滴虫、霉菌均阴性，BV阳性，支原体、衣原体阴性，清洁度Ⅲ度。B超示左附件区囊性包块，大小为5.2cm×4.8cm×3.9cm，盆腔积液2.5cm。

西医诊断：①盆腔脓肿。②细菌性阴道病。

中医诊断：盆腔炎。热毒瘀结证。

治法：①抗感染及支持治疗。②清热解毒，利湿排脓。

处方：①莫西沙星0.4g，1次/日，14日，补液、退热。②五味消毒饮合大黄牡丹汤加减：金银花30g，野菊花30g，蒲公英30g，紫花地丁30g，紫背天葵30g，大黄10g，牡丹皮15g，桃仁15g，冬瓜仁10g，枳壳6g。3剂，日1剂，水煎服。③耳穴压豆：盆腔、子宫、皮质下、内分泌、外生殖器。

二诊：2015年11月15日。患者腹痛明显缓解，体温正常，带下量减少，色淡黄，饮食及二便可，舌暗红，苔薄黄腻，脉滑数。复查B超提示左附件包块3.1cm×2.0cm×2.3cm。血象正常，C反应蛋白8mg/L。

本证属湿热瘀结，以清热利湿、化瘀止痛为法，予银甲丸加减治疗。

金银花15g，连翘15g，升麻10g，红藤30g，蒲公英30g，生鳖甲15g，紫花地丁30g，生蒲黄10g，五灵脂10g，大青叶15g，延胡索10g，桔梗6g。7剂，日1剂，水煎服。

　　同时行盆炎灌肠方保留灌肠，离子导入，中药熏蒸，化瘀通络止痛，以散余邪，内外同治，促进包块吸收。

　　盆炎灌肠方：三棱30g，莪术30g，乳香10g，没药10g，水红花子50g。

　　中药熏蒸方：小茴香30g，干姜30g，延胡索30g，没药15g，败酱草30g，蒲公英30g，乌药15g，当归15g，丹参30g，三棱15g，莪术15g。

　　三诊：2015年11月21日。服药后，患者腹痛消失，带下正常，经期将至，苔黄，脉滑数。PV示左附件区增厚，轻压痛，余未见异常。复查BV阴性，B超提示左附件区包块1.2cm×2.0cm×1.8cm。

　　即日出院，月经即将来潮，予活血化瘀、通经止痛方药。

　　当归10g，赤芍10g，川芎10g，丹参30g，红藤30g，柴胡10g，黄柏10g，秦皮15g，枳壳10g，甘草6g。7剂，日1剂，水煎服。

　　四诊：2015年11月28日。月经干净第2天，无腹痛，白带量少，二便调，饮食可，舌暗红，苔白，脉弦细。妇科检查及B超均未见异常。

　　予妇痛宁颗粒冲服，巩固治疗半个月。

　　【按】本案患者1个月前盆腔炎性疾病，治疗不彻底，正气未复，摄生不慎，受凉后外邪复与体内固有湿热之邪纠结，致热毒结于胞宫，宿疾之处，气血运行受阻，形成瘀血，故致热毒瘀结之证。治疗当立即控制感染，使炎症局限，避免感染性休克的发生。故在抗生素足量、足疗程积极控制感染的前提下，以五味消毒饮合大黄牡丹汤加减，清热解毒，通腑行气，祛邪外出。待邪已去大半，正气亦损伤大半，虚实错杂，予银甲丸加减，以清热利湿，化瘀止痛。配合中药保留灌肠、离子导入和熏蒸治疗，使药力直达病所，祛瘀散结止痛，与口服药配合，内外同治，彻底祛余邪外出，标本同治。月经期血室大开，易复感邪，故予活血化瘀，通经止痛，旧血排出，以利恢复。经后以活血化瘀、软坚散结之妇痛宁巩固治疗，避免复发。

三、复发性流产

　　冯某，女，33岁，已婚，教师，2015年5月30日初诊。

　　主诉及现病史：未避孕未孕1年，计划妊娠就诊。患者平素月经规律，$\frac{7}{28 \sim 32}$，经量中等，色红，痛经，末次月经2015年5月28日。现月经第2天。G3P0，曾有3次自然流产史，分别为孕50~60天。询问病史患者无烟酒嗜好，无有毒有害物质接触史。现症：腰酸，腹空坠，饮食及睡眠可，二便调，舌暗红，苔薄白，脉沉弦细。

　　PV：子宫增大如孕2月大小，质硬，活动可，无压痛，双附件区未及异常。

　　辅助检查：B超提示子宫腺肌病合并子宫腺肌瘤（5.0cm×4.5cm×3.6cm），妊娠四毒阴性、抗心磷脂抗体阴性、甲状腺功能正常、夫妻双方染色体正常空腹血糖和空腹胰岛素正常。宫腔镜检查＋双侧输卵管插管通液示宫腔形态正常，双侧输卵管通畅，男方精液正常。

　　西医诊断：①复发性流产。②子宫腺肌病。

　　中医诊断：①滑胎。肾虚血瘀证。②癥瘕。

　　因患者合并子宫腺肌瘤，要求保守治疗，故给予口服中药治疗。

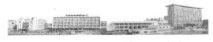

治法：活血化瘀，软坚散结。

处方：丹参30g，三棱10g，莪术10g，桂枝10g，玄参15g，皂角刺15g，鸡血藤30g，水红花子30g，鳖甲15g，夏枯草10g，海藻15g。7剂，日1剂，水煎服。

根据患者具体情况，在主方基础上略有加减，连服3个月经周期，复查B超示子宫腺肌瘤略有缩小（4.5cm×4.1cm×3.2cm）。

二诊：2015年9月3日。月经第4天，因患者有妊娠计划，故给予监测排卵，指导妊娠。同时根据月经的不同时期，调整中药方剂。月经前半期应用补肾填精、活血调经之中药。

菟丝子15g，覆盆子15g，女贞子10g，补骨脂10g，巴戟天15g，黄精15g，杜仲12g，桑寄生30g，鹿角霜15g，丹参30g，鸡血藤30g，月季花15g，紫石英10g。10剂，日1剂，水煎服。

三诊：2015年9月13日。腰酸，腹空坠较前缓解，舌脉同前，值月经后半期原方加三棱10g，莪术10g，鸡内金15g，刘寄奴15g，旱莲草15g，以增加补肾活血的作用。7剂，日1剂，水煎服。

四诊：2015年9月20日。月经即将来潮，腰酸，舌暗红，苔薄白，脉沉细滑。予活血化瘀、理气行滞之中药。

柴胡6g，川楝子10g，延胡索10g，丹参30g，三棱10g，莪术10g，皂刺15g，大贝10g，益母草30g，月季花10g，橘核20g，荔枝核10g。7剂，日1剂，水煎服。服药至经期第4天。

连续治疗4个月经周期，成功受孕。

2016年2月5日再次就诊。末次月经2015年12月28日，停经40天，阴道出血2天。

停经30天尿妊娠试验阳性，停经35天血HCG1293mIU/mL，阴道少量出血色鲜红，无组织物排出，无腹痛，腰酸，舌暗淡，苔薄白，脉细滑。停经40天血HCG 6140mIU/mL。孕酮36.7ng/mL，雌二醇349pg/mL。B超：早孕，相当于5W+，子宫腺肌瘤（4.8cm×4.6cm×4.3cm），给予住院保胎治疗。

处方：①地屈孕酮20mg，2次/日，口服；戊酸雌二醇2mg，2次/日，口服；黄体酮20mg，3次/日，肌注。②口服补肾健脾、止血安胎中药：黄芪30g，太子参20g，炒白术10g，菟丝子15g，女贞子15g，川断10g，桑寄生30g，苎麻根30g，阿胶15g，鹿角胶15g，杜仲10g，黄芩炭10g，艾叶炭10g，棕榈炭10g，椿皮炭10g，巴戟天10g，砂仁6g。7剂，日1剂，水煎服。

治疗4天后无阴道出血，无腹痛，继续原方案治疗。

治疗1周后复查，HCG 44083mIU/mL，孕酮36.4ng/mL，雌二醇627pg/mL，CA125 169.4U/mL。继续原方案治疗。

治疗2周后复查，孕酮30.1ng/mL，雌二醇933g/mL，CA125 141.6U/mL。彩超提示：早孕，相当于7W+，停用戊酸雌二醇，其余治疗同前。

治疗3周后复查，HCG 121238mIU/mL，孕酮35.4ng/mL，CA125 128.2U/mL。继续原方案治疗。

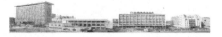

治疗期间患者无腹痛及阴道出血。

治疗4周后复查，孕酮31.7ng/mL，CA125 97U/mL。继续原方案治疗。

治疗5周后复查，孕酮34.8ng/mL，CA125 91.3U/mL。彩超提示：中期妊娠，相当于12W+1，患者无腹痛及阴道出血，出院继续口服地屈孕酮20mg，2次/日，服药至孕20W，同时口服补肾健脾安胎之中药。

2016年10月2日患者足月剖宫产一女婴，母子平安。

【按】子宫腺肌病多以瘀血阻滞冲任、胞宫为基本病机，故治疗本病须以活血化瘀为基本大法，同时根据血瘀之因，辅以理气、温经、补肾、益气、凉血诸法。因本病疗程较长，且用药多属攻伐之类，故应根据患者素体情况、病程、疗程等综合考虑，酌情加用补肾、益气、养血药以培其损。同时应根据月经的不同时期，灵活掌握化瘀、止痛、散结、补益药的配伍比例，主次分明地施治。

本病患者因有妊娠要求，故在用药方面根据月经的不同时期，在应用活血化瘀药的基础上，着力加用菟丝子、覆盆子、女贞子、补骨脂、巴戟天、黄精、杜仲、鹿角霜等补肾之品，以起到补肾填精、促进生育的作用。

四、绝经综合征并萎缩性阴道炎

韩某，女性，64岁，已婚，退休，2015年7月15日初诊。

主诉及现病史：排尿后外阴灼热感7天。绝经10年，绝经后无阴道异常排液及出血，近半年阴道干涩不适，烘热汗出，烦躁，未治疗。7天前无诱因出现排尿后外阴灼热感，无尿频、尿急、尿痛，阴道分泌物未见异常。就诊时查：舌红，少苔，脉细数。

PV：外阴红肿，阴道黏膜萎缩充血，有散在出血点，宫颈中度糜烂，子宫正常大小，活动度可，无压痛，双附件区未及异常。

辅助检查：霉菌、滴虫、BV均阴性。

西医诊断：①萎缩性阴道炎。②围绝经期综合征。

中医诊断：带下过少。肝肾亏损证。

治法：滋补肝肾，养精益血。

处方：锁阳10g，肉苁蓉10g，黄柏10g，知母6g，女贞子10g，墨旱莲10g，巴戟天10g，当归10g，柴胡6g，陈皮10g，香附10g，白芍10g，枳壳6g，炙甘草6g。7剂，日1剂，水煎服。早晚分服。

二诊：2015年7月23日。患者诉阴道干涩不适症状稍有缓解，排尿后外阴灼热感有所减轻，偶有烘热汗出，继服原方7剂，日1剂，水冲服，早晚分服。

随访患者诉阴道干涩、烘热汗出不适症状消失，排尿正常。

【按】本例患者以外阴灼痛就诊，实为卵巢功能衰退，雌激素水平不足在生殖道的临床表现。因此治疗当抓住肝肾亏虚的本质，辨证施治，在调补一身阴阳基础上，滋补肝肾，养精益血，才能使任带润泽，阴户常润。方中锁阳、肉苁蓉补肾益精血，能润燥，滋水涵木；女贞子、墨旱莲补益肝肾，清虚火；黄柏走下焦，与知母合用，清肾中相火。合用柴胡疏肝解郁，以解烦躁，烘热汗出。

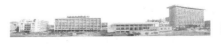

论　著

一、论文

［1］宋殿荣，郭素洁，尹利荣，等．米索前列醇用于足月妊娠引产1828例疗效观察．中国实用妇科与产科杂志，1997，13（5）：287-288.

［2］宋殿荣，钱丽娟．输卵管妊娠的危险因素．中华妇产科杂志，1998，33（5）：311-313.

［3］宋殿荣，尹利荣，商桂兰，等．酚妥拉明与硫酸镁治疗先兆子痫临床对照观察．天津医药，1998，26（1）：14-16.

［4］宋殿荣，钱丽娟，翟瞻粲，等．随机单次测定血清孕酮、雌二醇对异位妊娠早期诊断的应用价值．天津医药，2000，28（2）：74-76.

［5］Song Dianrong，Yin Lirong，Liu Yinglin．A comparism of phentolamine magnesium sulfate therapy in pre-eclampsia．*Int J of Gynecology & Obstetrics*，2000，68（3）：259-260.

［6］郭素洁，宋殿荣，尹利荣．先兆子痫分娩时机的选择．天津医药，2000，28（9）：521-523.

［7］张建迎，宋殿荣．23例胎盘早剥产前诊断的临床分析．天津医药，2001，29（2）：84-85.

［8］宋殿荣，郭尚宏，商桂兰，等．加强妊娠期糖尿病监测与治疗对围产结局的影响．天津医药，2001，29（7）：393-394.

［9］宋殿荣，刘映麟，焦书竹．妊娠期糖尿病和HLA基因相关性的研究进展．国外医学妇产科分册，2001，28（1）：26-29.

［10］宋殿荣，刘映麟．妊娠期胆汁淤积症的诊断与鉴别诊断．中国实用妇产科杂志，2002，18（1）：5-7.

［11］宋殿荣，刘映麟，韩玉环．人类白细胞抗原DRB基因型及其与妊娠期糖尿病的相关性研究．中华妇产科杂志，2002，37（5）：284-286.

［12］宋殿荣，张慧英，刘映麟，等．夫妇共享人类白细胞抗原DRB等位基因与妊娠期糖尿病的相关性研究．中华围产医学杂志，2002，5（4）：241-244.

［13］宋殿荣．妊娠期糖尿病发病机理的研究进展．国外医学妇产科学分册，2002，29（4）：234-236.

［14］宋殿荣，王玉萍，张建迎．胎盘滋养细胞bax与bcl-2基因表达对分娩发动及妊娠时限的影响．天津医药，2004，32（7）：400-402.

［15］宋殿荣，郭尚宏，韩玉环．胎儿窘迫的临床诊断及其相关因素与新生儿窒息相关性的分析．天津医科大学学报，2004，10（3）：411-412.

［16］宋殿荣，刘亚琴，张崴，等．补肾活血方中药对妊娠大鼠子宫内膜容受性的影响．国际妇产科学杂志，2009，39（2）：161-164.

［17］宋殿荣，王建玲，王瑞，等．自拟术后康复汤促进妇科术后恢复的临床观察．天津中医药，2009，26（4）：277-279.

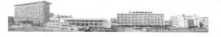

［18］王雅楠，宋殿荣．中药改善子宫内膜容受性的研究进展．中国中西医结合杂志，2009，29（7）：666－668.

［19］王雅楠，宋殿荣，刘亚琴，等．补肾活血方提高妊娠大鼠胚泡着床率的实验研究．天津中医药，2009，26（3）：233－235.

［20］康文艳，宋殿荣．补肾活血法治疗子宫内膜异位症的研究进展．中国医药导刊，2009，11（9）：1479－1480.

［21］宋殿荣，郭洁，王跃飞，等．双黄连冻干粉透过妊娠大鼠胎盘屏障的药物成分研究．中国中药杂志，2010，35（12）：1626－1629.

［22］宋殿荣，宋红运，王跃飞，等．补骨脂水煎液透过妊娠大鼠胎盘屏障的药物成分研究．中华中医药杂志，2010，26（4）：815－817.

［23］张崴，宋殿荣．妊娠期应用中药安全性研究进展．中国医药导刊，2010，12（7）：1229－1232.

［24］胡丽萍，宋殿荣，王建玲，等．自拟术后康复汤治疗妇科术后气血两虚兼腑气不通证的临床观察．吉林中医药，2010，31（4）：321－322.

［25］宋殿荣，王雅楠，张崴，等．小半夏加茯苓汤含药血清对小鼠胚胎干细胞体外增殖及分化的影响．天津中医药，2011，28（6）：486－488.

［26］庞聪慧，宋殿荣．术前不良心理状态分析．中国医药导刊，2011，13（1）：149－150.

［27］宋殿荣，郭洁，张崴，等．关于构建妊娠期应用中药安全性评价体系的思考．中医杂志，2012，53（5）：368－372.

［28］邓丽丽，宋殿荣，胡丽萍，等．寿胎丸提取液透过妊娠大鼠胎盘屏障的药物成分研究．世界中医药，2012，7（4）：362－364.

［29］张崴，宋殿荣，王雅楠，等．基于胚胎干细胞实验模型评价黄芩苷的胚胎毒性．中国药理学与毒理学杂志，2012，26（6）：864－869.

［30］邓丽丽，宋殿荣，郭锦明，等．黄芩水提液透过妊娠大鼠胎盘屏障的药物成分研究．中国中药杂志，2012，37（3）：327－330.

［31］张崴，宋殿荣，王雅楠，等．基于妊娠期应用中药安全性评价体系探讨黄芩的胚胎毒性．天津中医药，2013，30（7）：431－435.

［32］张继雯，宋殿荣．人类子宫内膜肿瘤干细胞的研究进展．国际妇产科学杂志，2013，40（4）：1－4.

［33］Dianrong Song, Jie Guo, Fang Han, et al. Establishment of an in vitro model for human placental barrier by placenta slice culture and Ussing chamber. *Bioscience*, *Biotechnology and Biochemistry*, 2013, 77（5）：101－106.

［34］宋殿荣，张崴，王保和．在中药新药临床试验中保护女性受试者的若干思考．中药新药与临床药理，2013，24（2）：210－211.

［35］赵琳，王雅楠，宋殿荣．盆炎灌肠方对子宫内膜细胞炎症模型抗炎作用的实验研究．天津中医药，2014，31（11）：681－685.

［36］张继雯，宋殿荣．韩冰教授从气血痰立论治疗子宫内膜异位症．吉林中医药，

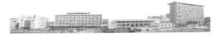

2014，34（7）：679-681.

［37］元慧，宋殿荣．韩冰妇科临床治疗不孕症常用药对拾萃．辽宁中医杂志，2014，41（8）：1591-1592.

［38］苏晓华，宋殿荣，张英，等．子宫内膜异位症中子宫内膜间质细胞血管生成能力的研究．国际妇产科学杂志，2015，42（1）：49-53.

［39］张崴，宋殿荣，王建玲，等．术后康复汤通腑行气作用机制研究．山东中医杂志，2015，34（2）：122-123.

［40］王雅楠，宋殿荣．中药灌肠-离子导入法治疗盆腔炎性疾病后遗症的临床研究．天津中医药，2015，32（4）：208-211.

［41］王雅楠，马悦，宋殿荣，等．基于数据挖掘的韩冰教授治疗月经过少用药经验．天津中医药，2015，32（5）：268-270.

［42］马悦，王雅楠，宋殿荣．基于数据挖掘系统分析韩冰治疗子宫内膜异位症的用药规律．山西中医，2015，31（7）：51-53.

［43］李会娟，宋殿荣．基于人胎盘屏障体外模型对黄芩白术配伍透过胎盘药物成分的研究．中药药理与临床，2015，31（5）：85-88.

［44］Jie Guo，Dianrong Song，Fang Han，et al. In Vitro Transport Mechanism of Psoralen in a Human Placental Cell Line（BeWo Cells）. *Planta Med*，2015（81）：138-144.

［45］王月平，宋殿荣．韩冰教授补肾调冲法治疗高龄不孕经验．中医临床研究，2016，8（32）：103-104+106.

［46］赵丽颖，宋殿荣，郭洁．双黄连冻干粉透过人胎盘屏障的药物成分研究．药物分析杂志，2016，36（2）：202-207.

［47］刘三洪，韩冰，宋殿荣．韩冰教授活血化瘀药在妇科用药的经验拾零——桃仁、红花与三棱、莪术之别．天津中医药，2016，33（7）：390-393.

［48］苏晓华，宋殿荣，张崴，等．妇痛宁对子宫内膜异位症COX2-PGE2作用途径的影响．天津中医药，2016，33（8）：481-486.

［49］王瑞婷，宋殿荣，王雅楠．韩冰治疗多囊卵巢综合征致不孕症经验总结．江西中医药，2016，49（9）：39-40.

［50］王雅楠，宋殿荣．妇产科围手术期中医药的应用研究．河南中医，2017，37（1）：178-180.

二、著作

［1］宋殿荣．妇科疾病自我发现．北京：中国协和医科大学出版社，2001.

［2］牛秀敏．妇产科学专业主治医师资格考试习题集．北京：中国协和医科大学出版社，2003.（宋殿荣为副主编）

［3］刘映粦．妇产科学——重点、难点分析和经典习题．北京：中国协和医科大学出版社，2003.（宋殿荣为副主编）

［4］刘映粦，牛秀敏，陈叙．妊娠特发病及相关性疾病诊治．北京：中国协和医科大学出版社，2005.（宋殿荣为副主编）

［5］宋殿荣．韩冰奇经八脉辨治妇科病理论与临床．北京：中国中医药出版

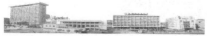

社，2016.

【整理者】

郭洁 女，1982 年 7 月出生，毕业于天津中医药大学，博士研究生。现就职于天津中医药大学第二附属医院妇科，从事中西医结合妇产科医教研工作。

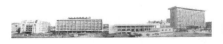

补 遗

阮 士 怡

更新学术见解

20世纪80年代，我在大量实验的基础上总结了"益肾健脾、涤痰散结"治疗心脑血管病（以冠心病为主）的理论，应用于临床取得了一定的成就。

在最近的医疗实践中发现，随着人们生活水平的提高，冠心病的发病率呈上升趋势，且向年轻化发展，感到自己过去的治疗思想有更新的必要。

我又反复阅读了《内经》《神农本草经》等名著及古代有关治疗本病的资料，深刻领会到古人"不治已病治未病""治病必求其本"这两句真言的深刻含义，认为两者均与"心"密切相关。《素问·痿论》曰"心主身之血脉"，总管一身血脉之运行。《明医杂著》云："脉者，血之隧道也。"气血旺盛，使血液在脉管中运行不息，从而供应全身的需要，故心为五脏六腑之大主。

经脉是人体气血运行的通道，经运气、脉运血。人体血脉分布如树状，呈网络样，具有不同层次的分支和循环路线。血脉分层为脉→别络→横络→丝络→缠络→孙络，血在脉中循环运行畅通是人体生命活动的根本。

我认为，在"益肾健脾"的基础上首先要"育心"，即抓住了生命的根本。心、脾、肾三脏强，则生命力旺。同时还要"保脉"，保证血脉畅通，改善微循环是治疗心脑血管疾病的关键，所以进一步提出"益肾健脾、育心保脉"法。

人类分为青年人、中年人、年轻老人、老年人、长寿老人。自40~50岁时，身体各个组织、器官开始衰退，易感受外邪而致病。在亚健康时，如能及时维护心、肾、脾三脏的功能，就能使各组织、器官正常执行各自的任务，减少疾病的发生，达到"治未病"的目的。

心脑血管病主要是因为气血虚弱，神气阴阳不能自主收发而致病。"益肾健脾、育心保脉"法，既改善患者症状，又能治疗病因，既治标，又治本，可使患者祛病延年。

我参考了西医学《生理学》《病理学》中有关心脑血管病发生发展的章节，参考了现代中药开发研究的有关书籍，于1998年退休后（当时已经81岁了）在基层医院用"益

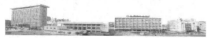

肾健脾、育心保脉"法诊治心脑血管病患者数万人次。患者服药后，胸闷气短、心前区疼痛、乏力的症状明显减轻或消失，心电图检查缺血情况好转，化验指标大多趋于正常。

脾肾为人身之本，维护人体正气，如《素问·刺法论》所述"正气存内，邪不可干"，心脉的作用如上述，故更新既往"益肾健脾、软坚散结"之法为"益肾健脾、育心保脉"，此法以治本为主，防治结合，可减少心脑血管病的发生。

因基层医疗条件有限，诊疗病历未做统计学处理，仅举下面4例，作为参考。

例一：李某，男性，53岁，于2010年就诊。此患者已经在某医院确诊为冠心病，经检查后仅能做搭桥术治疗，患者不同意，故来就诊要求用中药治疗。患者主诉阵发性前胸疼痛，劳累后加重，胸闷，憋气，活动后喘。该患者面色不华，下肢浮肿（＋＋），舌暗红，苔白，脉弦，心电图呈缺血改变。依照"益肾健脾、育心保脉"法治疗，嘱患者坚持服药，如果病情加重，仍劝其手术。患者两周后心前区疼痛减轻，憋气好转，发作次数减少，每次疼痛时间减为数秒钟，休息后可缓解。继续治疗2个月，一般情况下，胸疼不再发作，憋气消失，下肢已经不肿。嘱患者继续门诊治疗，按时服药，不要做重体力劳动，生活要有规律。一年后，患者体力增加，不疲劳，能做一般体力劳动。

例二：焦某，女，48岁，于2009年发现胸疼，经某医院确诊为冠心病，做了支架及搭桥术病情缓解，但仍不能做轻体力劳动。患者主诉：活动多仍出现胸疼、憋气、心肌缺血现象。查舌红，苔白，脉弦。使用"益肾健脾、育心保脉"法给予治疗，以保证其脉络顺畅，使心脏供血充足，患者坚持服药达4年之久，无任何病痛现象。

例三：张某，男，42岁，2011年初就诊。患者主诉：气短，频发心律不齐，无胸疼，乏力甚，食欲减退，血压略高，下肢浮肿。2010年12月在某医院检查多普勒彩超：左心室舒末径73mm，心功能31%。来门诊治疗时，检查患者体胖，舌淡红，苔白，脉弦细结代。用中药治疗，扶正固本，软坚保脉，半年后诸症消失。2011年7月在同一医院多普勒彩超复查，左心室舒末径降到51mm，心功能上升到53%，继续服药半年，患者自行停药。

例四：张某，男，68岁，2012年就诊。患者因心慌气短，心绞疼发作频繁在某医院住院治疗1个月后出院，但仍有症状，主诉疲乏无力，气短，上楼喘，夜间睡眠不能平卧，前来就诊。当时患者血压不高，心电图有缺血性改变，心功能34%，舌红，苔薄白，脉弦缓。经中药治疗1年后，心功能上升到58%，心电图胸导下降的ST段恢复正常，自己感觉与以前无病时一样，自嘲年轻了好几岁。令他继续间断服药，半年后症状消失至今已4年，心前区疼痛未再发生。

既尊古籍，拜读古典名著，又重视中草药的现代药研，发现有多味中药作用更广泛，应用"益肾健脾、育心保脉"治疗心脑血管病疗效颇丰。我相信，挖掘中医药潜力，一定会为保护人类健康做出突出贡献。

汤 德 安

气功祛病强身的科学基础

气功（这里讨论的仅限医疗气功，下同）是我们祖先在防治疾病的实践中创造的一种祛病强身保健方法，历代名医（如孙思邈）和养生家（如苏东坡）都极为推崇。现代人面对疾病谱的演变和各种"时代"病的困扰，对气功养生保健的认知和应用要求也日趋强烈。但与此同时，一些追名逐利者打着气功旗号却使之神秘化、巫术化的诈骗活动也时有发生，这就使人们对气功养生保健的评价产生了混乱。本文梳理、分析了古今较有代表性的气功功法、功效特点，结合笔者的练功体会和对气功机理的多年探究所得，剖析了气功原理。目的在于昭示气功祛病强身的科学基础，使更多的人认识气功，应用气功，做到"自己给自己治病，少用药治大病，不用药也治病"，使气功在我国的医疗保健事业中发挥独特的作用，以造福于广大人民群众。

一、气功操作要领

掌握气功操作要领，不仅是取得功效的前提，也是剖析气功原理的关键。

气功的操作要领是什么？探究这个问题，必须了解气功的起源和演变过程。一般认为，气功起源于古代的"吐纳""导引"，历代医家和养生家在此基础上各有补充和发展。特别是佛家、道家坐禅的研究，留下了大量的心得体会记载。1958年我国医学界掀起了以气功为主的"综合治疗"热潮，不少医务工作者和气功爱好者，对文献记载的和流传于民间的各种功法加以搜集、整理和推广，于是各种以养生保健和防病治病为目的的功法纷纷涌现。仔细研究、比较这些功法的操作方法，发现其虽各有特色，练功姿势也互有差异，如可取卧式、坐式或站式，可配以各种肢体动作，但都特别强调以下三点。

（一）调息

调息指调整呼吸。无论是医家、儒家、佛家，还是道家练功者，都无一例外地特别强调这点。要求练功者做到呼吸活动自然、流畅，呼吸气流均匀、细长、柔和。多数流派主张鼻吸口呼，呼气时程大于吸气时程。

（二）意守

意守指精神内守，保持宁心安神状态，使意识专注于调息。要求练功者静下心来，排除杂念，主动抑制视、听、嗅、味、触压觉等各种外感受器的功能活动，将注意力集中于呼吸的调整，使之符合练功的要求。或者以意领气，即用意念引领呼吸气流下沉丹田（多为气海穴），或以意念引领吸入、呼出气流循行于人体一定的部位（如任、督二脉或

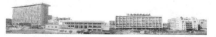

十二经脉）。

（三）放松

放松指放松肌肉。即使倡导有各种肢体活动的功法，也都要求练功者放松肌肉，力避肌肉紧张，做到不僵不硬，舒适自然。

既然各种医疗气功都不约而同地特别强调调息、意守和放松，说明这三者乃是气功操作的基本要领。只有遵循这三个要领，练功才能收效；也只有从这三个要领入手，才能揭示气功祛病强身的科学原理。

二、气功功效分析

气功功效主要表现为祛病和强身两方面。这是因为与气功结缘的主要人群，一是久病缠身的体质虚弱者，二是注重养生保健的中老年人。通过气功锻炼，这两类人群虽然在强身健体方面有许多收获、体会，甚至奇效，如睡眠明显改善，食欲增强，体重增加，体弱者变健壮等，但最能使人信服的功效指标还是气功治疗疾病的效果。

（一）气功疗效

气功到底能不能治病？能治哪些病？20世纪50年代以来，不少研究人员或机构带着这些问题开展了大量临床观察，研究报道颇多。仅就笔者搜集到的资料来看，疗效确切的病症如下：慢性支气管炎、支气管哮喘、阻塞性肺气肿、支气管扩张、矽肺、肺结核。慢性胃炎（包括萎缩性胃炎）、胃及十二指肠溃疡、胃下垂、阑尾炎、肠粘连、便秘、胃肠神经官能症、肝炎、肝硬化、胆道疾病。高血压、低血压、脉管炎、动脉硬化、冠心病、慢性心肌炎、慢性风湿性心脏瓣膜病、充血性心力衰竭。贫血、再生障碍性贫血、血小板减少性紫癜。神经衰弱、失眠、癔病，植物神经功能紊乱、雷诺病、心脏神经官能症、末梢神经炎、肌肉收缩性头痛、进行性肌营养不良、外周性面神经麻痹、三叉神经痛、脑震荡后遗症、中风后遗症、肋间神经痛、坐骨神经痛。颈椎病、腰椎间盘突出、肩周炎、肱骨外上髁炎、踝关节损伤、狭窄性腱鞘炎、股四头肌劳损、腓肠肌痉挛。类风湿关节炎、全身性红斑狼疮。肾炎、肾结石、前列腺肥大、精索静脉曲张。甲亢、糖尿病、阳痿、席汉综合征。痛经、闭经、经前期紧张综合征、功能性子宫出血、子宫脱垂、慢性盆腔炎、更年期综合征，妊娠中毒症。青光眼、电光性眼炎、视神经萎缩。神经性耳鸣、神经性耳聋、内耳性眩晕。慢性单纯性鼻炎、扁桃体炎。神经性皮炎、白癜风、斑秃、女阴白斑。此外，还有鼻咽癌、肺癌、胃癌、食管癌，前列腺癌，乳腺癌、子宫颈癌、子宫内膜异位及癌转移，慢性粒细胞性白血病，溶骨性骨肉瘤，脑癌，甲状腺癌等。

以上病症，有的单纯采用气功疗法，有的采用综合治疗手段即采用中西医治法的同时加上气功疗法，均获得显著疗效，甚至痊愈。

（二）气功疗效特点

上列病症分属于内科、外科、妇产科、五官科、皮肤科和肿瘤科，既有功能性疾病，也有器质性疾病和感染性疾病。说明气功疗法是一种非特异性疗法，具有广谱性。这些病症中，既有常见病和多发病，也有中西医都感到棘手的疑、难、重症，又充分证明气功疗法的有效性。

气功疗法的这种广谱性和有效性，显然只能归之于机体自身中的自愈能力。这种能力是机体长期自然选择的结果，进化的结果。中医称这种能力为"正气"，并把致病因子称

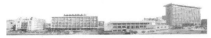

之为"邪气",认为疾病发生发展过程也就是"正邪相争"的过程,强调"正气存内,邪不可干"。可以认为,气功乃是激发人体自愈能力,增强正气,使机体祛病强身的有效手段。

三、气功原理剖析

剖析气功原理,须分别考察调息、意守和放松这三个气功操作要领在气功过程中各有何生理作用。

(一) 调息的生理作用

20世纪50年代就有实验表明,动物在浅麻醉条件下,利用人工通气,使肺被动扩张,可看到交感神经系统兴奋性增强;而使肺被动萎缩,则可看到副交感神经系统兴奋性增强。这提示,深吸气和深呼气可影响自主神经系统的功能。但正常人体在清醒状态下,主动深吸气和深呼气是否也有这种效果?日常生活经验和生理学知识都给出了肯定的答案。例如,举重运动员深吸一口气,屏息举重,以动员全身力量,其机制就是激发了交感神经系统的兴奋性;而极度疲劳者坐下或躺下休息时,常常长吁一口气,以消除疲劳,补充能源,其机制就是激发了副交感神经系统的兴奋性。又如,临床上常见的"窦性心律不齐",即吸气时心率加快、呼气时心率减慢,其原因就是吸气与呼气引起交感与副交感神经交替兴奋所致。再如,练功者吸气时,其心跳加快,瞳孔扩大,血管收缩,肠鸣音减弱;而呼气时则相反。可见,气功就是借助深吸气和深呼气活动来影响自主神经系统的功能。

在气功状态下,通过调息,影响自主神经系统功能的综合结果怎样呢?综合大量气功临床研究报道,可归纳如下。练功过程中,呼吸频率降低,周期延长,呼吸气流速度显著下降。基础代谢率大多报道略有下降。肺泡气二氧化碳浓度略有升高,血氧饱和度呈下降趋势,但练功者却无胸闷、憋气等不适感。练功时,肠鸣音增强,胃肠蠕动显著增强,唾液、胃液分泌明显增加,食欲增强。练功时心率减慢者居多。血压正常者练功时,血压无明显变化,而高血压患者练功时血压下降明显。持续练功140天的患者,其血压可恢复到正常水平,并能保持相对稳定。高血压患者练功时,对冰水刺激皮肤不能引起肢体血管收缩,但练功者长吸气时,却可引起肢体血管收缩。血管通透性的改善在胃下垂和十二指肠溃疡病患者的练功中表现非常明显。贫血患者练功时,其红细胞、白细胞、血色素增加显著。肺结核练功者血沉大多能恢复正常,白细胞的吞噬能力和吞噬指数升高,补体效应也稍有增加,而健康对照组则无变化。十二经原穴皮肤电位的稳定状态被认为可反映脏腑功能的稳定性。高血压患者的十二经原穴电位,在练功时由不稳定趋向稳定。内脏病变患者在其相应耳穴附近有反射点(即敏感点或压痛点),练功时其敏感度显著减退,表明内脏功能有所改善。交感兴奋占优势或副交感兴奋占优势者,入静后大多趋向平衡。这表明,气功能使自主神经系统的功能趋于稳定。

交感与副交感神经是支配内脏、心血管和腺体的自主神经,它们同时支配同一器官,但二者的作用往往相互拮抗。大体而言,交感神经系统的兴奋,有助于储备的动员与利用,以利机体有效应对内外环境的变化;而副交感神经系统的兴奋,则有利于营养物质的储备、能源的补充和代谢废物的排泄,以利机体的休整和内环境的稳定。正常情况下,交感与副交感神经的兴奋性处于相对平衡状态;在病理状态或亚健康状态下,二者失去平

 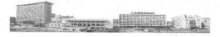

衡，即中医所说的阴阳失调。气功通过调息，使这种平衡状态逐步得到恢复。所以调息的综合效应表现为一种良性调整作用，即对交感或副交感神经兴奋性偏亢奋的一方表现为一定的抑制作用，对偏低下的一方表现为一定的促进作用，对二者失调紊乱的功能表现为调和作用，而对正常状态下的生理功能则无任何不良影响。

(二) 意守的生理作用

练功过程中，随着杂念的排除，调息的顺畅，练功者逐渐进入一种似醒非醒的朦胧状态，气功界称此为"入静"。入静良好者，其脑电图 α 波波幅升高明显而节律稳定，表明大脑皮层处于安静状态而非睡眠状态。声、光刺激能抑制 α 波，说明练功时声、光感觉仍然存在。但练功者对各种感知觉（听觉、视觉、嗅觉、触觉、温度觉、运动觉等）的认知模糊，有的甚至消失。而入静不好者，对各种刺激都能感知并能准确分辨。入静良好者，其条件反射消失；而未能入静者，其条件反射保存完好。

值得注意的是，入静与调息具有明显的关联性。入静快者，调息顺畅。入静深者，呼吸不但自然、柔和、均匀、细长，而且缓慢，呼吸频率可降到 4~5 次/分，并可维持很长时间。随着呼吸的减慢，入静也进一步加深。反之，如果练功者情绪不稳，杂念丛生，或者外界干扰频繁、严重，则入静困难，调息无法顺畅，呼吸表现不均匀，更无法做到缓慢、细长、柔和。可见，入静是保证调息顺畅的重要条件。

入静与调息的关联性，提示意守在气功过程中的生理作用有二。

1. 确保调息激发的内脏调节中枢的兴奋性不被干扰

为阐明这个问题，需要先引述巴甫洛夫学说关于"外抑制"的经典例子。狗在进食时，如突然响铃，狗会迅速将头转向声源方向，而进食和唾液分泌立即终止。这种突然出现的铃声（或其他信号）刺激被称为"新异刺激"（相对食物而言），由新异刺激引起的反射叫"探究反射"，由探究反射引起的进食及唾液分泌突然终止，被称为"外抑制"。其机制是铃声刺激在皮层激活的兴奋灶，对原有进食中枢的兴奋灶产生了抑制作用。根据这个例子可以设想，调息使交感与副交感神经系统交替兴奋的结果，受其支配的内脏、心血管、腺体等效应器的功能活动增强，并不断向内脏调节中枢输送生理、病理信息，后者接收、整合这些信息后发出指令以协调各效应器之间的功能。所以，在调息过程中，内脏调节中枢必然处于兴奋状态。如果此时来自外界的任何新异刺激激起了大脑皮层相应感觉区的兴奋，则必然导致内脏中枢皮层兴奋性的下降或抑制，使调息难以顺畅。练功时，内心产生的杂念也同样如此。因此，主动抑制外感受器的兴奋和排除杂念，可确保内脏中枢与其支配的效应器之间的良性互动，使机体内在的自愈潜能得以充分发挥。

2. 阻断兴奋交感神经的外界刺激

交感神经系统作用范围比较广泛，在内外环境急剧变化的情况下，可动员各种相应器官投入工作，以使机体与变化了的环境相适应。它的这一功能特点，使其对外界环境的骤变信息较副交感神经系统敏感。主动抑制内外感受器的兴奋性和排除杂念，可以阻断兴奋交感神经的各种无关刺激，使其兴奋性始终局限于调息操作过程，以确保调息的顺畅。前面引用的试验：冰水刺激练功入静者的皮肤不能引起肢体血管收缩，而其长吸气时却可引起肢体血管收缩，很好地证明了这点。

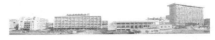

（三）放松的生理作用

入静良好的练功者，其肌肉时值延长，练功结束后则恢复原状，表明练功者的运动分析器处于抑制状态。肌肉紧张，必然消耗能量，产生较多的代谢废物，反射性地要求血运增强，这必然伴随着交感神经系统的动员。而肌肉放松则可避免这种动员，也可减少来自本体感受器的冲动对内脏调节中枢兴奋性的干扰，从而确保调息的顺畅。

综上所述，调息、意守、放松是气功操作的三个基本要素，它们各有不同的生理作用。调息是启动、修正、调整和优化内脏功能的关键性操作，而意守和放松则是保证调息顺畅的必要条件。三者彼此依存，互相促进，可使气功在练好内功、增强机体自愈能力方面发挥良好作用。

小　　结

源远流长的医疗气功是自然疗法领域中的一颗奇葩。大量动物实验和临床观察证明了它的科学性。气功的作用主要是通过调息、意守和放松这三个基本操作来实现的。调息就是有意识地操作呼吸活动，借助自主神经系统启动、修正、调整和优化内脏中枢与受其支配的效应器之间的互动活动。意守和放松则是通过主动抑制内外感受器的兴奋性和排除杂念，以确保调息的顺畅。气功是锻炼内脏功能、增强机体自愈能力的良好手段。气功疗效具有广谱性和有效性，不同年龄、不同体质和患有不同疾病的人群，都可应用气功强身健体、祛病延年。

张 伯 礼

继往开来又十年，承前启后续新篇

一、医家简介

张伯礼，中国工程院院士，中医内科专家，全国名中医，国家重点学科中医内科学学科带头人。现任天津中医药大学校长，中国中医科学院院长。国家重大新药创制科技专项技术副总师，国务院医改咨询专家委员会成员，第十一届药典委员会副主任委员，教育部高等学校中医学类教学指导委员会主任委员。兼任中国中西医结合学会名誉会长，中华中医药学会副会长，中华医学会副会长，世界中医药学会联合会副会长。

几十年来，张伯礼教授主要从事心脑血管疾病中西医结合防治和中医药现代化研究。开展血管性痴呆（VD）系统研究，制定了 VD 证类分型标准和按平台、波动及下滑三期证治方案；明确了中风病证候和先兆症动态演变规律，建立了综合治疗方案；创立了脑脊液药理学方法，揭示中药对神经细胞保护作用机制；完成了首个中药对冠心病二级预防大规模循证研究，建立了中医药循证评价系列方法；三次担任国家 973 计划项目首席科学家，创建了效应配伍理论和以组分配伍研制现代中药的关键技术；开拓中成药二次开发研究领域，推动了中药产业技术升级。

张伯礼教授获得包括国家科技进步一等奖在内的国家奖 7 项，省部级科技进步一等奖 10 项，发表论文 350 余篇，出版专著 30 余部，培养毕业研究生约 200 余名。所指导的 3 篇博士论文获全国百篇优秀博士论文，2 篇获全国百篇优秀博士论文提名荣誉。

张伯礼教授学风严谨，富于创新，形成了采用现代科学技术研究中医药学的突出特色，取得一批重要成果，贡献突出，成绩卓著。1991 年起享受国务院政府特殊津贴，被授予全国优秀共产党员（2011 年）、全国杰出专业技术人才（2002 年）、全国先进工作者（2005 年）、全国卫生系统先进工作者（1994 年）、全国优秀科技工作者（2001 年）、国家级有突出贡献中青年专家（1991 年）等荣誉称号，获何梁何利奖（2006 年）、吴阶平医学奖（2015 年）及中医药国际贡献奖（2010 年）等荣誉。

二、学术贡献（2008～2017 年）

（一）完成首个中医药防治心肌梗死的大规模循证研究，建立中医药循证评价技术体系

中医药的优势在于临床疗效，但疗效的确定需要高质量临床研究证据的支撑。张伯礼教授引入循证医学的理念和方法，结合中医药的特色优势，主持开展了全国第一个中医药

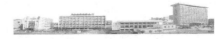

对心肌梗死二级预防的循证研究。本研究以心肌梗死恢复期患者为研究对象，采用中心随机、双盲双模拟的研究方法，以肠溶阿司匹林为对照，采用心血管死亡、非致死性再梗死、非致死性卒中为主要终点事件，开展芪参益气滴丸对心肌梗死二级预防的大规模临床研究。研究在全国 16 个省市 88 家研究中心募集了 3505 例合格病例，经过平均 37 个月的随访。研究结果表明芪参益气滴丸对于心肌梗死二级预防的疗效与肠溶阿司匹林相当，且安全性好，无严重出血不良事件，且对阿司匹林抵抗者依然有效。基础研究证实该药具有抗血小板黏附、聚集、释放及活化等作用；具有抗炎、增加动脉粥样硬化斑块稳定性及预防左室重构等综合作用。项目建立了既符合国际通则又具有中医药特色的循证研究与评价方法及关键技术，包括中心随机关键技术、中央药品管理关键技术、三级监察质量控制方法、数据动态管理和过程控制关键技术、终点事件信效评估关键技术等一系列中医药大规模循证研究系统的关键技术方法，确保了随机隐藏、盲法实施和药品管理的顺利进行。

本项目是第一个中医界牵头组织实施的、在 WHO 试验注册平台注册、国际卫生研究机构参与评价的大规模临床研究，具有自主知识产权，是中医药循证研究的范例。项目构建的中医药循证评价模式及技术规范，内容全面、严谨、详细、周密，既符合 ICH – GCP 等国际规范，又满足中医药临床评价特点，更适宜中医药疗效大规模的循证评价。研究成果为中成药上市后再评价提供技术支持，为客观评价中医药疗效奠定了方法学基础，促进了中医药临床研究质量的整体提升，在行业内起到示范作用，并培养了一批中药循证研究的人才队伍。该项目成果获得国家科技进步二等奖。

（二）创建了以组分配伍研制现代中药的理论和方法

方剂是中医治疗的主要载体，是复方药物的典型代表。传统中药多由饮片配伍而成，其成分繁杂，质量难以控制，疗效机理难以说清。张伯礼教授带领团队连续承担了三个国家"973"方剂关键科学问题研究项目，通过多学科协同攻关，开拓了以"组分配伍"研制现代中药的模式和相关技术体系，建立了有效组分制备、分析及活性评价等共用技术，建立了基线等比增减、极性分段筛选、药对协同效应等组分配伍优选设计方法，建立了"标准组分、组效关系、组分配伍、优化设计"的组分中药研发模式和技术路线。实现了在经验基础上通过科学实验组方，诠释了中医配伍理论的科学内涵，提出组分效应配伍理论。组分中药的特点是物质基础及作用机理"两个基本清楚"，具有质量稳定可控、安全性、有效性证据较充分的特征，作用模式是多途径、多靶点、多效应整合调节，故可根据"强化主效应，兼顾次效应，减少副效应"的效应配伍原则进行配伍配比优化研制组分中药的策略。既保持了中医配伍的优势，又提高了中药制剂质控水平和临床疗效。运用组分中药方法研究复方丹参方防治冠心病心绞痛的作用机制，阐释了复方丹参方不同组分的作用和配伍效应，揭示了中药组分配伍整合效应，除扩冠外，还启动了内源性保护物质释放，增强了心肌缺血预适应能力，同时回答了各个组分在缺血的不同环节所起的作用及相互关系，为复方丹参滴丸通过美国 FDA II 期临床研究奠定了基础。应用组分中药研制理论和方法，搭建了关键技术平台，建立了包括 6 万个组分的中药组分库，以及包括化学信息、活性毒性信息和成药性研究的检索系统，研制成功了芪参益气滴丸、三叶糖脂清等多个组分中药新药。围绕组分中药研制，建立天津现代中药国家重点实验室、教育部组分中药创新研究团队，现代中药协同创新中心等高水平研究平台，在中药现代化研究领域起到了示范作用，引领了现代中药发展方向，成为中药现代化的标志性成果，获 973 优秀成果表彰，获得国家科技进步二等奖。

（三）开拓了中成药二次开发领域，建立核心技术体系

传统中药产业科技基础薄弱，生产技术落后，品种多、市场销售额小，上市中成药 4000 余种，但销售额过亿元的不到 50 个，严重影响临床用药和产业发展。针对制约中成药做大做强的共性问题，张伯礼教授率先提出了中成药二次开发策略、方法和关键技术，创立了基于系统工程学的中成药二次开发模式。主要技术创新点包括：建立了基于循证评价的中成药临床定位方法和关键技术；构建基于系统药理学和网络药理学的中药作用机理多层次研究技术平台；建立了基于整体观的中成药化学组成、药效物质、体内过程及有害杂质系统辨析技术；创建中药制药工艺品质调控与优化技术，提高了药品批次间一致性；提出中药制药过程质控技术理论，创建了药材 – 成药质检、制药过程质控与制药工艺品质控制相融合的"三位一体"全程质量控制技术；将过程参数检测、工艺品质调控、质量风险管控、数字化平台与制药工艺设备等同步进行系统优化设计，构建了基于绿色制药理念的中药制药工程体系。

张伯礼教授历时 8 年攻关，完成了天津市 30 个中药品种的二次开发研究，销售过亿元品种由 3 个增加到 12 个，销售额由开发前的 12.5 亿元增加到 2014 年的 56 亿元，30 个品种累计销售额超过 230 亿元。项目历经理论创新、技术突破及推广应用，为促进中药产业向科技型、高效型和节约型转变，闯出了一条投入少、见效快的途径。研究方向被纳入国家科技重大专项、发改委和工信部医药卫生产业发展规划。核心技术应用于全国 19 个省市近百家企业，培育了中药大品种群，使过亿元中药品种从 40 余个增加到 500 余个，过 10 亿元品种从 0 个增加到 50 余个。通过二次开发，大大提高了中药行业集中度，中药大品种群产值约占中药工业总产值的 1/3，推动中药企业技术升级换代；可为重大疾病防治提供安全有效、质优价廉的药物，产生了显著的经济效益和社会效益。该研究有力促进了医改工作，获得刘延东副总理的赞扬。

科技部组织第三方评价认为：中成药二次开发项目形成了包括临床优势再评价、制备工艺的规范和优化、药效物质及作用靶点、作用机理的研究等内容的中成药二次开发模式，为名优中成药二次开发提供了科学依据和技术支撑。推动了产业技术进步，产生了重要经济社会效益，值得深入研究和推广应用。研究成果获得 2014 年度国家科技进步一等奖。

（四）组织编撰重要的中医药书籍

1.《中国中医药重大理论传承创新典藏》

中华人民共和国成立以来，在党和国家中医政策支持下，中医药行业紧紧围绕国家战略和社会需求，以解决制约中医药发展的关键科学问题和提高临床疗效为核心，广泛开展中医药科学研究，科技支撑能力和创新水平不断提升，在中医药基础理论和重大疾病防治关键技术等方面取得了一批具有重大影响的科技成果，但是这些成果缺乏系统的梳理和提升。张伯礼院士提出把中华人民共和国成立以来中医药理论传承创新方面所取得的成绩进行系统整理和总结提升，编撰《中国中医药重大理论传承创新典藏》。本书组织了参与诸多当代中医药科学研究的科技工作者，对中华人民共和国成立 60 余年来的中医药重大成果进行系统梳理。全书分上下两篇，共计 70 余万字。

上篇是应用现代科学技术开展的中医药研究重大成果汇编。依其研究的时间分列 27 章，共计 53 万字。这些成果的确定是先经梳理成果，遴选出 30 个中医药理论重大成果待选专题，选择中医科学院首席研究员和客座研究员近百名专家进行投票，确定 25 个专题，后经广泛征求意见，补充 2 个专题，确定了 27 项共识度高的中医药重大理论成果，按照规定格式进行编写。

每章内容包括历史沿革、研究内容与标志性成果、学术影响和转化应用等内容，都是由该领域开拓者、成果负责人和主要参与者亲自撰写。文章执笔人不仅写本人就该项成果开展的工作，而且要围绕整个领域研究成果的扩大应用产生的影响，以此为核心，扩展到全国，乃至全球。

下篇是三批 90 名国医大师学术思想的荟萃，包括 17 个章节，共计 21 万字。国医大师们所取得的成就梳理也是总结当代中医药重大理论创新工作中不可或缺的重要组成部分。为此，编写组反复研习他们的学术思想，抽提出 17 个专题，以同类经验为主线，横向归纳了他们的实践经验、学术特色和理论传承创新内容。这 17 个专题中，既有侧重对中医学术本质属性再认识的"生生医学理论"，对当代乃至未来健康医学的构建都有重要指导价值；也有围绕"脾胃学说"及"湿邪"等某一中医理论体系中得到公认学说的新阐发；较多的则是介绍国医大师们针对当前重大疑难疾病如冠心病、脑病、肺部、肾病、妇科病、痹病、杂病及五官科、皮肤科等疾病的临床诊治展开的传承创新研究所取得的示范成果。

本书于 2015 年 10 月正式启动，历经 10 余次论证，形成统一意见，细致修改。全书得到原国家卫生和计划生育委员会副主任、国家中医药管理局局长王国强同志的关怀和指导，得到了诸多领导、院士和国医大师等著名专家的指导和支持，先后历经 3 年，几易其稿，成为中医药重大理论传承创新的奠基之作，展示了当代中医药人呕心沥血、奋发图强、勇于探索的历史画卷。

2. 《百年中医史》

辛亥革命以来的 100 年，中医经历了民国时期与西方医学的碰撞，也迎来了机遇与挑战。近百年来，中医药学经历了跌宕起伏、生死存亡的历史磨难，这是以往的历史时期所没有过的，这个历史经验值得认真总结。百年中医发展史上发生的一桩桩历史事件，都有其发生和演变的深刻历史文化原因，探究这些事件背后的原因，鉴往知今是当前医史学研究的一个重大命题。深入剖析和回答这一命题，充分发挥史鉴作用，对于促进中医传承、创新、发展，增强国民的科学文化素质，提高中医对建设文化强国的贡献度，都具有重要的现实意义。

2011 年 10 月底，在纪念百年辛亥和党的六中全会提出文化强国的背景下，中国中医科学院院长张伯礼院士提议开展百年中医史研究，中国中医科学院中国医史文献研究所朱建平副所长负责落实。张伯礼院长在该所"关于落实起草'百年中医史研究'项目建议书的报告"上批示："虽百年但起伏跌宕，生死攸关，是以往所没有的。西学东渐，中医式微，到中西医并重，东学西渐，甚是激烈。全在百年之中，应当好好总结，至关重要。"要求组织由院士、国医大师参加的论证会。论证会于 2011 年 12 月 9 日举行，路志

 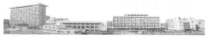

正、王永炎、张伯礼、陈可冀、陆广莘、陈珞珈，以及该所马继兴、李经纬、王致谱、柳长华、朱建平、胡晓峰、王振瑞、万芳、廖果等专家出席，张伯礼院长主持。专家充分肯定了选题，强调史料要翔实，评论要恰当，要总结经验，汲取教训，以史为鉴。这项工作得到国家中医药管理局的高度重视和支持。

全书按照"史学无禁区，在于真善美，要抓重大事件、重大政策、重大成果、重要人物"工作思路，突出中医事业的兴衰变迁，抓住中医临床各科发展的重点，提升中医药在社会经济发展中的重要地位，为把发展中医药列为国家战略提供强有力的史学支撑。历时三年余，项目组恪守史学研究规范，论从史出，尽力搜集第一手史料，从大量中医书刊及非中医文献中，搜集、甄别、分析、整理出翔实、可靠的近百年中医史料。史料与史论相结合，内史与外史相结合，团队研究与专家咨询相结合。将百年中医发展史分为三个历史时期：1912~1949 年是中医抗争图存、自强发展时期；1949~1977 年是中医事业奠基、曲折前行时期；1978 年至今是中医全面发展、走向世界时期。他们的研究和基本观点得到有关咨询、论证专家和领导的认同和赞扬。

《百年中医史》以时间为轴线，以事件为节点，史论结合，图文并茂，全书 230 余万字，展现了百年中医不平凡的历史。历史不仅供我们回忆，而且给人们一面镜子，以史为鉴，温故知新，将历史的经验转变为解决现实问题的智慧。

百年中医史研究证明，中医药为我国人民防病治病、保健养生、经济发展、社会民生、文化复兴做出了巨大的贡献，并给世界人民的健康带去福音。中医药魅力无穷，跨越时空，无论是过去还是现在，无论国内还是海外，人类已经得到她的诸多恩泽。中医药的多重价值、巨大潜力，应该得到政府的坚定支持，推动大力发展中医药事业上升为国家战略，将有助于壮丽中国梦的实现。这也是本项研究的初衷。

3.《中药现代化二十年》

中医药学是我国独特的卫生资源，潜力巨大的经济资源，具有原创优势的科技资源，优秀的文化资源和重要的生态资源，已经纳入我国经济社会发展的国家战略之中，成为建设健康中国的重要力量。然而在实施中医药现代研究策略之前，中药行业状况却不乐观：产业规模小，技术水平落后；新药研发能力弱，低重复现象严重；中成药品种多，但市场份额小，大品种少；现代科技基础薄弱，药效物质、药效药理及安全性研究滞后；临床评价缺乏规范，研究证据级别低；对药品相关的 GAP、GLP、GMP、GCP、GSP 等规范理解不深、执行不力，普及推广及实施评估等方面与国际有较大差距；中药科技人才缺乏，特别是多学科复合型人才严重不足；科技资源分散，缺少协调，特别是缺乏顶层设计和发展规划等。上述因素，严重制约了中药产业发展和市场竞争力的提升，根源是缺乏科技创新的驱动。

党和政府历来关心支持中医药事业发展。在 1996 年，国家新药研究与开发协调领导小组提出了《中药现代化科技产业行动计划》，并纳入国家及地方各类科技计划中实施。国务院、有关部委及地方政府都在不同时期制定了系列规划，以推动中药现代化发展，并组织企业、研究院所、高等院校协同攻关，至今已有 20 年。持续支持，长期努力，中药现代化在各个方面都取得了长足进步。

为回顾中药现代化 20 年走过的历程，系统梳理中药现代化研究取得的成果、经验和

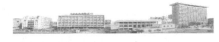

不足，展望未来研究发展的战略方向和重点任务，总结在市场经济条件下，新型举国体制实施重大科研项目及政策措施的得失，在国家科技部指导下，张伯礼院士组织活跃在中药现代化研究一线的百余名专家编写了《中药现代化二十年（1996—2015）》专著。回顾过去，立足当前，展望未来，以期进一步推进中药现代化研究向纵深发展。

本书共包括战略篇、科技篇、资源篇、药物篇、民族药篇、产业篇、人才团队篇和展望篇以及附录等9个部分，系统阐释了20年中药现代实施取得的成就。以前认识中药及方剂的药效物质及其作用机制很难实现，而如今，科学家可以在较短的时间内大致解析复方的药效物质及作用机制；中药资源从野生转到家种系列关键技术取得突破，中药鉴定、稀缺药材人工培育等均取得了标志性成果；中成药药效物质和作用机制研究不断深入，质量标准得到提高；运用先进的技术方法，研制成功了一批中药新药，改造了一批老药并成为中药大品种；中药制药技术与设备进步显著，过程质量控制技术快速发展，产品批次间一致性得到提高；中药基础理论，包括药性理论、配伍理论、炮制方法等科学内涵初步得到阐释；中药安全性研究方法和技术水平显著提升，毒性物质分析、毒效机制及毒性预测等均取得进展。

中药现代化研究是传承与创新协同、科技创新驱动中医药事业发展的成功探索，通过科学研究阐释并丰富了中药理论内涵；事业与产业并重，实现了中药资源保护与开发协调，推动中药产品提质增效，培育了大中药健康产业；宏伟的研究，聚集了一大批多学科人才，锻炼并壮大了队伍，培育了领军人才；研究深入的驱动作用，催生了一批先进方法和关键技术，提高了研究水平，拓宽了研究领域。科技进步推动了中药走向国际，从高水平学术论文看，我国学者发表的中医药 SCI 论文从以前每年不到 100 篇增加到现在的每年 3000 余篇，增长了 30 倍，占国际论文比例也从 5% 增加到 35%，增长了 7 倍。一批中成药在国际市场销售，一批中药标准被美国及欧洲等药典采纳，5 个中成药完成了美国 FDA Ⅱ 期临床研究，2 个中药品种在欧盟注册成功。中药现代化战略的实施，推动了中药产业的快速发展。1996 年全国中药工业总产值 235 亿元，2017 年增加到近 9000 亿元，成为我国医药产业的重要支柱。

中药现代化是在党中央、国务院领导下，发挥举国体制的优势，集全国政、研、产、学、医等多领域、多学科、多部门协同合作，共同攻关的巨大系统工程。在本书的编写出版过程中，召开了 10 多次编委会、审稿会、定稿会，始终得到科技部、国家中医药管理局、原国家食品药品监督管理总局等国家部门领导的关心与支持。全国人大常委会原副委员长桑国卫院士为本书题写书名，全国政协副主席、科技部部长万钢，原国家卫生计生委副主任兼国家中医药管理局局长王国强为本书作序。

诠释中医药学的科学内涵，赋予传统医学体系的时代特色，将原创思维转化为原创优势，成为推动经济社会发展的动力，需要依靠创新驱动，需要科技支撑，需要多学科的协同创新。当前，世界科学技术发展日新月异，我国经济社会发展处于新的历史起点，2016 年科技创新大会吹响了迈向科技强国的号角。按照习近平总书记的指示，中医药振兴发展迎来天时、地利、人和的大好时机，中医药界勇于担当，乘势而为，开拓进取，不断推动中药现代化研究走向纵深，把中医药伟大宝库"继承好、发展好、利用好"，在建设健康中国的伟大征程中，再铸新的辉煌。

4.《中国中医科学院奉召建院名医学术思想精粹》

1954 年，毛泽东主席做出重要批示："即时成立中医研究机构，罗致好的中医进行研究，派好的西医学习中医，共同参加研究工作。"1955 年 12 月 19 日，由国务院卫生部直接领导的"中医研究院"正式成立，周恩来总理为研究院题词："发展祖国医药遗产，为社会主义建设服务。"作为国家级团队的"中医研究院"（现更名为中国中医科学院），为了完成各项基本任务，由卫生部组织，从京外各地先后聘请了 33 名具有丰富临床经验和深厚理论水平的名中医来院工作，如四川省的王文鼎、王朴诚、王伯岳、叶心清、冉雪峰、杜自明、沈仲圭、周济民、蒲辅周，上海市的丁伯玉、朱仁康、何时希、余无言、陈苏生、姚和清、唐亮臣，江苏省的时逸人、金昭文、耿鉴庭、钱伯煊、葛云彬，湖南省的郑守谦、徐季含、刘志明，湖北省的孙惠卿、杨树千、黄坚白，浙江省的韦文贵、谢仲墨，陕西省的黄竹斋，江西省的赵惕蒙，云南省的祝谌予，加上之前从筹建单位合并过来的 21 位京内名医彭泽民、萧龙友、于道济、卢英华、孙振寰、步玉如、赵心波、赵锡武、段馥亭、高凤桐、郭士魁、龙伯坚、朱颜、陈邦贤、赵燏黄、王易门、李振三、陈慎吾、岳美中、郑毓琳、朱琏等。当时的中医研究院大医云集，名师汇聚。上述奉召建院名医医德高尚、医术精湛，勤于思考，勇于探索，善于总结，形成许多独特的学术思想，为我国的中医药事业做出不可磨灭的贡献。

鉴于奉召建院名中医学术思想尚未进行系统整理全面传承，中国中医科学院院长张伯礼院士倡导组织编撰《中国中医科学院奉召建院名医学术思想精粹》，深入挖掘、系统总结每一位国医名师的学术思想，这是对 20 世纪前半叶中医药届国医大家临床经验和学术思想的系统总结，具有重要学术价值，殊为宝贵。

本书共纳入 54 位奉召建院名医，是组织专家在全面搜集医家本人及其所培养学生的临床医案、科研论文、学术著作，以及报纸、新闻及其采访与评论、遗稿等资料基础上，系统整理完成的。每位医家均从"生平传记""学术思想""代表著作与学术论文评述"3 个方面归纳阐述。"生平传记"部分主要介绍了医家学医（自学、师承及家传）情况，医疗实践或学术研究经历、治学之路、医家治学态度与方法、医德医风、学术传承等。"学术思想"部分深入挖掘典型医案、经验药对、有效方剂、医话医论，提炼了医家的独特学术简介、学术特点、临床诊疗思路、临证特点、用药特点、学术成就。"代表著作与学术论文述评"部分，则介绍了医家的著作和学术论文，并对代表性著作与论文的主要内容、学术价值等加以述评。

为了真实还原历史，系统展示各位名中医实践经验和学术特色，中国中医科学院中医基础理论研究所多次派科研人员到外地开展访谈摄制，尤其对学术思想内容组织多次专家论证，以求真实准确。

全书逾 100 万字，具有重要学术价值，是接续中华人民共和国成立前后两个历史阶段学术思想的传承活动。特别是系统整理了 20 世纪前半叶一批中医药代表人物的临床经验和学术思想的传承发展，映射了特定历史时期的中医药发展状况，具有重要历史价值。故此书是中医师及研究者重要的参考书籍。

三、在中国中医科学院工作概述

2010 年底，国家卫生和计划生育委员会、国家中医药管理局和天津市政府协商，任

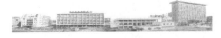

命张伯礼教授兼任中国中医科学院院长，2011年元月初到任。王志勇任中国中医科学院书记，组建了中国中医科学院新一届领导班子。新领导班子充分分析中医药科技工作面临的机遇和挑战，面向国家与行业需求，以历史责任感、时代使命感，制定了中国中医科学院发展"十二五"规划，他提出"推倒围墙、整合资源、优势互补、和合共进"工作思路和建成名副其实的中医药国家队的目标。王国强局长提出了"国家队"的五条标准，进一步明确了"国家队"的建设任务，为后续团结和谐、奋发有为工作局面的形成奠定了基础。坚持"引领、攻坚、整合、转化"的科技工作思路，先后召开了全国中医药科研院所科技创新工作座谈会、中医科学院科技工作大会、人才工作会议、传承工作会议等，着力推进中医药传承创新，积极探索科研院所改革的新体制、新机制，增强了中国中医科学院综合科研实力，在建立完善科研机构搭建科技高平台、优化科技管理体制机制上下功夫，从"定方向、打基础、调结构"入手，以编制中国中医科学院发展"十二五"规划为契机，统一认识，凝聚人心，形成共识。在传承创新、临床科研水平、人才培养、国际合作各方面都取得显著成效，发挥了该院"国家队"的引领作用。

（一）调结构，优机制，搭建新平台，适应新需求，推动事业发展

在国家中医药管理局等部门的支持下，中国中医科学院新建了中药资源中心（2012）、中医药数据中心（2014）、青蒿素研究中心（2016）、中医药肿瘤研究所（2014）；建立了江苏分院（2013）和广东分院（2014）；依托西苑医院成立了心血管病研究所，广安门医院成功托管了大兴中医医院，基础理论研究所与北京市医院建立了联合体。此外，还成立了中医药标准化研究中心、针灸标准化研究中心、传统知识保护中心等机构。首次建成了"中药临床疗效和安全性评价"国家工程实验室，道地药材国家重点实验室（培育）等国家级研究机构。中药科技园（一期）项目正式获批，并启动建设。这些机构虽然建立时间不长，但适应了形势需求，在中医药科研及转化方面，发挥了重要的作用。

认真执行中央研究院所改革的部署，积极推进院所分类改革，分为基础公益类、研发服务类、应用服务类等4类，建立健全分专业绩效评价管理体系，统筹院内外资源，构建开放融合创新体系，建立符合创新规律的资源配置模式，完善科研经费管理与科技资金制度和科研成果转移转化激励机制，较好调动了广大科研人员积极性，取得了较好成效。

中药资源普查试点工作已覆盖全国31个省份的1332个县，形成8项行业标准《药用植物资源调查技术规范》，出版《全国中药资源普查技术规范》和《中药资源信息监测与技术服务手册》等专著，建立全国中药资源动态监测系统。得到1.3万多种药用资源的种类和分布信息，发现1个新属4个新物种。新增标本12万份，汇总整理12个省份，23万多份标本实物，发布行业标准6项、团体标准122项，为国家级中药资源标本馆建设奠定了基础。

中医药数据中心发挥了积极的作用，能够解决中药资源中心普查的标本、数据，传统知识保护名录，几千个善本书资源数据存储问题。依托国家公益性行业科研专项"全国中医医疗与临床科研信息共享关键技术与应用研究"，在国家中医临床研究基地等20多家三甲医院建设临床科研信息共享平台。加强国家中医药数据库建设，实现全国1528个中医重点专科建设单位住院病案首页的季度直报、指标分析，提供管理绩效评价报告，为主管部门管理提供支持。

中医药传统知识保护工作取得实质性进展。中医药传统知识保护中心组织全国6个分中心研究工作已全面启动，建立了全国性的中医药传统知识保护工作系统。已累计登记中医药传统知识保护项目5100余项，其中945项通过省级审核。

中医药国际标准制定工作取得显著进展。"十二五"期间，国际标准化组织发布了中国中医科学院牵头制定的5项国际标准，分别是《中医药学语言系统语义网络框架》《中医药文献元数据》《中医药信息标准体系框架与分类》《中医药 – 人参种子种苗》《中医药 – 中药材重金属限量》，还有中药材二氧化硫残留量的测定、中药材商品规格等级通则等4项也在审核阶段，彰显了国际学术影响力。

（二）以重大研究方向为突破口，科研工作取得显著进展

以临床和产业发展需求为导向，以原有工作为基础，凝练重大科学问题，多途径、多领域争取科研支持，拓展重大创新领域，强化十八项重点任务实施，促进重大成果产出，学术水平及科技竞争力得到明显提升。

"十二五"期间组织申报各级各类科技项目5080项，年均申报课题千余项，全院承担国家重大科技项目共计103项。其中包括中央本级重大增减支项目1项，国家重大科技专项项目21项，973牵头项目4项、课题16项，863项目1项，国家科技支撑计划项目21项，国家自然科学基金杰青项目1项、重点项目7项。合同经费逾10亿元，其中重大项目经费占到总经费的80%以上。这些基本数据，充分体现了中国中医科学院承担重大研究任务的能力和在中医药行业中的科技引领作用。其中2015年申报919项，较2010年的549项增长67%。中标课题1881项，年均中标课题376项，中标课题数量较"十一五"增长65%。其中国家自然科学基金项目中标403项，年均80余项，"十二五"中标数量较"十一五"增长85%。中标合同金额12.45亿元，年均新增合同金额2.5亿元，"十二五"中标合同金额，较"十一五"增长41.3%。

围绕"十二五"规划目标，整合全国优势资源协作攻关，十八项重点科研任务成效显著。中药资源保护与利用，研究建立了中药资源监测方法与技术，建立了中药资源监测网络和优质中药种质资源库，为中药资源普查试点提供了技术条件支撑，2项研究成果获得国家科技进步二等奖。新发突发传染病中西医结合临床救治研究平台已经初步构建。针灸基础研究，揭示了病理状态下穴位敏化的动态过程和物质基础。针灸临床研究，证实了针灸治疗严重功能性便秘等病的有效性和安全性。中医临床研究，优化形成了中医药干预糖尿病、非小细胞肺癌、功能性胃肠病、骨关节退行性病、冠心病、类风湿关节炎等重大疑难疾病诊疗方案和指南，并推广应用。艾滋病临床研究，初步证实了中药及中西医结合治疗具有显著提高或重建免疫功能的作用。中医"真实世界"临床研究，提出了"真实世界"的中医临床科研范式，构建了覆盖全国20余家中医三甲医疗机构的临床科研信息一体化研究网络，使中医药临床研究能力和水平得到大幅提升。中药注射液安全性研究，建立、完善了中药注射液原料DNA条形码鉴定及中药注射剂致敏性评价等多项技术，有关研究成果获得国家科技进步一等奖。

针对世界关注的耐药菌问题，组织开展"抗生素中医药替代研究"取得阶段性成果。搭建了具有抗菌作用中药筛选技术平台、完成了8个中成药高级别证据评价及抗耐药菌机

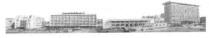

制与临床验证研究，组织编写了《中医药治疗七种感染性疾病临床实践指南》。双氢青蒿素片、舒咽片等 6 个新药获得临床批件，双氢青蒿素片治疗红斑狼疮及黄连解毒丸转让分获 7000 万元和 2300 万元，成果转化成效突出。

"十二五"期间，屠呦呦研究员先后获得 2011 年度美国拉斯克临床医学研究奖和 2015 年度诺贝尔生理学或医学奖，成为获得这两项国际大奖的首位中国本土科学家，2016 年度再获国家最高科技贡献奖。全院共有 152 项成果获得国家及省部、学会科技奖励。其中获国家科学技术奖 17 项，与"十一五"同比增长 1.5 倍。由张伯礼院士主持的"中成药二次开发核心技术体系创研及其产业化"，原创性提出并建立了中成药二次开发理论、方法与技术体系与模式，获得国家科技进步一等奖。中国中医科学院作为主要单位完成的"我国首次对 2009 年甲型 H1N1 流感大流行有效防控及集成创新性研究""中药安全性关键技术研究与应用"，分别获得国家科技进步一等奖。刘建勋主持完成的"中药复方功效研究与评价体系的构建及应用"获得北京市科学技术一等奖。

院属 17 种期刊质量稳步提升，《中医杂志》连续三届获中国出版政府提名奖，英文版 SCI 影响因子超过 1，《中西医结合杂志》获百强科技期刊。全院发表论文 12256 篇，与"十一五"同比增长 87%。其中 SCI 论文数量逐年增长，由 2010 年的 69 篇，增长到 2015 年的 490 篇，增长了 6 倍多。"电针对女性压力性尿失禁漏尿量疗效的随机临床试验"由《美国医学会杂志》（JAMA，影响因子 44.4）全文发表，标志着针灸研究领域有了新进展。出版专著 646 部，与"十一五"同比增长 62%。获得授权专利 165 项，与"十一五"同比增长 4.7 倍。

（三）深化医改突出优势，提高医疗服务能力和水平

积极参与公立医院改革，探索创新办院模式，加强中医院内涵建设，突出中医药特色和优势，在重大的疑难疾病中医药临床诊疗与研究方面，积极发挥引领作用。2015 年，全院门急诊总量 899 万人次，较 2010 年增加 56.60%，年均增长率 9.37%；出院总人数 6.89 万人次，较 2010 年增加 35.11%，年均增长率达到 6.20%；医疗业务总收入 51.05 亿元，较 2010 年增加 121.39%，年均增长率 17.23%。同时，各医院药品收入占业务总收入的比例逐步下降，门诊中药处方率与预约服务比率稳步提升，平均住院日持续下降，社会满意度进一步提高。

积极参与医改，发挥示范作用。西苑医院完成了新门诊医技楼的建设，以研究型医院建设为理念，医疗业务取得较快发展，各项医疗指标均达到历史最好水平。广安门医院不断完善精细化管理，提高医院核心竞争力，服务能力与水平持续提高，门急诊总量连年在北京地区中医医院中排名第一。望京医院新门诊楼竣工投入使用，初步建成了以骨伤科、康复科为龙头，专科特色明显，综合服务能力全面提升的中医医疗服务体系。眼科医院成为首家三甲中医专科医院，建立了国际眼科会诊中心和京西国医馆，探索为国内国际眼科患者提供一站式服务的同时，协同发展其他专科，健全综合服务能力，拓展了服务范围。院属中医门诊部及针灸医院建设也得到了较快发展。

在突发公共卫生事件中发挥中医药优势。中国中医科学院在四川、甘肃、云南地震等多次大型自然灾害面前，响应国家号召，积极组织医疗专家组完成救灾诊治任务，突显了中医专科优势。在医院人感染 H7N9 禽流感病毒的防控和应急救治中，各医院制

定并启动应急预案，成立了应急救治医疗队伍，充分发挥了中医药在突发公共卫生事件中的作用。

（四）抓好继承创新，中医药传承工作稳步推进

中国中医科学院始终将中医药传承工作作为全院高层次人才培养的重要途径。提出传承和创新是一个车的两个轮子，缺一不可。传承是基础、创新是目的。采取系列措施，通过国家、院、所多层次资助立项等形式，使名老中医专家都配备了 1～6 名徒弟、学生，对其经验采取各种方法进行总结学习。启动全国中医药传承博士后项目，在全国范围内聘请传承博士后导师 133 人，目前在站传承博士后 125 名，为高层次人才培养开辟了新路。先后启动了 2 批名医名家传承项目，为全院 65 位名医名家，选配了传承人 460 名，在跟师实践的基础上，对名医名家的发展之路、临证经验、学术观点与学术思想进行整理、挖掘，《中国中医科学院名医名家传薪集》系列丛书已经出版。开展了五批全国老中医药专家学术经验传承工作，出版的《国医华章——中国中医科学院第 1－5 批老中医药专家图集》展示了 64 位专家风采和学术思想和传承脉络。开展了百年中医史、院史等专题研究，出版《百年中医史》《奉召建院名中医学术思想精粹》。推动院史陈列馆构建、全国名老中医药专家传承工作室建设等工作，为传承工作提供平台和载体。

（五）加强人才队伍建设，在人才培养和科技创新团队培育方面取得了新进展

积极实施人才强院战略，牢固树立人才是第一资源理念，逐步构建以院士/国医大师、首席研究员、学科带头人、学科骨干为主体的中医科学院人才体系。完善了院首席研究员遴选制度，又选拔了 43 名首席研究员，在国内外聘任了 68 名高层次、多学科、高水平的客座研究员。2015 年，黄璐琦常务副院长当选中国工程院院士。2 位同志入选"国家百千万人才工程"；推荐 1 位同志作为"中国青年科技奖"候选人。引进了中国医学科学院药用植物研究所所长陈士林同志到中药所任所长，从国外引进 5 名高层次人才。

加大对中国中医科学院中青年专家的培养力度，为高水平人才脱颖而出创造机遇和条件。积极探索研究生教育与高层次人才培养机制，先后举办了中医医院职业化管理高级研修班、中药资源管理人才班、中医药管理干部高级研修班。首次向社会推出二批共计 110 名医德好、中医功底深厚、诊疗效果好、群众公认度高的中青年名中医。

2012 年，中国中医科学院遴选科技创新团队 15 个，包括 8 个优势团队，7 个培育团队，获得首批科技创新团队建设项目资助。在此基础上，黄璐琦研究员领衔的"中药资源创新团队"和花宝金主任医师领衔的"基于扶正培本治则的中医肿瘤研究团队"分别获批进入科技部 2012 年、2013 年重点领域创新团队入选名单。

（六）开展院庆系列活动，贯彻落实中央领导同志的重要指示精神

在中国中医科学院成立 60 周年和屠呦呦研究员获得 2015 年诺贝尔生理学或医学奖之际，张伯礼院士代表中国中医科学院呈信习近平总书记，报告 60 年开拓进取的概况，汇报了新时期中医药传承发展的具体举措。习近平总书记发来贺信，李克强总理做出批示，刘延东副总理亲自参加会议并发表了重要讲话。

习近平总书记在贺信中指出：60 年来，中国中医科学院开拓进取、砥砺前行，在科学研究、医疗服务、人才培养、国际交流等方面取得了丰硕的成果。以屠呦呦研究员为代表的一代代中医人才，辛勤耕耘，屡建功勋，为发展中医药事业、造福人类健康作出了重

要贡献。当前，中医药振兴发展迎来天时、地利、人和的大好时机，希望广大中医药工作者增强民族自信，勇攀医学高峰，深入发掘中医药宝库中的精华，充分发挥中医药的独特优势，推进中医药现代化，推动中医药走向世界，切实把中医药这一祖先留给我们的宝贵财富继承好、发展好、利用好，在建设健康中国、实现中国梦的伟大征程中谱写新的篇章。

积极贯彻落实中央领导同志的重要指示精神，院党委多次召开专题会议进行安排，制定工作方案，成立贯彻落实工作领导小组、办公室、督导组等机构，号召全院立刻掀起学习、宣传、贯彻、落实重要指示精神的热潮，明确贯彻落实的具体任务并分解落实到职能处室和二级院所。

2015年是中国中医科学院建院60周年。新年伊始，中国中医科学院就以成立60周年纪念大会及系列学术活动为当年的工作重点，积极做好中国中医科学院成立60周年纪念大会及系列学术活动的筹备和启动工作。

院重点项目"百年中医史研究"首次系统梳理百年中医发展历史脉络，为确立中医药在国家发展战略中的重要地位提供史学支撑，出版了250万字专著《百年中医史》。

编撰出版了《中国中医科学院名医名家传薪集》丛书、《中国中医科学院院史丛书》（包括人物志、图史、大事记，共计365万字），拍摄了记录60年发展历程的纪录片——60周年院庆宣传片，这些史料完整记录了建院以来几代人建功立业的精神和智慧。依托院史编修项目研究建成院史陈列馆已接待包括刘延东副总理在内的千余人次参观阅览。

遴选出建院60年最具影响力科技成果25项，彰显了建院60年来为中医药学术发展和科技进步做出的突出贡献。张亭栋、陈竺、郭兰萍、孙桂芝、王拥军获得第六届唐氏中医药发展奖。完成中国中医科学院近10年（2006~2015年）百篇最具影响力优秀学术论文评选、第二批中青年名中医的评选等工作。

11月7日，组织召开了中国中医科学院建院60周年国际学术发展大会，来自19个国家及地区的100余位外宾及200余位中方专家参加了会议，彰显了在国内外的学术影响力和引领作用。

12月22日上午，中国中医科学院举行成立60周年纪念大会，刘延东副总理、国务院江小涓副秘书长，教育部、科技部、国家卫生和计划生育委员会、国家食品药品监督管理总局、国家中医药管理局等部委局相关负责人，以及中国医学科学院、军事医学科学院等行业内外的近300名代表出席了大会。会议由国家卫生和计划生育委员会副主任、国家中医药管理局局长王国强主持。会前，刘延东副总理参观了中药研究所、院史陈列馆及《伟大发明，巨大贡献——青蒿素研发专题展》，并接见了屠呦呦研究员及青蒿素研究"523课题组"的代表。

（七）做好屠呦呦研究员获奖和诺奖行相关工作

2015年，屠呦呦终身研究员荣获诺贝尔生理学或医学奖，标志着中医药科学研究迈向了一个新的历史阶段。贯彻落实王国强副主任关于屠呦呦研究员获得诺奖的相关指示精神，认真做细做实做好屠呦呦研究员的身体保健、媒体采访、诺奖行及领奖前后的新闻宣传等工作。

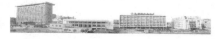

　　诺奖行过程中，屠呦呦研究员在瑞典卡罗林斯卡学院发表的主题演讲"青蒿素——中医药给世界的一份礼物"获得听众广泛好评，国内外反响热烈。由中国中医科学院和瑞典医药专家共同参与的《了解中医——瑞典对话中医药》活动，向世界展示了中国传统医药的魅力。

　　据统计，屠呦呦研究员获诺奖期间，海内外新闻稿件发布达到30万篇。中国中医科学院积极与海内外媒体联络沟通，引导舆情，宣传屠呦呦研究员获得诺贝尔生理学或医学奖对当今科学研究的启迪，强调青蒿素是中医药献给世界人民的礼物，弘扬首创精神和艰苦奋斗、甘于奉献的良好科研作风。完成青蒿素专题研究展，编撰出版了《屠呦呦传》中英文版，整理完成《青蒿素发现史》，总结提出青蒿素精神："面向需求，力求突破；举国体制，团结协作；善于传承，勇于创新；艰苦奋斗，甘于奉献。"在创新驱动成为国家发展重要战略的重要历史时期，为了进一步推进我国科学事业和经济社会发展，"青蒿素精神"应该大力弘扬。

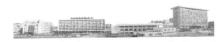